제 2 판

국시 本草學

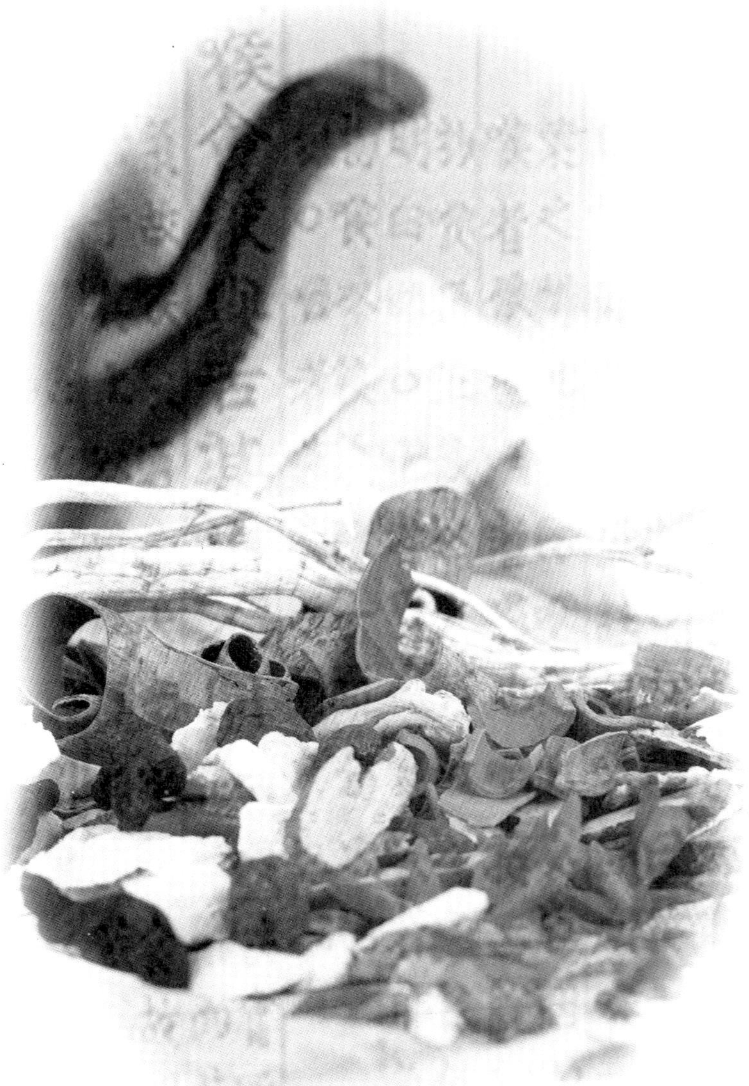

편저자
강남 숲에온클리닉 원장 김형돈 MD. OMD

국시 本草學 제2판

첫째판 1쇄 인쇄 | 2006년 8월 25일
첫째판 1쇄 발행 | 2006년 8월 30일
둘째판 1쇄 발행 | 2007년 7월 31일
둘째판 2쇄 발행 | 2012년 8월 10일

편 저 자 김형돈
발 행 인 장주연
편집디자인 박민혜
표지디자인 오호경
발 행 처 군자출판사
등 록 제 4-139호(1991. 6. 24)

본 사 (110-717)서울특별시 종로구 인의동 112-1 동원회관 B/D 6층
Tel. (02) 762-9194/5 Fax. (02) 764-0209

ISBN 978-89-7089-932-9

정가 45,000원

차례

第1章 解表藥

第2章 清熱藥

第8章 理氣藥

第9章 消食藥

第10章 驅蟲藥

第11章 止血藥

第12章 活血祛瘀藥

第13章 化痰止咳平喘藥

第19章 涌吐藥

第20章 外用藥

第1章

解表藥

· 작용 : 表邪를 發散하여 表證을 解除하는 작용
· 대부분 辛散發表, 輕揚升浮하는 약물로 구성
· 주로 肺, 膀胱經에 入하여 肌表로 偏行하여 發汗을 촉진하고 汗出시킴으로써 表邪를 解하는 작용이 있어 表證을 치유하고 질병의 傳變을 방지하는 역할

1) 發散風寒藥

⑴ 종류

마황(麻黃), 계지(桂枝), 자소엽(紫蘇葉), 형개(荊芥), 강활(羌活), 백지(白芷), 방풍(防風), 고본(藁本), 신이(辛夷), 세신(細辛), 생강(生薑), 향유(香薷), 총백(葱白), 정류(檉柳), 창이자(蒼耳子)

⑵ 性味 : 辛溫

⑶ 적응증상

① 外感風寒으로 인한 惡寒發熱, 無汗 또는 汗出不暢, 頭痛, 身痛, 舌苔薄白, 脈浮緊 등의 寒狀이 두드러진 表證

② 表證을 가지고 있는 咳喘, 水腫, 瘡瘍, 風寒痹痛

2) 發散風熱藥

⑴ 종류

박하(薄荷), 우방자(牛蒡子), 상엽(桑葉), 국화(菊花), 갈근(葛根), 시호(柴胡), 승마(升麻), 만형자(蔓荊子), 담두시(淡豆豉), 선태(蟬蛻), 부평(浮萍), 목적(木賊)

⑵ 性味 : 辛凉

⑶ 적응증상

① 解表하는 작용은 비교적 완만하나 風熱을 發散시키는 작용이 강하여, 風熱表證, 溫病초기, 痘疹초기 등 惡寒이 輕하고 發熱이 重하여 咽乾口渴, 舌苔黃, 脈浮數 등 증상에 응용

② 風熱性 眼病에도 응용 (이때는 淸熱시키는 약물과 배합)

第1節 發散風寒藥

1. 麻黃 (마황)

마황과에 속한 다년생 초본인 草麻黃 또는 동속식물의 草質莖		發汗散寒 (발한산한) 宣肺平喘 (선폐평천) 利水消腫 (이수소종)	風寒感冒, 胸悶咳喘, 風水浮腫★, 氣管支喘哮 蜜炙 : 潤肺止咳★
溫, 辛微苦	肺, 膀胱		

1) 發汗散寒

· 味辛性溫하고 質이 가볍고 辛味는 發散하고, 溫性은 祛寒하며 體輕升浮하여 肺와 膀胱經에 들어간다.

· 肺는 皮毛와 표리가 되고, 膀胱은 一身의 表를 주관하여 發汗解表와 散寒의 효능이 있어 外感風寒으로 表實無汗한 증상을 치료★

2) 宣肺平喘

· 宣肺하여 平喘止咳하므로 邪氣가 肺에 壅遏[1]하고 肺氣不宣하여 나타나는 咳嗽氣喘에 寒, 熱, 痰, 飮과 表裏의 유무에 상관없이 사용★할 수 있다.

· 또한 麻疹의 透發이 不暢하거나 風疹으로 身痒 등의 병증★이 있을 때 응용하고, 溫散寒邪의 효능이 있으므로 病情에 상응되는 약물을 배합하여 風濕痺痛 및 陰疽 등의 병증을 치료한다.

3) 利水消腫

· 위로는 肺氣를 開宣하여 發汗하며 水道通調하게 하며 아래로는 膀胱으로 下輸하여 利水하므로 水腫에 表證을 겸한 증상에 가장 적합하다.★

· 포제★ : 發汗에는 生用, 潤肺止咳에는 蜜炙

· 금기증★ : 身體虛弱, 表虛自汗, 陰虛盜汗, 肺虛喘咳

(發汗하는 효능이 강하여 過汗하면 亡陽證이 되어 正氣를 손상시킬 우려)

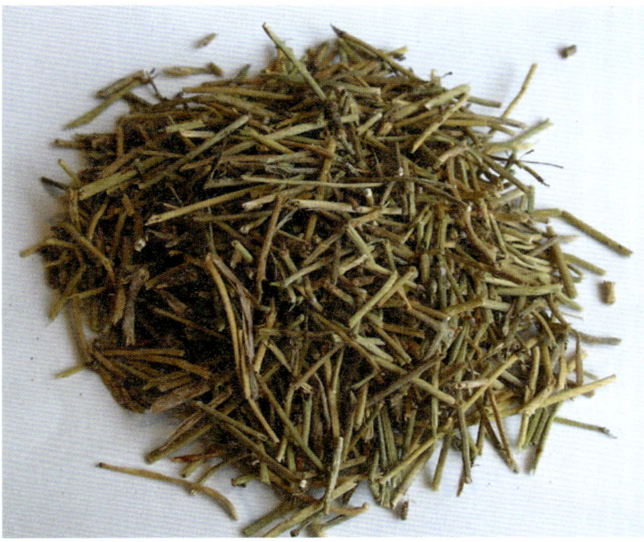

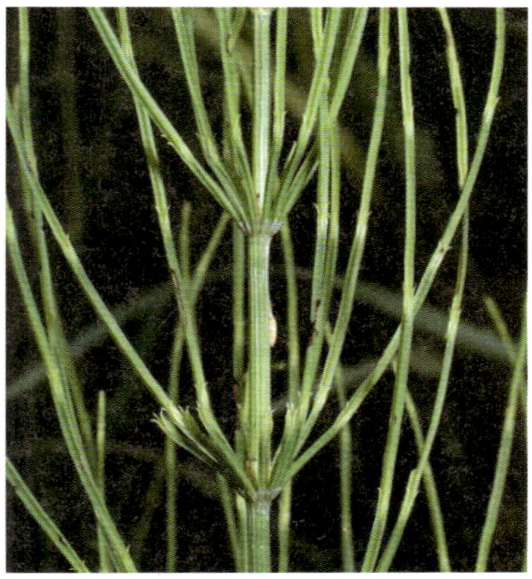

초마황

1) 遏 : 막을 알

2. 桂枝 (계지)

<table>
<tr><td colspan="2">녹나무과(樟科)에 속한 常綠喬木인 肉桂 또는 기타 동속 근연식물의 어린 가지</td><td rowspan="2">發汗解肌 (발한해기)
溫經通脈 (온경통맥)
助陽化氣 (조양화기)</td><td rowspan="2">風寒表證★, 脘腹冷痛, 血寒經閉★, 關節痹痛, 痰飮★, 水腫★, 心悸, 奔豚</td></tr>
<tr><td>溫, 辛甘</td><td>心, 肺, 膀胱</td></tr>
</table>

· 辛味는 散하고 溫性은 通行하게 하여 外로는 表에 작용하여 肌表의 風寒을 發散하며, 四肢에 橫走하여 經絡을 宣通하게 하며 關節을 부드럽게 한다.

1) 溫經通脈

· 溫通작용은 活血通經하고 散寒止痛하는 효능이 있어 外感風寒과 風寒濕痺 및 經閉, 痛經 등 증상을 치료하는 要藥★

2) 發汗解肌

· 發汗작용은 麻黃에 비하여 緩和하므로 風寒表證의 無汗과 有汗을 막론하고 적용할 수 있으며, 특히 體虛感冒로 上肢肩臂가 疼痛한 증상에 적합하다★

· 汗出, 惡風의 表虛證을 치료★하는데는 酸斂시키는 약물을 배합하여 發散과 收斂이 동시에 일어나 營衛를 조화시켜 散風斂營되고 表邪가 풀어지게되며, 大汗出하는 弊가 없이 병증이 치료된다.

· 桂枝가 無汗에는 發汗시키고 有汗에는 止汗시킨다는 설은 이와 같이 배합된 약물의 효과이며, 실제로 桂枝는 辛溫發散시키는 약으로 止汗작용은 없다★

3) 助陽化氣

· 溫化의 작용이 있어 痰飮과 蓄水를 치료한다★

· 水濕의 陰邪는 陽을 만나게 되면 化濕하게 되므로 桂枝의 通陽化氣의 효능으로 化濕利水의 효과를 증강하고 利水化濕藥과 배합하여 陽氣不行으로 水濕이 停留되어 나타나는 痰飮과 蓄水를 치료하게 된다.

· 陰虛盜汗에 桂枝를 오용하면 火邪가 심해져 盜汗이 더욱 심하게 되어 亡陽證을 일으켜 動風 또는 動血등의 증상이 나타난다.
(桂枝는 炒해도 지혈작용이 없다)

· 금기증 : 溫熱病, 陰虛陽盛, 血熱妄行證과 孕婦, 月經過多者

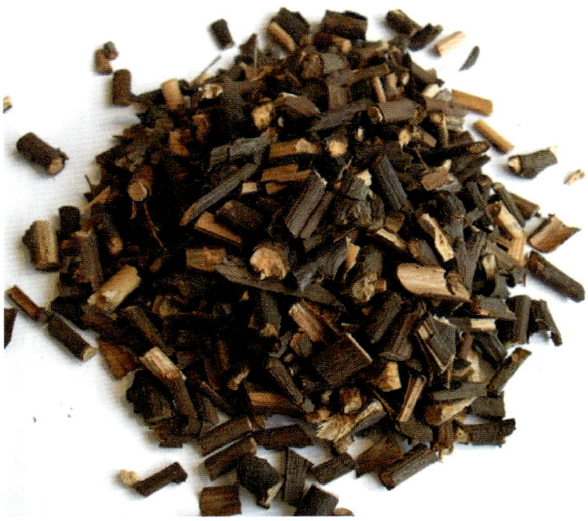

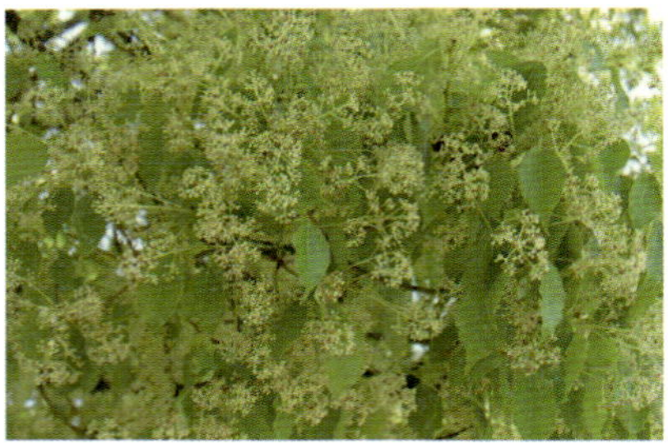

3. 紫蘇葉 (자소엽)

꿀풀과(脣形科)에 속한 일년생 초본인 소엽 또는 기타 동속 연근식물의 잎 및 끝가지		解表散寒 (해표산한) 行氣和胃 (행기화위)	風寒感冒, 咳嗽嘔惡, 妊娠嘔吐, 魚蟹中毒★
溫, 辛	肺, 脾		

· 性味가 辛溫하고 芳香이 있어 肺, 脾經에 들어가 風寒의 邪氣를 發散시킬 뿐만 아니라 行氣寬中시켜 惡寒, 發汗, 頭痛, 鼻塞, 無汗에 咳嗽를 겸한 外感風寒表證에 효과가 있으며, 表寒에 氣滯를 겸하여 胸悶不舒한 증상에 적합하다★

· 脾肺氣滯로 인한 咳嗽痰多 및 胸悶嘔惡 등 에 적용한다★
그러므로 風寒表證에 胸悶嘔惡 등의 증상이 겸하여 나타나면 紫蘇를 사용하는 것이 가장 적합★

· 發汗작용은 麻黃, 桂枝에 미치지 못하므로 外感風寒의 輕證에 사용하고, 安胎의 효능은 行氣시키는 작용 때문★이며, 行氣시키면 氣機가 通暢하게 되어 胎氣가 스스로 조화되기 때문이다.

· 梗葉과 種子를 분별하여 응용한다★

蘇葉	發表散寒	外感風寒
蘇梗	理氣安胎	胸悶嘔惡와 氣滯 및 胎動不安
蘇子	降氣消痰	痰多喘咳

· 금기증 : 陰虛, 氣虛, 溫病者 (辛溫하여 發汗行氣하므로)

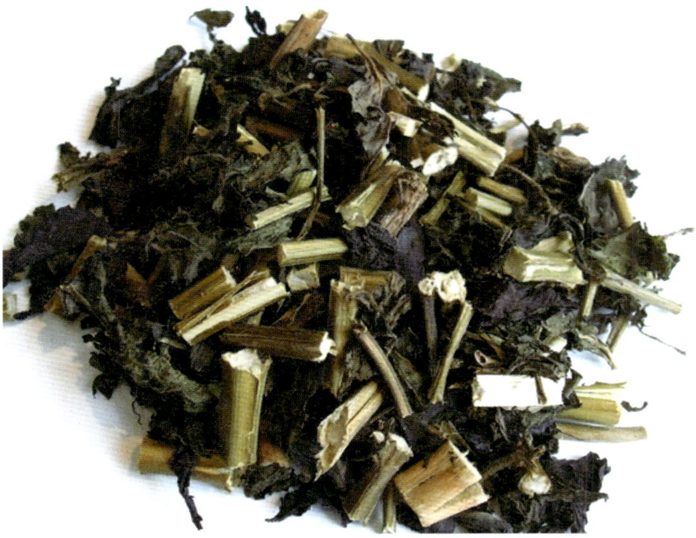

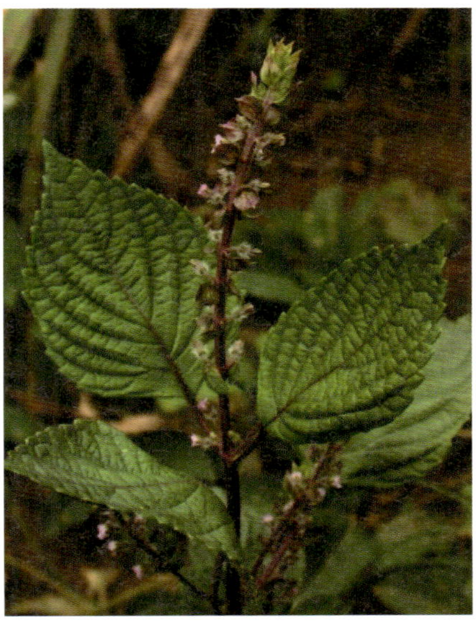

4. 荊芥 (형개)

꿀풀과(脣形科) 일년생 초본인 형개의 꽃대(花穗)		發表散寒 (발표산한) 透疹 (투진)	感冒, 頭痛, 麻疹, 風疹, 瘡瘍초기 [炒炭]★ 便血, 崩漏, 産後血暈
微溫, 辛	肺, 肝		

1) 發表散寒

· 輕揚하여 疏散하나 辛하되 烈하지 않고 微溫하여 燥하지 않아 性이 비교적 和平하여 風邪를 發散하는데 뛰어나다.

· 따라서 風寒, 風熱을 疏散하고 血中의 風熱을 疏散하므로 外感風寒과 風熱의 表證에 모두 사용★

· 荊芥의 芳香은 輕揚疏散하므로 血分의 風熱이 상부에 鬱遏하여 頭痛目赤하고 咽喉가 腫痛한 증상에 더욱 마땅★하다.

2) 透疹

· 麻疹透發不暢과 風疹瘙痒 및 瘡瘍 초기에 적용★하는데 이는 辛(溫)한 性味가 病邪를 透邪시키 밖으로 나가게 함으로써 병을 치료하게 된다.

· 금기증 : 表虛有汗과 發熱이 重하고 惡寒이 輕少한 경우,
陰虛頭痛, 血虛發熱, 陰虛火盛으로 인한 頭痛目痛

· 포제★ : 生用 - 無汗, 炒用 - 有汗, 炒炭 - 止血

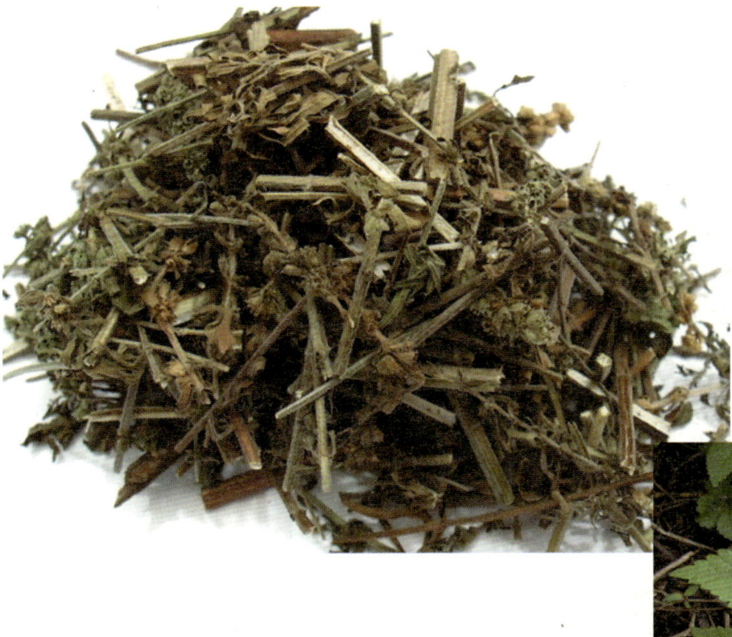

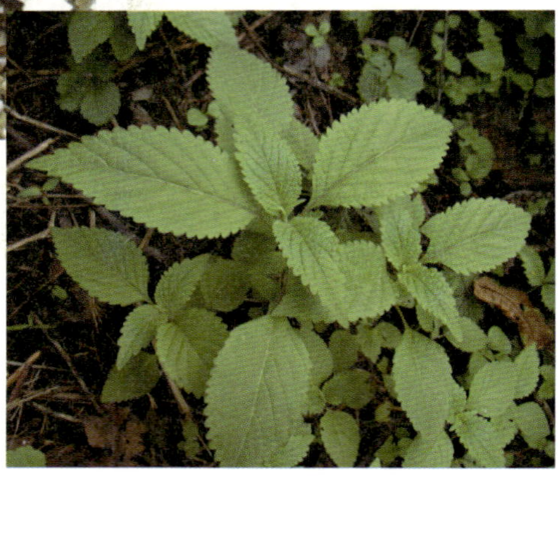

5. 羌活 (강활)

미나리과(繖形科)에 속한 다년생 초본인 강활의 뿌리		散寒 (산한) 祛風 (거풍) 除濕 (제습) 止痛 (지통)	風寒感冒頭痛, 風濕痺痛★, 肩背酸痛
溫, 辛苦	膀胱, 腎		

· 上昇發散시키는 작용이 강하여 肌表의 游風과 寒濕의 邪氣를 發散시키고 관절을 通利시키는 효능

· 따라서 外感風寒과 風濕으로 인한 頭身疼痛과 風寒濕邪로 인한 관절동통을 치료하는데, 특히 상반신의 風寒濕痺에 뛰어난 효과가 있다★

· 外感表證에 羌活이 氣香性散하여 表의 風寒濕邪를 發散시키는 효능이 좋으므로 表證이 風寒에 속하고 濕을 겸하여 나타나는 寒熱無汗, 頭痛如裹[2], 項背强痛, 骨節酸疼, 肢體沈重한 증상에 마땅하다.

· 風寒濕痺에 風濕을 제거하고 寒邪를 散하여 利關節하는 효능이 있어 痺證을 치료하는 要藥★

·그런데 "直上巔頂 橫行支臂"하는 특징이 있어 상반신의 痹痛에 효과가 있고, 편승하는 邪氣에 따라 관련이 있는 약물과 배합을 하여야 한다.

風邪偏勝	桂枝, 防風, 威靈仙, 薑黃 등과 동용
寒邪偏勝	附子, 細辛, 炙甘草 등과 동용
濕邪偏勝	薏苡仁, 蒼朮, 防己 등과 배합

★

· 이외에 水腫과 瘡瘍腫毒에도 응용★되는데
水腫은 羌活이 疏風透表하기 때문으로 陽水로서 偏身水腫, 二便不利한 증상을 치료하고,
瘡瘍腫毒은 羌活의 辛溫한 性味로 解表하기 때문이며 瘡瘍초기에 風寒表證이 있고 寒熱無汗한 경우에 사용한다.

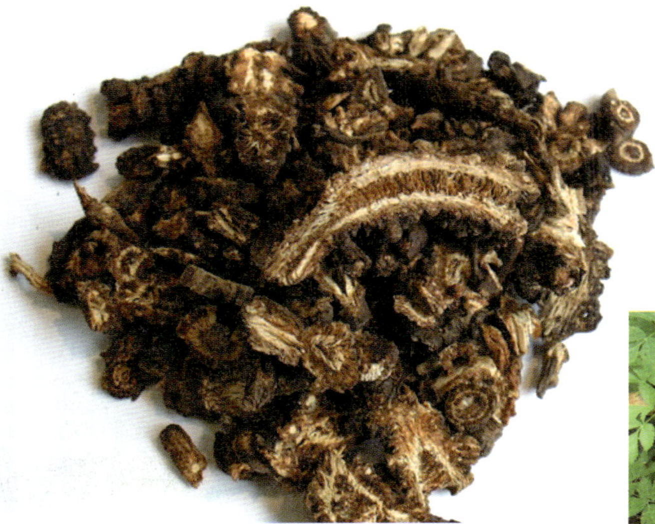

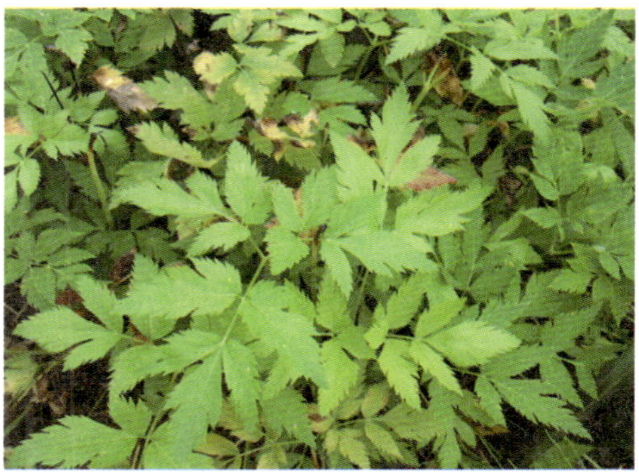

2) 裹 : 쌀 과

6. 白芷 (백지)

<table>
<tr><td colspan="2">미나리과(繖形科)에 속한 2~3년생 본초인 구릿대(白芷) 또는 그 변종의 뿌리</td><td rowspan="2">散風除濕 (산풍제습)
通竅止痛 (통규지통)
消腫排膿 (소종배농)</td><td rowspan="2">感冒頭痛, 眉棱骨痛, 鼻塞, 鼻淵, 牙痛, 白帶, 瘡瘍腫毒</td></tr>
<tr><td>溫, 辛</td><td>肺, 胃, 大腸</td></tr>
</table>

· 辛味는 發散祛風하고, 溫燥한 性은 除濕시키며, 芳香은 通竅하므로 능히 肺, 胃, 大腸 3經의 風濕之邪를 발산하는데 사용되나 주로 胃經의 主藥★으로 사용된다.

1) 通竅止痛

· 足陽明經脈은 頭面을 위로 주행하므로 外感風邪로 인한 頭目昏痛과 眉棱骨痛, 牙痛 및 鼻淵流涕 등의 병증을 치료하는 要藥★이 된다.

2) 散風除濕

· 또한 祛風除濕하는 효능이 있어 風濕으로 인한 痺痛과 皮膚瘙痒을 치료하고, 燥濕止帶하는 효능으로 부녀의 寒濕帶下證★에 상용하는 약물이 된다.

3) 消腫排膿

· 이 외에 消腫排膿하는 효능은 辛味의 작용 때문으로 癰疽瘡瘍, 毒蛇咬傷 등에 외과에서 상용★하는 보조약으로 내복과 외용 모두 사용된다.

· 금기증 : 陰虛火旺者와 血虛有熱者는 피하고, 癰疽已潰에는 점차적으로 減用한다.

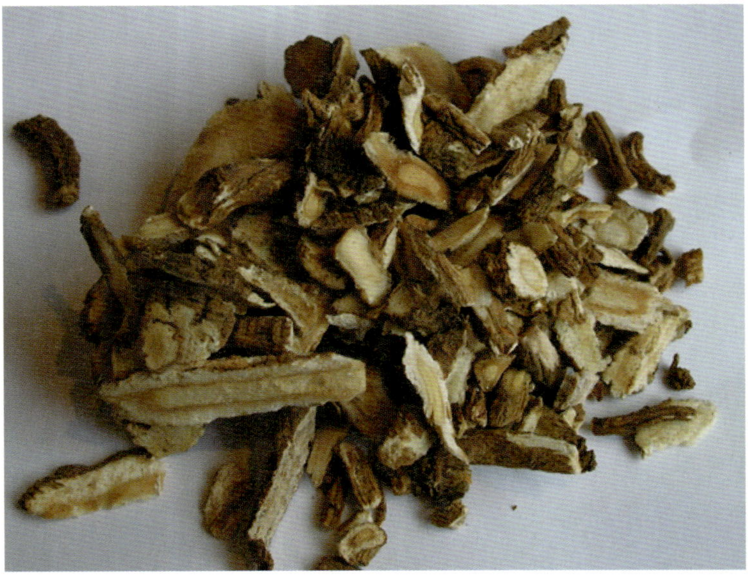

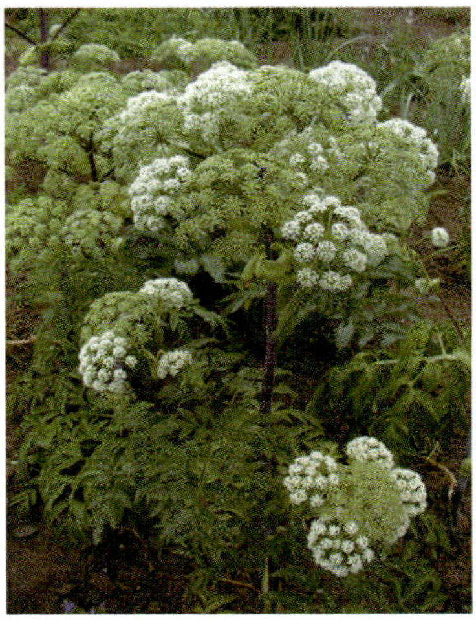

7. 防風 (방풍)

<table>
<tr><td colspan="2">미나리과(繖形科)에 속한 다년생 초본인 防風의 뿌리 및 뿌리줄기. 우리나라에서는 同科에 속한 갯기름나물, 기름나물, 갯방풍의 根</td><td rowspan="2">解表祛風 (해표거풍)
勝濕 (승습)
止痙 (지경)</td><td rowspan="2">感冒頭痛, 風寒濕痺, 骨節酸痛, 風疹瘙痒, 四肢攣急, 破傷風</td></tr>
<tr><td>溫, 辛甘</td><td>肝, 脾, 膀胱</td></tr>
</table>

· 性味가 辛甘微溫하고, 質이 柔潤하여 膀胱, 肝, 脾 3經에 들어가 周身을 善行하고 風邪를 제거하여 治風에 통용하는 要藥★이 된다.

1) 解表祛風, 勝濕

· 外感表證의 상용약으로 祛風解表하는 효능이 뛰어나 外感表證에 寒熱虛實을 막론하고 사용되어 惡寒發熱, 頭痛身痛 등의 風寒證과 風熱에 의한 目赤咽痛 등과 같은 증상에 응용한다.

· 風寒邪를 제거하여 解表하고 또한 風濕을 제거하여 止痛 하므로 風寒의 表證과 風濕으로 인한 痺痛을 치료하는데 상용되어 風寒痹痛, 關節疼痛, 四肢攣急 등 證에 사용된다★

· 性味가 微溫하지만 燥하지 않고 甘緩하여 峻烈하지 않으며 性이 비교적 緩和하여 防風을 風藥중에 潤劑★라 칭한다.

· 肝脾經에 들어가 肝主筋, 脾主四末하므로 防風의 勝濕은 經絡筋骨 중의 風濕之邪를 제거하는데 유효하다.

2) 止痙

· 또한 祛風止痒하는 효능이 있어 風瘡疥癬, 皮膚瘙痒 등을 치료하고, 肝經에 入하여 祛風, 解痙하는 효능이 있어 破傷風, 角弓反張, 牙關緊閉, 抽搐痙攣 등에도 사용된다.

<table>
<tr><td>荊芥</td><td>· 發汗解表작용이 防風보다 우수하여
解表發汗에는 兩者를 동용</td><td rowspan="2">모두 散風解表작용이 있고藥力이 緩和하여
風寒과 風熱表證에 함께 사용</td></tr>
<tr><td>防風</td><td>· 祛風解毒작용이 荊芥보다 우수하여
全身疼痛을 치료</td></tr>
</table>

· 포제★ : 發表 - 生用 / 止痒 - 蜜炙 / 發痘 - 酒洗 / 止瀉 - 炒用 / 止血 - 炒炭

· 금기증 : 陰虛火旺, 血虛發痙者

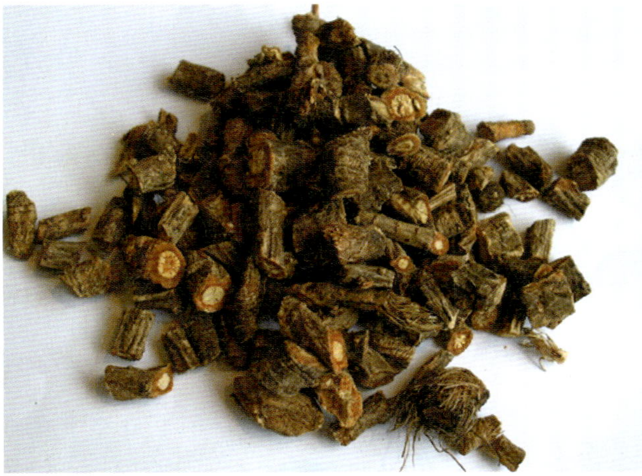

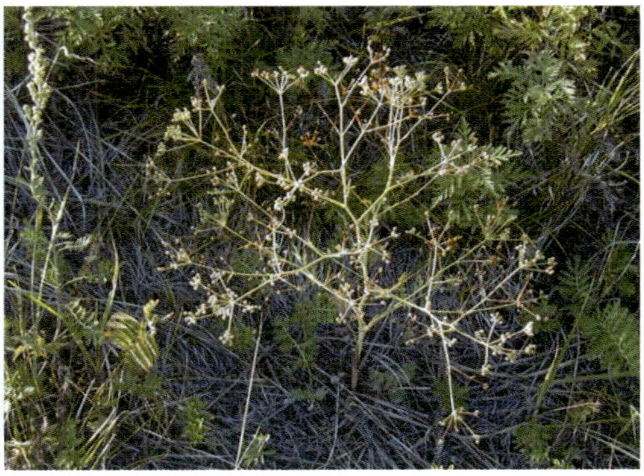

8. 藁本 (고본)

<table>
<tr><td colspan="2">미나리과(繖形科)에 속한 다년생 초목인 고본, 중국고본 또는 요고본의 뿌리줄기 및 뿌리</td><td rowspan="2">祛風 (거풍) 散寒 (산한)
除濕 (제습) 止痛 (지통)</td><td rowspan="2">風寒感冒, 癲頂疼痛, 風濕肢節痺痛</td></tr>
<tr><td>溫, 辛</td><td>膀胱</td></tr>
<tr><td colspan="4">1) 散寒, 止痛
· 辛溫한 性味로 發散, 散寒止痛작용이 좋으며 膀胱經으로 들어가 外感風寒으로 인한 頭痛에 효과가 좋으며 특히 癲頂疼痛 치료에 要藥★이 된다.
2) 祛風, 除濕
· 또한 祛風勝濕하는 효능★이 있어 外感風濕으로 인한 肢體痹痛, 頭痛項强, 四肢酸重하는 증상을 치료하고, 風濕으로 인한 頭面과 皮膚瘙痒에 사용된다.
· 이 외에 散寒除濕하는 효능으로 寒濕이 腸胃를 침범하여 나타나는 腹痛泄瀉★를 치료한다.

· 금기증 : 血虛頭痛</td></tr>
</table>

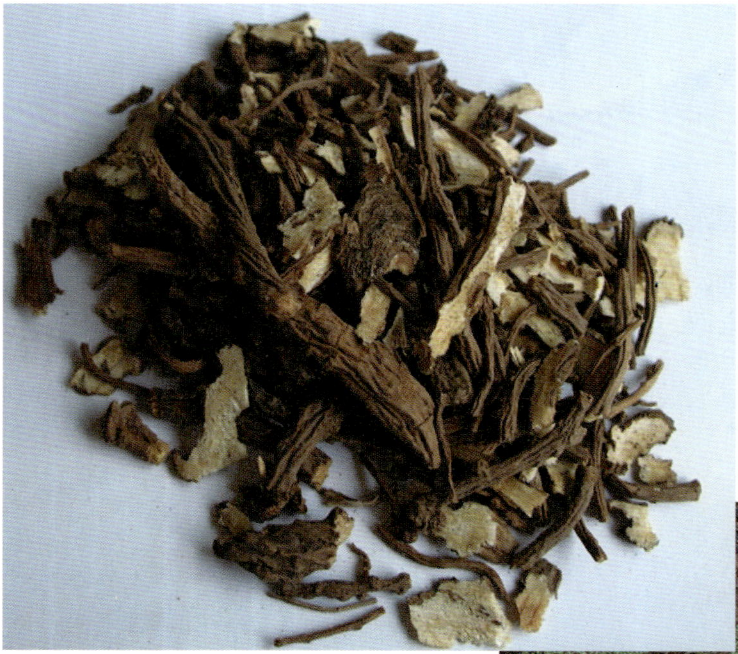

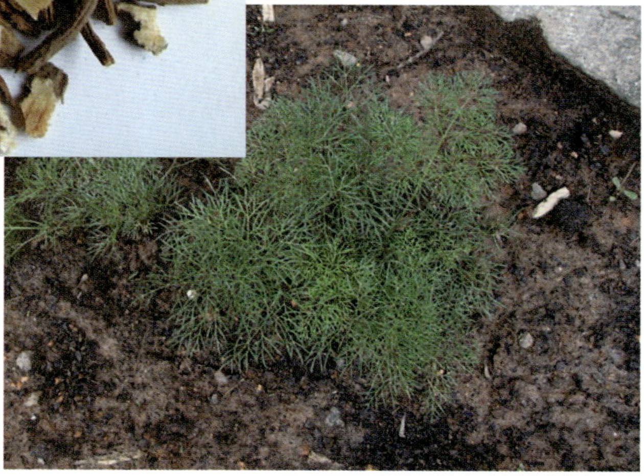

9. 辛夷 (신이)

<table>
<tr><td colspan="2">목련과(木蘭科)에 속한 낙엽 관목인 백목련의 꽃봉오리</td><td rowspan="2">散風寒 (산풍한)
通鼻竅 (통비규)</td><td rowspan="2">風寒頭痛, 鼻淵, 鼻塞不通, 鼻流濁涕</td></tr>
<tr><td>溫, 辛</td><td>肺, 胃</td></tr>
</table>

· 芳香은 質輕하고 氣味가 薄하여 解表力이 비교적 약하지만, 肺에 들어가 散風寒, 通鼻竅하고, 胃에 들어가 胃中淸陽之氣를 상승시키므로 風寒으로 인한 頭痛鼻塞에 사용된다.
· 또한 鼻淵頭痛, 鼻流濁涕, 不聞香臭 등의 증상에 要藥이 된다.★
· 비록 風寒을 發散시키는 작용이 있으나 일반적으로는 外感表證에는 많이 응용하지 않으며, 齒痛을 치료하는데 응용되기도 한다.

· 鼻淵, 鼻塞, 鼻涕 등의 코질환이 寒에 치우친 경우에는 細辛, 白芷, 防風 등과 배합하고, 熱에 치우치면 薄荷, 黃芩, 蒼耳子 등과 배합하는데, 내복이외도 散劑, 乳劑, 油劑 등으로 만들어 국소에 외용하기도 한다.

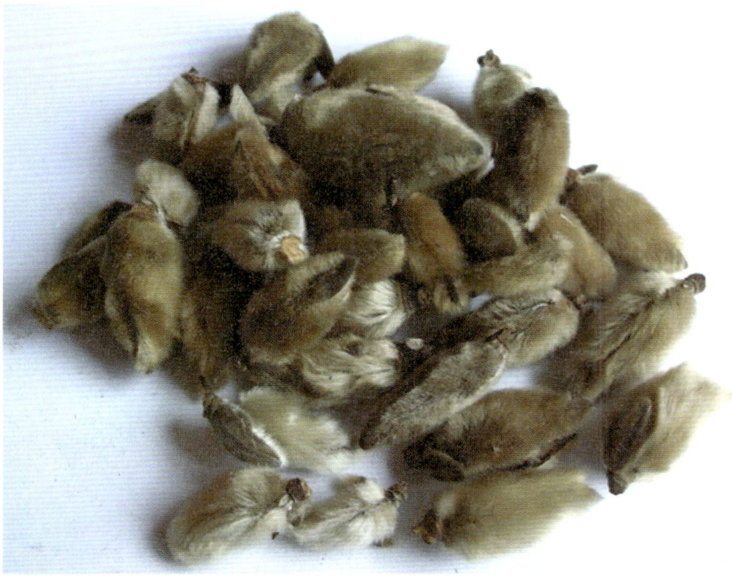

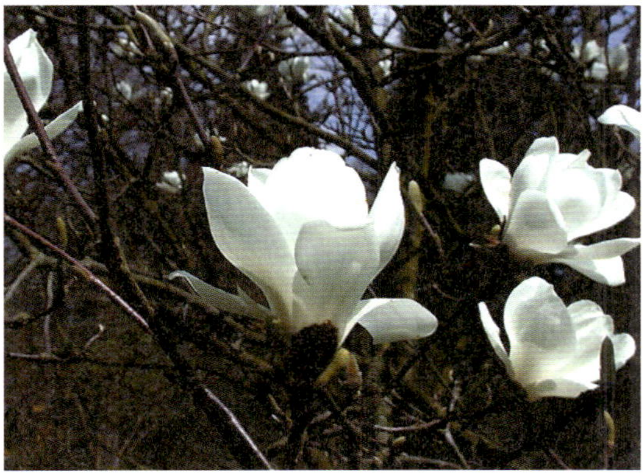

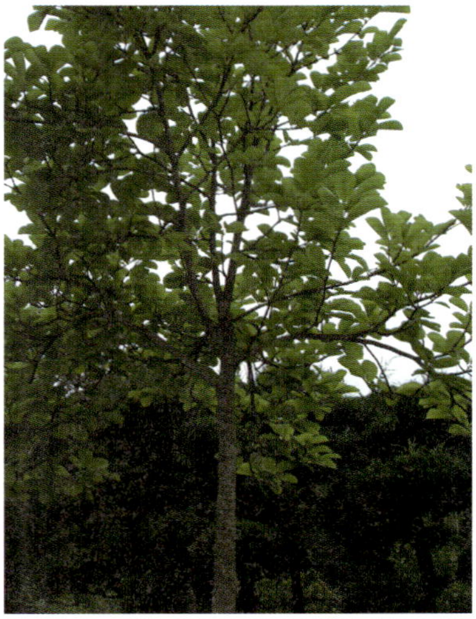

10. 細辛 (세신)

쥐방울덩굴과(馬兜鈴科)에 속한 다년생 초본인 족도리 또는 민족도리풀(北細辛)의 帶根全草		祛風散寒 (거풍산한) 通竅止痛 (통규지통) 溫肺化飮 (온폐화음)	風寒感冒, 頭痛, 牙痛, 鼻塞鼻淵, 風濕痺痛, 痰飮喘咳
溫, 辛	心, 肺, 腎		

· 味가 辛香하고 性이 溫하면서 猛烈하여 밖으로는 風寒邪氣를 發散시키고, 안으로는 寒飮을 化하고 開竅하여 止痛시키는 효능이 있어 外感風寒으로 인한 頭痛, 身痛, 肺寒停飮, 痰多咳喘를 치료하는 要藥이다.

1) 祛風散寒

· 散寒작용은 비교적 좋으나 發汗작용이 약하여 일반적인 解表의 방제에는 응용하지 않고, 祛風散寒하는 작용으로 外感風寒表證에 寒邪가 편성하여 생긴 頭痛, 肢體疼痛이 비교적 심한 경우에 적용★

·또한 足少陰腎經에 들어가 少陰之寒을 제거하는 작용★이 있어 附子, 肉桂와 배합하여 小腹疼痛, 下肢畏寒, 舌淡不渴한 증상이 陰寒에 속한 것을 치료하고, 麻黃, 附子와 배합하여 陽虛로 인한 外感風寒병증으로 惡寒發熱, 身倦欲臥, 脈沈한 경우에 사용한다.

2) 通竅止痛, 溫肺化飮

· 溫肺化飮하는 효능이 있어 寒飮伏肺를 치료★하는 상용약으로 咳嗽氣喘, 痰多清稀한 증상을 치료하고, 辛香走竄하는 성질이 있어 白芷, 皂角刺를 研末하여 吹鼻하면 通竅醒神의 효능★이 있다.

+ 烏頭	牙痛을 치료
+ 川芎	頭痛
+ 桂枝	痺痛, 祛風止痛의 妙

· 금기증 : 氣虛汗多, 血虛頭痛, 陰虛咳嗽에는 복용을 忌한다. 藜蘆와 동용하지 않는다.

· 복용량이 과다한 경우★: 面色紅潮, 頭暈, 多汗 등 증상이 발생되고
심하면 胸悶, 心悸, 惡心, 嘔吐등의 부작용이 발생한다.

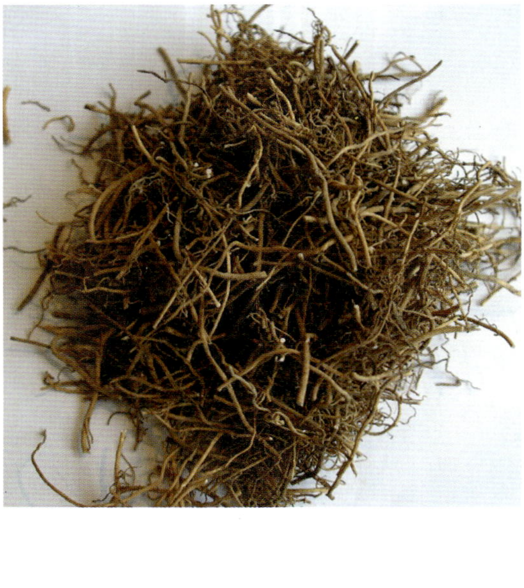

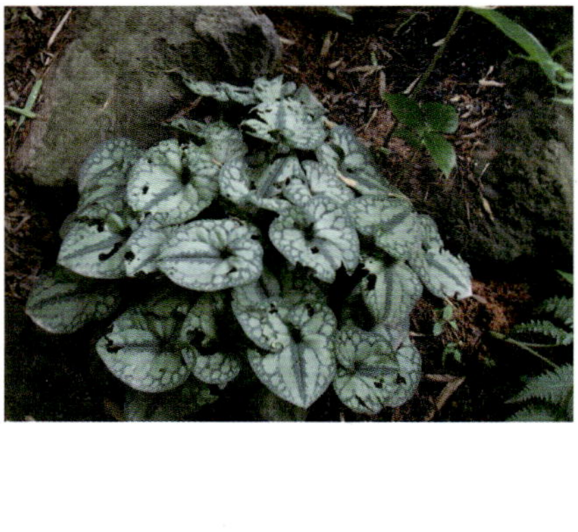

11. 生薑 (생강)

生薑科에 속한 多年生 草本인 생강의 신선한 뿌리줄기		解表散寒 (해표산한) 溫中止嘔 (온중지구) 化痰止咳 (화담지해) 解毒 (해독)	風寒感冒, 胃寒嘔吐★, 寒痰咳嗽, 喘咳, 半夏毒, 天南星毒, 魚蟹毒
微溫, 辛	肺, 脾, 胃		

1) 解表散寒

· 味辛하고 性溫하여 肺經에 들어가 風寒邪氣를 散하여 解表하는데, 辛散發表하는 효력이 비교적 약하여 感冒의 경증에 사용함으로 外感風寒으로 인한 惡寒發熱, 頭痛鼻塞 등 증상을 치료한다★

· 外感風寒 증상이 중증일 때는 반드시 다른 辛溫解表藥과 동용★해야 하고 生薑은 보조약으로 辛溫發表劑 중에 사용하여 發汗작용을 증강시킨다

2) 溫中止嘔

· 胃經에 들어가 溫胃和中, 降逆止嘔 하여 止嘔시키는 要藥★이 된다.
그러므로 生薑은 嘔家의 聖藥이라 하여 胃寒이나 痰濕이 中洲에 阻滯되어 나타나는 胃氣上逆의 惡心嘔吐에 모두 효과★가 있으며, 胃熱嘔吐에도 상응하는 약물과 배합하여 사용해도 양호한 효능

3) 化痰止咳

· 溫肺止咳하는 효능이 있어 風寒으로 肺가 傷하여 나타나는 咳嗽痰多를 치료한다.

4) 解毒

· 解毒작용이 있어 魚蟹毒으로 인한 嘔吐와 泄瀉, 南星毒, 半夏毒 등에 單用하거나 紫蘇葉과 동용한다.

· 外皮를 生薑皮라 하며 性味가 辛凉하여 脾, 胃 二經에 들어가 和脾行水시키는 효능이 있어 水腫을 치료★하는데 주요하게 응용되며, 茯笭皮, 桑白皮, 大腹皮 등을 배합하여 利水退腫하여 浮腫을 치료한다.

· 금기증 : 表虛自汗, 熱盛者, 陰虛內熱者, 陰虛咳嗽吐血者

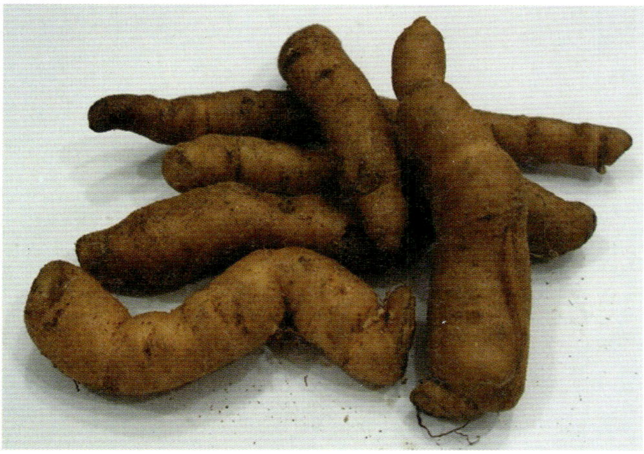

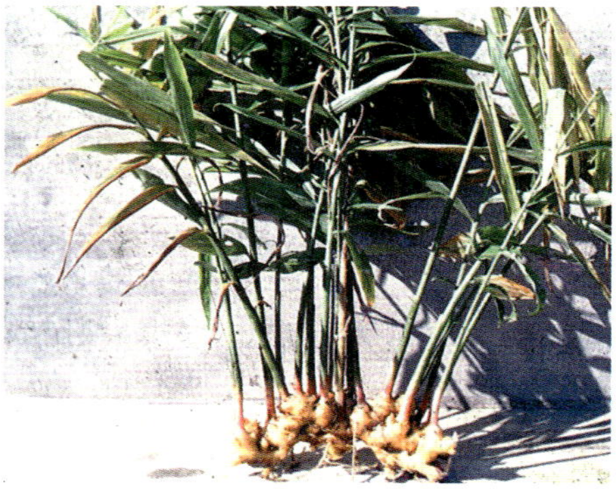

12. 香薷 (향유)

꿀풀과(脣形科)에 속한 多年生 草本인 향유 또는 기타 동속식물의 꽃필때의 전초		發汗解表 (발한해표) 和中利濕 (화중이습)	暑濕感冒★, 惡寒發熱, 頭痛無汗, 腹痛吐瀉, 小便不利
微溫, 辛	肺, 胃		

· 性味가 辛溫芳香하여 밖으로는 暑邪를 제거하여 解表하고, 안으로는 濕毒을 化하여 和中하므로 祛暑解表의 要藥★이 된다.

· 옛사람들은 여름에 香薷를 쓰는 것은 겨울에 麻黃을 쓰는 것과 같다고 하였다.

· 發汗작용이 강하여 여름철에 寒邪로 外傷되었다든가 濕邪로 內傷되어, 陽氣가 陰邪의 鬱退를 받아 惡寒, 發熱, 胸悶無汗 및 腹痛吐瀉 등의 陰暑병증★을 치료한다.

· 만약 暑濕에 熱象을 겸하였을 때는 黃連을 배합하여 응용★

· 利水消腫하는 효능은 風邪가 外襲[3]하여 肺氣가 宣降하지 못하여 나타나는 水腫을 치료하는데, 그 작용은 發汗, 利水하는 것으로 안검부종, 사지 및 전신부종 등에 모두 적용할 수 있으며 風水浮腫★에 사용한다.

· 금기증 : 表虛汗多, 無表邪, 氣虛有熱

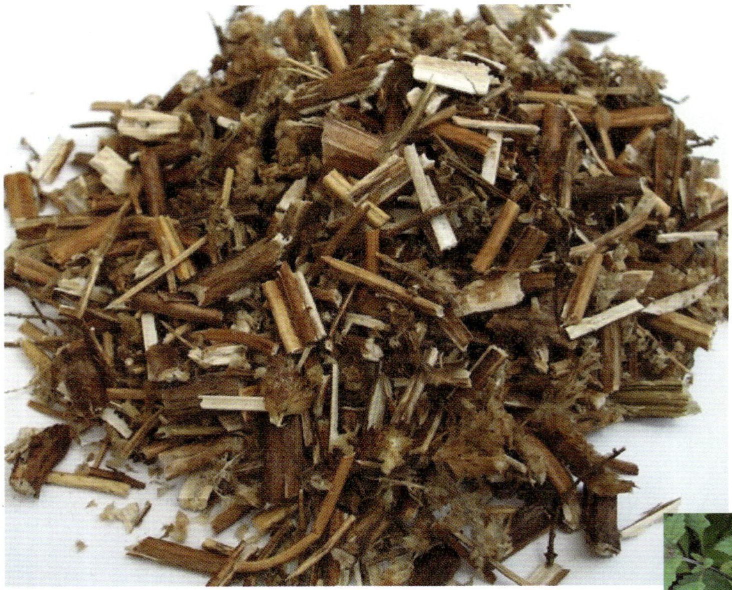

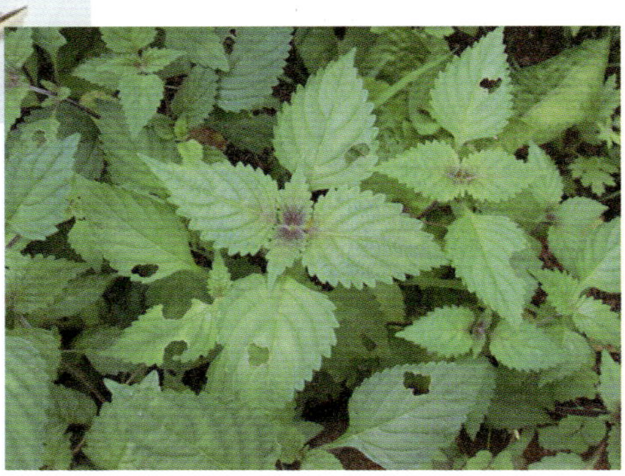

3) 襲 : 엄습할 습

13. 葱白 (총백)

백합과에 속한 다년생 초본인 파의 신선한 뿌리		發表通陽 (발표통양) 解毒殺蟲 (해독살충)	感冒風寒, 陰寒腹痛, 二便不通, 痢疾, 瘡癰腫痛, 蟲積腹痛
溫, 辛	肺, 胃		

· 性味가 辛散溫通하여 上下를 宣通하고, 表裏를 通達하게 하며, 밖으로는 寒邪를 散하여 解表하고, 안으로는 陽氣를 通하게 하여 止痛하므로

· 外感風寒으로 인한 惡寒發熱과 또는 寒邪가 안으로 들어가 下痢脈微한 증상, 寒凝氣阻로 인한 腹痛과 尿閉 등의 증상에 모두 응용한다★

· 그러나 發汗시키는 효능이 약하여 感冒의 경증에 주로 응용하거나 다른 解表藥과 동용하여 보조약으로 하여 응용한다.

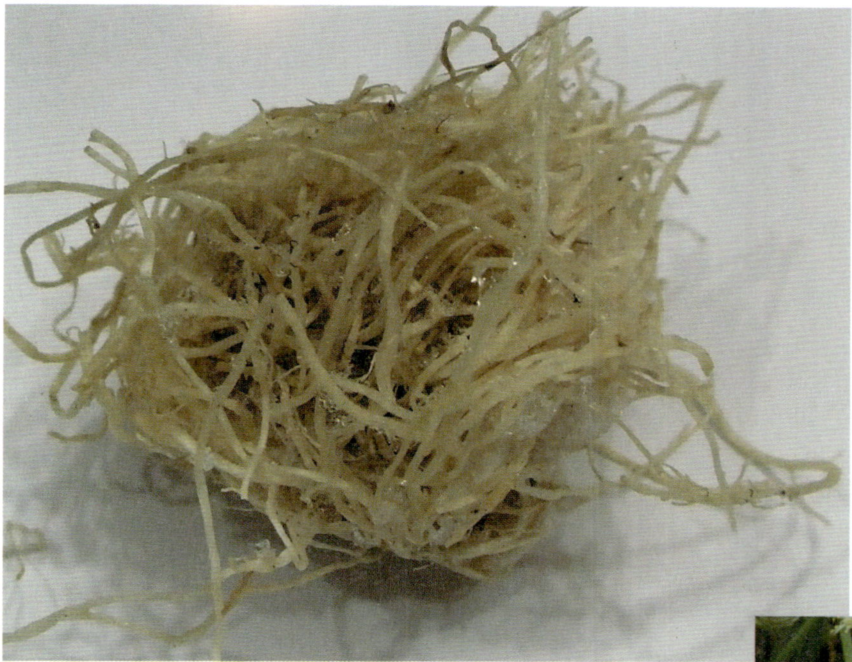

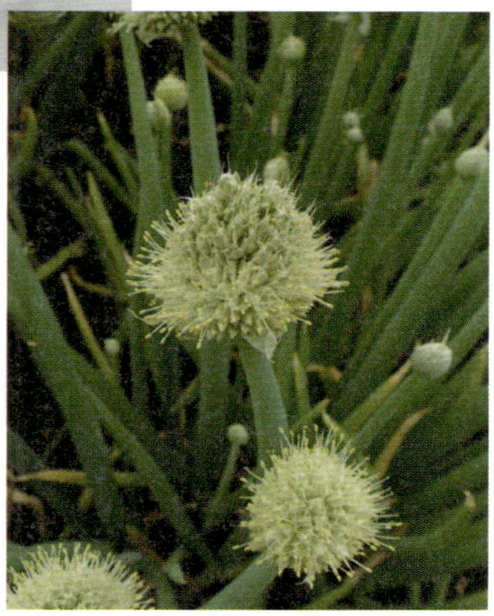

16

14. 檉柳 (정류)

위정류과(檉柳科)에 속하는 위정류의 어린가지		疏風解表 (소풍해표) 透疹解毒 (투진해독)	風熱感冒, 麻疹不透, 風濕痺痛, 風疹瘙痒
平, 辛	心, 肺, 胃		

· 性味가 甘辛平하여 散風, 解表, 透疹시키는 要藥으로

① 木部는 解表祛風시키고 麻疹을 透發시키며,

② 枝는 解毒, 除風, 利尿시키는 효능이 있어 風濕으로 인한 痺痛과 痧疹熱毒不發을 치료한다[4)]

· 開發疏散의 要藥이 되어 血分의 毒을 풀어 麻疹초기의 透發不暢을 치료하는 상용약으로, 風으로 인하여 막힌 증에 적용하여 透發하게 한다

· 금기증 : 麻疹이 이미 透發한 경우, 體虛汗多

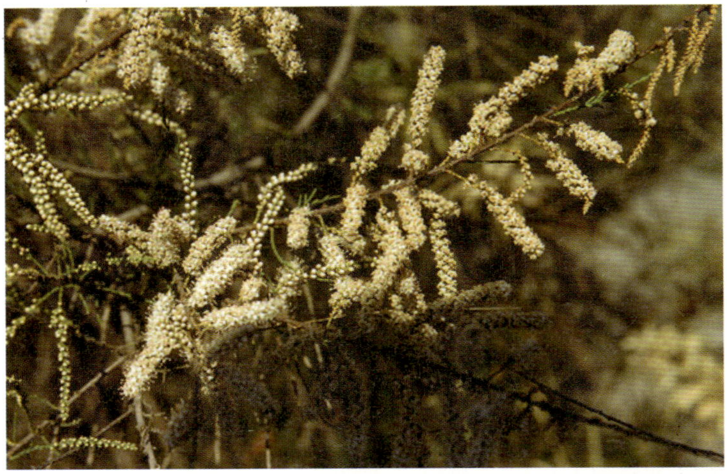

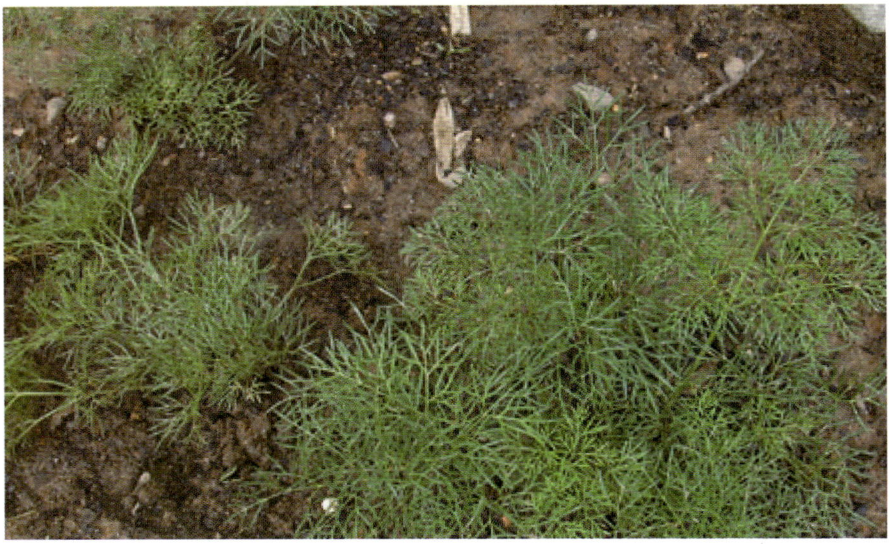

4) 痧 : 괴질, 홍역 사

15. 蒼耳子 (창이자)

<table>
<tr><td colspan="2">菊花科에 속한 일년생 초본인 도꼬마리의 열매★</td><td rowspan="2">散風除濕 (산풍제습)
通鼻竅 (통비규)</td><td rowspan="2">風寒頭痛, 鼻淵流涕, 風疹瘙痒, 濕痺拘攣</td></tr>
<tr><td>溫, 辛苦
有毒</td><td>肺</td></tr>
</table>

- 性味가 辛苦溫하여 疏散, 宣通시키는 특징이 있어 위로는 巓頂에, 아래로는 足膝에, 안으로는 筋骨에, 밖으로는 皮膚에 작용하여 모든 風濕邪를 잘 제거하는 효능이 있다.
- 鼻淵과 風寒頭痛을 치료하는 것은 辛溫한 性味가 發散과 上行하는 성질이 있어 風寒을 散하여 폐색된 것을 開竅하기 때문으로 특히 鼻淵치료에 뛰어난 효과가 있어서 鼻淵의 要藥★이 된다.
- 風濕痺痛과 四肢拘攣을 치료하는 것은 祛風濕★하는 효과가 있기 때문이며 "上中下 一身風濕衆病不可缺"이라 하여 濕痺拘攣에 상용하는 藥이 된다.
- 이 외에 風濕을 散하여 止痒하는 효과가 있어 風疹瘙痒, 疥癩[5] 등의 피부질환을 치료한다.

- 금기증 : 血虛로 인한 頭痛과 痺痛에는 복용을 忌하고★, 猪肉, 馬肉, 米泔[6]을 금기한다.
  전초와 과실에는 독이 있으므로 대량을 내복하면 중독의 위험이 있어 과량이나 久服은 피해야 한다. (간경화 유발)

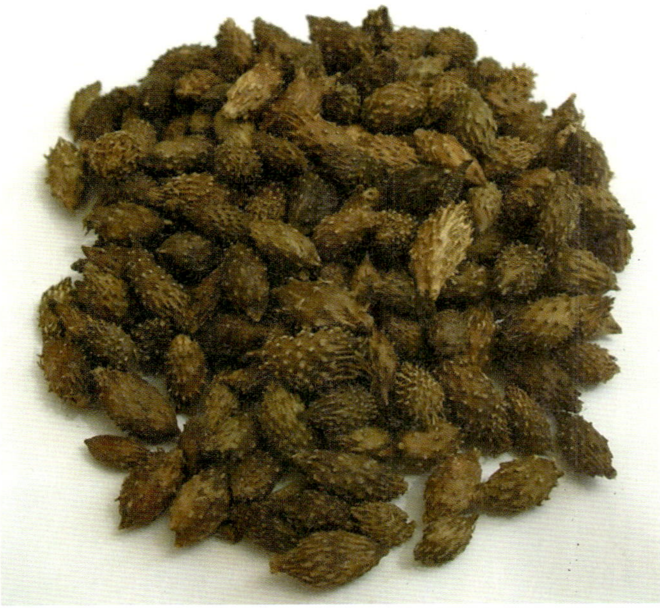

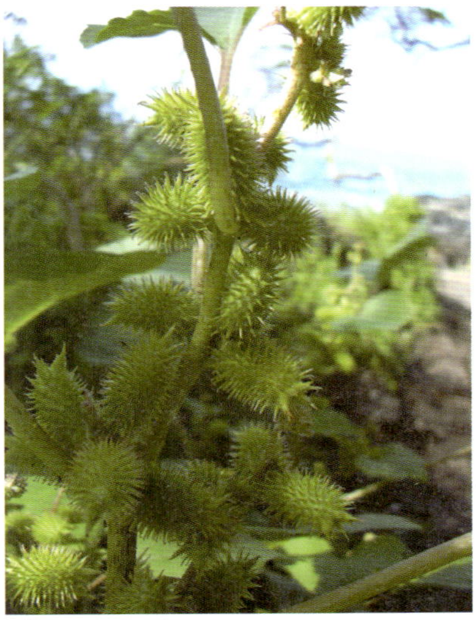

5) 癩 : 약물중독, 옴 라

6) 泔 : 뜨물 감

第2節 發散風熱藥

1. 薄荷 (박하)

<table>
<tr><td colspan="2">꿀풀과(脣形科)에 속한 다년생 초본인 박하의 잎과 지상부</td><td rowspan="2">宣散風熱 (선산풍열)
清頭目 (청두목)
透疹 (투진)</td><td rowspan="2">風熱感冒, 風溫초기, 頭痛, 目赤, 喉痺, 口瘡, 風疹, 麻疹, 胸脇脹悶</td></tr>
<tr><td>凉, 辛</td><td>肺, 肝</td></tr>
</table>

· 辛味는 發散하고 凉性은 清熱하여 風熱之邪를 宣解하므로 外感風熱表證으로 發熱, 微惡風寒, 無汗 혹은 有汗不暢, 頭痛 등 증상을 치료하는 상용약이다.
· 質은 가벼워 輕揚升浮하는 성질이 있어 頭目과 咽喉를 清利★하므로 風熱이 위를 공격하여 나타나는 頭痛目赤, 咽喉腫痛, 鼻淵★ 등의 증상을 치료하고,
· 宣散하는 효능이 뛰어나 風熱이 外束하여 나타나는 麻疹 초기에 透發不暢하는 증상을 치료하며,
· 血熱生風으로 인한 癮疹瘙痒을 치료하고, 溫病 초기에 表證이 있는 경우를 치료한다.
· 氣香하고 肝經氣分에 들어가 疏肝解鬱★하는 효능이 있어 肝氣鬱滯로 인한 胸悶不舒를 치료하고, 辟穢氣하여 暑邪內鬱로 인한 腹痛, 吐瀉를 치료한다.
· 이와 같은 효능은 함유된 휘발성 정유인 薄荷油의 작용이다.

· 소량을 내복하였을 경우에는 중추신경을 흥분시켜 피부의 모세혈관을 확장하여 땀의 분비를 촉진하고 신체의 熱을 發散시키는 기능을 증가하여 發汗解熱하며 또한 장내의 이상발효를 제지하여 胸腹脹滿을 치료
· 외용하면 피부의 점막과 혈관을 수축하여 국부에 청량감을 발생하게 하며 동시에 신경말초를 마비시켜 消炎, 止痛, 止痒의 작용이 있게 된다.

· 금기증 : 陰虛發熱, 咳嗽自汗, 汗多, 表虛

<table>
<tr><td rowspan="2">薄荷油</td><td>薄荷의 신선한 莖葉을 증류하여 얻은 精油</td><td rowspan="2">疏散 (소산)
清熱 (청열)</td><td rowspan="2">外感風熱, 頭痛目赤, 咽痛, 齒痛, 皮膚風痒</td></tr>
<tr><td>凉, 辛</td></tr>
<tr><td rowspan="2">薄荷腦</td><td>薄荷의 전초에서 추출된 薄荷油를 냉각하여 얻은 결정</td><td rowspan="2">疏散 (소산)
清熱 (청열)</td><td rowspan="2">風熱感冒, 頭痛目赤, 咽喉腫痛, 齒痛, 皮膚瘙痒</td></tr>
<tr><td>凉, 辛</td></tr>
</table>

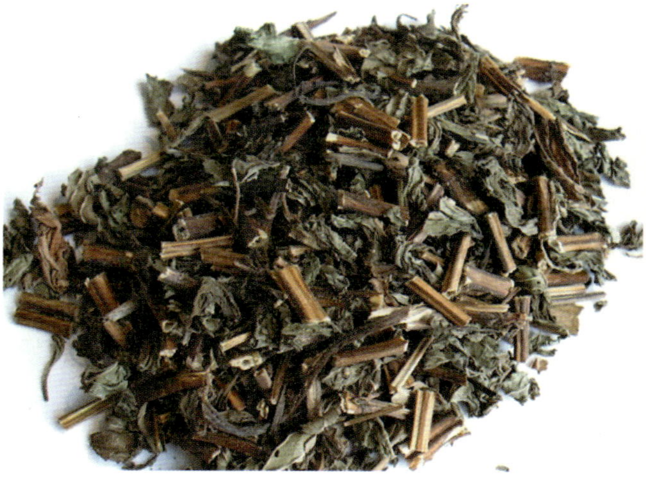

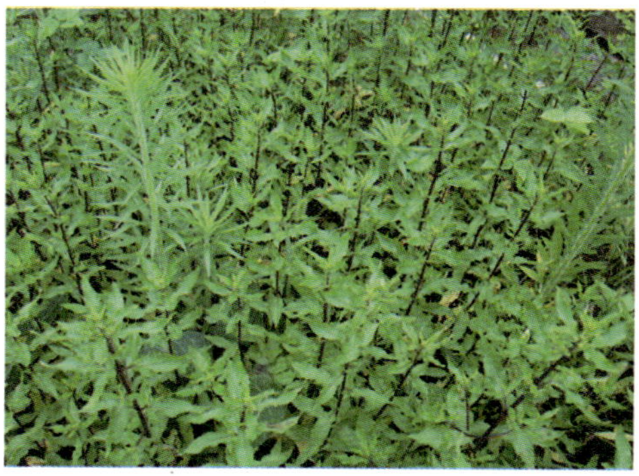

2. 牛蒡子 (우방자)

<table>
<tr><td colspan="2">菊花科에 속한 二年生 草本인 우엉의 성숙한 果實★</td><td rowspan="2">疏散風熱 (소산풍열)
宣肺透疹 (선폐투진)
解毒利咽 (해독이인)</td><td rowspan="2">風熱感冒, 咳嗽痰多, 麻疹, 風疹, 咽喉腫痛, 痄腮丹毒[7], 癰腫瘡毒</td></tr>
<tr><td>寒, 辛苦</td><td>肺, 胃</td></tr>
</table>

1) 疏散風熱, 解毒利咽

· 性味가 辛苦寒하여 辛味는 發散하고 苦味는 泄하여 風熱을 疏散하고 清熱解毒하는 효능이 있어 透發과 동시에 清泄하는 효과가 있다★

· 따라서 疏散風熱하는 효능으로 外感風熱로 인한 咳嗽, 喀痰不利, 咽喉腫痛 등의 증상을 치료하는 상용약이 된다.

2) 宣肺透疹

· 宣肺透疹하는 효능으로 麻疹 초기에 透發不暢하거나 風熱로 인한 癮疹瘙痒을 치료한다.

· 금기증★ : 痘疹이 氣虛色白하고 大便自利 혹은 泄瀉者와 癰疽已潰하고 便閉가 있는 환자 (性이 寒하고 滑利하므로)

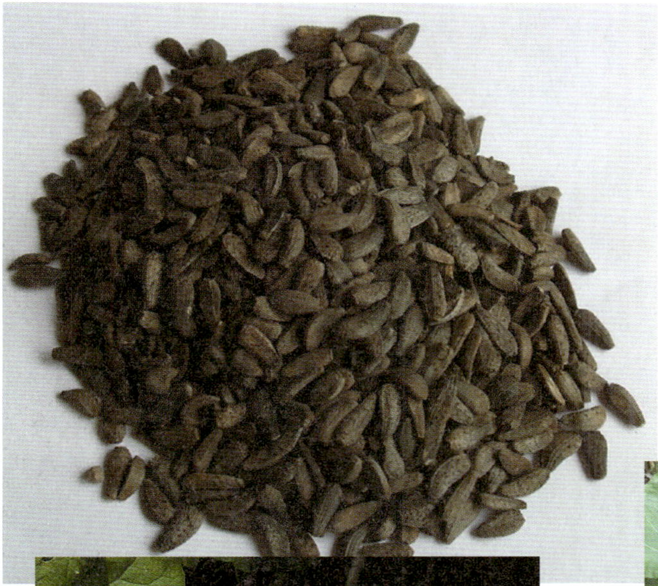

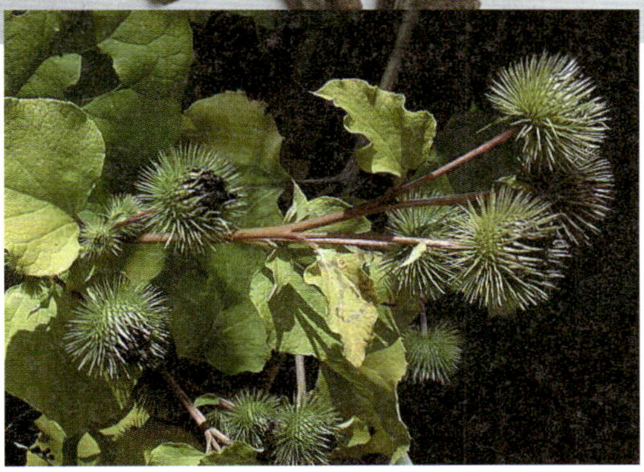

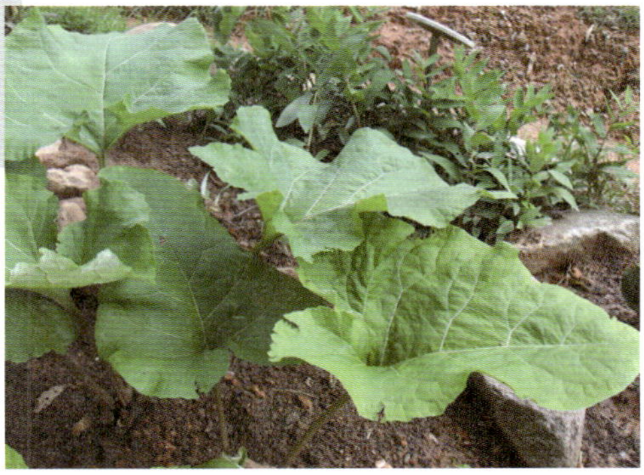

7) 痄 : 병중할, 헌데가 아물지 않을 자

3. 桑葉 (상엽)

뽕나무과(桑科)에 속한 낙엽교목인 뽕나무 또는 기타 동속근연식물의 잎 (첫서리가 내린 후에 딴다)★		疏散風熱 (소산풍열) 淸肺潤燥 (청폐윤조) 淸肝明目 (청간명목)	風熱感冒, 肺熱燥咳★, 頭暈頭痛, 目赤昏花
寒, 甘苦	肺, 肝		

1) 疏散風熱, 淸肺潤燥
- 輕淸發散하고 甘寒淸潤하여 風熱을 疏散하고 肝火를 淸泄하는 효능이 있어 風熱의 邪氣가 肺에 침입하여 나타나는 發熱咳嗽와 潮熱傷肺로 인한 發熱, 頭痛, 咽痛, 乾咳無痰한 증상에 사용된다★

2) 淸肝明目
- 風熱이 上攻하거나 또는 肝火上炎하여 나타나는 目赤腫痛★등에 상용한다.
- 太陰人의 간질환에 잘 사용된다.
- 이 외에도 凉血止血하는 효능이 있어 血熱吐血의 경증★에 凉血止血藥과 동용하기도 하나 藥力이 비교적 약하다

- 금기증 : 肺虛無火, 風寒으로 인한 咳嗽

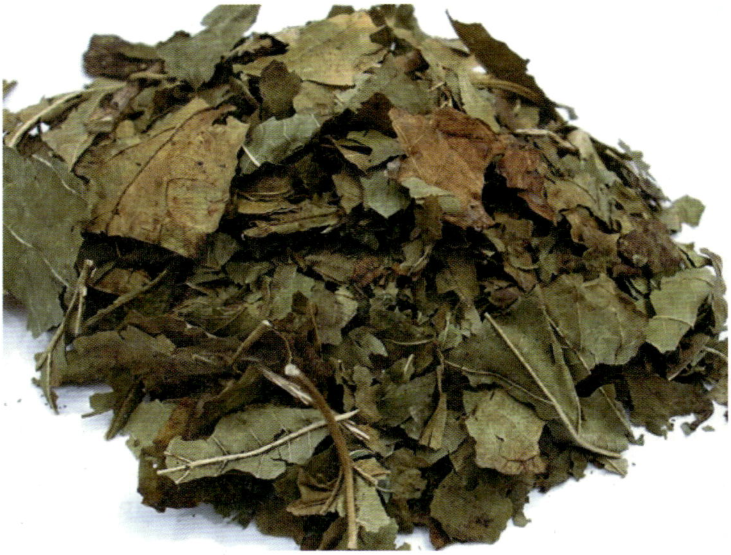

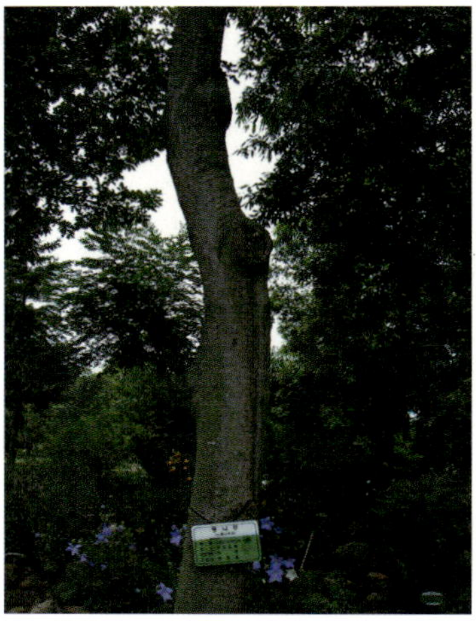

4. 菊花 (국화)

국화과(菊花科)에 속한 다년생 초본인 감국 또는 국화의 꽃 (9~11월 사이 꽃이 만발할 때 채취)		疏風清熱 (소풍청열) 平肝明目 (평간명목)	風熱感冒, 頭痛眩暈, 目赤腫痛, 眼目昏花
微寒, 甘苦	肺, 肝		

1) 疏風清熱

· 清香質輕하여 肺經의 風熱을 發散하고 味苦性寒하여 肝經이 熱을 清泄한다.
다만 疏風시키는 효능이 清熱시키는 효능에 비하여 약하다.

· 風熱의 邪氣를 제거하는 효능으로 外感風熱과 風溫초기의 發熱, 頭昏 등에 사용

2) 平肝明目

· 甘苦寒한 性味는 오히려 肝火를 平肝하므로 平肝明目하는 효능이 있어 肝經風熱 및 肝火上攻으로 인한 目赤腫痛, 頭暈目眩, 頭痛 등의 증상에 사용한다★

· 이 외에 清熱解毒, 消腫하는 작용이 있어 清熱解毒藥을 배합하여 癰腫, 疔瘡 등에 사용된다

· 菊花에는 黃菊, 白菊, 野菊 등 3種이 있는데 모두 風熱疏散하고 平肝解毒의 효능이 있으나 작용에 차이가 있다.

黃菊花	疏風散熱
白菊花	平肝潛陽
★ 野菊花	清熱解毒, 瘡瘍腫毒을 치료

· 菊花와 防風의 治風하는 작용 비교★

防風	風寒으로 인한 周身骨節之風에 적용
菊花	風熱로 인한 상반신의 遊風에 적용

· 금기증 : 氣虛胃寒, 食少泄瀉

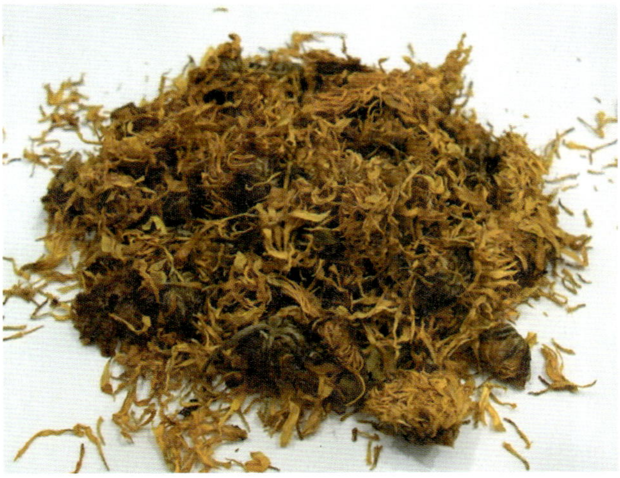

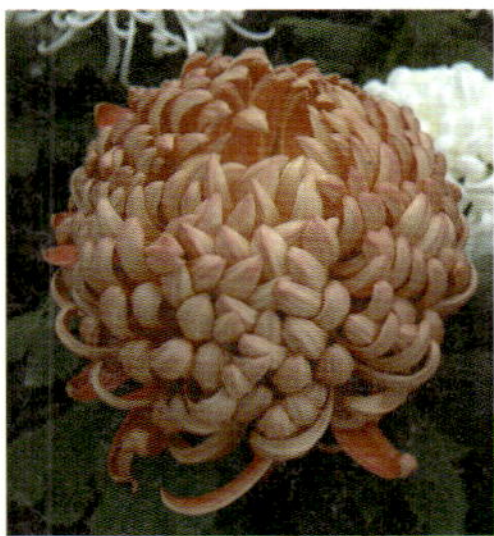

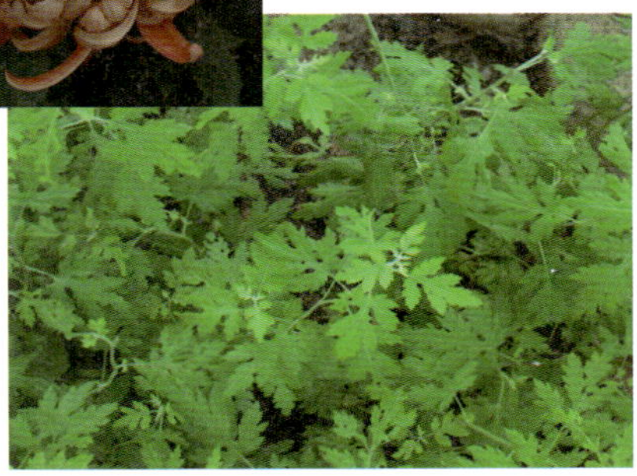

5. 葛根 (갈근)

<table>
<tr><td colspan="2">콩과(豆科)에 속한 多年生藤本인 칡의 주피를 제거한 根</td><td rowspan="2">解肌退熱 (해기퇴열)
生津 (생진)
透疹 (투진)
升陽止瀉 (승양지사)</td><td rowspan="2">外感發熱頭痛, 項背强痛, 口渴, 消渴, 痲疹不透, 熱痢, 泄瀉, 高血壓頸項强痛</td></tr>
<tr><td>凉, 甘辛</td><td>脾, 胃</td></tr>
</table>

· 凉, 甘平하여 辛散시키는 성격을 가지고 있어 脾, 胃經에 들어가 陽明胃經의 要藥★이 된다

1) 解肌退熱

· 陽明은 肌肉을 주관하므로 解肌發汗시키어 肌表에 邪氣가 鬱滯하여 身熱이 不退하고, 口渴 또는 不渴, 有汗 혹은 無汗을 막론하고 모두 응용할 수 있으며, 表證에 項背가 강한 증에 마땅하다★

2) 生津

· 脾胃를 고무시켜 生津하는 효능이 있어 外感과 內傷으로 인한 口渴에 모두 응용할 수 있다★

3) 透疹

· 升發하는 성질이 있어 痲疹 초기에 透發不暢하는 증에 升麻와 相須하여 사용하며, 荊芥, 薄荷와 동용하면 더욱 좋다.

4) 升陽止瀉

· 陽明經에 들어가 脾胃의 淸陽之氣를 昇發하므로 泄瀉와 痢疾을 치료한다★

· 포제★ : 生用하면 解表, 透疹, 生津하고, 煨用하면 止瀉 한다.

· 금기증 : 胃寒嘔吐者와 表虛汗多者는 복용을 피하고, 胃氣를 손상시킬 염려가 있어 多服은 피한다.

<table>
<tr><td rowspan="2">葛花</td><td colspan="2">칡의 꽃</td><td rowspan="2">解酒醒脾 (해주성비)
止血 (지혈)</td><td rowspan="2">傷酒煩熱口渴, 頭痛頭眩, 脘腹脹滿, 嘔逆吐酸, 不思飮食, 嘔吐酸痰</td></tr>
<tr><td>凉, 甘</td><td>脾, 胃</td></tr>
</table>

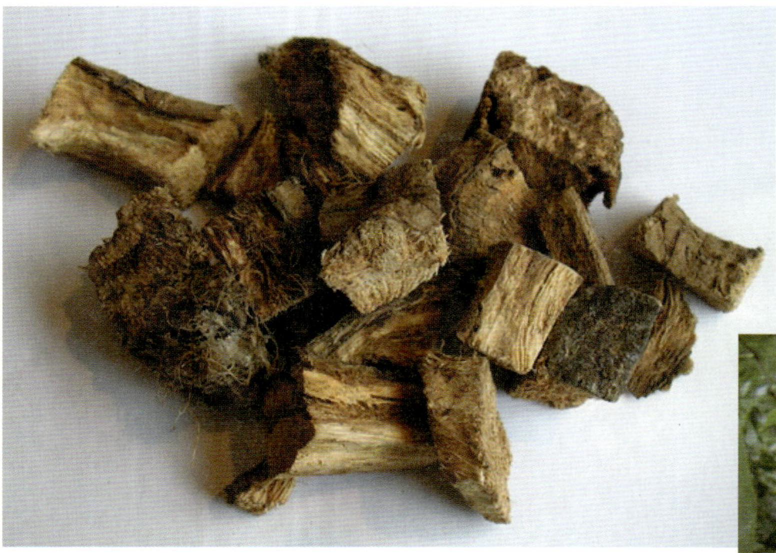

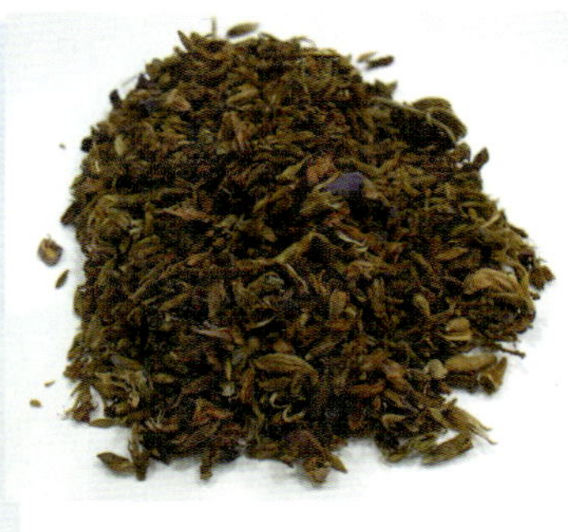

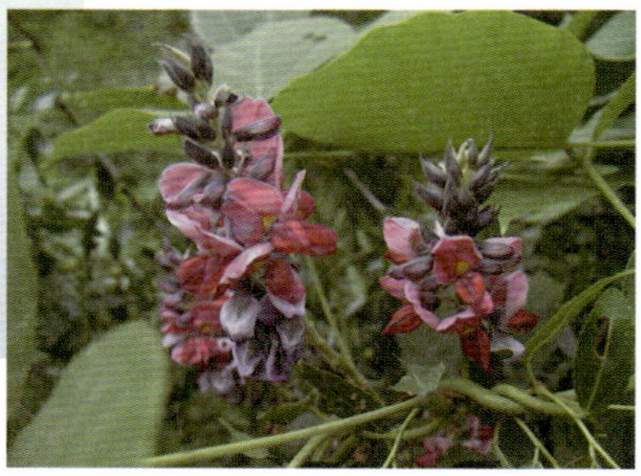

6. 柴胡 (시호)

미나리과(繖形科)에 속한 다년생 초본인 시호의 뿌리		和解表裏 (화해표리) 疏肝 (소간) 升陽 (승양)	感冒發熱, 寒熱往來, 胸脇脹痛, 月經不調, 子宮下垂, 脫肛
微寒, 苦	肝, 膽		

1) 和解表裏

· 芳香疏泄한 性味는 可升可散하여 半表半裏의 邪氣를 제거하는 좋은 효능★이 있어 傷寒의 邪氣가 少陽에 있어 나타나는 寒熱往來, 胸脇苦滿, 口苦, 咽乾, 目眩 등을 치료하는 少陽의 要藥★이 되고, 外感表邪가 아직 풀리지않아 나타나는 發熱에도 양호한 退熱작용이 있다

2) 疏肝

· 肝氣를 條達하여 疏肝解鬱하게 하므로 肝氣鬱結로 인한 胸脇과 乳房의 脹痛, 月經不調, 痛經★ 등을 치료한다.

3) 升陽

· 淸陽의 氣를 昇擧하는 작용이 있어 中氣不足으로 氣虛下陷하여 나타나는 懶言惡食, 倦怠嗜臥, 四肢無力, 胃下垂, 脫肛, 子宮不垂, 短氣, 疲乏★ 등을 치료하는 상용약이 된다[8]

· 實證과 虛證에 모두 응용할 수 있으나 배합하는 약물에 따라 발휘되는 작용도 같지 않다.

+ 葛根	解表退熱	+ 黃芩	表裏를 和解
+ 白芍藥	疏肝止痛	+ 白朮	肝脾를 調和
+ 香附子	疏肝解鬱	+ 當歸	調經
+ 常山	截瘧		

· 금기증★ : 虛人의 氣逆이나 陰虛火旺, 眞陰虧損 및 肝陽上升 (性이 昇發하므로)

▸ 肝經入藥★ : 靑皮, 龍膽, 赤芍藥, 木賊, 柴胡, 夏枯草, 蟬蛻

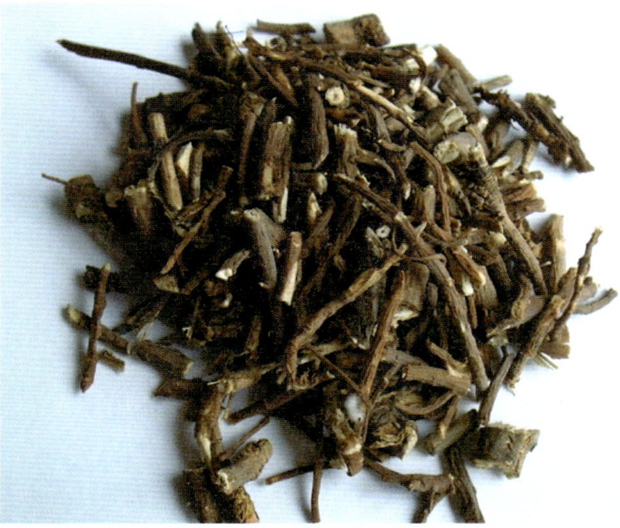

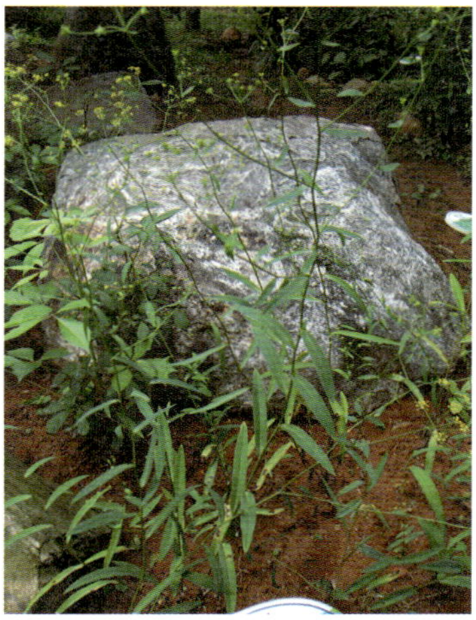

8) 疲乏 : 지칠 피, 고달플 핍

7. 升麻 (승마)

미나리아재비과(毛茛科)에 속한 다년생 초본인 승마(大三葉升麻) 또는 동속식물의 뿌리줄기		發表透疹 (발표투진) 清熱解毒 (청열해독) 升擧陽氣 (승거양기)	風熱頭痛, 齒痛, 口瘡, 咽喉腫痛, 痲疹不透, 陽毒發斑, 脫肛, 子宮脫垂
微寒, 辛微甘	肺, 脾, 胃, 大腸		

1) 發表透疹

· 性味가 甘辛微寒하며 體가 輕浮하고 上行하여 升散시키는 효능이 있으며 熱毒을 解하는 작용을 겸하여 解表透疹하는 효능이 있어 外感風熱로 인한 頭痛, 發熱과 痲疹 초기에 透發不暢한 證★을 치료하는 要藥

2) 清熱解毒

· 더욱이 李時珍이 "瘡家聖藥"이라 할 정도로 清熱解毒하는 효능이 뛰어나 熱毒으로 인한 다양한 병증에 사용되는데, ① 胃經으로 들어가 陽明熱邪로 인한 頭痛, 齒齦腫痛, 口舌生瘡 등을 치료하고, ② 脾肺經으로 들어가 風熱上壅으로 인한 咽喉腫痛과 熱毒壅盛으로 인한 熱病發斑, 瘡瘍腫毒 등을 치료한다★

3) 升擧陽氣

· 또한 升擧陽氣하는 효능이 있어 中氣虛弱으로 인한 短氣, 倦怠, 久泄脫肛, 子宮下垂 및 氣不攝血하여 나타나는 崩漏不止 등을 치료하는 상용약이 된다★

· 升擧, 透發시키는 작용이 柴胡, 葛根과 비슷하나 그 효능이 더 강★하고, 柴胡와 배합하여 사용하면 升提하고, 葛根과 동용하면 透疹시키는 작용이 더욱 증강된다.

· 금기증 : 陰虛陽浮, 喘滿氣逆 및 痲疹已透★ (升浮하는 성질이 있어서)

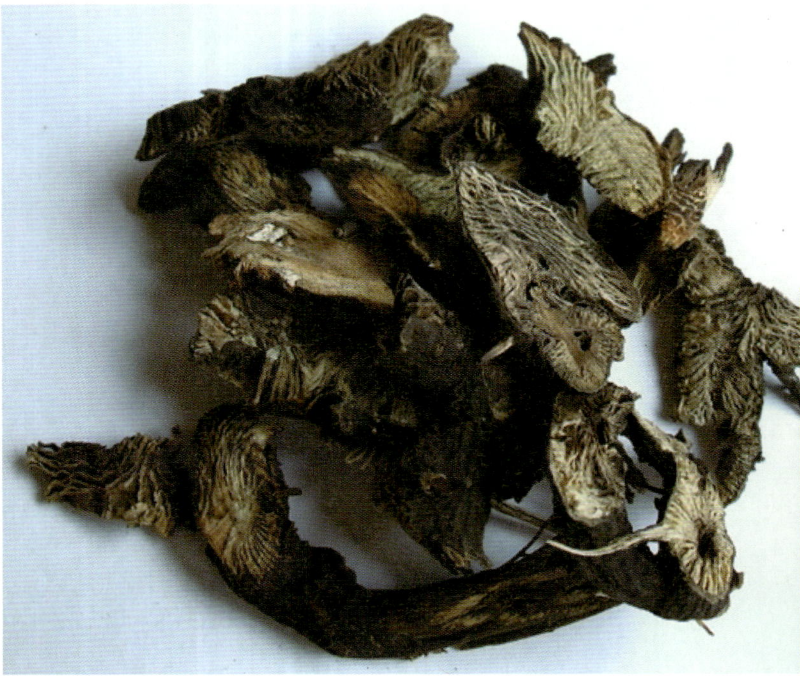

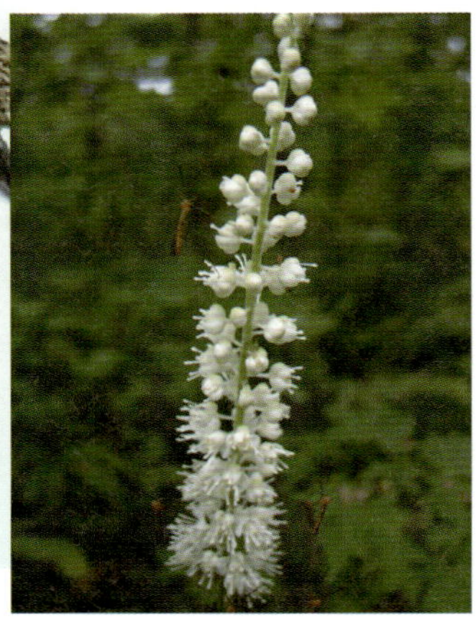

8. 蔓荊子 (만형자)

마편초과에 속한 낙엽관목인 순비기나무의 성숙한 과실		疏散風熱 (소산풍열) 淸利頭目 (청리두목)	風熱感冒, 頭痛, 齒齦腫痛, 目赤多淚, 目暗不明, 頭暈目眩, 濕痺拘攣
微寒, 辛苦	肝, 胃, 膀胱		

1) 疏散風熱

· 味가 辛苦하여 風邪를 發散하고, 性이 微寒하여 淸熱하며 質이 輕하여 상부로 들어가★ 頭面部의 風熱을 發散하는 효능이 있어 外感風熱로 인한 頭痛, 頭暈, 目赤腫痛 및 頭風痛 등★을 치료하는데 상용하는 要藥이다.

2) 淸利頭目

· 肝經風熱을 疏散하여 淸利頭目하므로 風熱이 위를 공격하여 나타나는 目昏, 目赤腫痛, 多淚 등★의 치료에 사용

· 이 외에 辛散苦燥하는 性味로 祛風勝濕★하는 효능이 있어 風濕痺痛, 肢體攣急한 證에 祛風濕藥과 배합하여 사용

· 蔓荊子와 藁本은 모두 祛風勝濕止痛하는 효능이 있어, 頭痛, 風濕痺痛, 筋脈拘攣에 사용되는데,

蔓荊子	外感風熱
藁本	外感風寒

· 최근 鎭靜止痛시키는 약리작용이 있어 신경성 두통과 고혈압으로 인한 두통에 효과가 있으며, 또한 체온중추를 진정시켜 退熱작용이 있다고 보고되었다★

· 금기증 : 血虛有火로 인한 頭痛目眩, 脾胃虛

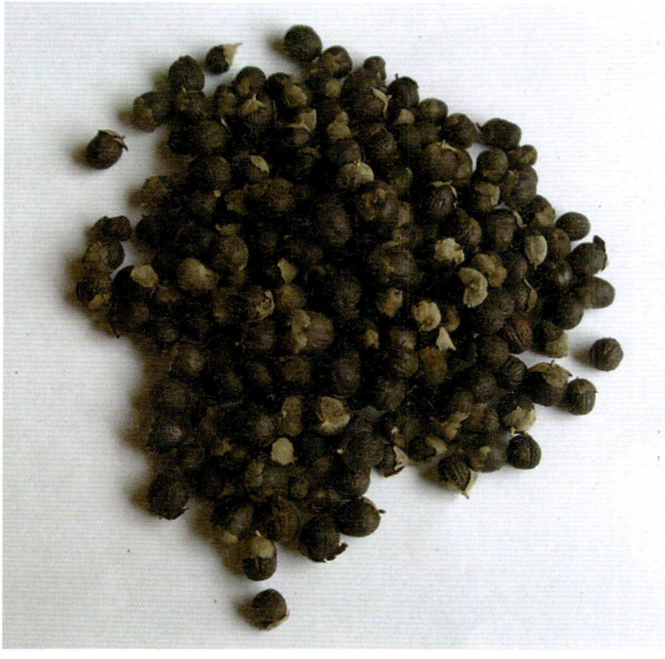

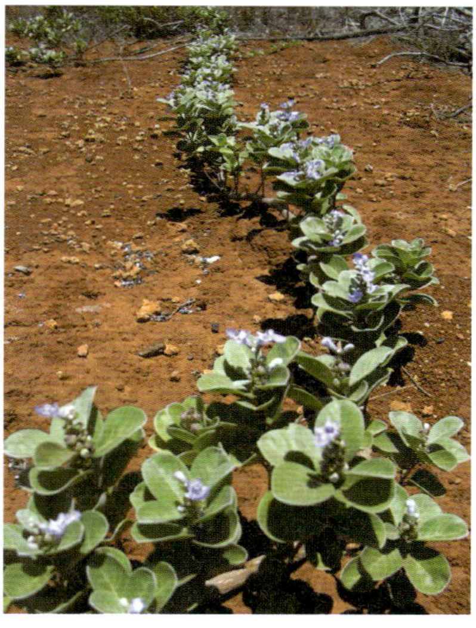

9. 淡豆豉 (담두시)

콩과(豆科)에 속한 일년생 초본인 콩의 성숙한 종자를 삶아서 발효시킨 것		解表 (해표) 除煩 (제번) 宣發鬱熱 (선발울열)	感冒, 寒熱頭痛, 煩躁胸悶, 虛煩不眠
寒, 苦辛	肺, 胃		

· 黑大豆와 表散시키는 桑葉, 靑蒿와 같이 발효시켜 만든 것으로 表邪를 宣散하여 外感風寒으로 인한 發熱, 惡寒, 頭痛, 無汗에 사용되고 鬱結을 宣散하는 효능이 있어 胸中煩悶을 다스린다★

· 그러나 發汗시키는 효능이 다른 약물보다 平緩하며 다른 약물을 배합하여 사용하여야 하며, 發汗시키되 陰液을 손상시키지 않으므로 溫病表證을 치료하는 主藥이 된다★

· 그러므로 邪熱이 胸中에 鬱滯되어 나타나는 心胸煩悶과 불면 등★에 宣透시키는 성질을 취하여 적용하는데 淸熱시키는 효능이 없으므로 일반적으로 梔子와 배합한다.

· 따라서 溫邪의 初感이나 혹은 餘熱이 內擾하여 透發하고자 하는 병증에 상용하는데 가장 좋은 약물이다.

· 淡豆豉는 性과 質이 가공할 때의 輔料에 따라 다르다.

桑葉과 靑蒿를 같이 만든 경우	藥性이 寒凉에 편중하여 感冒風熱의 병증에 적용
麻黃과 紫蘇를 같이 만든 경우	藥性이 辛溫에 편중하여 感冒風寒의 병증에 적용

· 이 밖에 豆豉 제조에 사용되는 輔料는 辣蓼, 佩蘭, 藿香, 羌活, 柴胡, 白芷, 川芎, 葛根, 赤芍藥, 桔梗, 甘草 등이 있다[9)]

· 豆豉와 大豆黃卷은 모두 發表시키는 약물이나

豆豉	· 味가 辛하여 宣透에 편중 · 風熱의 邪氣가 氣分에 있어서 發熱할 경우에는 豆豉를 다용
大豆黃卷	· 味가 甘淡하여 淸利에 편중 · 濕熱이 蘊結하여 發熱하는 증상에는 大豆黃卷을 다용

· 금기증 : 胃虛易嘔, 傷寒이 陰經에 傳入하거나 三陰에 直中한 환자

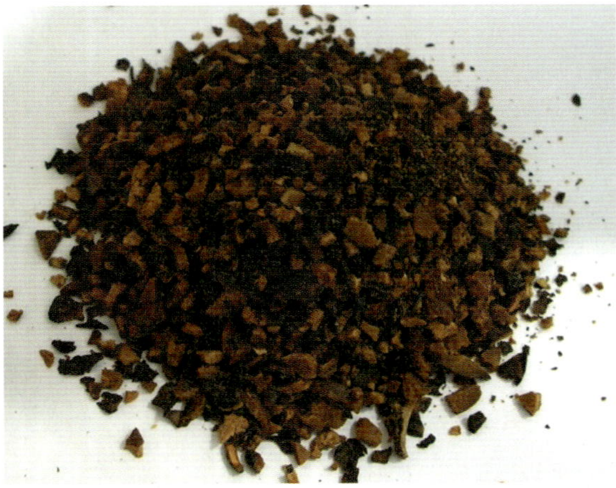

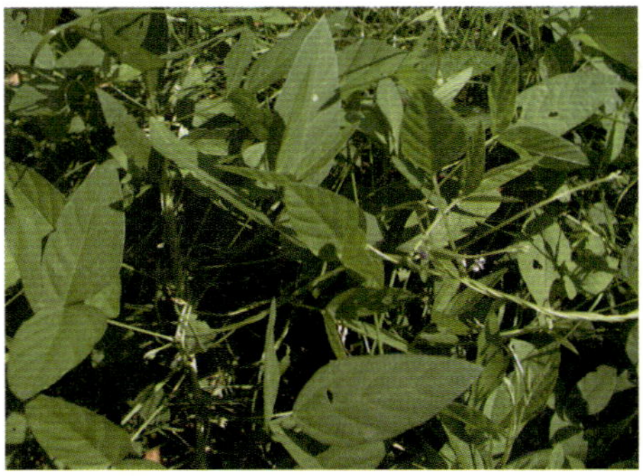

9) 辣蓼 : 매울 랄, 여뀌 료

10. 蟬蛻 (선태)

<table>
<tr><td colspan="2">매미과(蟬科)에 속한 곤충인 말매미 또는 기타 연근곤충이 성충이 될 때 탈피한 껍데기</td><td rowspan="2">散風除熱 (산풍제열)
利咽 (이인) 透疹 (투진)
退翳 (퇴예) 解痙 (해경)</td><td rowspan="2">風熱感冒, 咽痛, 音啞, 麻疹不透, 風疹瘙痒, 目赤翳障, 驚風抽搐, 破傷風</td></tr>
<tr><td>寒, 甘</td><td>肺, 肝</td></tr>
</table>

· 性이 寒하고 質이 輕하여 肺, 肝經에 들어가 肺經의 風熱을 宣散하여 解表透疹에 효능이 있고, 肝經에 들어가 凉肝熄風시켜 止痙退翳의 효능이 있다★

· 肺의 風熱을 凉散하여 淸利頭目하는 효능으로 外感風熱과 溫病 초기의 頭痛, 發熱, 咳嗽, 咽痛 등을 다스리고, 透疹止痒하는 효능이 있어 風疹瘙痒과 麻疹 초기에 透發不暢한 證을 치료한다★

· 또한 肝의 風熱을 疏散하는 효능이 있어 目赤, 翳障을 다스리고, 凉肝息風하는 효능으로 定驚止痙하므로 肝經風熱로 인한 小兒夜啼, 驚風抽搐과 破傷風에 사용된다

· 蟬蛻와 薄荷는 모두 疏散風熱하는 효능이 있어 동용하는 경우가 많다.

薄荷	理氣解鬱하여 辟穢氣[10]
蟬蛻	明目退翳, 祛風解痙

· 금기증 : 孕婦

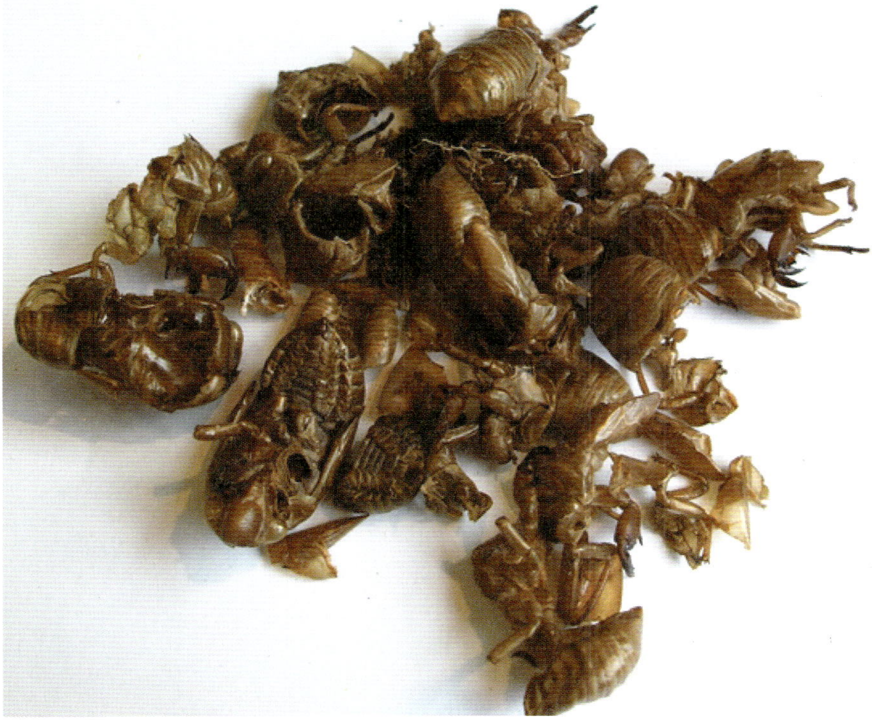

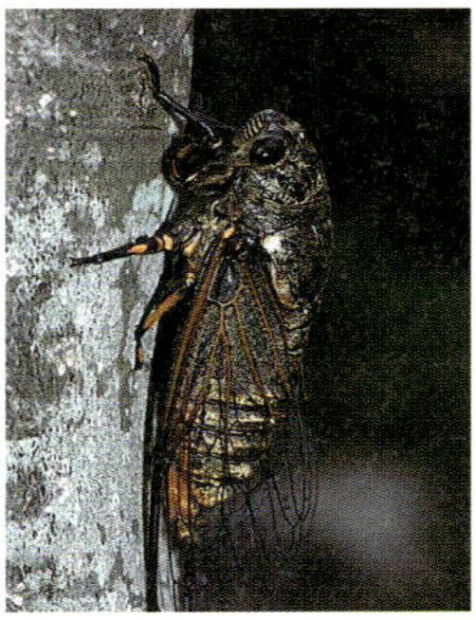

10) 辟 : 허물 벽

11. 浮萍 (부평)

개구리밥과(浮萍科)에 속한 다년생 표부식물인 개구리밥(紫背浮萍)과 좀개구리밥(青萍)의 전초		宣散風熱 (선산풍열) 透疹 (투진) 利尿 (이뇨)	麻疹不透, 風疹瘙痒, 水腫尿少
寒, 辛	肺		

1) 宣散風熱
· 辛寒한 性味로 泄熱하고 輕浮升散하고 發汗解表하는 효능으로 外感風熱, 發熱無汗 등의 증상을 치료

2) 透疹
· 肺로 들어가 宣散透疹, 祛風止痒하는 효능으로 麻疹透發不暢과 皮膚風熱 혹은 血燥受風하여 발생되는 癮疹, 風疹, 皮膚瘙痒 등을 치료한다★

3) 利尿
· 宣肺하는 작용으로 通調水道 下達膀胱하므로 利水消腫★의 효능이 있어 表證을 겸하거나 濕邪가 안에 沮滯되어 나타나는 浮腫, 小便不利 등 증상에 양호한 치료효과가 있다

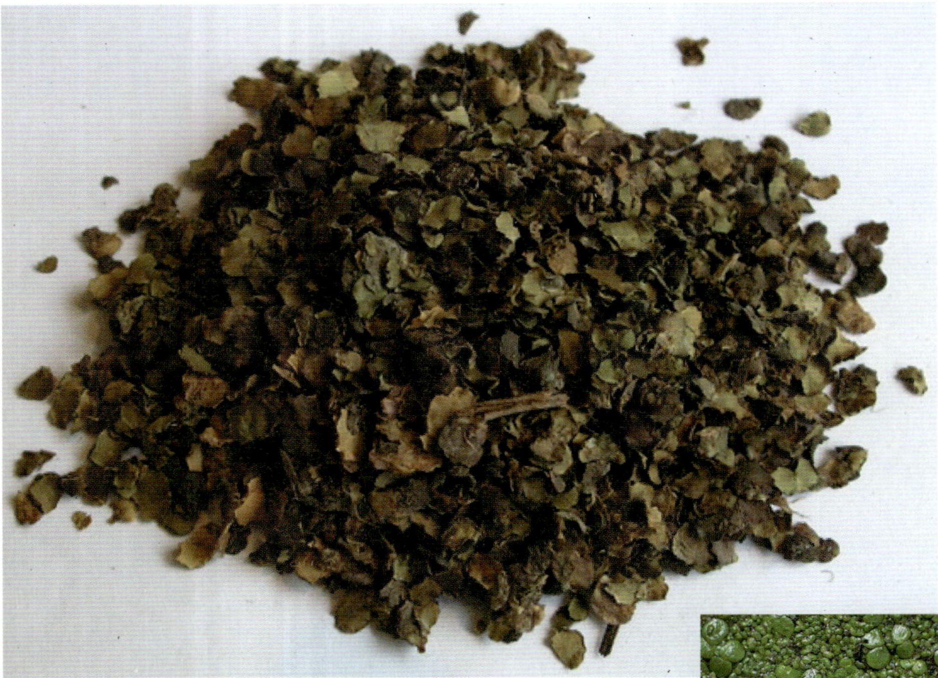

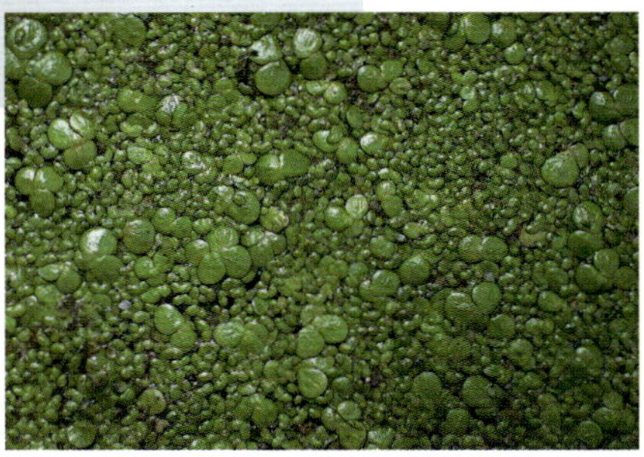

12. 木賊 (목적)

<table>
<tr><td colspan="2">속새과(木賊科)에 속한 多年生 常綠草本인 속새의 全草</td><td rowspan="2">散風熱 (산풍열)
退目翳 (퇴목예)</td><td rowspan="2">風熱目赤, 迎風流淚, 目生雲翳</td></tr>
<tr><td>平, 甘苦</td><td>肺, 肝</td></tr>
</table>

· 性味가 甘苦平하여 外感風熱로 인한 目赤多淚를 치료하고 肝經의 風熱을 疏散시켜 翳障을 치료하는 효능이 있어 안과에서 상용하는 要藥

目昏多淚	蒼朮과 배합
翳膜이 風熱에 속한 경우	菊花와 배합
目赤	穀精草, 石決明과 배합

· 木賊과 麻黃은 형질이 유사하고 升散시키는 작용도 비슷하다.

木賊	辛熱하지 않고 肝經의 血分에 들어가 風熱을 疏散시켜 血로 하여금 目으로 疏通하게 하여 去翳明目의 要藥
麻黃	辛燥하여 衛分에 있는 風寒의 邪氣와 腠理를 開하여 汗出시키는 효능이 있어 發汗解肌의 要藥

· 금기증 : 怒氣로 인하여 目疾이 생긴 경우, 暑熱로 傷血하여 眼目의 暴赤腫痛 및 久翳, 氣血虛證

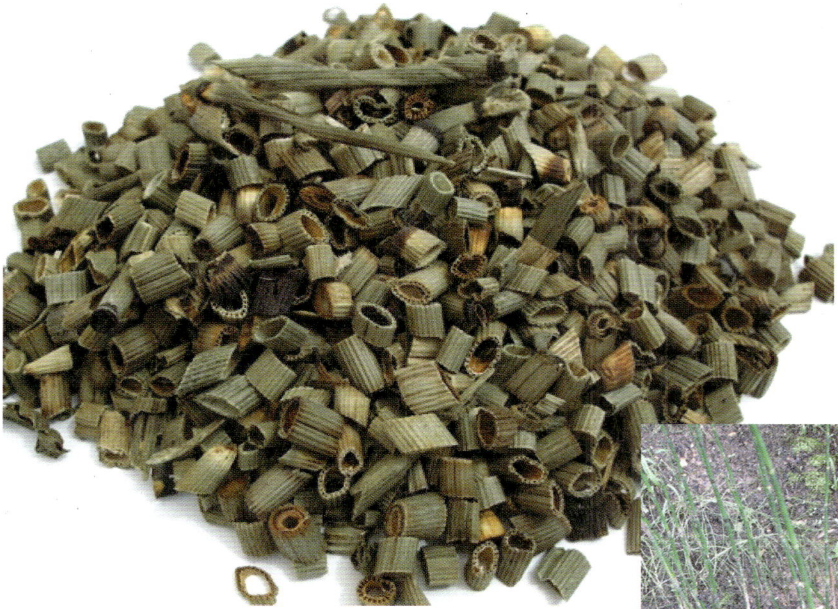

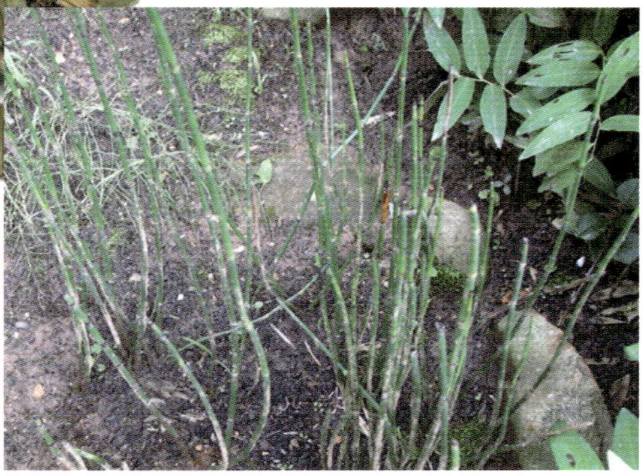

第2章
清熱藥

· 작용 : 裏熱을 清泄
· 性이 寒凉하여 清熱瀉火, 解毒, 凉血, 清虛熱의 효능이 있어 熱病高熱, 溫疫, 熱痢, 癰腫瘡毒, 目赤腫痛, 咽喉腫痛 및 陰虛內熱등 증상이 나타나는 각종 裏熱證侯에 응용

1) 清熱瀉火藥

(1) 종류

석고(石膏), 지모(知母), 노근(蘆根), 과루근(瓜蔞根), 죽엽(竹葉), 치자(梔子), 하고초(夏枯草), 담죽엽(淡竹葉), 밀몽화(密蒙花), 청상자(青葙子), 괴각(槐角)

(2) 性味 : 甘寒 또는 苦寒

(3) 적응증상

① 肺胃經의 氣分實熱을 주로 다스리며 心熱과 暑熱 혹은 清肝明目의 작용

② 주로 急性熱病의 高熱, 汗出, 煩渴, 譫語, 發狂, 小便短赤, 舌苔黃燥, 脈洪實有力, 肝熱目疾등의 實熱證

2) 清熱燥濕藥

(1) 종류

황금(黃芩), 황련(黃連), 황백(黃柏), 용담초(龍膽草), 고삼(苦參), 백선피(白鮮皮), 대두황권(大豆黃卷)

(2) 性味 : 苦寒 (苦味는 燥濕, 寒性은 清熱) (단, 大豆黃卷은 平甘)

(3) 적응증상

① 濕熱이 內蘊하거나 濕邪가 化熱한 證에 응용

② 腸胃濕熱로 인한 泄瀉, 痢疾, 痔瘻와 기타 心火亢盛, 關節腫痛, 濕疹, 癰腫, 耳痛, 流膿 등

3) 清熱凉血藥

(1) 종류

서각(犀角), 지황(地黃), 현삼(玄參), 목단피(牧丹皮), 적작약(赤芍藥), 자초(紫草)

(2) 적응증상

① 營分과 血分의 熱邪를 清解하는 작용

② 주로 血分實熱症인 血熱妄行, 發斑, 發疹 혹은 出血(吐血, 衄血, 便血), 舌絳煩燥, 神昏, 譫語

4) 清熱解毒藥

(1) 종류

금은화(金銀花), 연교(連翹), 포공영(蒲公英), 자화지정(紫花地丁), 대청엽(大青葉) 판남근(板藍根), 청대(青黛), 우황(牛黃), 마치현(馬齒莧), 백두옹(白頭翁), 진피(秦皮), 패장초(敗醬草), 백화사설초(白花蛇舌草), 웅담(熊膽), 백렴(白蘞), 누로(漏蘆), 산자고(山慈姑), 녹두(綠豆), 위릉채(萎陵菜), 야국화(野菊花), 인동등(忍冬藤), 조휴(蚤休), 반변련(半邊蓮), 토복령(土茯苓), 어성초(魚腥草), 사간(射干), 산두근(山豆根)

(2) 性味 : 寒凉

(3) 적응증상

① 각종 熱毒證을 다스린다 (毒이란 癰瘍腫毒이 발생된 각종 化膿性 감염증)

② 消炎, 亢感染 등의 작용으로 癰瘡, 丹毒, 斑疹, 咽腫, 喉痺, 毒痢 등에 응용

5) 清虛熱藥

(1) 종류

청호(青蒿), 백미(白薇), 지골피(地骨皮), 은시호(銀柴胡), 호황련(胡黃連)

(2) 性味 : 寒凉

(3) 적응증상

① 虛熱을 清熱시켜주는 효능으로 虛熱병증에 적용

② 溫熱病 후기의 熱傷陰液으로 口燥咽乾, 夜熱早冷, 熱退無汗, 低熱不退, 舌紅少苔, 脈細數등의 陰虛發熱證

③ 慢性消耗性疾病으로 장기간 나타나는 午後發熱, 手足心熱, 顴紅盜汗, 진행성 消瘦 등의 骨蒸勞熱證

第1節 清熱瀉火藥

1. 石膏 (석고)

<table>
<tr><td colspan="2">유산염류에 속한 광물인 石膏로 주로 含水硫酸 칼슘함유★</td><td rowspan="2">[生用]
清熱瀉火 (청열사화)
除煩止渴 (제번지갈)
[煅敷]
生肌斂瘡 (생기염창)</td><td rowspan="2">熱病壯熱不退, 煩渴, 神昏譫語, 發狂, 發斑, 肺熱咳嗽, 中暑自汗, 胃火頭痛, 牙痛, 口舌生瘡
[外治] 癰疽瘡瘍, 潰不收口, 湯火燙傷</td></tr>
<tr><td>大寒, 辛甘</td><td>肺, 胃</td></tr>
</table>

1) 清熱瀉火, 除煩止渴

· 辛甘, 大寒★하며 肺, 胃★ 2經에 들어가 辛味는 散하고 大寒은 清熱하여 肺胃의 火를 清 하고 退熱生津하며 除煩止渴하므로 肺胃氣分의 實熱을 清解하는 要藥★이 된다.

· 熱이 氣分에 있어서 壯熱煩渴과 脈洪大 혹은 肺熱喘急 등이 있을 때에 主藥으로 사용된다★

· "斑은 陽明熱毒으로 인하고 疹은 太陰風熱로 인한다"고 하였다.
斑疹을 유발하는 병은 모두 肺胃의 鬱熱과 관계가 있고, 石膏는 肺胃氣分의 熱을 清解하고 또 血藥을 도와 凉血解毒하기 때문에 邪熱이 鬱肺한 發疹과 邪熱이 營血에까지 파급된 發斑에도 사용할 수 있다★

· 胃火로 인한 頭痛, 齒痛 등에도 상용★하는데 이는 石膏가 胃火를 清泄하는 작용이 있어 火가 제거되면 통증이 멈추기 때문이다.

· 최근에는 보통 清熱解毒藥과 배합하여 유행성 B형뇌염, 유행성 뇌척수막염, 폐렴 등을 치료하는데 양호한 효과가 있다.

· 다만 性이 大寒하므로 實熱이 있는 경우가 아니면 사용하지 않는다.

2) 生肌斂瘡

· 石膏를 煅하면 清熱작용이 감소하고 收斂작용을 갖기 때문에 研末外敷하면 生肌斂瘡의 효능이 있어 외과에서 상용한다★

· 煅石膏는 清透하는 성질이 收斂하는 성질로 바뀌어 凝滯不散하기 때문에 生石膏에 비하여 脾胃에 작용 안하므로 煅石膏는 오직 외용으로 사용한다.

· 포제 : 生石膏는 雜質과 泥土를 제거하고 깨끗이 한 다음 打碎하여 사용하며, 煅石膏는 깨끗한 石膏塊를 취하여 無烟爐火 혹은 적당한 耐火性 용기에 넣고 武火로 가열하여 脆鬆狀[1]이 될 때까지 煅한 다음에 꺼내어 서늘한 곳에 펼쳐 두었다가 碾碎하여 사용한다[2]

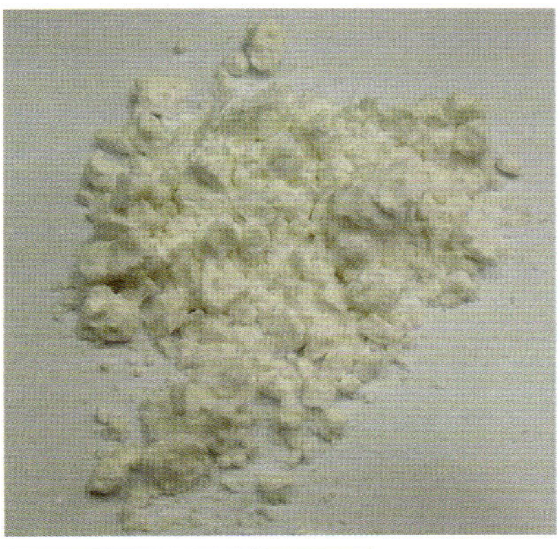

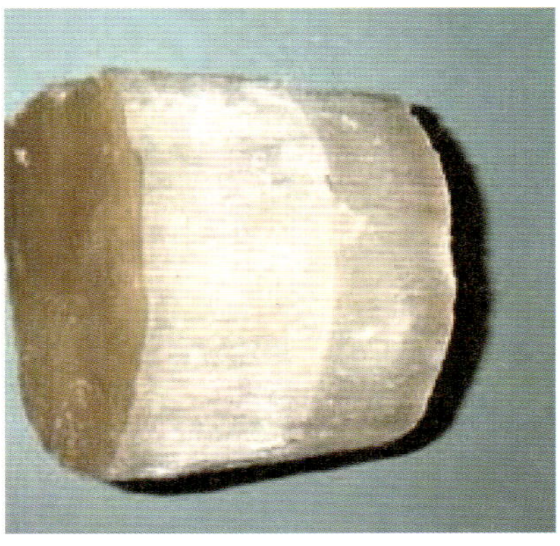

1) 脆 : 무를 취

2) 碾 : 맷돌 년

2. 知母 (지모)

백합과에 속한 다년생 초본인 지모의 根莖		清熱瀉火 (청열사화) 生津潤燥 (생진윤조)	外感熱病, 高熱煩渴, 肺熱咳嗽, 骨蒸潮熱, 內熱消渴, 腸燥便秘
寒, 苦甘	肺, 腎, 胃		

· 性味이 寒苦甘하며 質이 柔潤하고 肺, 胃, 腎經에 들어가 苦寒은 清熱瀉火하고 甘寒質潤은 滋陰潤燥하므로 知母는 오직 清潤에 장점이 있다고 할 수 있다.
따라서 燥熱傷陰의 경우에 虛實에 관계없이 모두 응용할 수 있다★

· 그러나 寒潤한 성질은 滑腸作瀉하기 쉬우므로 陰虛便秘에는 매우 적합하다★

· 知母와 石膏는 모두 肺胃의 實熱을 清熱한다.

石膏	· 辛甘大寒하여 그 작용이 清解 · 肺熱을 清宣하려면 石膏를 다용 · 裏熱이 중하지만 津液이 아직 손상되지 않은 경우에는 石膏를 사용
知母	· 苦寒質潤하여 그 작용이 清潤 · 清熱潤燥에는 知母를 다용 · 裏熱이 중하고 津液이 이미 손상된 경우에는 知母를 사용

· 氣分의 熱이 熾盛하여 傷津한 경우에는 知母와 石膏를 相須하여 응용하여야 한다

· 포제★ : ① 生用 – 清熱瀉火, 滋陰潤燥 ② 鹽水炒 – 腎經에 들어가 滋陰降火

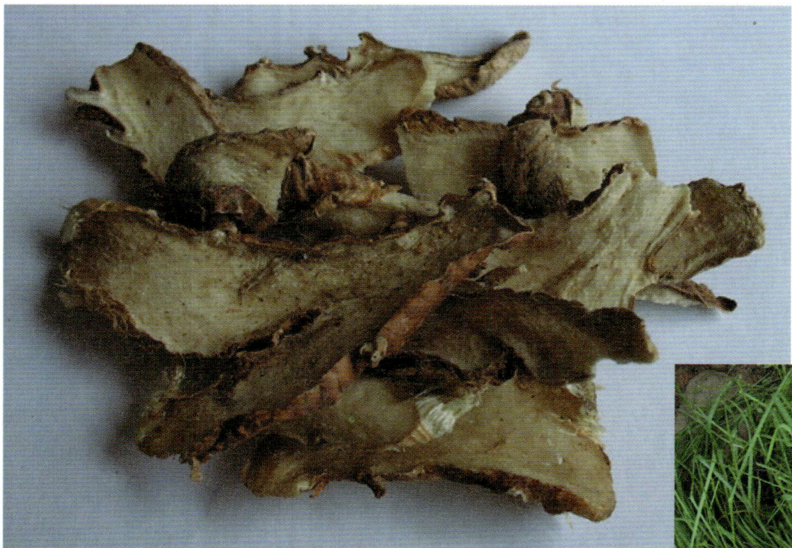

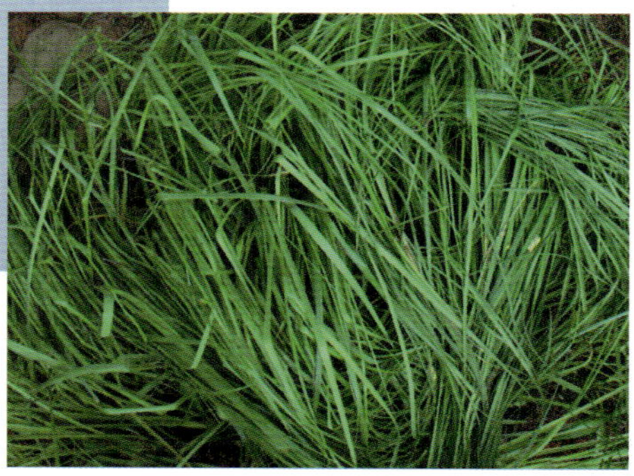

3. 蘆根 (노근)

<table>
<tr><td colspan="2">벼과(禾本科)에 속한 다년생 초본인 갈대의 신선한 根 또는 根莖을 건조</td><td rowspan="2">清熱生津 (청열생진)
除煩止嘔 (제번지구)
利尿 (이뇨)</td><td rowspan="2">熱病煩渴, 胃熱嘔吐★, 肺熱咳嗽, 肺癰吐膿, 熱淋澁痛</td></tr>
<tr><td>寒, 甘</td><td>肺, 胃</td></tr>
</table>

- 肺와 胃는 溫熱이 자주 침범하는 臟腑이다.
  ① 熱邪가 肺를 범하여 清肅기능이 실조하면 咳嗽 혹은 咳吐膿血하게 되어 肺癰이 된다.
  ② 熱邪가 胃를 범하여 胃의 津液을 灼傷하면 津少口渴하게 되고, 胃氣의 通降을 저해하면 上逆하여 嘔하게 된다.
- 蘆根은 甘寒質經하여 肺胃氣分의 熱을 清해서 清肺熱하여 祛痰排膿하며 清胃熱하여 生津止嘔한다★
- 그러므로 清熱하되 胃을 傷하지 않으며, 生津하되 邪氣를 戀慕하지 않기 때문에 溫病초기나 혹은 熱病傷津으로 인한 煩熱口渴과 胃熱嘔逆 및 肺癰吐膿등의 證에 상용한다.
- 또 宣透하는 작용이 있어 疹透不暢에 사용하면 透發을 촉진하는 효과가 있다.
- 다만 藥力이 和平하기 때문에 용량을 많게 하여야 하며, 鮮蘆根이 乾蘆根보다 효능이 좋다★

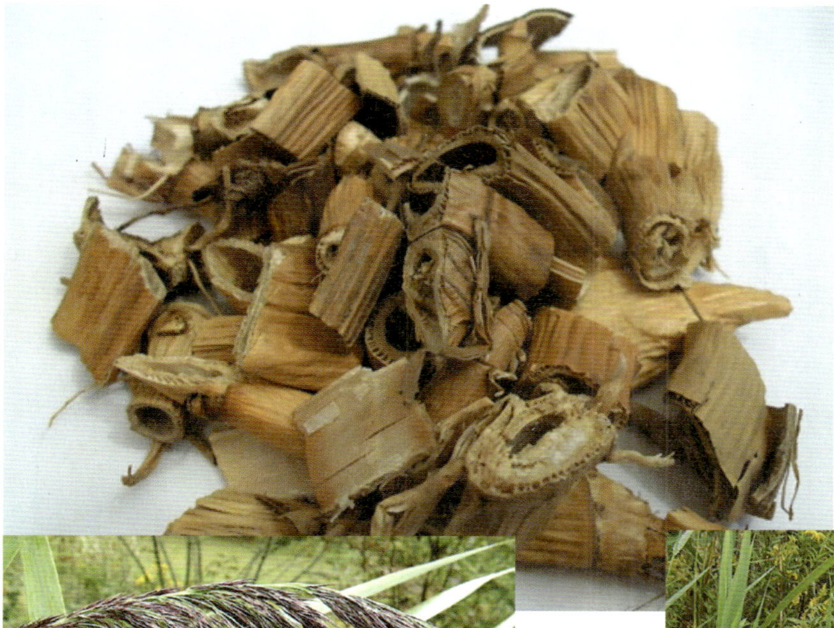

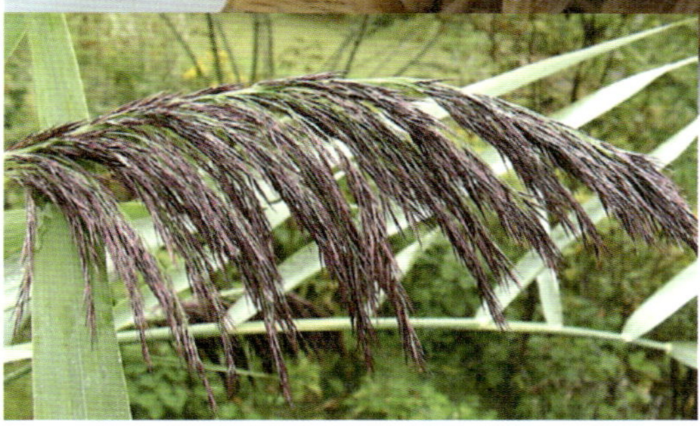

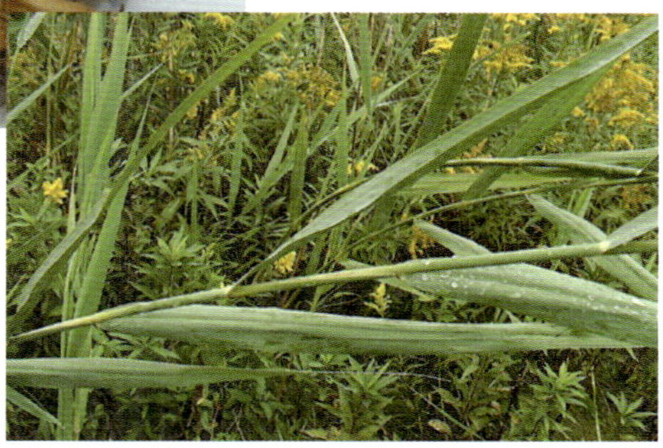

4. 瓜蔞根 (과루근)

<table>
<tr><td colspan="2">박과(葫蘆科)에 속한 다년생 덩굴식물인 하늘타리 또는 노랑하늘타리의 塊根 (異名 : 天花粉)</td><td rowspan="2">清熱生津 (청열생진)
消腫排膿 (소종배농)</td><td rowspan="2">熱病煩渴, 肺熱燥咳★, 內熱消渴, 瘡瘍腫毒</td></tr>
<tr><td>微寒, 甘微苦酸</td><td>肺, 胃</td></tr>
</table>

1) 清熱生津

- 味가 甘微苦酸하여 酸은 능히 生津하여 止渴潤枯하고 微苦는 降火하며 甘은 胃를 傷하지 않는다.
- 『本草匯言』에서는 "天花粉은 五臟鬱熱을 退한다"라고 하였다.
  心火가 盛하면 舌乾口燥하고, 肺火가 盛하면 咽腫喉痺하며, 脾火가 盛하면 口舌齒腫하고, 痰火가 盛하면 咳嗽不寧하게 된다. 만일 肝火로 脇脹走注하고 腎火로 骨蒸煩熱하며, 혹은 癰疽已潰와 未潰에 熱毒이 不散하거나 五疸에 身目이 俱黃하고 小便이 若淋若澁한 것은 모두 火熱이 鬱結한 때문이다.
  이러한 경우 瓜蔞根은 鬱結을 開하고 痰火를 降★하여 이를 치료한다[3]
- 또한 그 性이 甘寒하여 渴을 치료하는데 補藥과 함께 사용하면 虛渴을, 凉藥과 함께 사용하면 火渴을, 氣藥과 함께 사용하면 鬱渴을, 血藥과 함께 사용하면 煩渴을 치료하니 治渴의 要藥이 된다★
- 瓜蔞根과 蘆根은 모두 清熱生津하는 효능이 있어 口渴津少를 치료하는데 설태가 剝離하고 설질이 紅絳한 證을 반드시 갖추고 있을 필요는 없고, 氣分의 津液이 손상된 傷陰의 초기를 다스린다★
  다만 瓜蔞根은 蘆根보다 清熱작용은 약하지만 生津작용은 우수하다★

2) 消腫排膿

- 瓜蔞根은 癰腫瘡瘍에 사용하여 능히 消腫排膿한다.

- 금기증 : 脾胃虛弱, 大便滑泄者

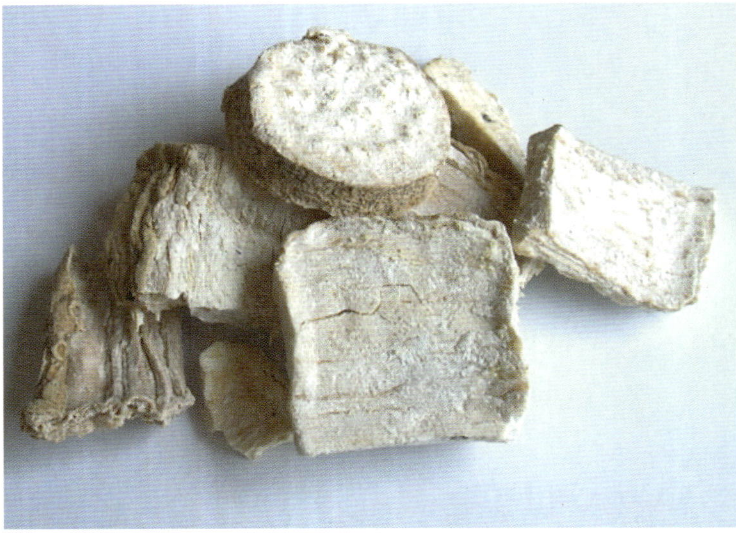

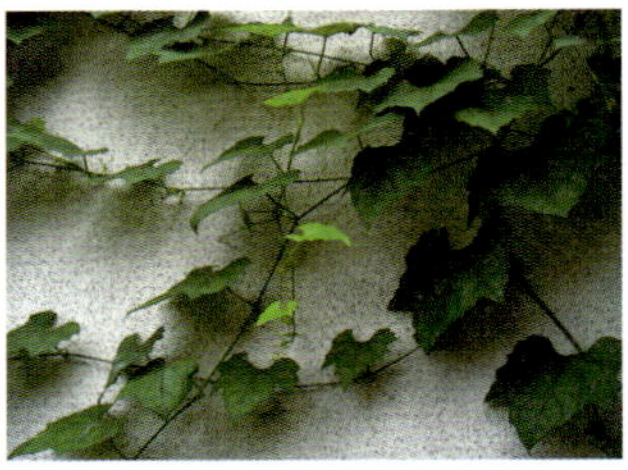

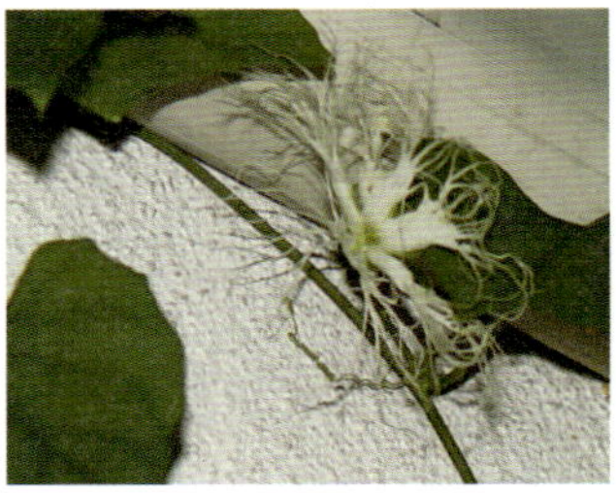

3) 匯 : 물돌 회

5. 竹葉 (죽엽)

<table>
<tr><td colspan="2">禾本科 (벼과)에 속한 다년생 상록 교목인 솜대의 잎★</td><td rowspan="2">清熱除煩 (청열제번)
生津利尿 (생진이뇨)</td><td rowspan="2">熱病煩渴, 小兒驚癎, 咳逆吐衄, 面赤, 小便短赤, 口糜舌瘡</td></tr>
<tr><td>寒, 辛苦</td><td>心, 肺, 胃</td></tr>
</table>

1) 清熱除煩

· 性味가 辛苦寒하고 心, 肺, 胃經에 들어가 苦寒은 心肺의 熱을 清하여 煩渴證을 치료하고, 辛寒은 上焦의 風熱을 散한다★

2) 生津利尿

· 心經의 火를 導하여 小便을 利★하게 하므로 小便이 短赤, 澁痛하고 口舌生瘡한 등의 증상을 치료하여 清上導下의 효능이 있기 때문에 清利의 좋은약이 된다.

· 入藥時에는 鮮者가 좋으며 久煎해서는 안된다★

· 竹葉卷心은 竹葉 중 처음 나온 卷狀의 嫩葉으로 性味와 효능이 竹葉과 서로 같으나 竹葉보다 心熱을 清하는데 우수★하여 오직 心經의 實熱로 인한 煩熱, 尿赤, 口舌生瘡 및 溫病으로 神昏 譫語한 등 증상에 응용한다.

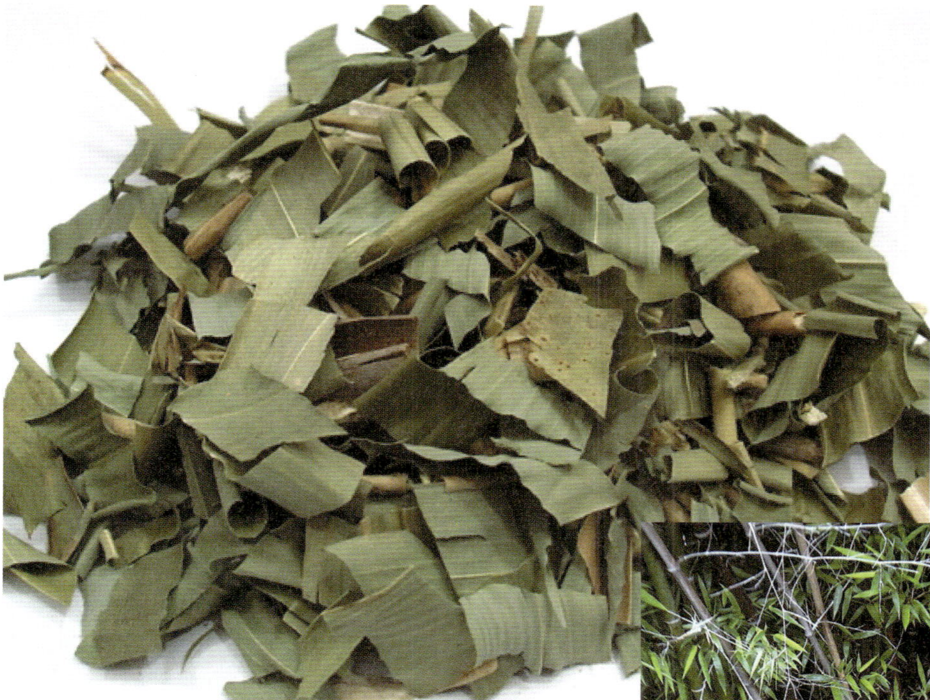

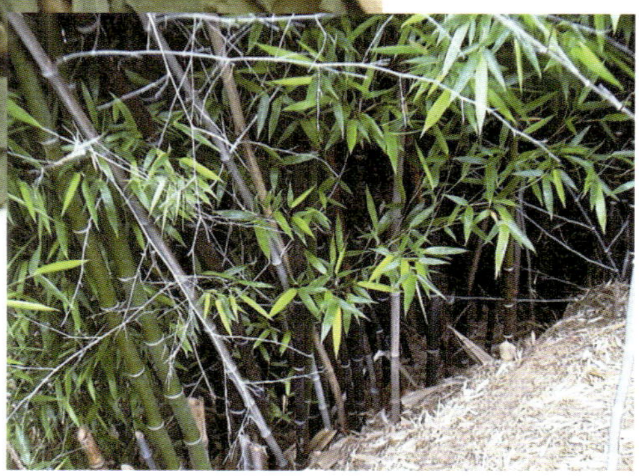

6. 梔子 (치자)

<table>
<tr><td colspan="2">꼭두서니과(茜草科)에 속한 상록관목인 치자나무 또는 동속식물의 성숙한 果實</td><td rowspan="2">瀉火除煩 (사화제번)
淸熱利尿 (청열이뇨)
凉血解毒 (양혈해독)</td><td rowspan="2">熱病心煩, 黃疸尿赤, 血淋澀痛, 血熱吐衄,
目赤腫痛, 火毒瘡瘍
[外治] 捻挫傷痛</td></tr>
<tr><td>寒, 苦</td><td>心, 肝, 肺
胃, 三焦</td></tr>
</table>

· 輕淸上行하여 心肺와 胸膈의 熱을 瀉★한다.

· 邪熱을 淸하면 心胸의 煩熱이 풀어져 躁擾不寧이 자연히 제거되기 때문에 瀉火除煩의 효과가 있으며 苦寒淸降하여 三焦의 火를 瀉하고 小便을 利하기 때문에 淸熱利濕의 효능이 있으며, 心, 肝經에 들어가 凉血止血의 작용이 있다★

· 그러므로 일체의 熱病으로 熱이 胸膈에 蘊結하여 된 心煩懊憹와 熱이 血分에 鬱하여 된 吐衄下血★ 및 濕熱이 蘊結한 黃疸, 淋閉, 小便不利 등에 要藥이 된다.

· 근래에는 梔子를 肝膽濕熱을 淸利시키는 약물과 같이 사용하여 급성황달성간염, 담낭염, 담석증, 신우신염, 요도염 등 질환에 응용하여 치료효과를 얻고 있다.

· 梔子皮는 表에 작용하여 肌熱을 제거하고 梔子仁은 裏에 작용하여, 內熱을 淸하게 된다.

· 포제★ ① 連殼用하여 生用 : 上中二焦의 淸熱瀉火 ② 去殼하여 炒黃 : 下焦를 치료
③ 炒黑 : 止血

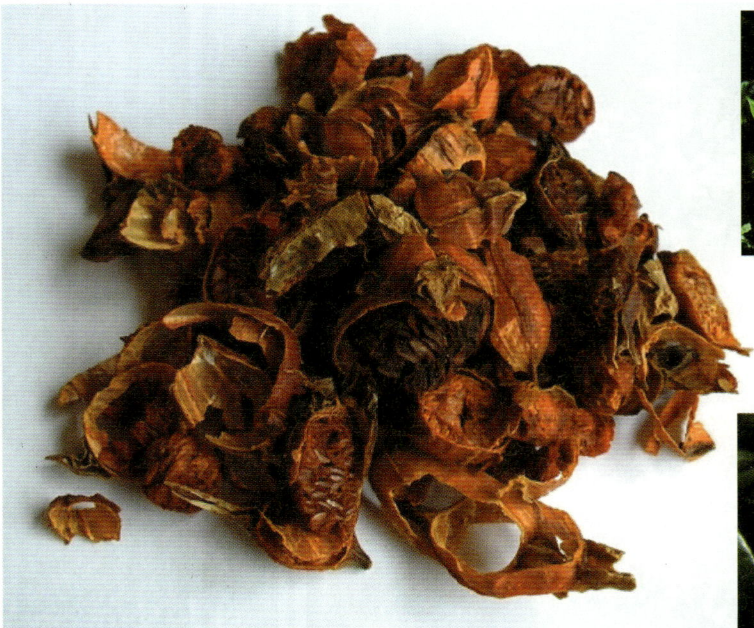

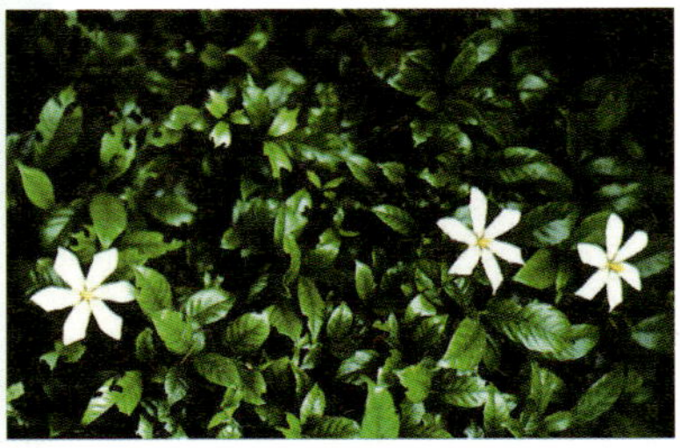

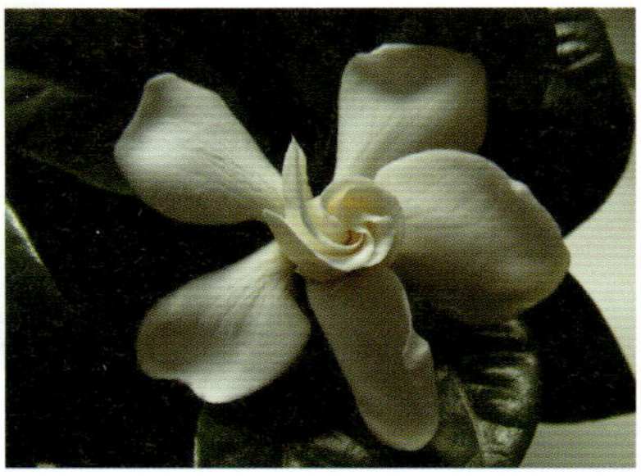

7. 夏枯草 (하고초)

<table>
<tr><td colspan="2">꿀풀과(脣形科)에 속한 다년생 초본인 꿀풀의 꽃이삭</td><td rowspan="2">清火 (청화) 明目 (명목)
散結 (산결) 消腫 (소종)</td><td rowspan="2">目赤腫痛, 目珠夜痛, 頭目眩暈, 瘰癧★,
癭瘤, 乳癰腫痛★, 甲狀腺肥大, 淋巴腺結核,
乳腺增生, 高血壓</td></tr>
<tr><td>寒, 辛苦</td><td>肝, 膽</td></tr>
<tr><td colspan="4">1) 清火, 明目
· 鬱結된 질환은 辛味를 만나면 散하고, 火熱의 邪는 寒을 얻으면 풀어진다.
· 夏枯草의 苦寒은 泄熱하고 辛味는 散結하여 주로 肝經에 들어가 肝火를 清하고 鬱結을 散하는 효능이 있기 때문에 肝熱과 痰火가 鬱結되어 나타나는 질환을 치료하는 要藥이 된다★
2) 散結, 消腫
· 瘰癧, 瘤癭, 目赤腫痛과 頭痛, 眩暈 등에 상용한다★
· 근래에 決明子, 菊花, 黃芩, 釣藤 등과 배합하여 肝熱로 인한 고혈압 병증을 치료하고, 임상에서 腫瘤를 치료하는 방제에 加하여 상용하고 있다★

· 금기증★ : 脾胃虛弱</td></tr>
</table>

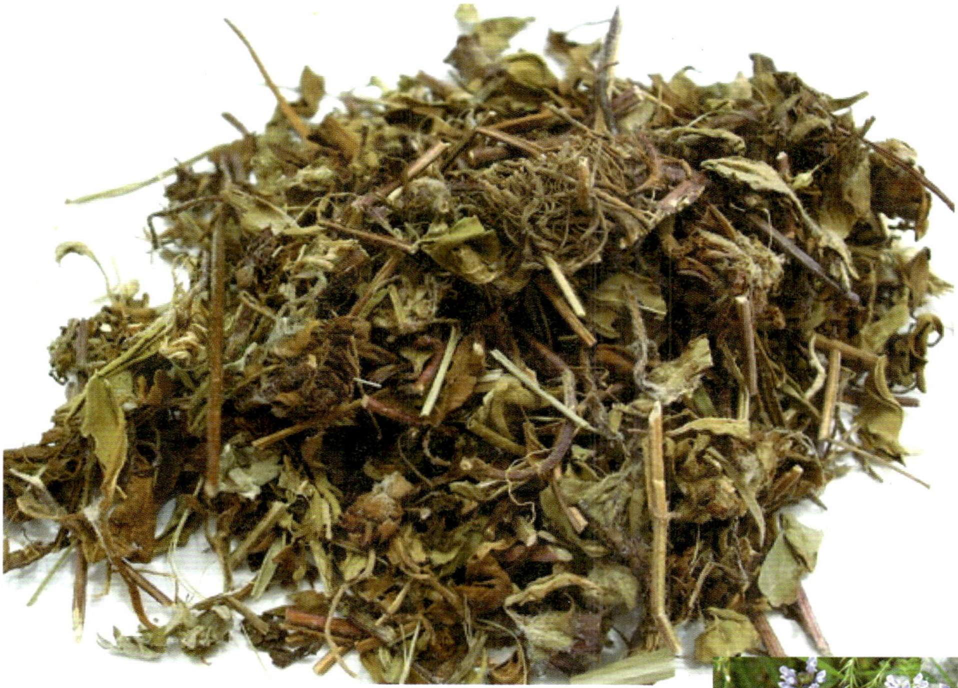

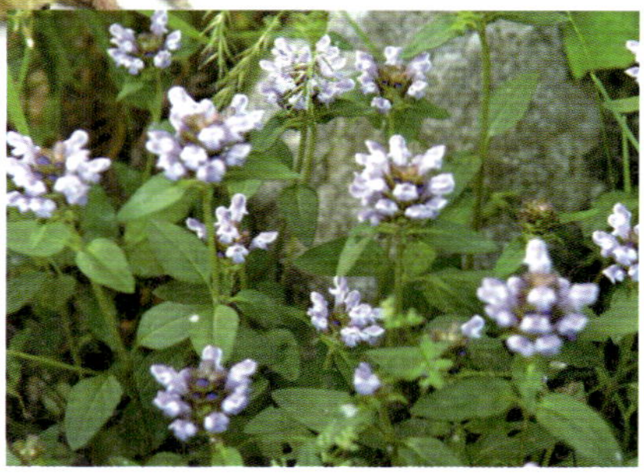

8. 淡竹葉 (담죽엽)

벼과(禾本科)에 속하는 다년생 초본인 조릿대풀의 꽃피기전의 全草		清心火 (청심화) 除煩熱 (제번열) 利小便 (이소변)	熱病煩渴, 小便赤澀, 淋痛, 口舌生瘡
寒, 甘淡	心, 胃, 小腸		

· 心經에 熱이 있으면 煩하고, 胃經에 熱이 있으면 渴한다.

· 淡竹葉은 心胃의 熱邪를 清泄하여 熱病으로 인한 心煩口渴★을 다스리고, 體經氣薄하여 上焦氣分의 熱邪를 다스린다

· 輕清하므로 清上徹下[4]하여 表裏관계인 心, 小腸의 熱邪를 淸하여 心火上炎으로 인한 口舌生瘡과 心火가 小腸으로 전이되어 나타나는 小便不利, 灼熱澀痛을 다스린다.

· 효능이 竹葉과 비슷하나
① 竹葉은 心熱을 淸하는 효능이 좋으며, ② 淡竹葉은 利尿작용이 강하다★

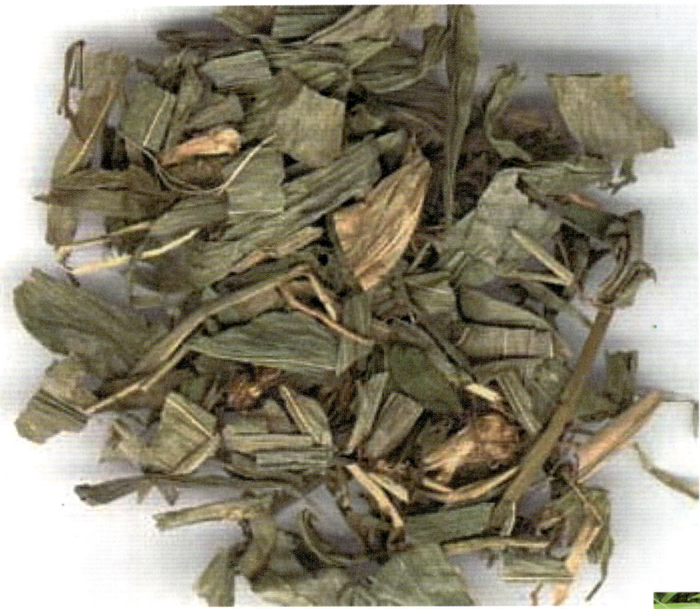

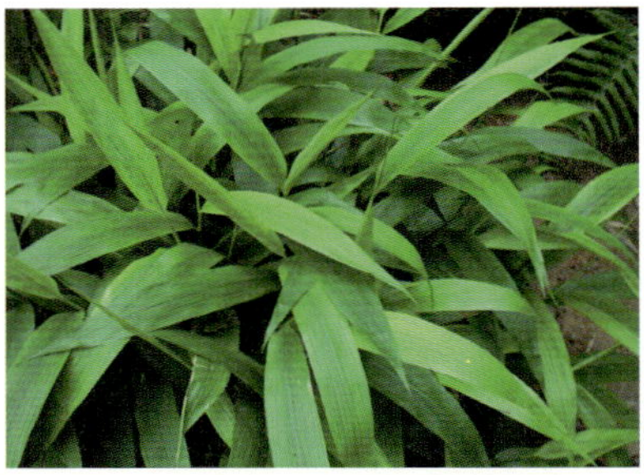

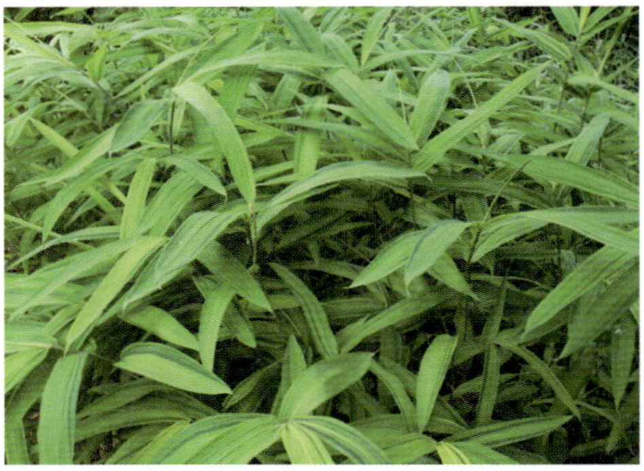

4) 徹 : 통할 철

9. 密蒙花 (밀몽화)

<table>
<tr><td colspan="2">마전과(馬錢科)에 속한 낙엽관목인 密蒙花의 花蕾와 花序</td><td rowspan="2">清熱養肝 (청열양간)
明目退翳 (명목퇴예)</td><td rowspan="2">目赤腫痛, 多淚羞明, 眼生翳膜, 肝虛目暗, 視物昏花</td></tr>
<tr><td>微寒, 甘</td><td>肝</td></tr>
<tr><td colspan="4">· 性이 甘寒清養하여 주로 肝經에 들어가 肝熱을 清하고 肝燥를 潤하는 효능이 있어 養血明目의 良藥으로 안과에서 상용한다★
· 肝은 目에 開竅하며 目은 血을 얻으면 능히 볼 수 있는데, 肝이 虛하면 目盲하여 볼 수 없고 肝에 熱이 있으면 目赤多眵[5]하게 된다.</td></tr>
</table>

<table>
<tr><td>密蒙花</td><td rowspan="2">清肝明目退翳의 효능이 있어 目赤翳障을 치료</td><td>· 肝血을 養하여 淸하는 가운데 補하는 작용이 있어 肝虛目盲과 虛實의 目疾에 다양하게 사용★</td></tr>
<tr><td>青箱子</td><td>· 苦寒沈降하여 淸肝明目하므로 오직 肝火上攻으로 인한 熱毒冲眼에 마땅</td></tr>
</table>

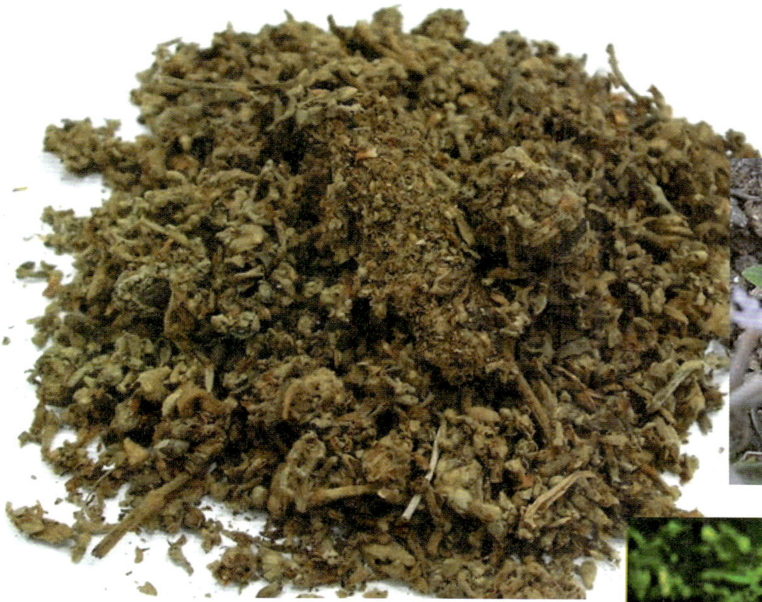

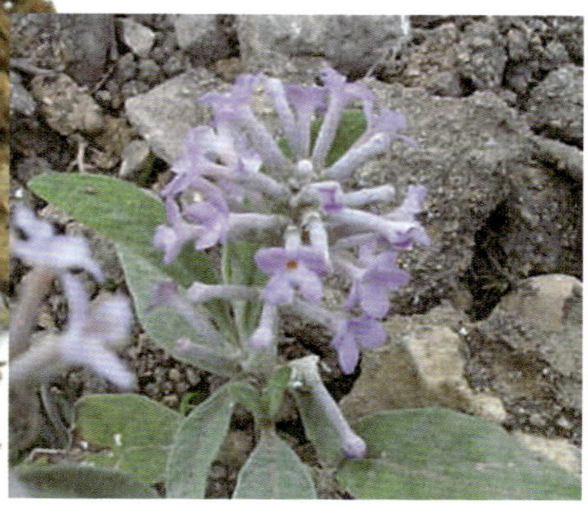

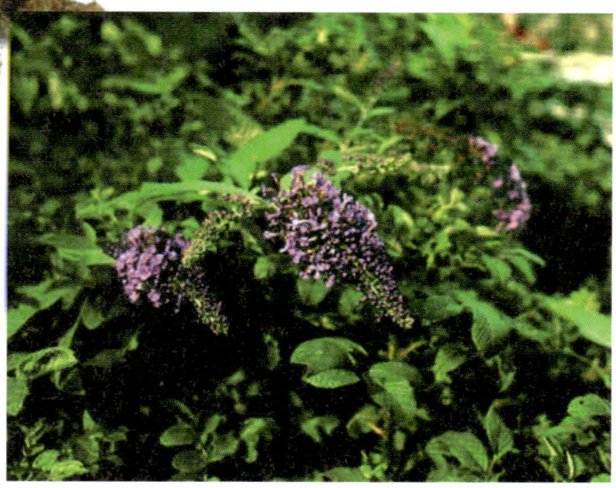

5) 眵 : 눈곱 치

10. 靑葙子 (청상자)

<table>
<tr><td colspan="2">비름과(莧科)에 속한 일년생 초본인 개맨드라미의 성숙한 種子</td><td rowspan="2">祛風熱 (거풍열)
淸肝火 (청간화)</td><td rowspan="2">目赤腫痛, 障翳, 高血壓, 鼻衄, 皮膚風熱瘙癢, 疥癬</td></tr>
<tr><td>微寒, 苦</td><td>肝</td></tr>
<tr><td colspan="4">· 그 性이 苦寒淸降하고 오직 肝經實火를 瀉하여 明目退翳하는 효능이 있어 안과에서 상용하는 약★
· 주로 肝火가 上炎하여 된 안질환에 사용하며, 熱毒이 上冲한 赤腫翳障에 효과가 더욱 좋다.
· 금기 : 肝腎이 虛하거나 동공이 확대된 경우★
(淸熱하는 힘이 비교적 강하고 동공을 확장하는 작용이 있기 때문)</td></tr>
</table>

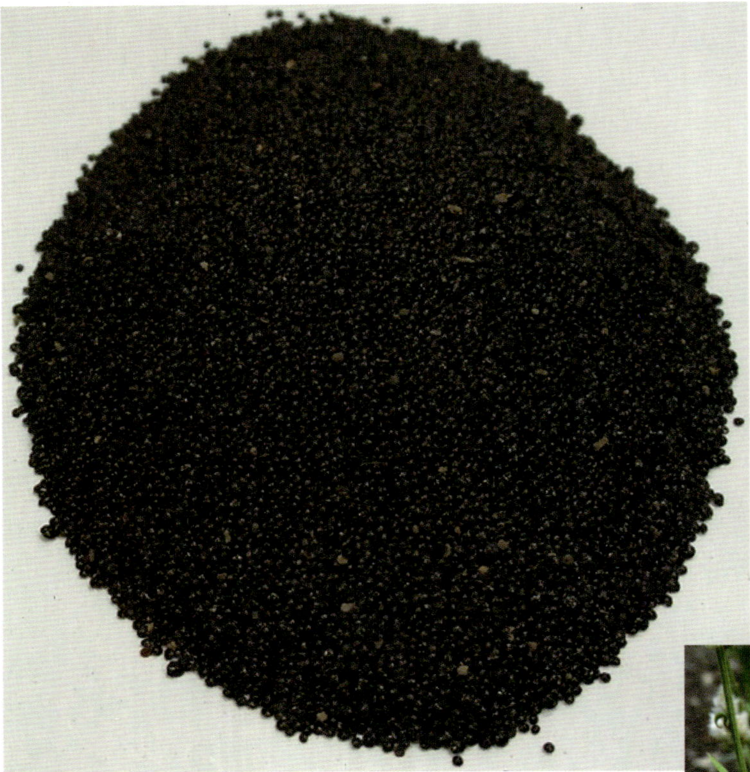

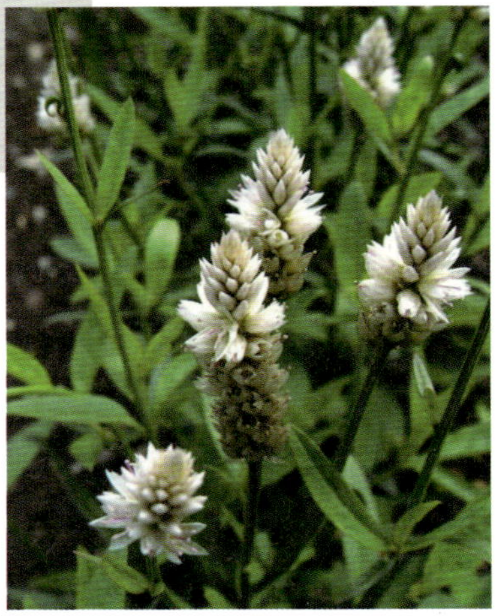

11. 槐角 (괴각)

豆科(콩과)에 속한 낙엽 소교목인 회화나무의 성숙한 열매		清熱瀉火 (청열사화) 凉血止血 (양혈지혈)	腸熱便血, 痔腫出血, 肝熱頭痛, 眩暈目赤
寒, 苦	肝, 大腸		

· 性味와 효능이 槐花와 비슷하다. 다만 止血작용은 槐花보다 약하고 清熱下降의 작용이 강하며, 潤腸 효능이 있어 便血과 痔瘡出血 등에 많이 사용한다★

· 또한 肝經의 實火를 瀉火시키는 효능을 겸하고 있어 肝火가 上炎되어 나타나는 頭昏과 頭痛 및 目赤腫痛 등 증상에 대해 양호한 치료효과가 있다.

· 槐角은 幼果에 루틴(rutin)6)의 함량이 높은데, 『本草圖經』에도 "槐實... 七月七日 採嫩實, 擣取汁作煎, 十月採老實入藥"이라 하여 채취시기를 구별하였다.

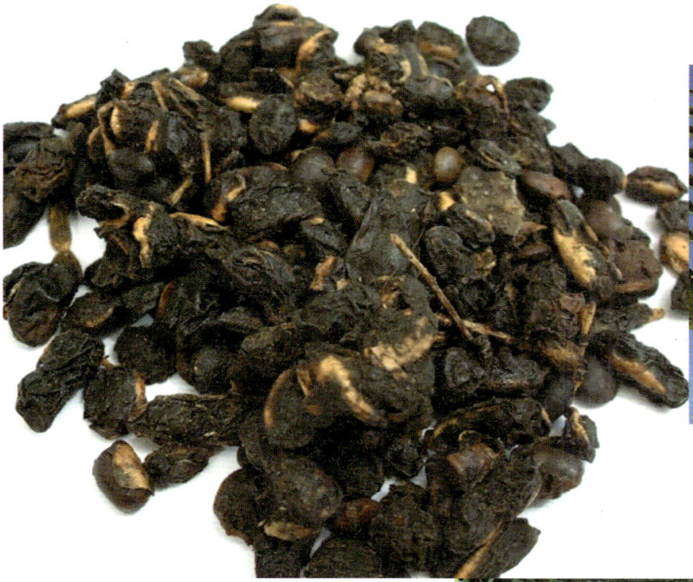

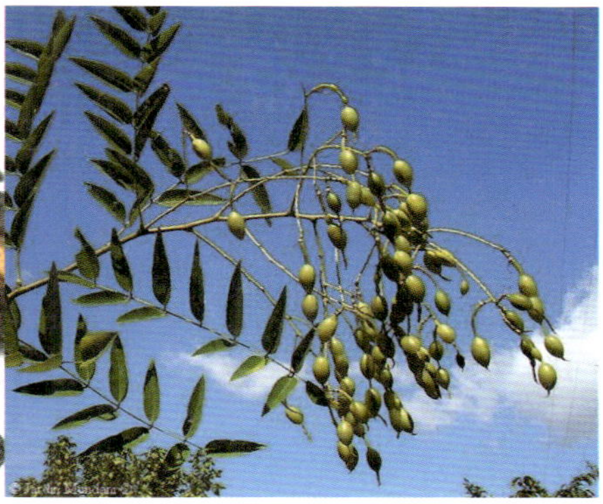

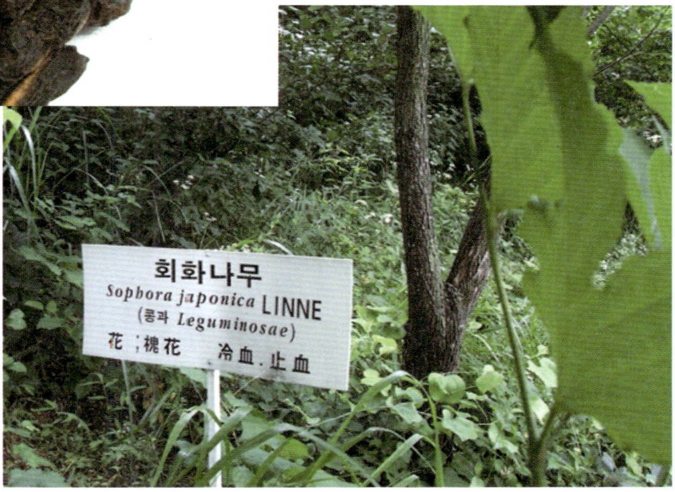

6) 플라보놀 배당체(글리코시드)의 하나로, 콩과의 회화나무의 꽃봉오리, 마디풀과의 메밀 등 많은 종류의 식물에 함유되어 있다. 모세혈관을 강화시키는 작용이 있고, 뇌출혈, 방사선 장애, 출혈성 질병 등을 예방하는 데 효과가 있다

第2節 淸熱燥濕藥[7]

1. 黃芩 (황금)

<table>
<tr><td colspan="2">脣形科(꿀풀과)에 속한 다년생 초본인 황금(속썩은 풀)의 주피를 벗긴 根 (異名 : 子芩, 片芩)</td><td rowspan="2">淸熱燥濕 (청열조습)
瀉火解毒 (사화해독)
止血 (지혈) 安胎 (안태)</td><td rowspan="2">濕溫, 暑溫胸悶嘔惡, 濕熱痞滿, 瀉痢, 黃疸, 肺熱咳嗽, 高熱煩渴, 血熱吐衄, 癰腫瘡毒, 胎動不安, 崩漏, 熱淋</td></tr>
<tr><td>寒, 苦</td><td>肺, 膽, 胃
大腸, 小腸</td></tr>
</table>

· 苦味는 燥濕하고 寒性은 淸熱하여 淸熱燥濕하는 상용약물이 되어 濕熱諸證에 사용하는데, 肺經의 熱을 瀉하는데 더욱 우수하다. 그러므로 邪熱이 肺를 犯하여 나타나는 身熱咳嗽, 痰黃粘稠 등에 반드시 사용★

· 비록 淸肺를 위주로 하지만 적절한 배합에 따라서 능히 모든 經의 熱을 淸하게 할 수 있다.

柴胡와 배합	少陽經의 熱을 淸하게 하면서 寒熱을 없애준다	小柴胡湯
芍藥과 배합	大腸의 熱을 淸하게 하여 瀉痢를 止	黃芩芍藥湯
桑白皮와 배합	淸肺하여 止嗽	定喘湯
白朮과 배합	淸熱하여 安胎★	安胎飮
黃連과 배합	淸心解毒하여서 瘡癰을 치료	半夏瀉心湯
山梔와 배합	胸隔의 熱을 치료	茵蔯蒿湯
荊芥, 防風과 동용	肌表의 熱을 치료	九味羌活湯

· 朱丹溪가 『丹溪心法 · 金匱當歸散論』에서 "婦人이 임신하면 脾가 장애를 받아 運化가 지체되어 濕을 生하고 濕은 熱을 生한다. 白朮과 黃芩을 安胎의 聖藥이라고 한 것은 白朮이 補脾燥濕하고 黃芩이 淸熱하기 때문이다"라고 한바와 같이 黃芩을 白朮과 배합하면 安胎의 효능★이 있다[8]

· 苦寒한 약물이기 때문에 脾胃를 傷하게 할 수 있으며, 實熱이 아닌 경우에는 사용할 수 없다.

· ① 生用하면 淸熱瀉火하는 힘이 강해지고, ② 炒用하면 寒性이 약화되어 安胎에 사용 ③ 酒炒하면 그 상행하는 힘을 취하여 上焦의 熱을 淸★하고, 炒黑存性하여 止血에 다용한다.

· 임상응용에서 枯芩과 條芩의 구별★

枯芩	體輕上達하여 淸肺火
條芩	體重下達하여 淸大腸熱

(嫩根으로 내외가 모두 實하며 황색으로 微綠을 띤 것을 子芩 또는 條芩이라 하고, 老根으로 中心이 비어 있고 흑색을 띤 것을 枯芩이라 한다)

· 금기증 : 脾肺虛熱

7) 淸熱燥濕藥은 性味가 苦寒한 특징을 가지고 있다. (단 大豆黃卷은 平甘하다)

8) 安胎藥★ : 黃芩, 蘇葉, 白朮, 砂仁, 杜冲, 桑寄生, 槲寄生, 續斷, 藿香

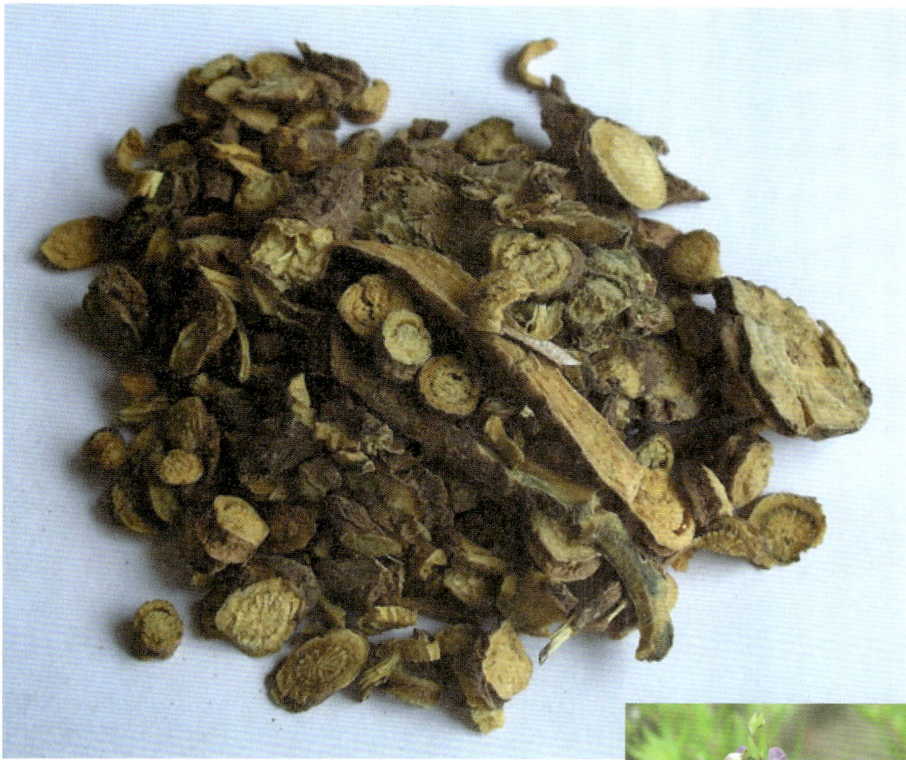

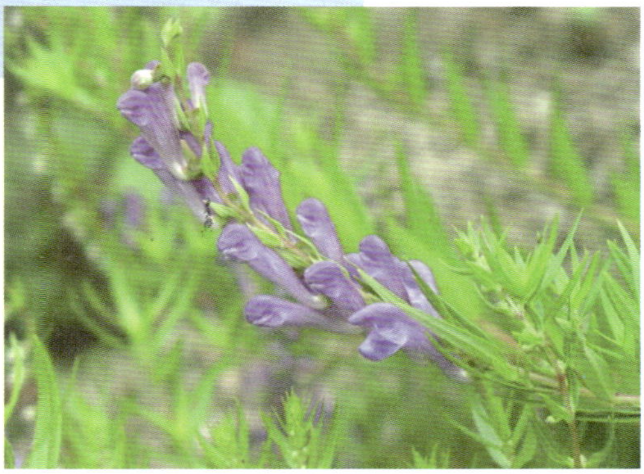

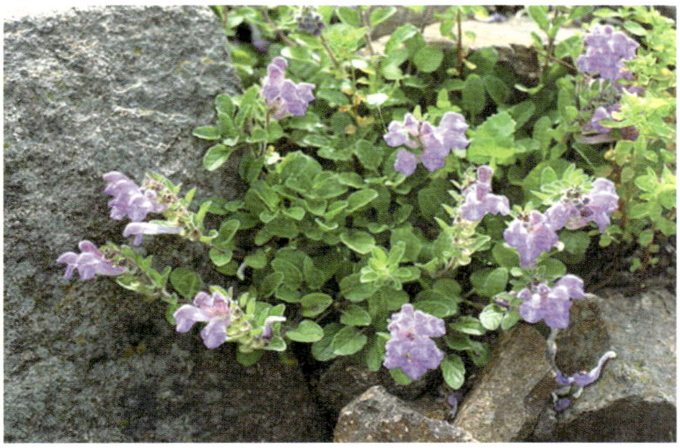

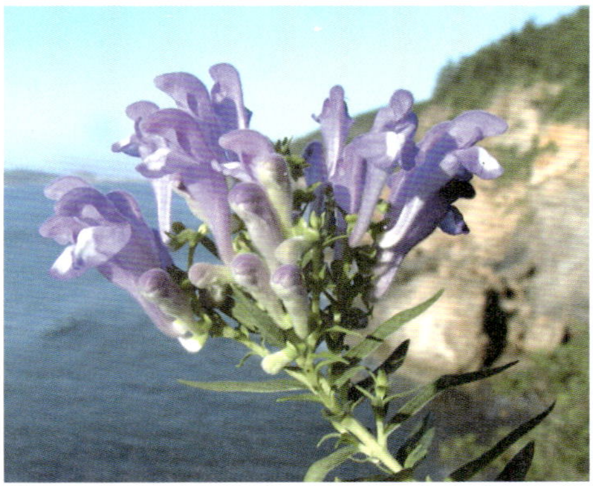

2. 黃連 (황련)

<table>
<tr><td colspan="3">미나리아재비과(毛茛科)에 속한 다년생 초본인 황련(日黃連), 黃連(味連), 三角葉黃連(雅連) 또는 雲連의 뿌리를 제거한 뿌리줄기</td><td rowspan="2">濕熱痞滿, 嘔吐呑酸, 瀉痢★, 黃疸, 高熱神昏,
心火亢盛, 心煩不寐, 血熱吐衄, 目赤, 牙痛,
消渴, 癰腫疔瘡
[外治] 濕疹, 濕瘡, 耳道流膿
[酒黃連] 善清上焦火熱 治 目赤, 口瘡
[薑黃連] 清胃和胃止嘔 治 寒熱互結, 濕熱中阻, 痞滿嘔吐
[萸黃連] 舒肝和胃止嘔 治 肝胃不和, 嘔吐呑酸</td></tr>
<tr><td>寒, 苦</td><td>心, 肝, 胃, 大腸</td><td>清熱燥濕 (청열조습)
清心除煩 (청심제번)
瀉火解毒 (사화해독)</td></tr>
</table>

1) 清熱燥濕, 清心除煩

· 性味가 大苦大寒하여 大寒은 清熱하고, 苦味는 燥濕하여 瀉火燥濕의 효능을 가지고 있어 心火를 瀉하고 腸胃의 濕熱을 清하는 효능이 있어 清心, 除煩, 消痞, 止痢★의 효능이 있어 濕火가 鬱結된 것을 치료하는 要藥이 된다.

· 그러므로 心火가 亢盛하여 煩熱神昏, 心煩不眠하며, 血熱妄行으로 인한 吐血, 衄血을 치료하고, 腸胃에 濕熱로 인한 痞滿嘔吐와 瀉痢腹痛 등을 치료하는 要藥이 된다★

2) 瀉火解毒

· 心火를 瀉하고 熱毒을 해독시키는 장점이 있어 외과의 疔毒癰腫과 口舌赤爛★ 등 증상에 상용하며, 내복과 외용에 모두 양호한 효과가 있다.

酒黃連	上焦의 火熱을 善清하여 目赤과 口瘡에 적용하여 치료
薑黃連	清胃, 和胃시켜 止嘔시키므로 寒熱이 互結되고 濕熱이 阻滯하여 나타나는 痞滿嘔吐 치료
萸黃連	舒肝和胃시켜 止嘔시키므로 肝胃不和로 인한 嘔吐呑酸을 치료

· 과량복용하면 苦寒한 性味가 胃를 손상하여 소화불량이 일어나며, 또한 性燥하므로 다용하면 胃의 津液을 손상하므로 養陰藥과 동용하여야 한다

· 炒用하면 苦寒한 性이 감소하기는 하지만 상위하는 약물이므로 脾胃가 虛寒하거나 實火가 없는 자에게 사용하여서는 안된다. 大苦大寒하므로 과량이나 久服은 좋지 않다.

· 금기증★ : 胃寒嘔吐, 脾虛泄瀉

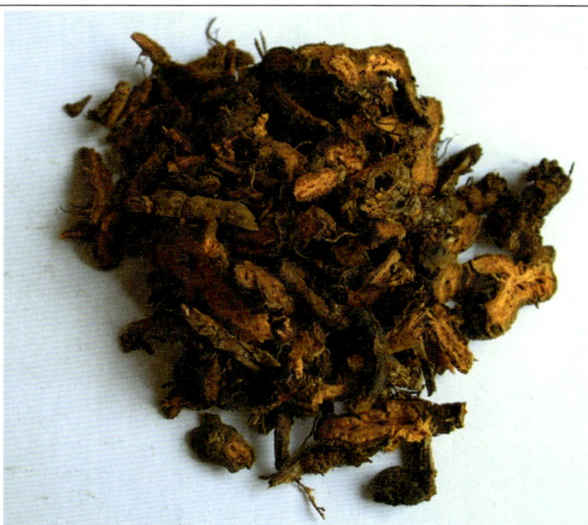

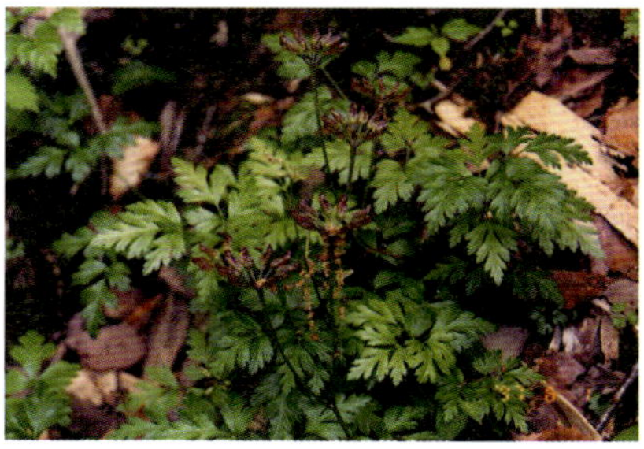

3. 黃柏 (황백)

<table>
<tr><td colspan="2">운향과(芸香科)에 속한 낙엽교수인 황벽나무의 주피를 벗긴 樹幹皮 (異名 : 黃檗)</td><td rowspan="2">清熱燥濕 (청열조습)
瀉火解毒 (사화해독)
退虛熱 (퇴허열)</td><td rowspan="2">濕熱瀉痢, 黃疸★, 帶下★, 熱淋, 脚氣, 痿躄, 骨蒸勞熱★, 盜汗★, 遺精, 瘡瘍腫毒, 濕疹瘙痒
[鹽黃柏] 滋陰降火★ 治 陰虛火旺, 盜汗骨蒸</td></tr>
<tr><td>寒, 苦</td><td>腎, 膀胱, 大腸</td></tr>
</table>

1) 清熱燥濕, 瀉火解毒

· 性味가 苦寒, 沈降하여 腎火를 瀉하고 下焦의 濕熱을 清熱燥濕시키는 장점★이 있어 濕熱로 인한 瀉痢, 黃疸, 淋濁, 帶下, 足腫과 濕熱, 瘡毒 등을 치료하는 要藥이 된다

2) 退虛熱

· 虛熱을 退하게 하여 骨蒸을 치료하는 것은 瀉함으로써 補하는 뜻이 있는데, 이는 火가 제거됨으로써 陰을 손상하지 않는 것이지 滋陰작용이 있는 것은 아니다★

· 生用하면 降火시키는 작용이 크고, 鹽水炒하면 腎經에 들어가 瀉火시키는 효능이 증가된다.

· 그러나 黃柏은 苦寒한 약물로 傷陰敗胃시키기 쉬우므로 火가 旺盛하고 胃氣가 강하지 않으면 복용을 피한다.

· 黃芩, 黃連, 黃柏은 모두 苦寒한 瀉火燥濕의 要藥으로 濕熱이나 熱毒火盛으로 인한 병증에 응용하는데 임상에서는 상호 배합함으로써 치료효과가 증가된다.
예를 들면 熱毒赤痢를 치료하는데 白頭翁湯에 黃連과 黃柏을 동용하고, 表裏三焦의 熱盛을 치료하는 三黃石膏湯과 火熱亢盛을 치료하는 黃連解毒湯에 三黃을 동용하면 서로 佐使가 되어 瀉火燥濕의 작용이 증가하게 된다.

黃芩	肺火를 瀉하고 安胎시키는 효능이 있어 肺熱咳嗽와 痰黃粘稠 및 胎熱不安한 證에 다용	瀉肺시켜 上焦를 清
黃連	心, 胃經의 火를 瀉하고 止嘔시키는 효능이 있어 心煩不眠과 痞滿嘔逆 등 證에 다용	心胃의 火를 瀉하여 中焦를 清
黃柏	腎火를 瀉하며 下焦의 濕熱을 제거하는 장점★이 있어 陰虛陽亢과 濕熱이 下注하여 된 병증에 다용	相火를 瀉하여 下焦를 清

· 금기증 : 脾胃虛寒

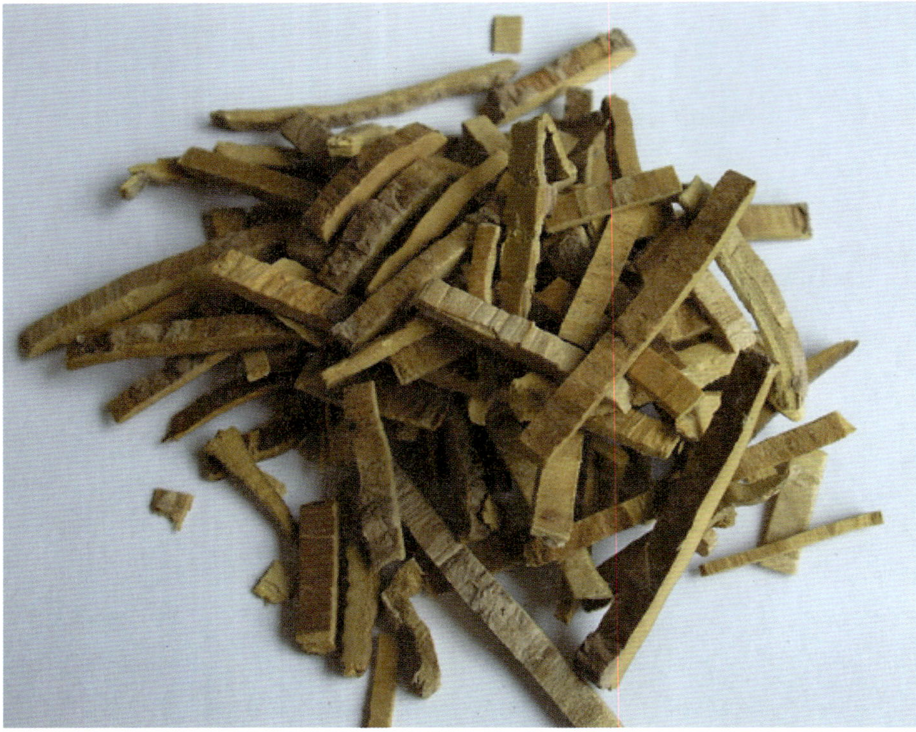

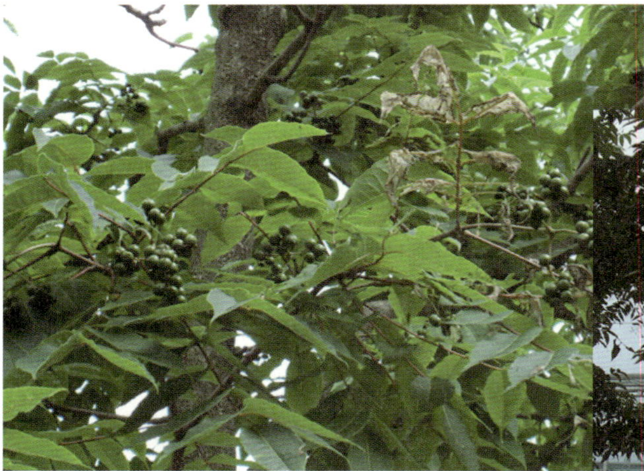

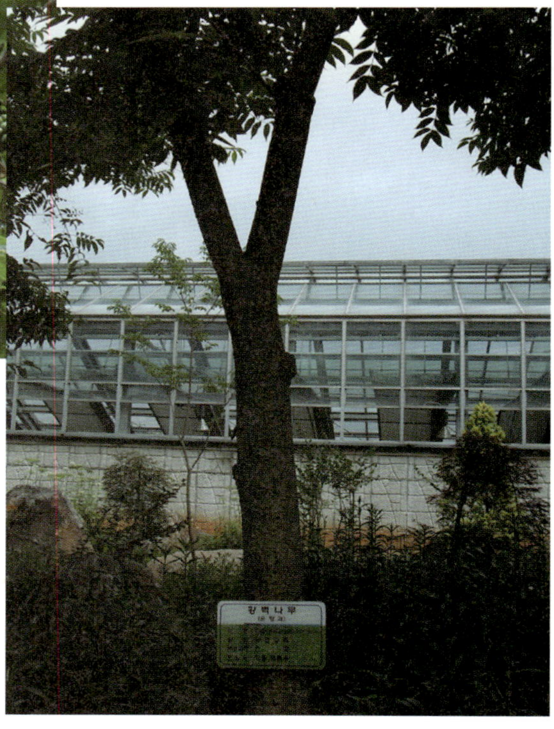

4. 龍膽草 (용담초)

<table>
<tr><td colspan="2">용담과(龍膽科)에 속한 다년생 초본인 용담의 根 및 根莖</td><td rowspan="2">清熱燥濕 (청열조습)
瀉肝膽火 (사간담화)</td><td rowspan="2">濕熱黃疸, 陰腫陰痒, 帶下, 强中, 濕疹瘙痒, 目赤耳聾, 脇痛, 口苦, 驚風抽搐</td></tr>
<tr><td>寒, 苦</td><td>肝, 膽</td></tr>
</table>

· 性味가 大苦大寒하므로 沈降하여 下焦에 直達하여 下焦濕熱을 清熱燥濕하고, 大寒은 瀉火하여 肝經의 實火를 瀉하는 것이 장점이 되어 肝經의 熱盛과 下焦의 濕熱을 치료하는 要藥이 된다★

· 目赤頭痛과 耳聾耳腫, 脇痛口苦 및 驚風抽搐 등이 肝火나 肝風으로 된 경우에 응용하여 양호한 효능이 있으며, 濕熱黃疸, 陰囊腫痛, 陰痒帶下 및 淋濁 등 下焦濕熱의 證에도 현저한 효과가 있다.

· 龍膽草와 黃柏은 下焦의 濕熱을 清하는 효능이 비슷하다.

龍膽草	肝膽의 實火를 瀉
黃柏	相火를 瀉

· 금기증 : 多服이나 久服은 좋지않고, 脾胃虛寒者는 복용을 피한다.
(苦寒한 약물로서 과다하게 복용하면 脾胃의 發生之氣를 쉽게 손상하므로)

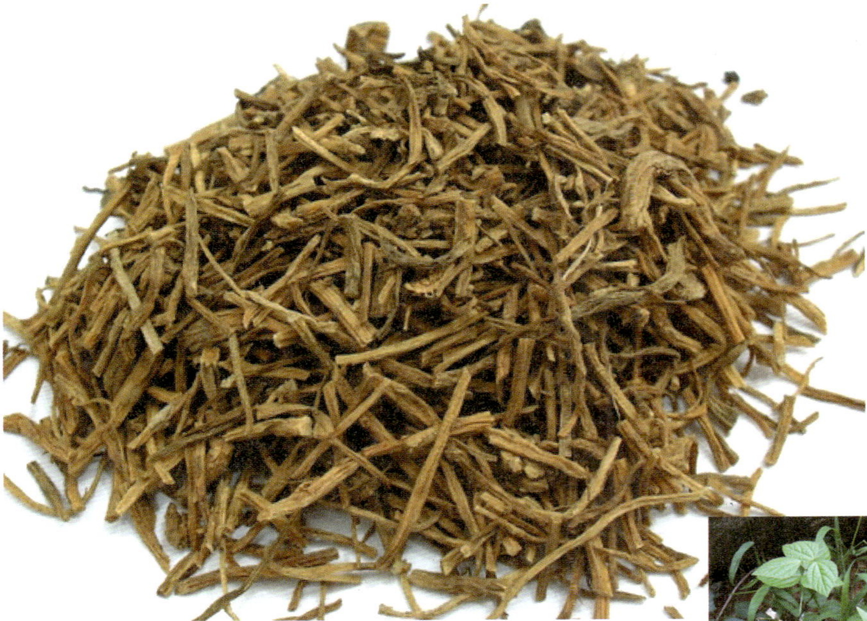

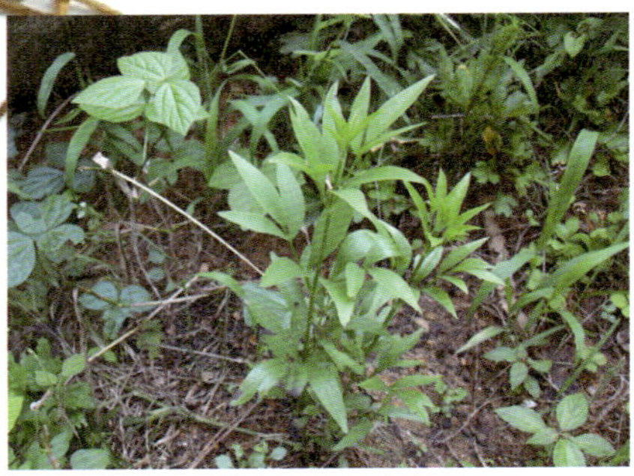

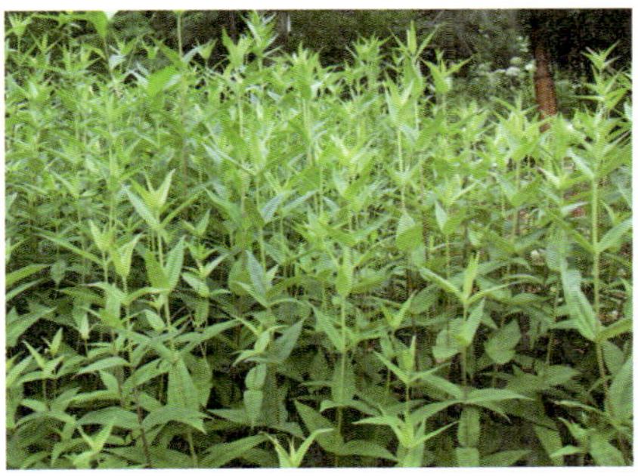

5. 苦參 (고삼)

<table>
<tr><td colspan="2">콩과(豆科)에 속한 다년생 초본인 고삼의 주피를 벗긴 根</td><td rowspan="2">清熱燥濕 (청열조습)
祛風殺蟲 (거풍살충)
利尿 (이뇨)</td><td rowspan="2">熱痢, 便血, 黃疸尿閉, 赤白帶下, 陰腫陰痒, 濕疹, 濕瘡, 皮膚瘙痒, 疥癬痲風
[外治] 滴蟲性陰道炎</td></tr>
<tr><td>寒, 苦</td><td>心, 肝, 胃
大腸, 膀胱</td></tr>
</table>

1) 清熱燥濕
- 味苦性寒하여 燥濕清熱한다
  - ① 濕熱痢疾을 치료하는 효능은 黃連과 서로 비슷하고,
  - ② 下焦의 濕熱을 除하여 濕熱黃疸과 赤白帶下 등을 치료하는 효능은 黃柏, 龍膽草와 같다★

2) 祛風殺蟲
- 祛風, 殺蟲하여 止痒하는 효능이 있어 많은 종류의 피부질환 즉 皮膚疥癬, 濕疹, 膿疱瘡, 痲風病, 부녀의 陰道滴蟲 등을 치료한다★

3) 利尿
- 性이 沈降에 편중하여 이뇨작용★도 현저하다.

- 금기증 : 내복할 때는 과량으로 하면 안되며, 脾胃가 虛寒하여 食少便溏者는 피한다.
  (苦寒한 약물이므로)

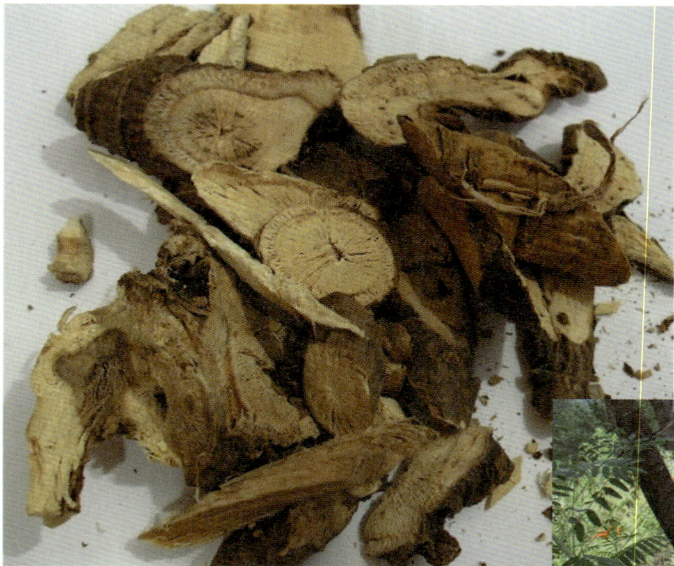

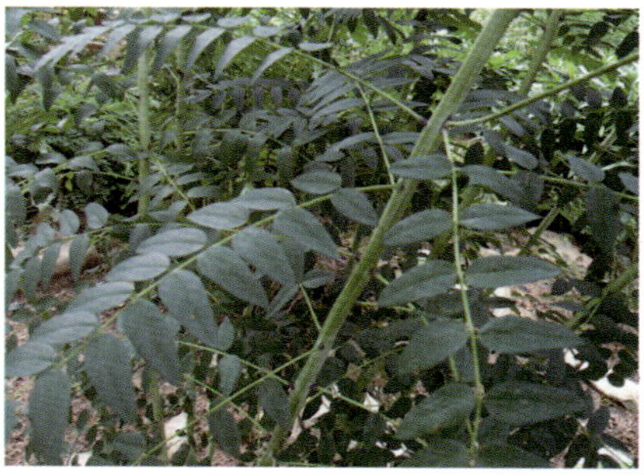

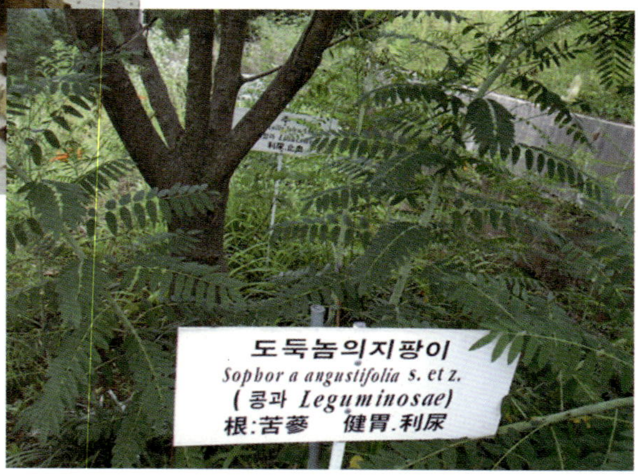

6. 白鮮皮 (백선피)

<table>
<tr><td colspan="2">운향과(芸香科)에 속한 多年生 草本인 백선의 根皮</td><td rowspan="2">清熱燥濕 (청열조습)
祛風解毒 (거풍해독)</td><td rowspan="2">濕熱瘡毒, 黃水淋漓[9], 濕疹, 風疹, 疥癬瘡癩[10], 風濕熱痺★, 黃疸尿赤</td></tr>
<tr><td>寒, 苦</td><td>脾, 胃, 膀胱</td></tr>
<tr><td colspan="4">· 性味가 苦寒★하여 濕熱을 善祛한다.
· 濕熱이 肌肉에 內蘊하면 밖으로 濕疹疥癬과 皮膚瘙痒이 발생하고, 濕熱이 下注하면 陰部腫痒과 赤白帶下가 된다★
· 脾, 胃經에 들어가 肌肉에 走하여 祛風濕熱하고, 膀胱經에 들어가 小便을 利하여 濕熱이 小便을 따라 나가게 한다. 그러므로 皮膚의 濕熱痒瘡을 치료하는 要藥★이 된다.</td></tr>
</table>

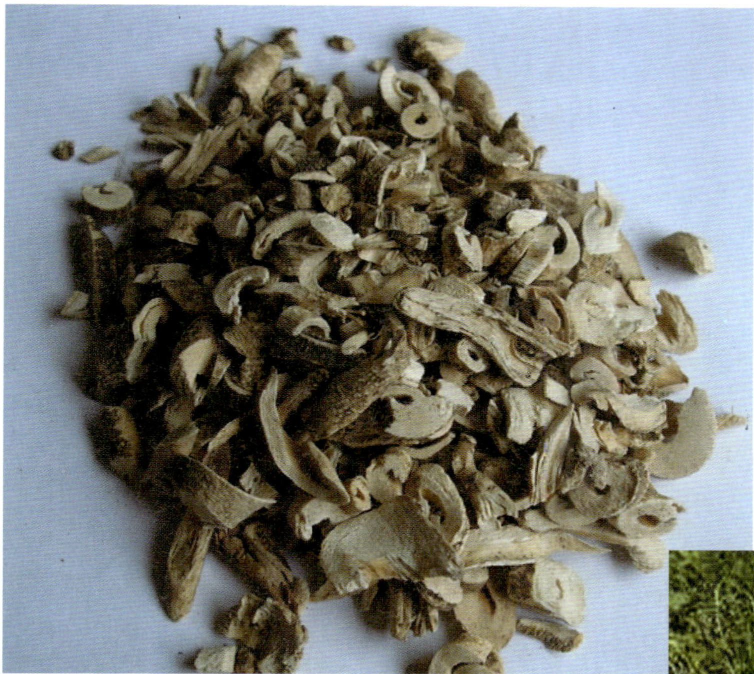

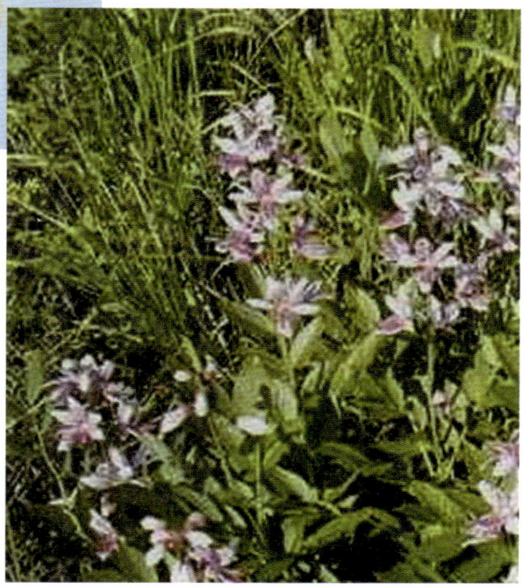

9) 漓 : 스며들 리

10) 癩 : 약물중독 나

7. 大豆黃卷 (대두황권)

<table>
<tr><td colspan="2">콩과(豆科)에 속한 일년생 초본인 검정콩을 발아시킨 것</td><td rowspan="2">淸解透表 (청해투표)
除濕利氣 (제습이기)</td><td rowspan="2">濕溫초기, 暑熱發熱, 食滯脘痞, 濕痺, 筋攣, 骨節煩痛, 水脹腹滿, 小便不利</td></tr>
<tr><td>平, 甘</td><td>脾, 胃</td></tr>
</table>

· 性味가 甘平하여 胃經에 들어가 淸熱利濕과 發汗解表의 효능이 있다.

· 이러한 효능을 이용하여 임상에서는 주로 暑溫, 濕溫, 濕熱內蘊, 發熱少汗 및 胸痞不舒 등에 사용된다.

· 그러나 古方에서는 주로 通血脈의 효능을 이용하여 濕痺拘攣과 水腫脹滿 등에 다용하였다.

<table>
<tr><td>豆卷</td><td rowspan="2">發表의 효능</td><td>· 甘淡하여 淸利에 편중
· 濕熱蘊結한 發熱에 다용</td></tr>
<tr><td>豆豉</td><td>· 辛하여 宣透에 편중
· 風熱로 인한 氣分의 發熱에 다용</td></tr>
</table>

· 大豆黃卷은 가공법에 따라 명칭과 작용이 구별된다.

大豆黃卷	· 麻黃水에 제조한 것 · 性溫하여 發汗解表가 좋다
淸水豆卷	· 淸水에 제조한 것 · 性凉하여 淸熱利濕이 좋다

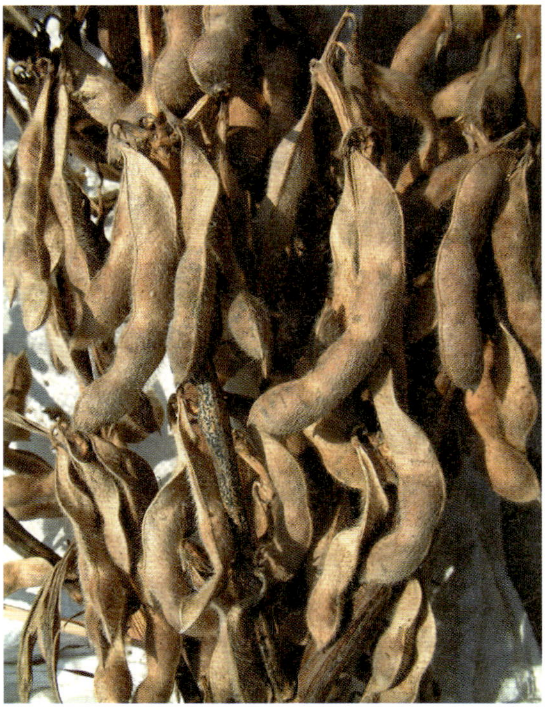

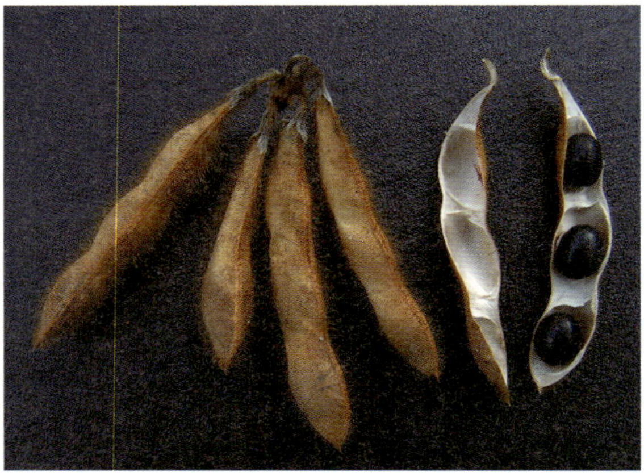

第3節 清熱凉血藥

1. 犀角 (서각)

<table>
<tr><td colspan="2">무소과(犀科)에 속한 동물인 인도 코뿔소, 자바 코뿔소, 수마트라 코뿔소, 黑犀, 白犀의 뿔 (奴角, 低密)</td><td rowspan="2">凉血止血 (양혈지혈)
解毒化斑 (해독화반)
安神定驚 (안신정경)</td><td rowspan="2">傷寒溫疫熱入血分, 驚狂, 煩躁, 譫妄, 斑疹, 發黃, 吐血, 衄血, 下血, 癰疽瘡毒</td></tr>
<tr><td>寒, 苦鹹</td><td>心, 肝, 胃</td></tr>
</table>

· 性이 陰寒에 속하고, 味는 苦鹹을 겸하여 心, 肝經에 들어가 凉血定驚하고 陽明經에 들어가 淸熱解毒한다.
· 특히 心經의 邪熱을 淸熱하여 血分의 熱毒을 해독하고 心火를 淸하여 오로지 血分의 毒을 해독하는 要藥이 된다
· 그러므로 일체의 熱證과 邪氣가 心營에 들어가 高熱神昏하고 痙厥抽搐하며 혹은 溫毒이 血分에 內陷하여 나타나는 發斑과 發黃 및 熱盛으로 迫血妄行하여 나타나는 吐衄下血 등에 사용된다.

· 寒凉한 성질이므로 血分의 약이 되므로 熱邪가 營血에 들어가지 않은 환자에게 사용하면 안되며, 孕婦 또한 愼用하여야 한다
· 水牛角은 『別錄』에 "時氣 寒熱頭痛을 치료한다"고 하였고, 『大明本草』에 "煎汁은 熱毒風과 壯熱을 치료한다"고 한바와 같이 犀角의 효능과 비슷하다.
· 근대 임상보고에서도 犀角대신에 水牛角을 사용하여 온열병과 소아 熱證에 양호한 효과가 있었다고 하였다. 다만 용량을 크게 늘려 일반적으로 30~120g을 사용하여야 한다.

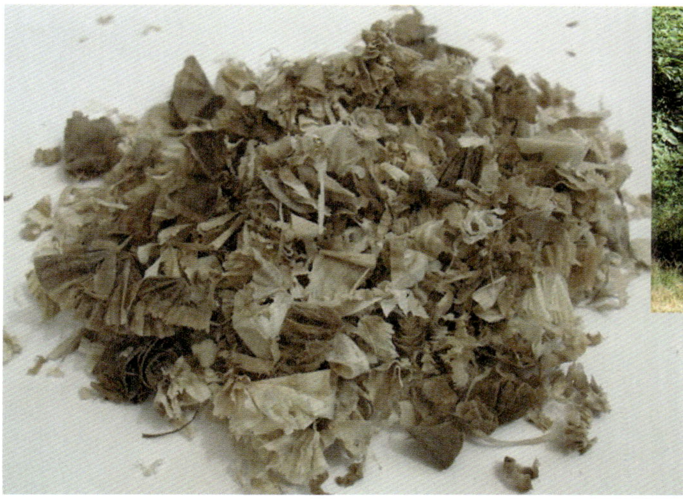

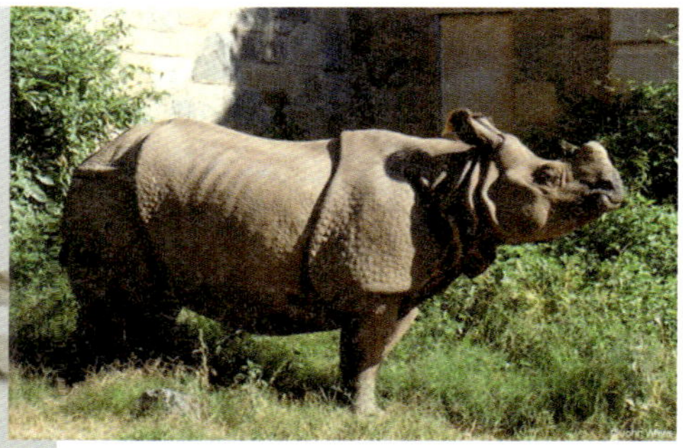

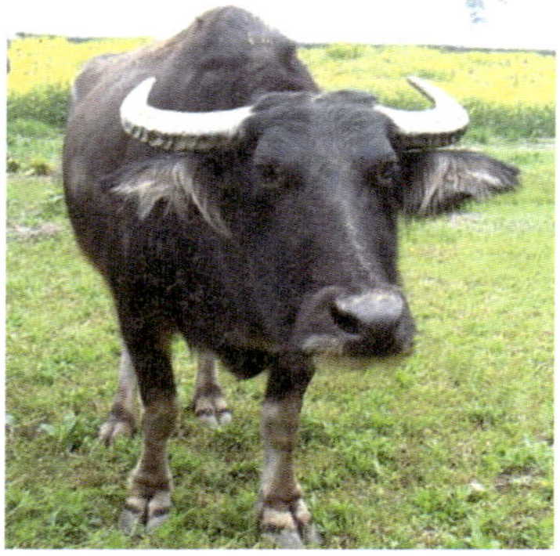

2. 地黃 (지황)

<table>
<tr><td></td><td colspan="4">현삼과(玄參科)에 속한 다년생 초본인 지황의 뿌리.
신선한 뿌리를 生地黃 (중국에서는 鮮地黃)이라 하고, 뿌리를 曬乾한 것을 乾地黃 (중국에서는 生地黃)이라 한다</td></tr>
<tr><td>生地黃</td><td>寒, 甘苦</td><td>心, 肝, 腎</td><td>清熱生津 (청열생진)
凉血止血 (양혈지혈)</td><td>熱風傷陰, 舌絳煩渴, 發斑發疹, 吐血, 衄血, 咽喉腫痛</td></tr>
<tr><td>乾地黃</td><td>寒, 甘</td><td>心, 肝, 腎</td><td>清熱凉血 (청열양혈)
養陰生津 (양음생진)</td><td>熱病舌絳煩渴, 陰虛內熱, 骨蒸勞熱, 內熱消渴, 吐血, 衄血, 發斑發疹</td></tr>
<tr><td></td><td colspan="4">· 甘寒質潤한 性味는 腎經에 들어가 腎陰을 滋하여 潤燥시키고,
苦寒한 性味는 心, 肝 血分에 들어가 清營凉血하여 邪熱을 泄熱하게 된다.
· 그러므로 온열병의 熱이 營血에 들어갔거나 熱이 陰液을 손상하고 또한 血熱妄行 등으로 나타나는 각종 병증을 치료한다.

· 地黃은 鮮地黃과 乾地黃을 포괄하여 말하며, 모두 養陰凉血★한다.

<table>
<tr><td>生地黃</td><td>· 苦味가 甘味보다 重하고 氣가 大寒하여 清熱凉血에 더욱 좋은 효과
· 急性熱病</td></tr>
<tr><td>乾地黃</td><td>· 甘味가 苦味보다 重하여 滋陰養血의 효능이 양호
· 慢性陰虛血少
· 妙炭하면 止血시키는 효능이 강하여 오직 失血證에 적용★</td></tr>
</table>
· 금기증★ : 脾虛濕滯, 腹滿便溏</td></tr>
</table>

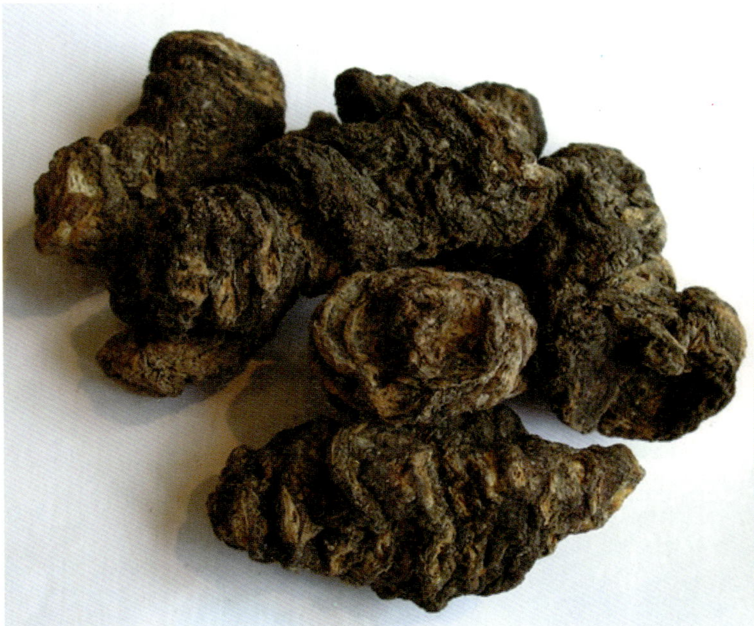

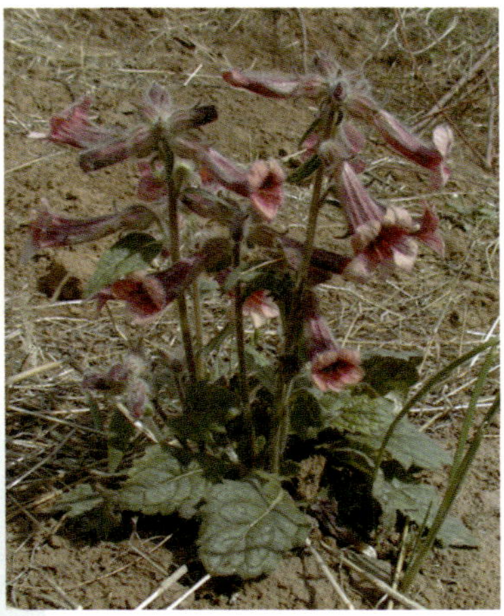

3. 玄參 (현삼)

<table>
<tr><td colspan="2">현삼과(玄參科)에 속한 다년생 초본인. 현삼(北玄參)의 根</td><td rowspan="2">養血滋陰 (양혈자음)
瀉火解毒 (사화해독)</td><td rowspan="2">熱病傷陰, 舌絳煩渴, 溫毒發斑, 津傷便秘, 骨蒸勞嗽, 目赤, 咽痛, 瘰癧, 白喉, 癰腫瘡毒</td></tr>
<tr><td>寒, 甘苦鹹</td><td>肺, 腎, 胃</td></tr>
<tr><td colspan="4">· 性味는 甘苦鹹寒하여 苦寒이 相合하면 解毒하고, 甘寒이 相合되어 滋水養陰하며, 鹹寒質潤은 軟堅潤燥★한다.
· 주로 腎經에 들어가 腎水를 强壯하게 하여 浮遊하는 火를 억제하므로써 淸上徹下의 효능이 있어 滋陰降火의 要藥★이되며 또한 潤燥, 軟堅解毒의 효능이 있다.
· 그러므로 陰虛證과 熱毒證에 응용할 수 있으며, 특히 邪熱이 內盛하여 腎陰이 부족하게 된 경우에는 필수적인 약이 된다.

· 금기증★ : 脾胃가 虛寒하여 胸悶食少者. 黎蘆를 反한다.</td></tr>
</table>

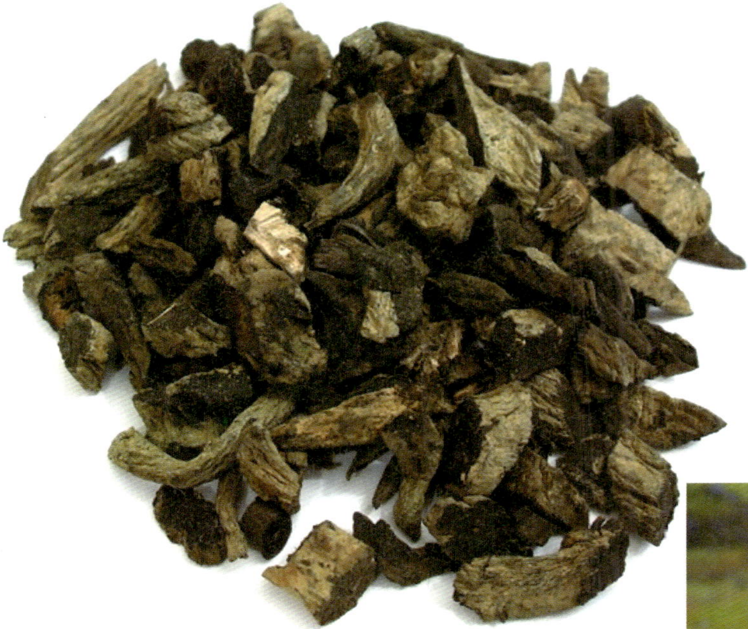

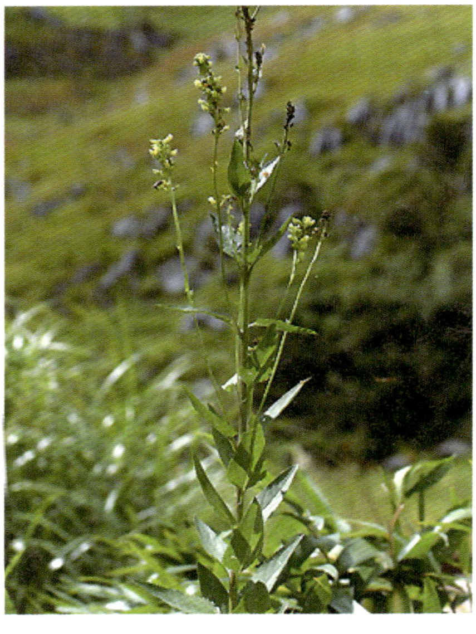

4. 牧丹皮 (목단피)

<table>
<tr><td colspan="2">미나리아재비과(毛茛科)에 속한 낙엽소관목인 모란의 根皮</td><td rowspan="2">淸熱凉血 (청열양혈)
活血散瘀 (활혈산어)</td><td rowspan="2">溫毒發斑, 吐血衄血, 夜熱早凉, 無汗骨蒸, 經閉痛經, 癰腫瘡毒, 跌撲傷痛</td></tr>
<tr><td>微寒, 苦辛</td><td>心, 肝, 腎</td></tr>
</table>

· 性味가 苦辛寒 하다.
· 血分에 들어가 苦寒은 血熱을 淸熱하고, 辛은 瘀血을 行血하여 凉血散瘀하는 효능이 있다.
그러므로 凉血을 하면서도 瘀血이 생기지 않게 하며, 活血하면서도 妄行하지 않게 하는 장점을 가지고 있으며, 氣가 淸芳하여 陰分의 伏熱을 淸透 한다.
· 따라서 熱邪가 營血에 들어가 나타나는 吐衄, 斑疹과 陰分伏熱로 인한 夜熱早凉 및 血熱로 인한 瘀血停滯 등에 다용한다.
· 포제★
① 血熱을 淸하는데는 生用하며, ② 散瘀에는 반드시 酒炒하고, ③ 止血에는 炭으로 만들어 응용

生地黃	다같이 陰虛發熱을 치료 두 약을 相須하여 상용	甘寒滋陰하고 작용이 重하여 능히 生陰함으로써 熱을 退
牡丹皮		淸芳透達하여 熱을 退하여 生陰을 유리하게 한다

桂枝	心經에 들어가 血脈의 瘀滯를 通行	性溫하여 血脈中의 寒滯를 通
牡丹皮		性寒하여 血脈中의 熱結을 祛

· 금기 : 活血行瘀의 약물이므로 월경과다나 孕婦에는 愼用★

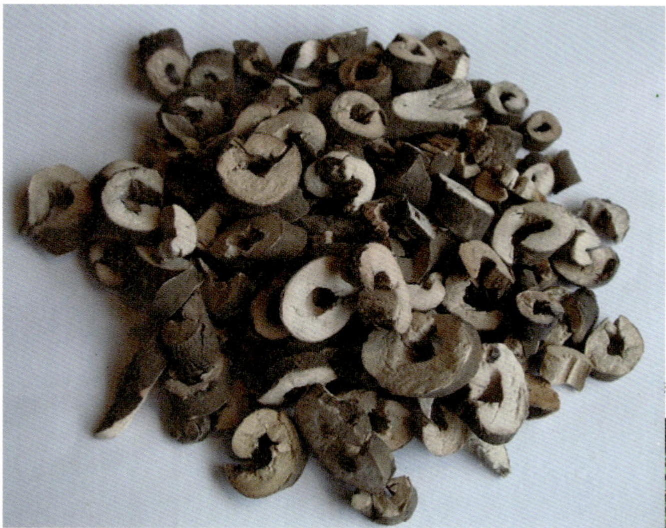

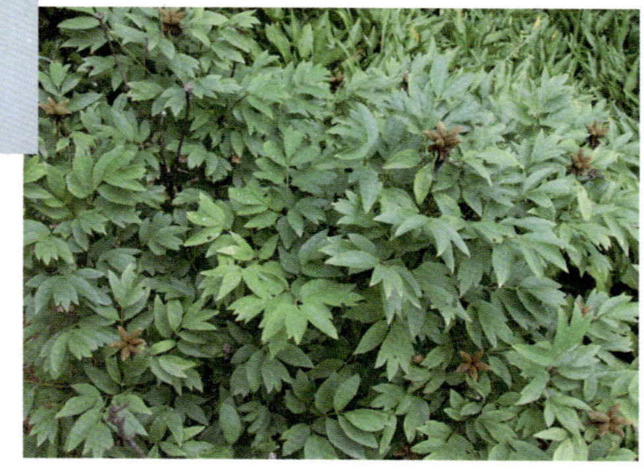

5. 赤芍藥 (적작약)

<table>
<tr><td colspan="2">미나리아재비과(毛茛科)에 속한 다년생 초본인 적작약의 根</td><td rowspan="2">清熱凉血 (청열양혈)
散瘀止痛 (산어지통)</td><td rowspan="2">溫毒發斑, 吐血衄血, 目赤腫痛, 肝鬱脇痛, 經閉痛經, 癥瘕腹痛, 跌撲損傷, 癰腫瘡瘍</td></tr>
<tr><td>微寒, 苦</td><td>肝</td></tr>
</table>

· 性味가 苦寒하여 주로 肝經血分에 들어가 血分의 實熱을 清熱시키고, 瘀血留滯를 善散하여 凉血祛瘀의 要藥★

· 일체의 血熱과 血瘀의 證에 모두 응용하여 치료한다★

· 赤芍藥의 효능은 牡丹皮와 비슷하여 능히 凉血散瘀하므로 두 약을 항상 相須하여 응용한다★

牡丹皮	清熱凉血 작용이 비교적 좋아 血分의 實熱을 清
赤芍藥	活血祛瘀 작용이 優秀하고 아울러 止痛시키는 효능

· 금기증 : 虛寒性의 經閉, 痛經과 血瘀無瘀, 月經過多, 孕婦

· 藜蘆와 배합하지 않는다.

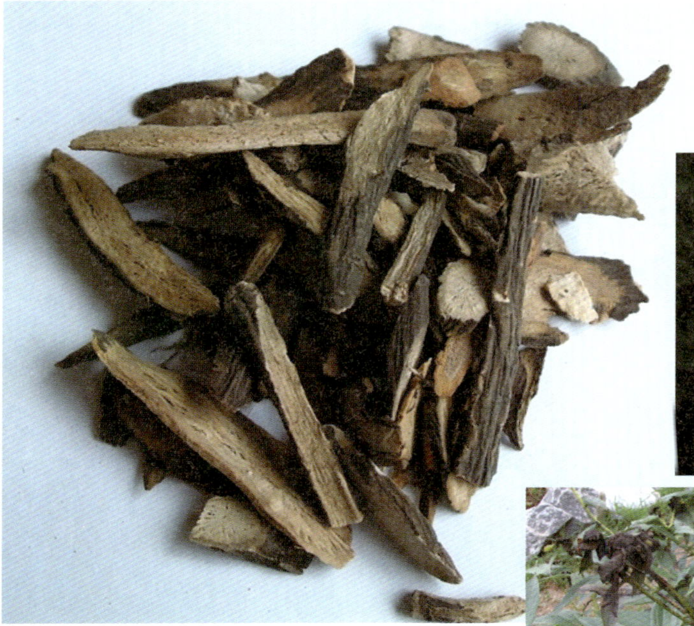

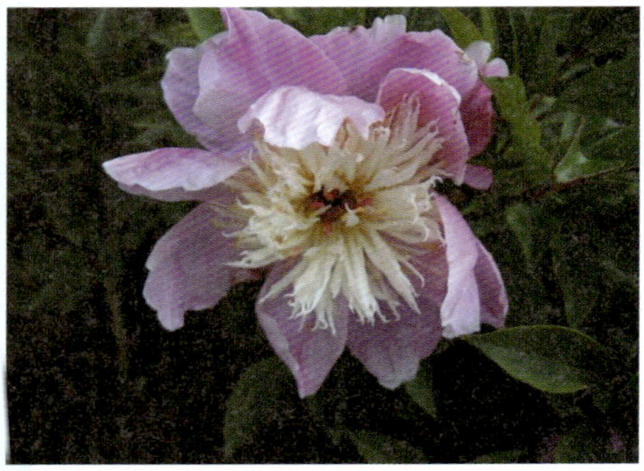

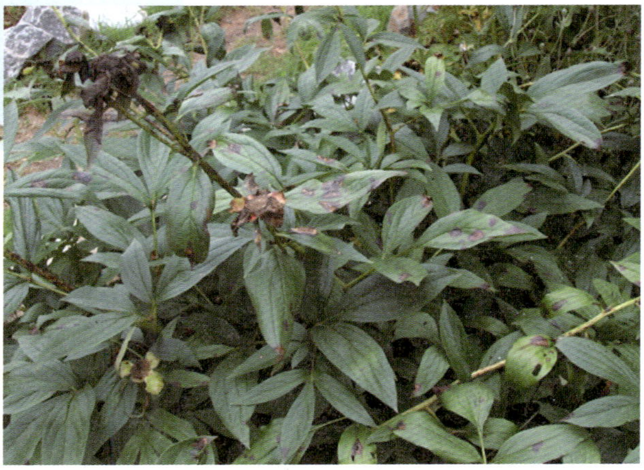

6. 紫草 (자초)

<table>
<tr><td colspan="2">지치과(紫草科)에 속한 다년생 초본인 지치의 뿌리</td><td rowspan="2">凉血活血 (양혈활혈)
解毒透疹 (해독투진)</td><td rowspan="2">血熱毒盛, 斑疹紫黑, 痲疹不透, 瘡瘍, 濕疹, 水火燙傷</td></tr>
<tr><td>寒, 甘鹹</td><td>心, 肝</td></tr>
</table>

· 性味가 甘寒質潤하고 淸潤시키는 약물이 되어 血分에 들어가 凉血, 解毒, 透疹 및 滑腸시키는 효능이 있어 임상에서 痲疹을 치료, 예방하는데 상용된다.
· 그러므로 血熱毒盛하여 痲疹이 欲出不暢하고 斑疹이 紫黑하며 大便이 秘結한 증상에 가장 좋다.
· 이외에도 瘡瘍, 濕疹, 火傷 등 증상에 외용하기도 하는데 이는 凉血解毒의 효능이 있기 때문이다.

· 금기증 : 脾虛便溏 (가벼운 瀉下작용이 있으므로)

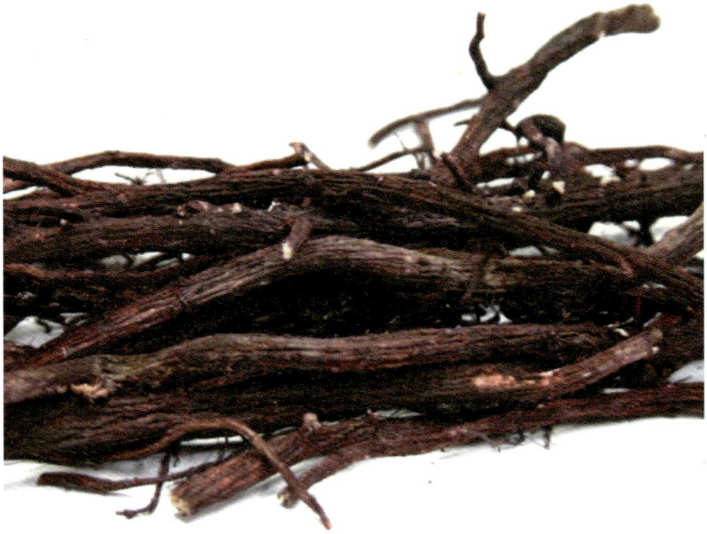

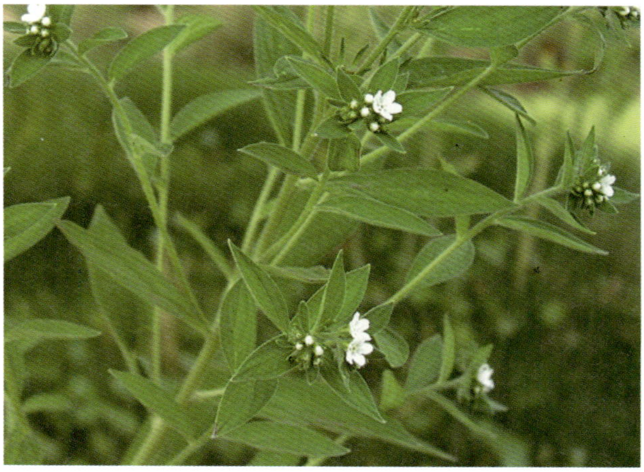

第4節 清熱解毒藥

1. 金銀花 (금은화)

<table>
<tr><td colspan="2">인동과(忍冬科)에 속한 다년생 반상녹목질등본인 인동의 花蕾
(異名 : 忍冬花, 雙花)</td><td rowspan="2">清熱解毒 (청열해독)
涼散風熱 (양산풍열)
凉血止痢 (양혈지리)</td><td rowspan="2">癰腫疔瘡, 喉痺, 丹毒, 熱毒血痢★, 風熱感冒, 溫病發熱</td></tr>
<tr><td>寒, 甘</td><td>肺, 胃, 心</td></tr>
</table>

1) 清熱解毒, 涼散風熱

· 性이 寒하여 清熱시키고 解毒시키는 효능이 있어 熱毒瘡癰을 치료하는 要藥★이 된다.

· 體가 輕揚하여 肺經에 들어가 邪熱을 善散하므로 風熱을 宣散하여 風熱表證을 치료★

· 氣가 芳香하고 性이 寒하여 瀉中에 補가 있고 血分의 毒을 解하고 經絡의 濕을 清하여 散熱解毒, 消腫祛膿의 要藥이 된다

· 이러한 작용은 消痰, 清血, 利尿, 殺菌작용을 나타내어 熱性病, 身熱無汗, 化膿性疾患, 急慢性淋疾, 梅毒, 痢疾, 膿瘍, 癰疽, 疥癬腫毒惡瘡, 咽喉腫痛을 치료하고 癰疽 초기 혹은 潰한 후에 응용하면 좋은 효과가 있어 외과의 聖藥이 된다

2) 凉血止痢

· 清熱解毒시키고 止血시키는 효능이 있기 때문에 炒炭하면 血分에 들어가 熱毒血痢를 치료한다.

· 金銀花의 사용에 있어서 ① 熱毒癰腫에는 용량을 많게한다.
② 溫病發熱에는 용량을 적게하고 반드시 生用하며
③ 血痢血便에는 炒炭하여 응용한다.

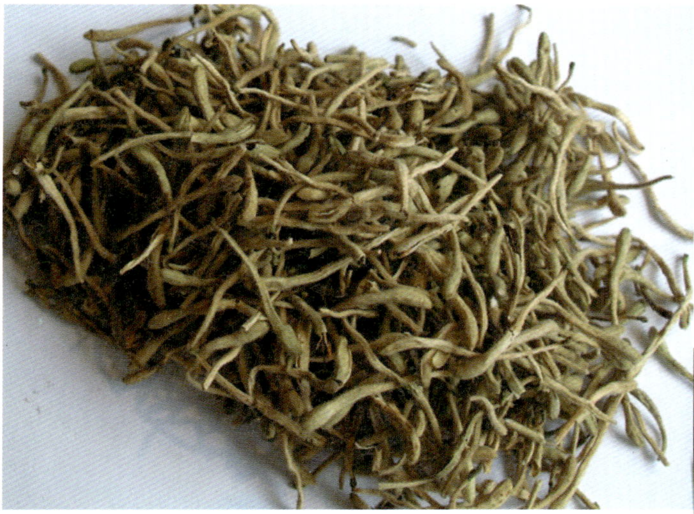

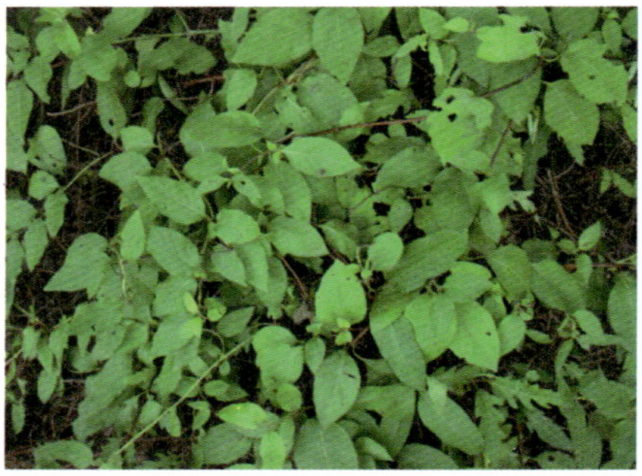

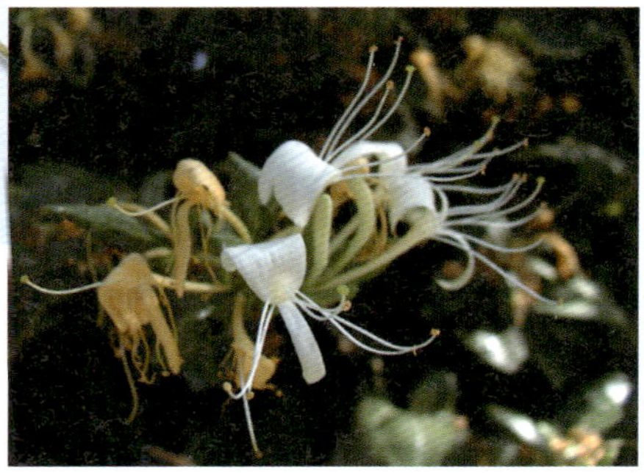

2. 連翹 (연교)

물푸레나무과(木犀科)에 속한 낙엽관목인 개나리와 의성개나리의 果實		清熱解毒 (청열해독) 消腫散結 (소종산결)	癰疽, 瘰癧, 乳癰, 丹毒, 風熱感冒, 溫病초기, 溫熱入營, 高熱煩渴, 神昏發斑, 熱淋尿閉
微寒, 苦	心, 肺, 膽		

· 味苦 性微寒하여 苦味는 瀉火하고, 寒性은 清熱하며 質이 輕清하여 上浮하므로서 表裏에 透達하여 清心瀉火에 장점이 있어 氣血을 宣暢하며 血結氣聚를 散하므로 消腫散結시키는 효능이 있어 瘡瘍腫毒과 瘰癧結核을 치료하는데 聖藥이 된다★

· 이러한 작용으로 上焦의 風熱을 散하여 外感風熱이나 급성熱病으로 인한 煩熱神昏과 血熱發斑의 증상에 많이 사용한다★

· 이 외에도 『藥性本草』에는 五淋과 小便不通★을 치료한다고 하였는데, 連翹는 利尿작용이 있어 치료하는데 좋은 약이 되기도 한다.

· 金銀花와 連翹는 양호한 清熱解毒작용이 있어 透熱達表하고 또한 裏熱을 清하고 瘡毒을 解毒하므로 內外를 막론하고 각종 疾病과 熱毒諸證을 치료하는데 相須하여 응용함으로써 치료효과를 증강

金銀花	· 甘하여 胃를 傷하지 않게 하고 表熱을 清解하는데 편중 · 凉血하므로 熱毒血痢를 치료
連翹	· 苦寒하여 裏熱을 清解하는데 편중 · 散結하여 瘰癧結核을 치료

· 금기증★ : 脾胃虛寒, 氣虛發熱, 癰疽已潰, 膿清色淡

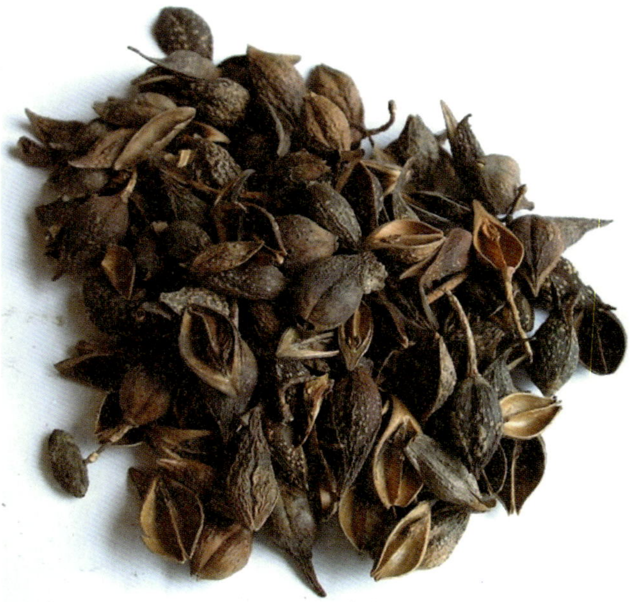

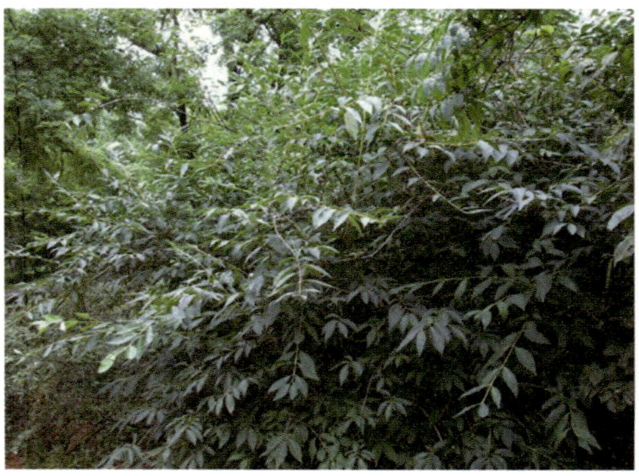

3. 蒲公英 (포공영)

국화과에 속한 多年生 草本인 민들레, 鹼地蒲公英 또는 同屬 近緣植物의 全草 (異名 : 黃花地丁)		清熱解毒 (청열해독) 消腫散結 (소종산결) 利尿通淋 (이뇨통임)	疔瘡腫毒, 乳癰, 瘰癧, 目赤, 咽痛, 肺癰, 腸癰, 濕熱黃疸, 熱淋澀痛★
寒, 苦甘	肝, 胃		

1) 淸熱解毒

· 性味가 苦甘寒하여 熱毒을 解毒하고 癰腫을 消腫하여 외과의 각종 熱毒 癰腫과 기타 熱毒으로 인한 증상에 상용한다★

2) 消腫散結

· 疏鬱通乳작용을 겸하고 있어 乳癰치료에 양호★하여 乳癰 초기에 紅腫堅硬하고 膿腫이 아직 형성되지 않은 상태에서 뚜렷한 치료효과가 있다.

3) 利尿通淋

· 최근 임상에서 淸熱解毒작용 외에 利尿작용과 緩下시키는 효능★이 있는 것으로 밝혀져 상기도염과 폐렴, 급성간염, 급성담낭염, 요로감염 및 십이지장궤양 등에 비교적 좋은 효과가 치료효과

· 금기증 : 實熱火毒者가 아닌 外證의 漫腫無頭와 不赤不腫者, 陰疽와 外證已潰者
장기간 또는 과량을 사용해서는 안된다.

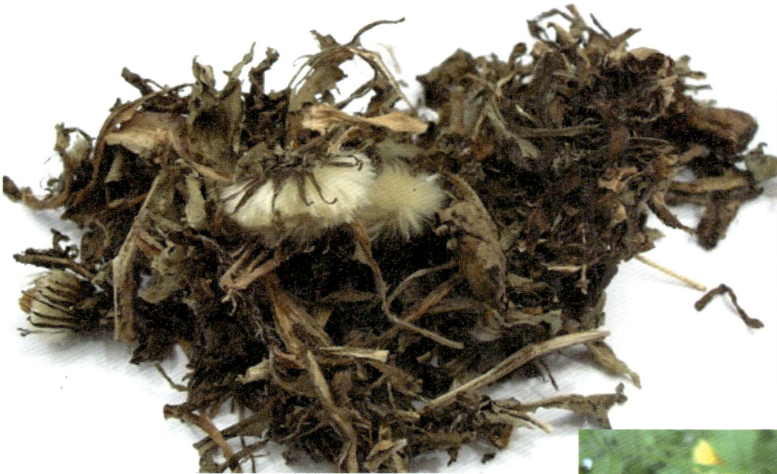

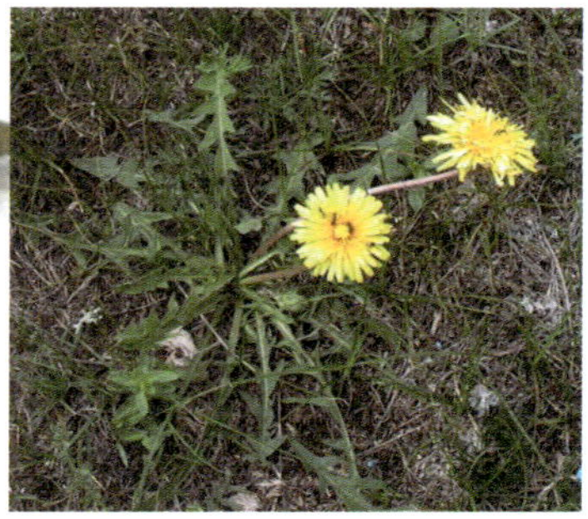

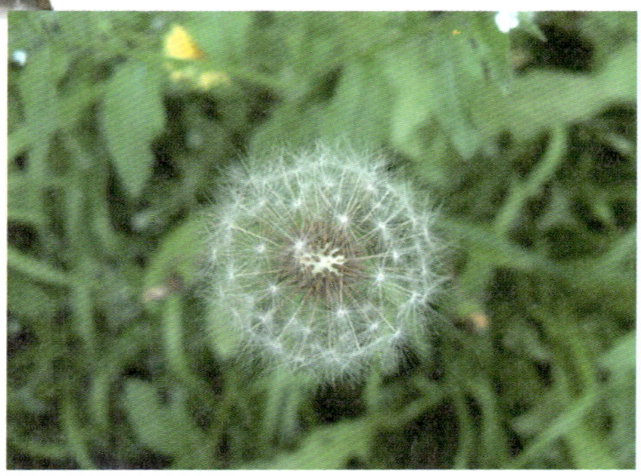

4. 紫花地丁 (자화지정)

제비꽃과(菫菜科)에 속한 다년생 초본인 제비꽃 및 동속근연식물의 帶根全草		清熱解毒 (청열해독) 凉血消腫 (양혈소종)	疔瘡腫毒, 癰疽發背, 丹毒, 毒蛇咬傷
寒, 苦辛	心, 肝		

1) 清熱解毒

· 性味가 苦辛寒 한데, 苦味는 泄하고 辛味는 散하며 寒性은 능히 清熱하여 心, 肝經의 血分에 들어가 清熱解毒작용이 있으므로 熱毒으로 인한 疔瘡腫毒, 임파선 결핵 및 모든 화농성 감염 등의 병증에 응용하며, 단방으로 내복하거나 혹은 외용도 가능하다.

2) 凉血消腫

· 凉血消腫시키는 효능이 있어 血毒이 凝滯되어 나타나는 紅腫熱痛의 疔廱瘡癤을 치료하는데 통용되며, 특히 疔毒을 치료하는 장점이 있다.

· 그러나 火毒瘡瘍이 아닌 곳에 응용하는 것은 좋지 않다.

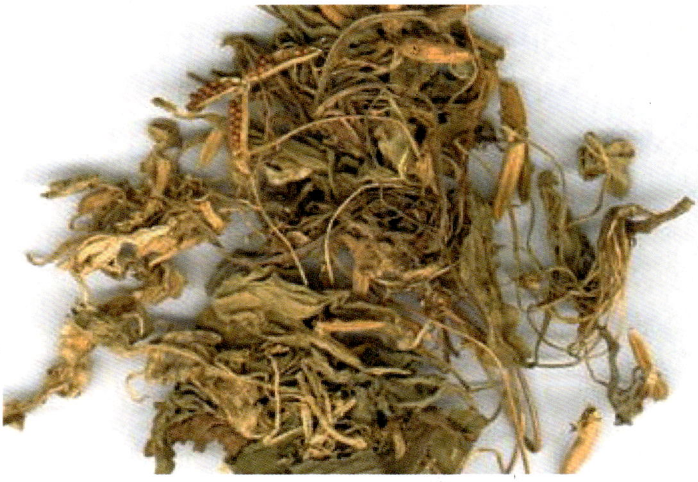

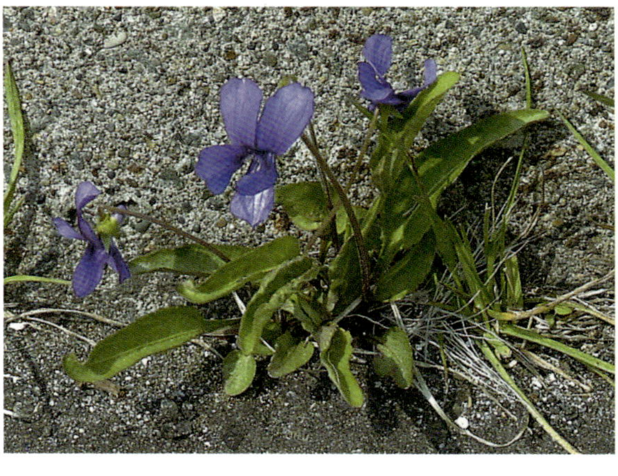

5. 大靑葉 (대청엽)

십자화과(十字花科)에 속한 이년생 초본인 菘藍의 잎		清熱解毒 (청열해독) 凉血消斑 (양혈소반)	溫邪入營, 高熱神昏, 發斑發疹, 黃疸, 熱痢, 痄腮[11], 喉痺, 丹毒, 癰腫
寒, 苦	心, 肺, 胃		

· 性味가 苦寒하여 寒은 清熱하고 苦味는 泄降하여 清熱解毒작용이 강하면서 氣血과 表裏의 熱邪를 모두 清解한다.
· 또한 苦寒하면서도 燥性이 없어 清熱시키면서도 陰을 상하지 않게 하는 장점이 있다.
· 이와같이 비교적 강한 清熱解毒, 凉血消斑시키는 효능이 있어 溫熱病에 熱毒이 血分에 들어가 나타나는 發斑, 神昏, 壯熱, 煩躁 등을 치료하는데 적용한다.
· 아울러 清熱解毒시켜 利咽消腫하므로 血熱毒盛으로 丹毒, 口瘡, 咽喉腫痛 등 證이 발생하게 되는데, 이러한 증상에 신선한 大靑葉을 搗汁하여 복용하거나 丹毒에 外敷하여 치료한다.

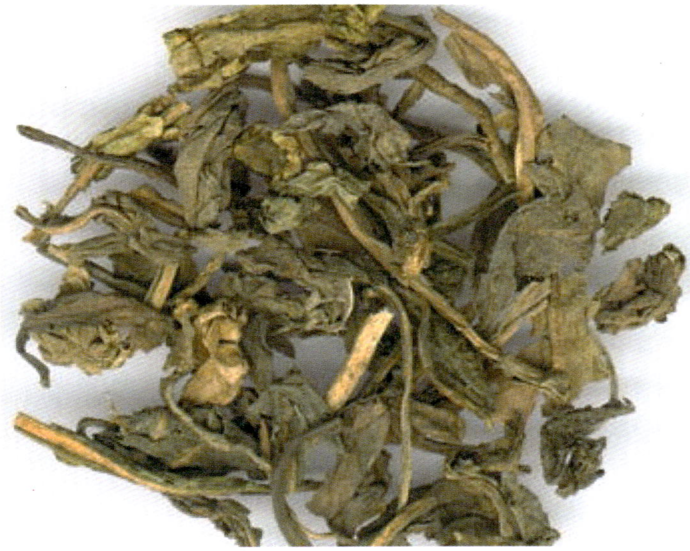

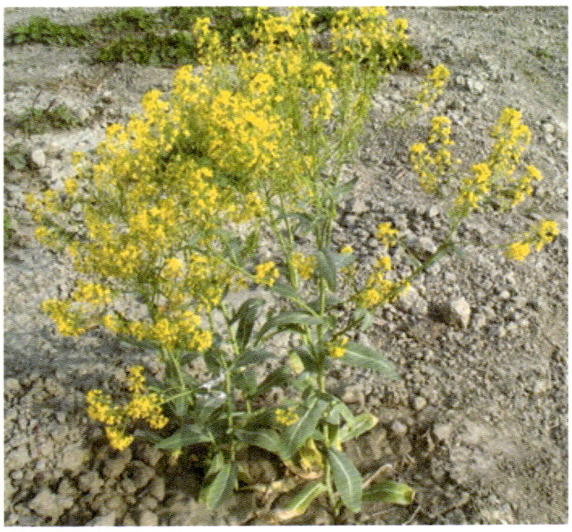

11) 痄腮 : 병 중할 자, 빰 시

6. 板藍根 (판남근)

<table>
<tr><td colspan="2">십자화과(十字花科)에 속한, 이년생 초본인 대청의 根</td><td rowspan="2">清熱解毒 (청열해독)
凉血 (양혈)
利咽 (이인)</td><td rowspan="2">溫毒發斑, 舌絳紫暗, 痄腮, 喉痺, 爛喉丹痧[12], 大頭疫, 丹毒, 癰腫</td></tr>
<tr><td>寒, 苦</td><td>心, 胃</td></tr>
<tr><td colspan="4">· 性味가 苦寒한 清熱解毒의 要藥으로서 大青葉과 性味, 효능이 유사하여 모두 清熱解毒 및 凉血의 효능을 지니고 있다.
· 그러나 大青葉은 清熱凉血작용이 강하고, 이 약은 散結利咽작용이 우수하다.
· 그러므로 心, 胃經에 들어가 清熱解毒시켜 凉血利咽하는 효능이 있어 溫熱病의 發熱頭痛과 喉痛 및 痄腮, 癰腫瘡毒 등 熱이 熾盛하여 나타나는 증상을 치료한다.</td></tr>
</table>

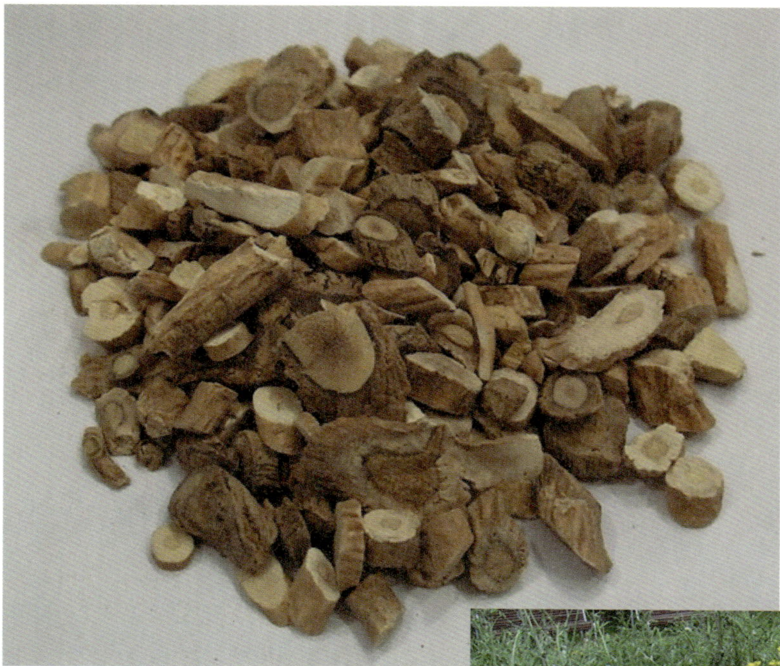

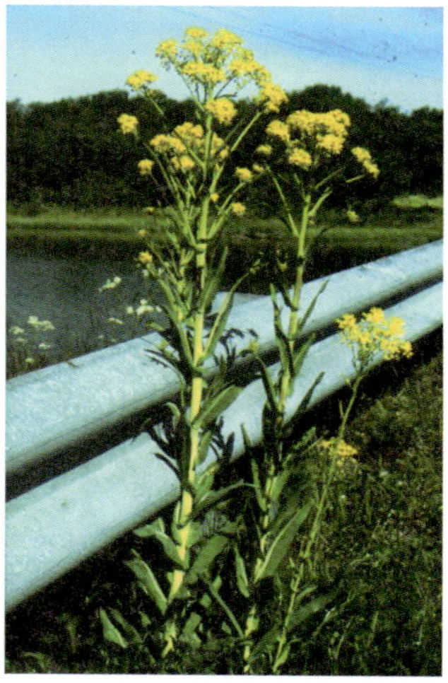

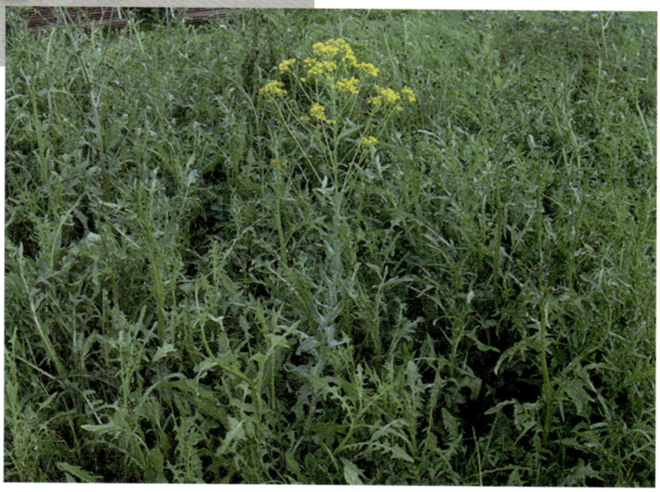

12) 痧 : 괴질, 홍역 사

7. 青黛 (청대)

<table>
<tr><td colspan="4">쥐꼬리망초과(爵床科)에 속한 馬藍과 蓼科(마디풀과)에 속한 蓼藍. 및 十字花科에 속한 菘藍의 잎이나 莖葉을 가공하여 얻은 분말이나 덩어리</td></tr>
<tr><td>寒, 鹹</td><td>肝, 肺, 胃</td><td>清熱解毒 (청열해독)
凉血 (양혈)
定驚 (정경)</td><td>溫毒發斑, 血熱吐衄, 胸痛咳血, 口瘡, 痄腮, 喉痺, 小兒驚癎</td></tr>
<tr><td colspan="4">· 性味가 鹹寒하여 肝, 肺, 胃經에 들어가 鬱熱을 제거하여 凉血解毒하고 凉血定驚하는 약물이다.
· 주로 熱毒으로 인한 發斑과 血熱妄行으로 인한 吐血, 衄血, 咯血 등을 치료하고★,
· 肝, 膽經의 鬱火를 善淸하고 解毒하여 息風止痙시키는 효능이 있어 소아의 驚風과 發熱, 痙攣★ 등을 치료한다.
· 이외에도 清熱解毒작용이 있어 熱咳氣急痰稠와 痄腮腫痛을 치료하는데 내복하고 瘡疹으로 黃水의 膿汁이 많이 흐를때 외용한다</td></tr>
</table>

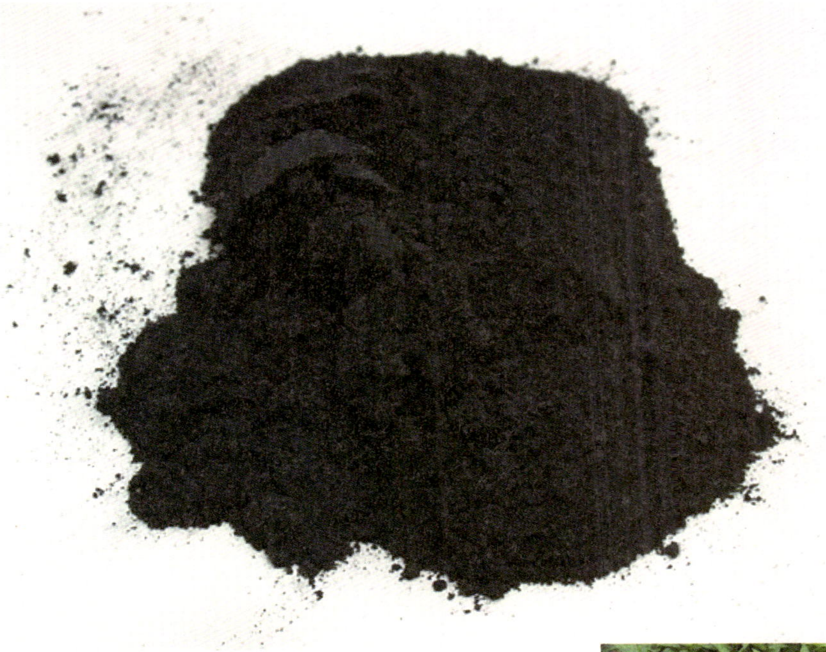

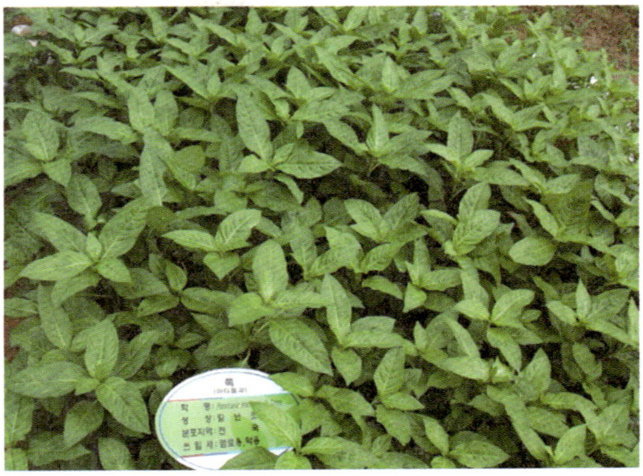

8. 牛黃 (우황)

牛科(소과)에 속한 동물인 소(牛)의 담낭결석		淸心 (청심), 豁痰 (할담) 開竅 (개규), 凉肝 (양간) 息風 (식풍), 解毒 (해독)	熱病神昏, 中風痰迷, 驚癎抽搐★, 癲癎發狂, 咽喉腫痛, 口舌生瘡, 癰腫疔瘡
凉, 甘	心, 肝		

· 氣味가 苦凉하고 氣가 香하여 주로 心, 肝經에 들어가 淸心開竅割痰하고 凉肝熄風定驚한다★

· 心은 火에 속하여 心熱을 火炎하고, 肝은 風에 속하여 肝熱하게 되면 風生하게 되어, 風火가 相搏하면 痰氣가 막히게 되어 神昏譫語, 驚風抽搐, 中風痰迷 등이 나타나는 경우에 적용된다.

· 그러나 보통 麝香과 같이 相須하여 응용되는데, 開竅시키는 효능이 麝香과 같지 않고 解毒시키는 효능이 비교적 강하여 解毒去腐시키는 要藥★이 되어 咽喉腫爛과 牙疳口瘡 및 각종 瘡瘍腫毒에 내복과 외용 모두 양호한 효과가 있다.

· 그러나 中風을 치료하는데는 반드시 邪氣가 臟腑에 들어가 痰涎이 壅塞하고 神志가 昏迷한 때에 처방★에 응용 하여야 하며, 邪氣가 中經中絡으로 인하여 半身不遂, 口眼喎斜, 肌膚不仁에는 정황을 참작하여 사용해야 하며, 邪氣를 끌고 裏로 들어가 病情이 악화되는 것을 방지할 수 있다.

· 금기증★ : 孕婦, 實熱證,
熱邪가 아직 營分에 들어가지 않은 경우, 소아의 驚癎이 脾胃虛寒에 속하는 경우

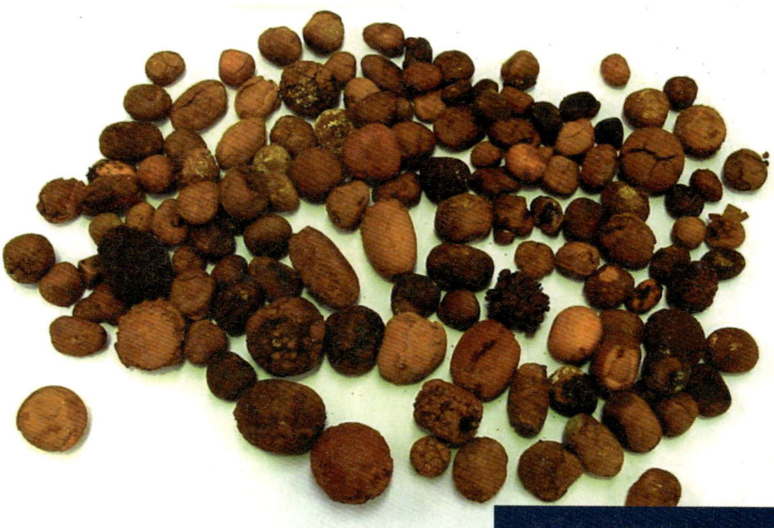

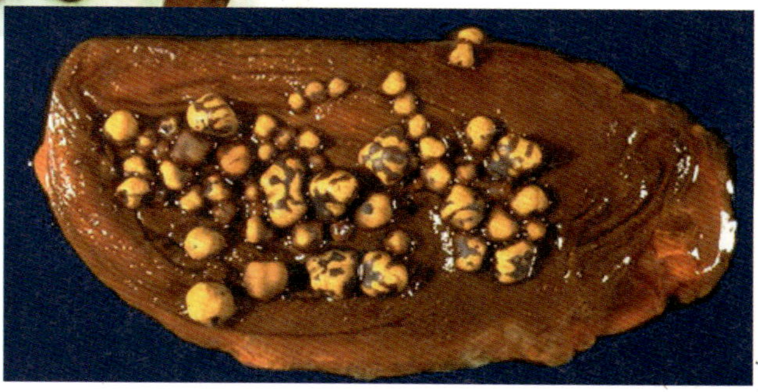

9. 馬齒莧 (마치현)

쇠비름과(馬齒莧科)에 속한 일년생 초본인 쇠비름의 지상부분		清熱解毒 (청열해독) 凉血止血 (양혈지혈)	熱毒血痢, 癰腫疔瘡, 濕疹, 丹毒, 蛇蟲咬傷, 便血, 痔出血, 崩漏下血
寒, 酸	大腸, 肝		

- 性이 寒하고 滑利하여 心經血分에 들어가 清熱解毒시키고 凉血시키는 효능이 있고,
- 또한 大腸經에 들어가 大腸을 潤滑하게 하여 오랫동안 적체된 것을 제거하므로 腸胃가 청결하게 되고, 邪熱을 없애 胃氣를 暢達하여 痢疾을 치료하는 要藥이 된다.
- 이 외에도 凉血하여 止血시키는 효능이 있어 崩漏下血에 응용하여 치료한다.
- 또한 赤白痢를 치료하는 효력이 양호하며, 최근 임상과 항균실험을 통해서 그 효능이 입증되고 있다.

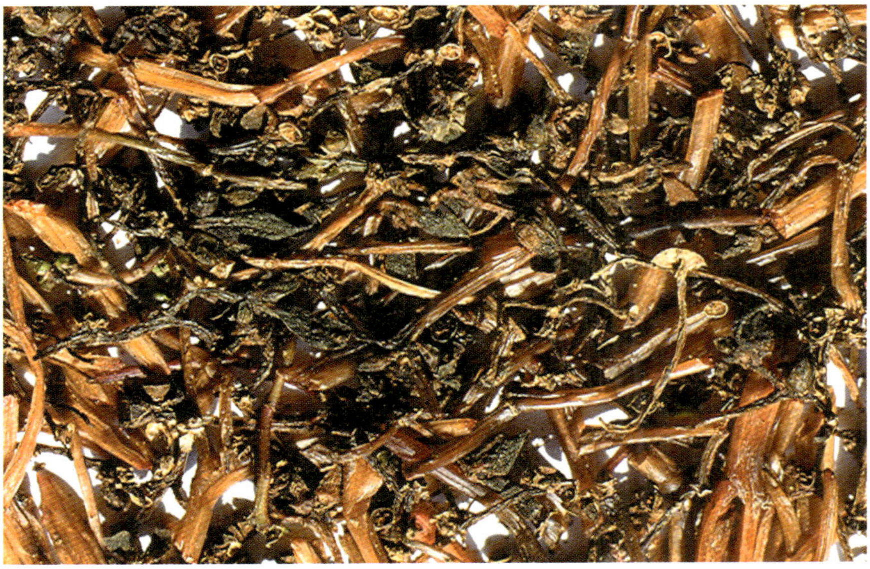

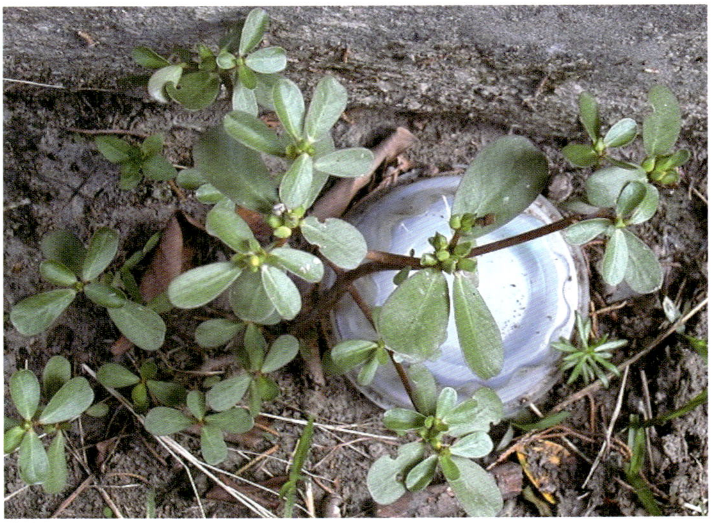

10. 白頭翁 (백두옹)

미나리아재비과(毛茛科)에 속한 다년생 초본인 할미꽃의 根		清熱解毒 (청열해독) 凉血止痢 (양혈지리)	熱毒血痢, 陰痒帶下, 아메바성이질
寒, 苦	胃, 大腸		

· 性味가 苦寒하여 泄降시키며 胃, 大腸에 歸經한다.
· 腸胃의 熱毒을 淸除하고 凉血止痢시키는 장점이 있어 熱毒下痢를 치료하는 要藥이 되어 세균성 이질과 아메바성이질에 상용한다.
· 특히 아메바성이질★의 치료하는데 현저한 효과가 있다.

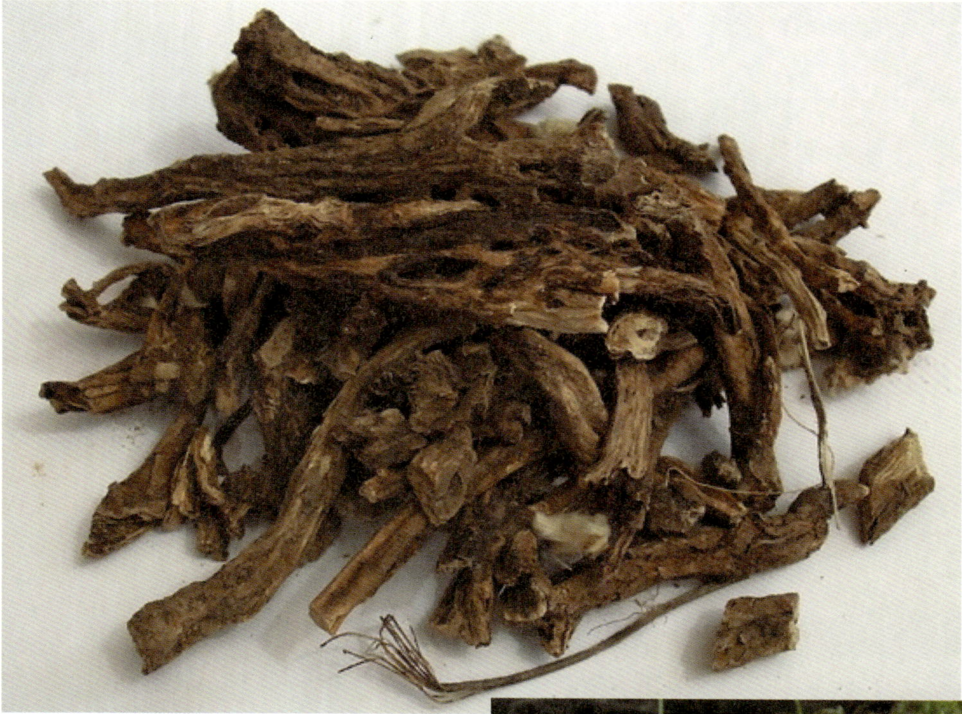

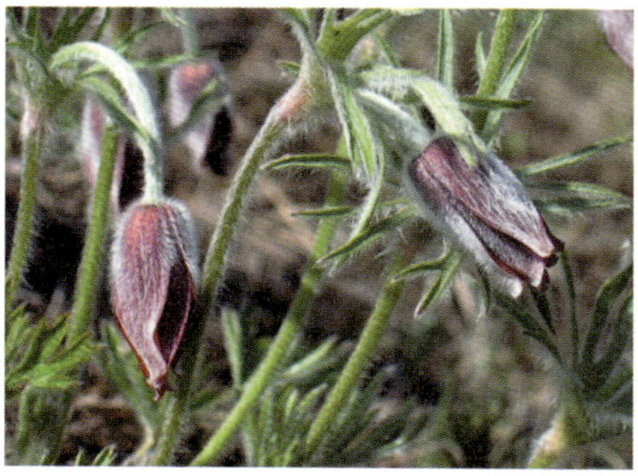

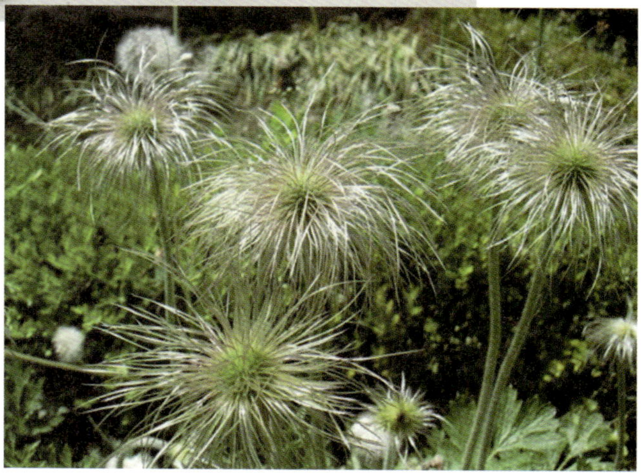

11. 秦皮 (진피)

물푸레나무과(木犀科)에 속한 낙엽교목인 물푸레나무의 枝皮와 幹皮		清熱燥濕 (청열조습) 收澀 (수삽) 明目 (명목)	熱痢, 泄瀉, 赤白帶下, 目赤腫痛, 目生翳膜
寒, 苦澀	肝, 膽, 大腸		

· 性味가 寒하면서 苦澀하여 清熱燥濕하면서 收斂시키는 효능을 나타내 肝膽經에 들어가 肝膽의 火를 淸火하여 濕熱痢疾과 肝熱로 인한 目疾 등에 상용한다.

1) 清熱燥濕

·【本經】에 "秦皮는 風寒濕痺를 치료한다"고 하였는데 최근에 肌肉의 風濕疼痛을 경감시키는 작용이 있어 風濕痺痛을 치료하는데 적용하고 있다★

2) 收澁, 明目

· 또한 味가 澀하여 止帶의 효능이 있어 濕熱帶下를 치료한다.

· 秦皮와 黃連은 모두 止痢시키는 효능과 目赤腫痛을 치료하는 효능이 있다.

黃連	苦寒은 清熱시키는 藥力이 커서 心火를 瀉하고 아울러 止嘔
秦皮	性이 澀하고 收斂하는 효능이 있어 濕熱帶下를 치료

· 금기증 : 胃虛食少, 脾胃虛寒 (味가 大苦하므로)

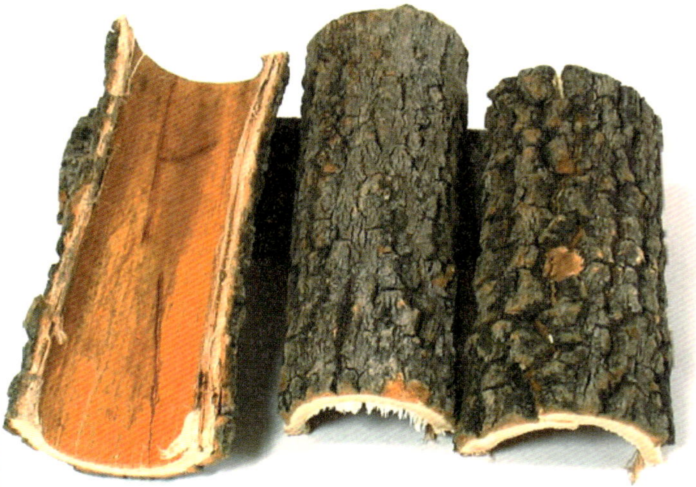

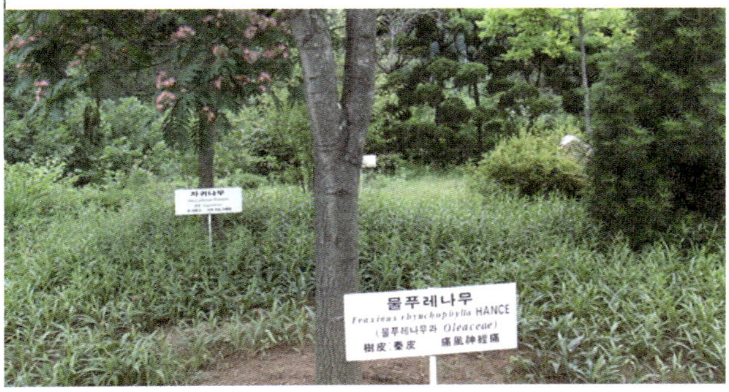

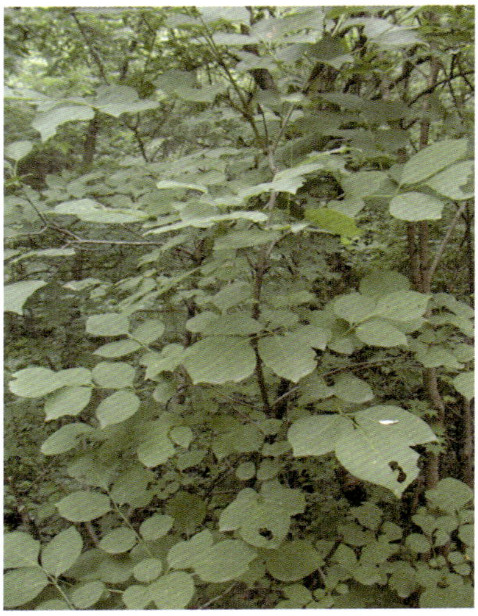

12. 敗醬 (패장)

마타리과(敗醬科)에 속한 다년생 초본인 뚝갈(白花敗醬)과 마타리(黃花敗醬)의 뿌리가 달린 全草		清熱解毒 (청열해독) 消腫排膿 (소종배농) 祛瘀止痛 (거어지통)	腸癰, 下痢, 赤白帶下, 産後瘀滯腹痛, 目赤腫痛, 癰腫疥癬
微寒, 辛苦	肝, 胃, 大腸		

1) 清熱解毒, 消腫排膿

· 辛味는 散結, 排膿活血하고, 性味는 苦寒하여 清熱解毒하며, 毒이 해독되고 瘀血이 散瘀되면 癰腫이 자연히 소멸되므로 瘡癰腫毒에 상용하는 要藥이 된다★

2) 祛瘀止痛

· 또한 辛味는 腸胃에 들어가 散하는 효능이 있어 腸胃의 瘀滯를 行하게 하여 內癰을 치료하는 장점이 있어 腸癰에 膿의 유무에 관계없이 필수적으로 사용하는 要藥이 된다★

· 오늘날 임상에서는 폐농양, 간농양 및 자궁내막염, 자궁부속기염, 난소낭종 등에 비교적 양호한 치료효과가 있다

· 다만 實熱瘀血가 아니면 적용하는 것은 좋지 않다.

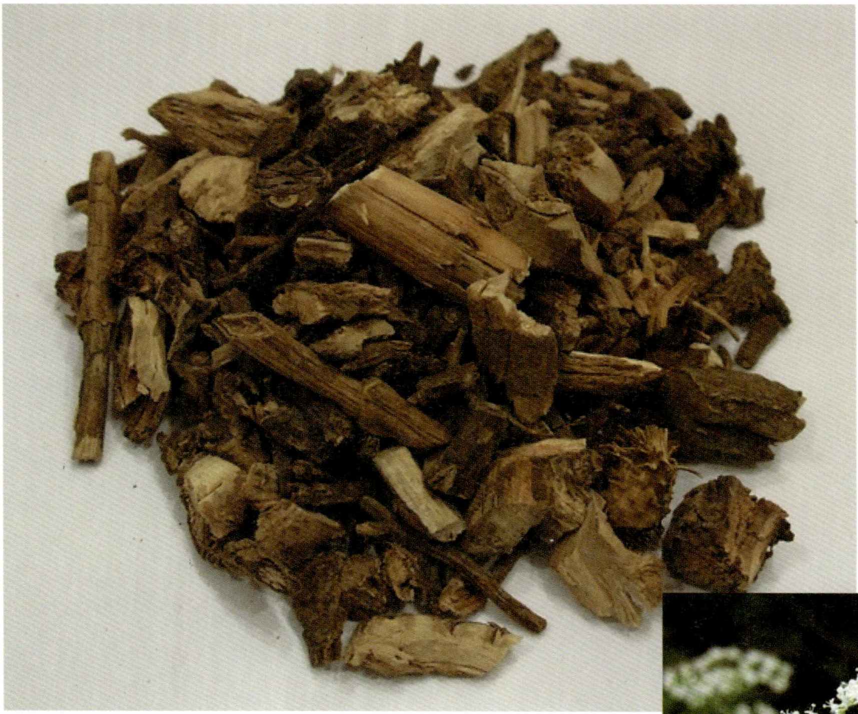

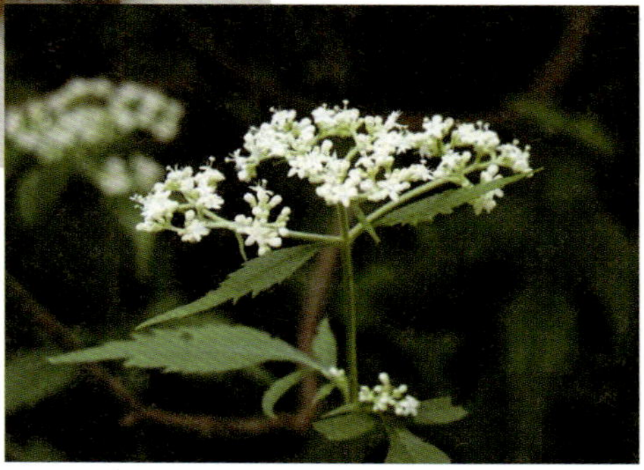

13. 白花蛇舌草 (백화사설초)

<table>
<tr><td colspan="2">꼭두서니과(茜草科)에 속한 일년생 초본인 백운풀(白花蛇舌草)의 全草</td><td rowspan="2">清熱利濕 (청열이습)
解毒消癰 (해독소옹)</td><td rowspan="2">肺熱喘咳, 扁桃腺炎, 咽喉炎, 腸癰, 痢疾,
黃疸, 骨盤炎, 子宮附屬器炎, 癰腫疔瘡, 毒蛇咬傷</td></tr>
<tr><td>寒, 微苦甘</td><td>胃, 大腸, 小腸</td></tr>
<tr><td colspan="4">1) 解毒消癰
· 性味가 微苦甘寒하여 비교적 강한 解毒消癰의 효능을 가지고 있다
· 癰腫瘡毒과 咽喉腫痛에 내복하여 치료하고, 독사교상에는 환부에 塗敷[13]하여 치료한다.
2) 清熱利濕
· 아울러 清熱利濕하여 소변을 通利시키는 효능이 있어 熱淋으로 인한 小便不利에도 응용한다.

· 최근 임상에서는 清熱解毒작용을 이용하여 위암과 식도암 및 직장암 등 많은 종류의 암에 응용</td></tr>
</table>

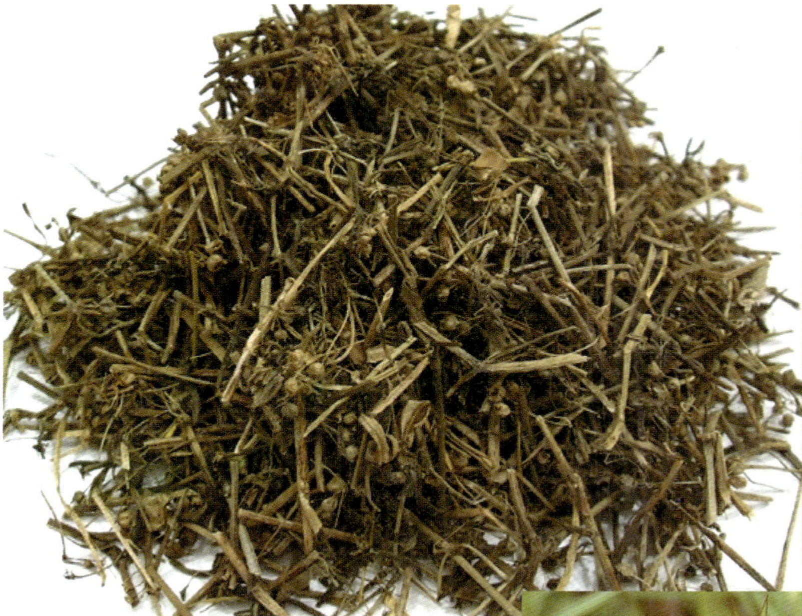

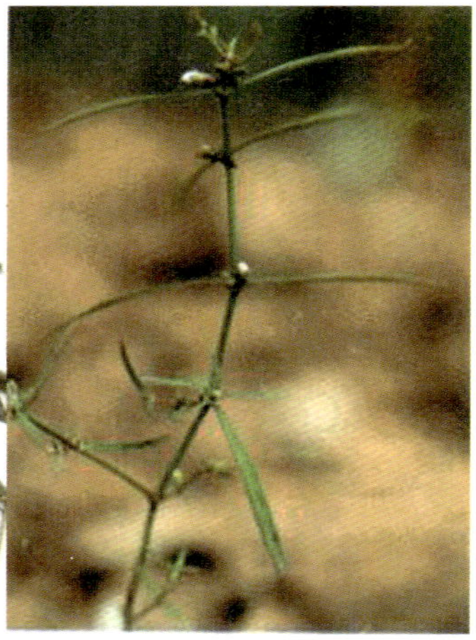

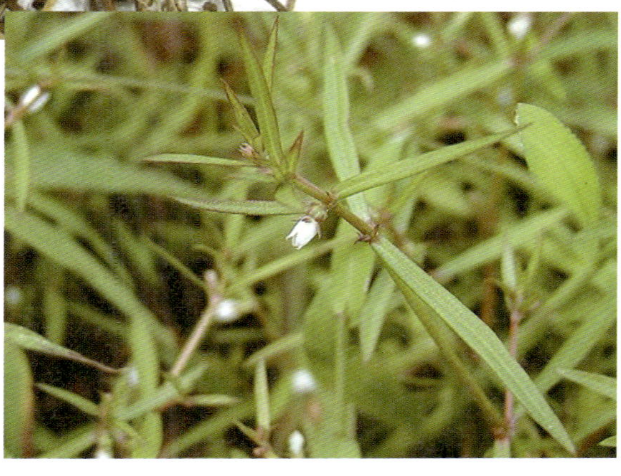

13) 塗 : 칠할 도

14. 熊膽 (웅담)

공과(態科)에 속한 동물인 흑곰(黑熊) 또는 갈색곰(棕熊)의 膽汁		清熱解毒 (청열해독) 止痙 (지경) 明目 (명목)	驚風, 癲癎, 抽搐, 目赤腫痛, 羞明, 翳障, 瘡癰腫毒, 痔瘡腫毒, 咽喉腫痛[14]
寒, 苦	心, 肝, 膽		

1) 止痙
· 性味가 苦寒하여 肝膽經에 들어가 肝經의 邪熱을 清熱시켜 경련을 억제하는 효능이 있어 肝熱熾盛으로 熱極生風하여 된 驚風과 癲癎 및 抽搐 등을 치료한다.

2) 明目
· 또한 肝熱을 清泄시켜 明目退翳시키는 효능이 있어 肝熱로 인한 目赤腫痛과 羞明 및 翳障을 치료한다.

3) 清熱解毒
· 이 외에도 清熱解毒 작용으로 癰腫을 없애므로 瘡癰腫痛과 痔瘡腫痛을 치료하며 또한 熱毒壅結로 인한 咽喉腫痛에도 양호한 효과가 있다.

· 최근 밝혀진 약리작용
① 간의 지방을 감소시켜 간장을 강화보호 ② 간의 解凝기능을 항진시키고 독소를 배설
③ 간의 glycogen 을 축적시켜 유산의 생성을 억제 ④ 담즙생성과 분비촉진 및 배설량을 증가
⑤ 간색소(bilirubin)의 배설기능을 항진 ⑥ vitamin B_1, B_2의 흡수와 ester化를 증가
⑦ 체내의 vitamin C의 함량을 장기안에 증가 ⑧ 소화액의 분비를 촉진하여 식욕을 증진
⑨ 기타 혈당저하작용과 이뇨작용이 있는 것으로 밝혀졌다.
· 氣는 清香하고 味는 苦하며 膽仁을 분말로 만들어 소량을 물에 담긴 접시에 넣으면 물위에서 돌면서 황색의 실모양으로 풀어져 가라앉되 넓게 흩어지지 않는다. 膽仁이 많으면 금황색으로 반투명하고 질이 鬆脆한 것이 양품이다.

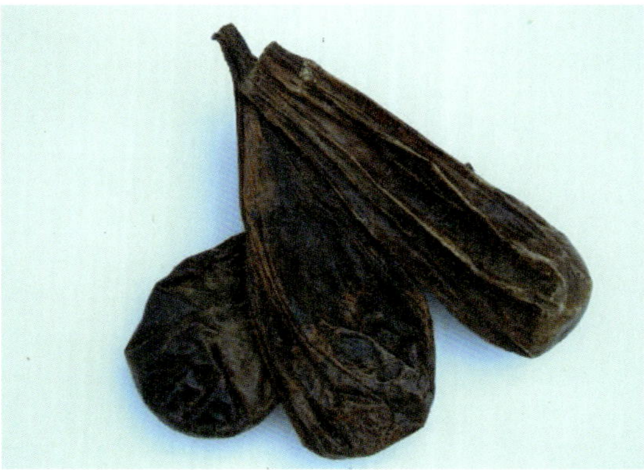

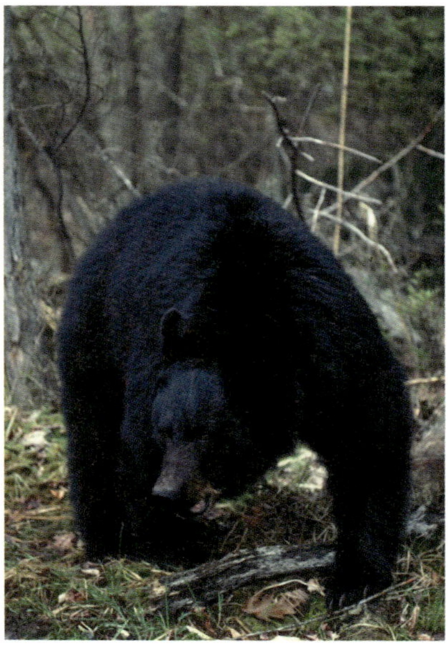

14) 羞 : 바칠, 드리울 수

15. 白蘞 (백렴)

포도과(葡萄科)에 속한 가회톱의 塊根		淸熱解毒 (청열해독) 消癰散結 (소옹산결)	癰疽發背, 疔瘡, 瘰癧, 水火燙傷
微寒, 苦	心, 肝, 胃		

- 苦寒으로 淸熱解毒하고, 味辛으로 消腫生肌하는 작용이 있기 때문에 瘡瘍癰腫, 紅腫熱痛, 湯火傷 등의 병증에 응용하는데 주로 瘡口不斂의 要藥으로 내복과 외용 모두 가능하다.
- 苦味는 泄熱하고 寒性은 熱을 제거하므로 淸熱解毒시키는 작용이 있어 瘡癰 초기에 내복 또는 외용하여 散結消腫 하여 치료
- 斂瘡生肌시키는 효능이 있어 瘡癰潰後의 不斂者에게 외용하여 치료하며, 水火燙傷에 粉末로 만들어 환부에 敷塗하여 치료한다.
- ① 燙傷이나 火傷을 치료할 경우는 단방으로 硏末하여 물로 調塗할 수도 있고 赤小豆를 배합해서 細末하여 鷄子白으로 으깨어 바른다
- ② 凍傷에 응용할 경우에는 白蘞에 黃柏을 배합하여 細末로 바른다.

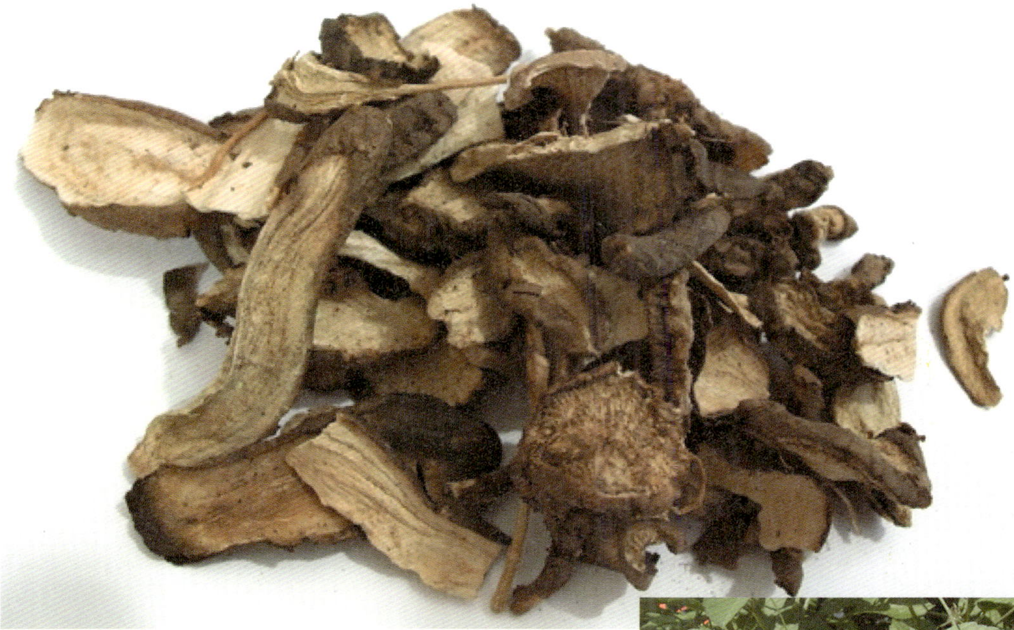

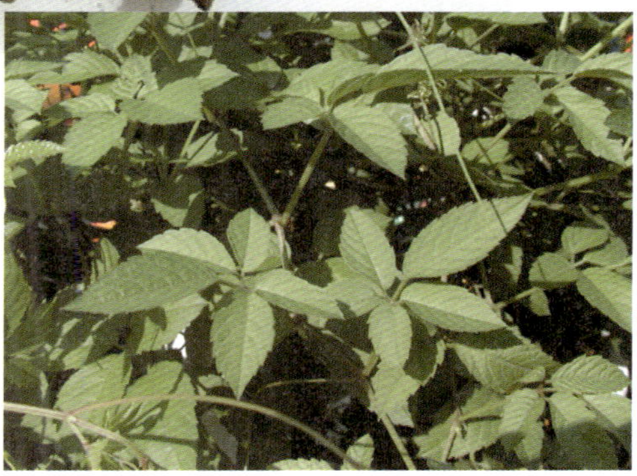

16. 漏蘆 (누로)

국화과(菊花科)에 속한 다년생 초본인 절굿대와 큰절굿대의 根		淸熱解毒 (청열해독) 消癰 (소옹) 下乳汁 (하유즙) 舒筋通脈 (서근통맥)	乳癰腫痛, 癰疽發背, 瘰癧瘡毒, 乳汁不通, 濕痺拘攣
寒, 苦	胃		

1) 淸熱解毒, 消癰

· 性味가 苦寒하여 淸熱解毒시키는 효능이 있어 癰腫을 消散하여 癰疽瘡腫의 초기에 熱盛에 의한 焮腫疼痛[15]인 병증에 응용한다.

2) 下乳汁

· 또한 下乳작용이 있기 때문에 邪熱壅滯로 인한 乳汁不下, 乳房腫痛이 있으며 점차로 癰腫이 되려고 할 때에 응용한다.

· 熱邪를 淸解시켜 乳汁의 배설을 촉진하는 작용이 있어 熱邪의 壅滯로 가슴이 답답하고 乳汁이 나오지 않는 증상에 응용하면 좋은 치료효과가 있다.

▶ 下乳藥★ : 漏蘆, 木通, 穿山甲, 王不留行

· 淸熱解毒, 消癰의 효능이 좋으며 乳汁不下의 경우에는 下乳의 작용이 있는 王不留行, 穿山甲 등을 배합하여 응용하지만 만약에 乳汁不下가 氣血不足이나 體質虛弱으로 인한 경우는 응용하지 않는다.

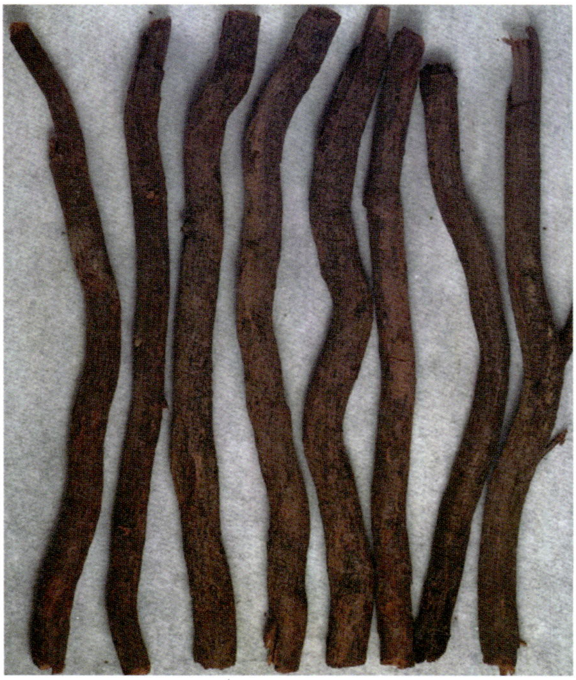

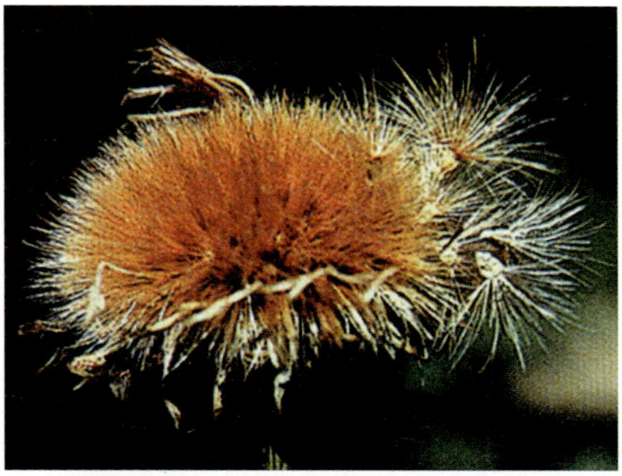

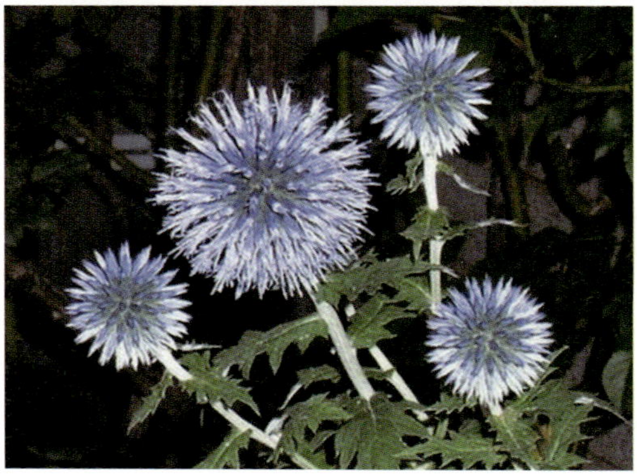

15) 焮 : 불사를 흔

17. 山慈姑 (산자고)

<table>
<tr><td colspan="2">난초과(蘭科)에 속한 다년생 초본인 약난초(杜鵑蘭)의 假鱗莖</td><td rowspan="2">淸熱解毒 (청열해독)
化痰散結 (화담산결)</td><td rowspan="2">癰疽疔腫, 瘰癧痰核, 淋巴結核, 蛇蟲咬傷</td></tr>
<tr><td>凉, 甘微辛
有小毒</td><td>肝, 脾</td></tr>
<tr><td colspan="4">· 性味가 微辛凉하여 淸熱解毒, 泄熱散結의 효능을 가지고 있어 實熱에 속한 瘡癰腫毒, 瘰癧結核 등의 병증에 응용
· 그러므로 임상에서 熱毒으로 인한 癰腫, 瘰癧結核, 蛇蟲咬傷 및 時行疫毒, 모든 음식중독 등의 병증을 다스릴때 이 약에 解毒攻毒의 효과가 있는 다른 약물을 배합하여 응용한다.
· 또한 解毒散結, 抗腫瘍의 효능이 있어 유방암, 식도암 및 임파선 腫瘤 등의 병증에 응용하며 최근에는 비인후암, 폐암, 자궁경부암, 피부암 등의 병증에 응용한다.</td></tr>
</table>

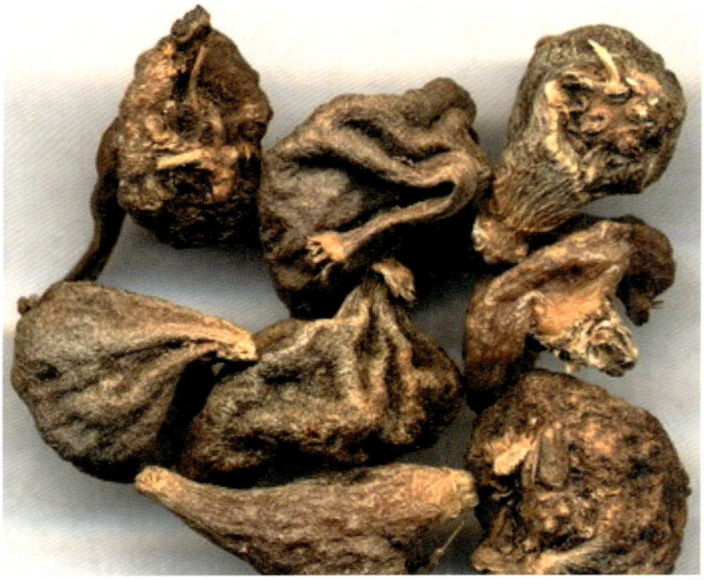

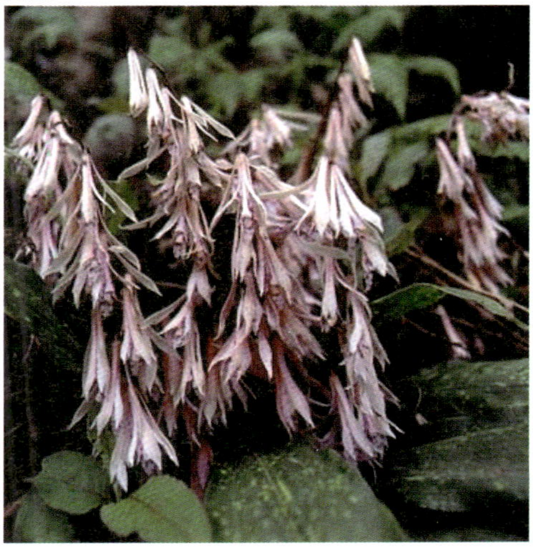

18. 綠豆 (녹두)

<table>
<tr><td colspan="2">豆科(콩과)에 속한 일년생 초본인 녹두의 種子</td><td rowspan="2">淸熱解毒 (청열해독)
消暑止渴 (소서지갈)</td><td rowspan="2">暑熱煩渴, 水腫, 下痢, 丹毒, 癰腫</td></tr>
<tr><td>寒, 甘</td><td>心, 胃</td></tr>
</table>

1) 消暑止渴

· 性味가 甘寒하여 淸熱解暑하여 除煩止渴시키는 효능이 있어 暑熱煩渴을 치료하고,

2) 淸熱解毒

淸熱解毒시켜 癰腫을 消腫시키는 효능이 있어 癰腫瘡毒을 치료하는데 外敷한다.

· 이 외에도 巴豆, 附子, 烏頭 등 熱毒약물에 중독되어 煩躁悶亂하거나 嘔吐口渴하는 경우에는 連皮生硏하여 搗汁해서 복용

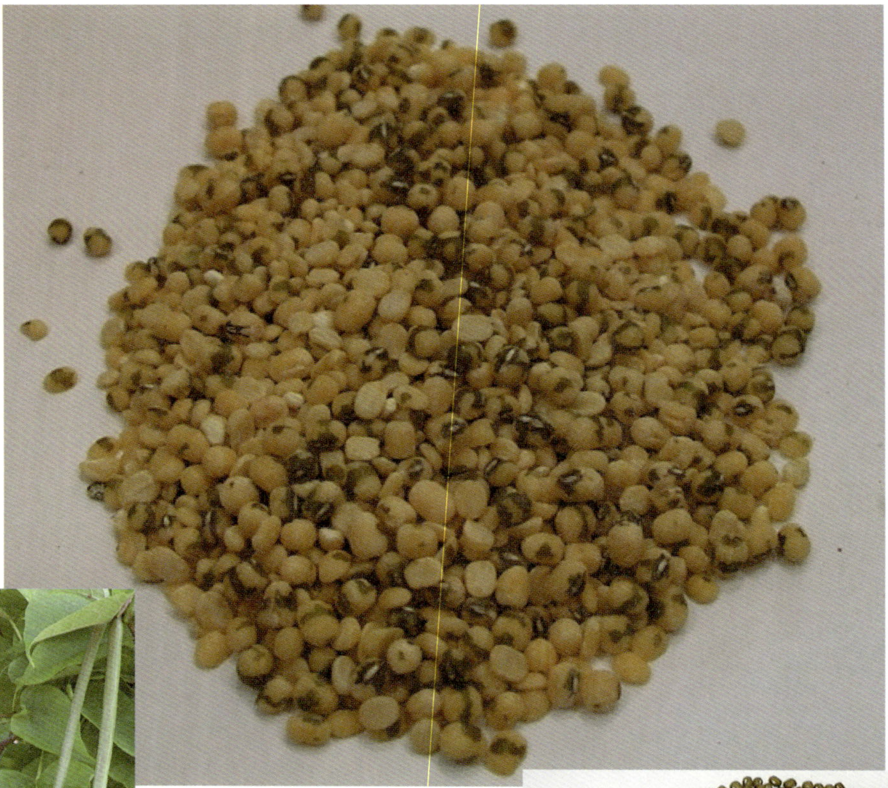

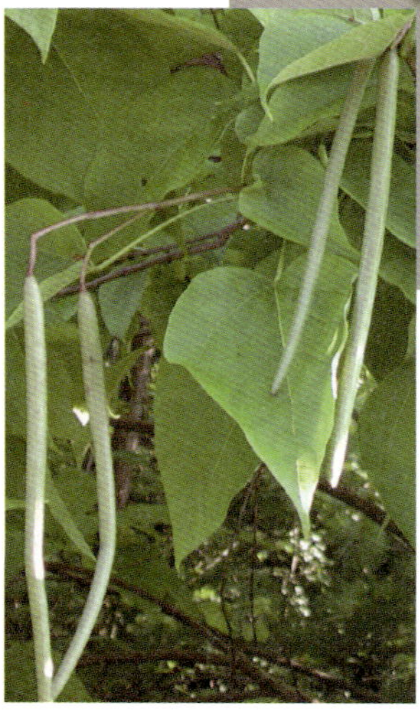

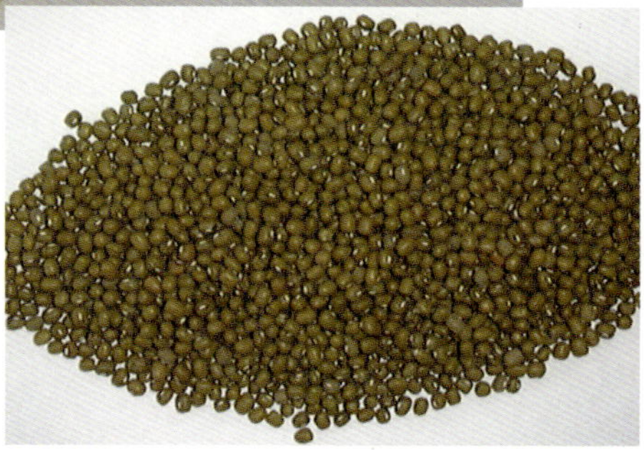

19. 萎陵菜 (위릉채)

<table>
<tr><td colspan="2">장미과(薔薇科)에 속한 다년생 초본인 솜양지 꽃의 뿌리 또는 帶根한 全草 (異名 : 翻白草)</td><td rowspan="2">清熱解毒 (청열해독)
凉血止痢 (양혈지리)</td><td rowspan="2">赤痢腹痛, 久痢不止, 痔瘡出血, 癰腫瘡毒、</td></tr>
<tr><td>寒, 苦</td><td>肝, 大腸</td></tr>
<tr><td colspan="4">· 性味가 苦寒하고 肝, 大陽經에 들어가 清熱解毒시키고 凉血止痢시키는 효능이 있어 腸의 熱毒으로 인한 赤痢腹痛과 오래된 痢疾을 치료하며 그 효능이 白頭翁, 馬齒莧과 유사하다.
· 또한 解毒시키는 작용이 있어 痔瘡出血과 癰腫瘡毒을 치료하는데 신선한 것을 搗爛하여 환부에 塗敷한다.</td></tr>
</table>

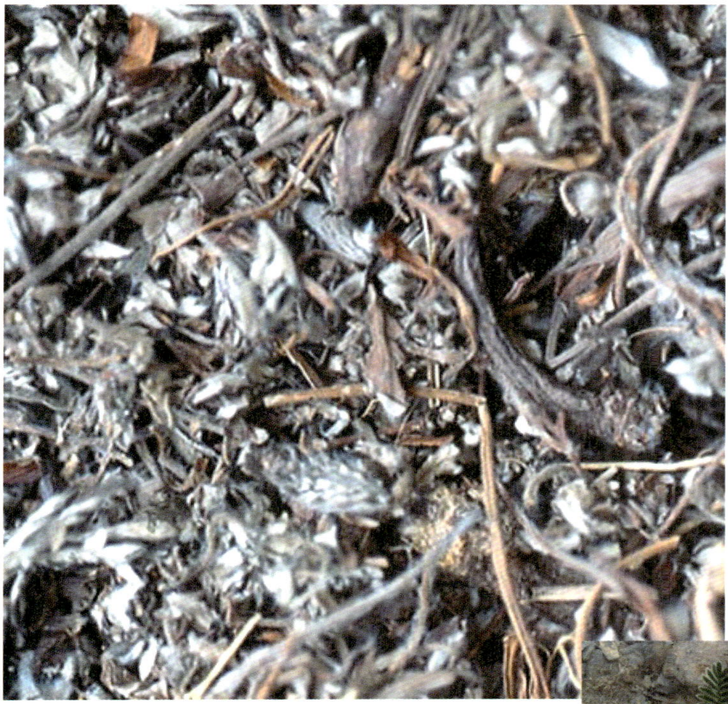

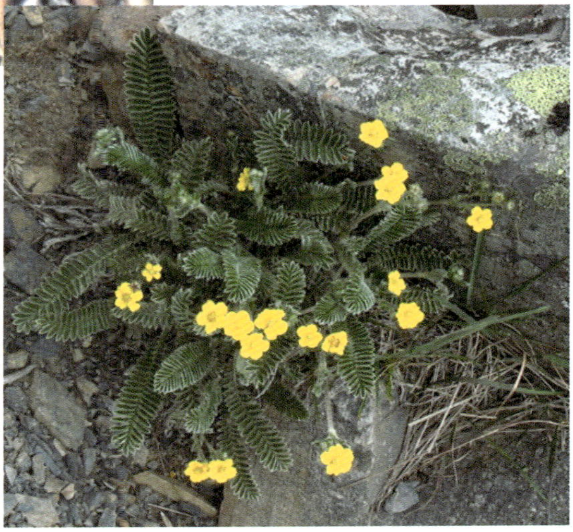

20. 野菊花 (야국화)

국화과(菊花科)에 속한 다년생 초목인 감국(野菊)의 頭狀花序		清熱解毒 (청열해독)	疔瘡癰腫, 目赤腫痛, 頭痛眩暈
微寒(凉), 苦辛	肝 心		

· 性味가 微寒苦辛하여 肝, 心經에 들어가 清熱解毒시키는 효능이 있어 癰腫과 疔毒, 咽喉腫痛 및 風火赤眼 등을 치료하는데 주요하게 응용된다.

· 이 외에도 全草 또한 약으로 사용하며 瘡毒에는 신선한 것을 搗爛하여 환부에 塗敷하기도 하고, 煎湯하여 피부소양에 洗劑로 사용하기도 한다.

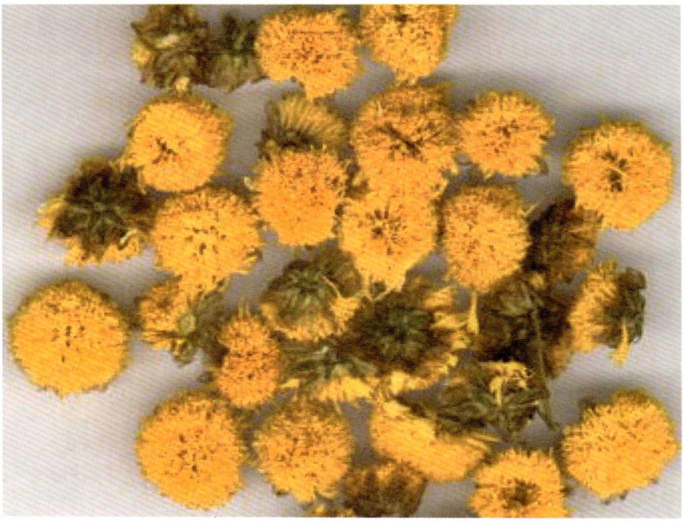

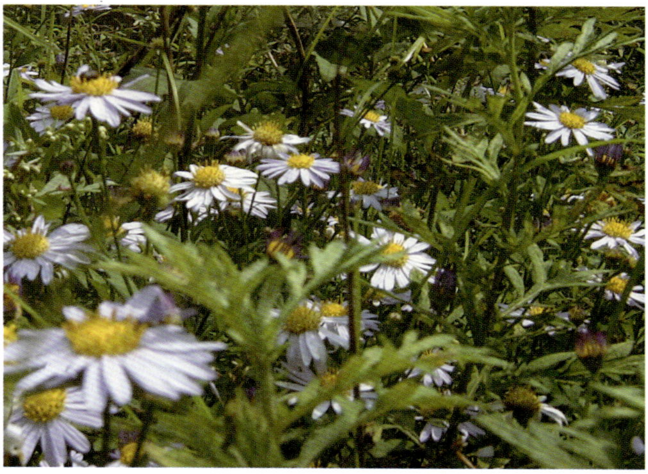

21. 忍冬藤 (인동등)

<table>
<tr><td colspan="2">인동과(忍冬科)에 속한 다년생 반상록 纏繞灌木인 인동의 莖枝</td><td rowspan="2">淸熱解毒 (청열해독)
疏風通絡 (소풍통락)</td><td rowspan="2">溫病發熱, 熱毒血痢, 癰腫瘡瘍★, 風濕熱痺★, 關節紅腫熱痛</td></tr>
<tr><td>寒, 甘</td><td>肺, 胃</td></tr>
<tr><td colspan="4">1) 淸熱解毒
· 性味가 甘寒하여 淸熱解毒시키는 작용이 있으나 解毒작용이 金銀花에 미치지 못한다★
2) 疏風通絡
· 經絡을 通하게 하여 經絡의 風熱을 제거하여 止痛시키므로 風熱痺痛과 關節紅腫熱痛 등 經絡이 不舒하여 된 證★을 치료하는데 상용한다.</td></tr>
</table>

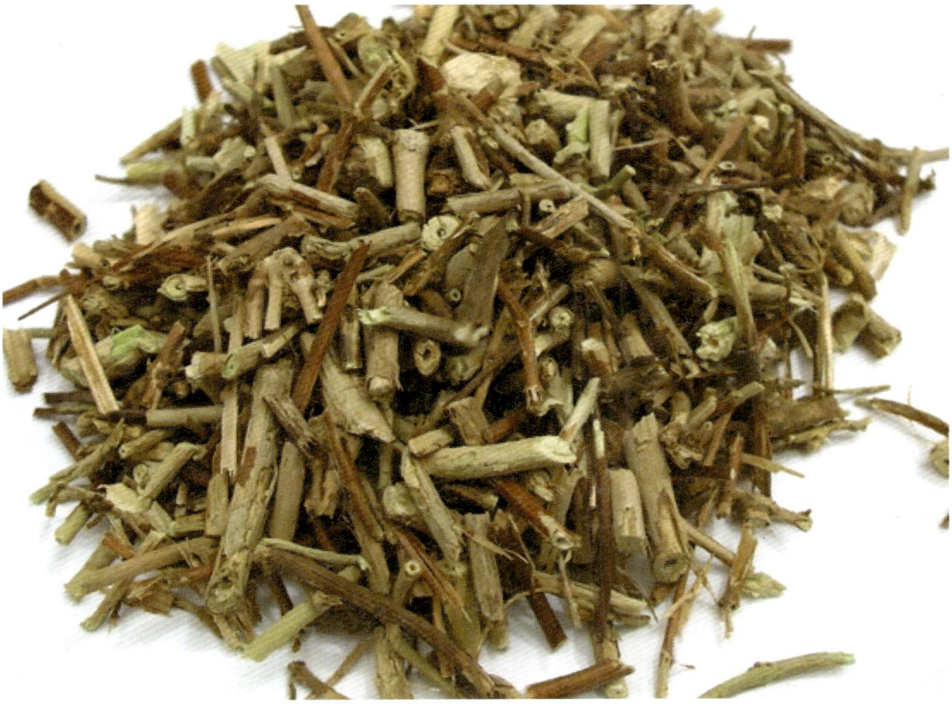

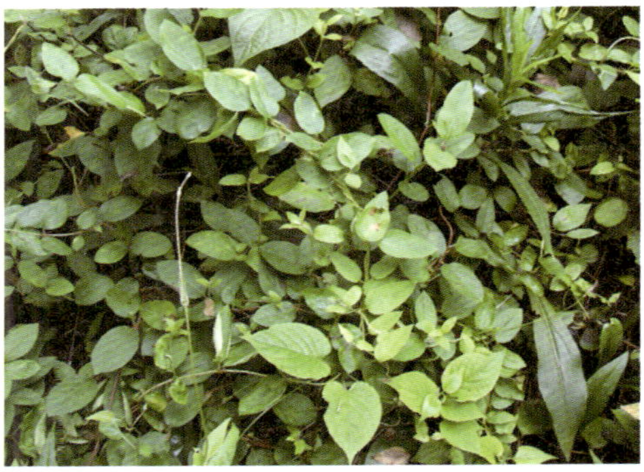

22. 蚤休 (조휴)

<table>
<tr><td colspan="2">백합과(百合科)에 속한 다년생 초본인 삿갓나물의 根莖</td><td rowspan="2">清熱解毒 (청열해독)
消腫止痛 (소종지통)
息風定驚 (식풍정경)</td><td rowspan="2">疔腫癰腫, 咽喉腫痛, 毒蛇咬傷, 跌撲傷痛, 驚風抽搐</td></tr>
<tr><td>微寒, 苦
有小毒</td><td>肝</td></tr>
<tr><td colspan="4">1) 清熱解毒, 消腫止痛
· 性味가 苦寒하고 肝經 血分에 들어가 비교적 강한 清熱解毒작용이 있어 癰腫을 消腫하고 止痛시키는 효능이 있어 瘡瘍腫毒을 치료하는 要藥이 된다.
· 그러므로 모든 熱毒瘡瘍과 각종 癌腫, 咽喉腫痛 및 蟲蛇咬傷 등에 응용된다.
2) 息風定驚
· 또한 소아의 고열로 인한 驚風抽搐을 치료하는데, 이는 苦寒한 性味가 降泄시키는 효능이 있어 凉肝定驚시키기 때문이다.</td></tr>
</table>

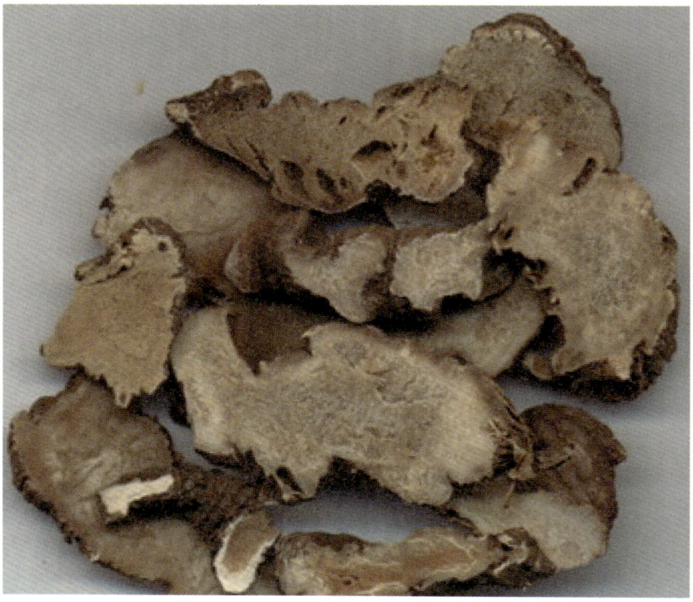

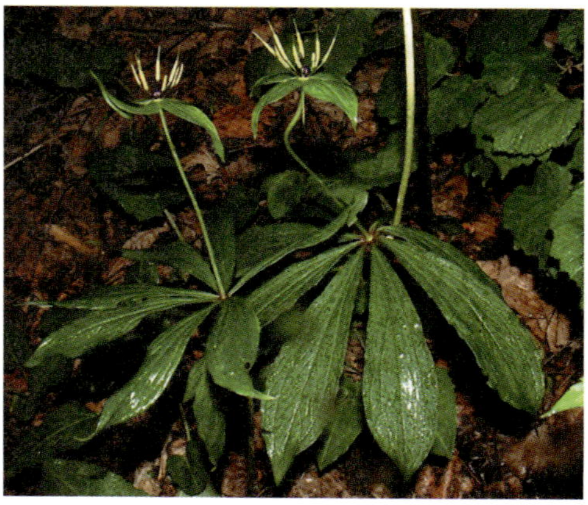

23. 半邊蓮 (반변련)

<table>
<tr><td colspan="2">초롱꽃과(桔梗科)에 속한 다년생 초본인 수염가래꽃의 全草</td><td rowspan="2">清熱解毒 (청열해독)
利尿消腫 (이뇨소종)</td><td rowspan="2">大腹水腫, 面足浮腫, 癰腫疔瘡, 蛇蟲咬傷, 晩期吸血蟲腹水</td></tr>
<tr><td>平, 辛</td><td>心, 肺, 小腸</td></tr>
</table>

1) 清熱解毒

· 性味가 辛平하여 清熱解毒시키는 작용이 있어 毒蛇咬傷과 蜂蝎刺螫 및 疔瘡초기의 腫痛을 치료하는데 單用하여 外敷 는또 내복하여 치료한다.[16]

2) 利尿消腫

· 또한 利尿消腫시키는 효능이 있어 大腹水腫과 面足浮腫 등을 치료한다.

· 최근에는 위암, 직장암, 간암 등에 白花蛇舌草, 半枝蓮 등을 배합하여 응용하고 있다

· 금기증 : 虛證腹水

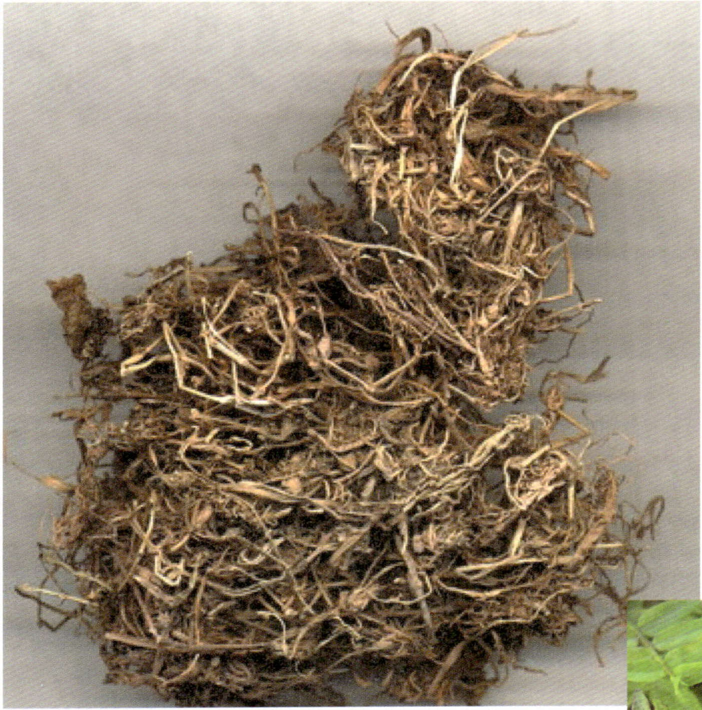

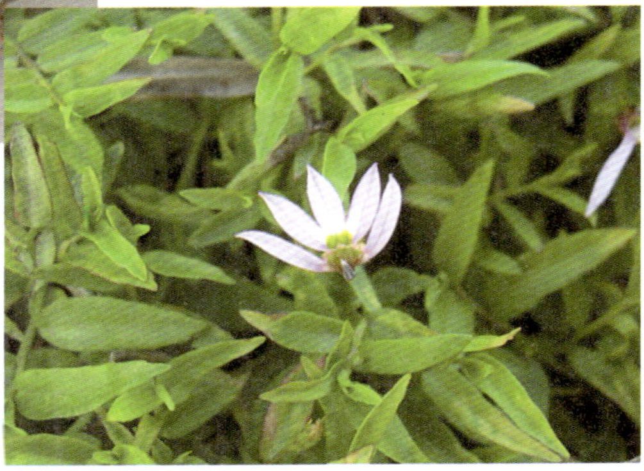

16) 螫 : 쏠 석

24. 土茯苓 (토복령)

<table>
<tr><td colspan="2">백합과(百合科)에 속한 다년생 攀援狀 灌木인 청미래덩굴의 根莖</td><td rowspan="2">除濕 (제습)
解毒 (해독)
通利關節 (통리관절)</td><td rowspan="2">濕熱淋濁, 帶下, 癰腫, 瘰癧, 疥癬, 梅毒
水銀中毒으로 인한 肢體拘攣, 筋骨疼痛</td></tr>
<tr><td>平, 甘淡</td><td>肝, 胃</td></tr>
<tr><td colspan="4">· 性味가 甘淡平하여 利濕導熱하는 가운데 解毒시키는 장점이 있어 매독을 치료하는 要藥이 된다.
· 또한 능히 관절을 利하고 輕粉과 수은독을 해독시키므로 매독을 치료하기 위한 수은제를 복용하여 나타나는 肢體拘攣에 좋은 효과가 있다.

· 오늘날 임상에서는 濕熱로 인한 瘡毒을 치료하는데 응용하고 있다.</td></tr>
</table>

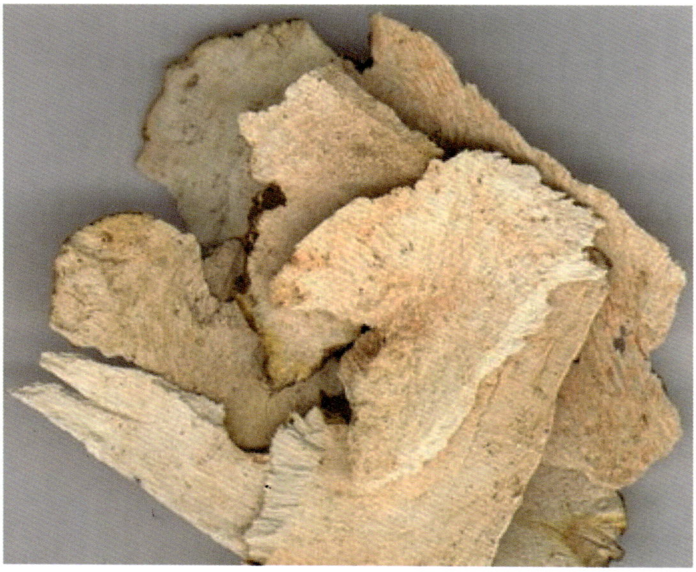

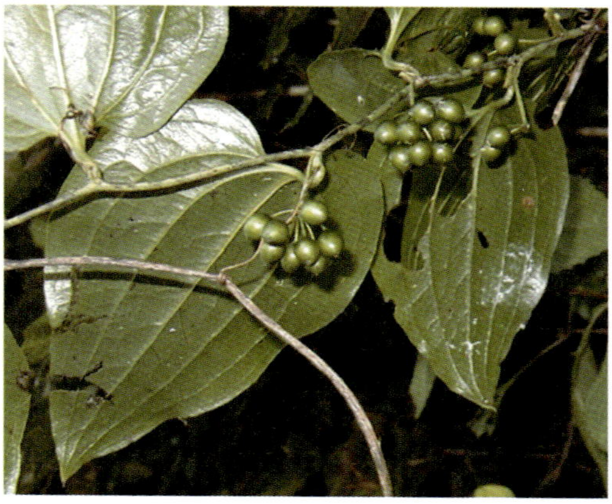

25. 魚腥草 (어성초)

삼백초과(三白草科)에 속한 일년생 초본인 약모밀의 지상부		清熱解毒 (청열해독) 消癰排膿 (소옹배농) 利尿通淋 (이뇨통림)	肺癰吐膿★, 痰熱喘咳, 熱痢, 熱淋, 癰腫瘡毒
微寒, 辛	肺		

· 原名이 蕺菜로 줄기와 잎에서 비린내가 나므로 붙여진 이름이다.[17]

· 性味가 辛寒하여 辛味는 散하고 行하게 하며, 微寒은 淸熱하므로 淸熱解毒의 효능이 있고 또한 消癰排膿시키는 효과가 있어 모든 熱毒癰腫에 사용★하여 치료하며, 특히 內癰을 치료하는데 많이 응용된다.

· 주로 肺經의 熱毒을 淸解하여 痰熱이 壅肺하여 膿血을 吐하는 證을 치료하는 要藥이 된다★

· 최근에는 肺癰을 치료하는 효능 외에 대엽성 폐렴과 급성 기관지염, 소아 폐렴, 장염으로 인한 설사 및 요로감염★ 등에도 양호한 효과가 있다.

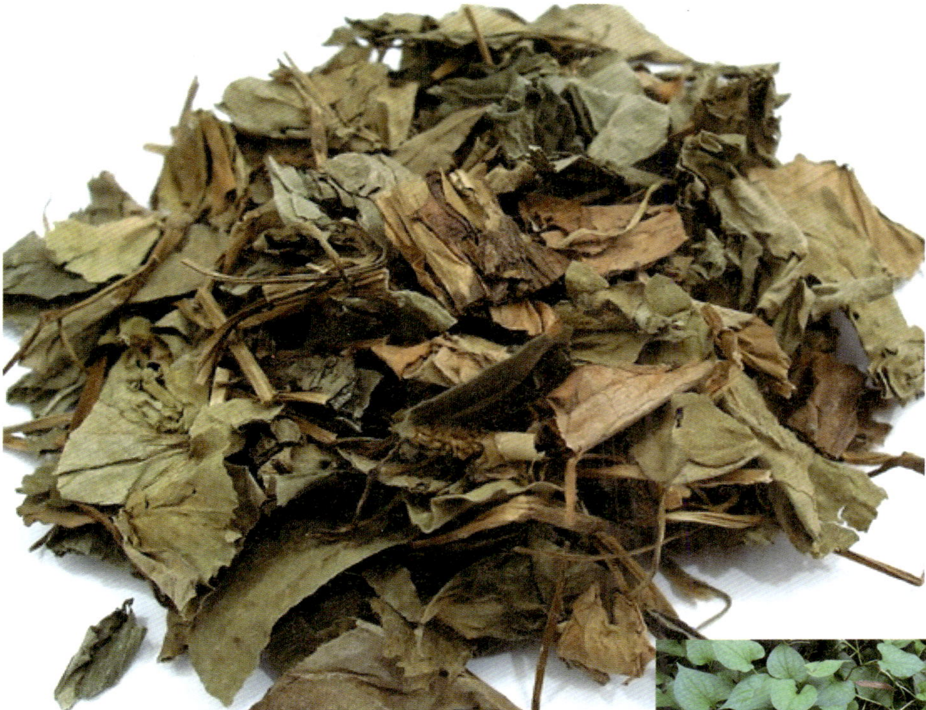

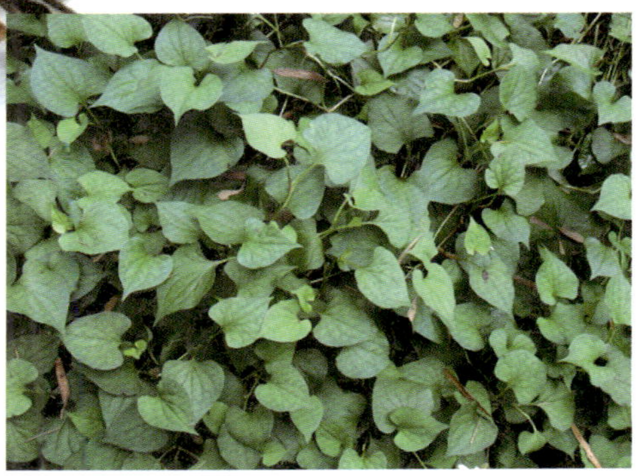

17) 蕺 : 삼백초 즙

26. 射干 (사간)

붓꽃과(鳶尾科)에 속한 다년생 초본인 범부채의 根莖		清熱解毒 (청열해독) 消炎 (소염) 利咽 (이인)	熱毒痰火鬱結, 咽喉腫痛★, 痰涎壅盛, 咳嗽氣喘
寒, 苦	肺		

- 性味가 苦寒하며 肺經에 들어가 清熱解毒과 利咽의 효능이 있으므로 痰熱壅盛으로 인한 咽喉腫痛의 병증에 응용하는 要藥이다★
- 또한 苦寒으로 降泄하기 때문에 化痰, 止咳平喘의 효능이 있다. 그러므로 肺熱多痰, 咳逆上氣 등의 병증에 응용하며, 임상에서는 이 약에 止咳平喘작용이 있는 약물을 배합하여 응용한다.
- 임상상 단방으로도 역시 효과가 좋은데 【醫方大成】에서 "喉痺不通을 다스리는 처방으로서 이 약의 搗汁을 嚥下한다"고 한 것을 예를 들 수 있다.
- 또한 降火解毒하고 行血消腫하므로 咽喉를 利하고 清肺祛痰되어 喘咳가 스스로 멈추게 된다.
- 그러므로 咽喉腫痛과 痰多喘咳을 치료하는데 응용한다★
- 이러한 치료효과가 있어【本草綱目】에는 咽喉腫痛을 치료하는 要藥이 된다고 하였다.

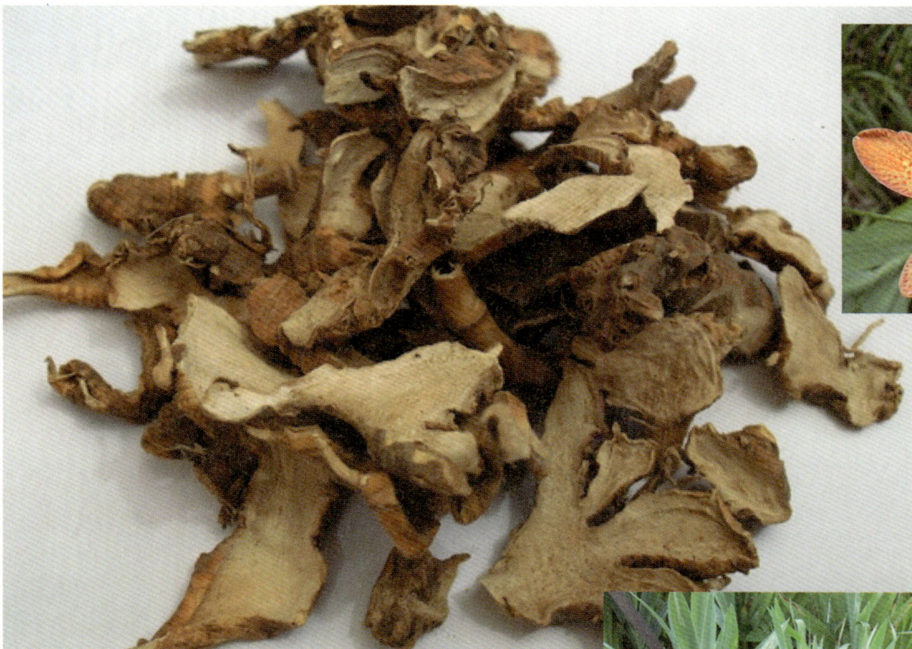

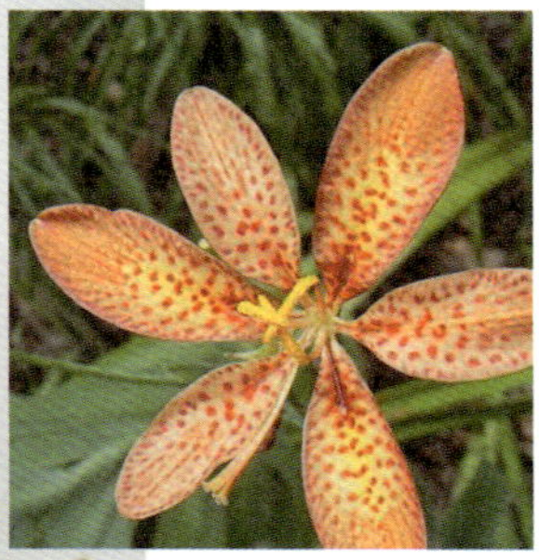

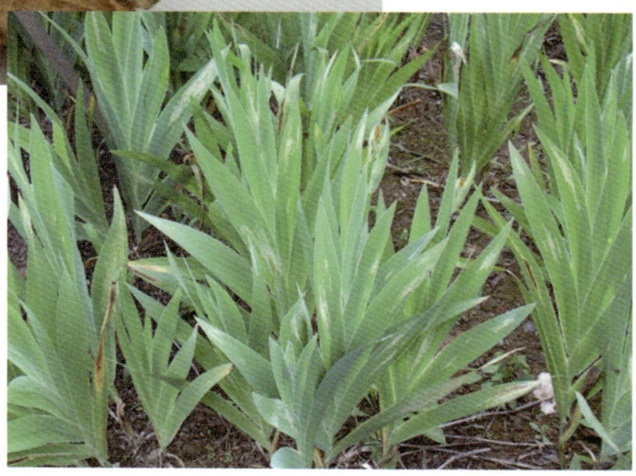

27. 山豆根 (산두근)

豆科(콩과)에 속한 낙엽소관목인 廣豆根의 根과 根莖		清熱解毒 (청열해독) 消腫利咽 (소종이인)	火毒蘊結, 咽喉腫痛, 齒齦腫痛
寒, 苦 有毒	肺, 胃		

· 性味가 大苦大寒하여 泄降下行하고 肺胃의 火를 清泄하여 解毒, 利咽, 消腫의 효능이 있어 熱毒熾盛으로 인한 咽喉腫痛을 치료하는 要藥이 된다.

· 喉는 肺에 속하고 牙齦은 陽明經에 속하여 肺, 胃經에 火毒이 上攻하면 咽喉와 齒齦이 腫痛하게 된다.

· 이 외에도 항암작용이 있어 많은 종류의 癌腫을 치료하며, 특히 초기의 후두암과 폐암에 일정한 치료효과가 있다.

· 금기증 : 脾胃가 虛寒하여 食少下痢, 喉證이 虛火와 風寒에 속한 경우, 脾虛便溏

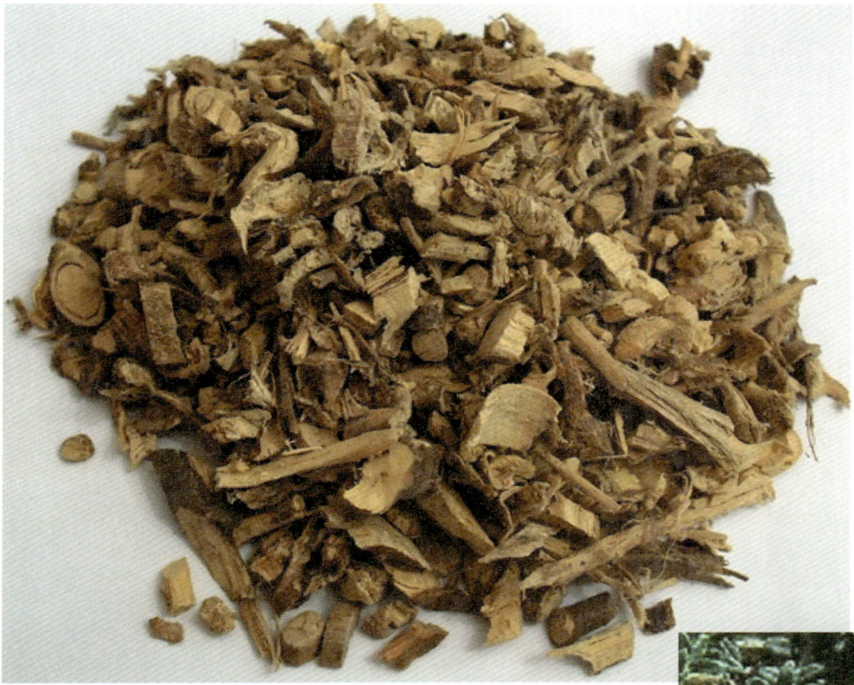

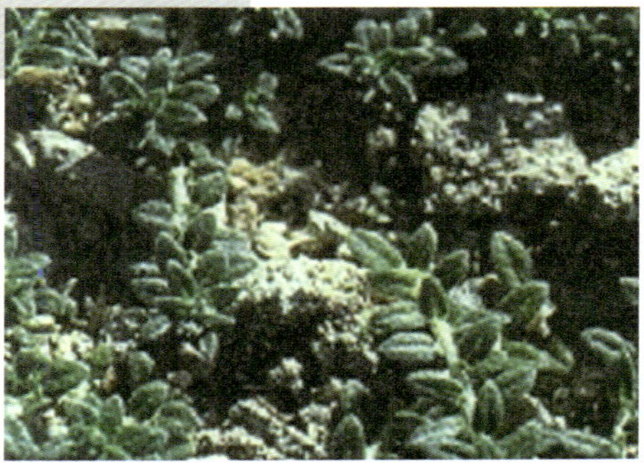

第5節 清虛熱藥

1. 靑蒿 (청호)

국화과(菊花科)에 속한 일년생 또는 이년생 초본인 개똥쑥 또는 개사철쑥의 지상부		淸熱解暑 (청열해서) 除蒸 (제증) 截瘧 (절학)	暑邪發熱, 陰虛發熱, 夜熱早凉, 骨蒸勞熱, 瘧疾寒熱, 濕熱黃疸
寒, 苦辛	肝, 膽		

· 性味가 苦辛寒하고 芳香하며 肝, 膽經에 들어가 苦寒은 淸熱하고 辛味와 芳香은 發散하여 肝膽과 血分의 熱을 淸泄하고, 陰分의 伏熱을 밖으로 透出하여 淸熱, 凉血, 退蒸의 좋은 약이 된다.

· 주된 작용은 葉에 있으나 주로 全草를 사용한다.

1) 淸熱解暑

· 淸熱解暑작용은 淸芳疏達과 淸透解肌 효능으로 祛暑治瘧하는 것인데, 주로 여름철에 暑熱로 인하여 外感한 경우나 瘧疾 등에 응용된다.

2) 除蒸

· 除蒸작용은 주로 溫邪가 傷陰하여 發熱한다든가 또는 骨蒸勞熱 등에 寒熱을 막론하고, 熱이 陰分으로부터 발생하는 證에 모두 응용되어진다.

· 性이 비록 苦寒하나 芳香은 胃에 대한 자극성이 적어 일반적인 苦寒藥처럼 소화기능을 손상시키지 않는다.

3) 截瘧

· 靑蒿와 柴胡는 효능이 비슷하여 肝, 膽經에 들어가 瘧疾과 寒熱往來 등 證을 치료하나,

柴胡	· 性은 升散에 치우쳐있고, 疏肝解鬱에 특징적인 효능 · 아울러 淸陽을 升擧하지만 많이 사용하면 傷陰의 염려
靑蒿	· 淸凉한 芳香은 暑熱을 善解하나 傷陰하지 않게 하여 陰虛發熱의 證에 응용

· 금기증 : 産後血虛, 脾胃虛寒으로 인한 泄瀉와 식욕부진 또는 汗出過多

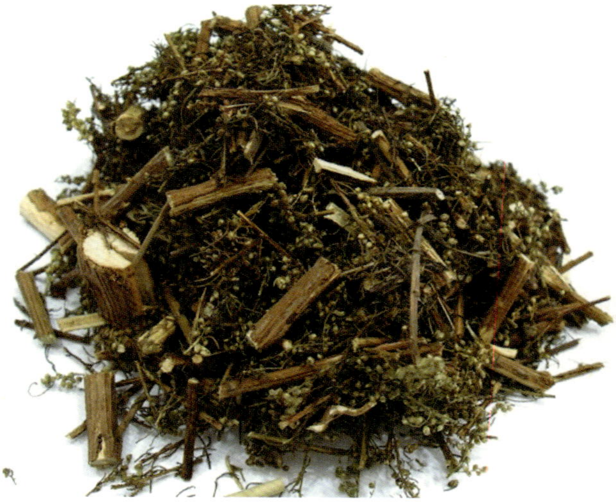

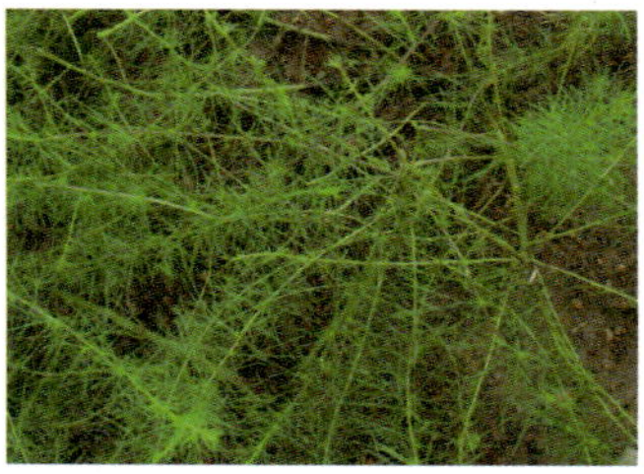

2. 白薇 (백미)

박주가리과(蘿藦科)에 속한 다년생 초본인 백미꽃 또는 蔓生白薇의 뿌리		清熱凉血 (청열양혈) 利尿通淋 (이뇨통림) 解毒療瘡 (해독요창)	溫邪傷營發熱, 陰虛發熱, 骨蒸勞熱, 産後血虛發熱, 熱淋, 血淋, 癰疽腫毒
寒, 苦鹹	胃, 肝, 腎		

· 性味가 苦寒鹹한데, 苦味는 泄降하고 鹹味는 血分에 들어가며, 寒性은 清熱하므로 血分의 熱을 清하게 할 뿐 아니라 陰虛發熱도 虛實에 관계없이 응용될 수 있다.

· 그러나 대개 虛熱을 退熱하는 중에 透解하므로 熱病후기에 餘邪가 아직 남아있고 內熱로 陰液이 손상되어 低熱이 계속 있거나 産後虛熱 및 일치의 원인불명의 虛性發熱 등에 모두 隨證加減하면 현저한 退熱작용을 나타낸다.

· 즉, 주된 기능은 清熱작용이며 완전히 瀉만 하는 약물은 아니다.

· 임상에서 부인과의 清虛熱藥으로 응용되는 것도 이를 나타내는데, 즉 산후발열에 當歸, 人蔘등과 배합되는 白薇散 등이 대표적인 예가 될 수 있다.

· 白薇, 銀柴胡, 地骨皮, 青蒿는 모두 清虛熱藥이나 각각 특징을 가지고 있다.

① 白薇, 青蒿 : 清熱 후 發散한다. (衛分에 작용)

② 銀柴胡, 地骨皮 : 清熱 후 發散하지 않는다 (營分에 작용)

③ 白薇, 地骨皮 : 清肺熱하여 熱咳에 사용

④ 銀柴胡, 青蒿 : 清肺熱의 효과가 없다

⑤ 白薇 : 利尿작용

·금기증 : 傷寒 혹은 溫病 등에서 血分에 熱이 없거나, 汗多亡陽, 脾胃虛寒으로 食少便溏

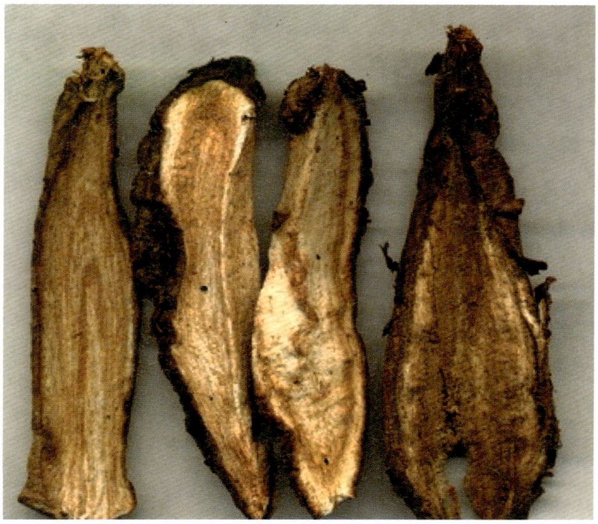

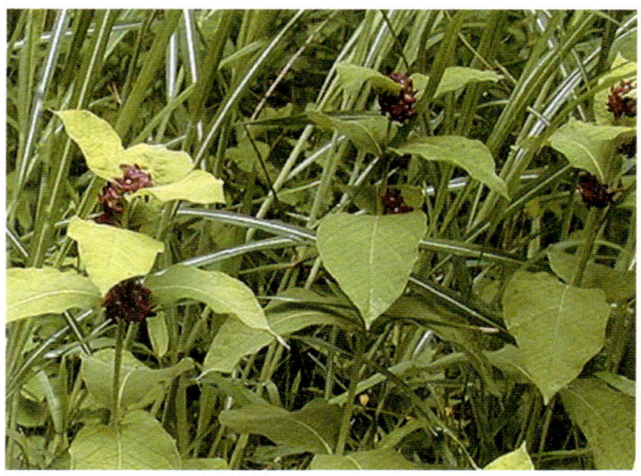

3. 地骨皮 (지골피)

가지과(茄子科)에 속한 落葉小喬木인 구기자나무의 根皮		凉血除蒸 (양혈제증) 清肺降火 (청폐강화)	陰虛潮熱, 骨蒸盜汗, 肺熱咳嗽, 咯血, 衄血, 內熱消渴
寒, 甘	肺, 肝, 腎		

· 性味가 甘寒하여 肺, 腎經에 들어가 虛熱을 제거하여 退熱除蒸에 상용★하는 좋은 약이 된다.
· 또한 肺火를 降火하여 邪熱이 肺에 침습하여 肺의 肅降기능이 失調되어 나타나는 咳嗽氣喘과 陰虛發熱이 오래도록 不退하는 병증과 內熱로 인한 消渴證을 치료한다★
· 이 외에 凉血시키는 효능이 있어 吐血과 衄血을 치료하는데 상용★된다

· 骨蒸에서의 地骨皮의 응용례를 보면 "有汗骨蒸에는 地骨皮를 첨가하고 無汗骨蒸에는 牧丹皮를 첨가한다"고 되어 있다(本草求眞). 이는 有汗骨蒸은 退虛熱하라는 의미로 볼 수 있으며, 無汗骨蒸은 血滯되어 있으니 活血하라는 의미로 볼 수 있다.
이와같은 엄격한 구분에도 불구하고 현재에는 陰虛發熱시 有汗 혹은 無汗에 관계없이 두가지 약이 같이 사용 되어지고 있다.
·또한 地骨皮는 清泄肺熱하나, 牧丹皮는 清泄肝熱하며 清血分實熱하고 活血祛瘀하는 작용이 있는 점으로 地骨皮와 牧丹皮를 구분하기도 한다.

·금기증 : 外感風寒의 發熱과 脾胃虛寒인 경우에는 忌한다.
또한 虛勞火王이나 脾胃虛弱으로 식욕이 부진하고 水樣性下痢증상에는 소량을 사용하여야 하며, 假熱인 환자는 복용을 忌한다.

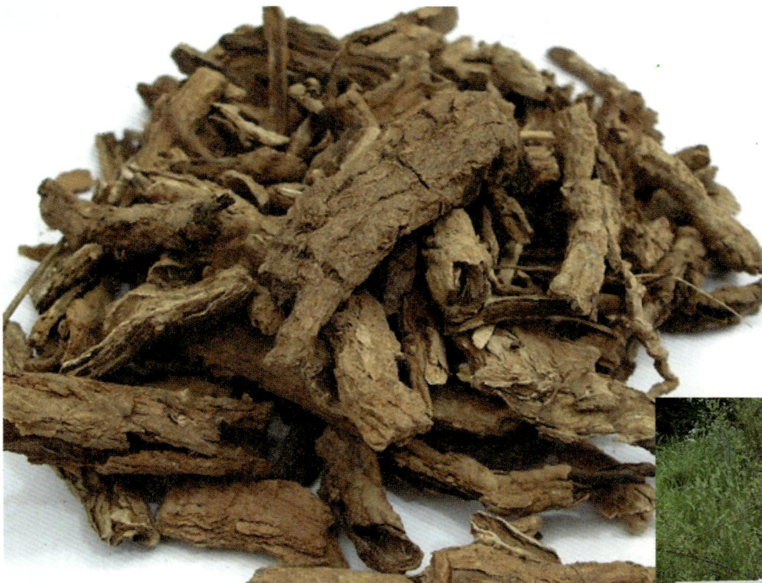

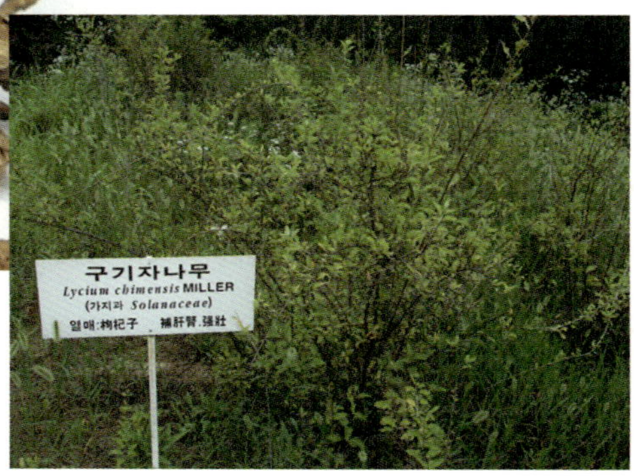

4. 銀柴胡 (은시호)

<table>
<tr><td colspan="2">패랭이꽃과(石竹科)에 속한 다년생 초본인 대나물의 根</td><td rowspan="2">清虛熱 (청허열)
除疳熱 (제감열)</td><td rowspan="2">陰虛發熱, 骨蒸勞熱, 小兒疳熱</td></tr>
<tr><td>微寒, 甘</td><td>肝, 胃</td></tr>
</table>

· 性味가 甘微寒하여 오직 涼血退熱의 우수한 효능을 가지고 있다. 특히 退熱시키되 泄하지 않고, 理陰시키나 升騰하지 않으므로 虛熱을 清退시키는 虛熱의 좋은 약이다.

· 이러한 점에서 일반적인 虛熱은 물론이고, 소아의 疳積등에 유용하게 사용한다.

· 柴胡와 銀柴胡는 科屬이 다른 식물로 효능 또한 명확히 구분되어야 한다.
이 두가지 약물은 모두 解熱작용을 나타내고 있으나

銀柴胡	· 虛熱을 清退시켜 오로지 陰虛發熱을 치료하고 涼血시키는 효능 (柴胡鱉甲散) · 升散시키는 작용은 없다
柴胡	· 透表泄熱시켜 寒熱往來를 치료하고 升散시키는 작용 (小柴胡湯) · 涼血시키는 작용은 없다

· 금기증 : 外感風寒, 血虛無熱者

▸ 小兒疳熱★ : 胡黃蓮, 金銀花, 秦艽

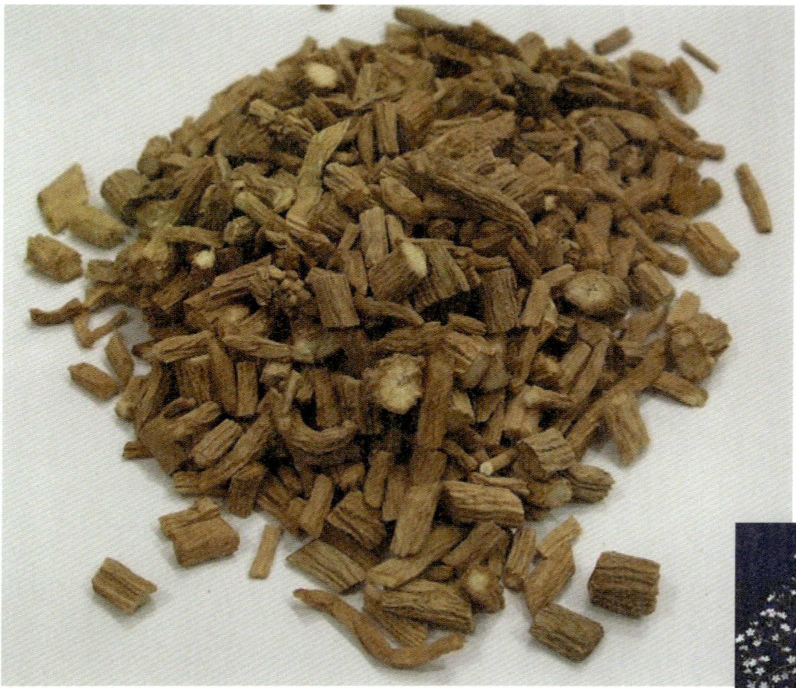

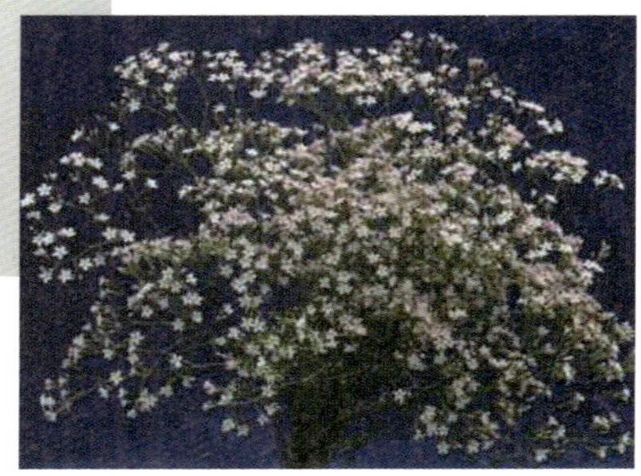

5. 胡黃連 (호황련)

현삼과(玄参科)에 속한 다년생 초본인 印度胡黃連의 根莖		退虛熱 (퇴허열) 除疳熱 (제감열) 清濕熱 (청습열)	陰虛骨蒸, 潮熱盜汗, 小兒疳積, 消化不良, 腹脹體瘦, 下痢, 發熱, 濕熱瀉痢, 黃疸, 痔疾
寒, 苦	肝, 胃, 大腸		

· 性味가 苦寒하여 虛熱을 없애주므로 陰虛骨蒸과 潮熱盜汗을 치료하고, 또한 清熱消疳시켜 소아 疳積으로 소화불량하며 腹脹體瘦하며 下痢, 發熱 등의 증후를 치료한다★

· 이 외에도 黃連의 효능과 비슷하여 濕熱을 제거하고 解毒시켜 腸胃에 濕熱로 인한 瀉痢와 痔瘡腫痛 등을 치료한다.

· 일반적으로 임상에서 소아 疳積으로 소화불량하고 腹脹體瘦한 경우에 다용되었던 清熱健胃劑이며 小兒疳熱之良藥이고 古方의 경우에 소량의 黃連으로 대체되기도 하였다.

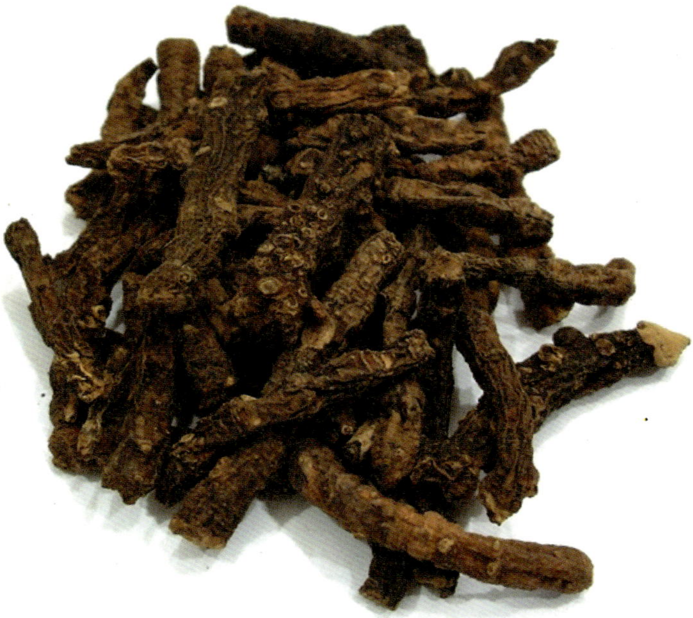

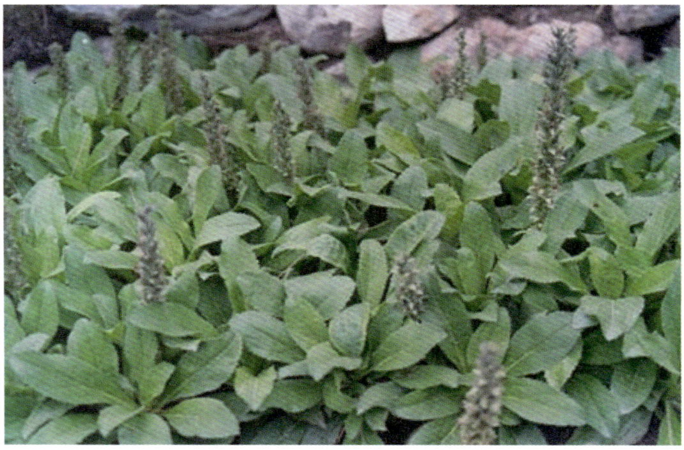

第3章

瀉下藥

· 작용

① 大便을 通利시켜 胃腸의 積滯를 排除

② 實熱을 淸利導下시키고, 水飮을 攻逐

· 大便不通, 腸胃積滯, 實熱內結, 寒積, 水飮停蓄 등 裏實證에 적용한다.

1) 攻下藥

⑴ 종류

대황(大黃), 망초(芒硝), 노회(蘆薈)

⑵ 성미 : 苦寒

⑶ 적응증상

體內宿食의 停滯, 裏實證으로 大便이 燥結된 병증 (裏熱積滯, 燥屎堅結者)

2) 潤下藥

⑴ 종류

화마인(火麻仁), 욱이인(郁李仁)

⑵ 적응증상

① 식물의 種子나 種仁으로 되어 있어 풍부한 油脂를 함유하여 潤燥滑腸의 작용

② 老年津枯, 産後血虧, 病後津液未復, 亡血患者의 腸燥津枯便秘

3) 峻下逐水藥

⑴ 종류

감수(甘遂), 대극(大戟), 원화(芫花), 견우자(牽牛子), 상육(商陸), 파두(巴豆), 속수자(續隨子)

⑵ 적응증상

① 작용이 猛烈하여 극렬한 腹痛과 泄瀉를 일으키고, 약물중에는 利尿작용도 가지고 있어 대량의 수분을 大小便으로 배출

② 水腫, 胸腹積水, 痰飮結聚, 喘滿壅實

第1節 攻下藥

1. 大黃 (대황)

<table>
<tr><td colspan="2">마디풀과(蓼科)에 속한 다년생 초본인 掌葉大黃, 唐古特大黃 혹은 藥用大黃의 뿌리줄기</td><td>瀉熱通腸 (사열통장)
凉血解毒 (양혈해독)
逐瘀通經 (축어통경)</td><td>實熱便秘, 積滯腹痛, 瀉痢不爽, 濕熱黃疸★, 血熱吐衄, 目赤, 咽腫, 腸癰腹痛, 癰腫疔瘡, 瘀血經閉, 跌打損傷, 上消化道出血
[外治] 水火燙傷</td></tr>
<tr><td>寒, 苦</td><td>脾, 胃, 大腸
肝, 心包</td><td colspan="2">① 酒大黃 : 淸上焦血分熱毒 目赤咽腫, 齒齦腫痛
② 熟大黃 : 瀉下力緩, 瀉火解毒 火毒瘡瘍
③ 大黃炭 : 凉血化瘀止血 血熱有瘀出血症</td></tr>
</table>

· 性味가 苦寒沈降하고 力猛善行하여 下焦에 直達하므로 腸胃의 積滯를 蕩滌하고, 血分의 實熱을 淸熱瀉火하는 효능을 도와 血로 들어가 降泄시키며, 또한 活血逐瘀★의 효능이 있어 攻積, 瀉火, 逐瘀의 要藥이 된다★

· 그러나 性이 峻烈하여 正氣를 손상시키므로 實證이 아니면 가볍게 투여해서는 안되며, 孕婦나 婦女의 월경시 또는 수유기에는 愼用해야 한다★

· 通便하고자 하면 後下하거나 혹은 沸水에 浸泡하여 복용하여야 한다★

生用	瀉下力이 강하여 實熱證을 치료, 瀉火解毒의 효능이 강하다
熟用	瀉下力이 緩和하고 濕熱을 淸化시키는 작용이 증가
酒製	驅熱下行하여 上部의 熱을 淸熱하는 효능이 좋으며, 熱毒이 上炎하여 나타나는 目赤, 口瘡, 牙痛, 頭痛에 사용하며, 또한 活血行瘀의 효능이 증강 한다
炒炭	止血작용이 증강하여 化瘀止血하여 血熱로 된 瘀血性 出血症을 치료

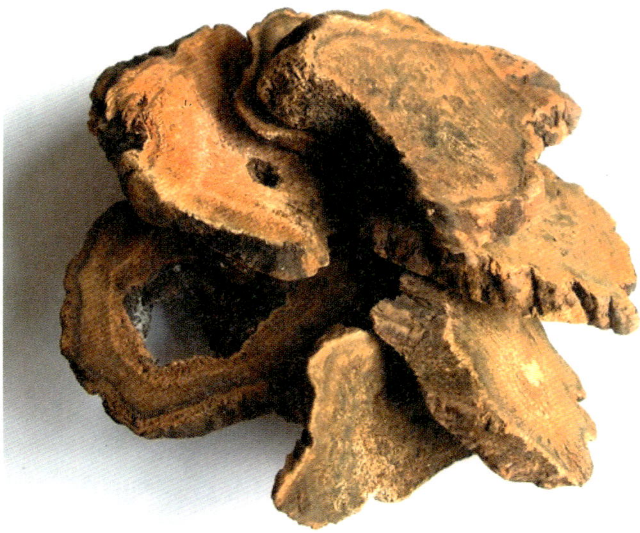

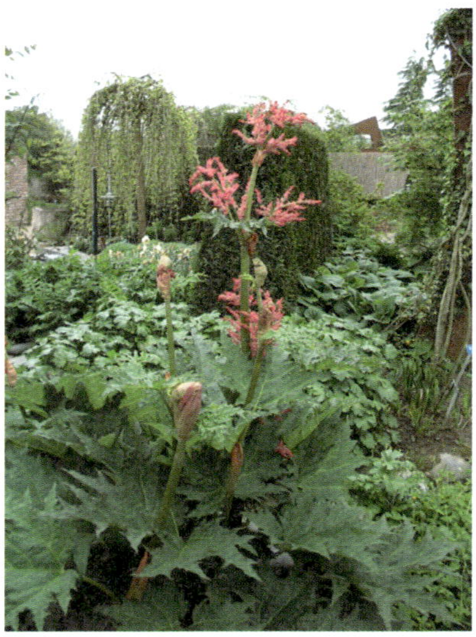

2. 芒硝 (망초)

硫酸鹽類의 鑛物인 芒硝族에 속한 芒硝를 가공정제하여 얻은 결정체로 함수황산나트륨		瀉熱通便 (사열통변) 潤燥軟堅 (윤조연견) 清火消腫 (청화소종)	實熱便秘★, 大便燥結★, 積滯腹痛, 腸癰腫痛★ [外治]★ 乳癰, 痔瘡腫痛
寒, 鹹苦	胃, 大腸		

· 鹹味로 軟堅하고, 苦味로 泄降하며, 寒性은 勝熱하므로 腸胃의 實熱을 蕩滌하여 燥屎를 없애므로 實熱積滯와 大便燥結을 치료하며, 大黃과 相須하여 사용하면 瀉熱通便의 효과를 증강시킨다.

· 芒硝는 장에서 흡수되지 않고 장내에서 용해되어 농도가 높은 鹽溶液이 되어 장내 수분의 흡수를 방해하므로 장내에 대량의 수분을 정체하게 하여 장내의 내용물을 희박하게 하고 용적을 증대시켜 장점막을 자극함으로써 장의 연동을 증가하여 泄瀉를 일으키게 된다.

· 芒硝를 朴硝, 芒硝, 玄明粉으로 분류하는데 모두 효능이 비슷하다

朴硝	雜質이 비교적 많다
芒硝	質이 純粹하며 瀉下작용이 강하다
玄明粉	甘草와 같이 煎湯하여 만든 것으로 質은 가장 純粹하나 瀉下力은 緩하며 구강이나 안과질환에 외용약으로 다용

· 玄明粉은 芒硝가 풍화작용을 거쳐서 얻어진 것으로 주로 Na_2SO_4를 함유하는데,
性味는 鹹苦寒하며 주로 胃, 大腸經으로 들어가서 효능을 발휘한다.
瀉熱通便하고 潤燥軟堅하며 清火消腫하는 효능이 있어서 實熱便秘, 大便燥結, 積滯腹痛을 치료하며, 외용하면 咽喉腫痛, 口舌生瘡, 牙齦腫痛, 目赤, 癰腫, 丹毒을 치료한다.

·금기증 : 脾胃虛弱, 孕婦

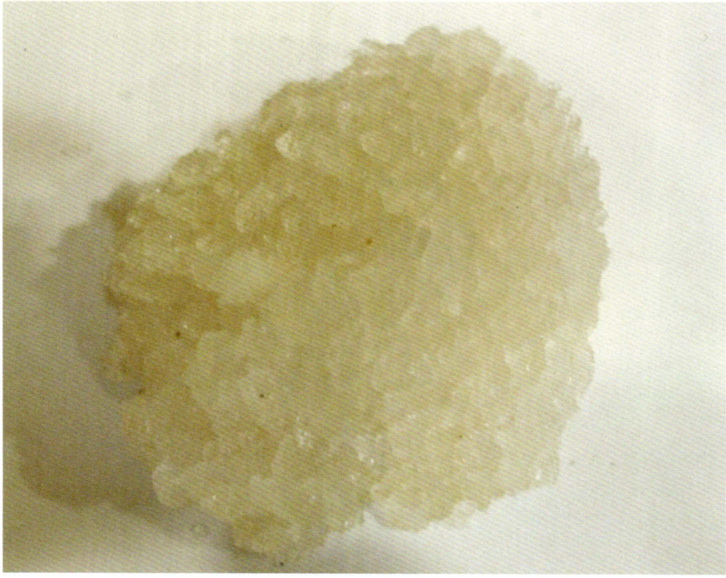

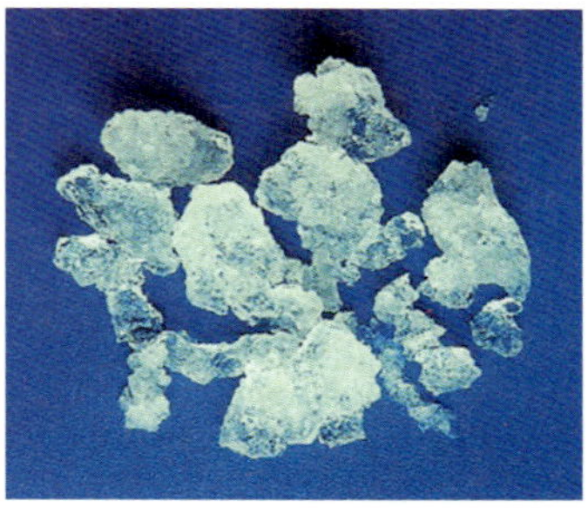

3. 蘆薈 (노회)

<table>
<tr><td colspan="2">백합과(百合科)에 속한 다년생 초본인 알로에 또는 동속근연식물의 葉汁을 건조</td><td rowspan="2">瀉下 (사하)
淸肝熱 (청간열)
殺蟲 (살충)</td><td rowspan="2">熱結便秘, 婦女經閉, 小兒驚癎, 小兒驚風, 疳積, 蟲積, 濕癬, 痔瘻, 萎縮性鼻炎, 瘰癧</td></tr>
<tr><td>寒, 苦</td><td>肝, 胃, 大腸</td></tr>
<tr><td colspan="4">1) 瀉下, 淸肝熱
· 性味가 苦寒하여 瀉下시키고 肝火를 淸火시키는 효능이 있어 습관성便秘와 熱結便秘를 瀉下시켜 치료하며★
· 大便秘結로 肝經에 實熱이 蓄積되어 나타나는 頭暈, 頭痛과 煩躁易怒, 驚癎을 치료한다★
2) 殺蟲
· 이 외에도 殺蟲시키는 효능이 있어 蟲積腹痛으로 면색이 萎黃하고 消瘦한 소아의 疳積을 치료★
· 외용하여 癬瘡을 치료하는데 敷塗하기도 한다.</td></tr>
</table>

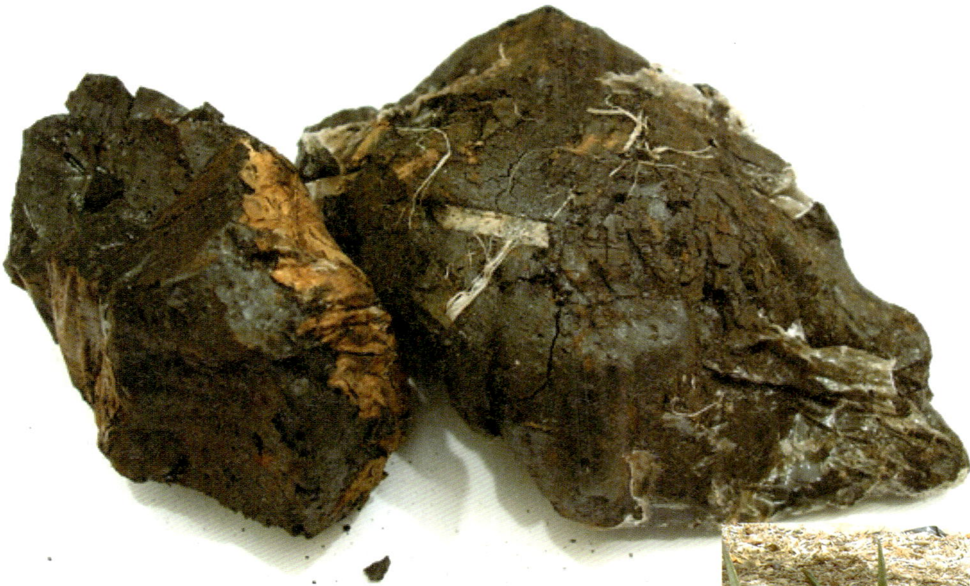

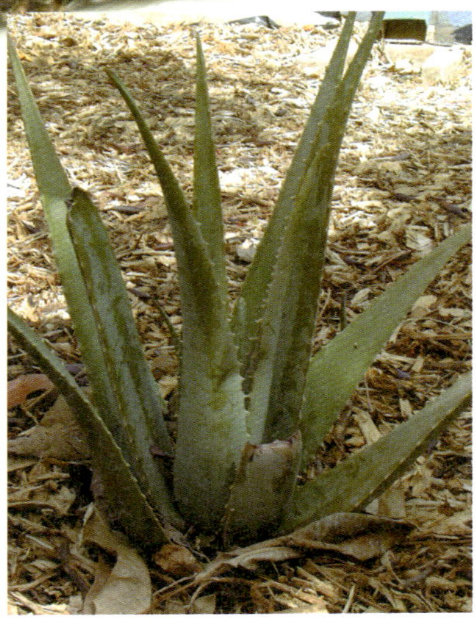

第2節 潤下藥

1. 火麻仁 (화마인)

<table>
<tr><td colspan="2">삼과(大麻科)에 속한 일년생 초본인 삼의 성숙한 果實(麻子仁)</td><td rowspan="2">潤燥 (윤조)
滑腸 (활장)
通便 (통변)</td><td rowspan="2">血虛津虧, 腸燥便秘</td></tr>
<tr><td>平, 甘</td><td>脾, 胃, 大腸</td></tr>
</table>

- 味甘, 性平하고 質潤多脂하여 腸道를 潤滑시키는 효능이 있어 緩下通便에 상용하는 약물이 되며★
- 또한 滋養補虛하는 효능도 가지고 있어 노년이나 體虛 및 출산후에 津枯血少로 인한 腸燥便秘에 要藥이 된다★

- 그러나 계속해서 장기간 복용하여서는 안되며 한번 내복에 60~120g 이상이면 중독증상인 吐瀉와 四肢痲木의 증상이 나타나며, 심하면 혼수상태에 이르게 된다

- 포제★ : 잡질과 殘留된 外殼을 골라내고 사용하거나 滋脾潤燥의 효능을 증강하려면 微炒하여 사용한다
- 금기증★ : 腸滑者

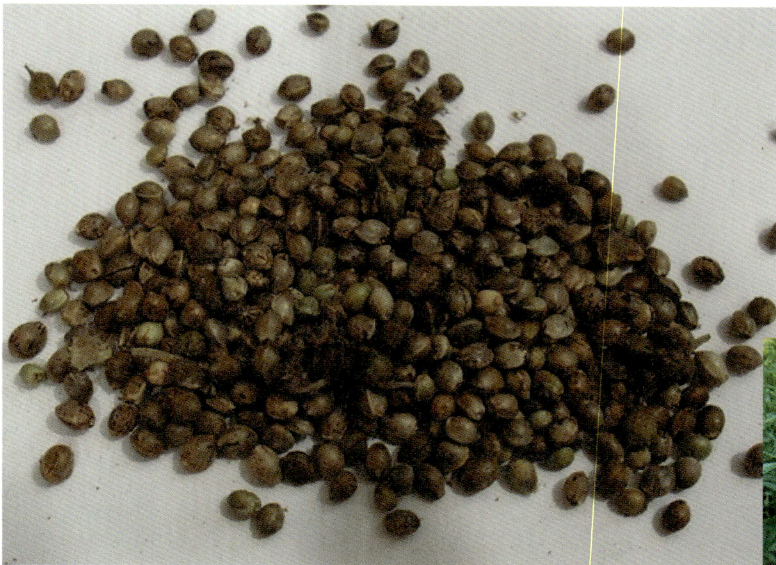

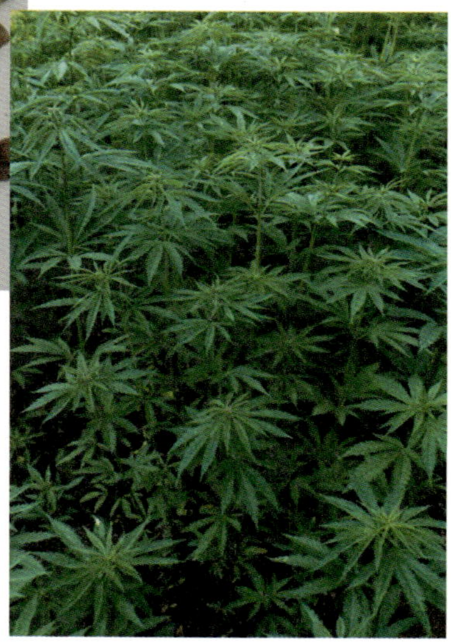

2. 郁李仁 (욱리인)

<table>
<tr><td colspan="2">장미과(薔薇果)에 속한 낙엽관목인 歐李와 郁李 혹은 앵도 및 이스라지의 성숙한 種子</td><td rowspan="2">潤燥滑腸 (윤조활장)
下氣 (하기)
利水 (이수)</td><td rowspan="2">津枯腸燥, 腹脹便秘, 食積氣滯, 小便不利, 大腹水腫, 四肢浮腫, 脚氣</td></tr>
<tr><td>平, 辛苦甘</td><td>脾, 大腸, 小腸</td></tr>
<tr><td colspan="4">· 辛開苦降하고 甘潤滑利하여 대, 소장의 秘結을 通導하고, 전신의 水氣를 通利시켜 宣散行氣시키고 除脹消積하는 좋은 약이 된다.
· 그러나 滋養補益시키는 작용이 없어 實證에 사용한다*
· 금기증 : 虛證, 孕婦</td></tr>
</table>

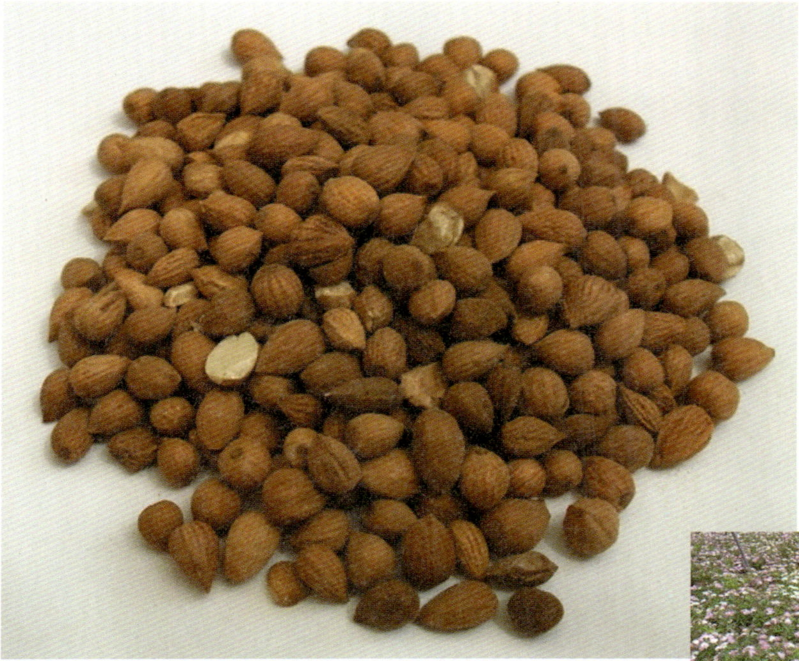

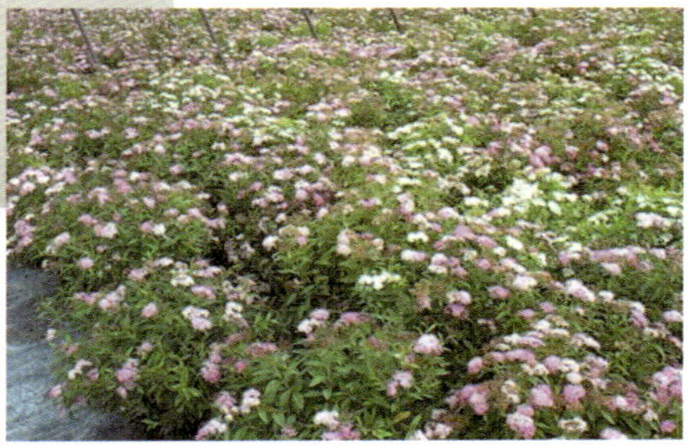

第3節 峻下逐水藥

1. 甘遂 (감수)

<table>
<tr><td colspan="2">대극과(大戟科)에 속한 다년생 육질 초본인 甘遂의 塊根</td><td rowspan="2">瀉水逐飮 (사수축음)
消腫散結 (소종산결)</td><td rowspan="2">水腫脹滿, 胸腹積水, 痰飮積聚, 氣逆咳喘, 二便不利, 濕熱腫毒</td></tr>
<tr><td>寒, 苦
有毒</td><td>肺, 腎, 大腸</td></tr>
<tr><td colspan="4">1) 瀉水逐飮
· 苦味는 降하고, 寒性은 除熱하여 走泄下行하므로 그 작용이 맹렬하여 瀉水逐飮의 峻藥으로 胸腹의 積水를 치료하는데 가장 빠른 효능을 가지고 있다.
2) 消腫散結
· 외용할 경우에는 消腫散結시키는 효능이 있어 모든 腫毒證을 치료한다.

· 다만 독성이 있으므로 내복할 때는 과량을 사용해서는 안되며 병증이 치료되면 즉시 사용을 중지하여야하고, 體虛나 孕婦에는 복용을 忌한다.
· ① 生用시에는 瀉水力과 독성이 크므로 외용에 응용하고,
② 修治후에는 瀉下力과 독성이 감소되므로 내복에 적용한다.</td></tr>
</table>

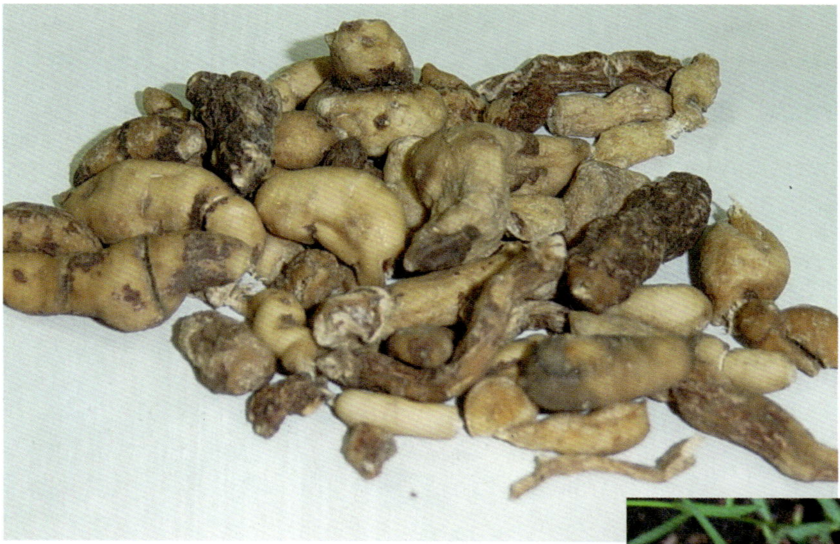

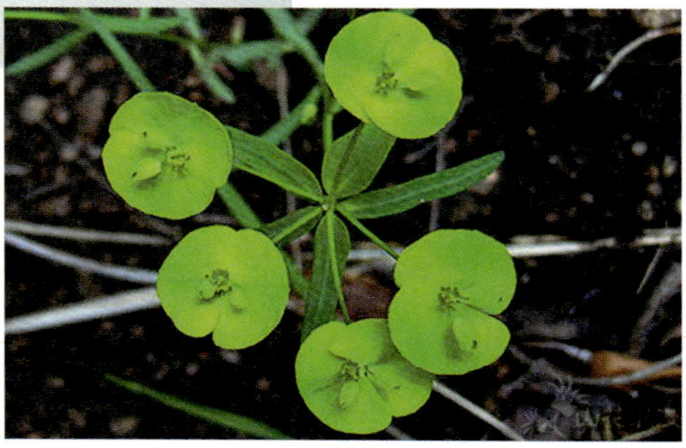

2. 大戟 (대극)

<table>
<tr><td colspan="2">대극과(大戟科)에 속한 다년생 초본인 대극의 根</td><td rowspan="2">瀉水逐飮 (사수축음)</td><td rowspan="2">胸腹積水, 痰飮積聚, 氣逆喘咳, 二便不利</td></tr>
<tr><td>寒, 苦
有毒</td><td>肺, 脾, 腎</td></tr>
<tr><td colspan="4">· 性味가 苦寒하여 泄下시켜 二便을 通利하며, 그 瀉水逐飮의 효능이 甘遂와 비슷하여 胸水와 腹水 및 水腫喘滿 등에 적용하며, 아울러 攻毒消腫시키는 효능이 있어 瘡瘍腫毒을 치료하는데 응용된다.
· 그러나 性猛有毒하므로 氣壯實邪한 환자가 아니면 輕用함은 마땅하지 않고, 虛證이나 孕婦는 복용을 피한다.</td></tr>
</table>

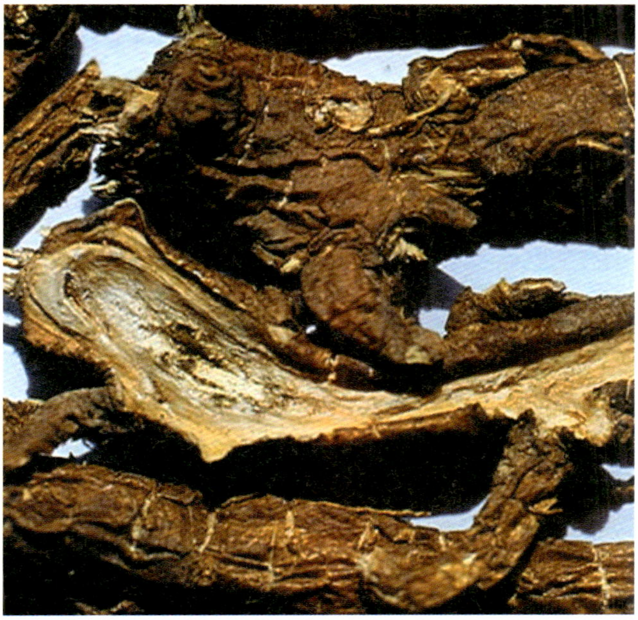

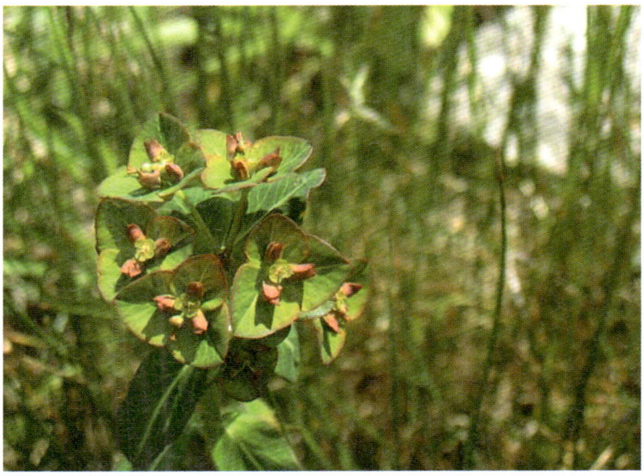

3. 芫花 (원화)

<table>
<tr><td colspan="2">팥꽃나무과(瑞香科)에 속한 낙엽관목인 팥꽃나무의 花蕾</td><td rowspan="2">瀉水逐飮 (사수축음)
解毒殺蟲 (해독살충)</td><td rowspan="2">水腫脹滿, 胸腹積水, 痰飮積聚, 氣逆喘咳, 二便不利
[外治] 疥癬禿瘡, 凍瘡</td></tr>
<tr><td>溫, 辛苦
有毒</td><td>肺, 脾, 腎</td></tr>
<tr><td colspan="4">· 瀉水逐飮의 효능이 甘遂, 大戟과 서로 비슷하지만 芫花는 性은 輕揚하므로 신체의 상부인 胸脇의 水를 瀉하여 痰飮과 積聚를 없애는 장점이 있어 痰飮喘咳와 胸脇引痛 및 胸脇脹滿에 적용한다.

· 그러나 芫花는 독성이 맹렬하므로 포제를 하지 않았거나 과량을 투여하였을 경우에는 극렬한 水瀉와 腹痛을 일으키므로 元氣壯實한 환자가 아니면 적용해서는 안된다.
· 甘草와 동용하면 利尿와 瀉下작용이 억제되고 아울러 독성이 증강되므로 주의해야 한다.</td></tr>
</table>

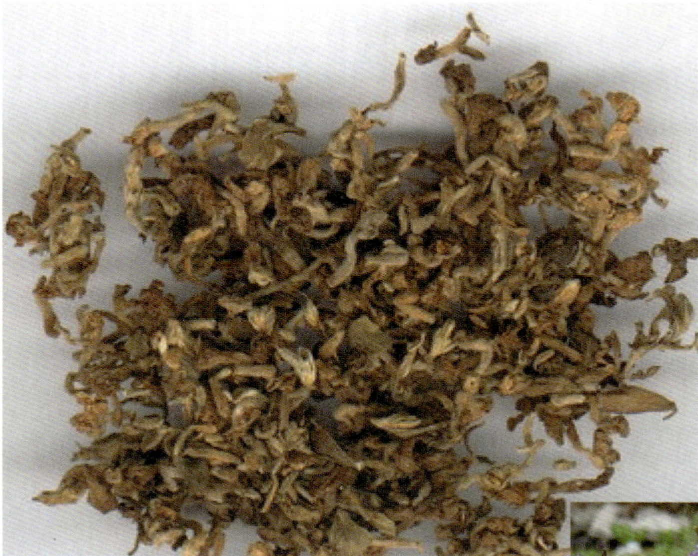

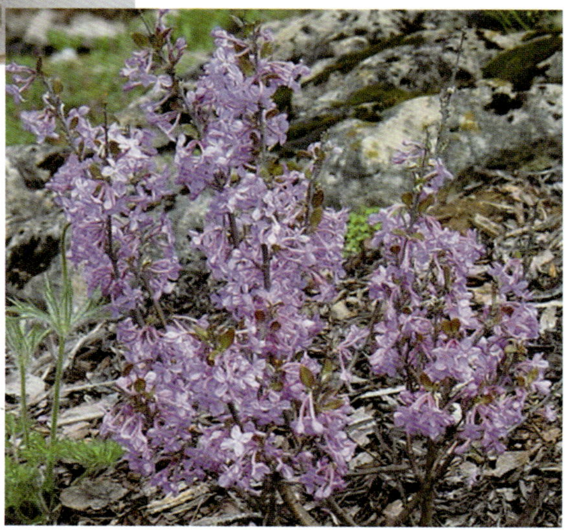

4. 牽牛子 (견우자)

메꽃과(旋花科)에 속한 일년생 등성 초본인 나팔꽃(裂葉牽牛)의 성숙한 種子		瀉水通便 (사수통변) 消痰滌飮 (소담척음)[1] 殺蟲攻積 (살충공적)	水腫脹滿, 二便不通, 痰飮積聚, 氣逆咳喘, 蟲積腹痛, 蛔蟲, 絛蟲病
寒, 苦 有毒	肺, 腎, 大腸		

· 苦寒性降하여 ① 少用하면 大便을 통하게 하고, ② 多用하면 瀉下작용이 강하여 水瀉와 같고 또한 利尿시키는 효능이 있다.
· 이와 같이 通瀉시키는 효능이 강력하여 體壯實邪者가 아니면 輕用하는 것은 마땅하지 않으며 孕婦는 복용을 忌하여야 한다.

· 黑, 白 두종이 있는데 일반적으로 黑丑의 약효가 빠르고 白丑의 약효는 緩할 뿐 효능은 비슷하여 임상에서는 구별하여 응용할 필요는 없다.
· 이와 같은 작용은 牽牛子의 pharbitin이 장내에서 담즙과 장액에 섞이면 ipuloric acid를 분해하여 장관에 강렬한 자극을 일으켜 장의 연동을 증가하고 장점막을 充血시켜 분비를 증가시켜 瀉下작용을 일으키게 된다.
· 오늘날 밝혀진 약리작용에 의하면 물이나 알콜의 浸劑는 생쥐에 대하여 瀉下작용을 하지만 煎煮한 후에는 그 작용이 없어지는 것으로 보고되었고, 사람에 대해서는 독성이 있지만 그다지 강한 것은 아닌 것으로 보고되었다.

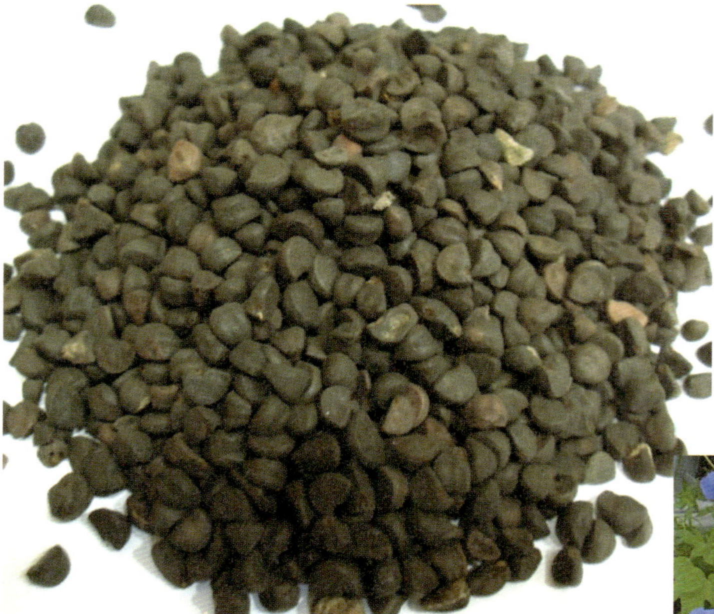

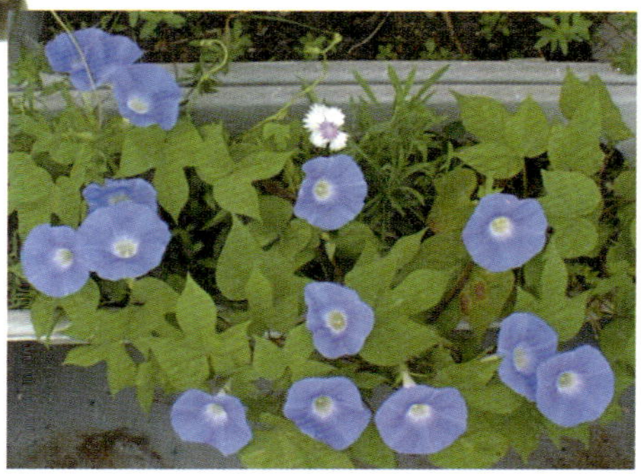

1) 滌 : 씻을 척

5. 商陸 (상육)

<table>
<tr><td colspan="2">자리공과(商陸科)에 속한 다년생 초본인 자리공 또는 미국자리공의 根</td><td rowspan="2">逐水消腫 (축수소종)
通利二便 (통리이변)
解毒散結 (해독산결)</td><td rowspan="2">水腫脹滿, 二便不通
[外用] 癰腫瘡毒</td></tr>
<tr><td>寒, 苦
有毒</td><td>肺, 脾, 腎, 大腸</td></tr>
<tr><td colspan="4">· 性味는 苦寒沈降하고 그 性이 下行하여 二便을 通利시키므로 水腫, 腹水, 二便不利등 증상에 적용하여 치료한다.
· 逐水消腫의 효능이 비록 甘遂, 大戟, 芫花에 다음가는 효과를 가지고 있으나 내복시에는 용량을 많게 하여야 한다.

· 금기증 : 體虛者나 孕婦 (중독을 일으키기 쉬우므로)</td></tr>
</table>

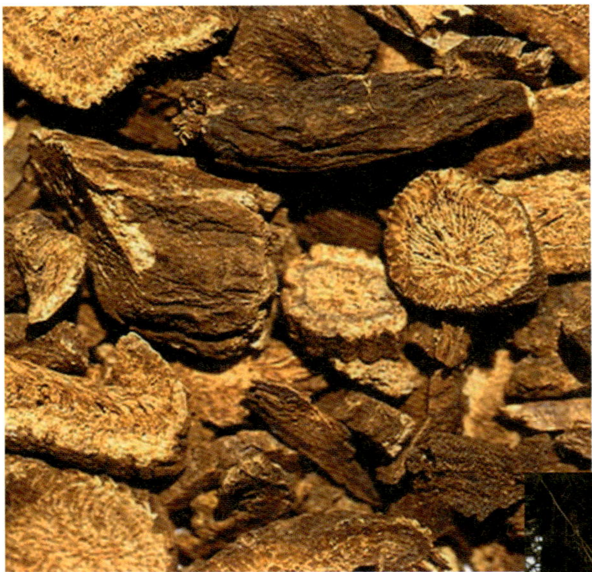

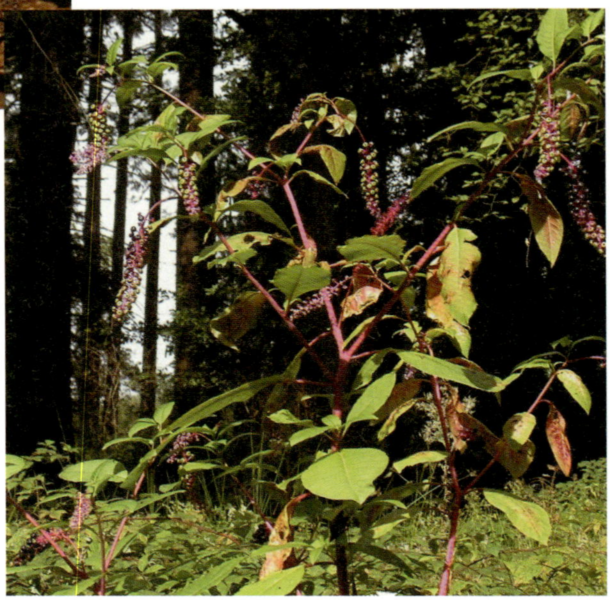

6. 巴豆 (파두)

대극과(大戟科)에 속한 상록 교목인 巴豆의 성숙한 果實		峻下積滯 (준하적체) 破癥瘕 (파징가) 逐水消腫 (축수소종) 豁痰利咽 (할담이인) 殺蟲 (살충)	寒積便秘, 乳食停滯, 下腹水腫 [외용] 惡瘡疥癬, 疣痣[2]
熱, 辛[3] 有大毒	胃, 大腸		

· 辛味는 結聚된 邪를 散하고, 熱性은 寒凝으로 된 積을 化하므로 腸胃에 沈寒痼冷[4]과 宿食積滯를 蕩滌[5]하는 熱性의 峻瀉藥이 되어 寒積으로 인한 腹痛과 大便秘結 및 痰飮, 腹水脹滿 등을 치료하는데 적용된다★

· 巴豆의 독성은 비교적 크고 瀉下작용이 峻猛하므로 생품의 경우에는 주로 외용으로만 활용한다.

· 熱性을 얻으면 瀉下작용을 보조하고, 冷性을 얻으면 止瀉하므로★ 복용후 瀉下하고자 하나 瀉下작용이 일어나지 않는 경우에는 熱粥[6]을 복용하여 약력을 보조하게 하여야 하며, 반대로 瀉下가 멈추지 않으면 冷粥이나 冷水를 먹어 약효를 풀어야 한다.

· 巴豆에 중독되어 腹痛大瀉不止者는 黃連이나 綠豆煎湯을 급히 써서 해독하여야 한다★

· 포제★ : 巴豆霜(기름을 빼어버린 파두씨의 가루)으로 만들어 사용
정선한 파두를 짓찧어 여러겹의 吸油紙에 싸서 열을 조금 가하여 건조한 다음 압력을 가하여 기름을 빼낸다. 2일에 한번씩 吸油紙를 바꿔 가면서 6~7회 반복하여 기름이 나오지 않으면 잘게 破碎하여 쓴다. (大黃과 巴豆를 같이 쓰면 독성 감소)

· 금기증 : 寒實積滯가 없는 경우, 孕婦 및 體虛者, 牛蒡子와 동용 하면 안된다.

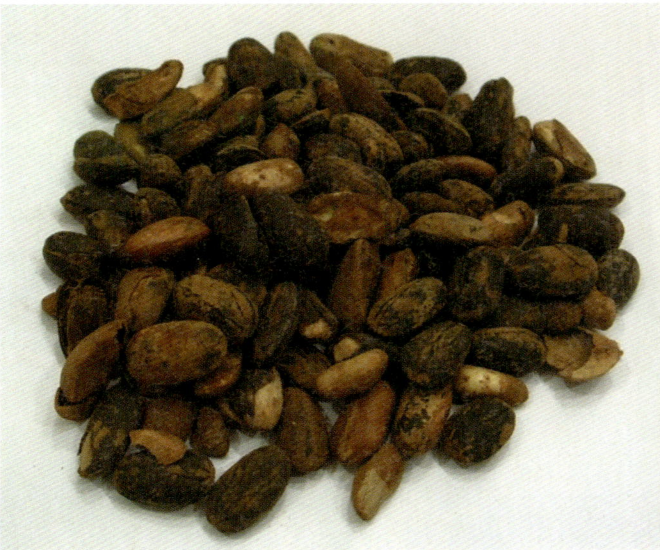

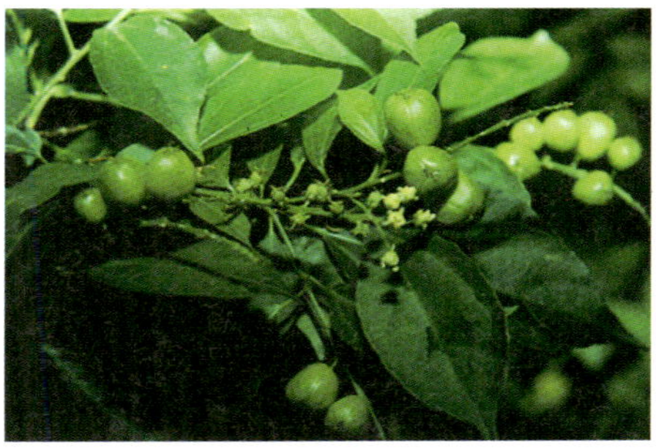

2) 疣 : 사마귀 우, 痣 : 사마귀 지
3) 다른 峻下逐水藥과 藥性이 다르다.
4) 痼 : 고질 고
5) 蕩 : 쓸어버릴 탕
6) 粥 : 죽 죽

7. 續隨子 (속수자)

대극과(大戟科)에 속한 2년생 초본인 續隨子의 성숙한 種子		逐水消腫 (축수소종) 破癥殺蟲 (파징살충)	水腫脹滿, 痰飮, 宿滯, 癥瘕積聚, 二便不通, 血瘀經閉★, 疥癬瘡毒, 疣贅, 蛇咬
溫, 辛 有毒	肺, 腎, 大腸		

· 일명 千金子로 性이 猛悍[7]하여 利水, 解毒의 要藥이 된다.

1) 逐水消腫

· 大戟, 澤漆, 甘遂와 더불어 氣味와 形質, 효능이 유사하지만 利水시키는 작용이 강하여 잘 적용하면 또한 要藥이 된다.

2) 破癥殺蟲

· 下氣작용이 신속하여 積聚, 脹滿, 痰飮 등 모든 滯症에 복용하면 좋은데 이는 毒으로서 攻毒하는 이유이다★

·【本草經疏】에 의하면 本品은 味辛氣溫하고 그 性이 有毒하여 實證을 공격하고 克伐하는 要藥으로 蟲毒을 解毒하고 腹痛脹滿과 積聚를 攻下하고 痰飮을 散하며 또한 婦人의 月閉, 癥瘕, 痃癖瘀血[8], 大小腸下痢 등에 적용★할 수 있는 원인으로 된 병증에 그 본을 살펴서 치료하여야 마땅하며, 그렇지 않은 證에 적용하여서는 안된다고 하였다.

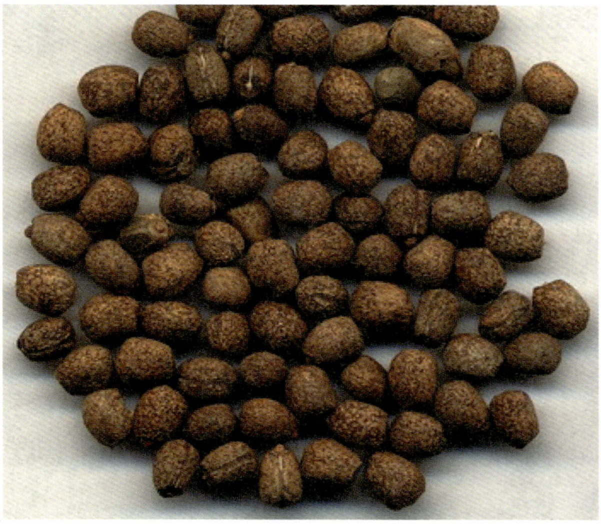

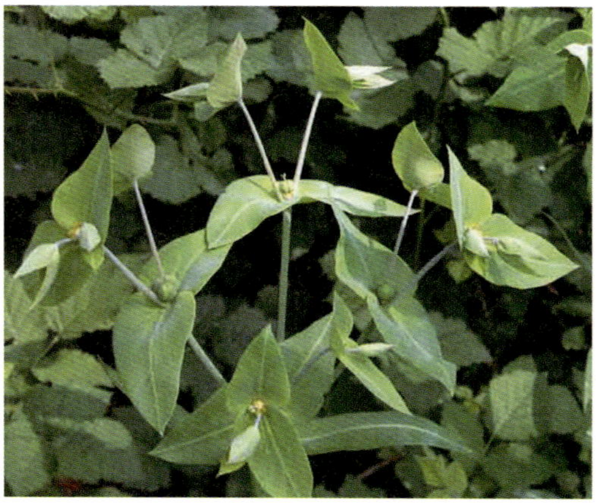

7) 悍 : 사나울 한

8) 痃 : 힘줄 당기는 병 현

第4章
祛風濕藥

· 작용 : 肌肉과 經絡 및 筋骨間의 風濕을 제거하여 風濕痺痛을 제거하는 작용
· 祛風除濕하는 이외에 散寒, 活血, 通絡, 舒筋, 止痛, 强筋骨의 작용을 가지고 있다.
· 응용 : 風寒濕痺, 肢體疼痛, 麻木不仁, 關節不利, 筋脈拘攣, 腰膝痠痛

1) 祛風濕止痺痛藥

(1) 종류

독활(獨活), 위령선(威靈仙), 방기(防己), 진교(秦艽), 해동피(海桐皮), 초오(草烏), 잠사(蠶沙), 발계(菝葜), 마전자(馬錢子)

(2) 적응증상

① 뚜렷한 止痛작용이 있어 痹痛을 解除하는 것이 주요한 효능이므로 風濕으로 인한 肢體 또는 關節이 疼痛한 證에 적용

② 散寒藥 또는 淸熱藥 또는 活血, 通絡시키는 藥과 배합해야 치료효과

2) 舒筋活絡藥

(1) 종류

목과(木瓜), 낙석등(絡石藤), 상지(桑枝), 금전백화사(金錢白花蛇), 기사(蘄蛇), 희렴초(豨薟草), 오초사(烏梢蛇), 취오동(臭梧桐)

(2) 적응증상

舒筋과 活絡의 작용이 특히 우수하여 風濕痺痛에 關節屈伸不利와 拘急이 동반되었거나 肢體가 麻木, 癱瘓한 증상에 적용

3) 祛風濕强筋骨藥

(1) 종류

오가피(五加皮), 호골(虎骨), 곡기생(槲寄生), 상기생(桑寄生)

(2) 적응증상

① 風濕을 제거하고 筋骨을 튼튼히 하는 이중작용

② 주로 風濕이 오래되었거나 肝腎虛損으로 腰膝이 痠痛하고 보행이 힘들며 또한 腎虛로 인한 骨痿등 證에 사용

第1節 祛風濕止痺痛藥

1. 獨活 (독활)

미나리과(繖形科)에 속한 多年生 草本인 重齒毛當歸의 뿌리 우리나라에서는 五加科(두릅나무과)에 속한 독활(九眼獨活)의 뿌리		祛風除濕 (거풍제습) 通痺解表止痛 (통비해표지통)	風寒濕痺, 腰膝疼痛, 關節屈伸不利, 惡寒發熱, 頭痛身痛, 肢體沈重
微溫, 辛苦	腎, 膀胱		

· 性味가 辛散苦降하고 氣香溫燥하여 祛風除濕하고 蠲痺止痛[1]시키는 효능이 있어 風寒濕痺를 치료하고, 그 性이 下行하므로 腰部이하의 痺痛을 치료하는데 더욱 좋은 효과★가 있다.

· 羌活과 獨活은 고대에는 분리하지 않아【神農本草經】에는 "獨活 一名 羌活"이라 하였고,【名醫別錄】에는 獨活만 기재되어 있고, 羌活은 없으며,【本草綱目】에는 "獨活以羌中來者爲良"이라 기록되어 있다. 그러나 실제에 있어서는 羌活과 獨活이 형태는 다르지만 모두 祛風, 除濕, 止痛의 작용을 가지고 있다.

羌活	· 氣味가 雄烈하고 燥散性大하여 주로 膀胱經에 들어가며 동시에 腎經에 들어가 發汗解表시켜 病邪가 在上在表者에게 마땅 · 足太陽經에 들어가 游風을 치료
獨活	· 氣味가 淡薄하고 性 또한 緩和하여 주로 腎經에 들어가고 겸하여 膀胱經에 들어가 筋骨間의 風濕을 제거하며, 病邪가 在下在裏者에게 마땅 · 足少陰經에 들어가 伏風을 치료 ★

· 이와 같이 風寒濕痺가 肌肉과 關節에 痺着하여 나타나는 痛證에 新久를 막론하고 응용할 수 있으며, 더욱이 하부의 痺證에 마땅하다. 또한 風寒濕을 發散시켜 解表하는 효능이 있으나 羌活보다 약하여 같이 배합하여 응용하여 치료한다.

· 금기증 : 血虛發痙, 血虛頭痛, 氣血兩虛로 인한 遍身疼痛

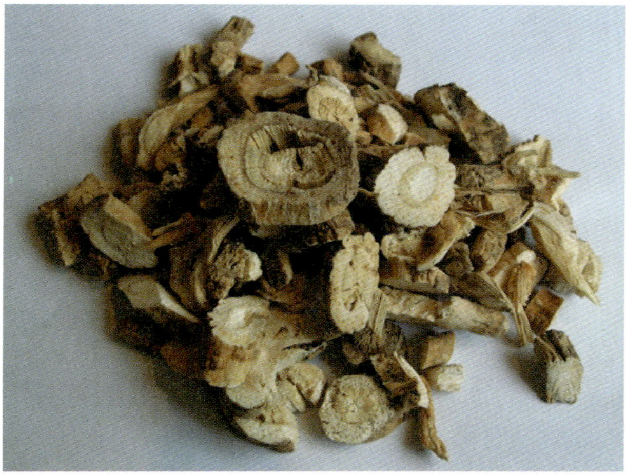

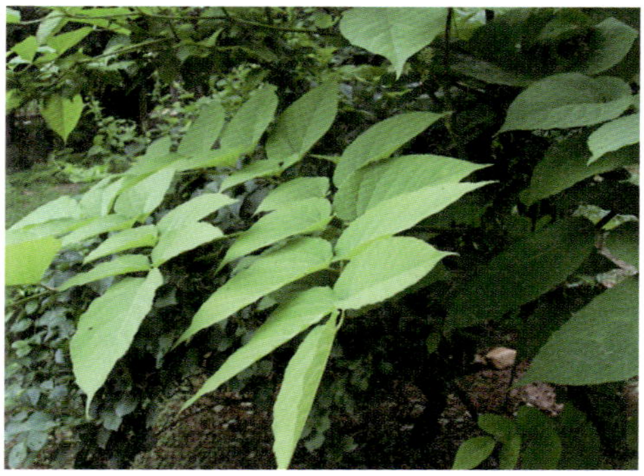

[1] 蠲 : 밝힐 견

2. 威靈仙 (위령선)

미나리아재비과(毛茛科)에 속한 다년생 낙엽성 만경식물인 으아리(東北鐵線蓮)와 威靈仙 및 棉團鐵線蓮의 根과 根莖		祛風除濕 (거풍제습) 通絡止痛 (통락지통)	風濕痺痛, 肢體痲木, 筋脈拘攣, 屈伸不利, 骨硬咽喉
溫, 辛鹹	膀胱		

- 辛散溫通하고 性猛善走하므로 肌表에 작용하여 祛風除濕하고 通經活絡하여 止痛하므로 風濕痺痛, 筋脈拘攣, 關節屈伸不利 혹은 肢體痲木, 腰脚疼痛 등을 치료하는 要藥이 되며, 특히 風邪가 편승하여 유주성으로 肢體가 疼痛하는 경우에 더욱 좋다.
- 또한 宣壅通滯하는 효능이 있어서 여러 가지 小骨이 목에 걸려서 토하거나 삼켜도 제거되지 않는 증상을 치료한다.
- 그러나 走竄力[2]이 강하여 氣血을 耗傷하는 부작용★이 있으므로 氣血이 허약한 환자가 오래 복용하는 것은 좋지 않으며, 용량을 과다하게 사용해서는 안된다.

- 莖葉은 清熱解毒시키는 작용이 있어 임상에서는 咽喉腫痛과 급성황달형 전염성간염 및 瘧疾 등에 일정한 치료효과가 있다.

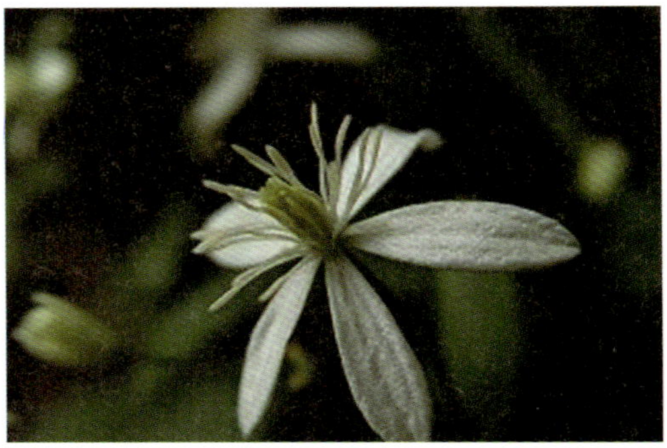

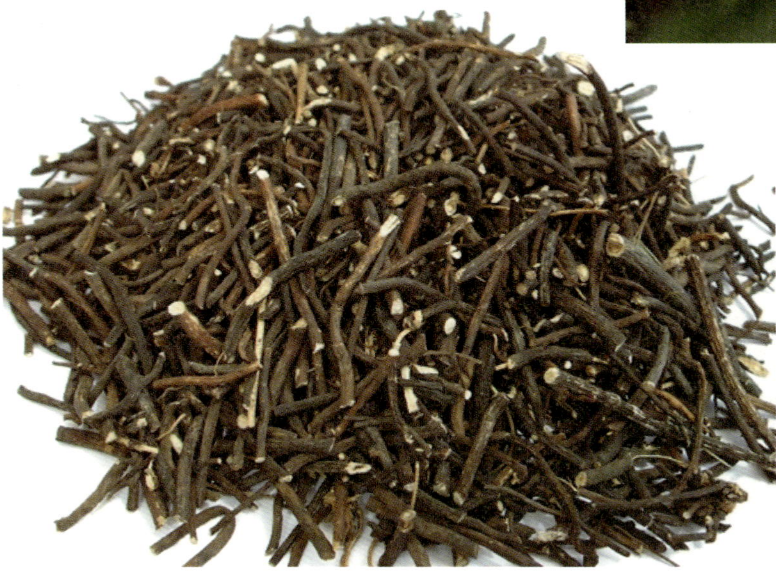

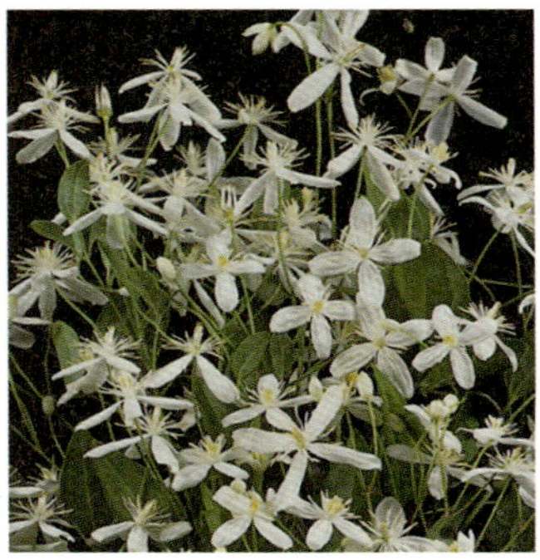

2) 竄 : 달아날 찬

3. 防己 (방기)

<table>
<tr><td colspan="2">방기과(防己科)에 속한 다년생 草質 藤本인 粉防己의 뿌리</td><td rowspan="2">祛風止痛 (거풍지통)
利水消腫 (이수소종)</td><td rowspan="2">風濕痺痛★, 水腫脚氣★, 小便不利, 濕疹瘡毒, 高血壓</td></tr>
<tr><td>寒, 苦辛</td><td>膀胱, 腎, 脾, 肺</td></tr>
</table>

· 性味가 苦寒하여 降泄시키는 효력이 비교적 크고 利水除濕시키는 효능이 있으며, ① 性이 下行하여 下半身에 水濕이 停留하여 된 병증★에 특히 좋으며, ② 辛味는 發散하므로 風濕을 제거하여 止痛하므로 風濕熱邪가 經絡에 壅滯하여 關節이 紅腫熱痛한 증상에 상용하여 치료한다.
· 만약 痛痺證을 치료하고자 하면 溫經散寒시키는 약물을 배합하여야 한다.

· 苦寒한 性味를 가지고 있어 風濕熱痺에 좋고, 體弱陰虛者나 脾胃虛寒한 경우에는 쓰지 않는다.

防己	利水祛風하는 효능	利水消腫시키는 작용이 강하다
木防己		祛風止痛시키는 작용이 강하다

(中國에서는 木防己를 漢防己로, 廣防己를 木防己로 부르기도 하므로 감별 주의)

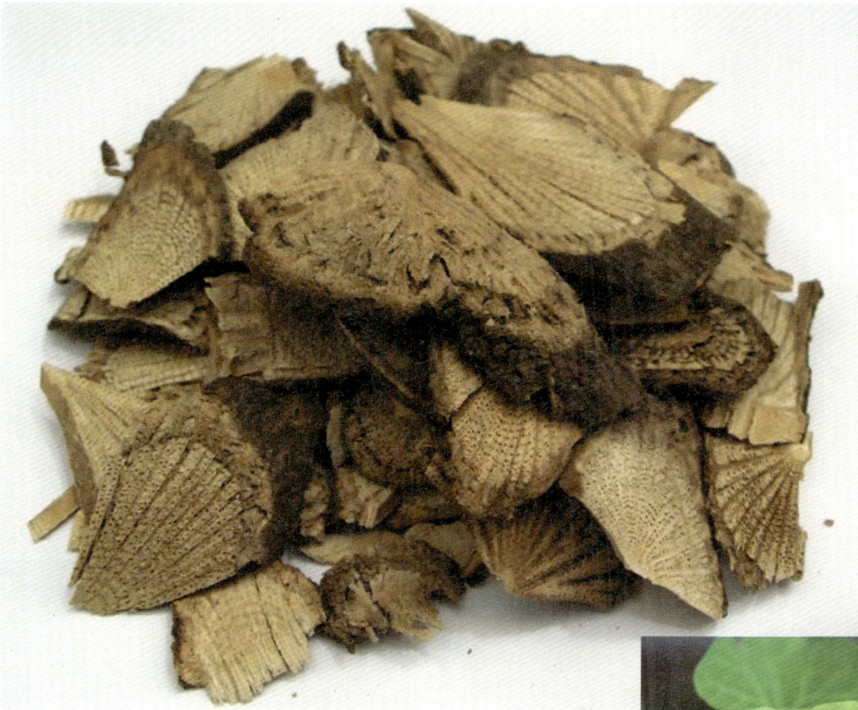

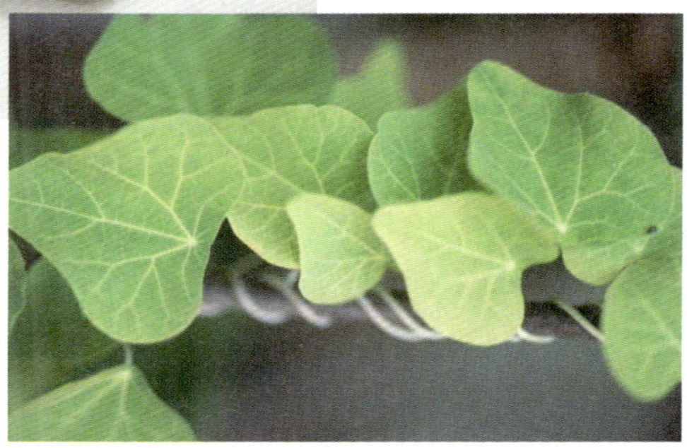

4. 秦艽 (진교)

<table>
<tr><td colspan="2">용담과(龍膽科)에 속한 다년생 초본인 秦艽[3]와 麻花秦艽, 粗莖秦艽 혹은 小秦艽의 뿌리</td><td rowspan="2">祛風濕 (거풍습)
止痺痛 (지비통)
淸虛熱 (청허열)
淸濕熱 (청습열)</td><td rowspan="2">風濕痺痛, 筋脈拘攣, 骨節酸痛,
日晡潮熱★[4], 小兒疳積發熱★</td></tr>
<tr><td>微寒, 苦辛</td><td>胃, 肝, 膽</td></tr>
<tr><td colspan="4">1) 祛風濕, 止痺痛
· 風濕을 제거하는 약으로 상용하는데 風濕을 없애는 약물들은 대개 辛燥傷陰하나 오직 秦艽는 "質潤하여 燥하지 않아 風藥中에 潤劑이며 發散藥中에 補劑가 된다"고 하여 風濕을 제거하여 痺證을 치료한다.
2) 淸虛熱, 淸濕熱
· 經絡을 宣通하여 止痛하며, 아울러 蒸熱을 退하게 하는 효능이 있어 風濕痺痛과 骨蒸潮熱을 치료★하는 要藥
· 이 외에도 二便을 利하여 濕熱을 導下하므로 濕熱黃疸을 치료한다.</td></tr>
</table>

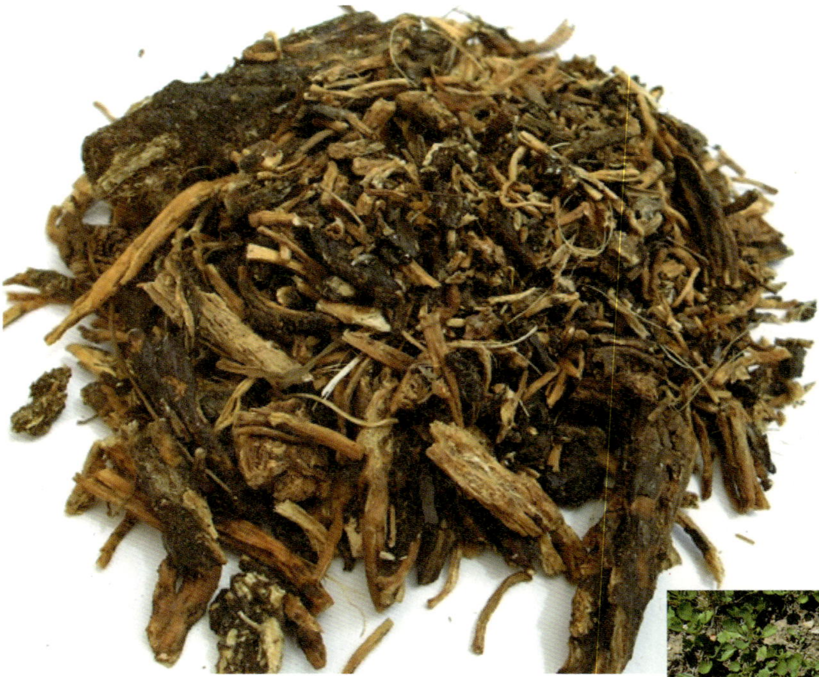

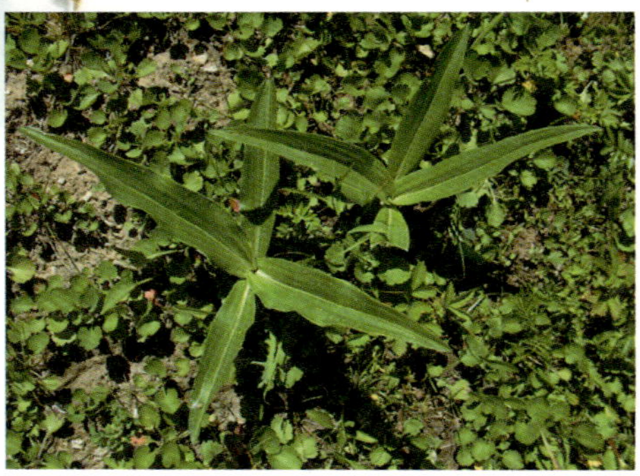

3) 艽 : 거친 들 교, 진교 교

4) 晡 : 먹을 포

5. 海桐皮 (해동피)

<table>
<tr><td colspan="2">콩과(豆科)에 속한 낙엽교목인 刺桐의 樹皮</td><td rowspan="2">祛風濕 (거풍습)
通經絡 (통경락)
殺蟲 (살충)</td><td rowspan="2">風濕, 痺痛, 痢疾, 牙痛, 疥癬</td></tr>
<tr><td>平, 苦辛</td><td>肝</td></tr>
</table>

1) 祛風濕, 通經絡

· 性味은 苦辛平하여 肝經에 들어가 風濕을 제거하고 經絡을 宣通시키는 효능이 있어 風濕으로 인한 痺痛과 四肢拘攣, 腰膝疼痛 등을 치료하며,

2) 殺蟲

· 또한 殺蟲止痒 시키는 효능이 있어 疥癬과 濕疹을 치료하는데 적용하며 煎湯液을 만들어 洗滌하거나 研末調敷한다

· 금기증 : 血虛

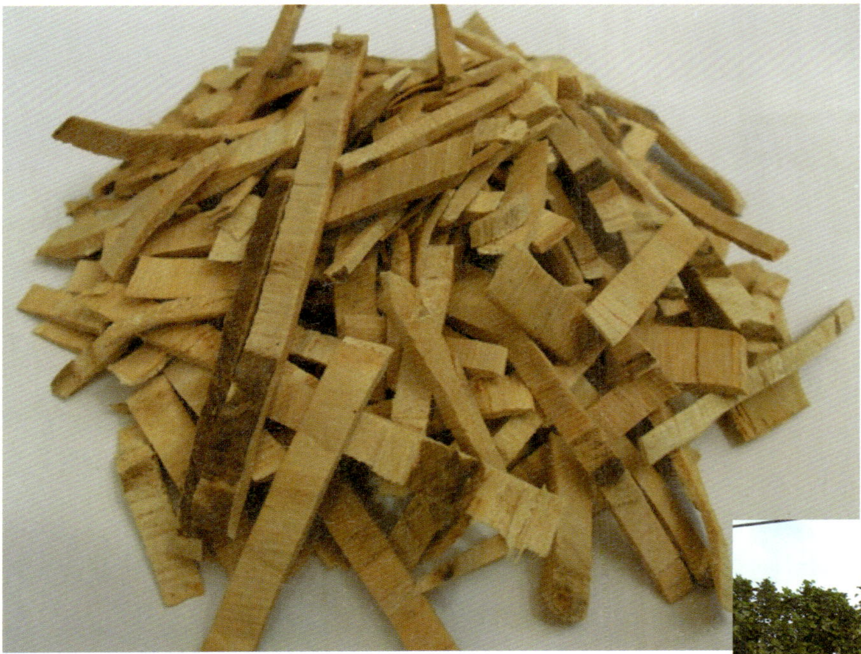

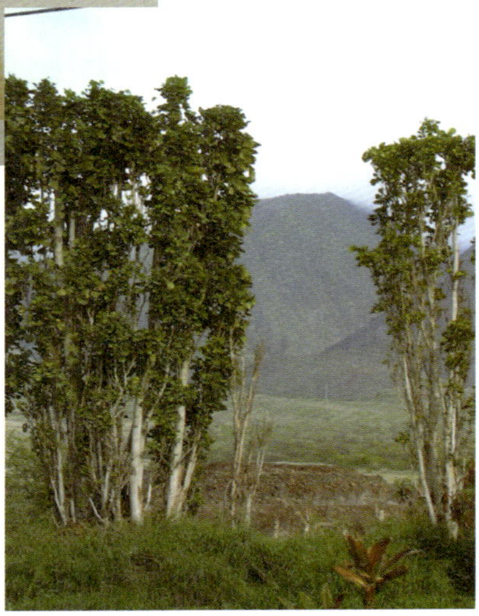

6. 草烏 (초오)

<table>
<tr><td colspan="2">毛茛科(미나리아재비과)에 속한 多年生 草本인 놋젓가락나물과 同屬 近緣植物의 塊根★</td><td rowspan="2">祛風除濕 (거풍제습)
溫經止痛 (온경지통)</td><td rowspan="2">風寒濕痒, 關節疼痛, 心腹冷痛, 寒疝作痛, 痲醉止痛</td></tr>
<tr><td>熱, 辛苦
有大毒</td><td>心, 肝, 腎, 脾</td></tr>
<tr><td colspan="4">· 性味가 辛苦熱해서 祛風除濕, 溫經止痛하는 효능이 있어서 寒性에 속한 風濕痺痛을 치료한다.
· 이외에 開豁痰하는 작용이 있어서 中風半身不遂를 다스리며, 외용하면 陰疽를 다스린다.

· 性味와 효능, 응용법, 용법 및 주의사항이 川烏頭와 같으나 독성이 더욱 더 세다.
따라서 風頑急談이 아니면 오랜 복용을 피해야 한다.</td></tr>
</table>

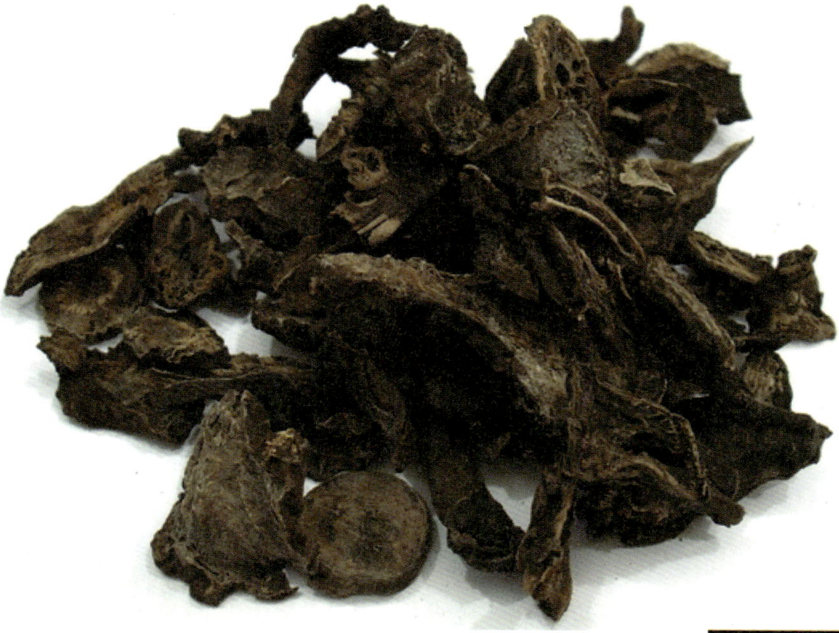

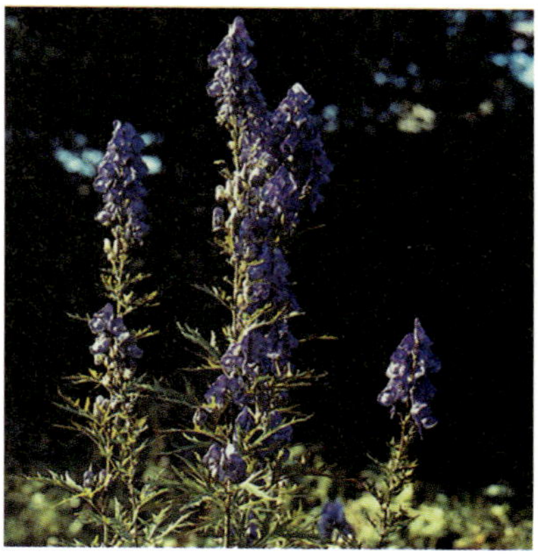

7. 蠶沙 (잠사)

누에과(蠶蛾科)에 속한 집누에(家蠶蛾)의 분변		祛風除濕 (거풍제습) 和胃化濁 (화위화탁)	風濕痺痛, 風疹瘙痒, 頭風頭痛, 皮膚不仁, 關節不遂, 吐瀉轉筋, 腰脚冷痛
溫, 甘辛	肝, 脾, 胃		

1) 祛風除濕

· 辛散하고 溫通하여 祛風除濕하고 止瘙痒하는 효능이 있어서 風濕痺痛과 肢體不遂 및 濕疹瘙痒을 치료한다★

2) 和胃化濁

· 甘味로 脾胃로 들어가고 辛味로 和胃化濁, 燥濕하는 효능이 있어 脾胃經에 濕濁이 內阻하여 나타나는 吐瀉轉筋을 和胃化濕시켜 치료★한다.

· 누에똥으로 晩蠶屎[5]가 더욱 좋은 효능★을 가지고 있다.
보고에 의하면 粗葉綠素양이 제3령의 蠶沙에는 1.6%, 제4령은 2.0%, 제5령은 2.4%로, 여러 잠을 잔 누에똥이 좋은 것으로 알려져 있다.

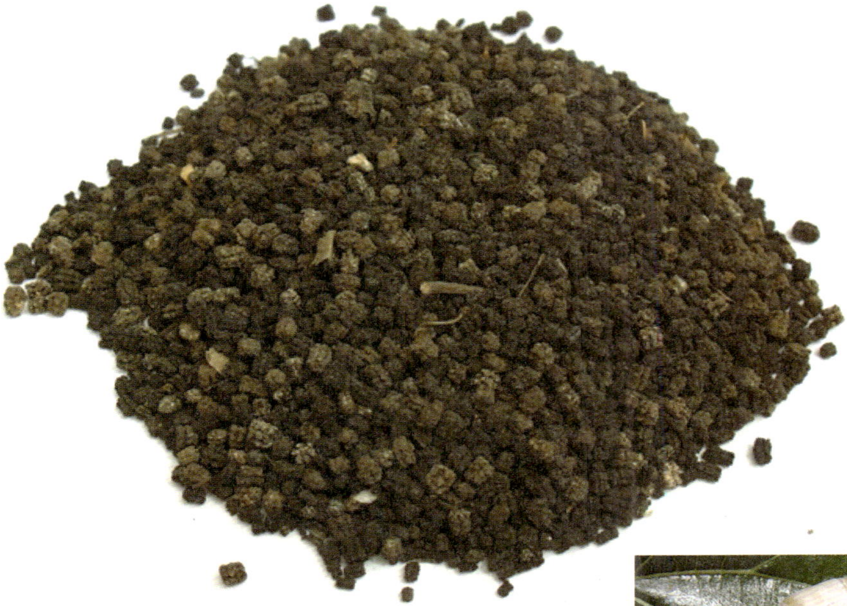

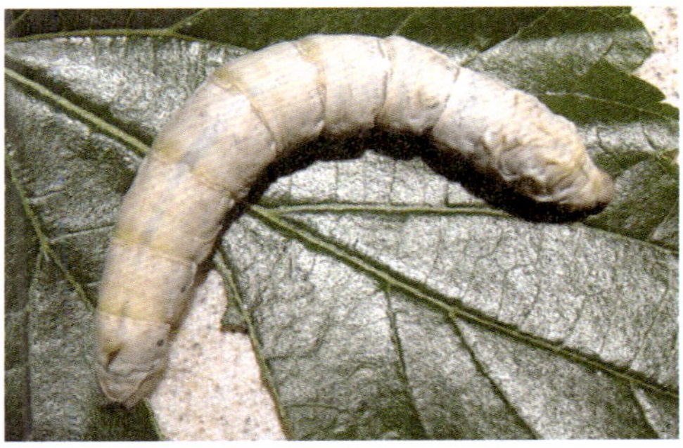

5) 屎 : 똥 시

8. 菝葜 (발계)

<table>
<tr><td colspan="2">백합과(百合科)에 속한 다년생 락엽 반원관목인 청미래덩굴의 根莖</td><td rowspan="2">祛風利濕 (거풍이습)
解毒散腫 (해독산종)</td><td rowspan="2">風濕痺痛, 關節不利, 腰背疼痛, 瘡癰, 皮膚風癬, 痢疾, 子宮頸糜爛, 燒燙傷</td></tr>
<tr><td>平, 甘酸</td><td>肝, 腎</td></tr>
<tr><td colspan="4">· 性味가 甘酸平하여 肝, 腎經에 들어가 祛風利濕시키고 解毒散腫시키는 효능이 있어 風濕痺痛과 關節不利를 치료하고 또한 腰背疫痛에도 적용하여 치료한다.
이러한 효능을 증가시키기 위해서는 病情에 적합한 약물을 배합하여 응용하여야 한다.

· 이 외에도 菝葜와 葉은 그 효능이 비슷하여 癰瘡과 皮膚風癬 및 燙傷에 적용하여 치료하고, 잎은 신선한 것을 찧어서 환부에 敷塗하여 치료하며, 硏末하여 차로 대용하면 痢疾을 치료한다.</td></tr>
</table>

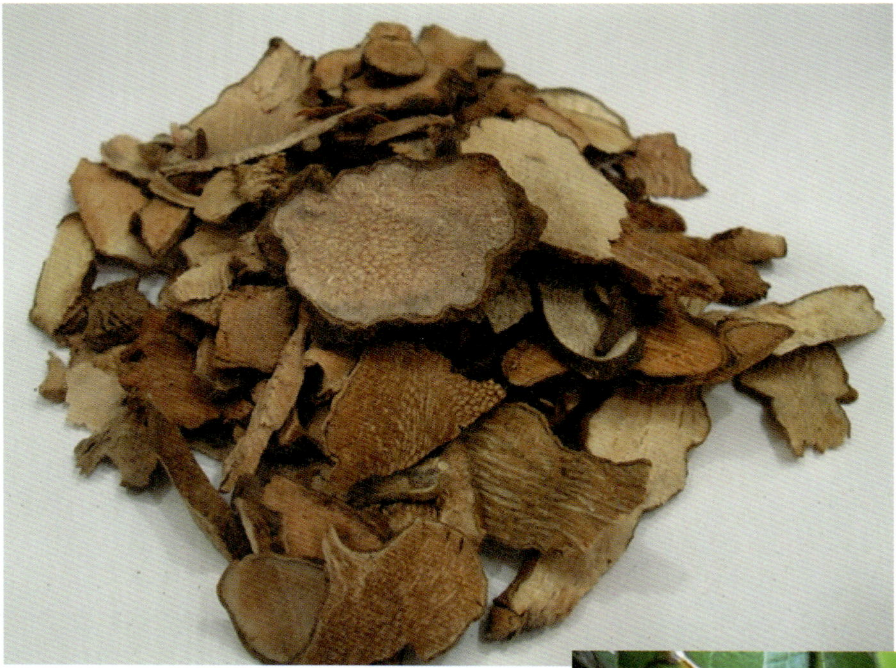

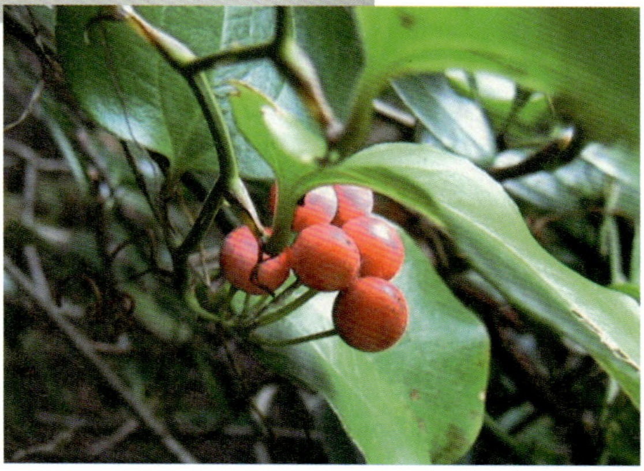

9. 馬錢子 (마전자)

<table>
<tr><td colspan="2">마전과(馬錢科)에 속한 상록교목인 馬錢의 種子</td><td rowspan="2">通絡止痛 (통락지통)
散結消腫 (산결소종)</td><td rowspan="2">風濕頑痺, 麻木癱瘓, 跌撲損傷, 癰疽腫痛,
小兒麻痺後遺症, 類風濕性關節炎</td></tr>
<tr><td>寒, 苦
有大毒</td><td>肝, 脾</td></tr>
</table>

· 味苦性寒하고 독성이 강하여 通絡止痛, 散結消腫시키는 효능이 있어 風濕痺痛과 經絡拘攣 및 跌打損傷 등에 치료효과가 있다.
· 또한 古方에는 喉痺를 치료하는데 외용하였으나 오늘날에 와서는 식도암, 위암, 직장암 및 폐암 등을 치료하는데 응용하여 馬錢子가 攻毒散結하고 疼痛을 緩和시키는 효능이 있기 때문에 비교적 좋은 치료효과가 기대되어 複方 중에 가하여 많이 응용하고 있다.

· 馬錢子를 응용할 때는 반드시 규정된 포제를 하여야 하며 용량에도 주의하여야 할 뿐 아니라 오래 복용해서는 안 된다.

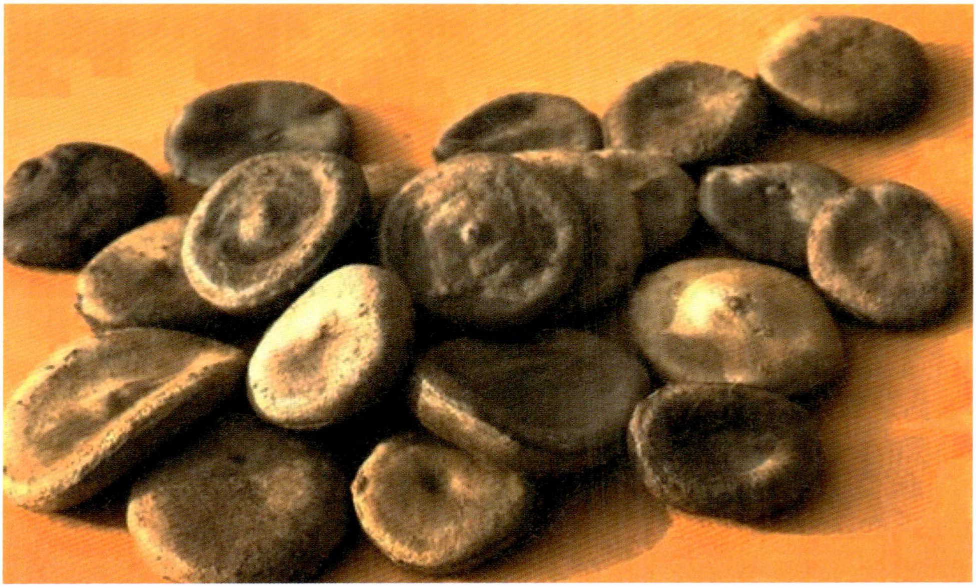

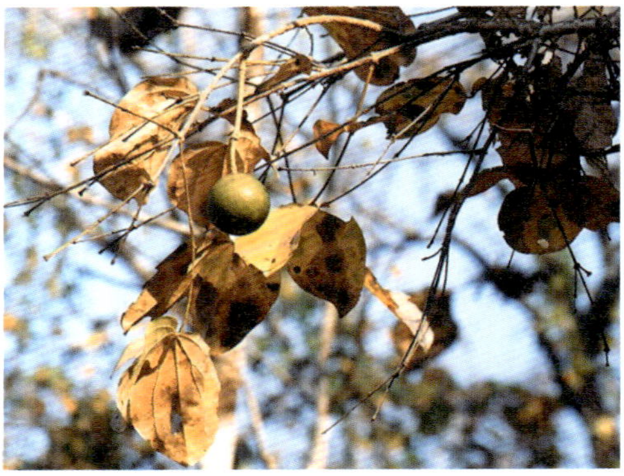

第2節 舒筋活絡藥

1. 木瓜 (목과)

장미과(薔薇科)에 속한 락엽관목인 모과나무와 명자꽃의 성숙한 果實		舒筋活絡 (서근활락) 和胃化濕 (화위화습)	濕痺拘攣★, 腰膝關節酸重疼痛, 吐瀉轉筋★, 脚氣水腫★
溫, 酸	肝, 脾		

1) 和胃化濕

· 性味가 酸溫하고 氣香하여 溫香은 化濕하는 효능이 있어 脾經에 들어가 中焦의 濕邪를 化濕시켜 醒脾和胃★의 효과가 있다.

· 脾가 建運하면 泄瀉가 멈추게 되고, 胃가 和降하면 嘔吐가 자연히 멈추게 된다.

2) 舒筋活絡

· 비교적 양호한 舒筋活絡의 작용이 있고, 또한 化濕시키는 효능이 있어 風濕痺痛과 筋脈拘攣, 脚氣腫痛을 치료하는 要藥이 되며, 吐利과다로 인한 足蹠攣急을 緩解하여 轉筋을 치료한다★

· 금기증 : 많이 복용하면 치아, 골이 손상되며, 빈혈이나 眞陰이 부족하여 下半身腰膝이 무력하거나, 食傷으로 脾胃가 衰弱하고 腹內에 積滯가 있어 변비가 있는 자는 복용을 피한다.

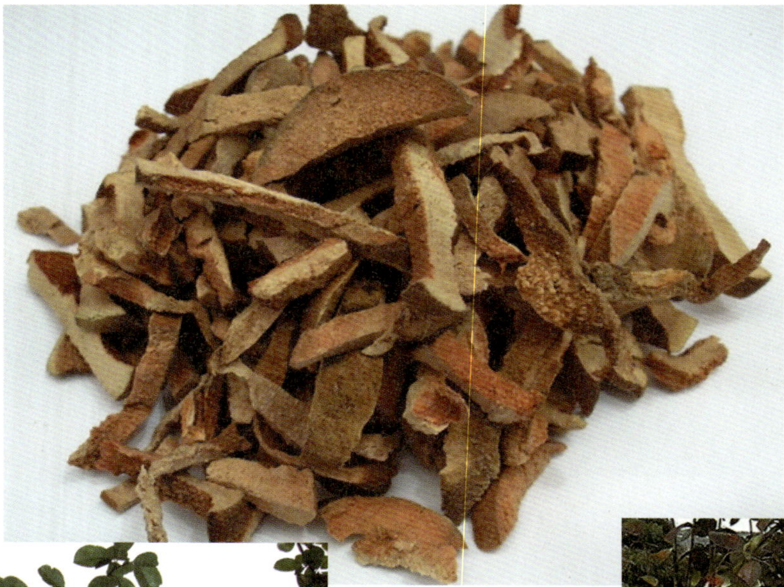

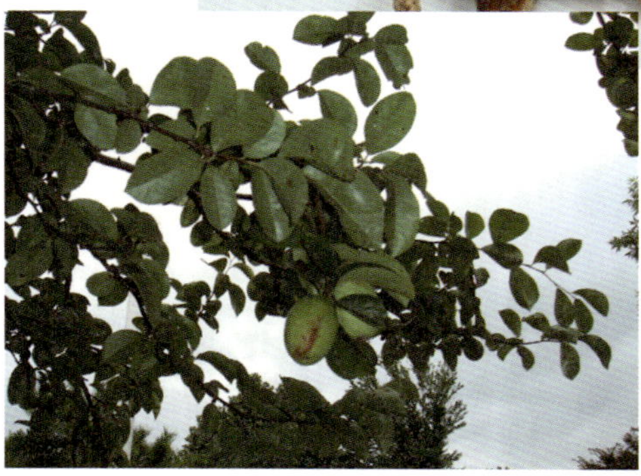

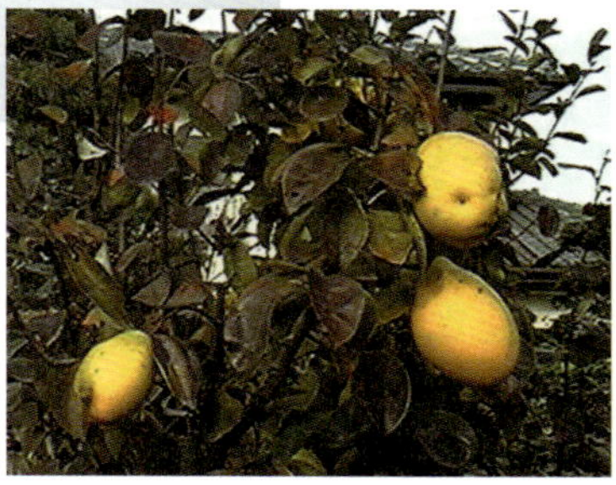

2. 絡石藤 (낙석등)

<table>
<tr><td colspan="2">협죽도과(夾竹桃科)에 속한 상록 반원목질등목인 낙석의 帶葉한 藤莖 (우리나라는 마삭줄의 藤莖)</td><td rowspan="2">祛風通絡 (거풍통락)
凉血消腫 (양혈소종)</td><td rowspan="2">風濕熱痺, 筋脈拘攣, 腰膝酸痛, 喉痺, 癰腫, 跌撲損傷</td></tr>
<tr><td>微寒, 苦</td><td>心, 肝, 腎</td></tr>
</table>

1) 祛風通絡

· 性味가 苦寒하여 心, 肝, 腎經에 들어가 祛風通絡시키고 清熱시키는 효능이 있어 風濕痺痛과 筋脈拘攣이 熱性에 편중된 證에 적용하여 치료한다.

2) 凉血消腫

· 凉血消腫하는 효능이 있어 喉痺와 癰腫을 치료하며, 咽喉腫痛에는 單味를 水煎하여 천천히 含漱[6]하여 치료한다.

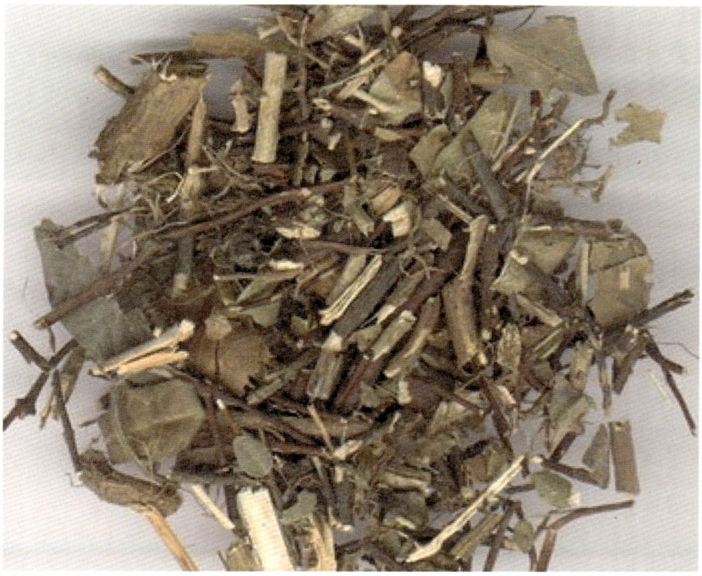

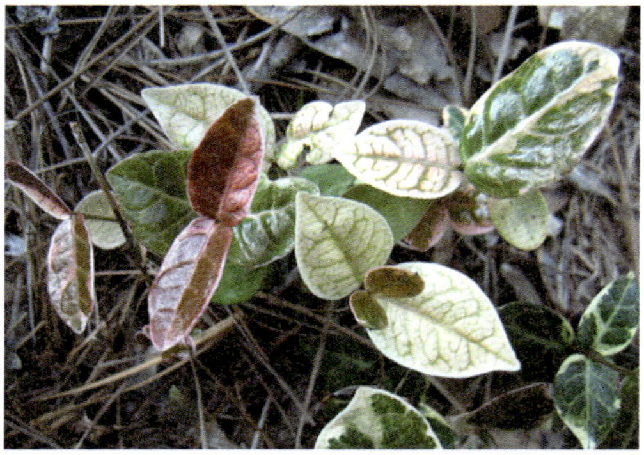

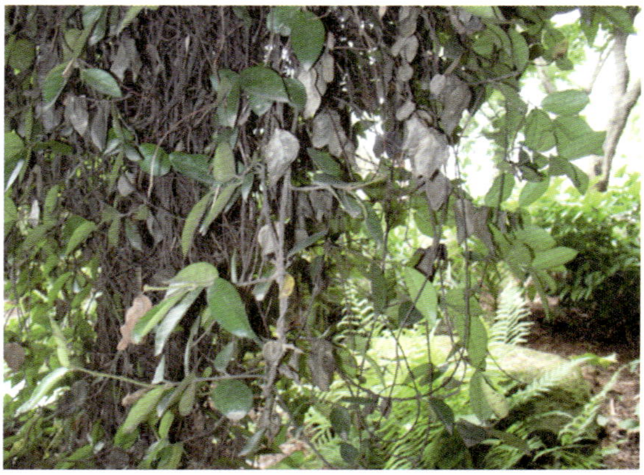

6) 漱 : 양치질할 수

3. 桑枝 (상지)

<table>
<tr><td colspan="2">桑科(뽕나무과)에 속한 락엽 교목인 뽕나무의 樹枝</td><td rowspan="2">祛風濕 (거풍습)
利關節 (이관절)</td><td rowspan="2">風濕痺痛, 四肢拘攣, 肩臂, 關節酸痛麻木, 水腫</td></tr>
<tr><td>平, 苦</td><td>肝</td></tr>
<tr><td colspan="4">· 性味는 微苦平하며 肝經에 들어가 祛風通絡하여 관절을 利하는 효능이 있어 風濕痺痛과 四肢拘攣을 치료하며, 上肢에 나타나는 痺痛에 양호한 효과가 있다.

· 이외에도 利水의 작용이 있어 水腫을 치료하는데 응용하기도 한다.</td></tr>
</table>

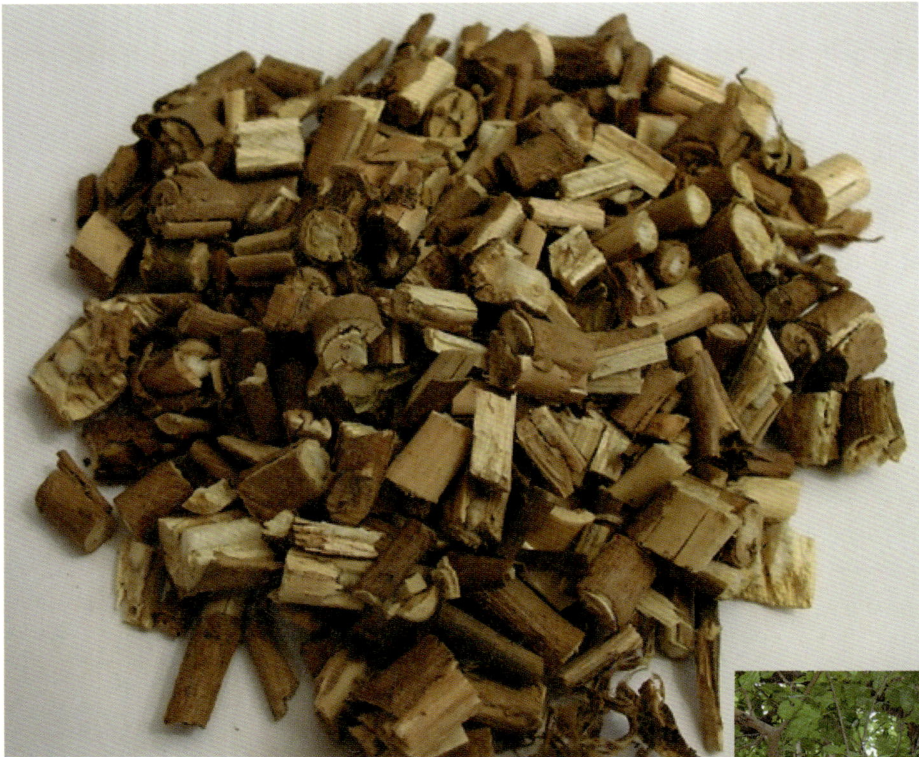

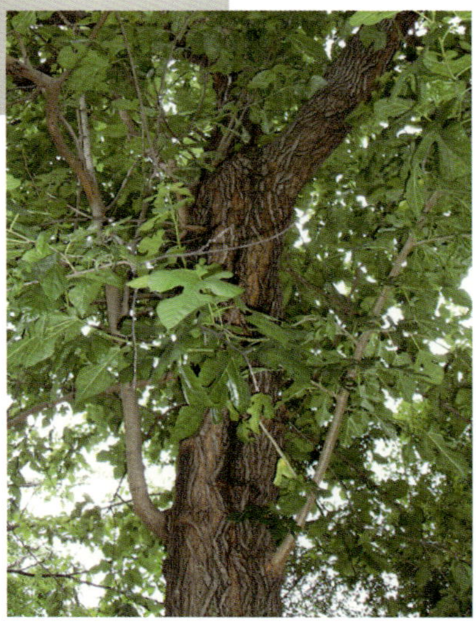

4. 金錢白花蛇 (금전백화사)

<table>
<tr><td colspan="2">안경사과(眼鏡蛇科)에 속한 척추동물인 銀環蛇의 건조체</td><td rowspan="2">祛風 (거풍)
通絡 (통락)
止痙 (지경)[7]</td><td rowspan="2">風濕頑痺, 麻木拘攣, 中風口眼喎斜, 半身不遂, 抽搐痙攣, 破傷風症, 痲風疥癬, 瘰癧惡瘡</td></tr>
<tr><td>溫, 甘鹹
有毒</td><td>肝</td></tr>
</table>

1) 祛風, 通絡

· 祛風通絡, 攻毒止搐의 효능이 좋으며, 능히 "<u>內走五臟, 外達皮膚</u>"한다.

· 따라서 內外의 風毒이 血分에 壅滯한 證에 이 약이 아니면 치료할 수가 없으므로 <u>截風의 要藥</u>으로 불려진다.

· 모든 風病과 風濕痺痛, 筋脈拘攣을 치료하고, 中風으로 인한 口眼喎斜와 肢體麻木, 半身不遂 등에 적용하여 치료하며, 痲風과 頑癬, 皮膚瘙痒 등에도 응용된다.

2) 止痙

· 또한 定驚止抽搐작용이 있어 破傷風과 소아의 急·慢驚風을 치료한다

· 그러나 그 性이 溫燥하므로 內熱生風 및 陰虛風動의 경우에는 사용해서는 안된다.

· 중국에서는 우리나라와 달리 銀環蛇의 몸체의 직경이 0.2~0.4cm인 어린뱀을 약제로 활용하고 있으니 좀 더 깊은 연구가 필요하다.

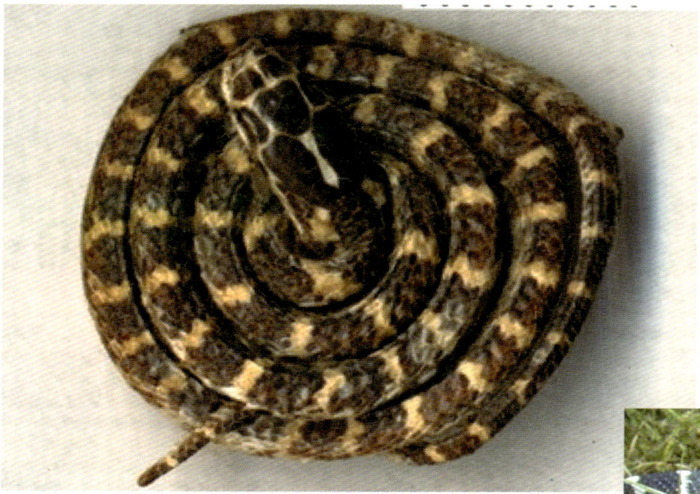

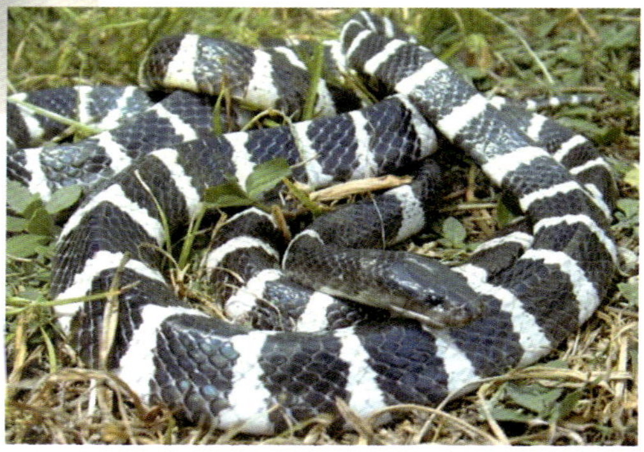

7) 모든 뱀종류(金錢白花蛇, 蘄蛇, 烏梢蛇)는 그 효능이 같다. (祛風, 通絡, 止痙)

5. 蘄蛇[8] (기사)

<table>
<tr><td colspan="2">살무사과(蝮蛇科)에 속한 脊索動物인 五步蛇의 건조체 (異名 : 白花蛇)</td><td rowspan="2">祛風 (거풍)
通絡 (통락)
止痙 (지경)</td><td rowspan="2">風濕頑痺, 麻木拘攣, 中風口眼喎斜, 半身不遂, 抽搐痙攣, 破傷風症, 麻風疥癬</td></tr>
<tr><td>溫, 甘鹹
有毒</td><td>肝</td></tr>
<tr><td colspan="4">1) 祛風, 通絡
· 뱀의 성질이 走竄하여 밖으로는 皮膚에 達하고 안으로는 經絡을 通하게 하여 도달하지 않는 곳이 없어 인체의 내외를 막론하고 風毒이 壅結된 證을 蘄蛇가 아니면 제거할 수 없으므로 祛風通絡의 要藥이 된다.
· 따라서 모든 風病과 風濕痺痛, 筋脈拘攣을 치료하고, 中風으로 인한 口眼喎斜와 肢體麻木, 半身不遂 등에 적용하여 치료하며, 또한 麻風과 頑癬, 皮膚瘙痒 등에도 응용된다.
2) 止痙
· 또한 定驚止抽搐작용이 있어 破傷風과 소아의 急·慢驚風을 치료한다.</td></tr>
</table>

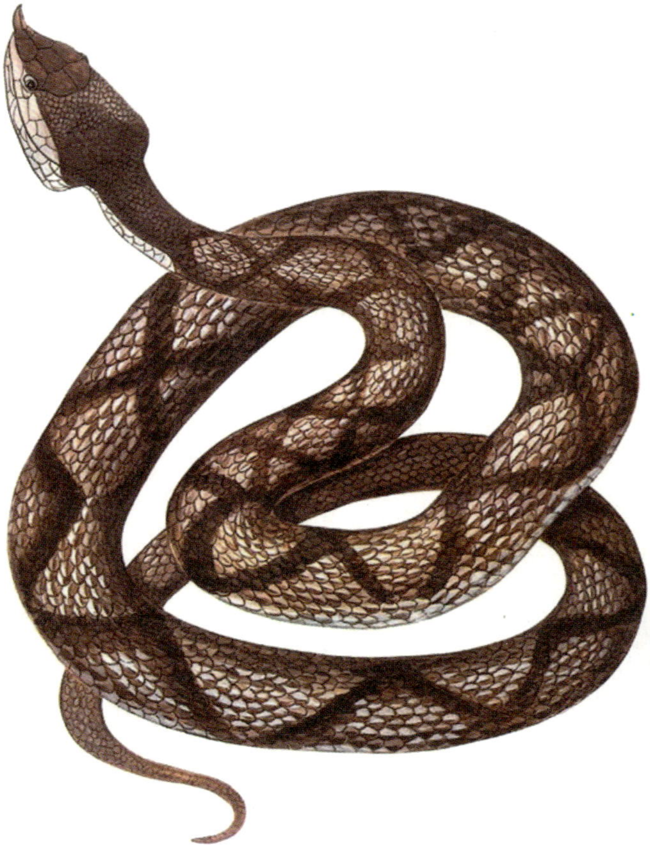

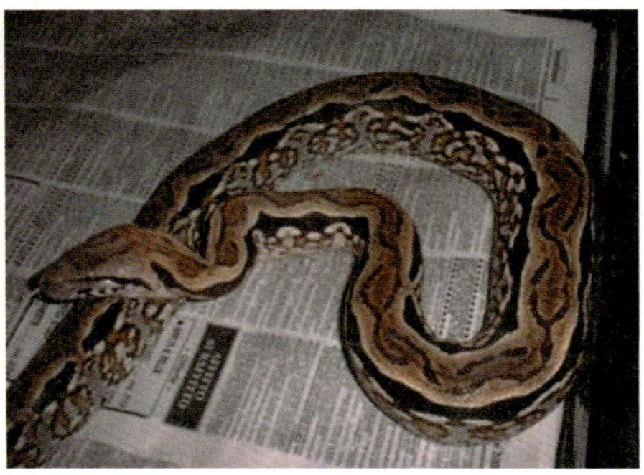

8) 蘄 : 풀이름 기

6. 豨薟草 (희렴초)

<table>
<tr><td colspan="2">국화과(菊花科)에 속한 一年生 草本인 진득찰과 털진득찰 및 豨薟의 地上部 全草</td><td rowspan="2">祛風濕 (거풍습)
通經絡 (통경락)
利關節 (이관절)
清熱解毒 (청열해독)</td><td rowspan="2">風濕痺痛, 筋骨無力, 腰膝酸軟, 四肢痲痺, 半身不遂, 風疹濕瘡</td></tr>
<tr><td>寒, 苦</td><td>肝, 腎</td></tr>
<tr><td colspan="4">· ① 生用 : 性味가 苦寒하여 濕熱을 化濕清熱하고 風痒을 없애므로 痺痛의 濕熱로 인한 證과 風疹, 濕痒 등에 적용한다.
· ② 熟用(酒蒸製) : 性溫하여 風濕을 제거하면서 肝腎을 補하여 筋骨을 강하게 하는 효능이 있어 四肢痲痺와 腰膝酸軟 및 口眼喎斜, 半身不遂 등에 적용하여 치료한다★

· 그러나 그 작용이 완만하여 오래 복용하여야 효과가 있다.
· 최근의 연구에 의하면 혈압을 낮추고 섭취한 음식물의 지질류 흡수를 방해하므로 고혈압과 관상동맥경화로 인한 심장질환을 치료한다고 한다.</td></tr>
</table>

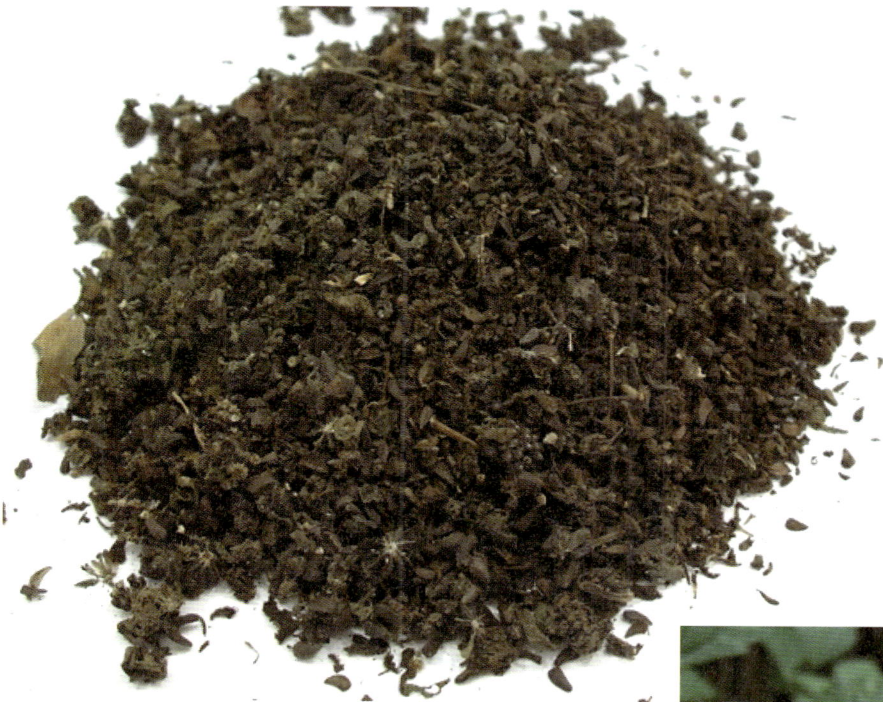

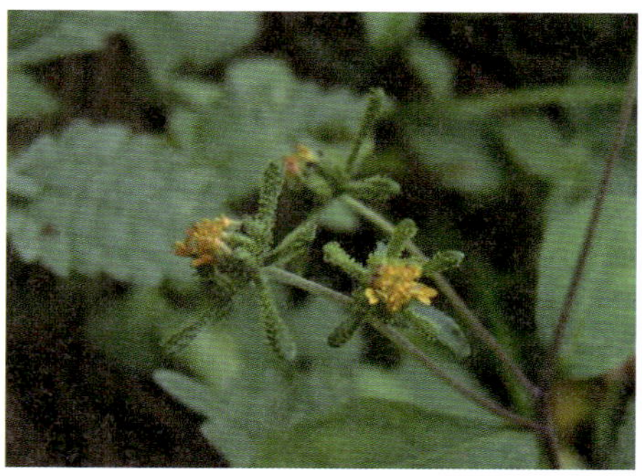

7. 烏梢蛇[9] (오초사)

<table>
<tr><td colspan="2">유사과(遊蛇科)에 속한 척삭동물인 烏梢蛇의 건조체</td><td rowspan="2">祛風 (거풍)
通絡 (통락)
止痙 (지경)</td><td rowspan="2">風濕頑痺, 痲木拘攣, 中風口眼喎斜, 半身不遂, 抽搐痙攣, 破傷風症, 痲風疥癬, 瘰癧惡瘡</td></tr>
<tr><td>平, 甘鹹</td><td>肝</td></tr>
</table>

1) 祛風, 通絡
- 性味가 甘平하고 無毒하여 효능이 白花蛇와 유사하고 藥力이 비교적 약하나 심한 독성은 없다.
- 祛風通絡시키는 효능이 있어 風濕頑痺[10]로 痲木拘攣한 證과 中風으로 口眼喎斜하고 半身不遂한 證을 치료하는 要藥이 된다.

2) 止痙
- 또한 止痙시키는 효능이 있어 抽搐痙攣과 破傷風症을 치료하며, 痲風疥癬과 瘰癧惡瘡에도 적용하여 치료한다.

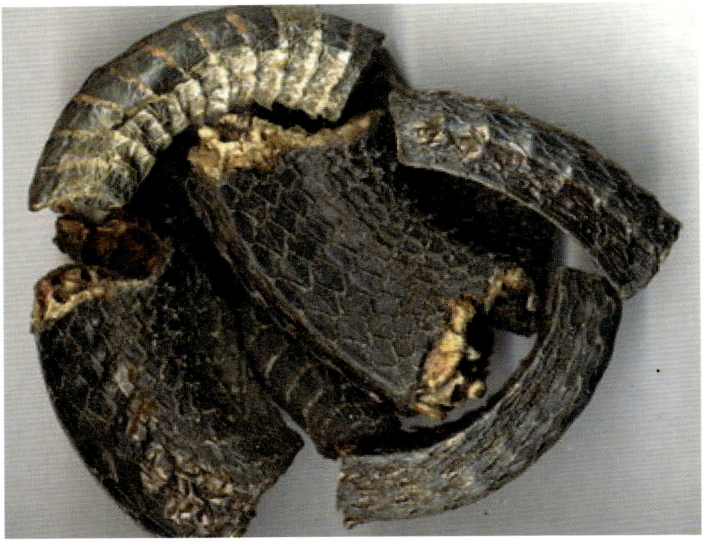

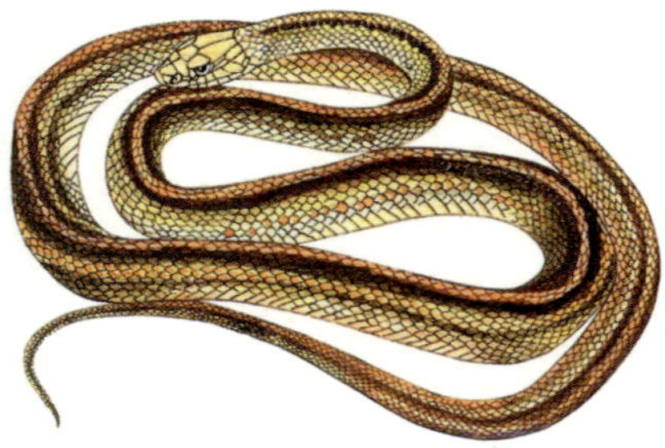

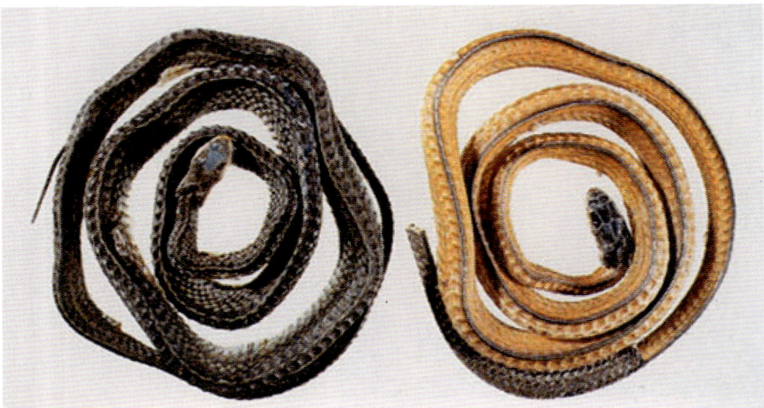

9) 梢 : 나무끝 초
10) 頑 : 완고할 완

8. 臭梧桐 (취오동)

<table>
<tr><td colspan="2">마편초과(馬鞭草科)에 속한 누리장나무의 어린 가지와 잎</td><td rowspan="2">祛風濕 (거풍습)
止痛 (지통)
降血壓 (강혈압)</td><td rowspan="2">風濕痺痛, 半身不遂, 高血壓, 偏頭痛, 瘧疾, 痢疾, 痔瘡, 癰疽瘡疥</td></tr>
<tr><td>凉, 辛苦甘</td><td>肝</td></tr>
<tr><td colspan="4">1) 祛風濕, 止痛
· 肝經에 들어가 風濕을 제거하는 효능이 있어 風濕으로 인한 痺痛과 肢體麻木을 치료하며, 半身不遂를 치료하는데 豨薟과 배합하여 응용한다.
2) 降血壓
· 혈압을 강하시키는 데는 개화전의 잎이 더욱 좋으며, 사용할 때 높은 열로 煎煮하면 강압작용이 감소되기 때문에 丸劑나 研末하여 복용하는 것이 좋다.

· 痔瘡이나 癰疽瘡疥에는 外敷한다.</td></tr>
</table>

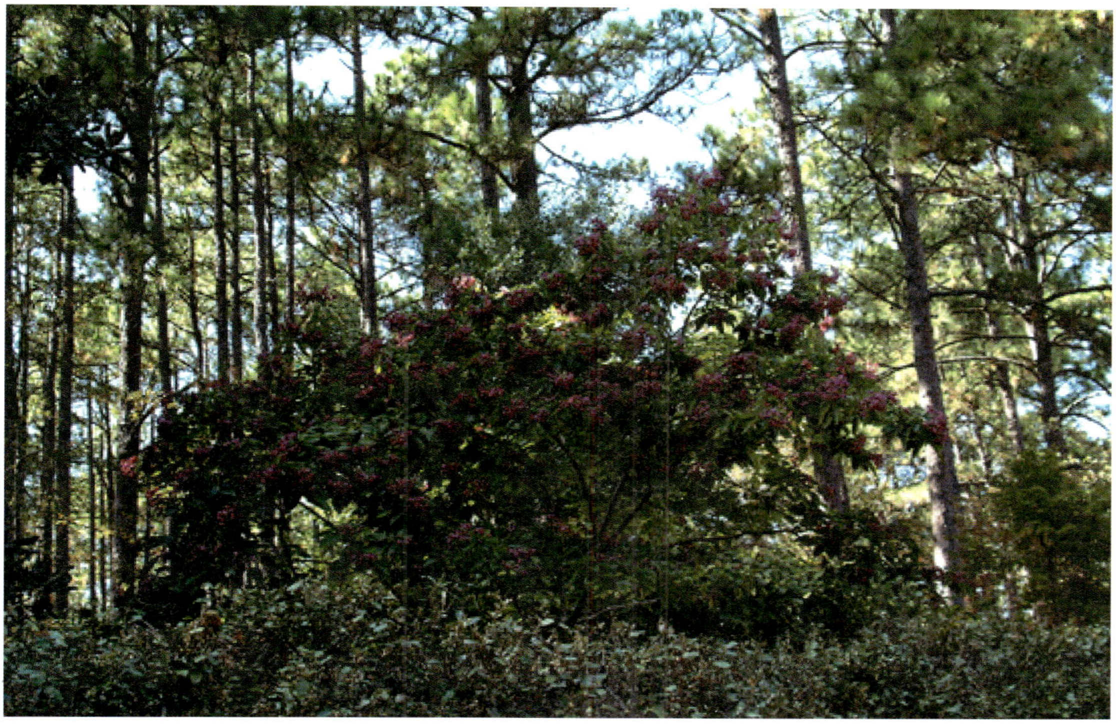

第3節 祛風濕强筋骨藥

1. 五加皮 (오가피)

두릅나무과(五加科)에 속한 낙엽관목인 오갈피나무의 根皮		祛風濕 (거풍습) 補肝腎 (보간신) 强筋骨 (강근골)	風濕痺痛, 筋骨痿軟, 四肢拘攣, 腰膝軟弱, 小兒行遲, 體虛乏力, 水腫★, 脚氣
溫, 辛苦	肝, 腎		

· 性味가 辛苦溫하여 肝, 腎經에 들어가 밖으로는 散風除濕하고 通絡止痛시키며, 안으로는 肝腎을 溫補시켜 强筋健骨시키는 효능이 있다.

· 그러므로 風濕이 제거되면 痺痛이 스스로 멈추고, 肝腎의 弱壯하게 되면 筋骨이 스스로 강하게 되어 風濕이 제거되므로 痺痛과 筋骨痿弱을 치료하는 要藥이 된다.

· 이와 같이 風濕이 侵襲하여 된 관절疼痛과 肝腎不足으로 인한 筋骨痿軟을 치료하는데 적용하나 濕邪가 偏勝되어 筋絡이 拘攣하고 風濕이 오래되어 肝腎이 虧損되어 氣血瘀阻되어 나타나는 병증에 더욱 양호한 효능이 있다.

· 또한 溫腎化濕하는 효능을 겸하고 있어 水腫을 치료한다.

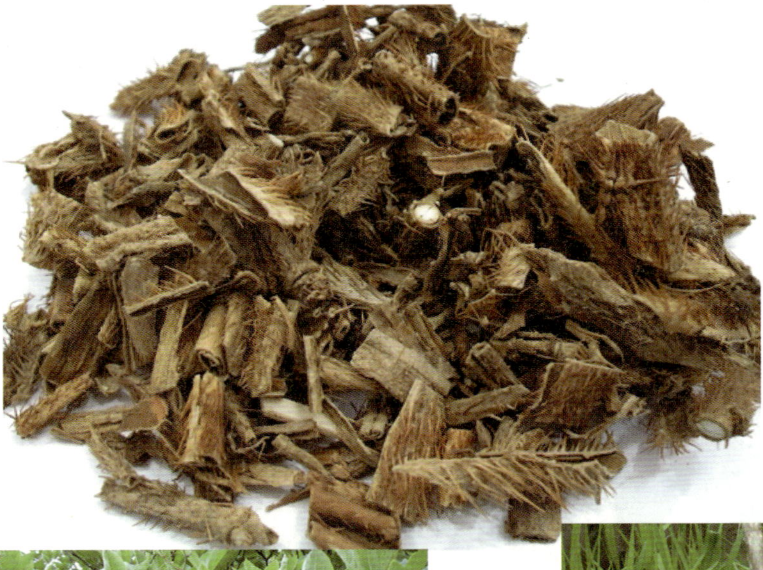

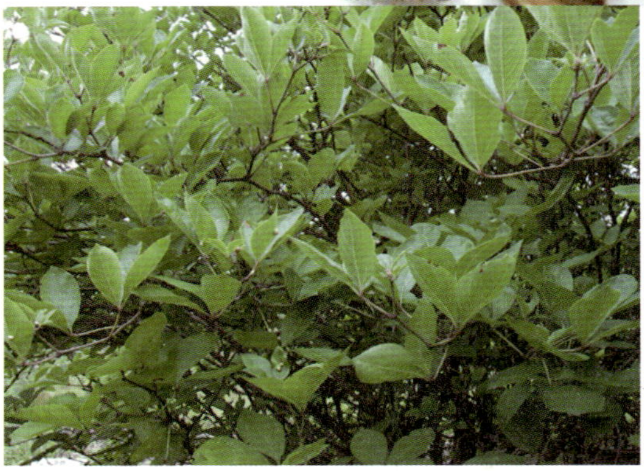

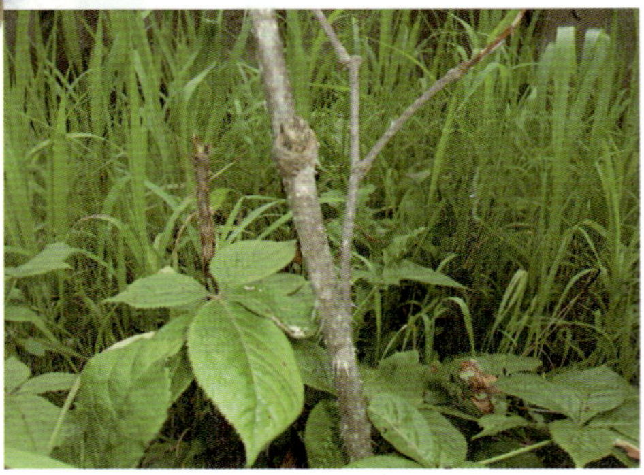

2. 虎骨 (호골)

<table>
<tr><td colspan="2">고양이과(猫科)에 속한 동물인 호랑이의 骨骼</td><td rowspan="2">祛風定痛 (거풍정통)
强筋健骨 (강근건골)
鎭痙 (진경)</td><td rowspan="2">風濕痺痛, 脚膝軟弱, 四肢拘攣, 關節不利</td></tr>
<tr><td>溫, 辛</td><td>肝, 腎</td></tr>
<tr><td colspan="4">· 祛風定痛시키는 효능이 강하여 風邪偏勝으로 인한 歷節走注疼痛을 치료하는 장점이 있고,
· 强筋健骨의 양호한 효과가 있어 風寒濕痺가 비교적 중하다든가 혹은 痺痛이 오래되어 邪氣가 筋骨에 들어가 肝腎이 虧損된 환자를 치료할 때 방제에 넣어 치료하며 일반적으로 사용해서는 안 된다.</td></tr>
</table>

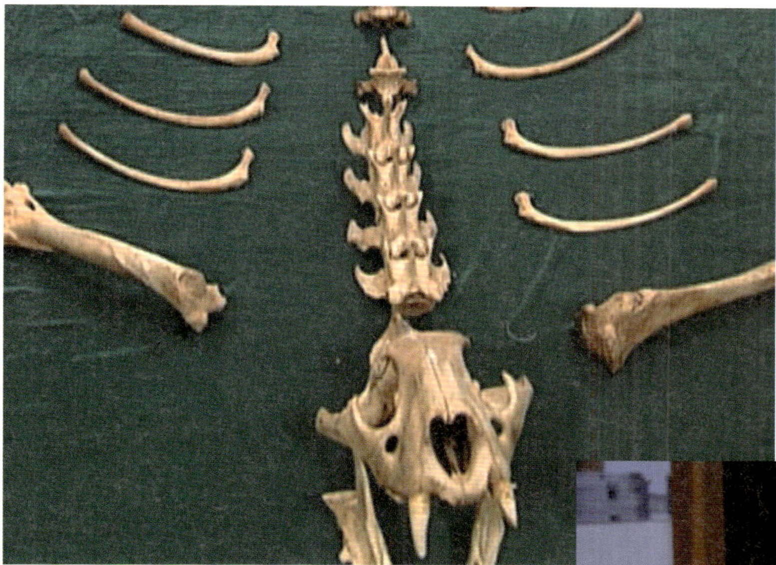

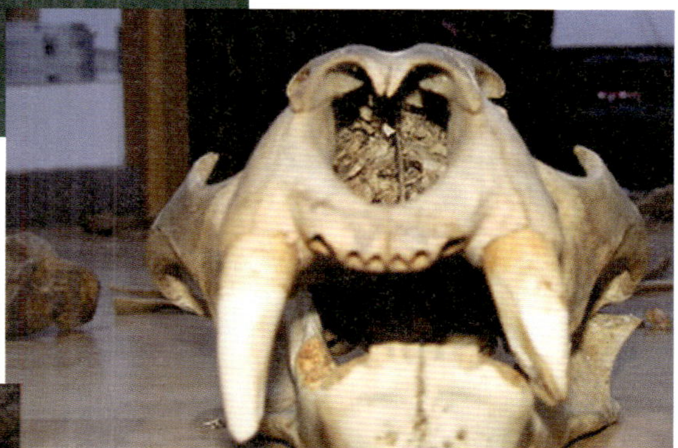

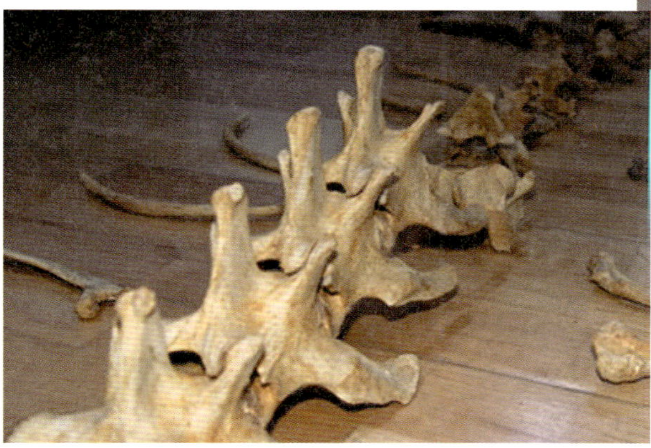

3. 槲寄生 (곡기생)

<table>
<tr><td colspan="2">겨우살이과(桑寄生科)에 속한 常綠 半寄生 小灌木인 겨우살이(槲寄生)의 帶葉한 莖枝</td><td rowspan="2">祛風濕 (거풍습)
補肝腎 (보간신)
强筋骨 (강근골)
安胎 (안태)</td><td rowspan="2">風濕痺痛, 腰膝酸軟, 胎動不安</td></tr>
<tr><td>平, 苦</td><td>肝, 腎</td></tr>
</table>

1) 祛風濕

· 性味가 苦平하여 肝腎經에 들어가 風濕을 제거하고 舒筋活絡하므로 風濕痺痛을 치료한다.

2) 補肝腎, 强筋骨

· 또한 肝腎을 補하여 筋骨을 튼튼히 하는 효능을 겸하고 있어 肝腎不足으로 인한 腰膝痠痛을 치료하는데 補腎藥과 동용한다.

3) 安胎

· 胎漏下血과 胎動不安을 치료하는데 응용한다.

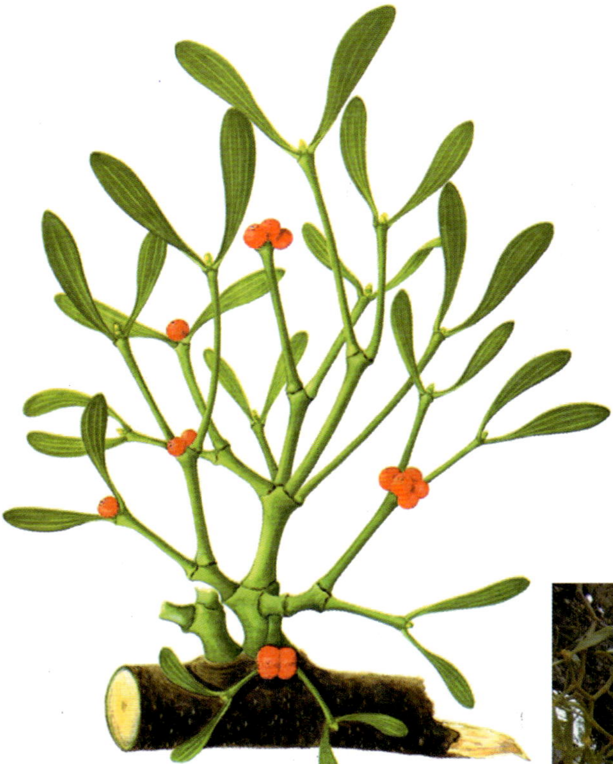

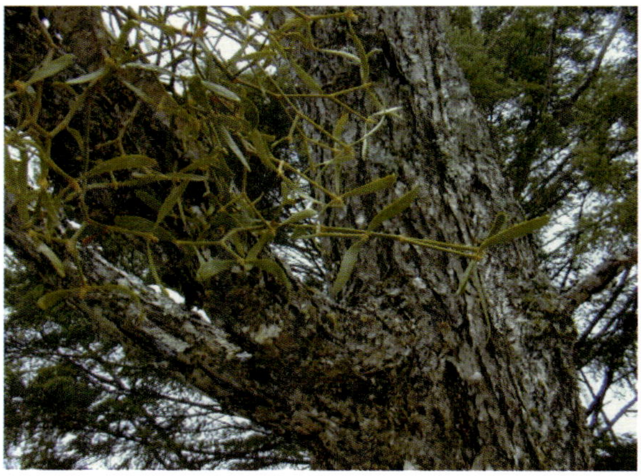

4. 桑寄生 (상기생)

<table>
<tr><td colspan="2">겨우살이과(桑寄生科)에 속한 상녹 기생소관목인 뽕나무겨우살이(桑寄生)의 帶葉한 莖枝</td><td rowspan="2">補肝腎 (보간신)
强筋骨 (강근골)
祛風濕 (거풍습)
安胎元 (안태원)</td><td rowspan="2">風濕痺痛, 腰膝痠軟, 筋骨無力, 崩漏經多, 妊娠漏血, 胎動不安, 高血壓</td></tr>
<tr><td>平, 苦甘</td><td>肝, 腎</td></tr>
<tr><td colspan="4">· 性味가 甘苦性平하여 肝腎經에 들어가 風濕을 제거하고 肝腎을 補하여 筋骨을 强健 하므로 風濕痺痛이 오랫동안 치유되지 않거나, 肝腎虧損으로 인한 腰膝痿軟에 더욱 좋으며,
· 妊娠胎漏나 胎動不安에 적용하여 補腎시키고 胎元을 堅固하는 효능이 있다.

· 이 외에도 혈압을 강하시키는 작용이 있어 고혈압으로 인한 眩暈을 치료한다.</td></tr>
</table>

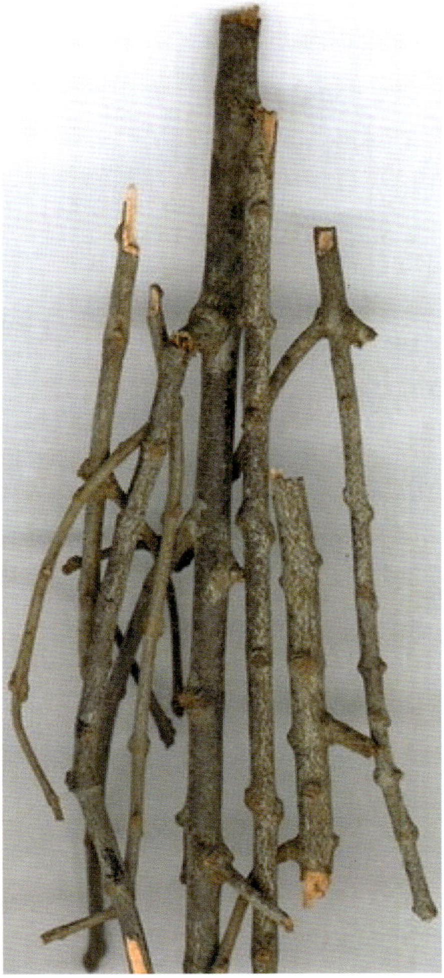

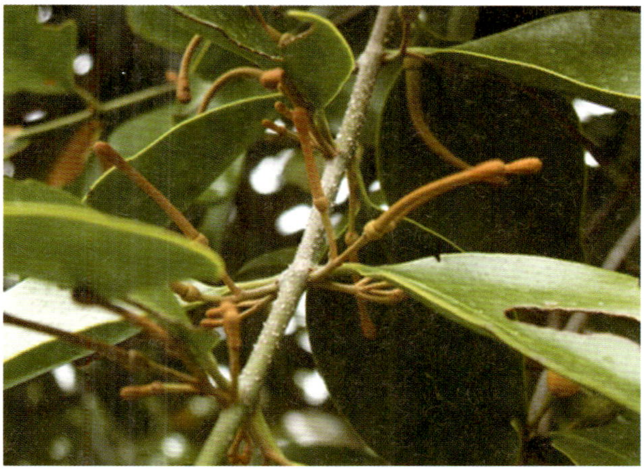

第5章
芳香化濕藥

⑴ 종류

창출(蒼朮), 후박(厚朴), 광곽향(廣藿香), 사인(砂仁), 백두구(白豆蔲), 초두구(草豆蔲), 초과(草果), 패란(佩蘭)

⑵ 작용 : 化濕健脾작용

⑶ 性味 : 芳香性이며 性이 溫燥에 편향되어 있다.
(芳香性은 醒脾化濕, 溫燥는 燥濕健脾)

⑷ 적응증상

① 濕濁內阻로 脾가 濕困하게 되어 運化失職으로 인한 脘腹痞滿, 嘔吐泛酸, 大便薄弱, 小食體倦, 口甘多涎, 舌苔白膩

② 濕痰壅滯, 濕溫, 暑濕 등 諸證에 적당히 응용

1. 蒼朮 (창출)

<table>
<tr><td colspan="2">국화과(菊花科)에 속한 다년생 본초인 가는잎삽주 또는 만주삽주의 根莖</td><td rowspan="2">燥濕健脾 (조습건비)
祛風散寒 (거풍산한)
明目 (명목)</td><td rowspan="2">脘腹脹滿, 泄瀉, 水腫, 脚氣痿躄, 風濕痺痛, 風寒感冒, 夜盲</td></tr>
<tr><td>溫, 辛苦</td><td>脾, 胃, 肝</td></tr>
</table>

· 苦溫하고 性燥하여, 辛香은 주로 發散한다.

· 밖으로는 風濕의 邪氣를 제거하고, 안으로는 脾胃의 濕邪를 化濕시키므로 燥濕健脾시키고 祛風시키는 要藥

· 그러므로 濕邪로 인하여 病이 된 경우에 上下表裏를 막론하고 응용할 수 있다. (白朮보다 實證에 사용)

生用	· 辛散의 性이 강하다 · 祛風發汗에는 生用
炒用	· 辛散의 性이 약하다 · 燥濕健脾에는 炒用

· 금기증 : 陰虛內熱, 汗多 (味辛하고 性이 溫燥하므로)

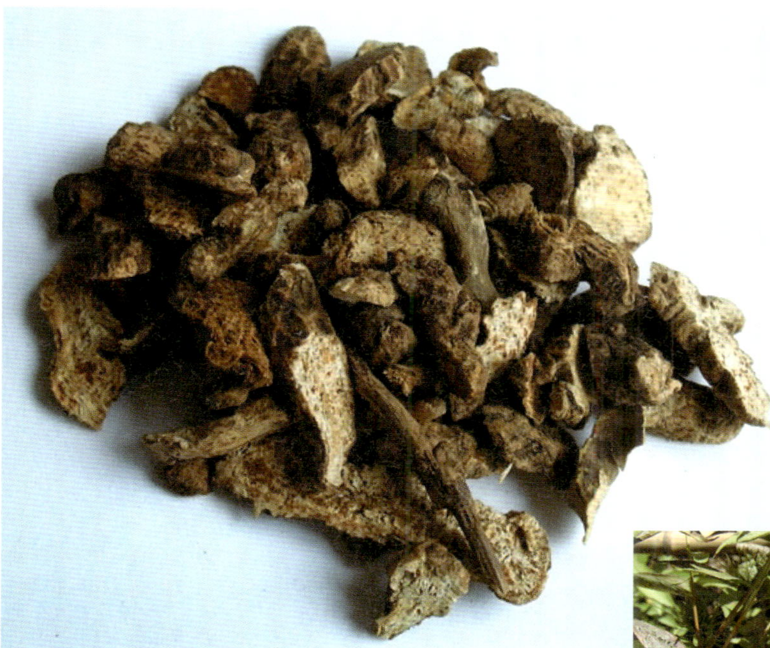

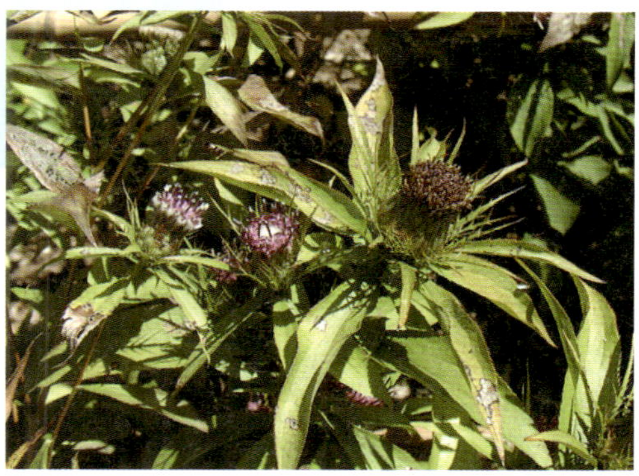

2. 厚朴 (후박)

목련과(木蘭科)에 속한 낙엽교목인 厚朴(川朴, 湖北厚朴)과 凹葉厚朴(溫朴, 溫州厚朴) 및 일본목련(和厚朴)의 수피		燥濕消痰 (조습소담) 下氣除滿 (하기제만)	濕滯傷中, 脘痞吐瀉, 食積氣滯, 腹脹便秘, 痰飮喘咳
溫, 苦辛	脾, 胃, 肺, 大腸		

· 氣味가 辛苦하면서 溫하고 芳香이 있다.

· 苦味는 下氣시켜 平喘하고, 辛味는 行氣시켜 消脹하며, 芳香은 化濕하여 散滿하고, 溫性은 散寒하여 止痛하므로 腸胃의 氣滯를 제거★하고, 脾臟의 濕濁을 燥하게 하여 行氣, 導滯, 燥濕하는데 상용한다.

· 유형의 積인 食, 濕, 痰積을 導下하고 또한 무형의 滯인 氣, 寒滯를 散하므로 痰, 濕, 食積, 寒凝氣滯로 인한 諸證의 치료에 응용한다.

濕滯	蒼朮을 배합하여 行氣, 燥濕, 健脾
氣滯	木香을 배합하여 行氣止痛
食滯	枳實을 배합하여 消痞除脹
痰滯	半夏를 배합하여 理氣, 燥濕, 化痰
寒滯	乾薑을 배합하여 溫中行氣
熱滯	大黃을 배합하여 瀉熱導滯
肺氣壅滯의 喘咳	麻黃, 杏仁을 배합하여 下氣平喘

· 厚朴을 薑炙하는 목적★ : 자극완화하고 溫中化習하는 효과 증대

· 금기증 : 氣虛, 津傷血枯, 孕婦

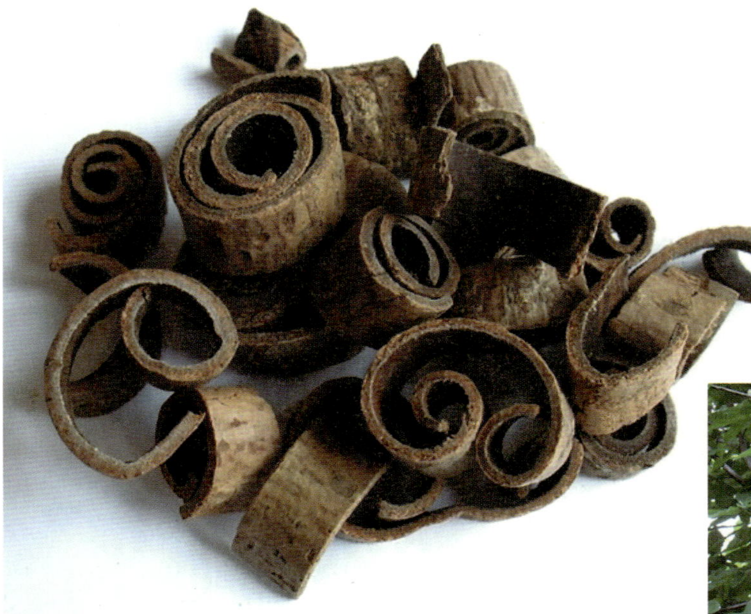

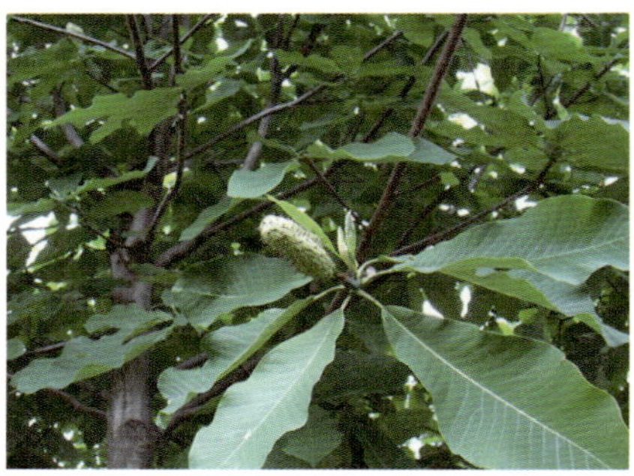

3. 廣藿香 (광곽향)

<table>
<tr><td colspan="2">꿀풀과(脣形科)에 속한 다년생 초본인 廣藿香의 지상부.
우리나라에서는 배초향(藿香)의 全草를 대용</td><td rowspan="2">芳香化濁 (방향화탁)
開胃止嘔 (개위지구)
發表解暑 (발표해서)</td><td rowspan="2">濕濁中阻, 脘痞嘔吐, 暑濕倦怠, 胸悶不舒, 寒濕閉暑, 腹痛吐瀉, 鼻淵頭痛</td></tr>
<tr><td>微溫, 辛</td><td>脾, 胃, 肺</td></tr>
</table>

· 性味가 辛溫하여, 辛味는 散하고 發表하되 峻烈하지 않고, 微溫은 化濕하되 燥熱하지 않아 表邪를 解하고, 裏의 濕邪를 化濕시키며, 芳香 또한 化濕시켜 和中止嘔의 要藥이 된다.

藿香	發表和中시키는 작용	化濕醒脾에 장점
蘇葉		發汗解表에 장점

藿香	發表解暑의 효능	化濕和中하고 醒脾開胃의 작용이 비교적 양호
香薷		發汗시키는 효능이 좋으며 동시에 利水시키는 효과

· 금기증 : 陰虛者와 陰虛火旺으로 인한 舌絳光滑

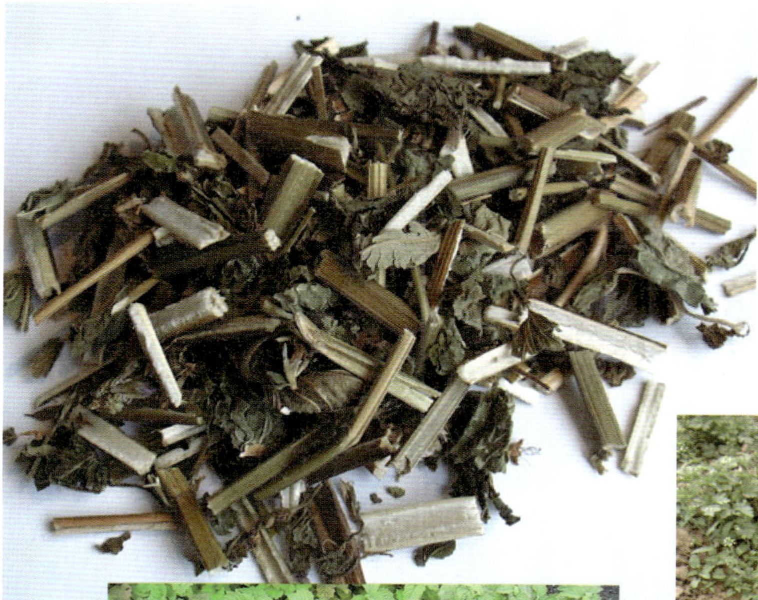

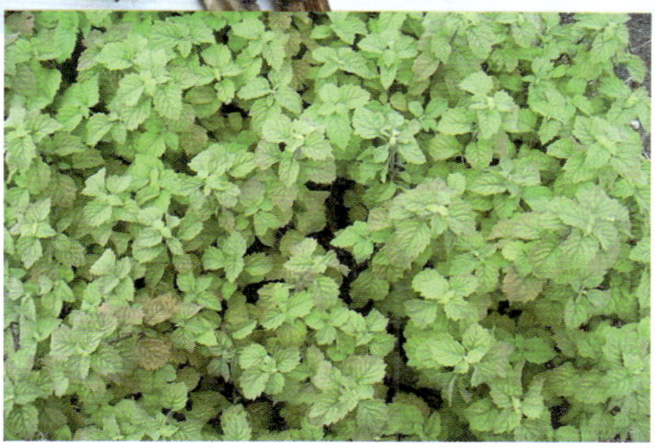

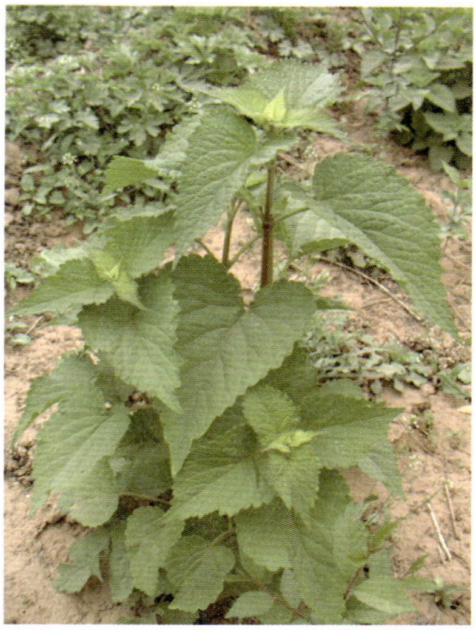

4. 砂仁 (사인)

생강과(生薑科)에 속한 草本인 陽春砂와 綠殼砂 또는 海南砂의 성숙한 果實		化濕開胃 (화습개위) 溫脾止瀉 (온비지사) 理氣安胎 (이기안태)	濕濁中阻, 脘痞不飢, 脾胃虛寒, 嘔吐泄瀉, 妊娠惡阻, 胎動不安
溫, 辛	脾, 胃, 腎		

· 性味가 辛溫하여, 辛味는 散하고, 溫性은 通하게 하며, 芳香은 化濕하는 작용이 있어 化濕, 行氣, 溫中 시키는데 상용하는 要藥이 된다.

· 性이 溫하면서도 燥熱하지 않고, 行氣하되 破氣하지 않은 장점이 있다.

1) 化濕開胃, 溫脾止瀉

· 醒脾開胃하므로 中焦에 濕邪가 阻滯하거나 脾胃에 氣滯 및 脾胃가 虛寒한 모든 證에 적용하여 치료한다.

2) 理氣安胎

· 또한 理氣시켜 安胎시키는 작용이 있으므로 氣滯로 인한 胎動不安을 치료하는데 양호한 효과가 있다

· 금기증 : 陰虛有熱

· 入煎劑宜後下★

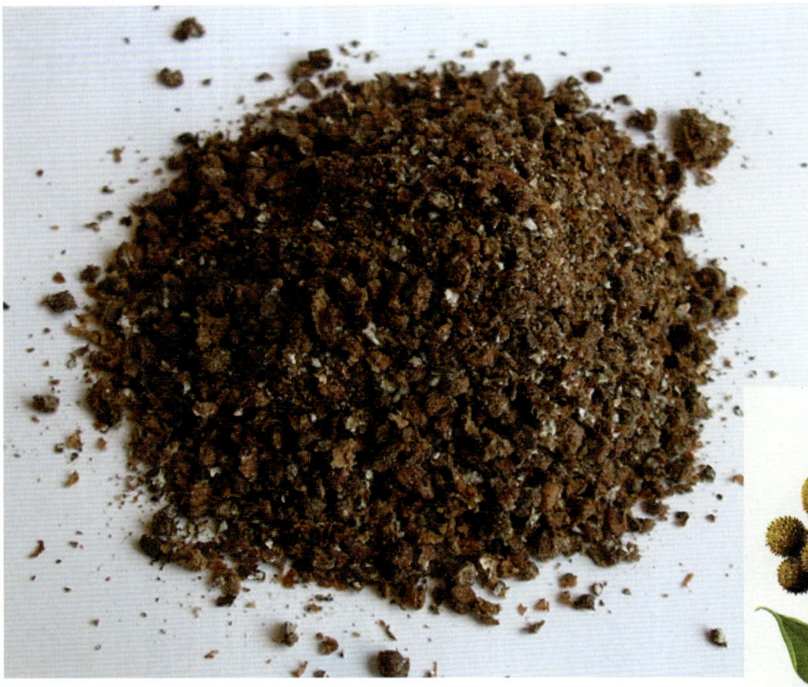

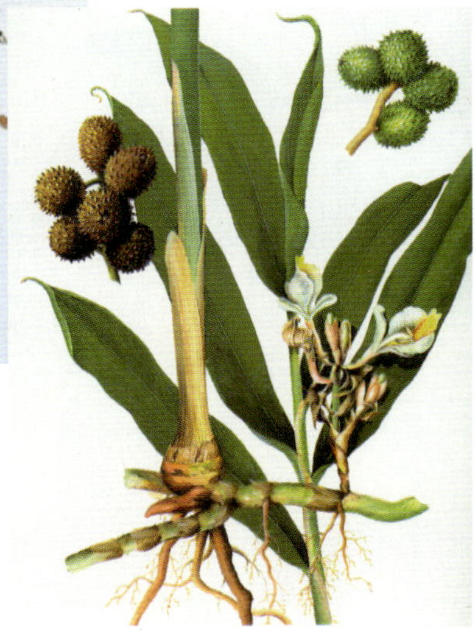

5. 白豆蔻 (백두구)

생강과(生薑科)에 속한 다년생 초본인 白豆蔻(原豆蔻)와 瓜哇白豆蔻(印尼白豆蔻)의 성숙한 果實		化濕消痞 (화습소비) 行氣溫中 (행기온중) 開胃消食 (개위소식)	濕濁中阻, 不思飮食, 濕溫초기, 胸悶不飢, 寒濕嘔逆, 胸腹脹痛, 食積不消
溫, 辛	肺, 脾, 胃		

· 味辛性溫하고 氣가 淸芳하여 上焦인 肺에 들어가 下氣止逆하고, 中焦인 脾胃에 들어가 化濕溫中시켜 化濕行氣하고 溫中止嘔시키는 약으로 上中 二焦의 모든 寒濕氣滯諸證에 응용하여 치료한다.

· 白豆蔻와 砂仁은 性味가 서로 같고 효능 또한 유사하여 化濕醒脾시키고 行氣寬中한다.

白豆蔻	芳香의 氣가 淸하고 溫燥의 性이 약하여 주로 上中 二焦에 들어가 濕阻中滿과 胃寒嘔吐에 다용
砂仁	芳香의 氣가 濁하고 溫燥의 性은 강하여 주로 中下 二焦에 들어가 脾寒泄瀉에 다용

· 豆蔻殼 : 효능이 白豆蔻와 비슷하나 溫性이 약하고 효능도 약하여 寒濕氣滯로 인한 脘腹脹悶과 嘔吐 등에 적용하여 치료한다.

· 금기증 : 辛燥하여 助熱耗氣하므로 火升作嘔와 熱腹痛 및 陰虛血燥

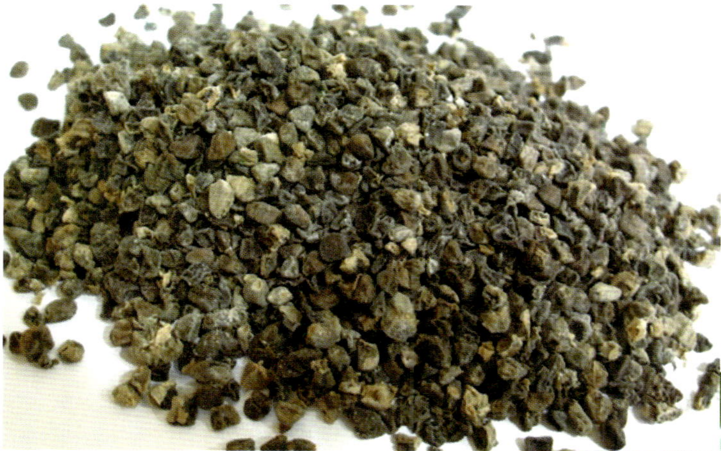

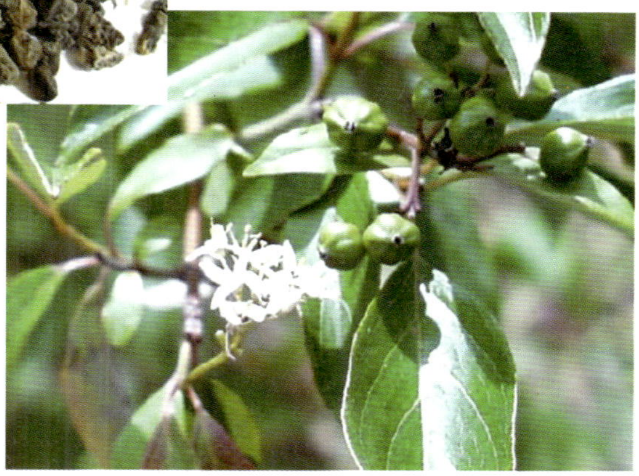

6. 草豆蔻 (초두구)

<table>
<tr><td colspan="2">생강과(生薑科)에 속한 多年生 草本인 草豆蔻의 성숙한 種子</td><td rowspan="2">燥濕健脾 (조습건비)
溫中止嘔 (온중지구)</td><td rowspan="2">寒濕內阻, 脘腹脹滿冷痛, 噯氣嘔逆, 不思飮食</td></tr>
<tr><td>溫, 辛</td><td>脾, 胃</td></tr>
<tr><td colspan="4">· 性味가 辛溫하고, 芳香溫燥하여 燥濕健脾하고 溫中止嘔시키는 효능이 있다.
· 그러므로 寒濕이 中焦에 停滯하여 不暢한 胃脘痛, 嘔吐, 泄痢, 痰飮의 치료에 상용한다.

· 금기증 : 血虛血少, 津液不足, 無寒濕</td></tr>
</table>

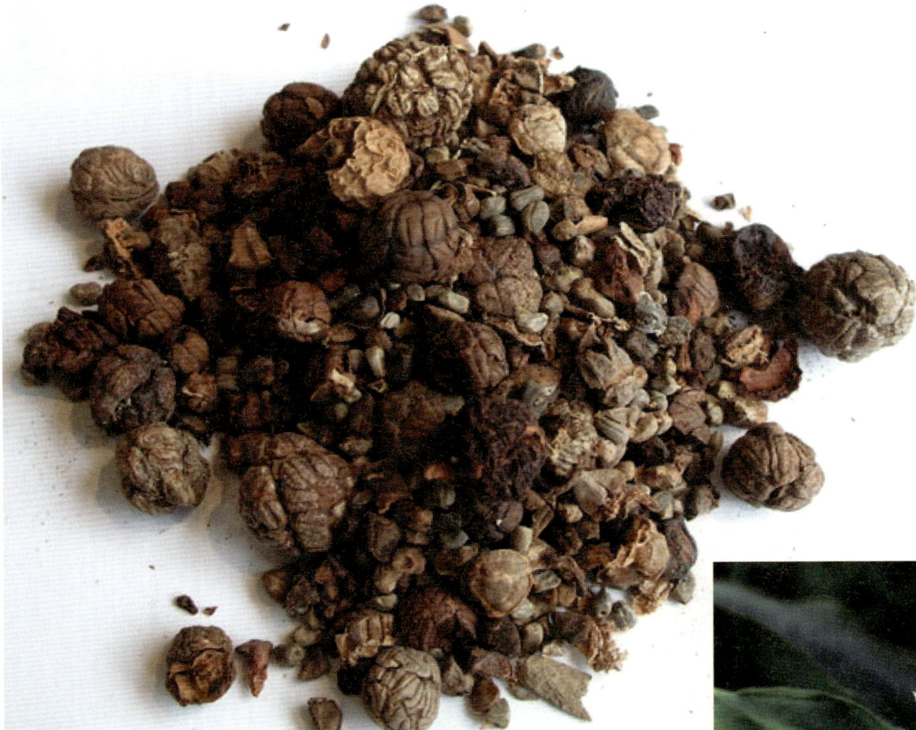

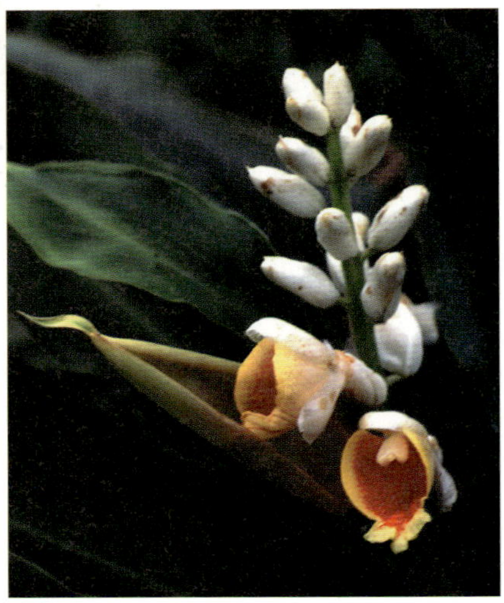

7. 草果 (초과)

생강과(生薑科)에 속한 多年生 草本인 草果의 성숙한 果實		燥濕溫中 (조습온중) 除痰截瘧 (제담절학)	寒濕內阻, 脘腹脹痛, 痞滿嘔吐, 瘧疾寒熱★
溫, 辛	脾, 胃		

1) 燥濕溫中

· 辛溫하고 溫脾燥濕하므로 脾胃寒濕을 치료하는 要藥이다.

· 燥濕溫中의 효능은 草豆蔻와 비슷하나 더욱 강하다. 그러므로 脾胃에 寒濕이 阻滯되어 나타나는 脘腹冷痛, 脹滿, 嘔吐, 泄瀉, 舌苔濁膩의 치료에 사용한다.

· 濕重者는 蒼朮, 厚朴, 藿香 등 芳香化濕藥을 배합하며, 寒重者는 吳茱萸, 乾薑 등 中焦를 溫暖하게 하는 약제를 배합한다.

2) 除痰截瘧

· 또한 截瘧의 要藥이며, 그 성이 溫燥하므로 寒濕偏盛으로 인한 瘧疾을 치료하는데 마땅하다.

· 이 외에도 消食化積의 효능이 있어, 宿食不消하고 胸脘痞滿嘔惡의 치료에 사용 할 수 있다.

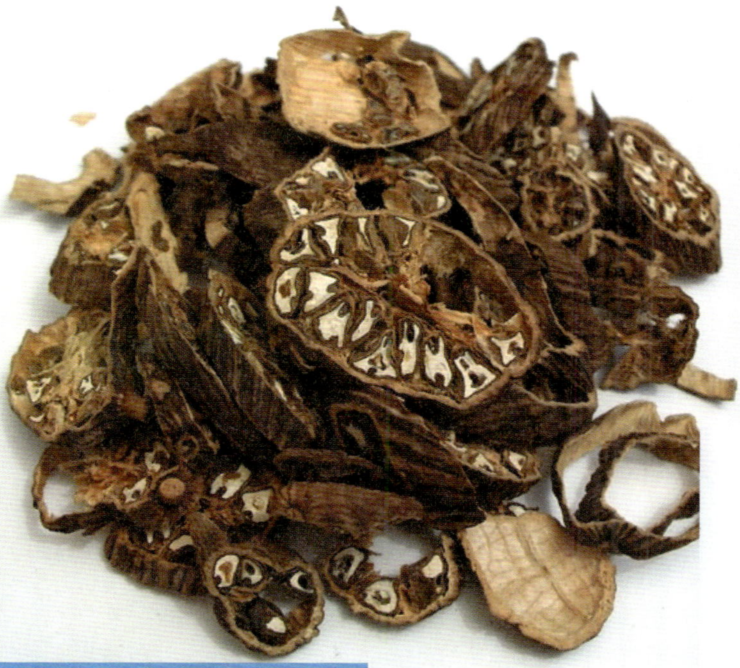

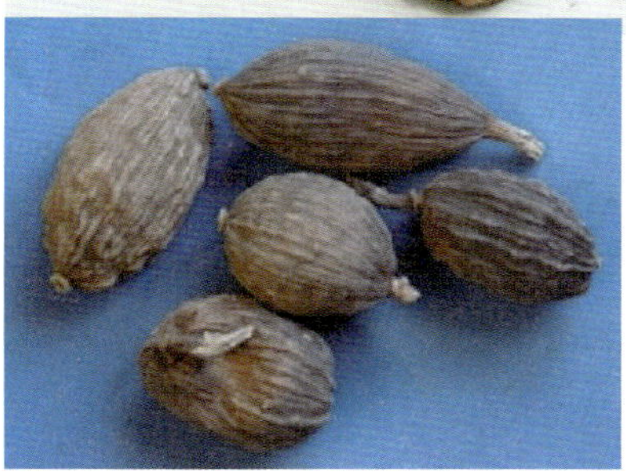

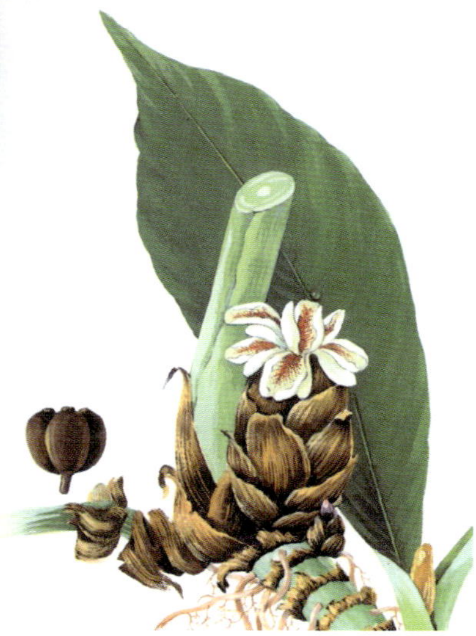

8. 佩蘭 (패란)

<table>
<tr><td colspan="2">국화과(菊花科)에 속한 多年生 草本인 벌등골나물의 全草</td><td rowspan="2">芳香化濕 (방향화습)
醒脾開胃 (성비개위)
發表解暑 (발표해서)</td><td rowspan="2">濕濁中阻, 脘痞嘔惡, 口中甛膩, 口臭, 多涎, 暑濕表證, 頭脹胸悶</td></tr>
<tr><td>平, 辛</td><td>脾, 胃, 肺</td></tr>
<tr><td colspan="4">1) 芳香化濕, 醒脾開胃
· 氣香味淸하고 辛散하여 中焦에 들어가 芳香化濕하고 醒脾開胃하므로 濕阻中焦 등에 상용한다.
· 그러므로 濕阻中焦로 運化失職하여 脘腹脹滿, 納呆不飢, 嘔吐, 苔白膩者에 사용하며,
또한 濕熱이 脾臟에 內蘊하여 脘腹痞悶, 嘔惡厭食, 口中甛膩, 口臭, 多涎, 苔黃膩者에 사용한다★[1)]
2) 發表解暑
· 그리고 化濕解暑하는 효능이 있어 여름철 暑濕에 상하여 惡寒發熱하고 頭脹, 身重, 胸悶 등을 치료하는데 상용한다
· 藿香의 化濕和中解暑의 효능과 유사하므로 대개 相須하여 응용하는데, 藿香보다 비교적 和緩하다.</td></tr>
</table>

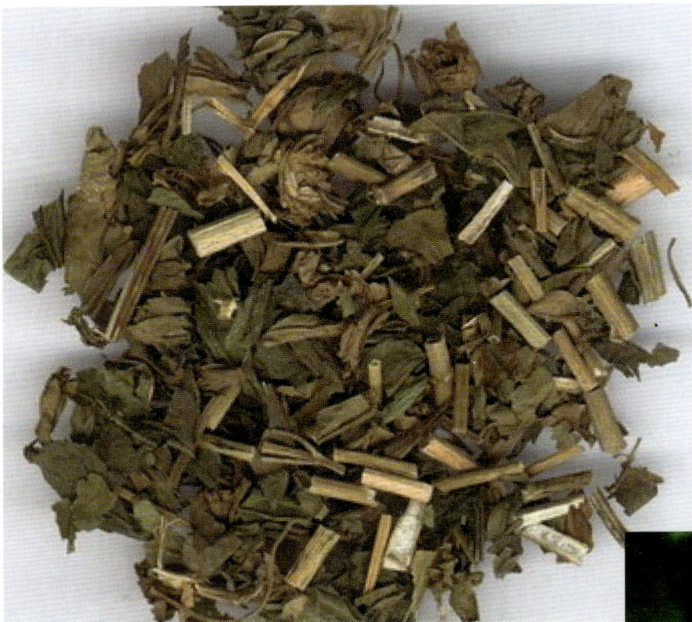

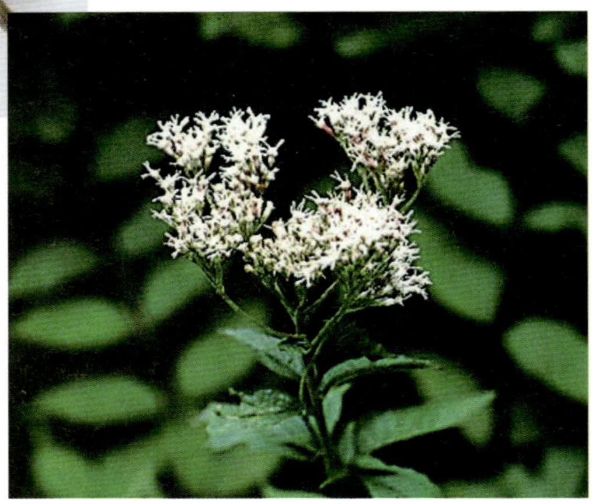

1) 甛 : 달 첨

第6章
利水滲濕藥

· 작용 : 水道를 通利시켜 水濕을 滲除시킨다.

· 水濕이 체내에 정체되어 발생한 水腫, 小便不利 및 濕邪로 인한 질환, 또는 濕熱로 인한 淋濁, 關節疼痛, 黃疸, 濕瘟, 腹瀉, 痰飮, 瘡疹 등에 적용

1) 利水退腫藥

(1) 종류

복령(茯苓), 저령(猪苓), 택사(澤瀉), 의이인(薏苡仁), 동과피(冬瓜皮), 적소두(赤小豆), 옥미수(玉米鬚)

(2) 적응증상

水濕이 內停된 水腫, 小便不利 등

2) 利尿通淋藥

(1) 종류

차전자(車前子), 목통(木通), 활석(滑石), 통초(通草), 해금사(海金沙), 석위(石韋) 비해(萆薢), 지부자(地膚子), 편축(萹蓄), 구맥(瞿麥), 동규자(冬葵子) 등심초(燈心草), 삼백초(三白草), 인진호(茵陳蒿), 금전초(金錢草)

(2) 성미 : 寒凉

(3) 적응증상

尿頻不利, 熱痳小便灼熱, 短澁刺痛, 尿血, 結石, 小便混濁, 濕에 의한 증상

第1節 利水退腫藥

1. 茯苓 (복령)

<table>
<tr><td rowspan="2">茯苓</td><td colspan="4">잔나비걸상과(多孔菌科)에 속한 진균인 茯苓의 바깥층을 제거한 菌核
내부의 수분을 대부분 제거한 다음 陰乾한 것을 "茯苓個"라 하고 신선한 茯苓을 去皮하고 절개하여 陰乾하여 塊狀 혹은 片狀으로 만든 것을 각각 한 것을 "茯苓塊", "茯苓片"이라 하며, 벗겨낸 皮部는 "茯苓皮"라 한다.
우리나라에서는 皮層아래 淡紅色 부분을 "赤茯苓", 赤茯苓을 切片한 다음 백색부분은 "白茯苓", 가운데 松根이 있는 것을 "茯神"이라 한다. (異名 : 茯菟, 伏苓, 雲苓, 茯免, 松苓)</td></tr>
<tr><td rowspan="9">平, 甘淡</td><td>心, 脾, 肺, 腎</td><td>利水滲濕 (이수삼습)
健脾寧心 (건비영심)</td><td>水腫尿少, 痰飮眩悸, 脾虛食少, 便溏泄瀉, 心神不安, 驚悸失眠</td></tr>
<tr><td></td><td colspan="3">1) 利水滲濕
· 甘味는 補하고 淡味는 滲하며, 藥性이 和緩하여 利水하되 耗氣하지 않아 利水滲濕의 要藥
· 小便不利, 水腫脹滿, 痰飮內停에 寒熱虛實에 관계없이 모두 사용할 수 있다.
· 대개 猪苓, 澤瀉를 배합하여 利水滲濕의 효능을 강하게 한다.
2) 健脾寧心
· 脾虛하여 水濕이 생기는데, 茯苓은 健脾하므로 標本을 모두 치료하는 효과가 있어 특히 脾虛濕勝에 더욱 적당하다.
· 또한 脾氣虛弱으로 倦怠無力, 食少便溏에 人參, 白朮등을 배합하여 사용
· 이것은 茯苓의 성질이 和平하고 補하되 峻하지 않으며, 利하되 猛하지 않아 扶正去邪할 수 있기 때문이다.
· 또한 安神작용은 그 기전이 健脾시키는데 있으며, 脾는 後天의 根本이 되고 生氣化血의 根源이 되기 때문에 脾虛하게 되면 生化가 부족하게 되어 心神을 養營함을 잃게 되어 驚悸不眠의 병증을 일으키게 된다.

① 白茯苓은 健脾에 편중하고, ② 赤茯苓은 利濕하며,
③ 茯神은 安神시키며 ④ 茯苓皮는 利水消腫 하는 특징이 있다★</td></tr>
<tr><td rowspan="2">赤茯苓</td><td>心, 脾, 膀胱</td><td>行水 (행수)
分利濕熱 (분리습열)</td><td>小便不利, 淋濁, 瀉痢</td></tr>
<tr><td colspan="3">· 行水하며 濕熱을 泄利시키는 효능이 있어 小便不利와 淋濁, 泄瀉를 치료</td></tr>
<tr><td rowspan="2">茯神</td><td>心, 脾</td><td>寧心安神 (영심안신)
利水 (이수)</td><td>心虛驚悸, 健忘, 失眠, 驚癎, 小便不利</td></tr>
<tr><td colspan="3">· 寧心安神, 利水의 효능이 있어 心虛로 인한 驚悸健忘과 不眠驚癎을 치료</td></tr>
<tr><td rowspan="2">茯苓皮</td><td>心, 脾, 腎</td><td>利水消腫 (이수소종)</td><td>水腫膚脹</td></tr>
<tr><td colspan="3">· 利水消腫의 효능이 있어 膚脹水腫을 치료하며 行水하되 耗氣하지 않는다.</td></tr>
</table>

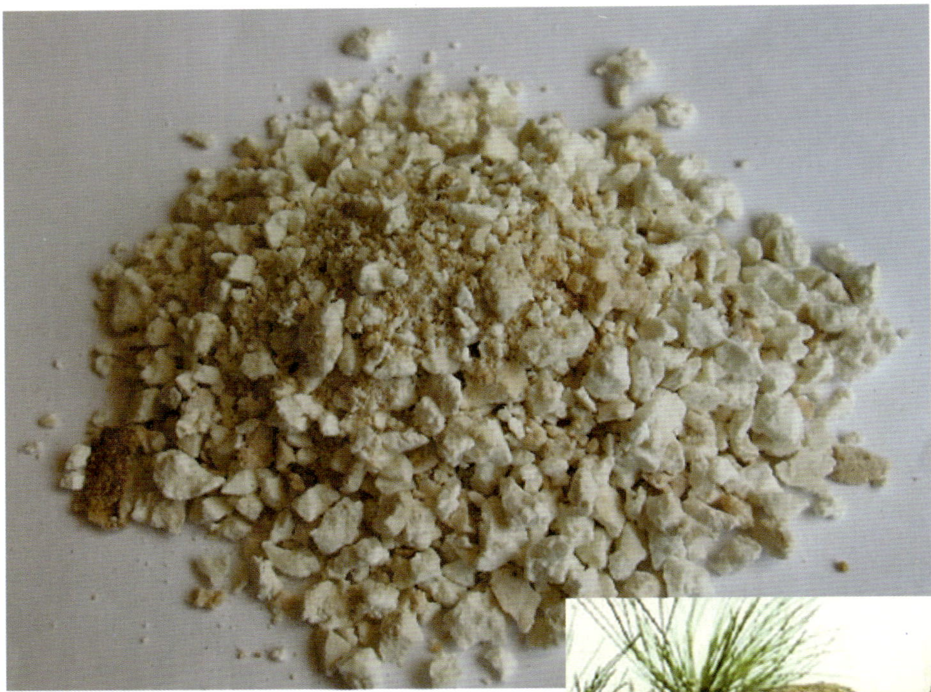

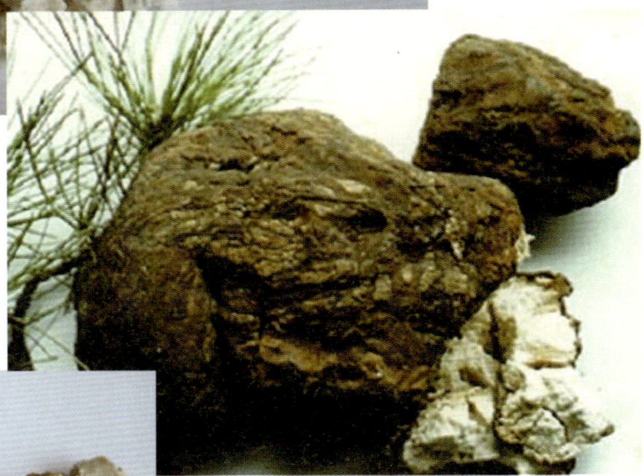

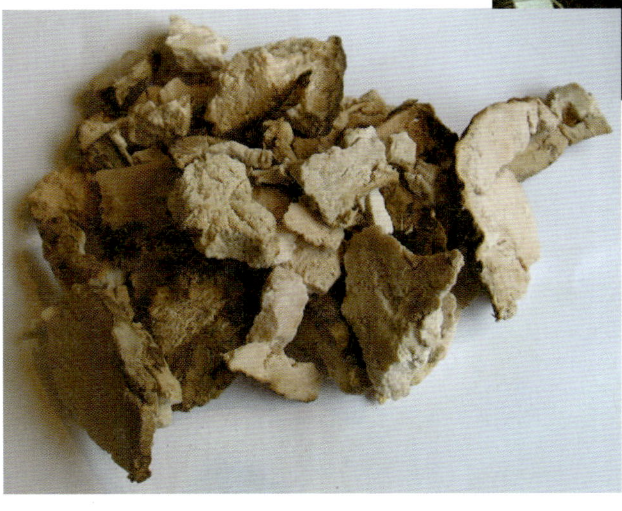

2. 猪苓 (저령)

잔나비걸상과(多孔菌科)에 속한 진균인 猪苓의 菌核		利水滲濕 (이수삼습)	小便不利, 水腫, 泄瀉, 淋濁, 帶下
平, 甘淡	腎, 膀胱		

· 味가 甘淡하여 淡滲하고 利水시키는 효능이 茯苓보다 우수★하여, 水濕停滯로 인한 小便不利와 水腫,淋病을 치료하는데 상용하는데, 猪苓만을 사용하여도 좋은 효과가 있다.

· 또한 猪苓은 利水濕하여 實大便하므로 濕勝泄瀉를 치료한다.

· 茯笭에 비해 補益작용은 없다.

· 금기증 : 無水濕者

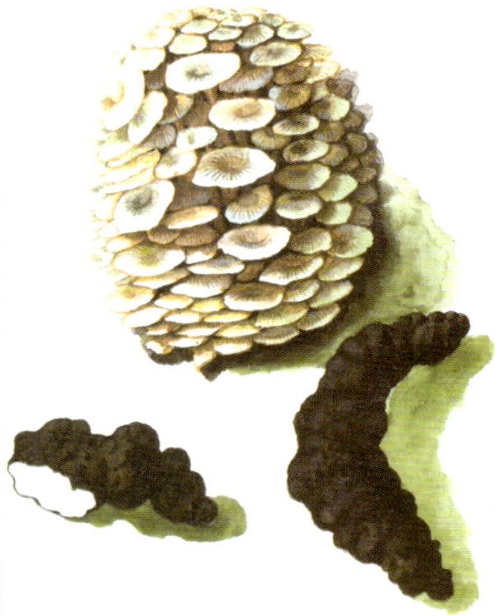

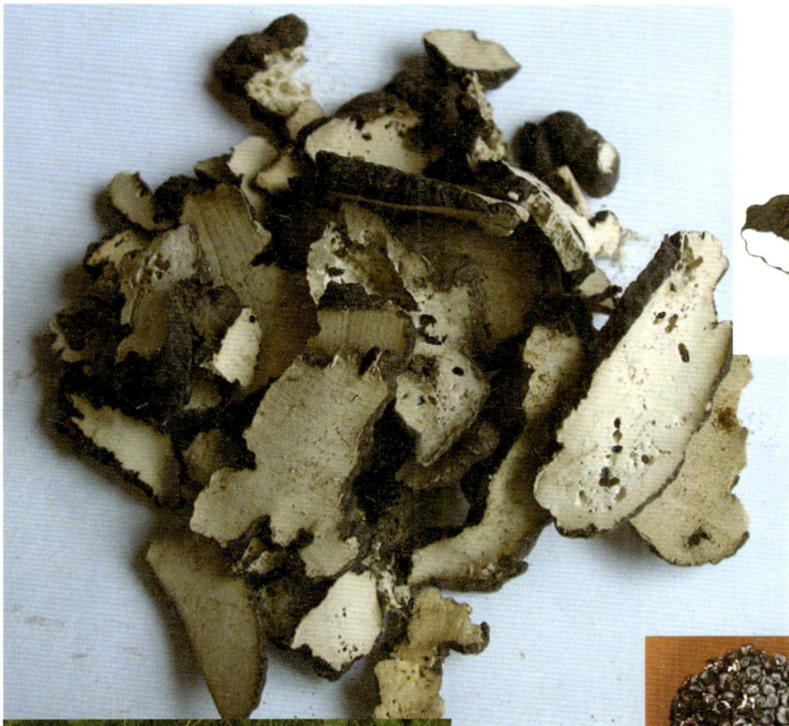

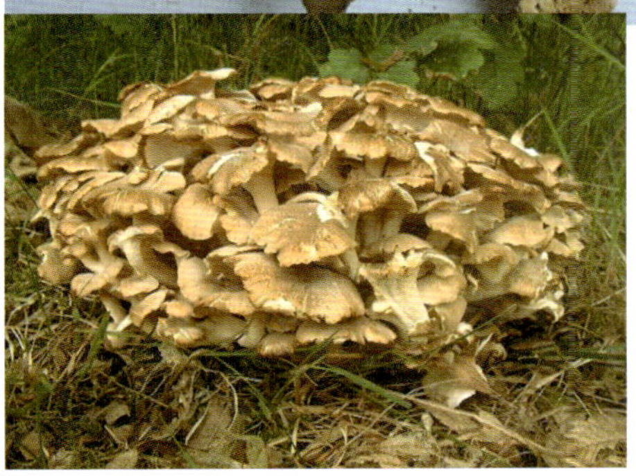

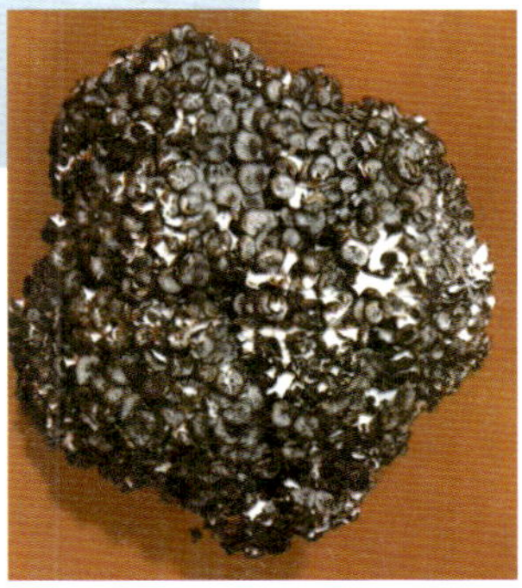

3. 澤瀉 (택사)

택사과(澤瀉科)에 속하는 다년생 沼澤植物인 질경이택사의 塊莖		利小便 (이소변) 淸濕熱 (청습열)	小便不利, 水腫脹滿, 泄瀉尿少, 痰飮眩暈, 熱淋澀痛, 高脂血症
寒, 甘	腎, 膀胱		

· 性味는 淡滲性寒하여 腎, 膀胱經에 들어간다.
· 甘淡은 滲利水濕하고, 寒은 瀉熱하여, 膀胱에 들어가 膀胱의 水濕을 滲利한다.
· 그러므로 小便不利, 水腫, 泄瀉, 淋濁, 帶下, 痰飮 등의 치료에 상용한다.
· 또한 性寒하고 腎經에 들어가 相火를 瀉하므로 腎陰不足과 相火亢盛으로 인한 遺精, 耳鳴, 眩暈 등의 치료에 사용한다.
· 五苓散중에 澤瀉를 사용하는 것은 利尿를 시키기 위함이며, 六味地黃湯 중에 사용하는 것은 腎火를 瀉火시키기 위함이다.

· 금기증: 腎虛精滑★, 無濕熱者

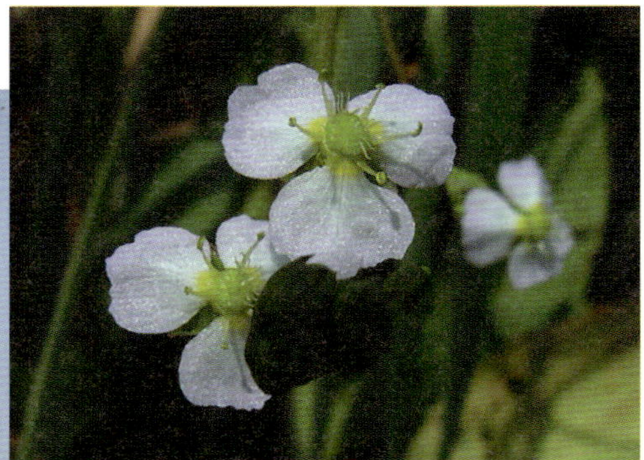

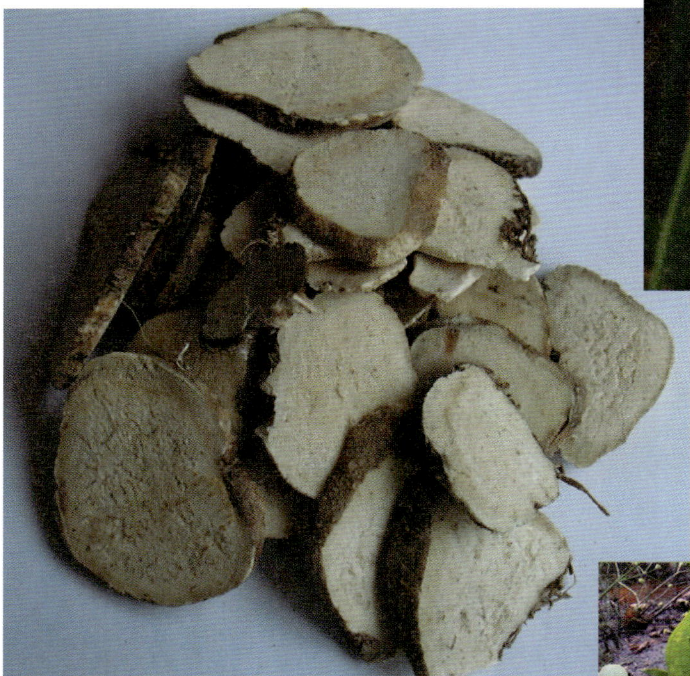

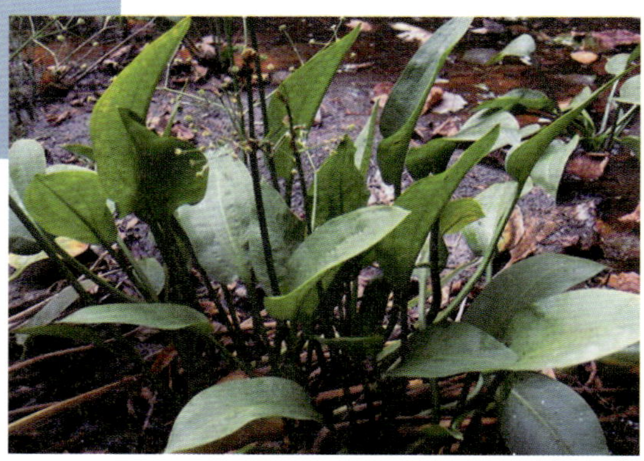

4. 薏苡仁 (의이인)

<table>
<tr><td colspan="2">벼과(禾本科)에 속한 일년생 또는 다년생 초본인 율무의 성숙한 種仁</td><td rowspan="2">健脾滲濕 (건비삼습)
除痺止瀉 (제비지사)
清熱排膿 (청열배농)</td><td rowspan="2">水腫, 脚氣, 小便不利, 濕痺拘攣, 脾虛泄瀉★,
肺癰, 腸癰, 扁平疣</td></tr>
<tr><td>凉, 甘淡</td><td>脾, 胃, 肺</td></tr>
</table>

1) 健脾滲濕
- 脾는 陰土가 되어 喜燥惡濕한다.
- 薏苡仁은 甘淡滲濕하고 健脾하며, 微寒하여 胃를 傷하지 않게 하며, 脾를 補하되 滋膩하지 않는다.
- 藥性이 緩和하여 清補利濕하므로 脾虛濕勝으로 인한 水腫, 脚氣, 淋濁, 泄瀉, 帶下 및 濕溫초기에 상용한다.

2) 除痺止瀉
- 또한 祛濕除痺하고 舒筋脈하므로 濕痺拘攣, 屈伸不利에 사용한다.

3) 清熱排膿
- 그리고 위로는 清肺熱하고 아래로는 腸胃의 濕을 제거하여, 清熱排膿의 효능이 있어 肺癰과 腸癰의 치료★에 상용한다.

- 포제 : 健脾止瀉에는 炒用
- 용량★ : 9~30g, 藥力이 和緩하므로 多服, 久服하여야 한다.
- 금기증 : 脾虛無濕, 大便燥結, 임신부

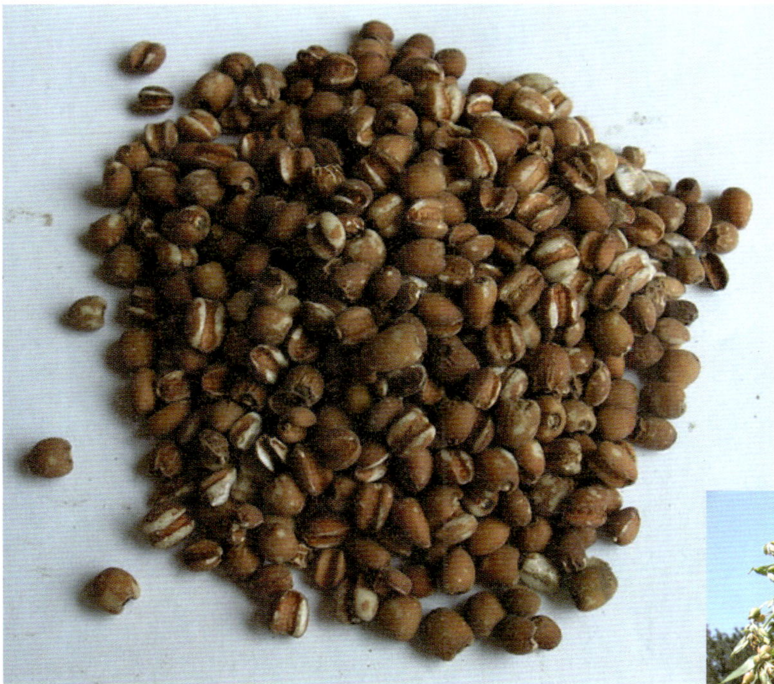

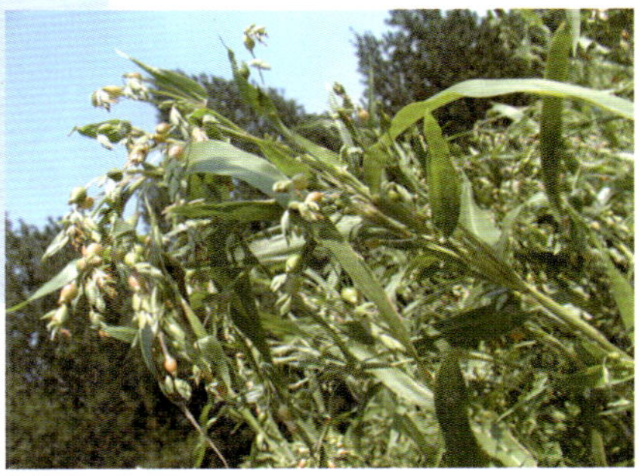

5. 冬瓜皮 (동과피)

<table>
<tr><td colspan="2">박과(葫蘆科)에 속한 일년생 초본인 동과의 果皮</td><td rowspan="2">利尿消腫 (이뇨소종)</td><td rowspan="2">水腫脹滿, 小便不利, 暑熱口渴, 小便短赤</td></tr>
<tr><td>凉, 甘</td><td>脾, 小腸</td></tr>
<tr><td colspan="4">· 水腫을 치료하는데 상용하는 약물이다.
· 小便을 通利하고 水濕을 배출하게 하여 腫脹을 제거하는 효능이 있어 熱性水腫에 더욱 좋다.
· 그러나 약력이 비교적 약하므로 보조약으로 응용한다.</td></tr>
</table>

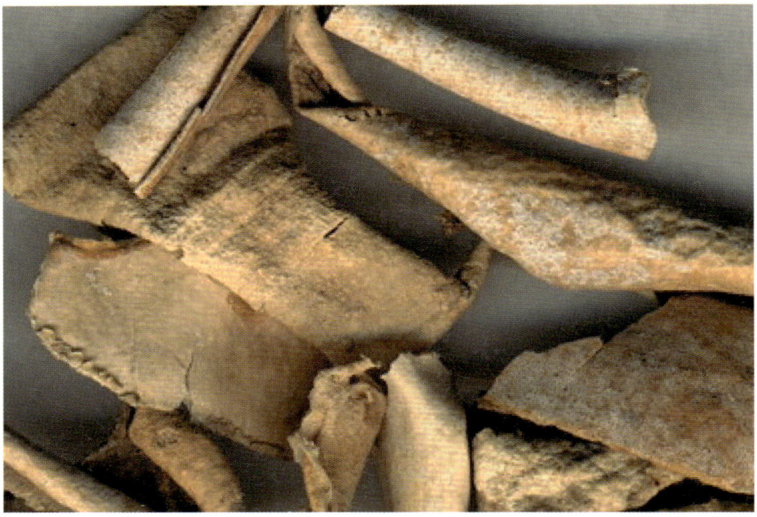

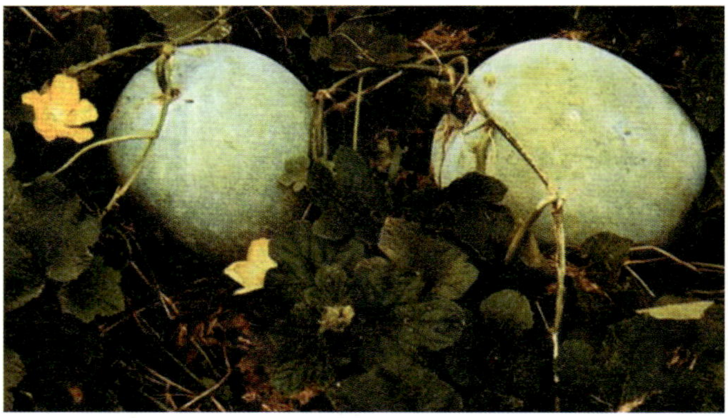

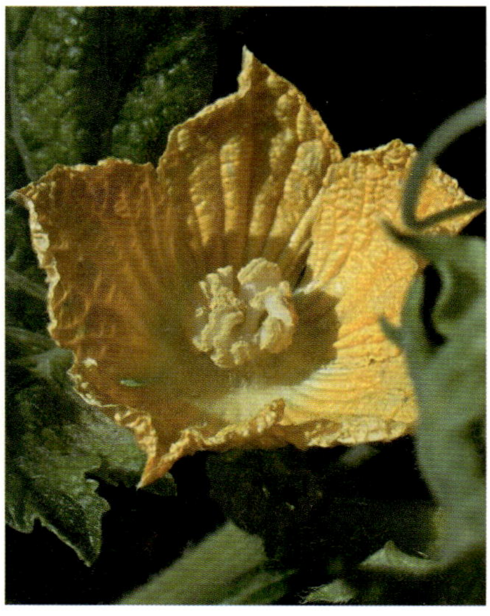

6. 赤小豆 (적소두)

<table>
<tr><td colspan="2">豆科(콩과)에 속한 일년생 초본인 팥(赤豆) 또는 덩굴팥(赤小豆)의 성숙한 種子</td><td rowspan="2">利水消腫 (이수소종)
解毒排膿 (해독배농)</td><td rowspan="2">水腫脹滿, 脚氣浮腫, 黃疸尿赤, 風濕熱痺, 癰腫瘡毒, 腸癰腹痛</td></tr>
<tr><td>平, 甘酸</td><td>心, 小腸</td></tr>
<tr><td colspan="4">1) 利水消腫
· 下行하는 효능이 있어 內로는 水道를 通利 하여 水濕을 泄하므로 消腫된다.
· 滋養性 利水消腫藥이 되어 水腫과 脚氣가 虛證에 치우친 경우에 적합하다.
· 利水하고 小腸火를 淸하여 濕熱을 小便으로 내보내므로 濕熱黃疸과 熱淋에 응용한다.
2) 解毒排膿
· 또한 외용으로는 血分의 熱毒을 淸하고 寒性은 血分에 들어가 降火行血하게 하므로 熱毒瘡瘍을 치료한다.</td></tr>
</table>

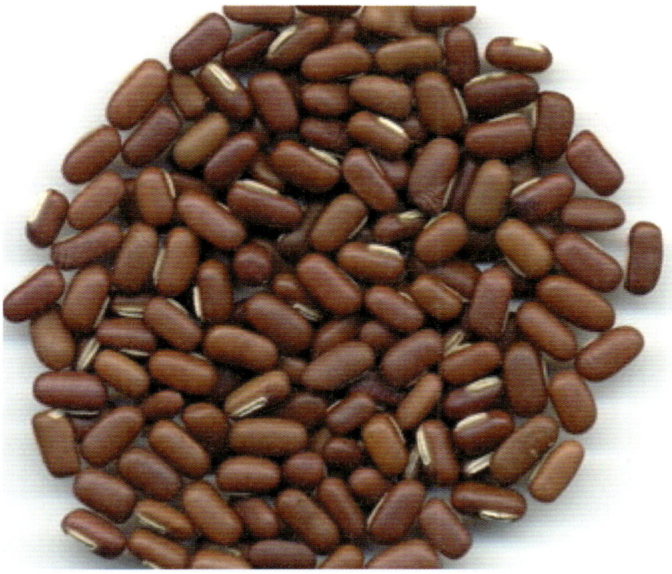

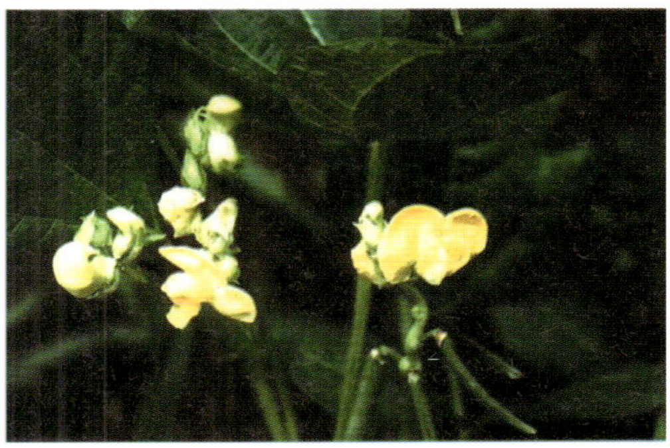

7. 玉米鬚 (옥미수)

<table>
<tr><td colspan="2">禾本科(벼과)에 속한 일년생 초본인 옥수수의 花柱</td><td rowspan="2">利尿退腫 (이뇨퇴종)
利膽退黃 (이담퇴황)
降血糖 (강혈당)
止血 (지혈)</td><td rowspan="2">腎炎水腫, 脚氣, 黃疸型肝炎, 膽囊炎, 膽結石, 糖尿病, 吐血, 衄血, 高血壓, 鼻炎, 乳癰</td></tr>
<tr><td>平, 甘</td><td>肝, 膽, 膀胱</td></tr>
<tr><td colspan="4">1) 利尿退腫
· 甘平하여 肝膽經과 膀胱經에 들어가 腎炎으로 인한 水腫과 肝硬化性 腹水 및 膀胱에 熱結로 인한 小便短赤과 淋瀝疼痛 등 證을 치료한다.
2) 利膽退黃
· 또한 利膽退黃시키는 효능이 있어 황달형 간염과 담낭염 및 담석증을 치료한다.
3) 降血糖, 止血
· 이 외에도 당뇨병에 單用 또는 다른 약물과 배합하여 응용하고, 鼻衄, 齒齦出血, 出血性 紫癜[1] 등을 치료하며, 강압작용이 있어 고혈압을 치료하는데 사용하기도 한다.</td></tr>
</table>

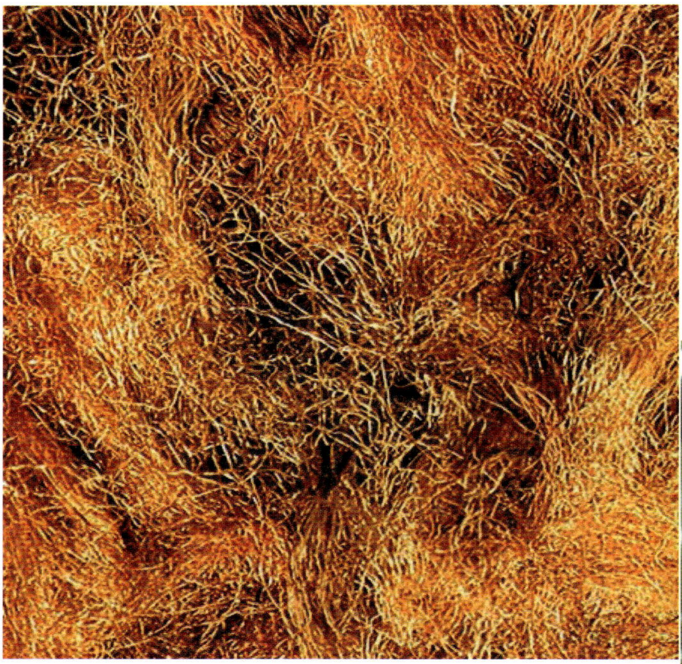

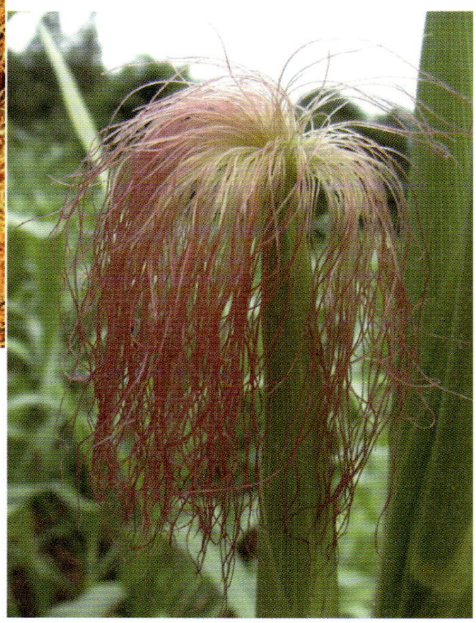

1) 癜 : 어우러기 전

第2節 利尿通淋藥

1. 車前子 (차전자)

질경이과(車前科)에 속한 다년생 초본인 질경이 또는 털질경이의 성숙한 種子		淸熱利尿 (청열이뇨) 滲濕通淋 (삼습통림) 明目 (명목) 祛痰 (거담)	水腫脹滿, 熱淋澀痛, 暑濕泄瀉, 目赤腫痛, 痰熱咳嗽★
微寒, 甘	肝, 腎, 肺, 小腸		

1) 淸熱利尿, 滲濕通淋
- 性味가 甘寒滑利하고 性이 오로지 降泄하므로 水道를 通利하여 滲濕泄熱시키는 효능이 있어 濕熱의 邪氣를 소변을 따라 배출함으로써 溫熱內蘊證을 치료한다.
- 또한 泄瀉를 치료하는데 응용★되며, 이는 水道를 利하게하여 淸濁을 分別하여 小便이 自利하므로서 止瀉 되기 때문이다.

2) 明目
- 明目시키는 효능은 肝經의 熱을 淸熱시켜 肝火上炎으로 인한 目赤腫痛을 치료하기 때문이며, 또한 肝腎不足으로 인한 眼目昏花에 地黃, 枸杞子 등 肝腎을 補하는 약과 배합하여 응용하게 된다.

3) 祛痰
- 그리고 祛痰止咳의 효능이 있으므로 肺熱咳嗽의 치료에 응용된다.

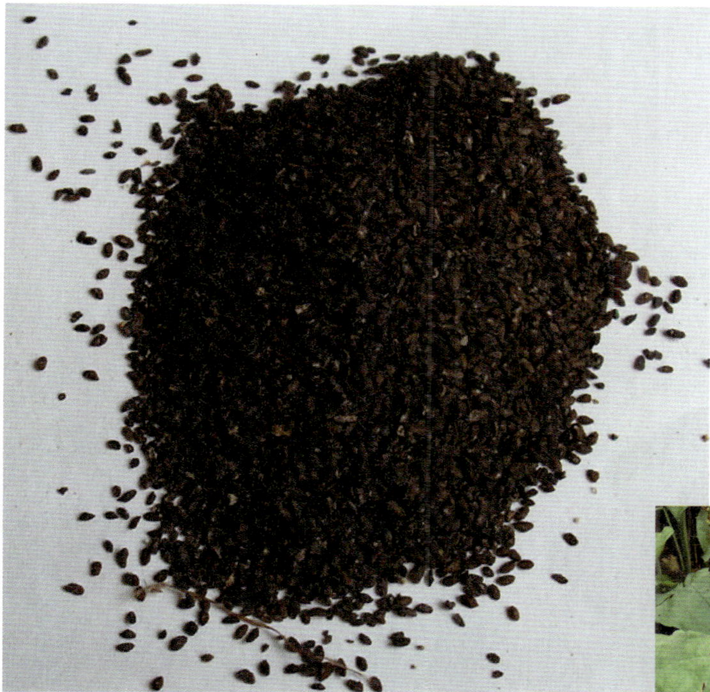

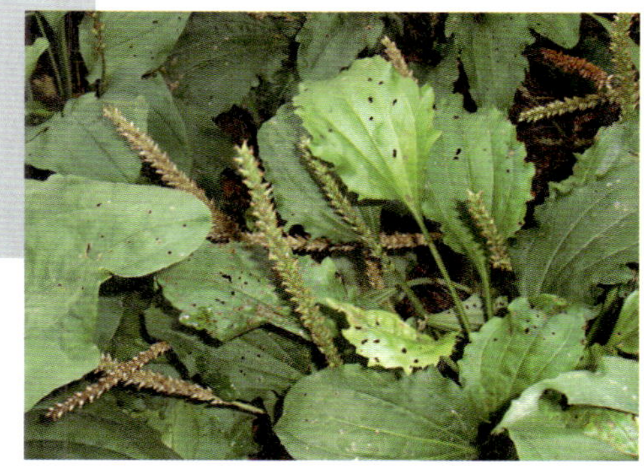

2. 木通 (목통)

<table>
<tr><td colspan="2">으름덩굴과(木通科)에 속한 낙엽성 관목인 으름의 줄기</td><td rowspan="2">淸熱利尿 (청열이뇨)
通利血脈 (통리혈맥)</td><td rowspan="2">小便短赤, 淋濁, 水腫, 胸中煩熱, 咽喉腫痛★, 口舌生瘡★, 風濕痺痛, 乳汁不通★ 經閉, 痛經</td></tr>
<tr><td>寒, 苦</td><td>心, 小腸, 膀胱</td></tr>
</table>

1) 淸熱利尿

· 味가 苦하고 氣는 寒하며, 性은 通利하여 淸降하므로 위로는 淸心降火하고, 아래로는 利水泄熱하여 濕熱의 邪氣가 下行하여 小便으로 배출하므로 降火利尿의 효능이 있다.

· 그러므로 濕熱이 內盛하여 된 모든 병증에 응용한다.

2) 通利血脈

· 通乳하고 通利血脈하므로 부녀의 乳汁不下와 經閉, 痛經의 치료에 응용한다.

· 금기증 : 內에 濕熱이 없는 경우와 津虧氣弱으로 인한 滑精, 尿意頻數者 및 孕婦

▸ 通乳★ : 淸熱解毒藥 (漏蘆, 蒲公英), 利水滲濕藥 (木通, 通草, 冬葵子), 活血祛瘀藥 (穿山甲, 王不留行)

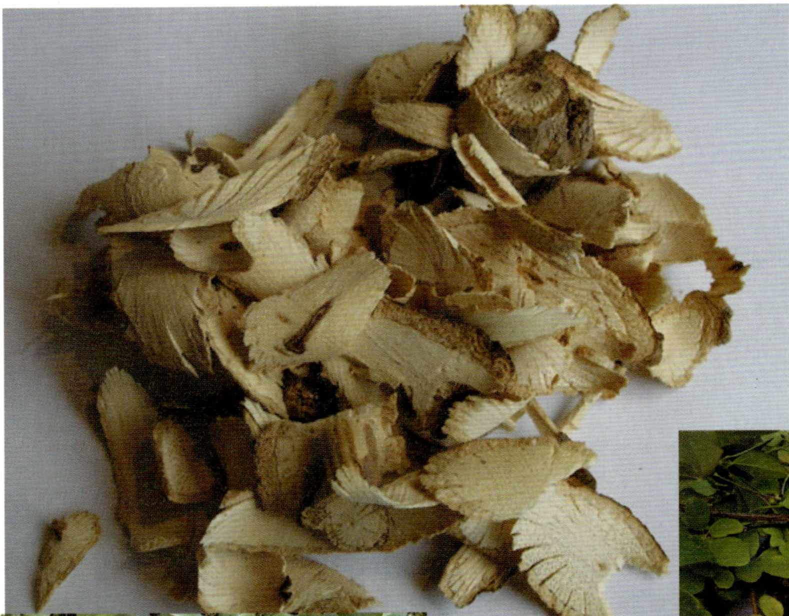

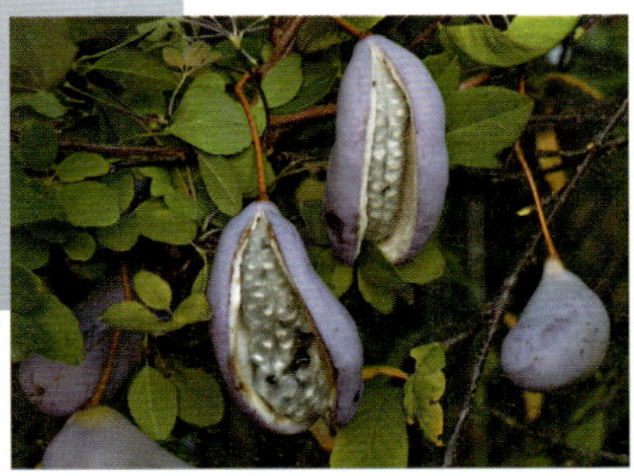

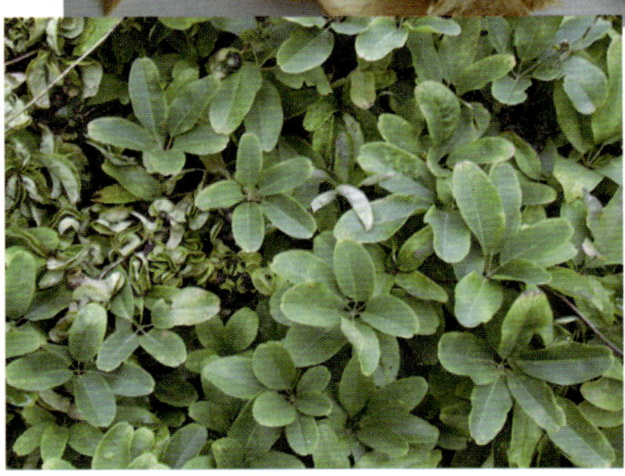

3. 滑石 (활석)

<table>
<tr><td colspan="2">규산염류(硅酸鹽類)의 광물인 활석</td><td rowspan="2">利水通淋 (이수통림)
清熱解暑 (청열해서)
祛濕斂瘡 (거습염창)</td><td rowspan="2">熱淋, 石淋, 尿熱澁痛, 暑濕煩渴, 濕熱水瀉
[外治] 濕疹, 濕瘡, 痱子</td></tr>
<tr><td>寒, 甘淡</td><td>膀胱, 肺, 胃</td></tr>
<tr><td colspan="4">· 味는 甘淡하고 性은 寒하며, 質重하면서 滑한다.
· 淡은 滲濕하고, 寒은 清熱하며, 滑은 능히 利竅하고 重은 淸降하므로, 利水滲濕과 清熱解暑의 효능이 있어 暑月에 상용할 수 있다.
· 내복하면 膀胱의 熱을 瀉하여 小便을 通利시키는 효능이 있어 濕熱이 下注하여 나타나는 淋病과 尿閉 등을 通利★한다.
· 또한 寒滑한 藥性은 清解하며 利濕하므로, 暑熱로 인한 煩渴과 濕蘊으로 인한 胸悶 등을 치료하고, 暑濕으로 된 泄瀉에 더욱 좋다★
· 외용으로는 濕疹과 痱子[2] 등을 치료한다.</td></tr>
</table>

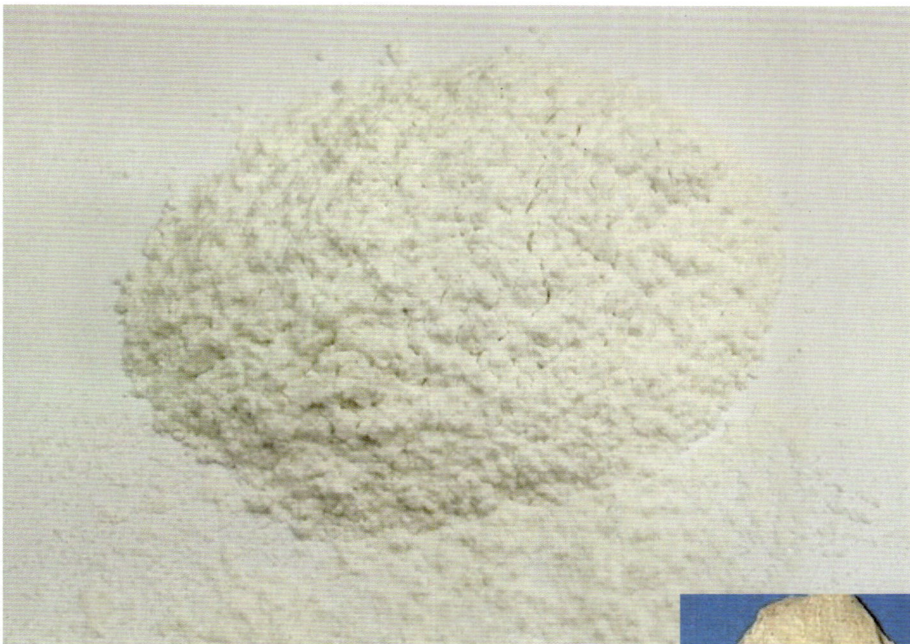

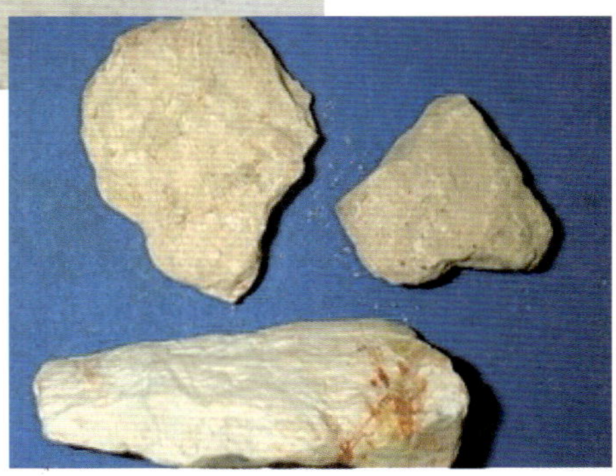

2) 痱 : 뾰루지, 땀띠 비

4. 通草 (통초)

두릅나무과(五加科)에 속한 관목인 통탈목의 莖髓★		利熱利尿 (청열이뇨) 通氣下乳 (통기하유)	濕熱尿赤, 淋病澀痛, 水腫尿少, 乳汁不下
微寒, 甘淡	肺, 胃		

· 味가 甘淡하고 性은 寒하다.
· 淡味는 滲濕하여 淸降하는 효능이 있어. 肺經에 들어가 水道를 通調하고, 熱을 끌고 下行하여 小便을 利하게 하며, 胃經에 들어가 通氣上達하여 乳汁을 下行하게 한다.
· 이와 같이 通乳시키는 효능이 木通과 비슷하다. 다만 利水泄熱시키는 작용은 木通보다 약하다.
· 오직 通利하되 陰液을 손상하지 않으므로 濕熱로 인한 경증에 적용한다.

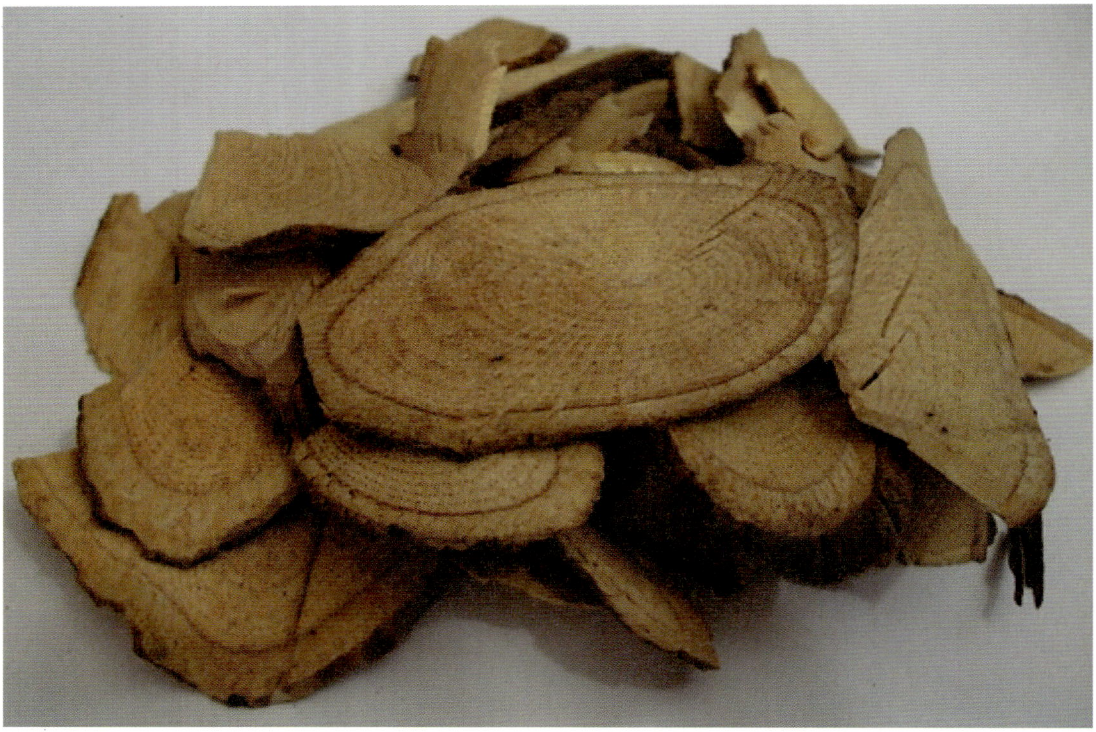

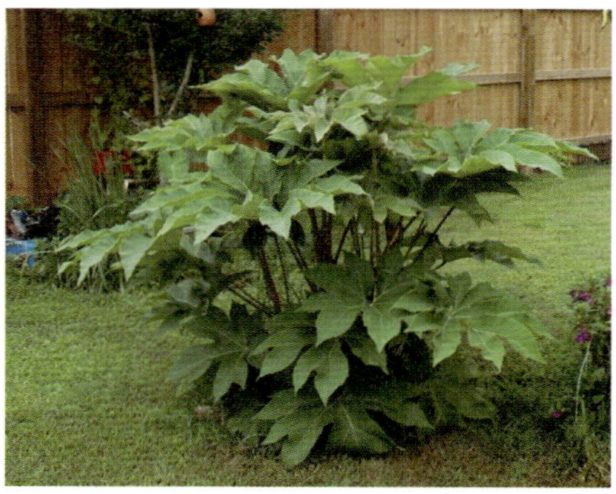

5. 海金沙 (해금사)

실고사리과(海金沙科)에 속한 실고사리의 성숙한 포자		淸利濕熱 (청리습열) 通淋止痛 (통림지통)	熱淋, 砂淋, 石淋, 血淋, 膏淋, 尿道澀痛
寒, 甘鹹	膀胱, 小腸		

· 甘淡한 味는 利尿하고 寒性은 淸熱한다.

· 그 性은 下降하여 小腸과 膀胱의 濕熱을 淸하게 하며 利水시키는 효능이 있어 淋病을 치료하는 중요한 약물로 熱淋으로 인한 莖中痛의 치료에 가장 좋다★

· 금기증 : 腎陰不足 (滲利시키는 약물이므로 쉽게 傷陰할 수 있으므로)

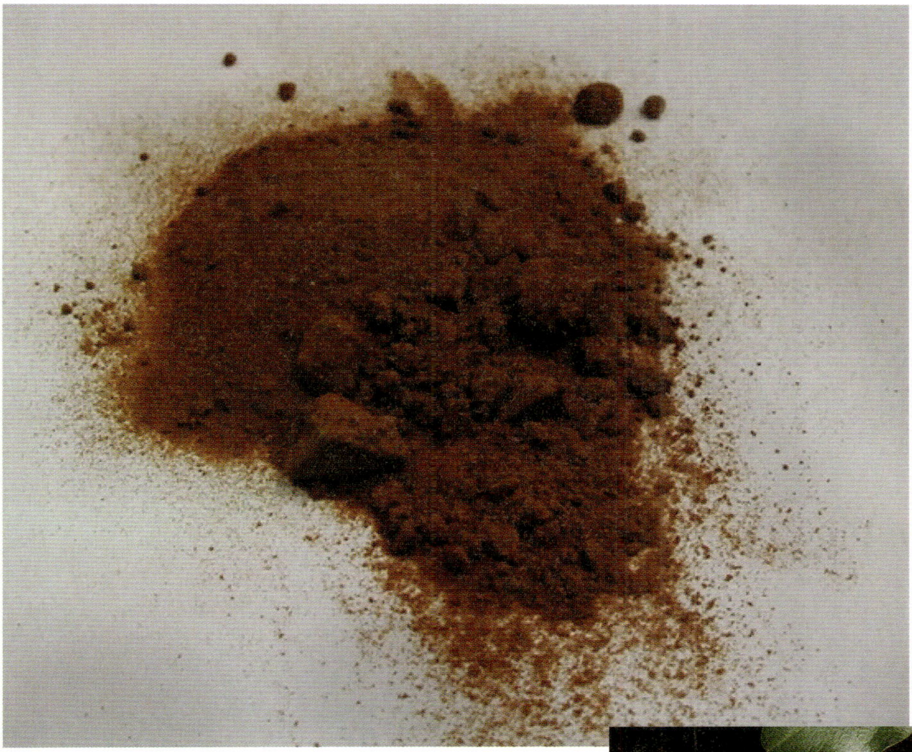

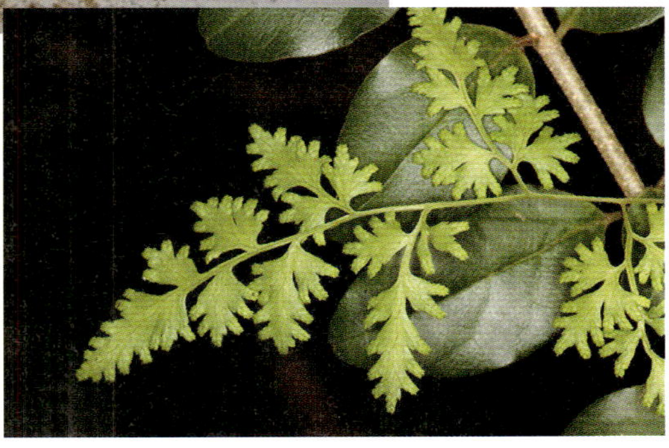

6. 石韋 (석위)

<table>
<tr><td colspan="2">고란초과(水龍骨科)에 속한 다년생 초본인 석위의 葉</td><td rowspan="2">利尿通淋 (이뇨통림)
清肺化痰 (청폐화담)
止血 (지혈)</td><td rowspan="2">熱淋, 血淋, 石淋, 小便不通, 淋瀝澁痛, 吐血, 衄血, 尿血, 崩漏, 肺熱喘咳</td></tr>
<tr><td>微寒, 甘苦</td><td>肺, 膀胱</td></tr>
</table>

· 性味가 味苦性寒하여 위로는 清肺시키고, 아래로는 膀胱을 利한다.
· 肺金을 清하여 化源을 滋하며, 膀胱을 通하게하여 小便이 利하게 되므로, 清熱, 利水, 通淋에 상용하는 약제로서 小便이 淋漓澁痛하는 淋證이 熱에 속하는 환자에게 더욱 좋다.
· 또 肺熱을 清하여 化痰止咳平喘의 효능이 있어 肺熱咳嗽에 사용하며, 凉血止血의 효능이 있어 血淋의 치료에도 좋은 효과가 있다.

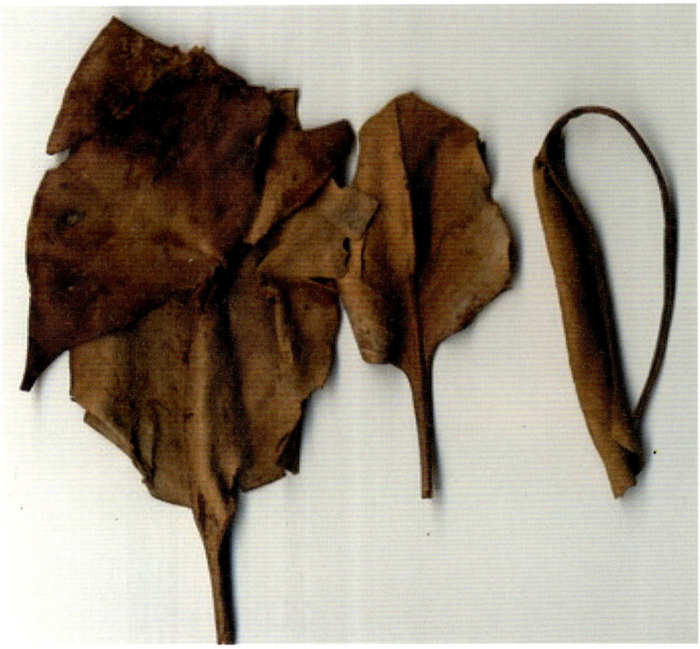

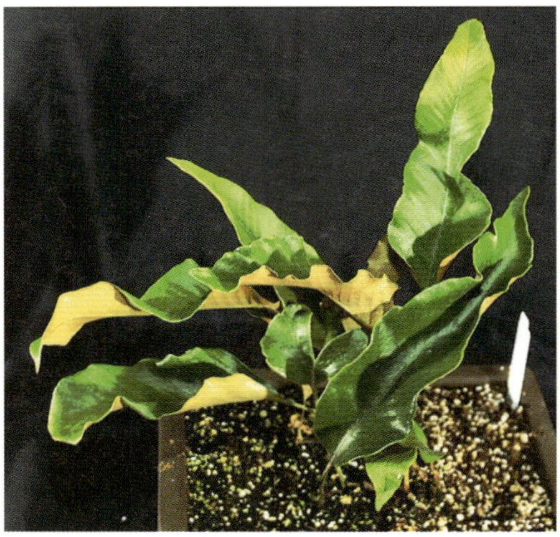

7. 萆薢 (비해)

마과(薯蕷科)에 속한 도꼬로마의 根莖		利濕濁 (이습탁) 祛風濕 (거풍습)	膏淋, 白濁, 帶下, 瘡瘍, 濕疹, 風濕痺痛
平, 苦	肝, 胃, 膀胱		

1) 利濕濁
- 味苦하여 利水濕하므로 淸濁을 분리하여 去濁★하는 효능이 있다.
- 下焦에 濕濁이 鬱滯하여 생긴 膏淋과 小便混濁을 치료하는 要藥이다.
- 부인의 淋濁과 白帶의 치료에 응용하며 乳糜尿[3] 치료에 양호한 효과가 있다.

2) 祛風濕
- 風濕을 제거하는 通絡止痛하여 효능이 우수하여 風濕痺痛★의 치료하는데 응용하는데, 寒濕이나 濕熱을 관계없이 證에 맞게 적절하게 배합하여 응용한다.

- 금기증 : 腎虛陰虧

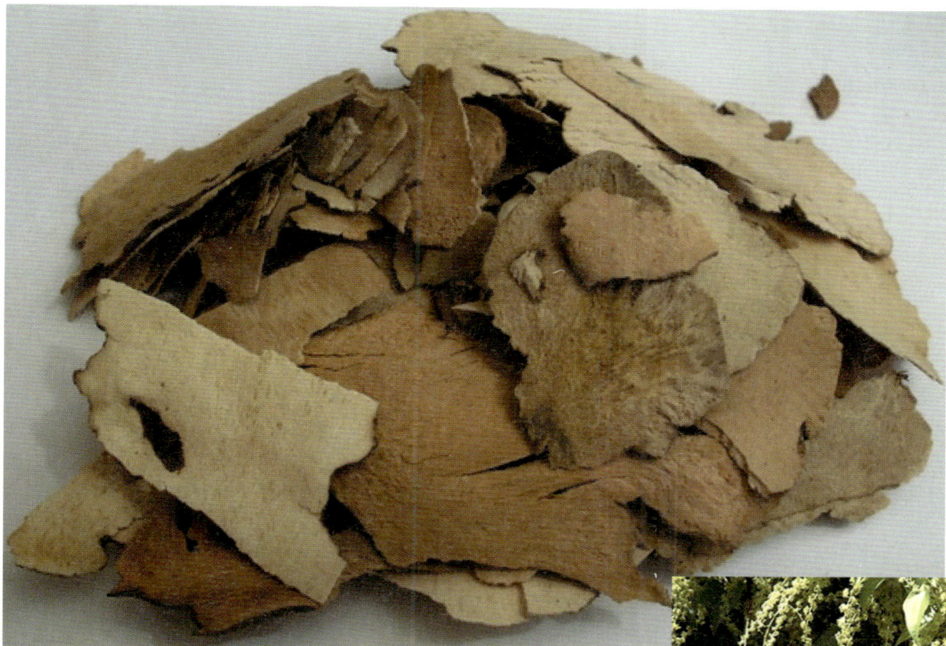

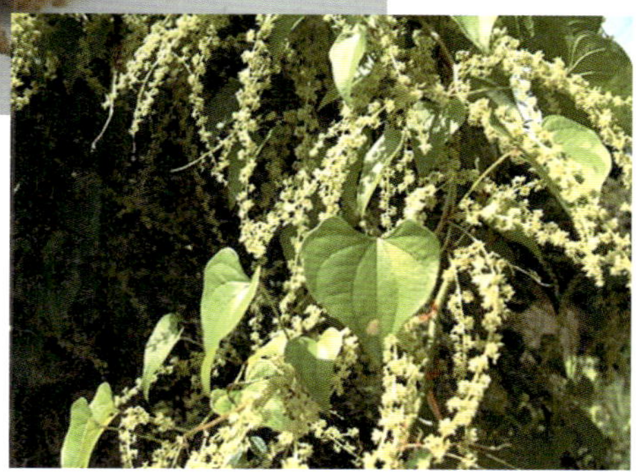

3) 糜 : 큰 사슴, 진무를 미

8. 地膚子 (지부자)

명아주과(藜科)에 속한 일년생 초본인 댑싸리의 성숙한 果實		淸熱利濕 (청열이습) 祛風止痒 (거풍지양)	小便澀痛, 陰痒帶下, 風疹, 濕疹, 皮膚瘙痒
寒, 辛苦	腎, 膀胱		

1) 淸熱利濕
- 性味가 苦寒하여 降泄하므로 膀胱經에 들어가 下焦의 濕熱을 淸利한다.
- 淸熱利濕하여 濕熱의 邪가 소변을 따라 배출하게 하여 濕熱로 인한 淋病, 小便不利에 응용된다.

2) 祛風止痒

利濕止痒하므로 피부병의 상용약으로 皮膚濕瘡, 濕疹, 周身瘙痒 등에 응용한다.

- 다만 性이 비교적 和平하여 보조약으로서 다른 利水滲濕藥의 작용을 증강 하는 목적으로 사용한다.

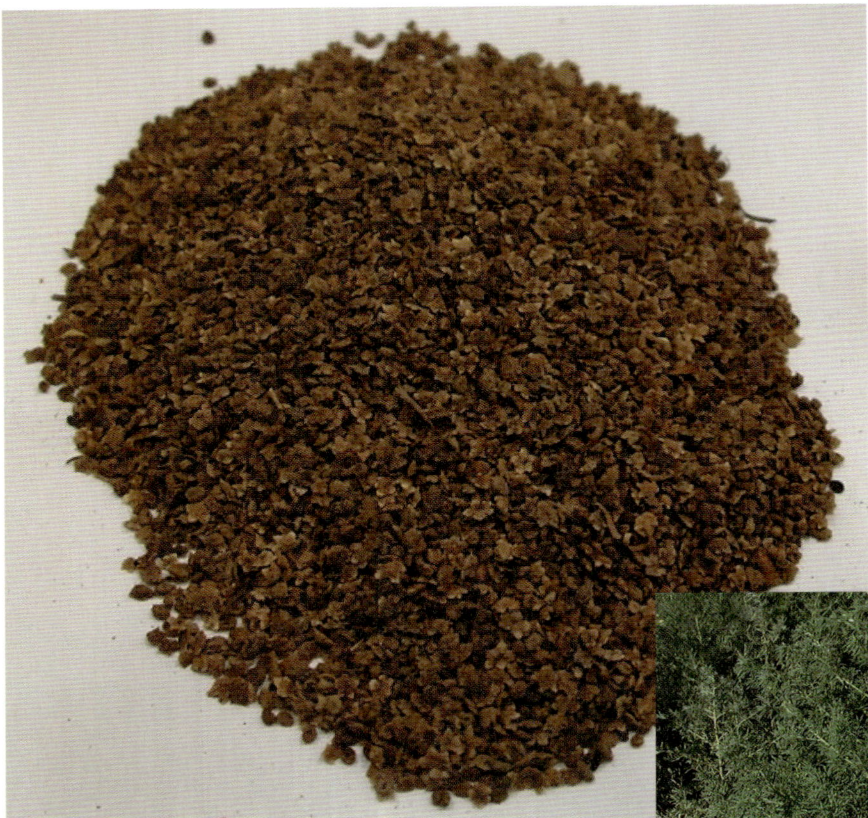

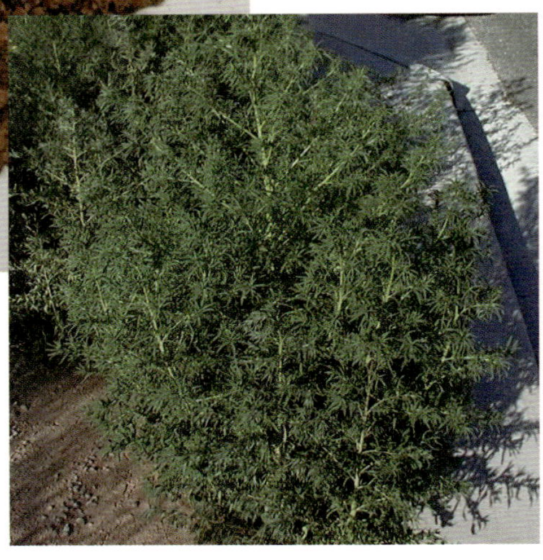

9. 萹蓄 (편축)

마디풀과(蓼科)에 속한 일년생 초본인 마디풀의 全草		利尿通淋 (이뇨통림) 殺蟲 (살충) 止痒 (지양)	膀胱熱淋*, 小便短赤, 淋瀝澀痛, 皮膚濕疹, 陰痒帶下
微寒, 苦	膀胱		

1) 利尿通淋
- 性味가 苦寒하며, 苦味는 下行하여 膀胱經에 들어가 膀胱의 濕熱을 淸熱하여 利水通淋*의 효능이 우수하다.

2) 殺蟲止痒
- 또한 殺蟲止痒시키는 효능이 있어 皮膚濕疹과 蟲積腹痛 등을 치료하는데 내복 또는 외용하여 양호한 효과

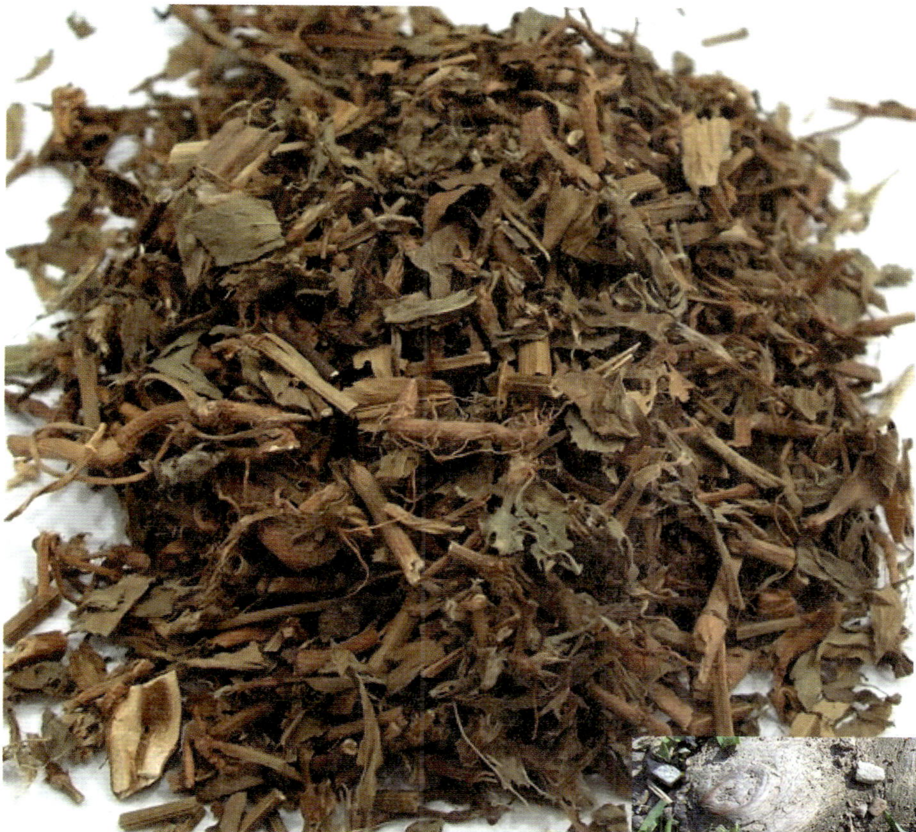

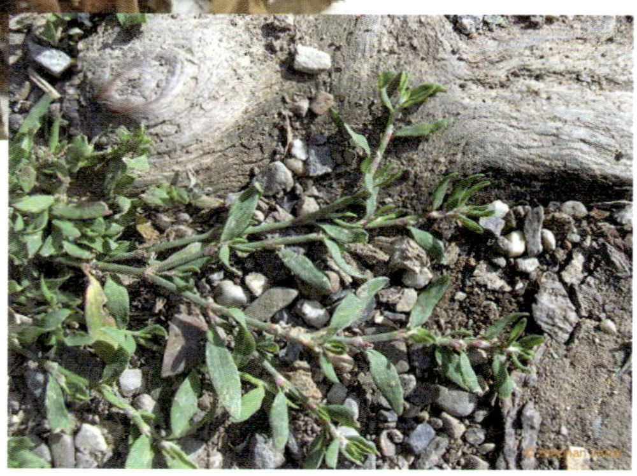

10. 瞿麥 (구맥)

<table>
<tr><td colspan="2">석죽과(石竹科)에 속한 다년생 초본인
술패랭이꽃(瞿麥)의 全草
(중국에서는 패랭이꽃(石竹)도 기원)</td><td rowspan="2">利尿通淋 (이뇨통림)
破血通經 (파혈통경)</td><td rowspan="2">熱淋, 血淋, 石淋, 小便不通, 淋瀝澀痛, 月經閉止</td></tr>
<tr><td>寒, 苦</td><td>心, 小腸</td></tr>
</table>

1) 利尿通淋

· 味는 苦하고 性은 寒하여 降泄시키는 약물이다.

· 利小便하며 濕熱을 下行하게 하므로 清熱, 利尿, 通淋의 작용이 있어 淋證을 치료하는데 상용한다★

· 다양한 淋證에 모두 사용 가능하나 熱에 속한 경우에 더욱 적합하다.

2) 破血通經

· 또한 心經에 들어가 破血通經하는 효능이 있으므로 孕婦는 복용을 피해야 한다.

· 萆薢, 萹蓄, 瞿麥은 모두 利水通淋작용이 있어 淋證을 치료하는데 상용하는 약물이나,

萆薢	· 利濕하여 清濁을 분리하므로 濕이 熱보다 重한 淋證으로 小便이 米泔汁[4]과 같이 混濁된 증상에 적용 · 風濕을 제거하여 止痛시키는 작용이 우수
萹蓄	· 膀胱의 濕熱을 清하게 하는 효능이 있어 濕熱이 모두 重한 淋證의 小便不利와 尿黃短小한 證을 치료 · 殺蟲止痒
瞿麥	· 小腸의 熱을 引導하여 下行하게 하므로 熱이 濕보다 重한 淋證으로 莖中이 疼痛하며 熱感이 있거나 혹은 尿血을 겸한 증상을 치료 · 活血通經

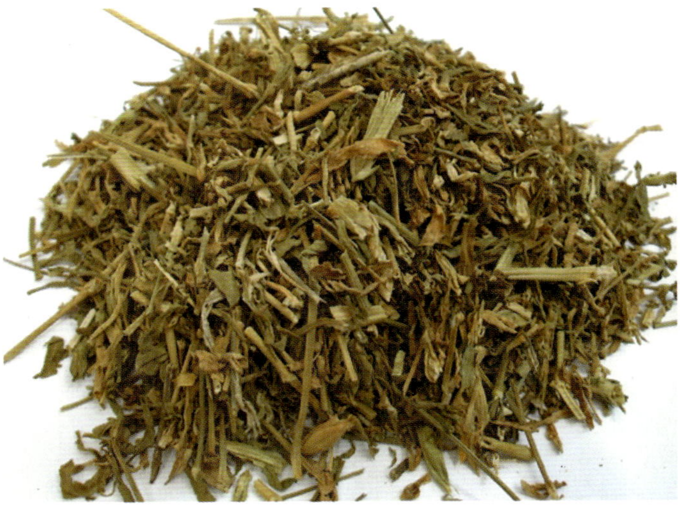

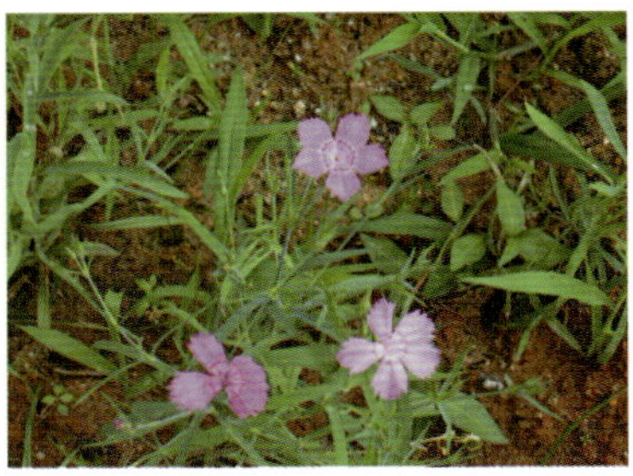

4) 泔 : 뜨물 감

11. 冬葵子 (동규자)

아욱과(錦葵科)[5]에 속한 일년생 초본인 아욱의 성숙한 種子		利水通淋 (이수통림) 潤腸通便 (윤장통변) 下乳 (하유)	熱淋, 水腫, 大便不通婦女乳汁不行, 乳房腫痛
寒, 甘	大腸, 小腸, 膀胱		

· 甘淡하고 性寒하며 質潤하여 滑利通竅하는 약물이다.

1) 利水通淋

· 利水通淋시키는 효능으로 小便不利와 水腫, 淋漓澀痛[6] 등을 치료한다.

2) 潤腸通便, 下乳

· 또한 潤腸通便하므로 <u>大便燥結</u>을 치료하며, <u>下乳消腫</u>시키는 효능이 있어 乳汁不行으로 인한 <u>乳房脹痛</u>을 치료한다.

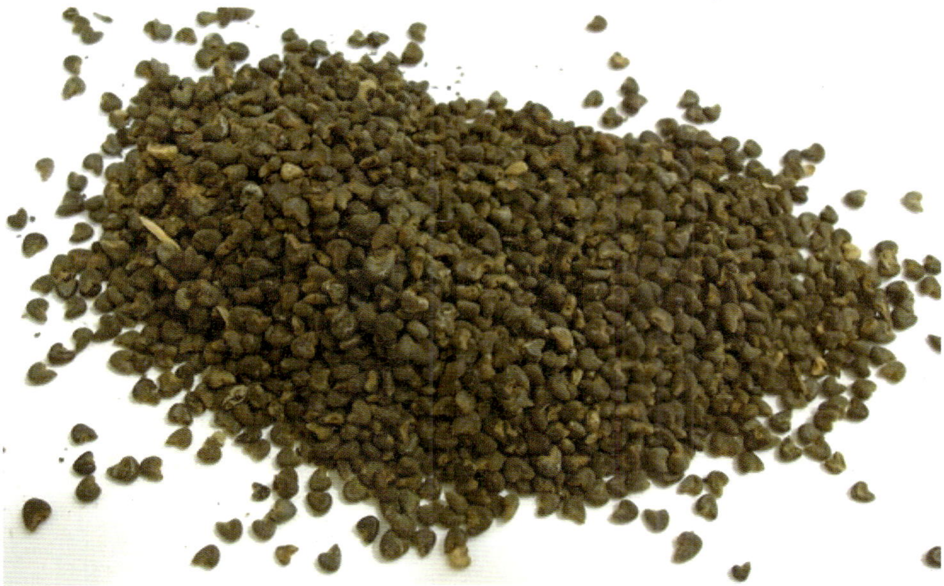

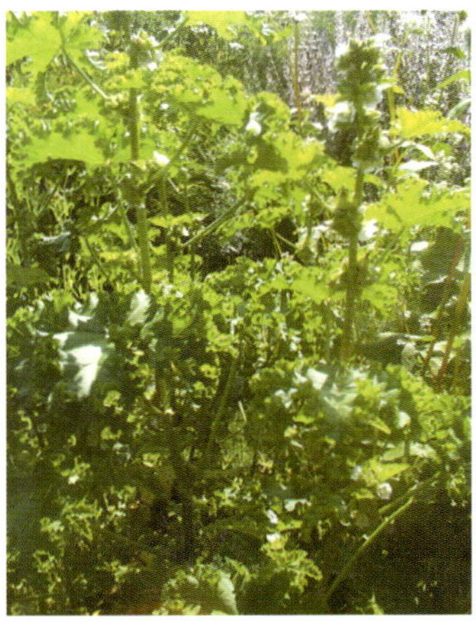

5) 錦葵 : 비단 금, 해바리기 규

6) 漓 : 스며들 리

12. 燈心草 (등심초)

<table>
<tr><td colspan="2">골풀과(燈心草科)에 속한 다년생 초본인 골풀의 莖髓</td><td rowspan="2">淸心火 (청심화)
利小便 (이소변)</td><td rowspan="2">心煩失眠, 口舌生瘡</td></tr>
<tr><td>微寒, 甘淡</td><td>心, 肺, 小腸</td></tr>
<tr><td colspan="4">· 味淡 性寒하여 주로 心經에 들어간다.
· 淡滲, 利濕, 泄熱의 효능이 있어 心經의 熱을 끌고 下行하여 小便을 따라 배출되게 한다.
· 熱病으로 小便이 赤澀하고 熱痛하며, 心火가 亢盛하여 煩躁不安한 證에 응용한다.
· 그러나 藥力이 약하므로 病情이 輕淺한 환자에 사용하며, 다른 淸熱利尿藥을 보조하는데 사용한다.

· 이 외에도 淸心除煩하는 효능이 우수하여 心熱煩躁나 소아의 驚癎, 夜啼에 單味를 煎服하거나, 淸心安神藥과 배합하여 사용하며,
· 또한 嬰兒夜啼에 炭末하여 유두에 발라 복용하면 양호한 효과가 있다.</td></tr>
</table>

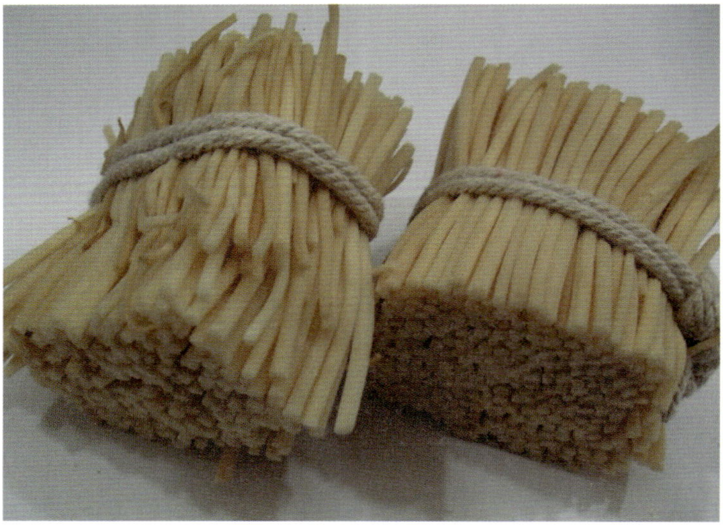

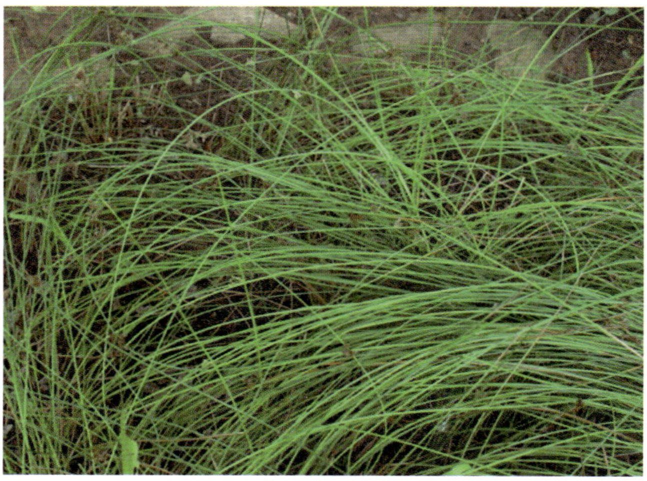

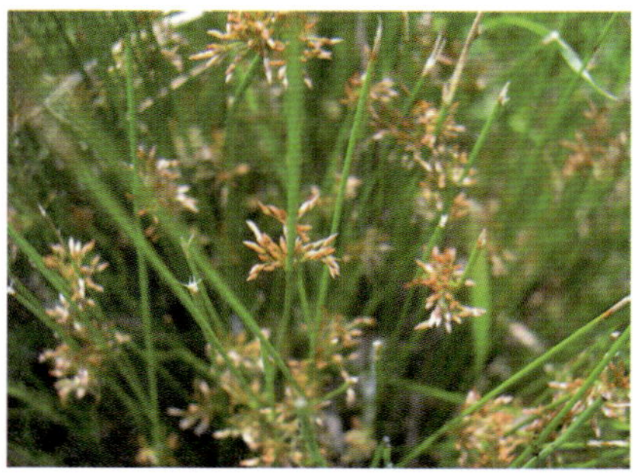

13. 三白草[7] (삼백초)

<table>
<tr><td colspan="2">삼백초과(三白草科)에 속한 다년생 초본인 삼백초의 뿌리와 全草</td><td rowspan="2">清熱解毒 (청열해독)
利尿消腫 (이뇨소종)</td><td rowspan="2">小便不利, 淋瀝澁痛, 白帶, 尿路感染, 腎炎水腫
[外治] 瘡瘍腫毒, 濕疹</td></tr>
<tr><td>寒, 甘辛</td><td>肺, 膀胱</td></tr>
<tr><td colspan="4">· 苦寒하여 清熱利水시키는 효능이 있어 小便不利, 淋瀝澀痛, 水腫脚氣 등이 濕熱에 속한 경우에 응용하여 치료한다.
· 또한 解毒消腫시키는 작용이 있어 癤瘡癰腫에 내복 또는 신선한 根莖을 搗[8]하여 환부에 塗敷[9]하여 치료한다.
· 그리고 清濕熱의 효능이 있어 痢疾과 黃疸의 치료에 사용하며, 부인의 赤白帶下에도 사용한다.</td></tr>
</table>

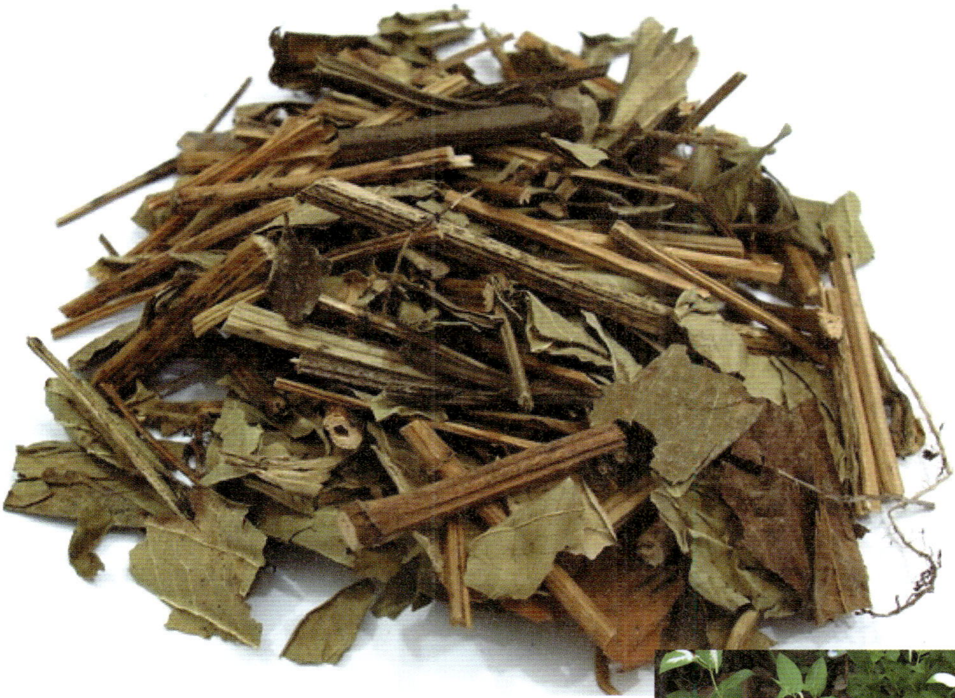

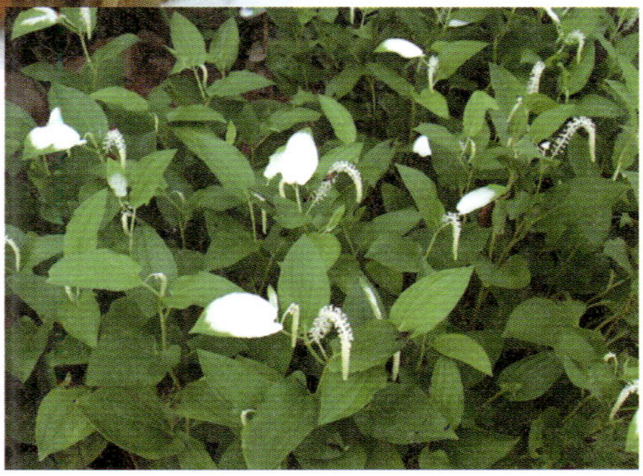

7) 꽃이 필 무렵에 위의 잎 3개가 흰색으로 되므로 三白草라는 이름이 붙여졌다. 또는 꽃, 잎, 뿌리 3개가 희다고 해서 붙여졌다.

8) 搗 : 찧을 도

9) 塗敷 : 찧을 도, 펼 부

14. 茵陳蒿 (인진호)

<table>
<tr><td colspan="3">국화과(菊花科)에 속한 다년생 초본인 사철쑥의 全草★
(중국에서는 비쑥도 기원)
(우리나라는 더위지기의 全草를 韓茵蔯이라 하여 茵蔯蒿를 대용)</td><td rowspan="2">黃疸尿少, 濕瘡瘙痒, 傳染性黃疸型肝炎★</td></tr>
<tr><td>微寒, 苦辛</td><td>脾, 胃, 肝, 膽</td><td>清濕熱 (청습열)
退黃疸 (퇴황달)</td></tr>
<tr><td colspan="4">· 苦味는 泄熱下降하고 微寒한 性은 淸熱시킨다.
· 淸熱利濕, 退黃하여 黃疸을 치료하는 要藥으로 退熱黃疸에 가장 적당하다★
· 寒濕으로 인한 黃疸에도 적절한 배합을 통하여 응용할 수 있다. 대개 肝膽에 濕熱이 蘊結하면 黃疸이 나타나지 않으나 역시 사용할 수 있다.
· 또한 淸熱利濕하므로 濕溫證에도 濕과 熱이 심한 증상에도 사용할 수 있으며, 濕瘡, 疥癬, 風疹과 같은 피부병에도 내복 또는 외용할 수 있다.

· 금기증★ : 陰虛火王, 임신부</td></tr>
</table>

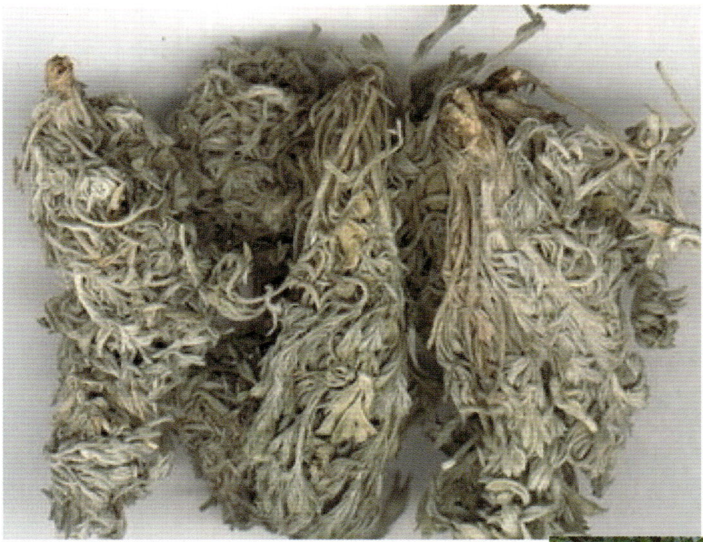

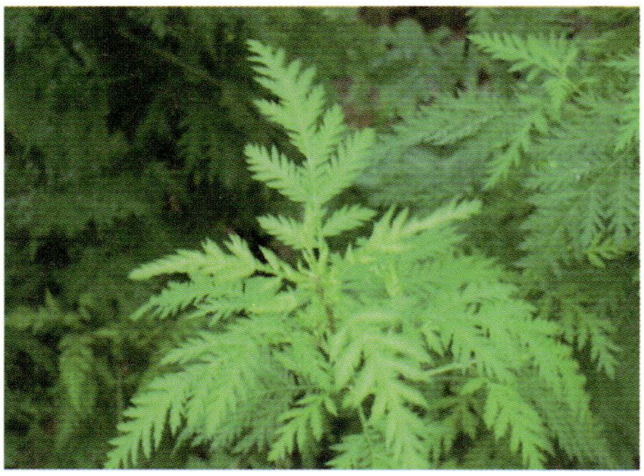

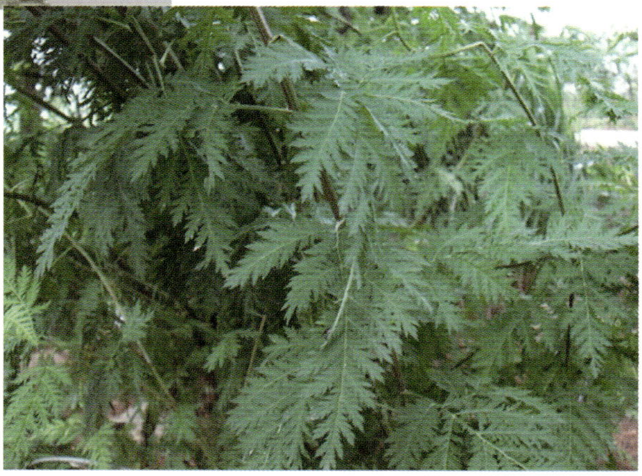

15. 金錢草 (금전초)

앵초과(報春花科)에 속한 다년본 초본인 過路黃의 全草		清熱利濕 (청열이습) 通淋 (통림) 消腫 (소종)	熱淋★，沙淋，尿澁作痛，黃疸尿赤，癰腫疔瘡，毒蛇咬傷，肝膽結石★，尿路結石★
微寒，甘鹹	肝，膽，腎，膀胱		

· 性味가 甘鹹微寒하여 甘淡은 滲利하고 鹹은 軟堅하며，寒은 清熱하므로，양호한 利尿通淋，利膽排石，利濕退黃 및 清熱解毒 작용을 가지고 있어 石淋★을 치료하는데 비교적 좋은 효과가 있고，

· 또한 肝膽에 濕熱이 蘊結하여 된 黃疸★에 더욱 마땅하다.

· 임상에서는 간담질환과 비뇨기계의 결석에 응용하야 좋은 치료효과가 있으며，특히 간담결석에 좋은 효과가 있다★

· 이외에도 惡瘡腫毒과 毒蛇咬傷에 신선한 전초를 搗汁하여 복용하거나 殘渣를 환부에 外敷하여 치료★

· 금기증 : 陰疸諸症，脾虛泄瀉

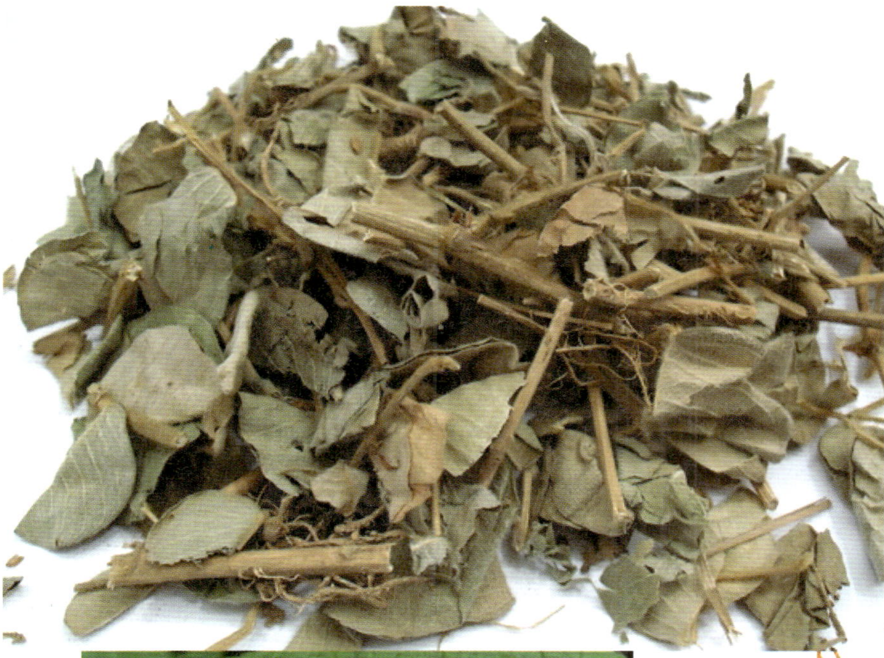

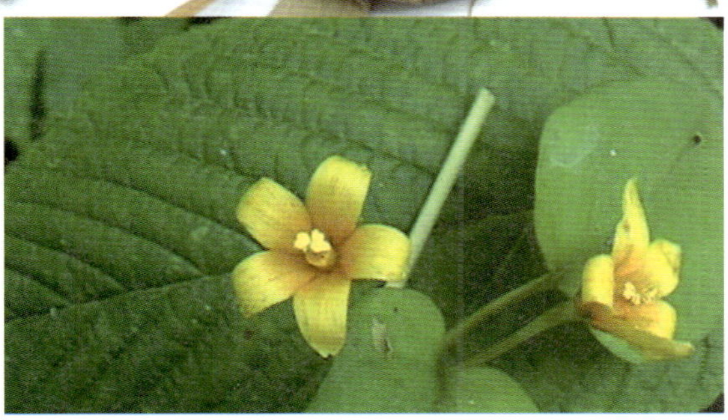

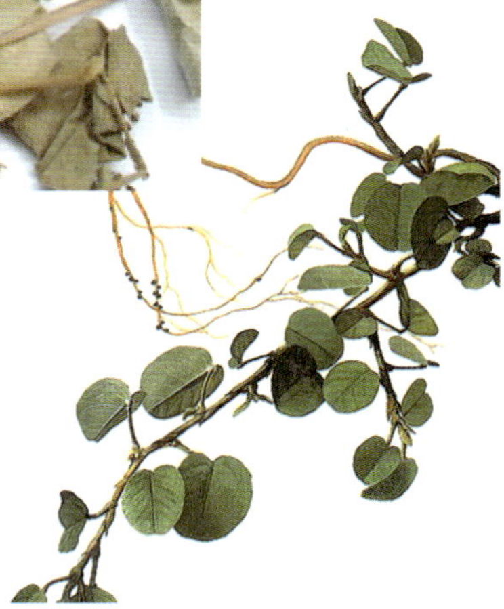

第7章

溫裏藥

(1) 종류

부자(附子), 천오두(川烏頭), 건강(乾薑), 육계(肉桂), 오수유(吳茱萸), 촉초(蜀椒), 필발(蓽撥), 필징가(蓽澄茄), 정향(丁香), 고량강(高良薑), 소회향(小茴香), 호초(胡椒)

(2) 작용 : 溫裏祛寒하는 효능으로 裏寒證을 치료

(3) 性味 : 溫熱

(4) 적응증상

① 臟寒證 : 寒邪가 內侵하여 陽氣가 困함을 받아 口逆瀉痢, 脘腹冷痛, 飮食不佳 등의 증상

② 亡陽證 : 心腎陽虛로 陰寒이 內生하여 汗出惡寒, 口鼻冷氣, 厥逆脈微 등의 증상

1. 附子 (부자)

<table>
<tr><td colspan="2">미나리아재비과(毛茛科)에 속한 다년생 초목인 烏頭의 子根을 가공</td><td rowspan="2">回陽補火 (회양보화)
散寒除濕 (산한제습)</td><td rowspan="2">陰盛格陽, 大汗亡陽, 吐利厥逆, 心腹冷痛, 脾泄冷痢, 脚氣水腫, 小兒慢驚, 風寒濕痺, 踒躄拘攣[1], 陰疽瘡漏, 一切沈寒痼冷[2]</td></tr>
<tr><td>熱, 辛甘
有毒</td><td>心, 脾, 腎</td></tr>
<tr><td colspan="4">· 辛熱燥烈하고 走而不守하며 純陽의 성질을 가지고 있어서
① 위로는 心陽을 도와 通脈하고,
② 가운데는 脾陽을 溫하게 하여 健運시키고, ③ 아래로는 腎陽을 補하여 益火하며
④ 밖으로는 衛陽을 固하여 祛寒하므로 溫裏, 扶陽, 祛寒의 要藥이 된다.
· 그러므로 亡陽欲脫하여 脈微欲絶에 사용하면 回陽復脈하고, 腎陽不足으로 陽痿滑精하고 腰膝冷弱에 사용하여 補火壯陽하고, 脾陽不振으로 脘腹冷痛, 水腫尿少에 사용하여 溫陽化氣하며, 風寒濕痺로 疼痛麻木에 사용하면 祛風止痛 작용을 얻게 된다.
· 총괄적으로 보면 散失된 亡陽을 쫓아서 능히 元陽의 부족한 것을 도와주어 表裏의 寒濕을 제거하는 약이다.
· 甘草와 배합하면 독성이 감소한다.
· 금기증★ : 陰虛陽盛, 眞熱假寒, 孕婦</td></tr>
</table>

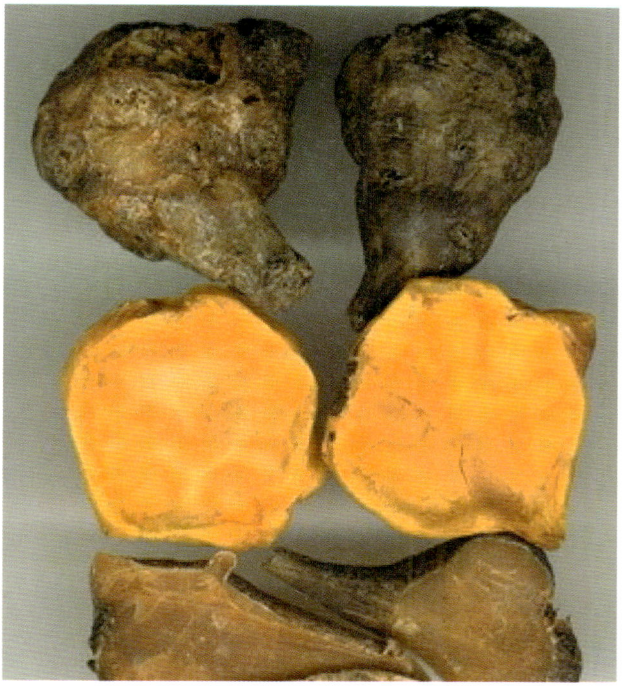

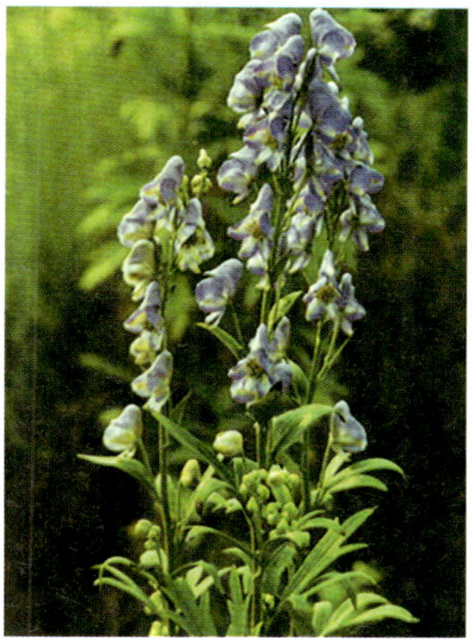

1) 踒躄 : 저릴 위, 앉은뱅이 벽
2) 痼 : 고질 고

2. 川烏頭 (천오두)

미나리아재비과(毛茛科)에 속한 다년생 초본인 烏頭의 塊根		祛寒濕 (거한습) 散風邪 (산풍사) 溫經 (온경) 止痛 (지통)	風寒濕痺, 歷節風痛, 四肢拘攣, 半身不遂, 頭風頭痛, 心腹冷痛, 陰疽腫毒
熱, 辛 有毒	脾, 命門		
· 性味가 附子와 유사하지만 附子는 治寒에 長이 되고, 烏頭는 治風에 長이며, 附子는 補藥 중에 사용하고 烏頭는 그렇지 못하므로 燥散하는 성질이 비교적 附子보다 우수하다.			

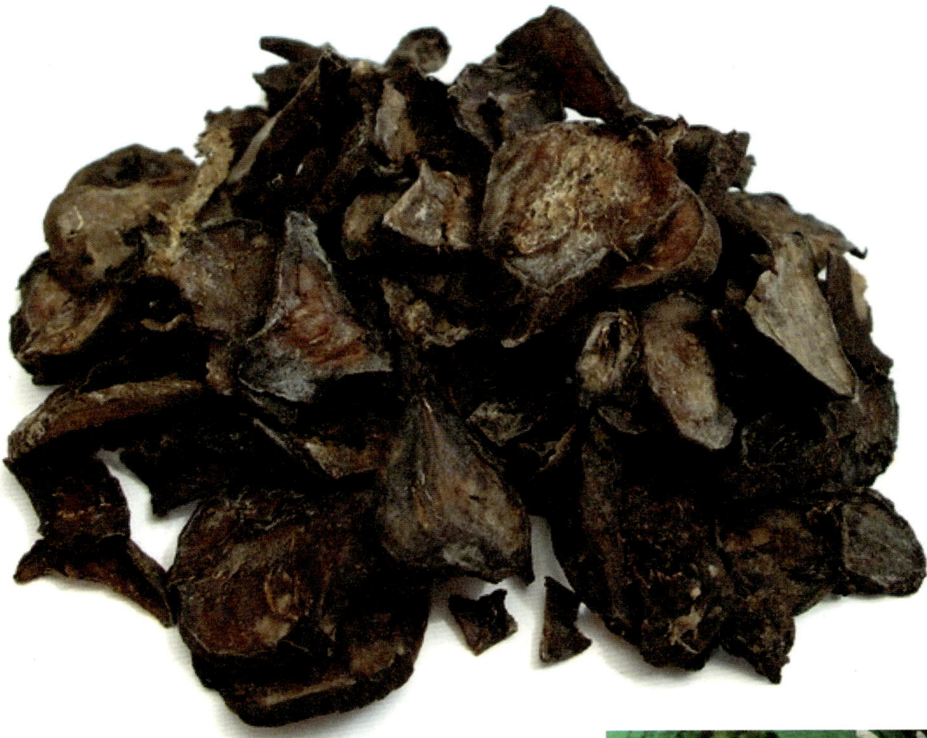

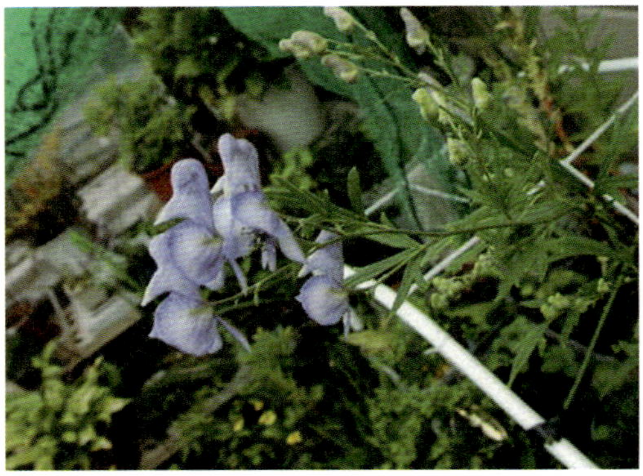

3. 乾薑 (건강)

생강과(生薑科)에 속한 다년생 초본인 생강의 根莖		溫中逐寒 (온중축한) 回陽通脈 (회양통맥)	心腹冷痛, 吐瀉, 肢冷脈微, 寒飮喘咳, 風寒濕痺, 陽虛吐衄, 下血
熱, 辛	脾, 胃, 肺		

· 性味가 辛熱하고 燥하여 裏寒을 제거하여 줌으로써 脾胃의 陽을 따뜻하게 하여준다.
· 陰寒이 內盛하여 陽氣衰微하거나 脾胃虛寒하여 吐瀉冷痛을 일으키는 證에 모두 응용된다.
· 이 약물은 脾陽을 따뜻하게 하여 燥濕하고, 肺氣를 따뜻하게 하여 散寒하므로 寒飮이 인한 上逆犯肺의 喘咳를 스스로 그치게 한다. 그러므로 寒飮犯肺가 원인이 된 喘咳證에 사용★한다.
· 下焦를 따듯하게 하는 약물과 동용하여 回陽救逆의 작용을 나타내어 下腹部冷感, 大便溏泄, 四肢厥冷 등에 응용되어 진다. 동용되는 약물로는 附子類를 예로 들 수 있다.

生薑	· 辛溫하여 發散을 위주로 하며 溫中止嘔하므로 外感風寒과 胃寒嘔吐에 상용 · 走而不守
乾薑	· 熱하며 辛烈의 성질이 강하여 溫中回陽을 잘하고 溫肺化痰하여 裏寒證을 치료 · 能走能守
炮薑	· 炒한 것으로 性은 苦溫으로 변하고 辛散하는 작용을 크게 감소시키고 溫經止血과 溫中止瀉를 잘 하므로 中焦虛寒을 치료하고 脾不統血의 要藥 · 守而不走

乾薑	· 모두 辛熱하여 祛寒의 要藥으로 溫裏, 回陽, 祛寒의 작용이 있어 임상에서 같이 사용 · 中焦虛寒하고 陽氣不運하면 乾薑과 附子를 같이 사용하여 溫中回陽의 효과를 더욱 증대 (四逆湯, 附子理中湯 등)	· 溫中暖胃의 힘이 강하여 오직 中焦에 작용하고 또한 溫肺의 효능 · 肺寒咳喘에는 乾薑을 多用 · 溫肺化飮하려면 乾薑을 쓰고 附子는 쓰지 않는다 (笭甘五味薑辛湯, 小靑龍湯 등) · 上中焦를 主治
附子		· 回陽救逆의 힘이 강하고 오직 下焦에 작용하고 더불어 溫中하는 효과 · 腎陽이 衰弱할 때는 附子를 다용 · 溫補下焦하려면 附子를 쓰고 乾薑은 쓰지 않는다 (右歸丸, 腎氣丸 등) · 中下焦를 主治

· 금기증 : 陰虛內熱, 血熱妄行, 孕婦

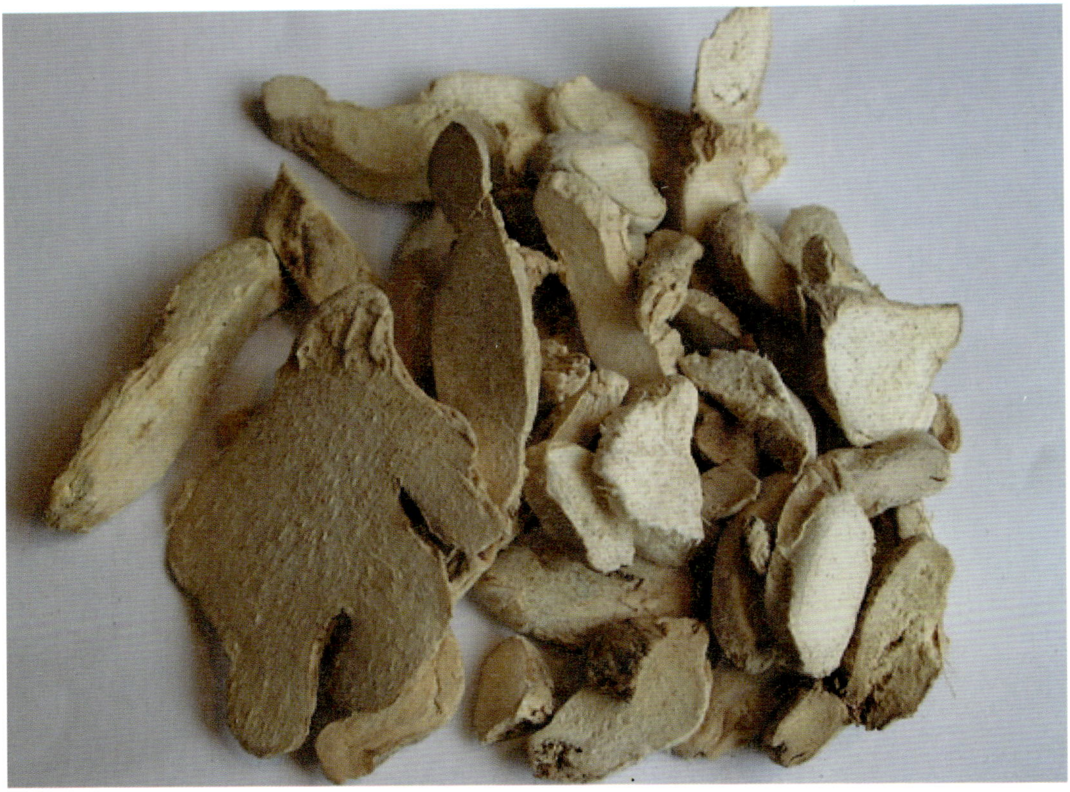

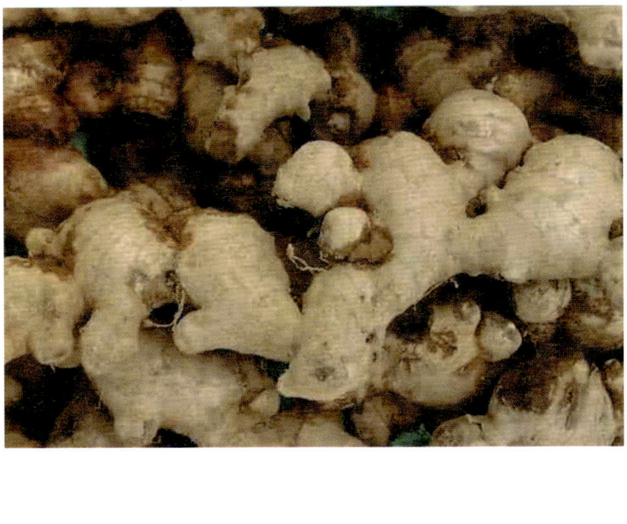

4. 肉桂 (육계)

<table>
<tr><td colspan="2">녹나무과(樟科)에 속한 상록교목인 肉桂의 樹皮[3]</td><td rowspan="2">補元陽 (보원양)
暖脾胃 (난비위)
除積冷 (제적냉)
通血脈 (통혈맥)</td><td rowspan="2">命門火衰, 肢冷脈微, 亡陽虛脫, 腹痛泄瀉, 寒疝奔豚, 腰膝冷痛, 經閉癥瘕, 陰疽, 流注, 虛陽浮越, 上熱下寒</td></tr>
<tr><td>熱, 辛甘</td><td>腎, 脾, 膀胱</td></tr>
</table>

· 辛甘大熱한데 甘熱은 益火消陰하고 溫補腎陽의 효능이 있으며, 辛味는 血中의 滯氣를 善行시켜 溫經, 散寒, 止痛의 효능이 있으며, 辛味는 血中의 滯氣를 善行시켜, 溫經, 散寒, 止痛의 효능이 있다.

· 그 性은 下行하면서 引火歸源하므로 命門火衰, 下焦虛寒과 腎陽不足으로 인한 脾陽不振과 虛陽上浮하고 上熱下寒 등에 補虛藥과 동용하여 助陽益陰할 뿐만 아니라 寒冷藥과 동용하여 下焦濕熱, 小便不利, 膀胱氣化의 효능을 돕게 된다.

<table>
<tr><td>肉桂
、</td><td rowspan="2">溫營血, 助氣化, 散寒凝</td><td>· 桂樹의 樹皮
· 溫裏祛寒하고 下焦에 들어가서 補腎陽에 능함</td></tr>
<tr><td>桂枝</td><td>· 桂樹의 嫩枝
· 發表散寒에 능하여 주로 上行하여 通經脈의 효능</td></tr>
</table>

· 금기증 : 陰虛火旺, 熱病傷津

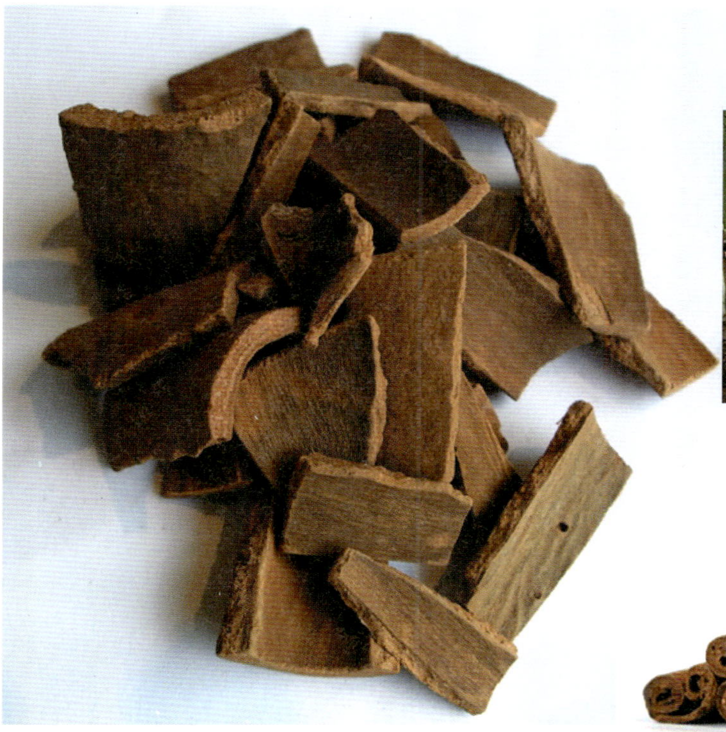

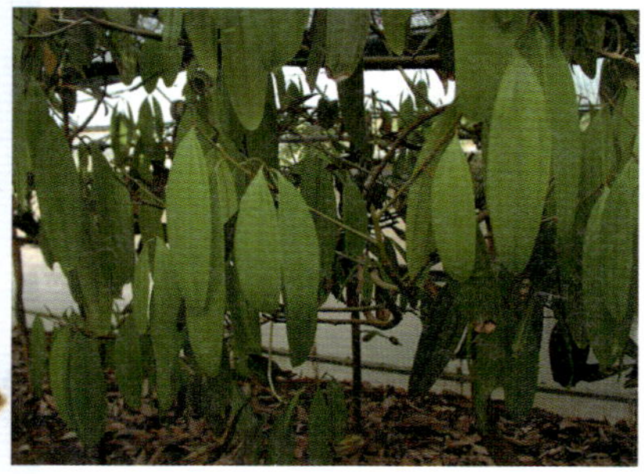

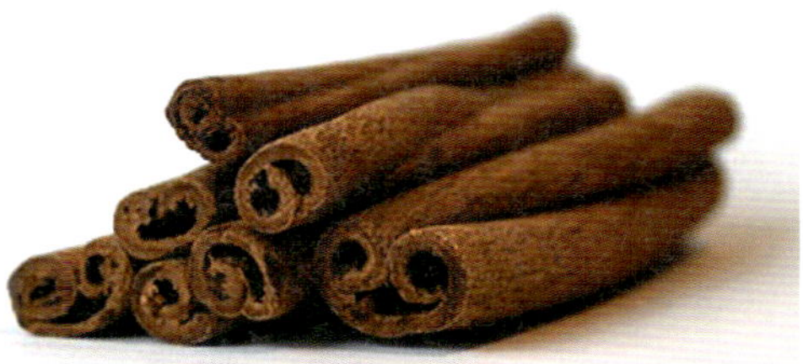

3) 樟 : 녹나무 장

5. 吳茱萸 (오수유)

운향과(芸香科)에 속한 낙엽관목 혹은 소교목인 吳茱萸, 石虎 혹은 毛脈吳茱萸의 미성숙 果實		散寒止痛 (산한지통) 降逆止嘔 (강역지구) 助陽止瀉 (조양지사)	厥陰頭痛★, 寒疝腹痛, 寒濕脚氣, 經行腹痛, 脘腹脹痛, 嘔吐呑酸, 五更泄瀉, 外治口瘡, 高血壓
熱, 辛苦 有毒	肝, 脾 胃, 腎		

· 辛散 苦降하고 性熱하며 燥하여 溫中祛寒하고 降逆止嘔하며 또한 舒肝解鬱하고 行氣燥濕한다.
· 그러므로 肝胃虛寒으로 濁陰이 上逆하여 된 頭痛이나 嘔吐涎沫과 肝胃不和로 脇痛, 嘔吐, 呑酸 또는 寒濕脚氣 등에 응용한다★
· 厥陰肝經의 主藥으로 性이 비록 大熱하나 肝經鬱火와 胃氣上逆시에 苦寒瀉火하는 黃連과 배합하여 降逆止嘔와 引經하는 反佐의 작용을 갖는다★

· 溫中散寒의 효능이 있어 乾薑과 비슷한 이유로 寒鬱中焦로 脘腹疼痛에 乾薑과 같이 사용한다.

乾薑	· 上焦를 溫하게 하고 溫肺시켜서 化飮止咳
吳茱萸	· 下焦를 溫하게 하여 暖厥陰해서 寒疝을 치료 · 助腎陽하여 寒邪를 다스리고 營血을 溫하게 하여 經閉를 치료

· 吳茱萸, 黃連, 生薑은 모두 止嘔의 효능이 있는데

吳茱萸	肝寒犯胃의 嘔酸을 치료
黃連	胃中實熱의 嘔苦를 치료
生薑	胃寒上逆의 嘔水를 치료

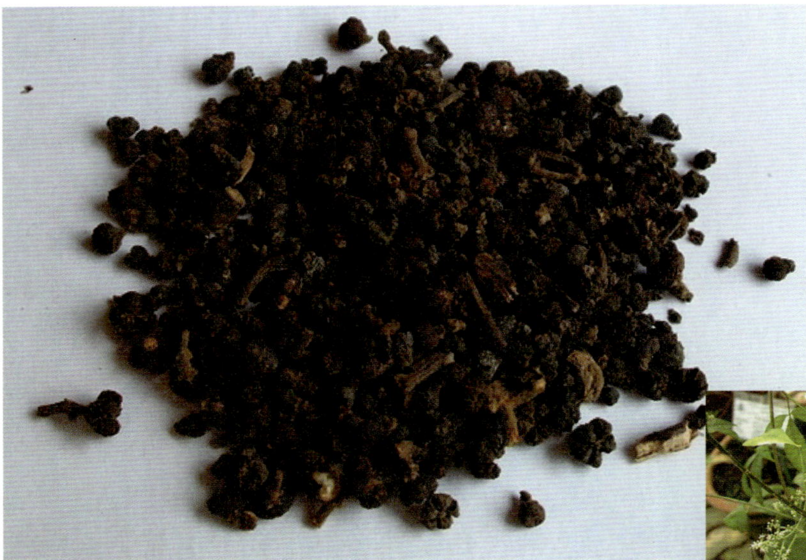

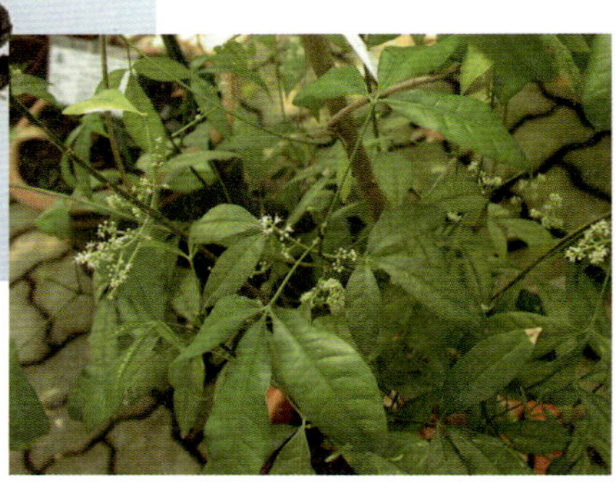

6. 蜀椒 (촉초)

<table>
<tr><td colspan="2">운향과(芸香科)에 속한 낙엽관목인 초피나무, 花椒, 산초나무의 성숙한 果皮</td><td rowspan="2">溫中散寒 (온중산한)
除濕止痛 (제습지통)
殺蟲 (살충)
解魚醒毒 (해어성독)</td><td rowspan="2">積食停飮, 心腹冷痛★, 嘔吐, 噫呃, 咳嗽氣逆, 風寒濕痺, 泄瀉, 痢疾, 疝痛, 齒痛, 蛔蟲病, 蟯蟲病, 陰痒, 瘡疥</td></tr>
<tr><td>溫, 辛
有毒</td><td>脾, 肺, 腎</td></tr>
<tr><td colspan="4">· 辛熱하고 陰寒의 邪氣를 잘 제거하며 능히 溫中止痛하며 暖脾해서 止瀉하여 脾胃虛寒을 치료★ 하는 약물이다.
· 그 辛辣한 性은 驅殺蛔蟲하는 효능이 있으므로 회충으로 인한 腹痛, 吐蛔의 證에 상용한다.
· 煎湯해서 洗滌하면 濕疹瘙痒을 치료하여 燥濕止痒의 효과가 있다.</td></tr>
</table>

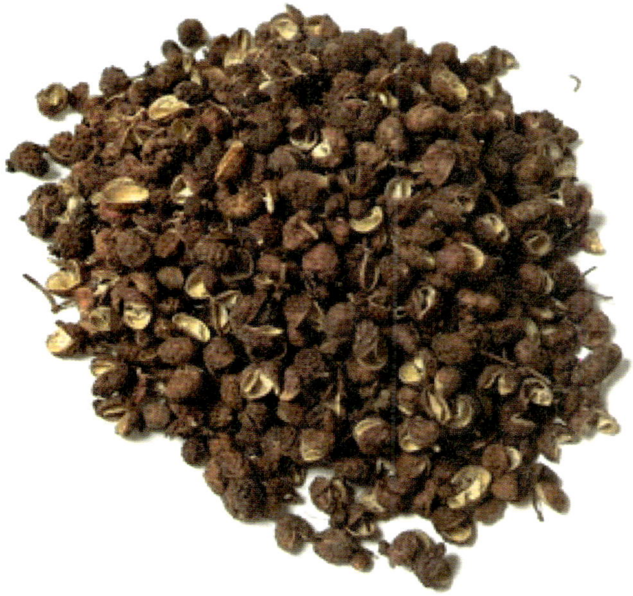

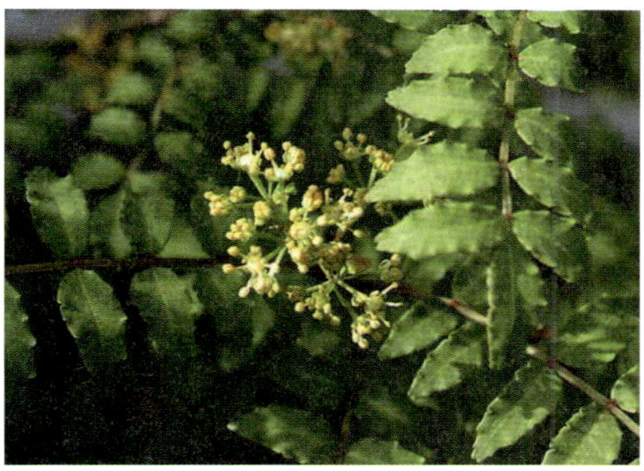

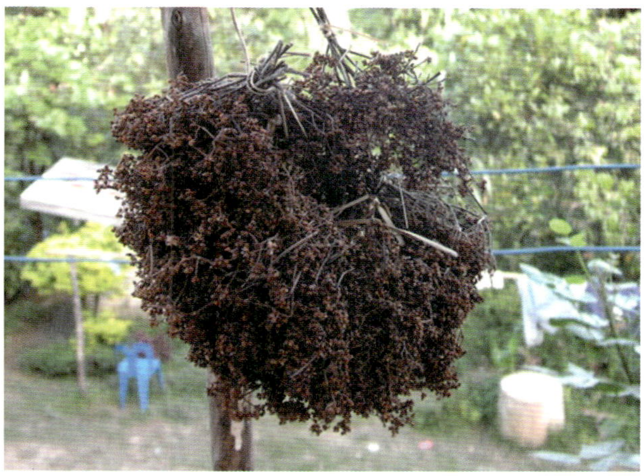

7. 蓽撥 (필발)

후추과(胡椒科)에 속한 다년생 草質藤本인 蓽撥의 미숙한 果穗		溫中 (온중) 散寒 (산한) 下氣 (하기) 止痛 (지통)	心腹冷痛★, 嘔吐呑酸, 腸鳴泄瀉★, 冷痢, 陰疝, 頭痛, 鼻淵, 齒痛
熱, 辛	脾, 胃		

· 辛熱하고 善走腸胃하여 胃腑의 沈寒을 溫하게 하고 또한 大腸의 寒邪를 풀어주며 溫中散寒의 효능이 있어서 腸胃寒冷해서 발생하는 증상에 비교적 좋은 효과를 얻는다.
· 牙痛에는 外治하는데 이것은 火鬱發之의 뜻이 있다.

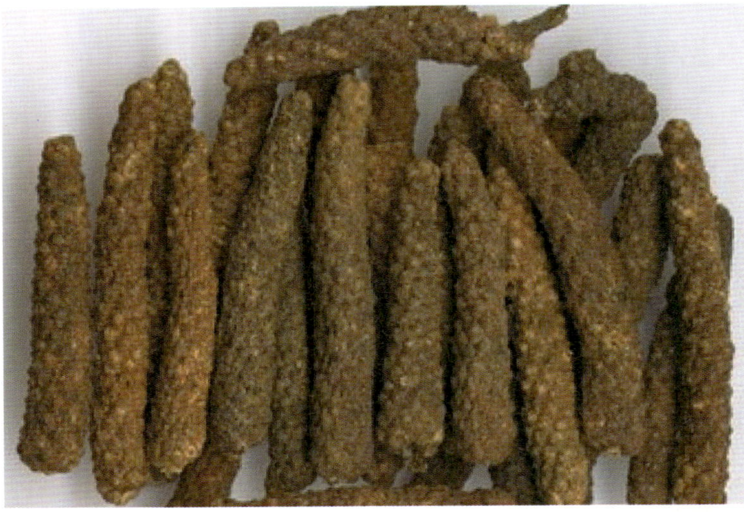

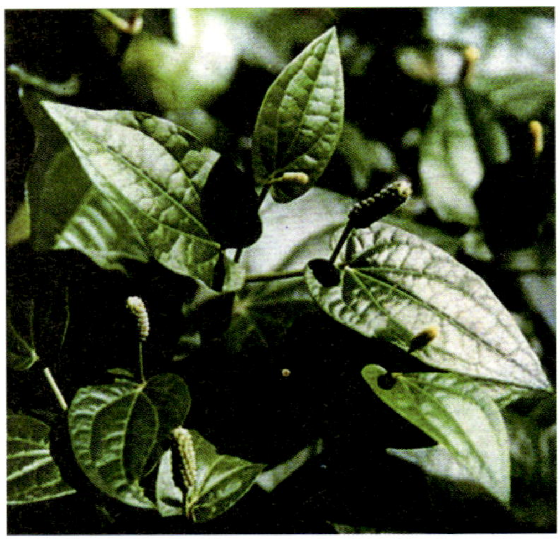

8. 蓽澄茄 (필징가)

<table>
<tr><td colspan="2">녹나무과(樟科)에 속한 落葉灌木 혹은 小喬木인 山鷄叔의 성숙한 果實</td><td rowspan="2">溫暖脾腎 (온난비신)
健胃消食 (건위소식)</td><td rowspan="2">食積氣脹, 脘腹冷痛, 反胃嘔吐, 腸鳴泄瀉, 痢疾, 痰癖</td></tr>
<tr><td>溫, 辛</td><td>脾, 腎</td></tr>
<tr><td colspan="4">· 형상이 胡叔와 같은데 味가 苦辛하고 性이 溫하여 胡叔의 熱한 것과는 다르다.
· 脾胃에 들어가서 溫中散逆하고 下氣豁痰[4]하며 또한 腎, 膀胱의 冷氣를 치료한다.</td></tr>
</table>

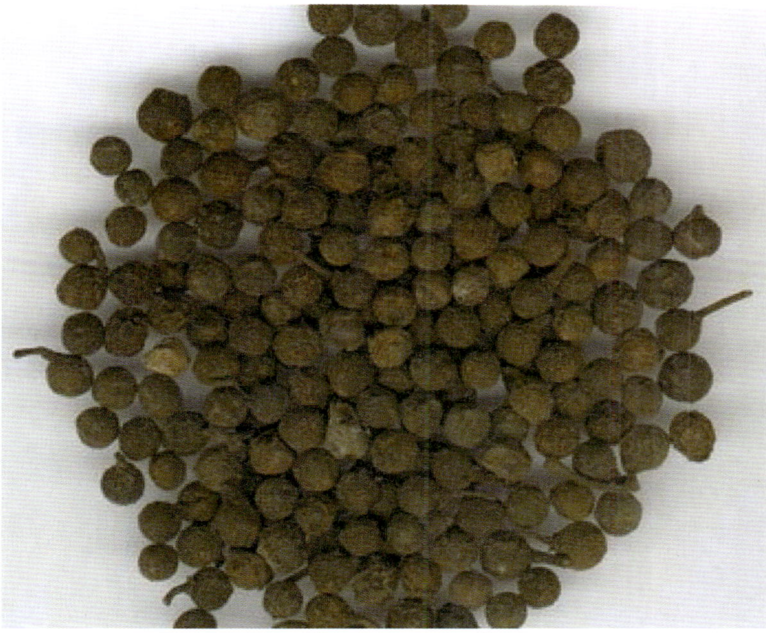

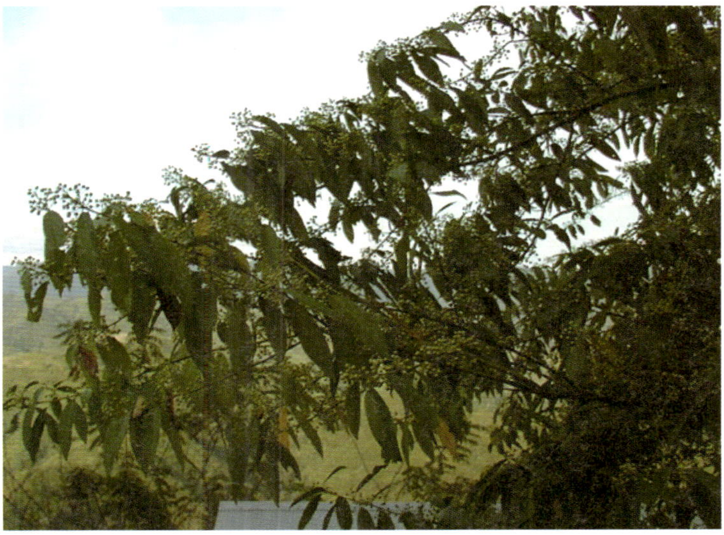

4) 豁 : 소통할 할

9. 丁香 (정향)

<table>
<tr><td colspan="2">도금낭과(桃金娘科)에 속한 常綠喬木인 丁香樹의 花蕾</td><td rowspan="2">溫中降逆 (온중강역)
補腎助陽 (보신조양)</td><td rowspan="2">脾胃虛寒, 呃逆嘔吐, 食少吐瀉, 心腹冷痛, 腎虛陽褘[5]</td></tr>
<tr><td>溫, 辛</td><td>脾, 胃, 腎</td></tr>
<tr><td colspan="4">· 辛溫하고 그 氣는 芳香이 있어서 <u>胃寒呃逆</u>[6]을 다스리는 <u>嘔吐의 要藥</u>이다★
· 脾胃의 氣는 喜溫하고 寒을 싫어하므로 만약 寒하면 中氣가 不運하고 上逆하면 嘔吐作呃한다.
· 또한 <u>腎經에 들어가서 下焦를 溫</u>하게 하여 <u>腎陽을 도와 男子陽痿, 女子陰冷의 증상</u>을 치료한다★</td></tr>
</table>

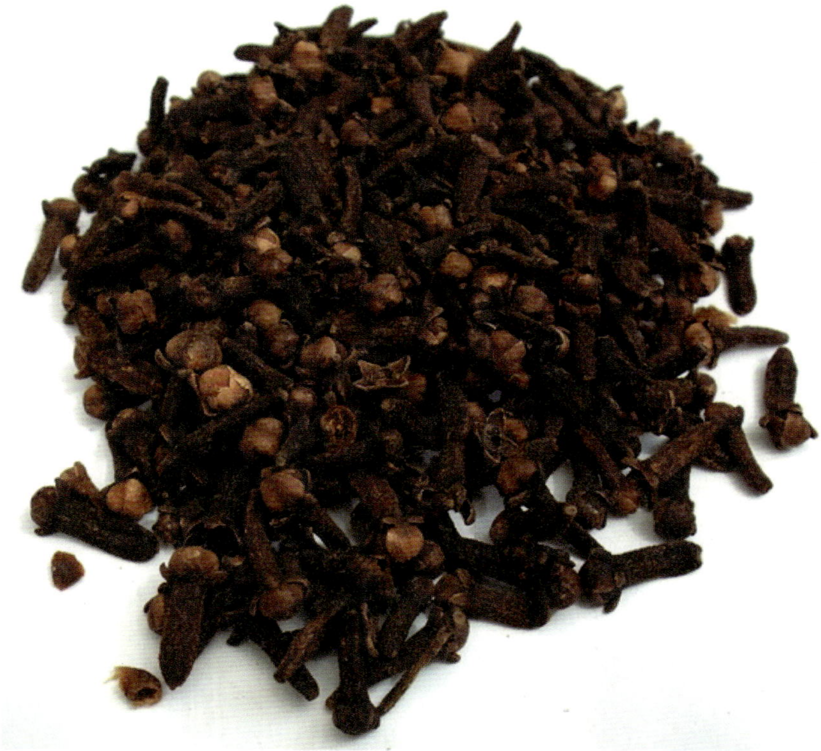

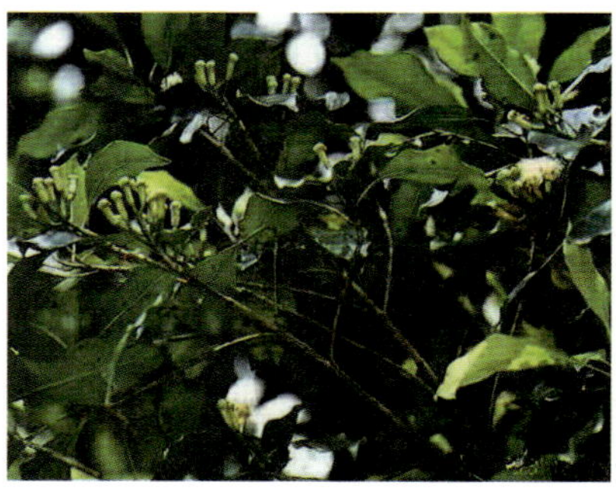

5) 褘 : 폐슬 위

6) 呃 : 딸국질 애

10. 高良薑 (고량강)

<table>
<tr><td colspan="2">생강과(生薑科)에 속한 다년생 초본인 高良薑의 根莖</td><td rowspan="2">溫胃散寒 (온위산한)
消食止痛 (소식지통)</td><td rowspan="2">脘腹冷痛★, 胃寒嘔吐, 噯氣呑酸</td></tr>
<tr><td>熱, 辛
有毒</td><td>脾, 胃</td></tr>
</table>

- 味辛性熱하며 脾胃의 寒邪를 잘 消散시키고 溫中止痛의 효능이 있어 胃脘冷痛을 잘 치료한다★
- 溫胃散寒하는 작용은 비교적 양호하여 胃寒氣逆으로 嘔吐淸水에 효과가 있다★
- 그러나 辛熱燥散하여 쉽게 傷陰助火하므로 肝胃火鬱의 胃痛, 嘔吐 등에는 복용하지 않는다★
- 高良薑과 乾薑은 모두 辛熱하여 中焦의 寒邪를 溫散시키는 要藥이다.

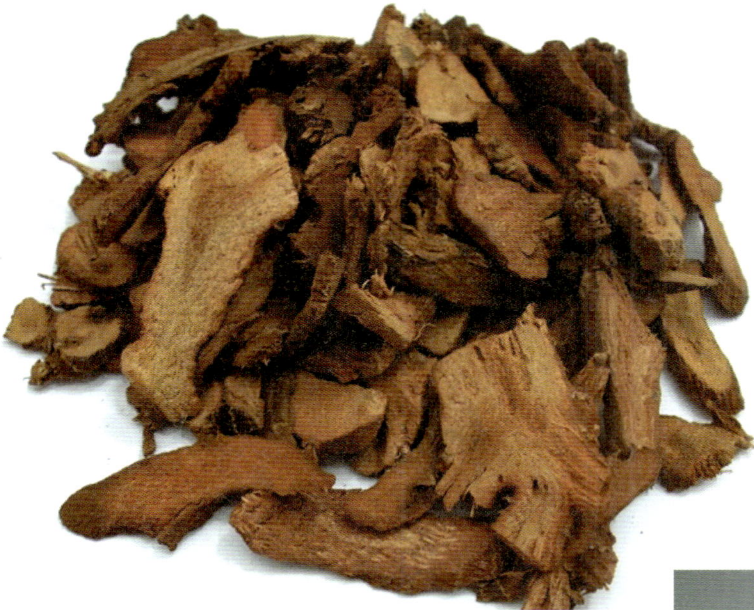

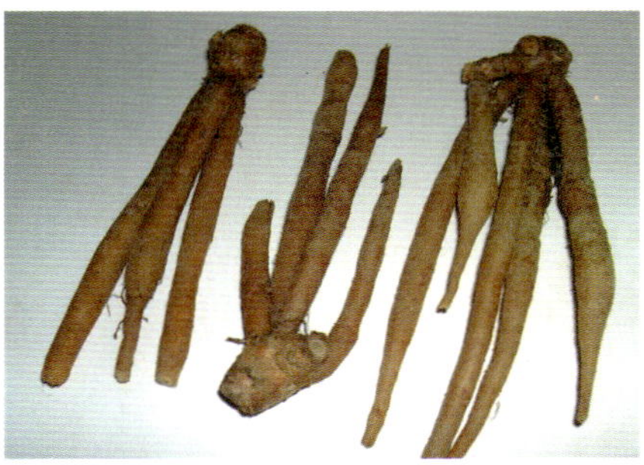

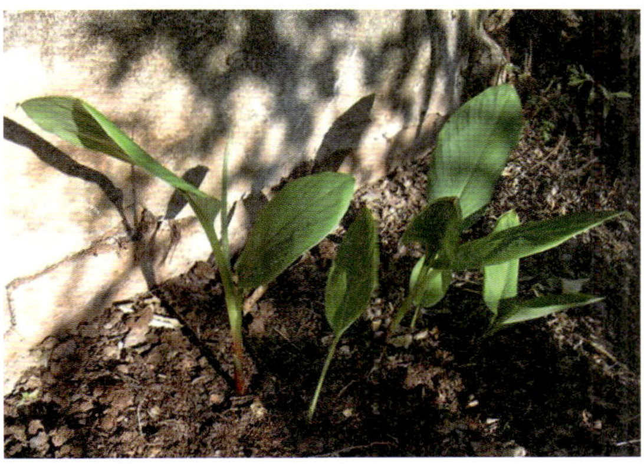

11. 小茴香 (소회향)

<table>
<tr><td colspan="2">미나리과(繖形科)에 속한 다년생 초본인 茴香의 성숙한 果實</td><td rowspan="2">溫腎散寒 (온신산한)
和胃理氣 (화위이기)</td><td rowspan="2">寒疝, 少腹冷痛★, 腎虛腰痛★, 胃痛, 脘腹脹痛, 嘔吐, 食少吐瀉, 乾濕脚氣</td></tr>
<tr><td>溫, 辛</td><td>肝, 腎, 脾, 胃</td></tr>
<tr><td colspan="2">[鹽小茴香]</td><td>暖腎散寒 (난신산한)
止痛 (지통)</td><td>寒疝腹痛, 睾丸偏墜, 經寒腹痛</td></tr>
<tr><td colspan="4">· 辛溫하고 芳香이 있으며 行散하는 힘이 비교적 강하므로 舒肝理氣하고 暖腎散寒의 효능이 있으며 더욱이 下焦의 寒을 溫散한다.
· 그러므로 陰寒內盛을 치료하고 肝鬱氣滯의 寒疝, 睪丸偏墜, 小腹冷痛에 상용한다.
· 또한 溫中寒散하고 醒脾開胃하며 寒邪傷中을 치료하고 氣機不暢의 脘腹脹痛, 嘔吐食少 증상을 치료한다.

· 금기증 : 熱症★ (辛溫助火하므로)</td></tr>
</table>

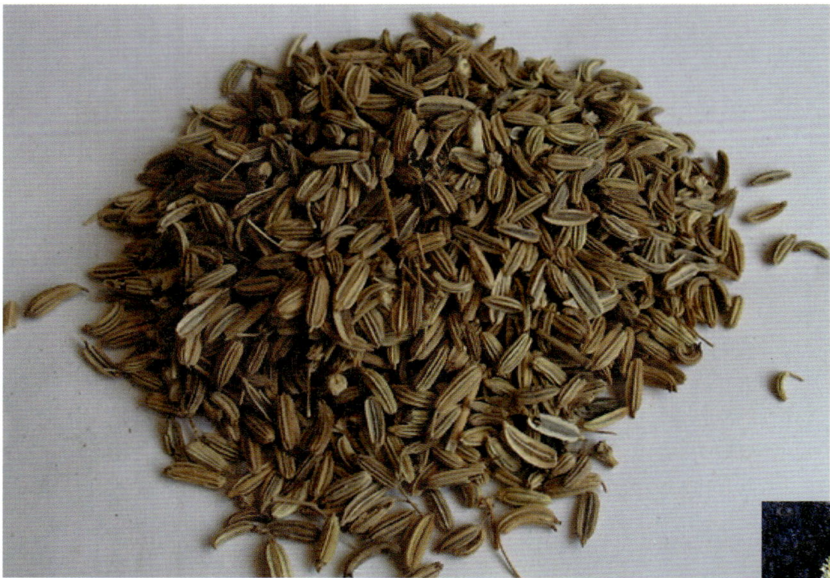

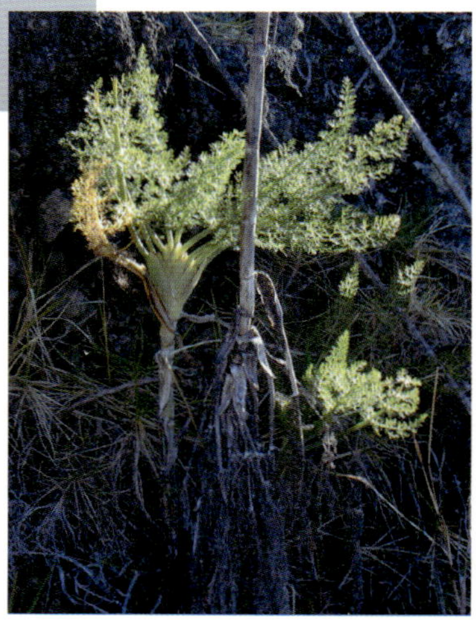

12. 胡椒 (호초)

후추과(胡椒科)에 속한 상록등본인 胡椒의 성숙에 가까운 果實		溫中散寒 (온중산한) 下氣消痰 (하기소담) 解毒 (해독)	寒痰食積, 脘腹冷痛, 反胃, 嘔吐淸水, 泄瀉, 冷痢, 解食物毒
熱, 辛	胃, 大腸		

1) 溫中散寒
· 味辛性熱하고 肺, 胃經에 들어가서 能宣能散하므로 胸中의 寒痰과 冷氣를 제거한다.

2) 下氣消痰
· 비록 辛熱하고 燥散하는 약물이지만 下氣시키는 효능이 있어서 먹으면 즉시 胸膈을 열어 상쾌하게 하며, 上焦의 浮熱을 치료하여 口齒諸病을 치료한다.

3) 解毒
· 모든 魚鼈蕈毒을 제거하므로 식료로 많이 사용한다[7]

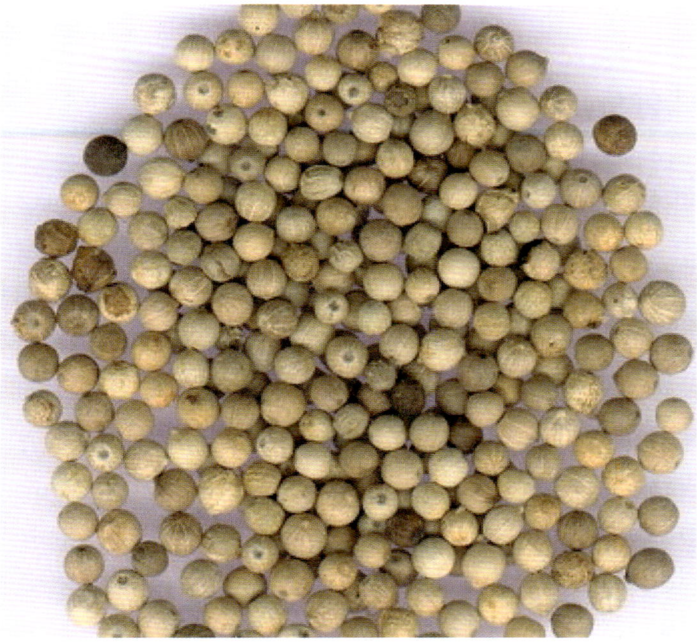

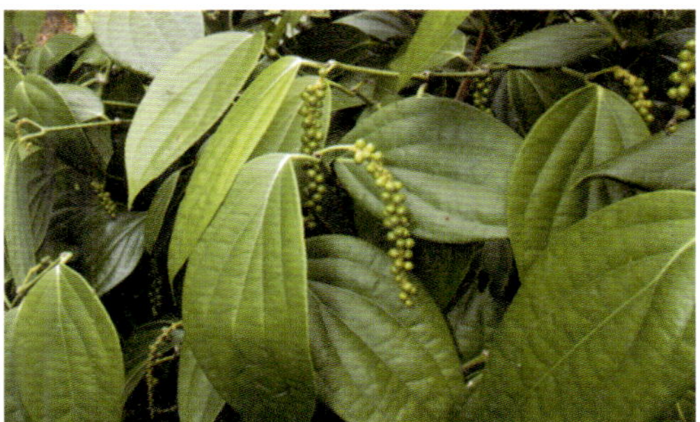

7) 鼈蕈 : 자라 별, 버섯 심

第8章
理氣藥

(1) 종류

진피(陳皮), 청피(靑皮), 지실(枳實), 지각(枳殼), 목향(木香), 향부자(香附子), 오약(烏藥), 침향(沈香), 천련자(川楝子), 여지핵(荔枝核), 청목향(靑木香), 해백(薤白), 단향(檀香), 시체(柿蒂), 매괴화(玫瑰花), 대복피(大腹皮), 토목향(土木香), 감송향(甘松香)

(2) 작용 : 氣機를 疏通시키고 氣滯를 消除하는 효능이 있다.

(3) 性味 : 대부분 辛溫하며 芳香이 있다.

(4) 적응증상

① 行氣理脾 : 脾胃氣滯로 인한 脘腹脹悶, 痞滿疼痛, 惡心嘔吐, 噯氣, 便秘, 不暢한 泄瀉

② 疏肝解鬱 : 肝氣鬱結로 인한 胸脇脹痛, 脘悶呑酸, 抑鬱不解, 月經不調

③ 降氣平喘 : 肺氣壅滯로 인한 胸悶疼痛, 咳嗽, 氣喘

1. 陳皮 (진피)

운향과(芸香科)에 속한 상록 소교목인 귤나무의 성숙한 果實의 果皮		理氣健脾 (이기건비) 燥濕化痰 (조습화담)	胸腹脹滿, 不思飮食, 嘔吐噦逆, 咳嗽痰多
溫, 辛苦	脾, 肺		

· '陳皮'는 오래된 것이 좋다고 하여 붙여진 명칭이다.

· 性味가 辛苦溫하고 芳香性이 있어서 脾肺에 들어가고 辛한 것은 發散, 行滯하며 苦溫한 것은 燥濕祛寒한다.

· 滯氣를 行하게 하면 脾胃腸이 스스로 건강하게 되고 寒濕이 제거되면 痰涎이 스스로 사라지게 되므로 理氣健脾, 燥濕化痰의 要藥★이라고 하였다.

· 대개 寒濕이 內阻한 것은 脾肺에 氣滯로 인하여 된 증상이므로 고루 이 약을 응용을 하는 것이다.

黨參, 白朮을 배합	補하면서 滯하지 않고 그 효력을 높여 준다
半夏, 茯笭을 배합	化痰하는 효능 (二陳湯)
蒼朮, 厚朴을 배합★	行氣, 燥濕하는 효력을 증가 (平胃散)
防風, 白芍, 白朮을 배합	止痛, 止瀉
生薑, 竹茹를 배합	和胃, 降逆

· 【本草綱目】에 의하면 이 약이 補藥과 함께 사용하면 補하고 瀉藥과 같이 사용하면 瀉하고 升藥과 동용하면 升하고, 降藥과 동용하면 降하는 작용을 나타낸다고 하였는데, 이는 그 활용범위가 매우 넓음을 말하는 것이다.

· 단 主治와 병증이 脾, 肺經에 있지 않아도 주요한 理氣, 燥濕의 효능을 나타낸다.

· 그러나 性이 溫燥한 것에 편향되어 있어서 津虧實熱의 증상에는 삼가★는 것이 좋다.

· 금기증★ : 氣虛, 陰虛燥咳, 吐血證

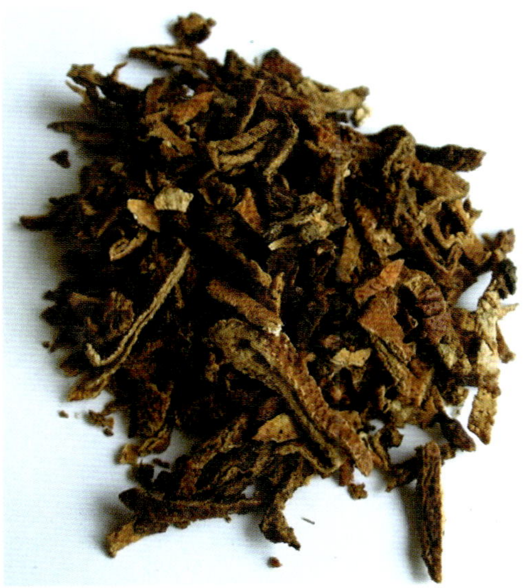

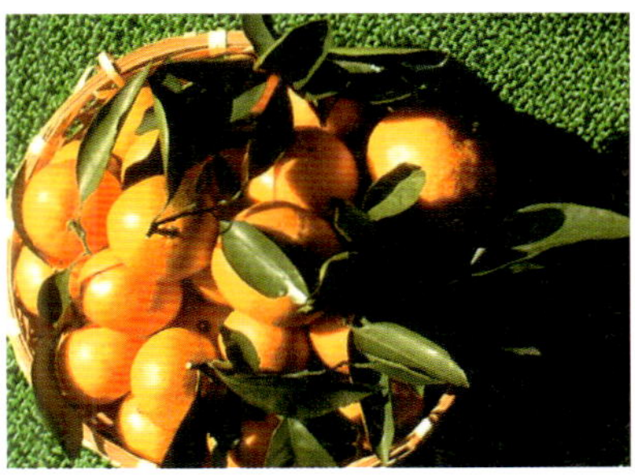

2. 青皮 (청피)

<table>
<tr><td colspan="2">운향과(芸香科)에 속한 常綠小喬木인 귤나무의 幼果 또는 미성숙 果實의 果皮</td><td rowspan="2">疏肝破氣 (소간파기)
散結消痰 (산결소담)</td><td rowspan="2">胸脇胃脘疼痛, 疝氣, 食積, 乳腫, 乳核, 久瘧癖塊</td></tr>
<tr><td>微溫, 苦辛</td><td>肝, 膽</td></tr>
</table>

1) 疏肝破氣

· 性味가 苦辛溫하여 辛味는 發散하고 溫性은 通氣시키며 苦味는 泄氣시켜 下行하여 肝, 膽經에 들어가 肝氣鬱滯로 인한 脇肋脹痛과 乳房脹痛 및 疝氣疼痛 등을 치료★하는데 양호한 효과가 있다.

陳皮	性이 溫和하여 脾肺氣分에 편중되게 작용
青皮	性이 峻烈하여 肝膽을 疏暢시키고 氣滯를 破滯하는 작용

2) 散結消痰

· 이 외에도 消積散滯시키는 효능이 강하여 食積不和로 胃脘部位가 痞悶脹痛을 치료하고, 또한 破氣散結시키는 효능이 있어 氣滯血瘀로 인한 癥瘕積聚와 久瘧癖塊★ 등을 치료하는데 다용

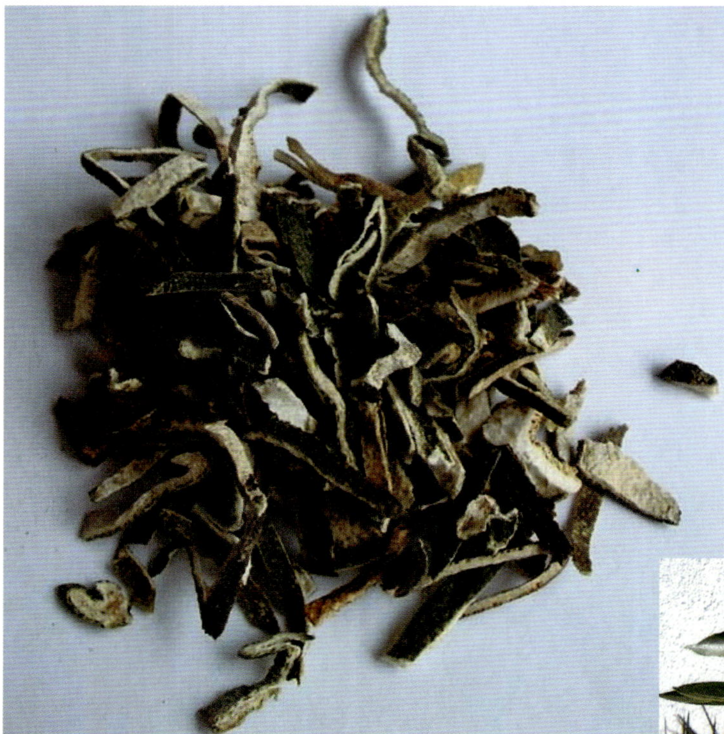

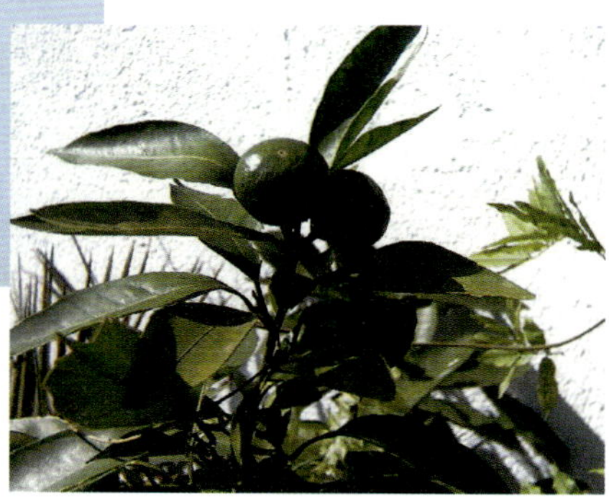

3. 枳實 (지실)

운향과(芸香科)에 속한 상록소교목인 酸橙과 탱자나무의 幼果		破氣消積 (파기소적) 化痰散痞 (화담산비)[1]	積滯內停, 痞滿脹痛, 瀉痢後重, 大便不通, 痰滯氣阻胸痺, 結胸, 胃下垂★, 脫肛★, 子宮下垂★
寒, 苦辛酸	脾, 胃		

· 性味가 苦寒하여 苦味는 下泄하는 작용이 크고 行氣하는 힘이 강하여 破氣消積의 要藥이 된다.
· 그러므로 積滯가 內停하여 氣가 阻滯되어 일어나는 痞滿脹痛과 便秘, 瀉痢, 後重과 氣血, 痰飮을 막론하고 모두 배합할 수 있다.
· 오직 破氣작용이 비교적 강하므로 正氣를 상하게 할 우려가 있어서 邪實이 아니면 사용하지 않는다★
· 生用하면 그 작용이 더욱 猛烈하므로 麩炒[2]해서 쓰면 비교적 緩慢해진다.

· 枳實과 厚朴은 行氣消積藥으로 상용하고, 둘을 배합해서 사용하지만, 다르게 응용될 때도 있다.

厚朴	苦辛하고 性이 溫하여 溫中, 燥濕, 散滿하는 효능이 있어 寒濕積滯로 인한 胸腹脹滿의 증상에 사용 (寒證)
枳實	甘하고 性이 寒하여 消痞除熱하는 효능이 있어서 濕熱積滯로 인한 胸脘痞滿의 증상에 사용 (熱證)

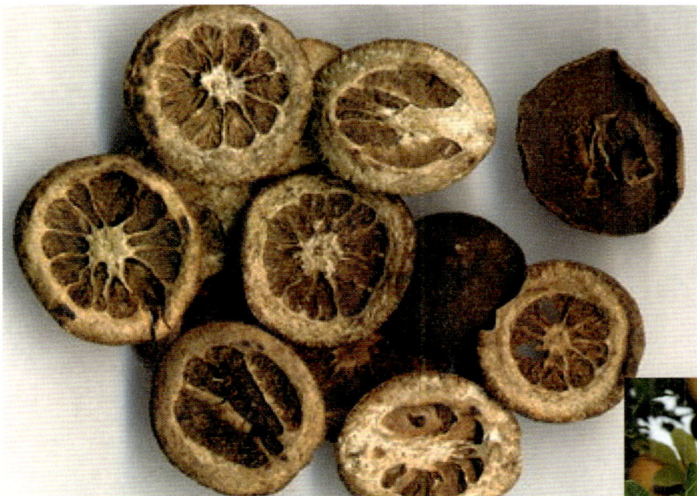

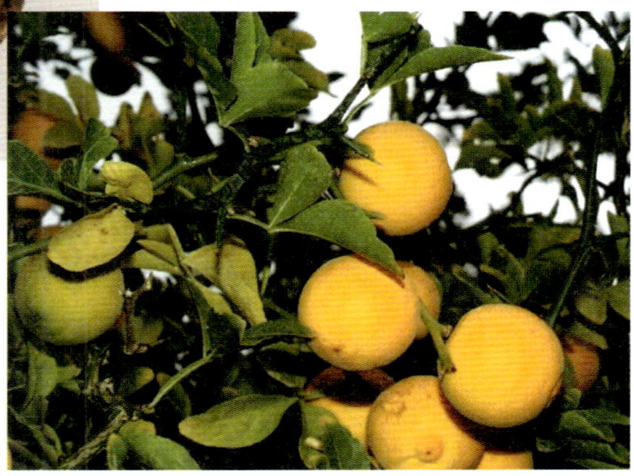

1) 痞 : 속결릴 비
2) 麩 : 밀기울 부

4. 枳殼 (지각)

<table>
<tr><td colspan="2">운향과(芸香科)에 속한 상록소교목인 酸橙의 미성숙한 果實</td><td rowspan="2">理氣寬中 (이기관중)
行痰 (행담)
消積 (소적)</td><td rowspan="2">胸膈痰滯, 胸痞, 脇脹, 食積, 噫氣, 嘔逆, 下痢後重, 脫肛★, 子宮脫垂★</td></tr>
<tr><td>凉, 苦辛</td><td>肺, 脾, 大腸</td></tr>
</table>

· 性味와 효능이 枳實과 서로 같으나, 작용이 비교적 緩和하여 行氣寬中 시키는 작용이 주가 되어 胸脇脹痛과 脘腹痞悶脹滿 등에 적용하여 치료한다.

枳實	· 破氣작용이 강하다 · 導滯通便에 많이 사용
枳殼	· 破氣작용이 비교적 和緩하므로 消積除痞 · 理氣寬中, 脹滿을 消除에 많이 사용

· 최근에 와서는 枳實과 枳殼을 胃下垂, 胃擴張, 子宮脫垂, 脫肛 및 疝氣 등에 補中益氣 시키는 약물과 배합하여 좋은 효과를 얻었다.★

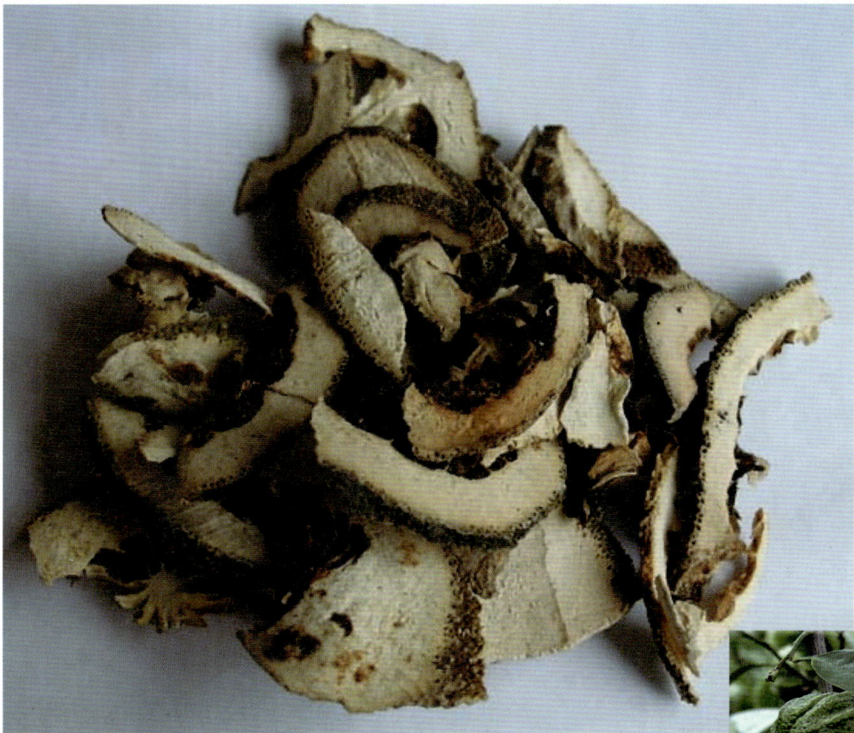

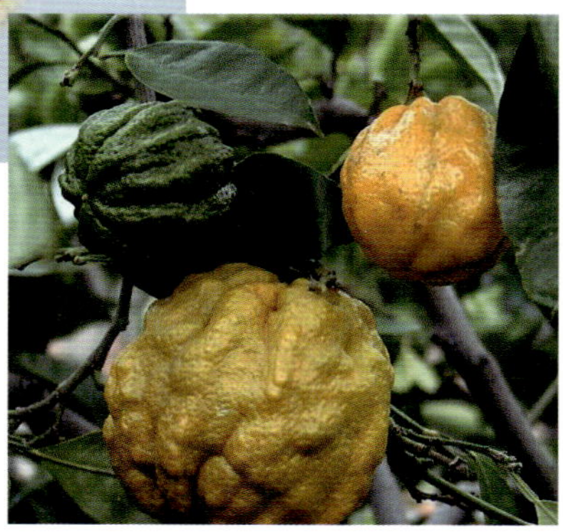

5. 木香 (목향)

국화과(菊花科)에 속한 다년생 초본인 雲木香의 根		行氣止痛 (행기지통) 健脾消食 (건비소식)	中寒氣滯★, 瀉痢後重★, 食滯不消, 不思飮食
溫, 辛苦	脾, 胃, 大腸 三焦, 膽		
煨木香		實腸止瀉 (실장지사)	泄瀉腹痛

1) 行氣止痛
· 辛散苦降하며 溫痛하고 芳香性은 燥하며 升降작용이 있어 腸胃의 氣滯를 通行시켜 行氣止痛의 要藥★
· 따라서 腸胃氣滯의 證에는 모두 응용할수 있다.
2) 健脾消食
· 木香의 芳香性은 悅脾[3]시키는 효능이 있어 補藥 중에 소량을 첨가하면 不膩하게 된다.
· 湯劑에 넣을 때에는 방향성이 휘발하므로 오래 달이는 것은 마땅하지 않다.

· 포제★ : ① 生用 – 行氣止痛 ② 煨用 – 止瀉[4]
· 금기증 : 陰虛하고 津液이 부족한 경우

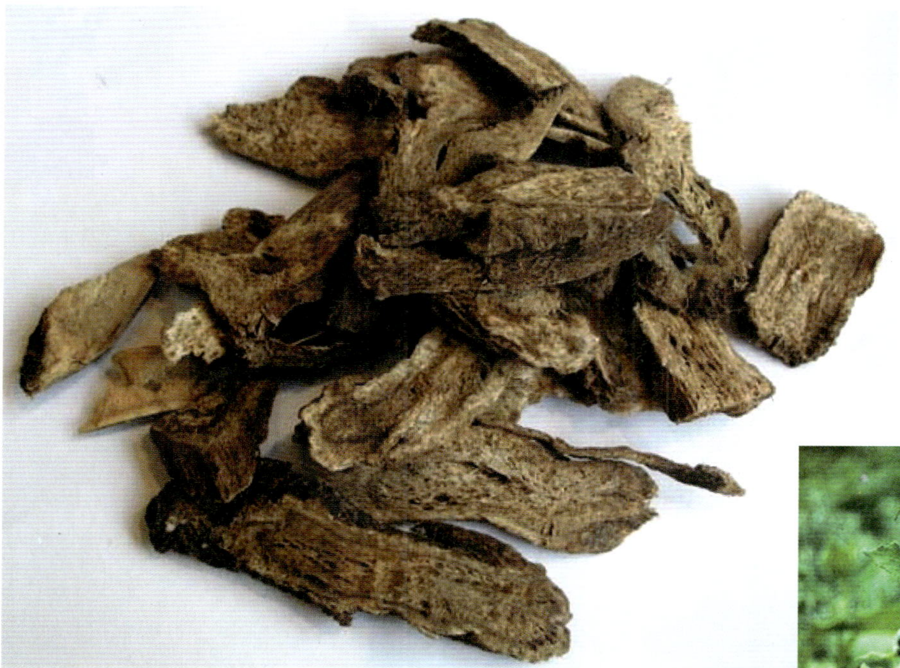

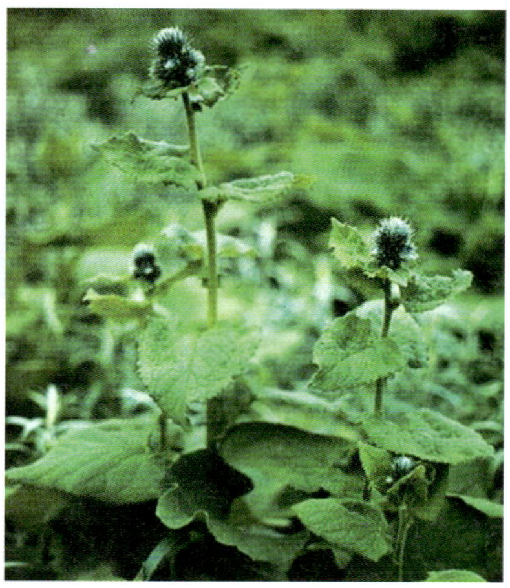

3) 悅 : 기쁠 열
4) 煨 : 구울 외

6. 香附子 (향부자)

<table>
<tr><td colspan="2">방동사니과(莎草科)에 속한 다년생 초본인 香附子의 根莖</td><td rowspan="2">理氣解鬱 (이기해울)
調經止痛 (조경지통)</td><td rowspan="2">肝鬱氣滯, 胸腹脇肋脹痛, 消化不良, 胸脘痞悶, 寒疝腹痛, 乳房脹痛, 月經不調, 經閉通經</td></tr>
<tr><td>平, 辛微苦甘</td><td>肝, 脾, 三焦</td></tr>
<tr><td colspan="4">· 味가 辛甘微苦하고 芳香性이 있으며 性平하여 肝經에 들어가 辛味는 肝氣가 鬱結된 것을 散하고 / 苦味는 肝氣가 逆한것을 내려주며 甘味는 肝氣가 급한 것을 緩和시켜주고 / 性이 平한 것은 또한 寒熱의 편중됨이 없으므로 疏肝, 理氣, 解鬱의 要藥이 된다★
· 肝藏血하며 氣는 血의 師가 되므로 氣行하면 血行하고 肝氣가 調和하면 血行이 통하여 鬱滯의 질환이 없어지게 되므로 調經止痛의 要藥★이 된다.
· 肝氣가 鬱滯되어 胸脇脘腹脹痛과 婦女의 月經不調, 痛經과 胎前諸疾에 상용하는 要藥이 된다★
· 그러므로 옛사람들이 말하기를 氣病의 總司요, 婦科의 主師라고 하였다.

· 耗氣하는 작용이 있으므로 氣弱者에게는 단독으로 사용하는 것이 마땅치 못하고, 醋炙[5]하면 入肝하여 止痛작용을 증가시킨다★</td></tr>
</table>

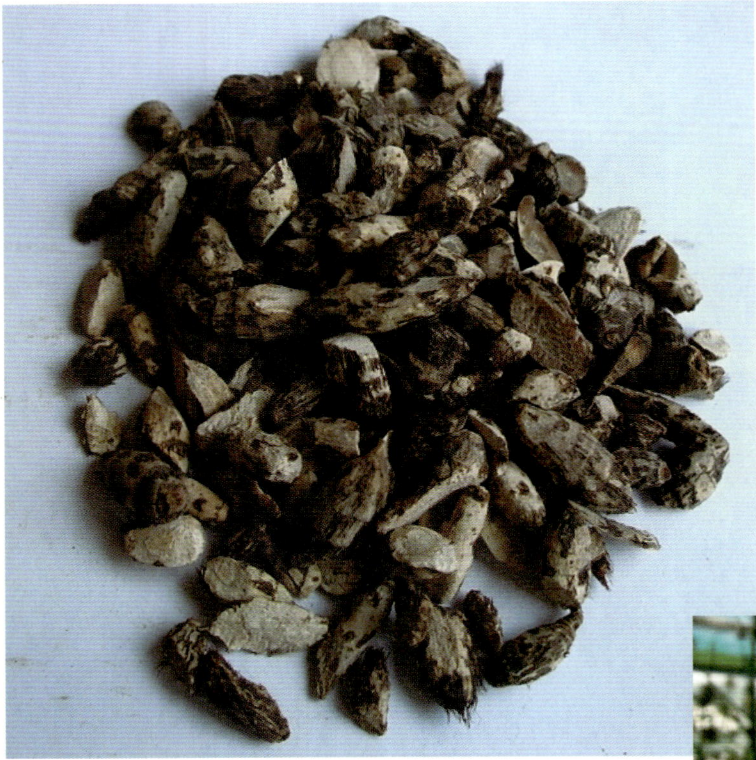

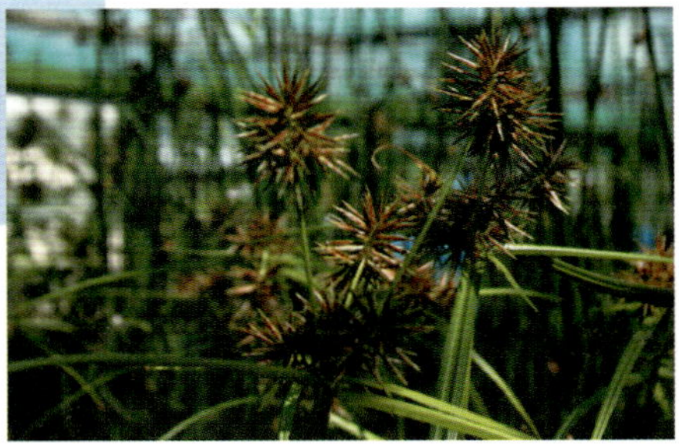

5) 醋 : 식초 초

7. 烏藥 (오약)

녹나무과(樟科)속한 상록관목인 烏藥 의 塊根		順氣止痛 (순기지통) 溫腎散寒 (온신산한)	胸腹脹痛, 氣逆喘急, 膀胱虛冷, 遺尿尿頻, 疝氣, 痛經
溫, 辛	脾, 肺, 腎, 膀胱		

· 辛散溫痛하여 ① 위로는 脾, 肺로 들어가서 胸腹의 氣滯를 疏暢시키고 ② 아래로는 腎, 膀胱에 도달하여 능히 溫腎散寒함으로써 膀胱의 冷氣를 제거하여 順氣降逆시키고 散寒止痛하게 한다★

· 그러므로 모든 寒鬱氣滯로 인한 胸腹脹痛과 寒疝, 痛經 및 虛寒으로 인한 尿頻, 遺尿 등에 상용하는 要藥이 된다.

· 香附子, 木香, 烏藥은 모두 理氣止痛의 상용약이지만 세가지 약이 각기 장점이 있다.

香附子	· 疏肝解鬱과 調經止痛의 효능 · 肝氣鬱滯로 인한 脇痛과 月經不調, 痛經 등에 다용
木香	· 腸胃氣滯를 調和하고 또 消食시키는 작용 · 腸胃寒食氣滯로 脘腹脹痛하고 瀉痢後重 등에 효능
烏藥	· 下焦의 氣를 善行시키고 溫腎散寒 · 膀胱의 冷氣를 치료하므로 小便頻數의 證에 효능

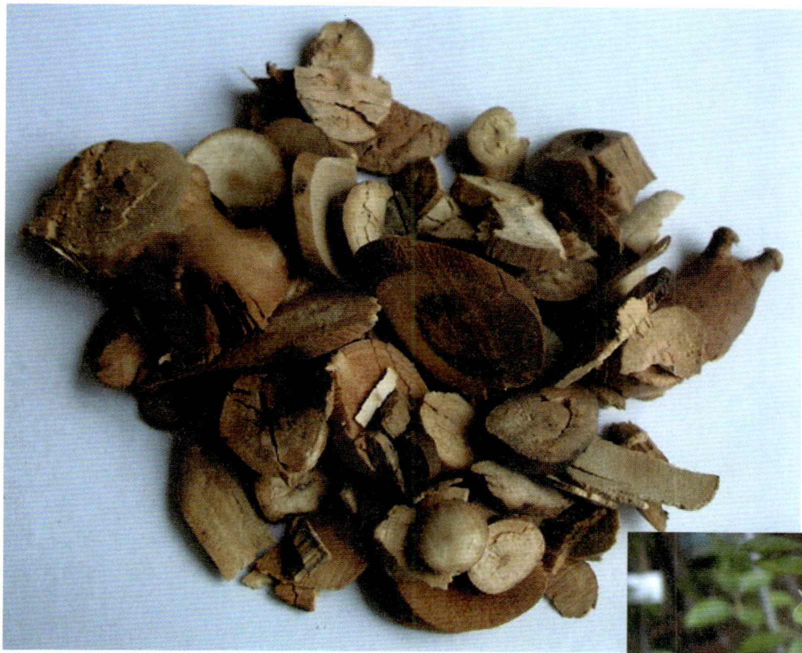

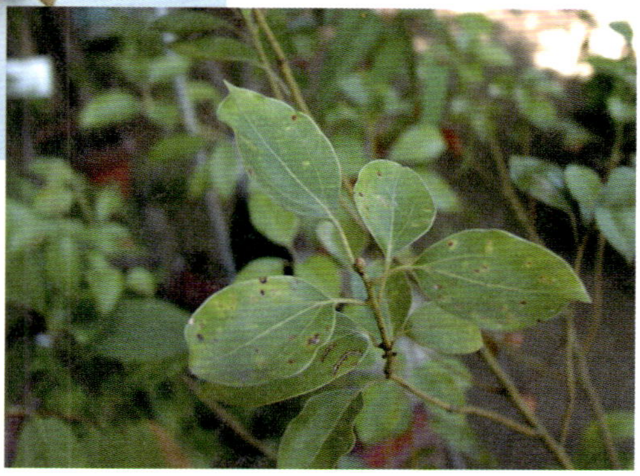

8. 沈香 (침향)

<table>
<tr><td colspan="2">팥꽃나무과(瑞香科)에 속한 상록교목인 침향의 樹脂가 함유되어있는 木材</td><td rowspan="2">行氣止痛 (행기지통)
溫中止嘔 (온중지구)
納氣平喘 (납기평천)</td><td rowspan="2">胸腹脹悶疼痛, 胃脘嘔吐呃逆, 腎虛氣逆喘急, 腰膝虛冷, 大腸虛秘, 小便氣淋, 男子精冷</td></tr>
<tr><td>溫, 辛苦</td><td>腎, 脾, 胃</td></tr>
</table>

1) 行氣止痛, 溫中止嘔

· 辛香性溫하고 味苦質重하여 行氣止痛, 溫中散寒하므로 脾胃의 寒鬱氣滯脹痛을 치료한다.

2) 納氣平喘

· 沈降下行하여 腎經에 들어가 逆氣를 내려주고 腎氣를 納하여 腎氣虛寒으로 인한 氣逆喘促의 증상에 또한 要藥이 된다★

· 금기증 : 陰虛火旺, 氣虛下陷者

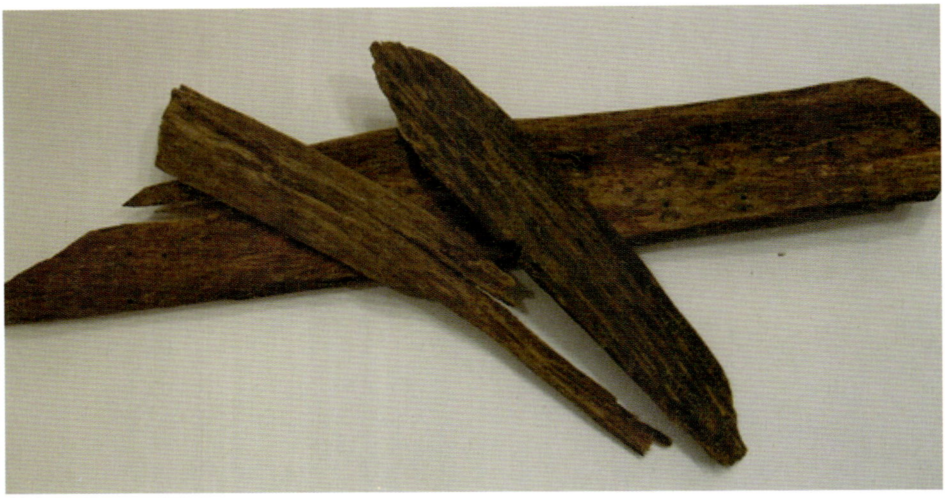

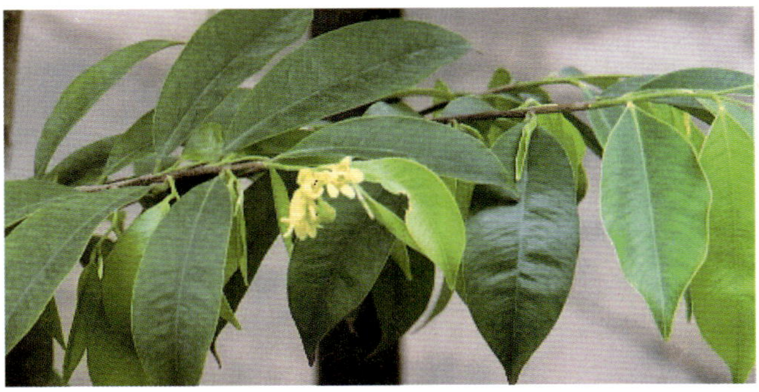

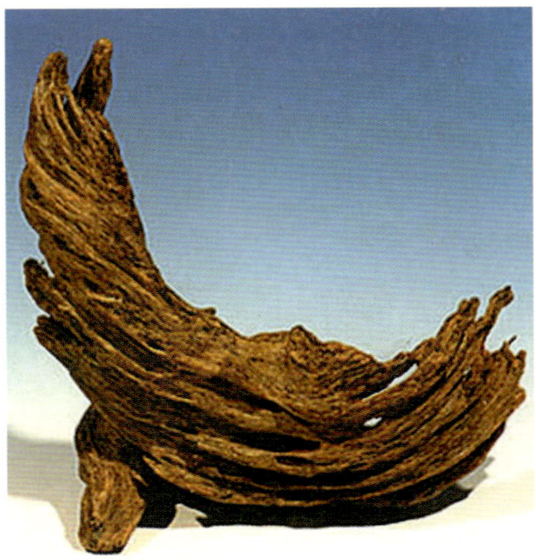

9. 川楝子 (천련자)

<table>
<tr><td colspan="2">멀구슬나무과(楝科)에 속한 落葉灌木인 川楝의 성숙한 果實</td><td rowspan="2">舒肝行氣止痛 (서간행기지통)
驅蟲 (구충)</td><td rowspan="2">胸脇痛, 脘腹脹痛, 疝痛, 蟲積腹痛★</td></tr>
<tr><td>寒, 苦
有小毒</td><td>肝, 胃, 小腸</td></tr>
<tr><td colspan="4">· 苦寒하고 沈降하며 肝經에 들어가서 肝熱을 疏泄하므로 解鬱止痛의 효능★이 있어 肝胃氣滯로 인한 胸脇脘腹疼痛과 疝氣痛, 睾丸腫痛 등에 상용한다.
· 肝鬱症을 풀어주므로 脇痛을 그치게 하는데 그 작용은 靑皮에 비하여 우수하지만, 驅蛔力은 根皮보다 못하다★
· 단 止痛작용이 있으므로 蟲積腹痛에 응용한다.</td></tr>
</table>

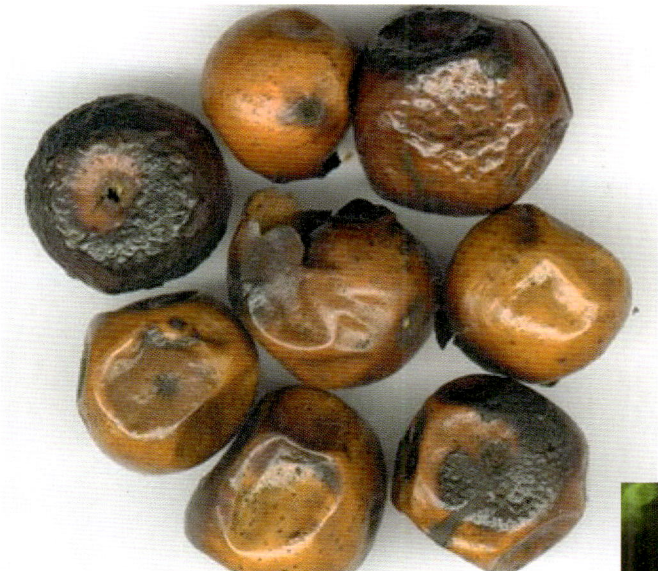

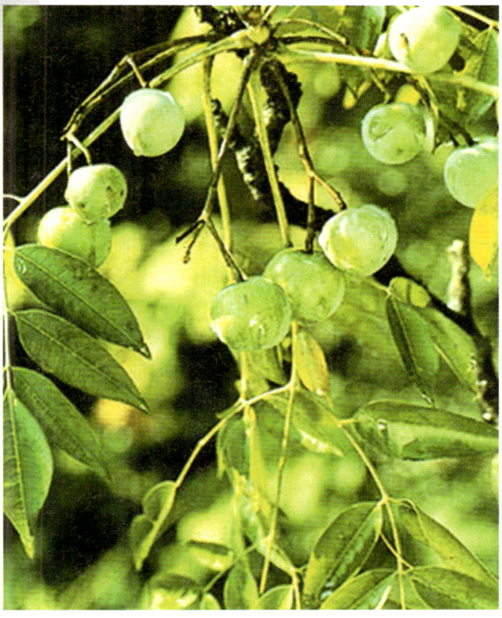

10. 茘枝核 (여지핵)

<table>
<tr><td colspan="2">무환자나무과(無患子科)에 속한 낙엽 또는 常綠喬木인 茘枝의 성숙한 種子</td><td rowspan="2">行氣散結 (행기산결)
祛寒止痛 (거한지통)</td><td rowspan="2">寒疝腹痛, 睾丸腫痛</td></tr>
<tr><td>溫, 甘微苦</td><td>肝, 腎</td></tr>
<tr><td colspan="4">· 辛溫하고 肝經에 들어가 그 효능이 오직 滯氣를 行하게 하고 寒邪를 제거하므로 肝氣鬱滯를 치료하고, 더우기 疝氣과 澤丸腫痛을 치료하는데 가장 적합하다.
· 胃痛과 婦女의 小腹痛도 치료하는데 이것 또한 散寒行氣의 효능이 있기 때문이다.
· 금기증 : 寒邪氣滯가 없는 경우</td></tr>
</table>

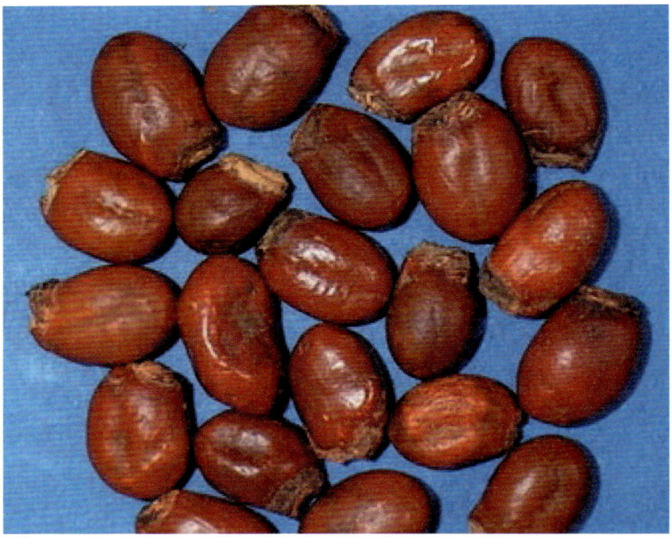

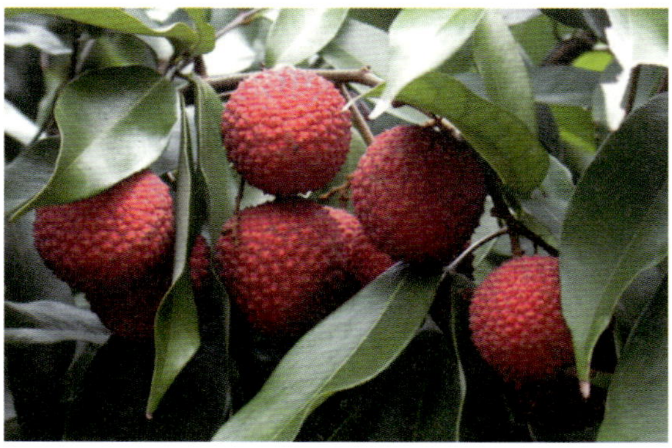

11. 靑木香 (청목향)

<table>
<tr><td colspan="2">쥐방울과(馬兜鈴科)에 속한 다년생 초본인 쥐방울덩굴의 根</td><td rowspan="2">平肝止痛 (평간지통)
解毒消腫 (해독소종)</td><td rowspan="2">眩暈頭痛, 胸腹脹痛, 癰腫疔瘡★, 蛇蟲咬傷</td></tr>
<tr><td>寒, 辛苦</td><td>肝, 胃</td></tr>
<tr><td colspan="4">1) 平肝止痛
· 性이 寒하고 味가 辛苦하여 肝, 胃 二經 들어가 行氣止痛시키는 효능이 있어 肝胃에 氣滯로 인한 胸脇脹痛과 脘腹疼痛 등 證에 적용하여 치료한다.
2) 解毒消腫
· 또한 解毒辟穢[6]의 효능이 있어 여름철 음식을 잘못 먹어 穢濁한 것이 內阻하여 일어나는 腹痛에 單用하여 치료
· 이 외에도 내복 또는 外敷하여 解毒消腫시키는 효능이 있어 독사 교상을 치료한다.</td></tr>
</table>

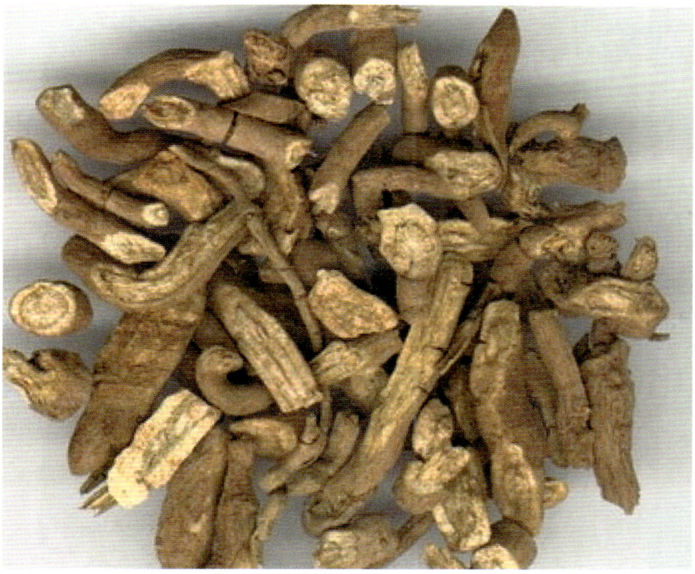

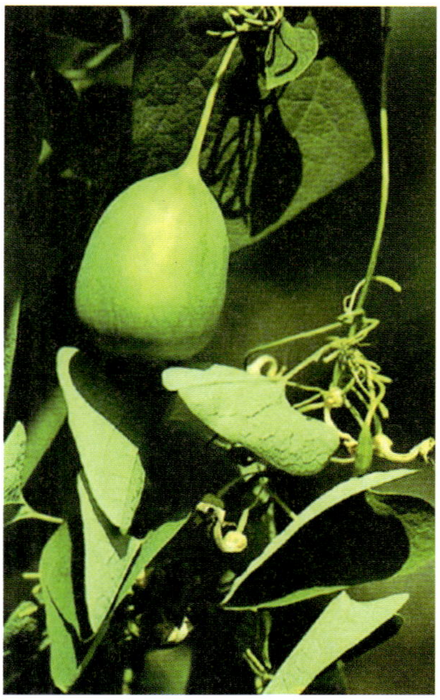

6) 辟穢 : 물리칠 벽, 더러울 예

12. 薤白 (해백)

<table>
<tr><td colspan="2">백합과(百合科)에 속한 다년생 초목인 小根蒜(돌달래)의 鱗莖[7)]</td><td rowspan="2">通陽散結 (통양산결)
行氣導滯 (행기도체)</td><td rowspan="2">胸痺疼痛, 痰飲咳喘, 泄痢後重</td></tr>
<tr><td>溫, 辛苦</td><td>肺, 胃, 大腸</td></tr>
<tr><td colspan="4">· 辛溫하여 寒邪를 發散시키고 苦溫하여 痰濕을 燥하게 하므로, 胸中의 陽을 通하게 하여 陰寒이 結滯된 것을 散한다.
· 위로는 胸痺를 開하고 아래로는 氣滯를 泄하므로 寒邪와 痰濁이 胸中에 停留하여 陽氣가 暢通을 얻지 못하여 된 胸痺疼痛과 痰飲脅痛 등에 양호한 효과가 있다.
· 下氣行滯시키는 작용이 있어 痢疾에 裏急後重을 겸한 증상을 치료한다.

· 금기증 : 氣虛無滯</td></tr>
</table>

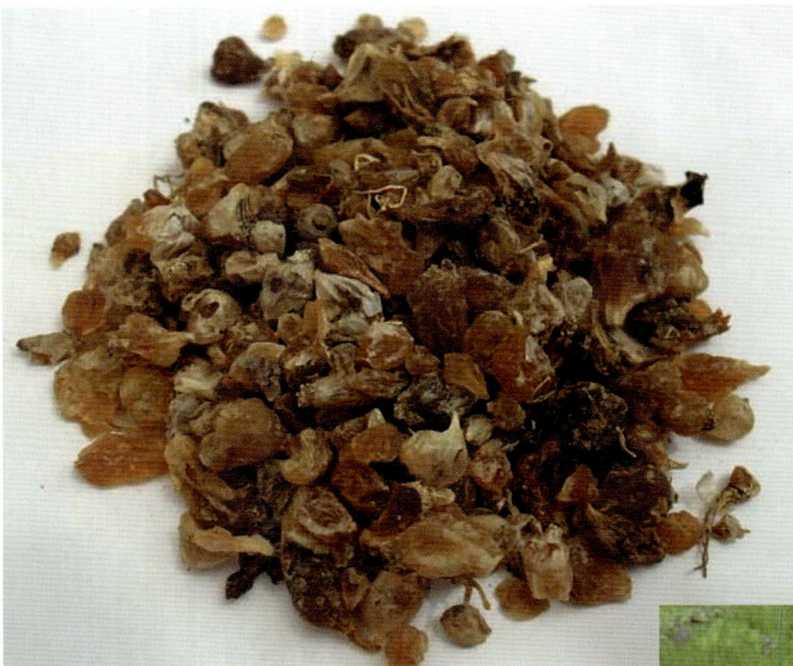

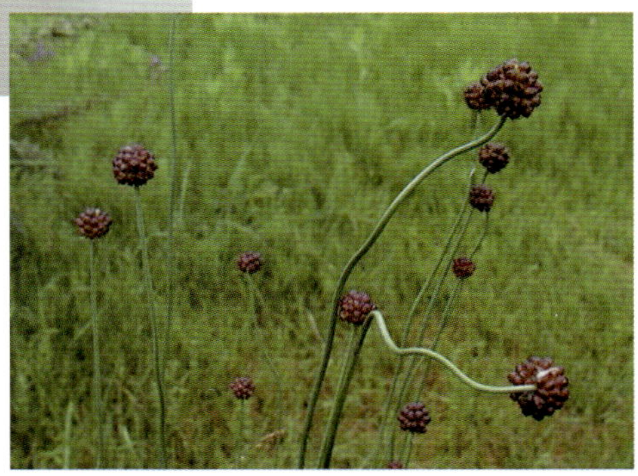

7) 蒜 : 달래, 마늘 산

13. 檀香 (단향)

단향과(檀香科)에 속한 상록교목인 檀香의 木質 心材		理氣和胃 (이기화위)	心腹疼痛, 噎膈嘔吐, 胸膈不舒
溫, 辛	脾, 胃, 肺		

· 性味가 辛溫하여 脾, 胃, 肺經에 들어가
溫性은 祛寒하고 辛味는 行散하여 利膈寬胸시키고 行氣止痛하며,
· 芳香은 醒脾시키면서 調中和胃시키는 효능이 있어 寒凝氣滯로 인한 胸腹疼痛과 胃寒作痛 및 嘔吐淸水 등을 치료하는데 응용된다.

· 최근 임상에서는 氣滯血瘀가 원인인 관상동맥경화증에 상용하고 있다.

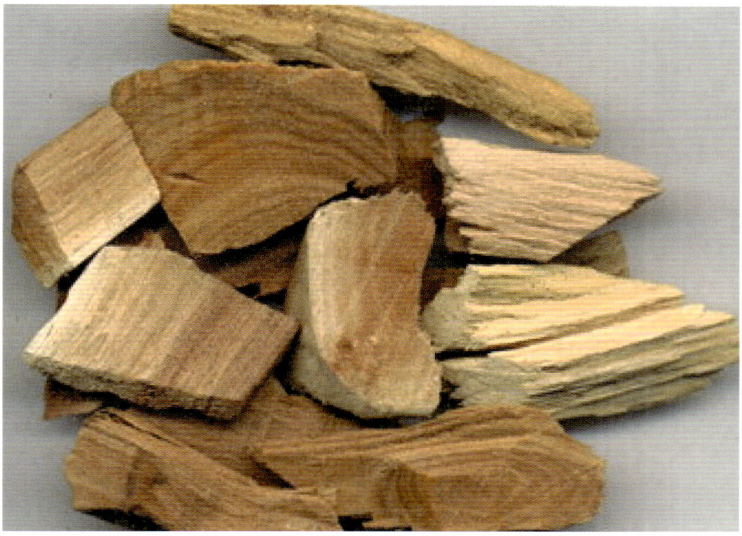

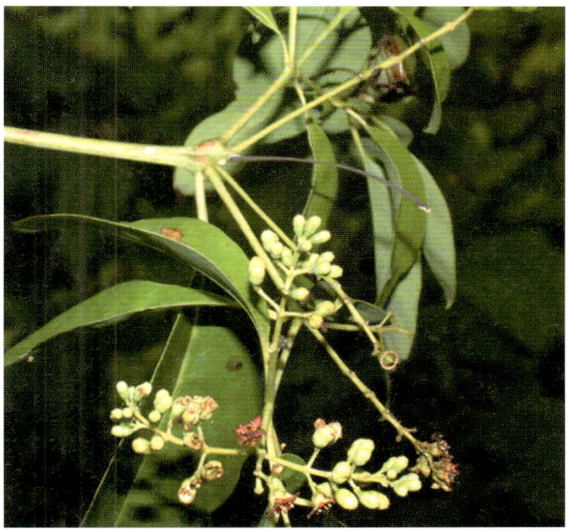

14. 柿蒂 (시체)

감나무과(柿樹科)에 속한 낙엽교목인 감나무의 열매 꽃받침		降逆下氣 (강역하기)	呃逆
平, 苦澀	肺, 胃		

· 苦溫하므로 逆氣를 잘 내려 呃逆을 치료하는 要藥★이 된다.
· 대개 淸熱鎭降의 약을 배합하여 胃寒氣逆의 呃逆에 다용하며, 胃熱呃逆을 치료하기도 한다.

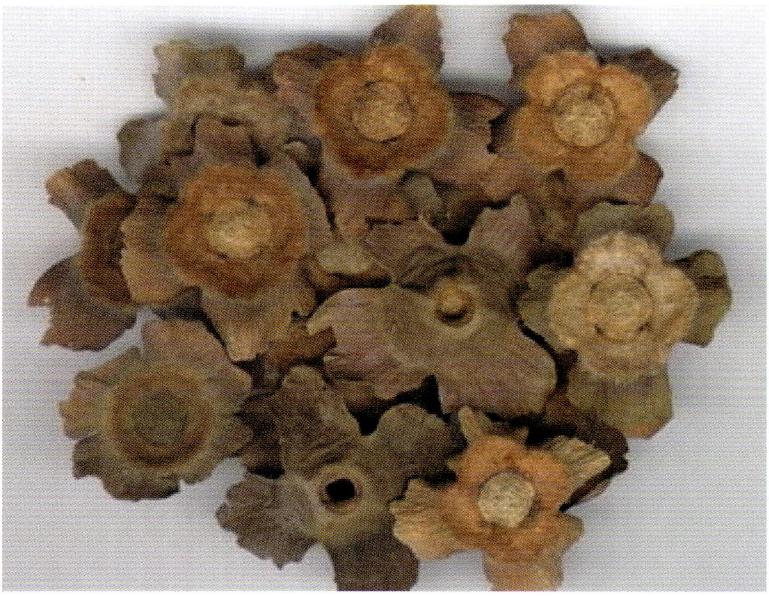

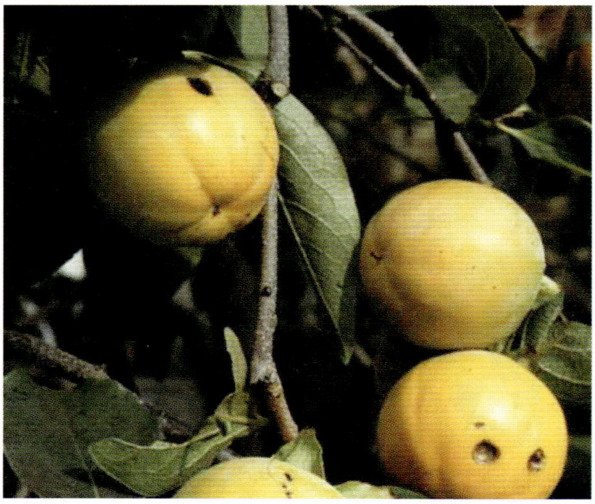

15. 玫瑰花 (매괴화)

<table>
<tr><td colspan="2">장미과(薔薇科)에 속한 낙엽관목인 해당화의 花蕾 (5월에 채취)</td><td rowspan="2">理氣解鬱 (이기해울)
和血散瘀 (화혈산어)</td><td rowspan="2">肝胃氣痛, 新久風痺, 吐血咯血, 月經不調, 赤白帶下, 痢疾, 乳癰, 腫毒</td></tr>
<tr><td>溫, 甘微苦</td><td>肝, 脾</td></tr>
<tr><td colspan="4">· 肝, 脾經에 들어가 行氣解鬱시키고 疏肝和胃시키는 효능이 있어 肝胃不和로 인한 脇痛脘悶과 胃脘脹痛 등을 치료★
· 疏肝利氣하고 和血散瘀하는 효능이 있어 月經不調와 經前乳房脹痛 및 損傷瘀痛 등을 치료한다.</td></tr>
</table>

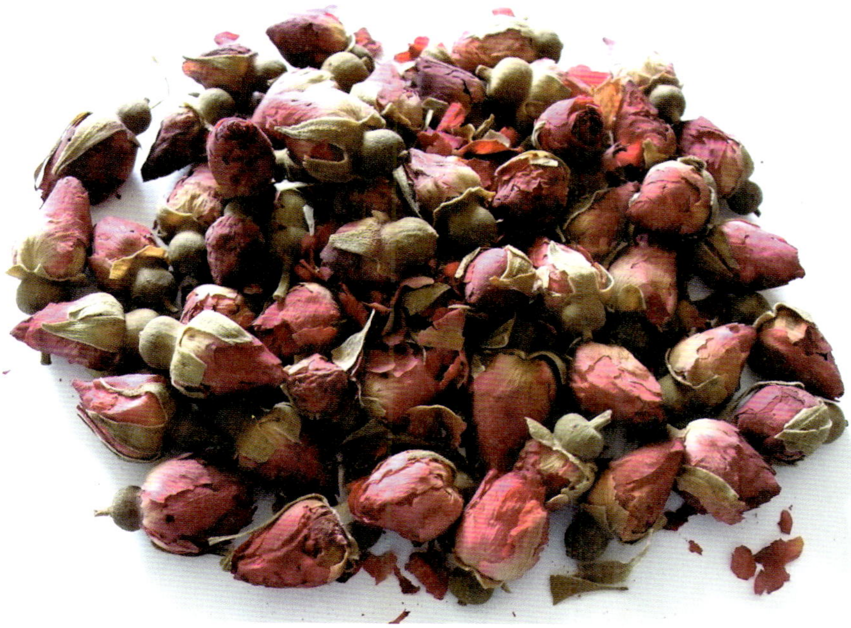

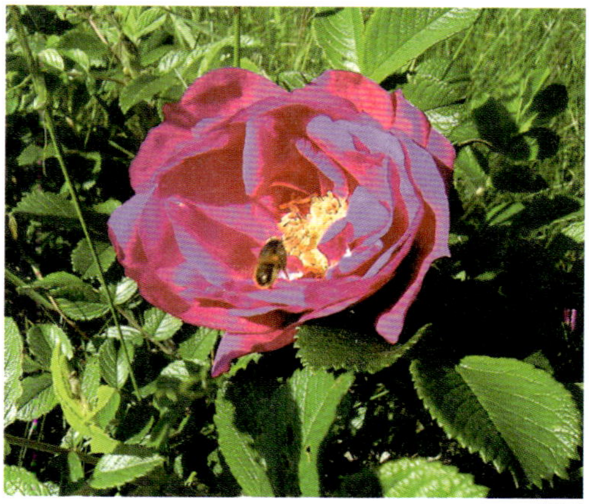

16. 大腹皮 (대복피)

종려과(棕櫚科)에 속한 상록교목인 檳榔의 果皮★		下氣寬中 (하기관중) 行水消腫 (행수소종)	濕阻氣滯★, 脘腹脹悶, 大便不爽, 水腫脹滿★, 脚氣浮腫★, 小便不利
微溫, 辛	脾, 胃, 大腸, 小腸		

· 性味가 辛微溫하여 脾, 胃, 大腸經에 들어가 行氣寬中시키고 利水消腫시키는 효능이 있어 濕阻氣滯★로 인한 脘腹脹滿과 大便不爽[8] 이나 水濕이 밖으로 넘쳐나 일어난 周身浮腫과 小便不利 등을 치료한다.

· 금기증 : 氣虛體弱★

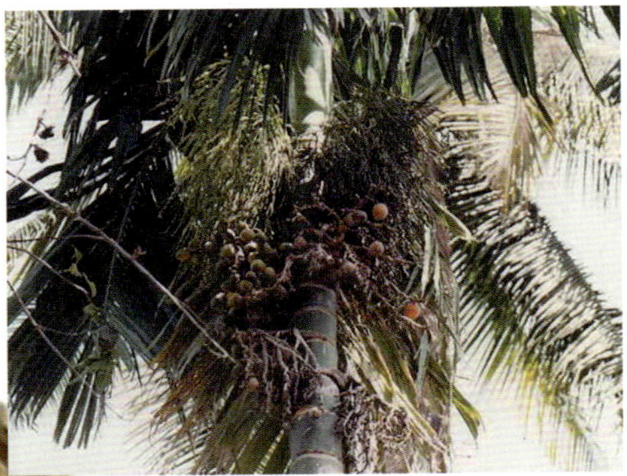

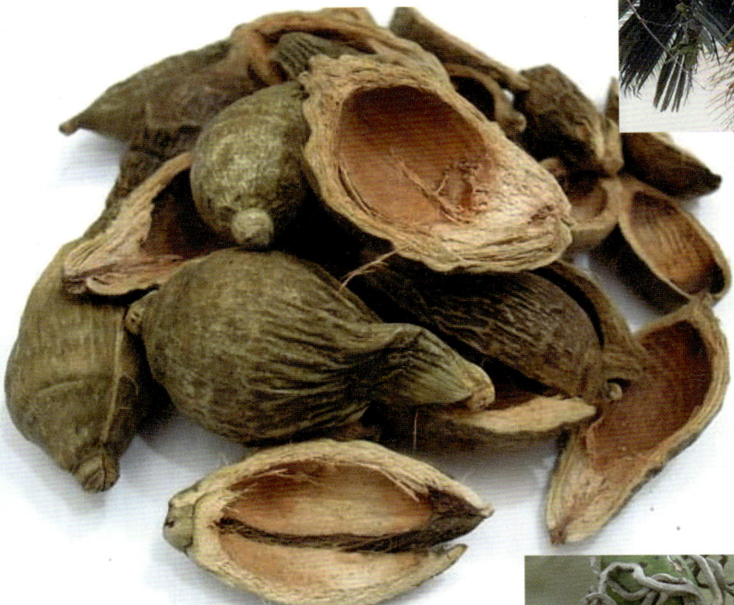

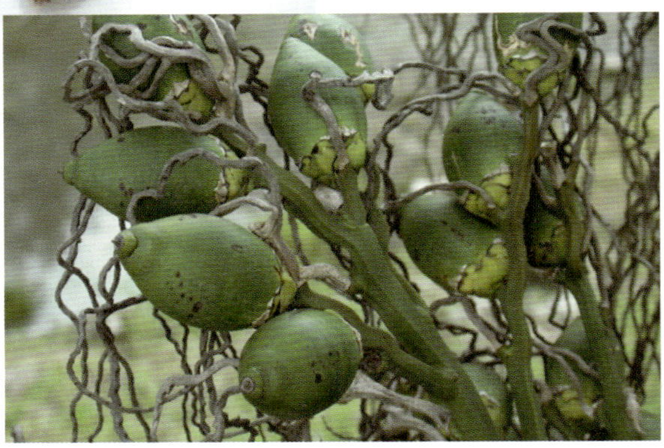

8) 爽 : 시원할 상

17. 土木香 (토목향)

<table>
<tr><td colspan="2">국화과(菊花科)에 속한 다년생 초목인 목향(木香)의 뿌리</td><td rowspan="2">健脾和胃 (건비화위)
行氣止痛 (행기지통)</td><td rowspan="2">胸腹脹滿疼痛, 嘔吐泄瀉, 痢疾, 瘧疾</td></tr>
<tr><td>溫, 辛苦</td><td>肺, 肝, 脾</td></tr>
</table>

· 性味가 辛苦溫하여 散寒行氣하여 健脾和胃시키고 行氣止痛하는 효능이 있어 寒凝氣滯로 인한 胸腹脹滿疼痛과 嘔吐泄瀉를 치료하며 또한 裏急後重이 氣滯로 인한 痢疾腹痛을 치료한다.

木香	行氣止痛시키고 健胃和胃하는 효능이 있어 行氣작용이 우수
土木香	健脾和胃시키고 行氣止痛하여 健脾작용이 우수
靑木香	行氣, 解毒消腫작용이 우수

· 다만 行氣시키는 작용을 같이 가지고 있으므로 병증을 잘 변별하여 응용하여야 한다.

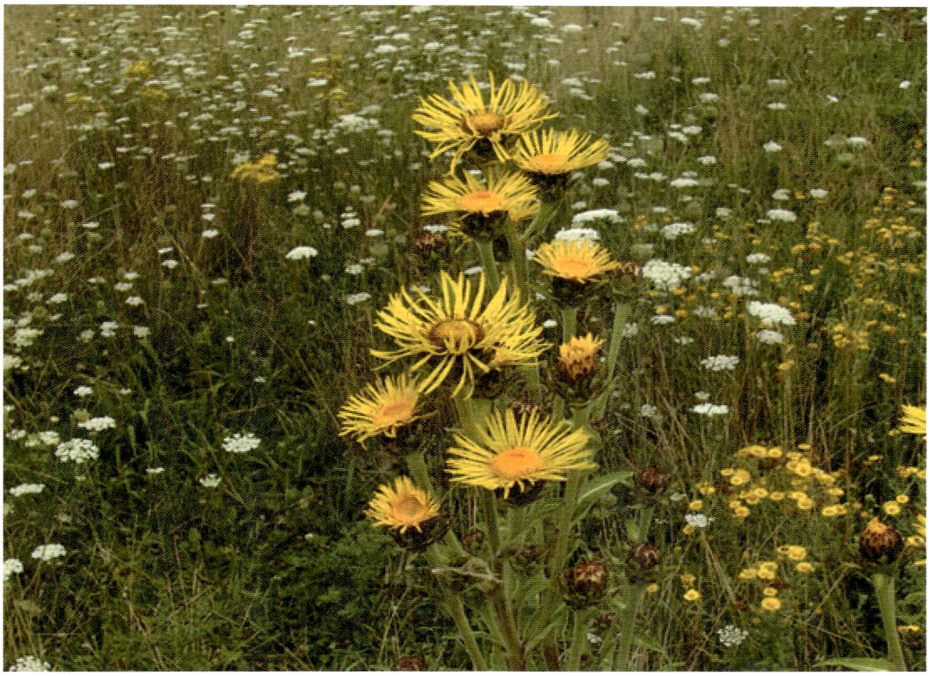

18. 甘松香 (감송향)

마타리과(敗醬科)에 속한 다년생 초목인 甘松香과 寬葉甘松의 根과 根莖		行氣止痛 (행기지통) 開鬱醒脾 (개울성비)	胃痛, 胸腹脹滿, 頭痛, 脚氣
溫, 辛甘	脾, 胃		

· 性味가 溫하되 熱하지 않고, 甘하되 滯하지 않으며, 香하되 燥하지 않아 氣機를 疏暢하여 開鬱醒脾시키고 行氣止痛시키는 효능이 있어 思慮傷脾나 寒鬱氣滯로 인한 胸悶脹痛과 不思飮食 및 胃脘疼痛을 치료

· 또한 收濕拔毒시켜 濕脚氣를 치료한다.

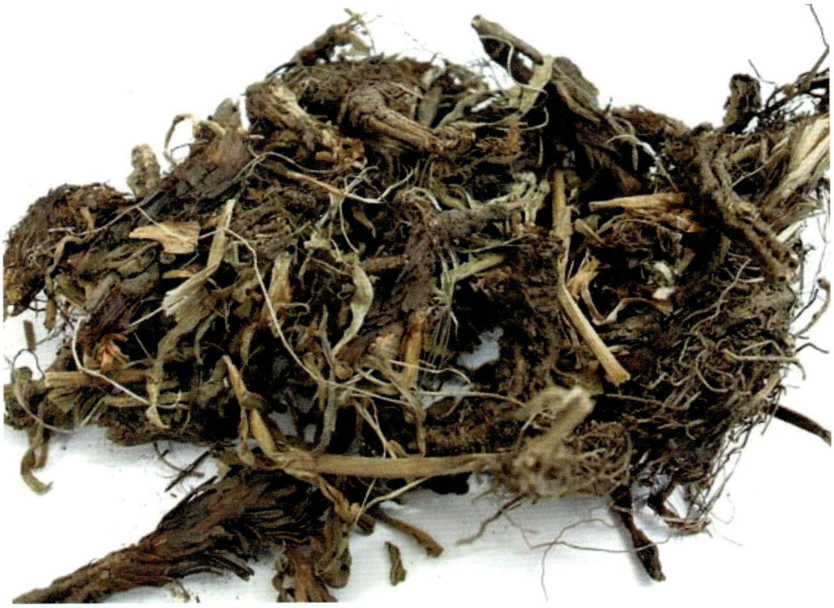

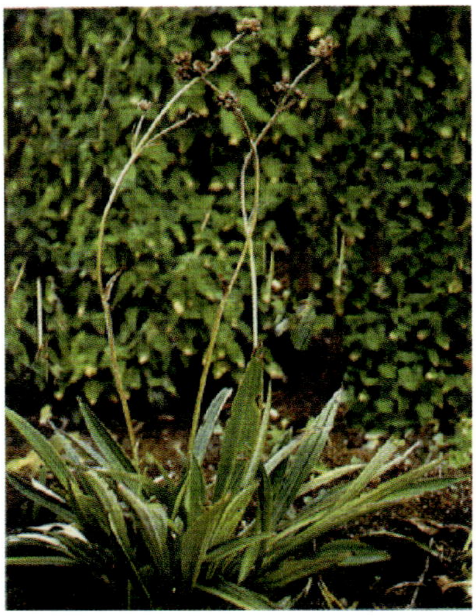

第9章
消食藥

(1) 종류

산사(山楂), 신곡(神麯), 맥아(麥芽), 곡아(穀芽), 내복자(萊菔子), 계내금(鷄內金)

(2) 작용 : 음식물 소화를 촉진

(3) 적응증상

· 소화불량으로 인한 胸腹脹滿, 食欲不振, 噯氣呑酸, 惡心嘔吐, 大便不調

1. 山楂 (산사)

장미과(薔薇科)에 속한 낙엽교목인 山里紅, 山楂 또는 野山楂 의 성숙한 果實		消食健脾 (소식건비) 行氣散瘀 (행기산어)	肉食積滯★, 胃脘脹滿, 瀉痢腹痛, 瘀血經閉, 心腹刺痛, 疝氣疼痛, 高脂血症★
微溫, 酸甘	脾, 胃, 肝		
焦山楂		消食導滯作用增强	肉食積滯, 瀉痢不爽

1) 消食健脾

· 助脾健胃하고 소화를 촉진하며 고기먹고 체한데 사용한다★

2) 行氣散瘀

· 血分에 들어가서 化瘀散結하여 鎭痛하므로 産後瘀血로 인한 복통에 많이 이용하고

· 강심, 혈압강하, 관상동맥확장 작용이 있으므로 고지혈증, 죽상동맥경화증 등에 응용한다.

· 炒炭 : 지사 작용

· 금기증 : 脾胃가 허약한 자와 위산과다에는 복용을 피하고,
많이 먹으면 기운과 치아를 상하고 쉽게 배가 고프게 된다.

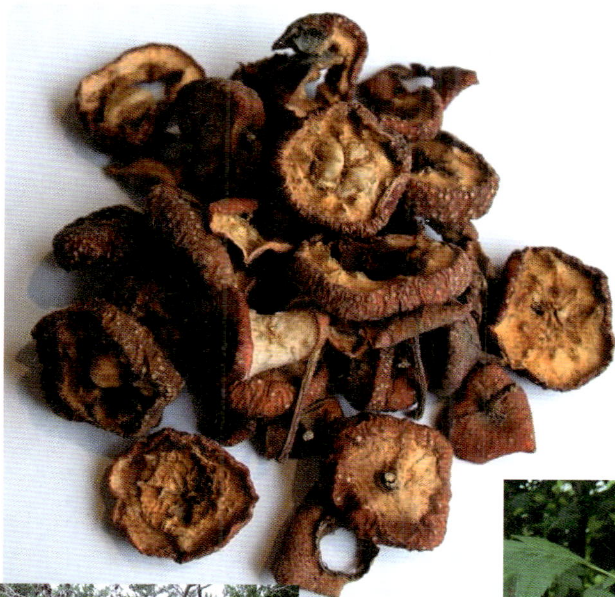

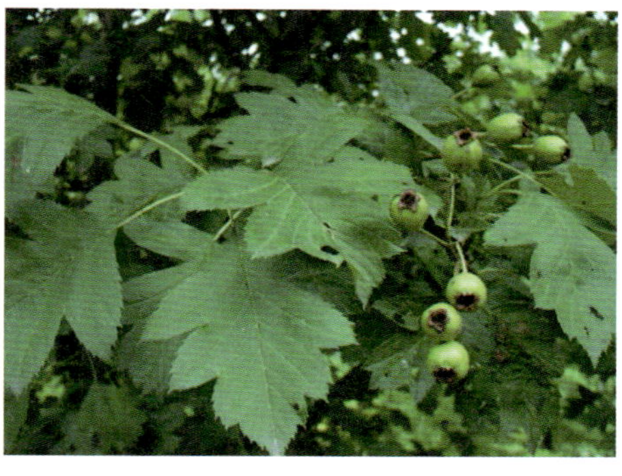

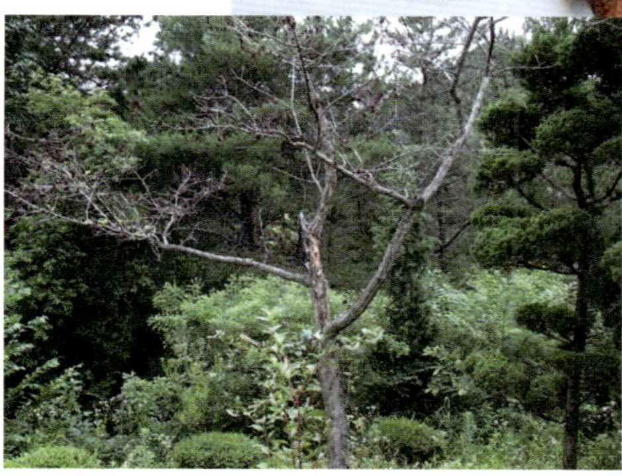

2. 神麯 (신곡)

<table>
<tr><td colspan="3">밀가루 또는 밀기울, 적소두가루, 행인니(杏仁泥), 개똥쑥즙, 도꼬마리즙, 버들여뀌즙 등의 재료를 반죽하여 누룩같이 만들어 짚이나 마대 또는 삼잎으로 싸서 온실에서 발효한 것.</td><td rowspan="2">飮食停滯, 胸痞腹脹, 嘔吐瀉痢, 産後瘀血腹痛, 小兒腹大堅積</td></tr>
<tr><td>溫, 甘辛</td><td>脾, 胃</td><td>健脾和胃 (건비화위)
消食調中 (소식조중)</td></tr>
<tr><td colspan="4">· 밀가루나 밀기울을 여러 한약제와 함께 발효한 것으로 곡식을 소화하고 健脾和中하며 解表하여 食傷積滯와 外感 및 泄瀉證에 적용된다.
· 그리고 丸劑 중에 광물성약 등으로 소화흡수가 어려울때 六麯糊丸[1]으로 소화를 돕는다.
· 消食和胃에는 炒하고 丸劑에는 生用한다★

· 금기증 : 脾陰虛, 胃火盛者★에게는 적은 양을 사용하여야 한다.</td></tr>
</table>

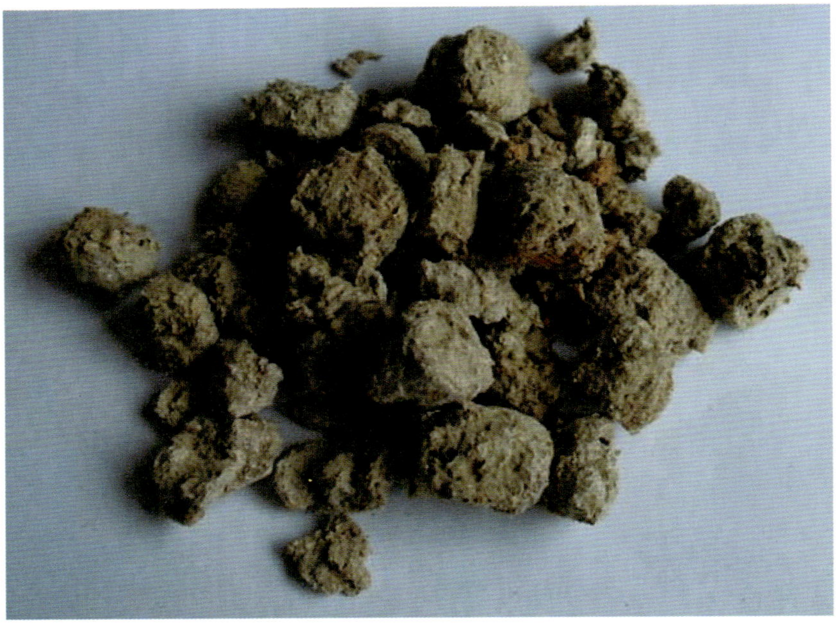

1) 糊 : 풀 호

3. 麥芽 (맥아)

벼과(禾本科)에 속한 일년생 초본인 보리(大麥)의 익은 果實		行氣消食 (행기소식) 健脾開胃 (건비개위) 退乳消脹 (퇴유소창)	食積不消, 脘腹脹滿, 脾虛食少, 乳汁鬱積, 乳房脹痛, 婦女斷乳
平, 甘	脾, 胃, 肝		

1) 行氣消食, 健脾開胃

· ① 神麯은 곡식을 잘 소화하고 ② 麥芽는 쌀과 밀, 과실을 소화시키고 健脾開胃하여 소화불량, 식욕부진, 脾胃가 허약할 때 적용한다.

2) 退乳消脹

· ① 소량을 생용하면 通乳하고 ② 대량 사용하면 유즙분비를 억제하여 산모가 斷乳하려고 할때나 乳汁이 쌓여 유방이 붓고 아플때 적용한다.

· 그러므로 수유기간에는 복용을 금한다.

· 이외에 肝氣를 잘 소통시키므로 肝胃不和로 인한 소화기장애에 사용한다.

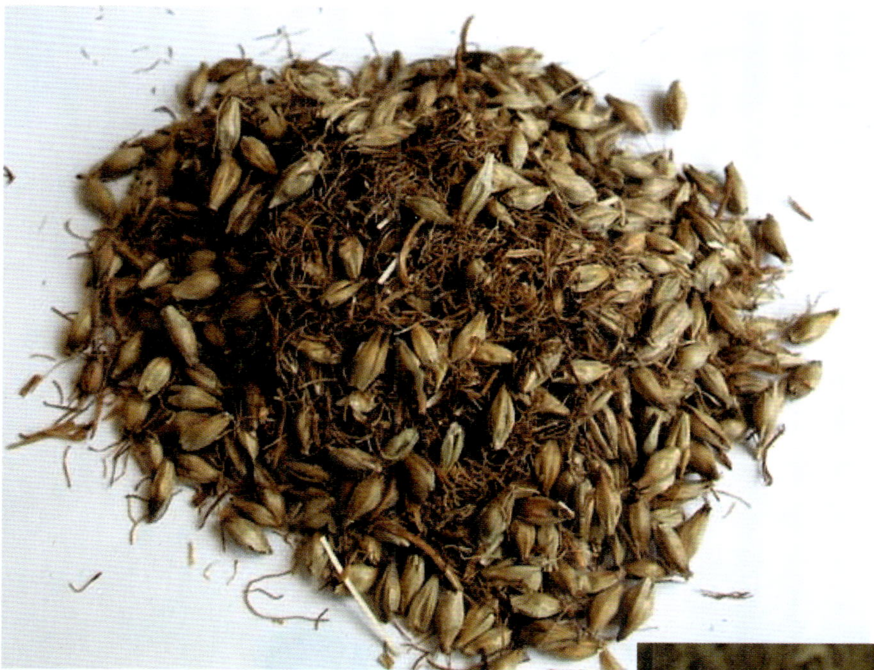

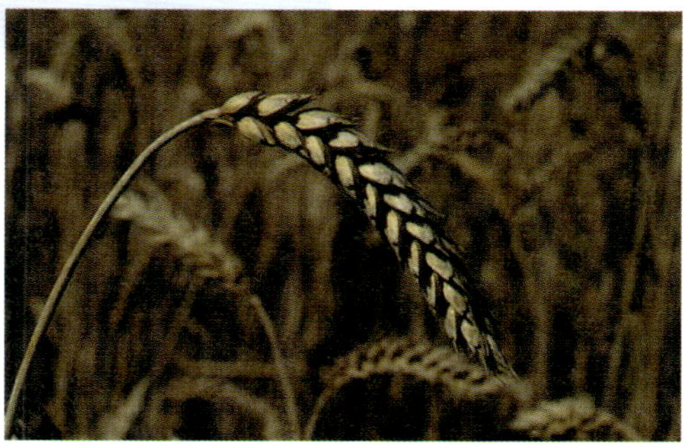

4. 穀芽 (곡아)

벼과(禾本科)에 속한 일년생 초본인 벼의 성숙한 果實을 싹내어 말린 것		和中消食 (화중소식) 健脾開胃 (건비개위)	宿食不化, 脹滿泄瀉, 不思飮食
平, 甘	脾, 胃		
炒稻芽		偏于消食	不飢食少
焦稻芽		善化積滯	結滯不消

· 宿食을 소화하며 健脾開胃한다.
· 麥芽와 비교하면 ① 穀芽는 養胃작용 ② 麥芽는 消食작용이 뛰어나다.
· 소화력이 麥芽, 山楂보다는 약하므로 脾胃虛弱, 소화불량에는 人蔘, 白朮과 함께 사용★한다.

· 生用하면 養胃하고 炒用하면 消食하며, 심하게 焦하면 積滯를 풀어준다.

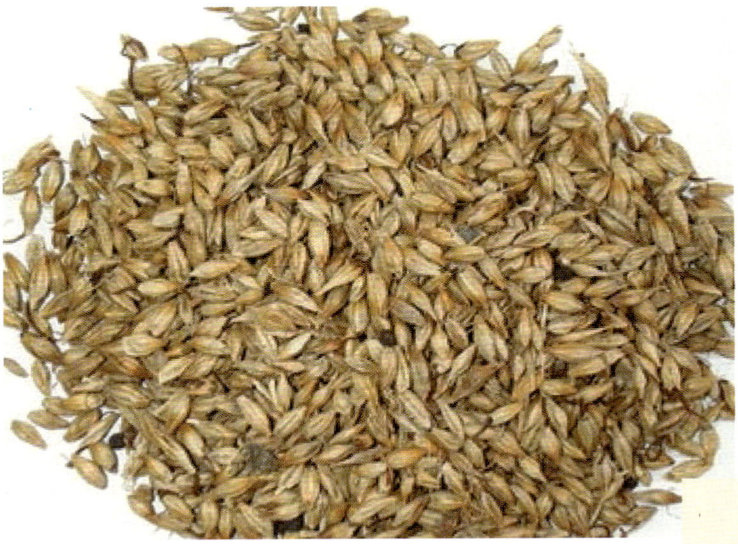

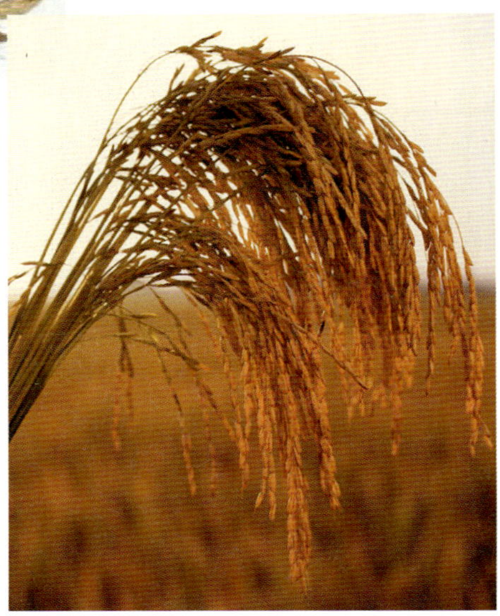

5. 萊菔子 (내복자)

십자화과(十字花科)에 속한 일년생 또는 이년생 무우의 성숙한 種子 (蘿卜子)		消食除脹 (소식제창) 降氣化痰 (강기화담)	飮食停滯, 脘腹脹滿, 大便秘結, 積滯瀉痢, 痰壅喘咳
平, 辛甘	肺, 脾, 胃		

· 消食하고 降氣祛痰하므로 行氣除脹하여 實證에 사용한다★

1) 消食除脹

· 食積停滯로 脘腹이 脹悶한 證에 消導行氣시키는 약과 함께 사용하면 효능이 더욱 증가된다.

· ① 山楂는 고기먹고 체한데와 活血에 뛰어나고,

② 來菔子는 積滯腹脹을 치료하고 아울러 降氣化痰한다.

· 精氣가 허약할때에는 補脾益氣하는 약과 배합하면 中氣의 손상없이 食積을 제거한다.

2) 降氣化痰

· 生用하면 涌吐風痰한다.

· 痰飮, 咳嗽, 氣喘을 치료★하는데 이때 化痰止咳하는 약과 함께 사용하면 효과가 뛰어나다.

· 그러나 肺와 腎이 虛해서 기침하는 자에게는 마땅치 않다★

· 補藥의 약력을 약하게 하므로 人蔘, 熟地黃 등을 補劑로 사용할 때는 동용하지 않는다★

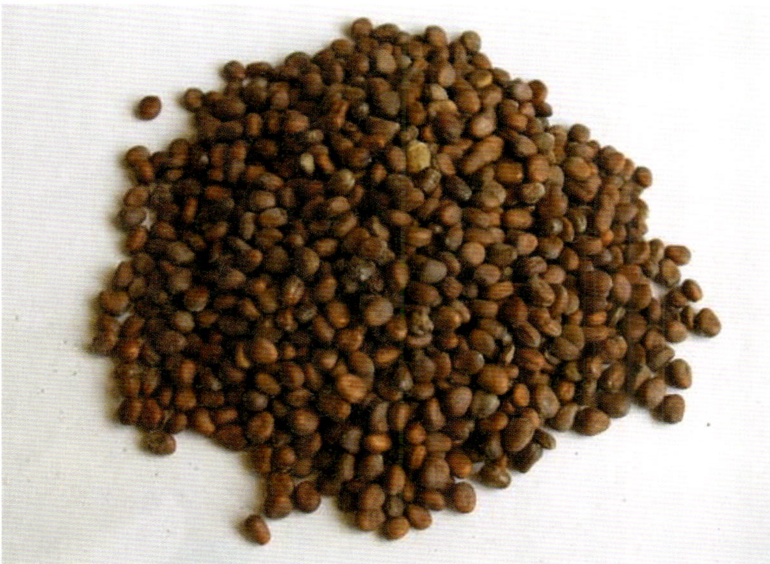

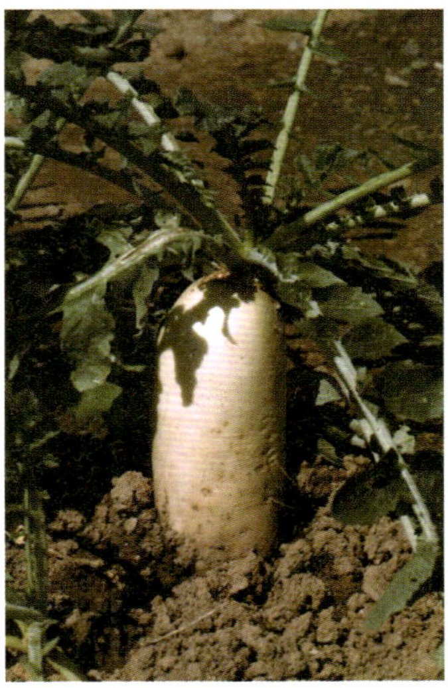

6. 鷄內金 (계내금)

<table>
<tr><td colspan="2">꿩과(雉科)에 속한 닭의 모래주머니의 內膜[2]</td><td rowspan="2">健胃消食 (건위소식)
澁精止遺 (삽정지유)</td><td rowspan="2">食積不消, 嘔吐瀉痢, 小兒疳積, 遺尿★, 遺精</td></tr>
<tr><td>平, 甘</td><td>脾, 胃, 小腸, 膀胱</td></tr>
<tr><td colspan="4">1) 健胃消食
· 닭의 위점막으로 消導하는 작용이 강하여 소화를 도와서 모든 食積을 치료하며 健胃하고 泄瀉를 치료한다.
2) 澁精止遺
· 滑精하고 縮尿★한다. 아울러 요로결석과 담낭결석★에도 효과가 있다.

· 微炒해서 분말로 복용하기도 하고 煎湯하기도 한다.
· 오리의 胃內膜도 효과가 비슷하므로 대용할 수 있다.</td></tr>
</table>

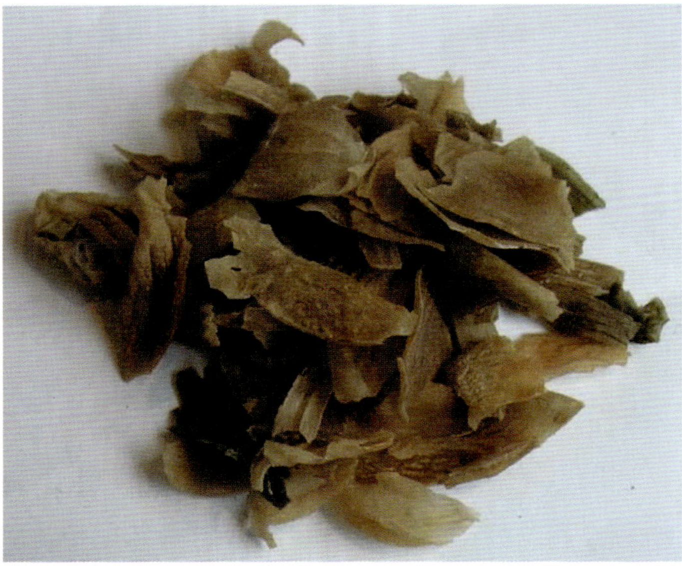

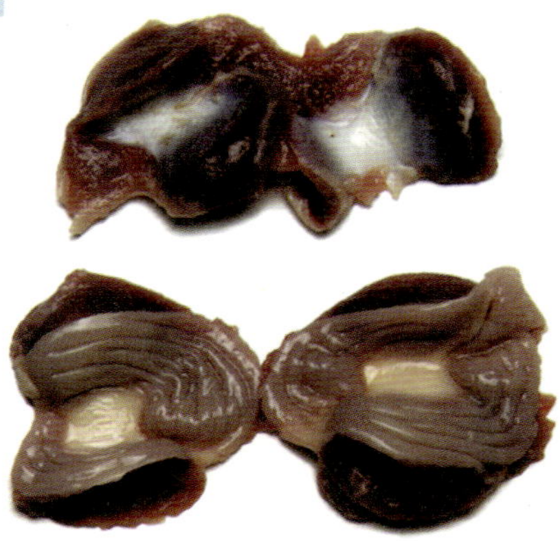

2) 雉 : 꿩 치

第10章
驅蟲藥

⑴ 종류

사군자(使君子), 고련피(苦楝皮), 빈랑자(檳榔子), 뇌환(雷丸), 학슬(鶴虱), 비자(榧子), 무이(蕪荑), 관중(貫衆)

⑵ 작용 : 腸內의 기생충을 없애는 작용

⑶ 적응증상

· 주로 회충, 요충, 조충, 구충 등으로 인하여 복통이 시시때로 있으며 식욕이 없거나 배가 자주 고프거나 이상한 것을 먹는 등의 증상

· 기생충 감염이 오래되면 얼굴색이 생기가 없이 누렇게 되고 체중이 줄어든다.

1. 使君子 (사군자)

사군자과(使君子科)에 속한 덩굴성 灌木인 使君子의 성숙한 果實		驅蟲 (구충) 消積 (소적)	蛔蟲, 蟯蟲病, 蟲積腹痛, 小兒疳積
溫, 甘	脾, 胃		

· 驅蟲의 要藥으로서 회충으로 일어나는 복통, 소아疳積★에 비교적 좋은 효능이 있다.
· 炒하면 향기가 나므로 소아에 더욱 좋다★

· 일반적으로 瀉藥없이 單用으로 복용하는데 많이 복용하면 안된다★
· 또한 차와 함께 복용할 때는 呃逆, 眩暈, 嘔吐 등의 반응이 일어나는지 주의해야 한다.
▸ 구충약 중에 無毒★ : 使君子, 榧子, 蕪荑

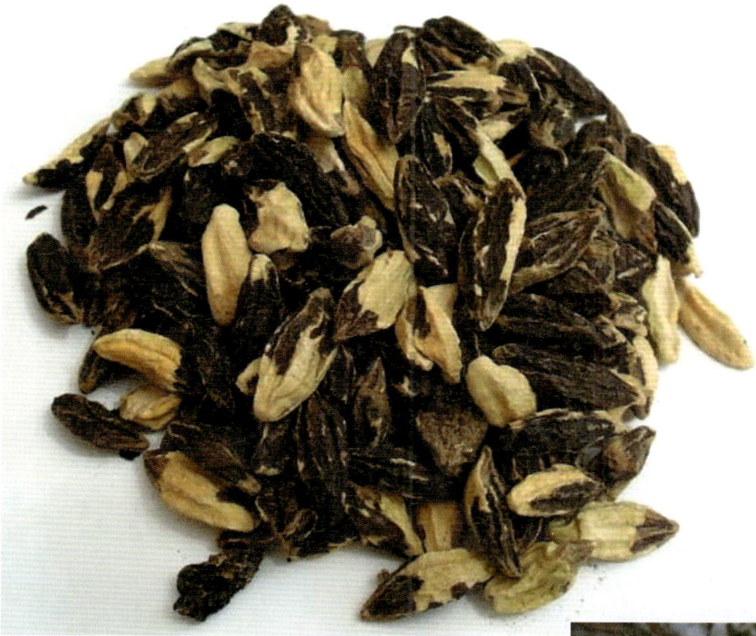

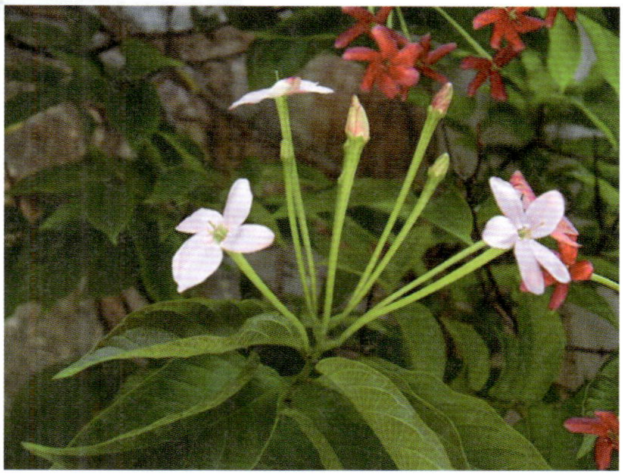

2. 苦楝皮 (고련피)

<table>
<tr><td colspan="2">멀구슬나무과(楝科)에 속한 낙엽 교목인 멀구슬나무의 樹皮 또는 根皮</td><td rowspan="2">驅蟲 (구충)
療癬 (요선)</td><td rowspan="2">蛲蟲病, 蟲積腹痛
[外治] 疥癬瘙痒</td></tr>
<tr><td>寒, 苦
有小毒</td><td>肝, 小腸, 膀胱</td></tr>
<tr><td colspan="4">1) 驅蟲
· 장내 기생충에 사용하며 효과는 使君子보다 뛰어나다.
2) 療癬
· 외용으로는 頭癬, 疥癬에 사용한다.

· 다만 약성이 寒하고 독성이 조금 있으므로 계속해서 복용하는 것은 좋지 않다.</td></tr>
</table>

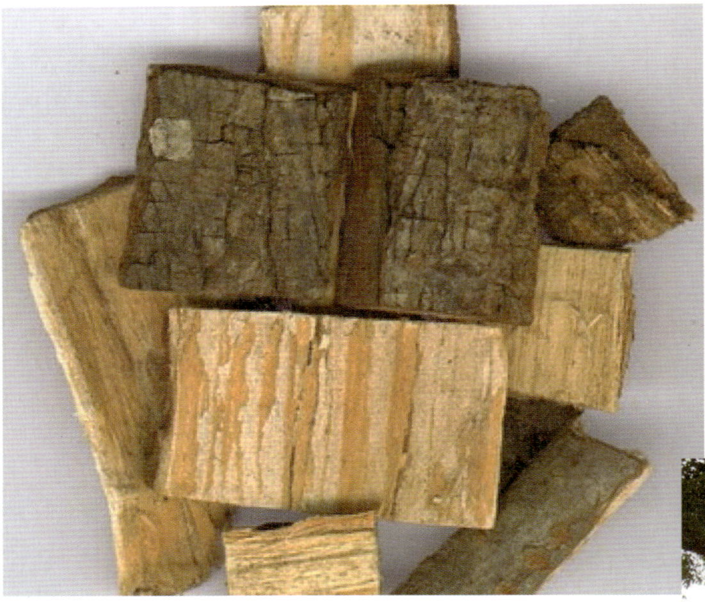

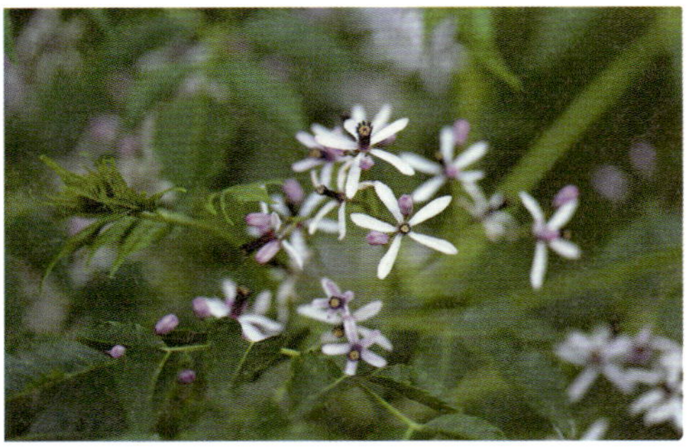

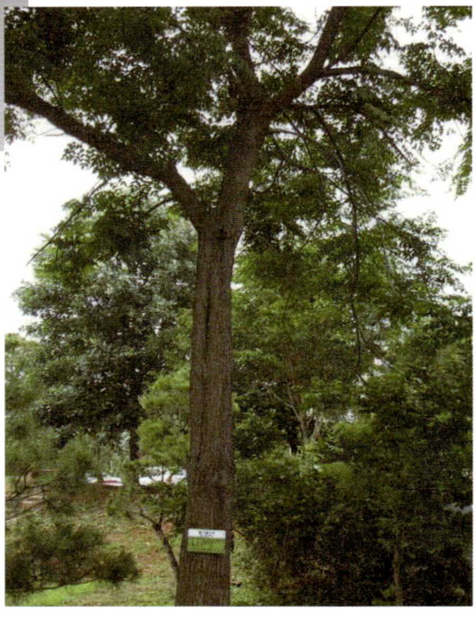

3. 檳榔子 (빈랑자)

<table>
<tr><td colspan="2">야자과(棕櫚科)에 속한 교목인 빈랑나무의 種子</td><td rowspan="2">驅蟲消積 (구충소적)
降氣 (강기)
行水 (행수)
截瘧 (절학)</td><td rowspan="2">絛蟲, 蛔蟲, 肥大吸病, 蟲積腹痛, 積滯瀉痢, 裏急後重
水腫脚氣, 瘧疾</td></tr>
<tr><td>溫, 苦辛</td><td>胃, 大腸</td></tr>
<tr><td colspan="4">1) 驅蟲消積
· 驅蟲작용이 비교적 광범위하여 각종 장내기생충 제거에 응용하며★
조충을 치료하는데 비교적 좋은 효과가 있고 특히 저육조충에 가장 유효하다.
· 南瓜子와 동용하면 더욱 효과가 있다.
2) 降氣, 行水, 截瘧
· 또한 辛味는 開結하고 苦味는 泄하며 溫性은 通行하므로 行氣, 消積, 利水하고 食積氣滯와 脘腹脹痛, 瀉痢後重, 水腫脚氣★ 등에 효과가 있다

· 금기증★ : 氣虛下陷 (降氣하므로)</td></tr>
</table>

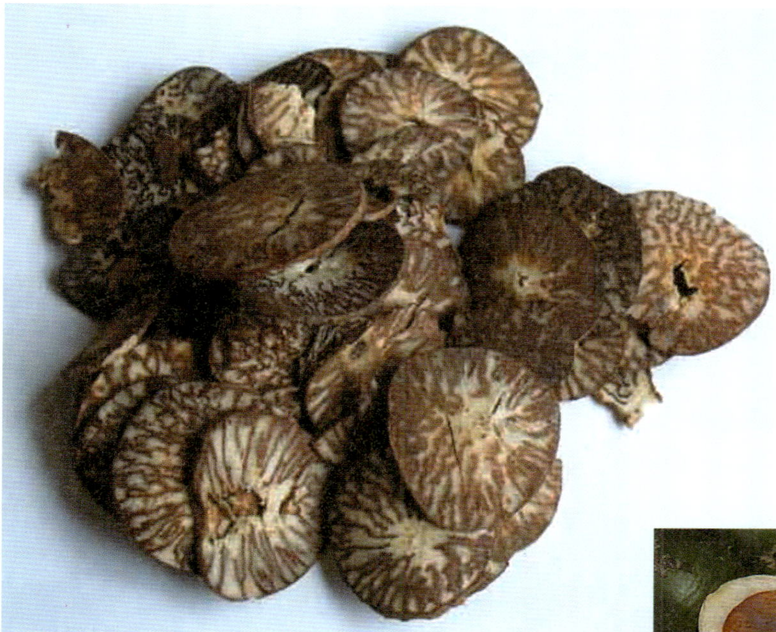

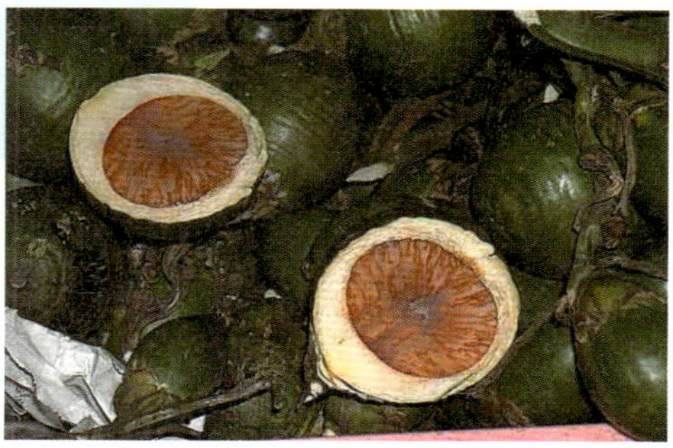

4. 雷丸 (뇌환)

구멍쟁이버섯과(多孔菌科)에 속한 진균인 뇌환균의 균핵		驅蟲消積 (구충소적)	寸蟲, 鉤蟲, 蛔蟲, 蟲積腹痛
寒, 微苦	胃, 大腸		

- 주로 조충을 驅除 하고 장내의 충체를 파괴하고 구충(鉤蟲)은 물론 무구조충(無鉤條蟲) 및 낭충(囊蟲) 및 회충(蛔蟲) 등에 효과
- 열을 가하면 효능이 없어지므로 丸劑와 散劑로 복용한다.

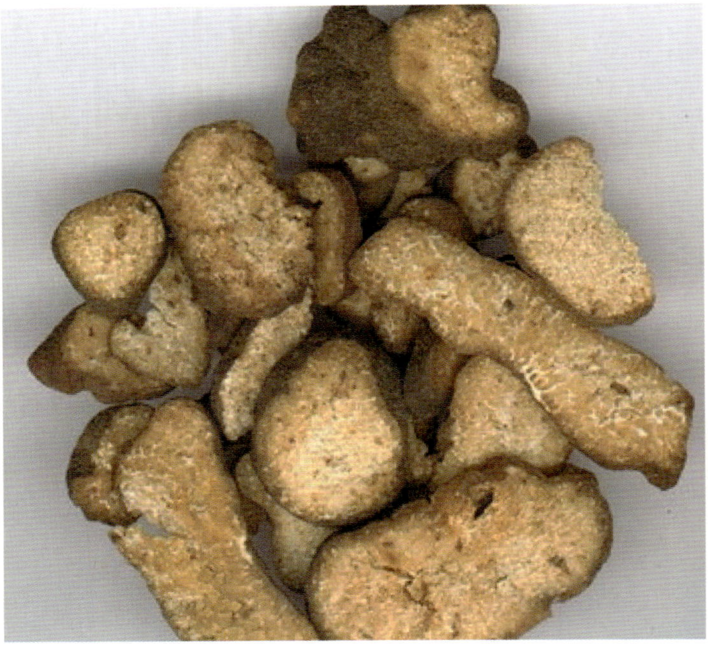

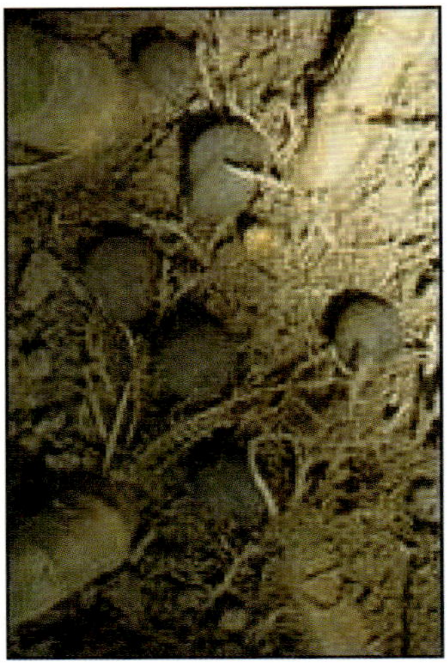

5. 鶴虱 (학슬)

<table>
<tr><td colspan="2">국화과(菊花科)에 속한 다년생 초목인 담배풀의 성숙한 果實</td><td rowspan="2">驅蟲消積 (구충소적)</td><td rowspan="2">蛔蟲, 蟯蟲, 蟲積腹痛, 小兒疳積</td></tr>
<tr><td>平, 苦辛
有毒</td><td>脾, 胃</td></tr>
<tr><td colspan="4">· 구충작용이 있지만 회충을 비롯한 장내기생충을 구충하는 효력이 크지 못하여 다른 약들과 함께 사용</td></tr>
</table>

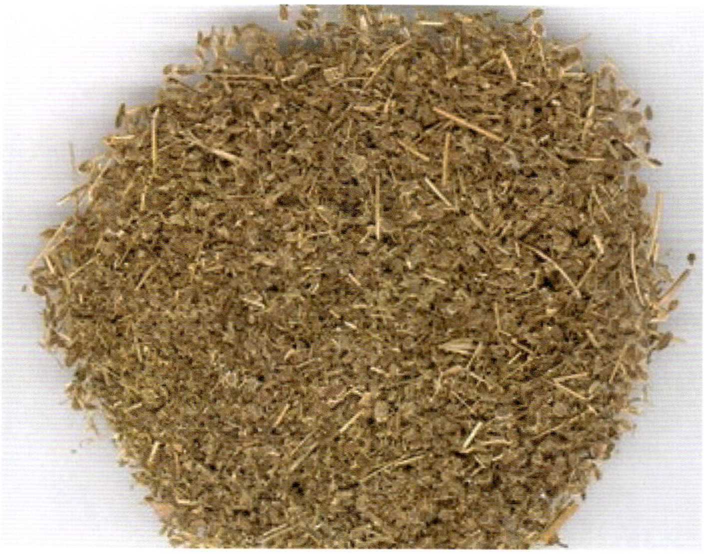

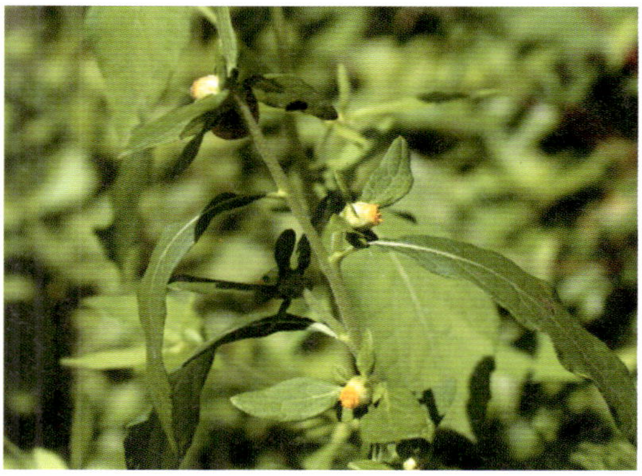

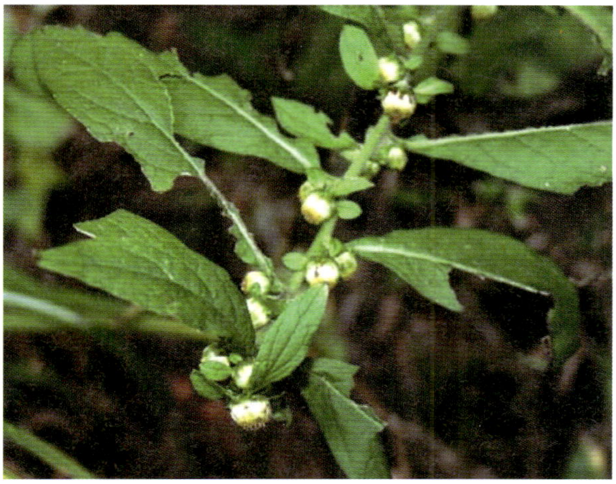

6. 榧子 (비자)

주목과(朱木科)에 속한 상록교목인 비자나무의 성숙한 果實		驅蟲消積 (구충소적) 潤燥通便 (윤조통변)	鉤蟲, 蛔蟲, 條蟲病, 蟲積腹痛, 小兒疳積, 大便便秘
平, 甘	肺, 胃, 大腸		
1) 驅蟲消積 · 甘平하고 약성이 비교적 온화하여 脾胃를 상하지 않으므로 각종 蟲積腹痛에 사용한다. 2) 潤燥通便 · 또한 瀉下작용이 있어 충체의 배설을 도와주므로 單用도 가능하다.			

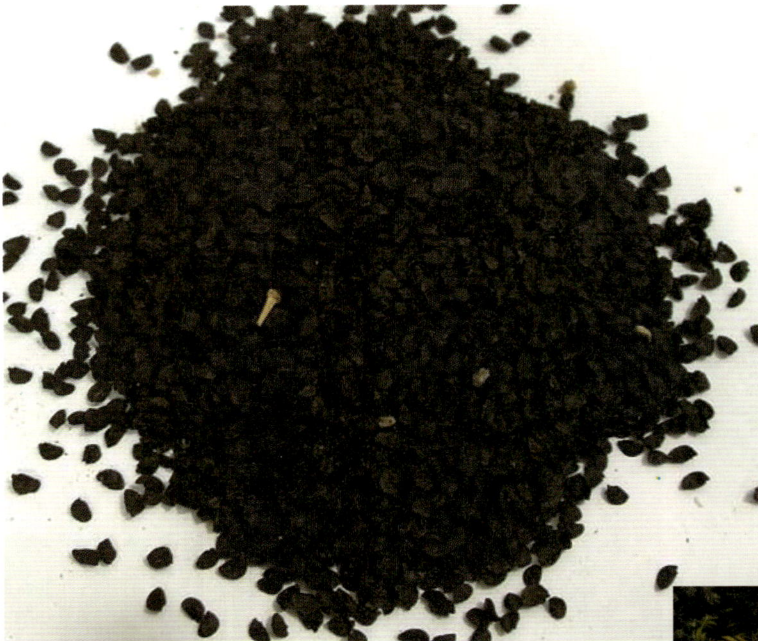

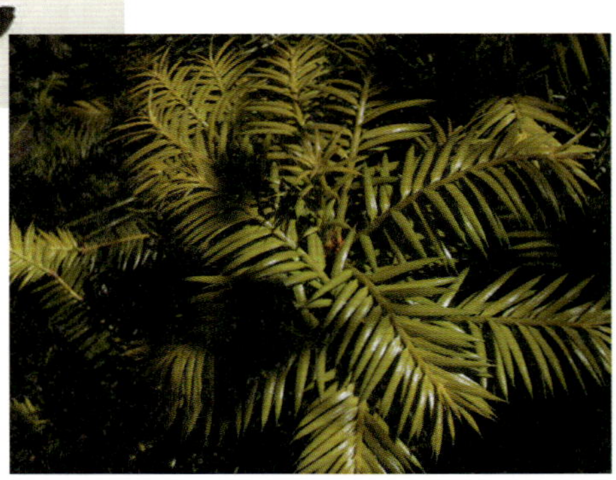

7. 蕪荑 (무이)

<table>
<tr><td colspan="2">느릅나무과(楡科)에 속한 낙엽 소교목인 왕느릅나무의 種子에 느릅나무의 樹皮와 진흙을 섞어서 발효한 것</td><td rowspan="2">驅蟲 (구충)
消積 (소적)</td><td rowspan="2">蟲積腹痛, 小兒疳積泄瀉, 冷痢, 疥癬, 惡瘡</td></tr>
<tr><td>溫, 苦辛</td><td>脾, 胃</td></tr>
<tr><td colspan="4">· 구충, 消積하는데 특히 회충에 효과가 크므로 疳積腹痛에도 효과가 있다.
· 湯煎하면 효과가 감소하므로 갈아서 복용하는 것이 좋다.</td></tr>
</table>

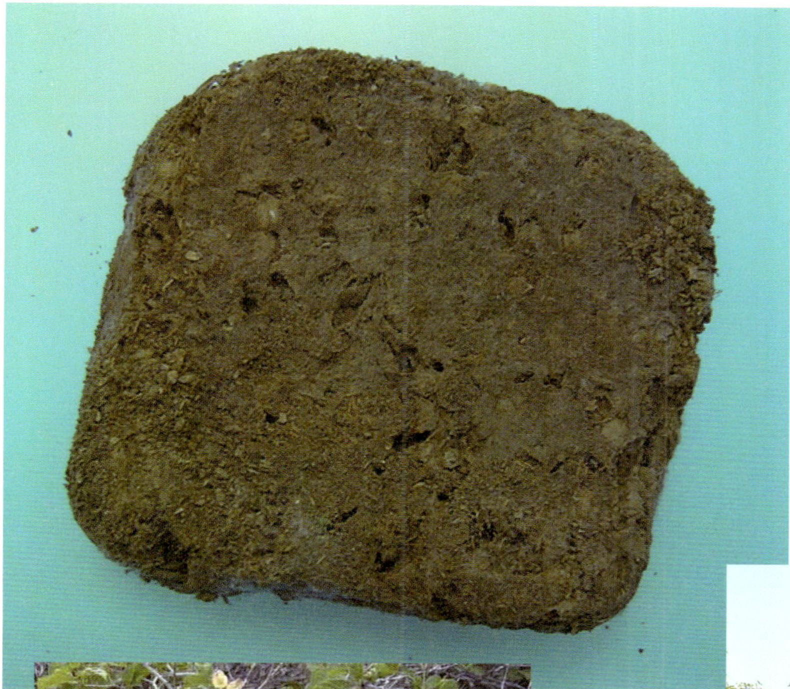

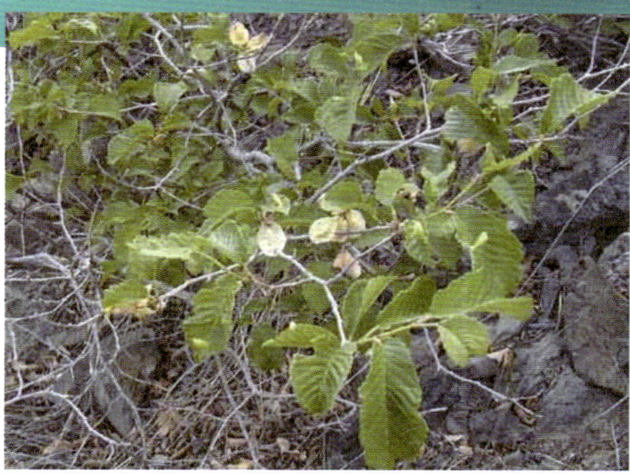

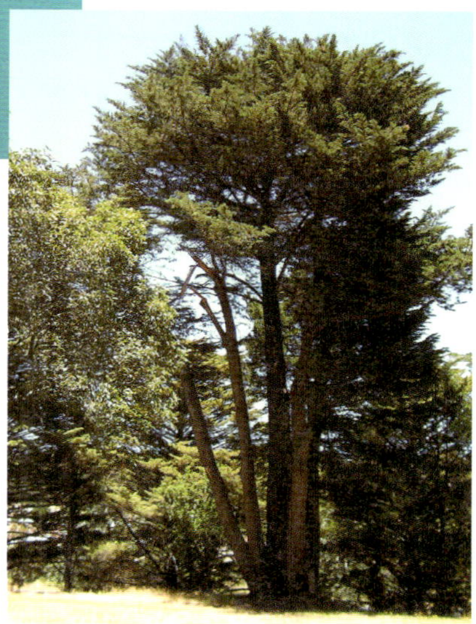

8. 貫衆 (관중)

<table>
<tr><td colspan="2">면마과(綿馬科)에 속한 다년생 양치식물인 관중의 뿌리줄기와 잎의 殘基</td><td rowspan="2">清熱解毒 (청열해독)
驅蟲 (구충)</td><td rowspan="2">蟲積腹痛, 瘡瘍
[炒炭] 止血 治崩漏</td></tr>
<tr><td>凉, 苦
有小毒</td><td>肝, 胃</td></tr>
<tr><td colspan="4">1) 驅蟲
· 驅蟲작용이 있어 蟲積腹痛을 치료하고 적은 양을 單用하기도 한다.
2) 清熱解毒
· 清熱解毒의 효능이 비교적 좋아서 熱毒瘡腫을 치료하고 유행성질병의 예방에도 要藥이 된다.

· 또한 止血을 잘 시키고 그 性이 寒하므로 熱性출혈에도 쓰며 여자의 자궁출혈에 양호하다.</td></tr>
</table>

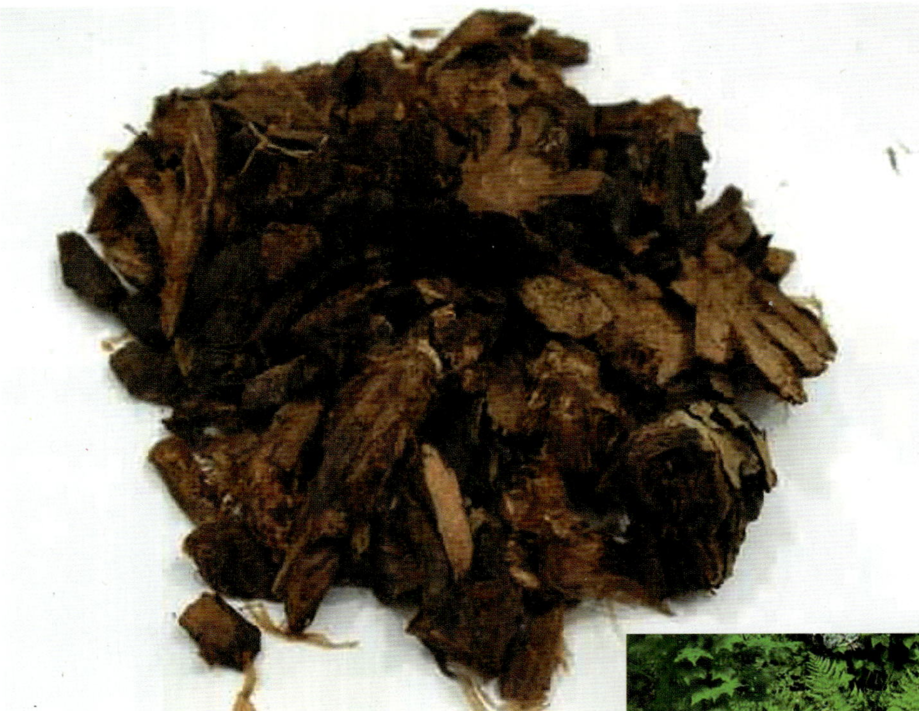

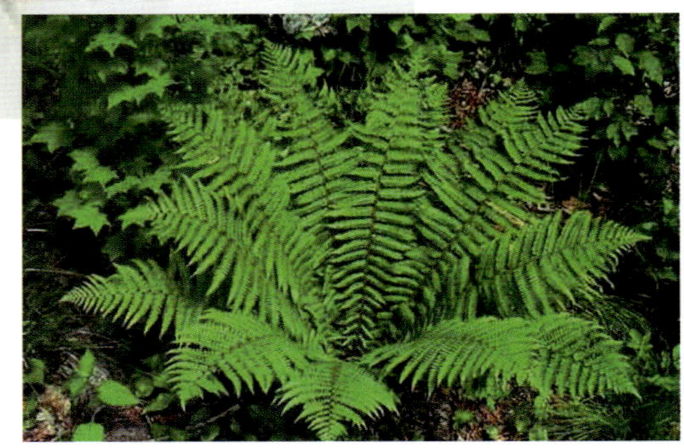

第11章
止血藥

· 작용 : 혈액응고를 촉진하여 출혈을 멎게 하는 작용
· 炒炭하면 收斂止血 작용이 강해진다. 寒凉性 止血藥은 炒炭하면 寒凉한 약성이 완화되므로 熱性이 아닌 출혈증에도 응용할 수 있다.

1) 收斂止血藥

⑴ 종류

용아초(龍牙草), 백급(白芨), 종려피(棕櫚皮), 우절(藕節)

⑵ 적응증상

· 收斂하여 虛損不足이나 外傷 등 여러 원인으로 인한 출혈에 사용

2) 凉血止血藥

⑴ 종류

대계(大薊), 소계(小薊), 지유(地楡), 괴화(槐花), 측백엽(側柏葉), 백모근(白茅根) 양제근(羊蹄根)

⑵ 性味 : 寒凉

⑶ 적응증상

· 血熱妄行으로 인한 출혈증 (혈색이 선홍색이며 비교적 진하고, 발열을 동반하며 열이 없어도 煩燥하고 얼굴과 눈이 붉으며 口渴, 舌紅, 舌苔黃, 脈數有力 하다.

3) 化瘀止血藥

⑴ 종류

삼칠(三七), 포황(蒲黃), 천초근(茜草根)

⑵ 적응증상

· 跌打損傷이나 瘀血로 인한 출혈증에 적용

4) 溫經止血藥

⑴ 종류

애엽(艾葉)

⑵ 性味 : 溫

⑶ 적응증상

虛寒性 出血證으로 陽虛로 攝血하지 못하여 유발되는 便血과 子宮虛弱으로 인한 崩漏 및 月經過多 등에 溫陽藥과 함께 응용

第1節 收斂止血藥

1. 龍牙草 (용아초)

<table>
<tr><td colspan="2">장미과(薔薇科)에 속한 다년생 초본인 짚신나물의 全草
(仙鶴草)</td><td rowspan="2">收斂止血 (수렴지혈)
截瘧 (절학)
止痢 (지리)
解毒 (해독)</td><td rowspan="2">咳血, 吐血, 崩漏下血, 瘧疾, 血痢脫力勞傷, 癰腫瘡毒, 陰痒帶下</td></tr>
<tr><td>平, 苦澀</td><td>肺, 肝, 脾</td></tr>
<tr><td colspan="4">· 性味가 苦澀하고 平하여 오직 收斂止血하므로 신체 각부분의 出血證에 寒熱虛實을 막론하고 광범위하게 응용된다.
· 越冬芽는 狼牙草라 하는데 조충병과 트리코모나스 질염 등에 효과가 뛰어나다.

· 금기증 : 外感寒熱</td></tr>
</table>

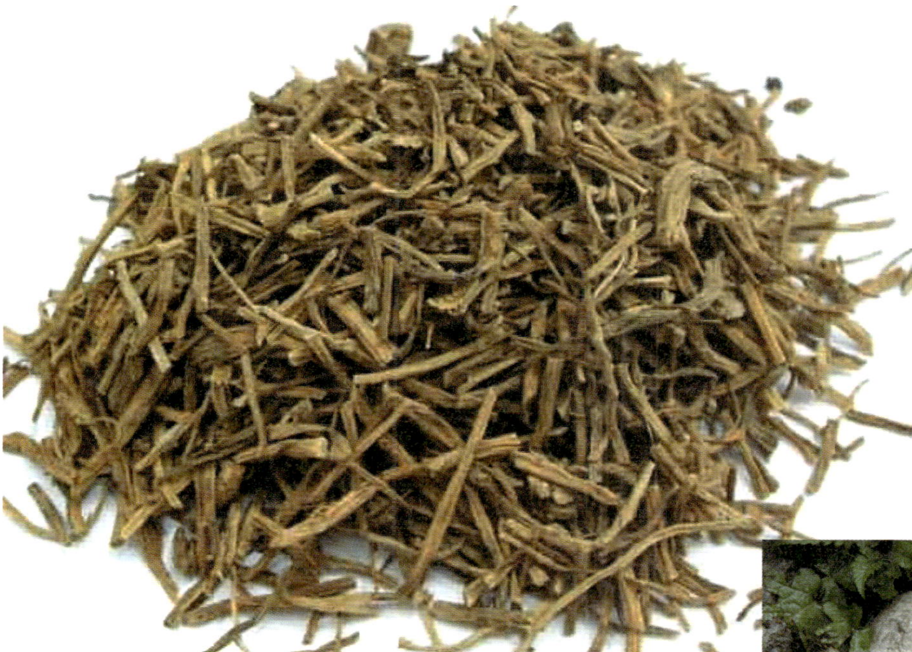

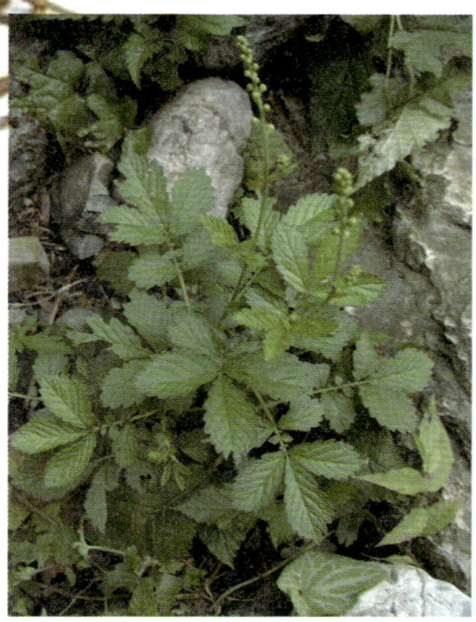

2. 白芨 (백급)

난초과(蘭草科)에 속한 다년생 초본인 자란의 덩이줄기 (白及)		收斂止血 (수렴지혈) 消腫生肌 (소종생기)	咳血吐血, 外傷出血, 瘡瘍腫毒, 皮膚皸裂, 肺結核咳血, 潰瘍病出血
微寒, 苦甘澀	肺, 肝, 胃		

1) 收斂止血
- 性味는 苦甘微寒하여 질이 끈기가 있으면서 澀하여 收斂止血의 良藥이 되어 肺胃出血★ 에 상용

2) 消腫生肌
- 甘味는 補肺와 生肌의 효능을 겸하므로 폐결핵과 위장출혈에 대하여 지혈뿐 아니라 유합을 촉진한다.
- 癰腫瘡瘍에 化膿하지 않은 것은 消散하고 이미 潰한 것은 生肌하는 효과가 크다.

- 내복 또는 외용한다.
- 이 외에도 創傷出血에는 붙이고, 皮膚皸裂에는 기름에 개어 바른다.
- 오늘날 임상에서는 폐결핵의 침윤형(浸潤型)이나 공동형(空洞型)에 적용하고 있다.
- 금기증★ : 烏頭, 附子, 草烏와는 동용하여서는 안되며,
  外感咳血, 肺癰초기 및 肺胃에 實熱이 있는 자는 복용을 피한다.

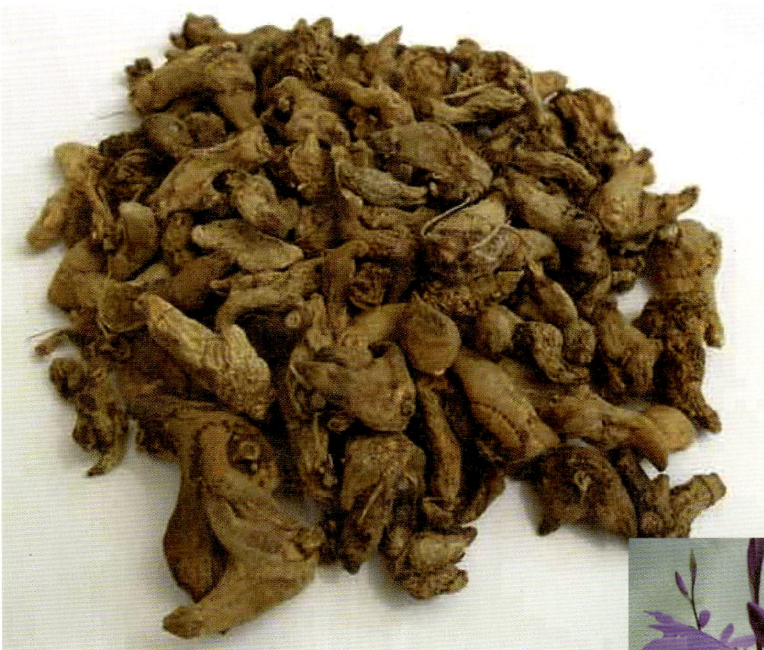

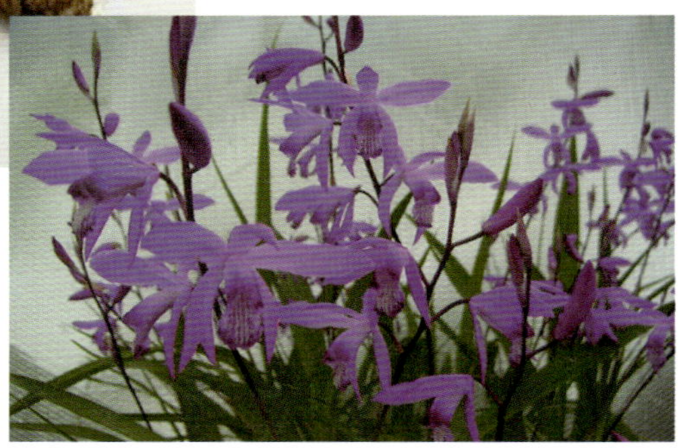

3. 棕櫚皮 (종려피)

<table>
<tr><td colspan="2">야자과(棕櫚科)에 속한 상록교목인 棕櫚의 樹皮</td><td rowspan="2">收斂止血 (수렴지혈)</td><td rowspan="2">吐血, 衄血, 尿血, 便血, 崩漏下血</td></tr>
<tr><td>平, 苦澀</td><td>肺, 肝, 大腸</td></tr>
<tr><td colspan="4">· 味가 苦澀하여 收斂止血하므로 각종 출혈증을 치료하고 부인과의 崩漏에 많이 사용한다.
· 출혈의 원인은 제거하지 못하므로 원인에 따라 다른 약들을 배합한다.
· 收斂작용이 비교적 강하므로 출혈이 과다하되 瘀血이 없는 경우에 적용하고, 만약 瘀血이 있거나 邪熱이 심한 경우는 복용해서는 안된다.

▸ 炒炭하여 지혈작용 증가★ : 棕櫚皮, 茜草根, 蒲黃</td></tr>
</table>

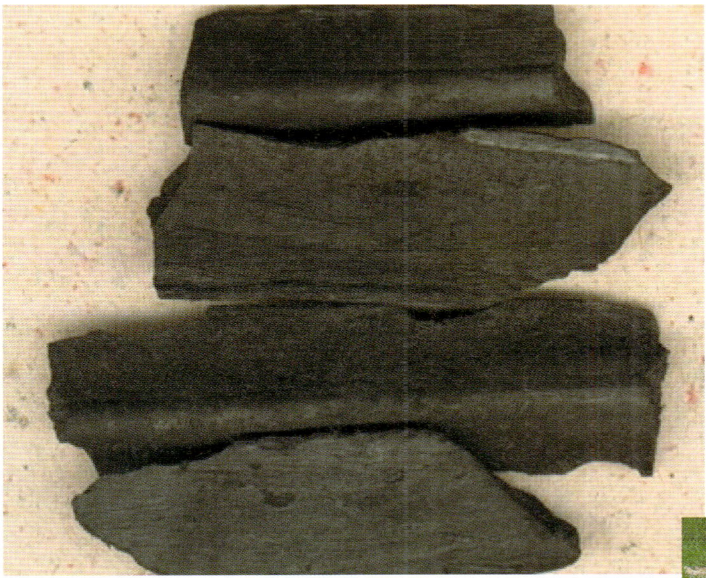

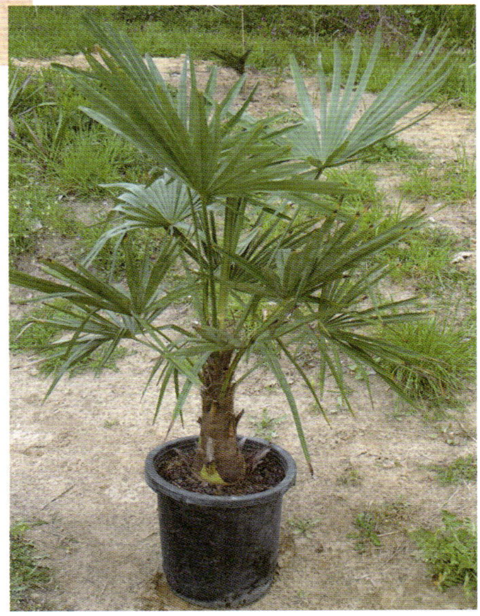

4. 藕節 (우절)

수련과(睡蓮科)에 속한 다년생 초본인 연꽃의 根莖의 마디		收斂止血 (수렴지혈)	吐血, 咯血, 衄血, 尿血, 崩漏
平, 甘澀	肝, 肺, 胃		

· 性味가 甘澀平하여 收斂止血하고 겸하여 化瘀하므로 止血시키되 瘀血을 만들지 않는다.
· 藥力이 和平하여 각종 내출혈에 상용하고 토혈과 각혈에 응용한다.

生用	藥性이 平에서 凉으로 기울어 止血化瘀작용이 우세 → 熱로 인한 출혈증에 적용
炒炭	藥性이 平에서 溫으로 기울어 收斂止血작용이 우세 → 虛寒性 만성출혈증에 적용

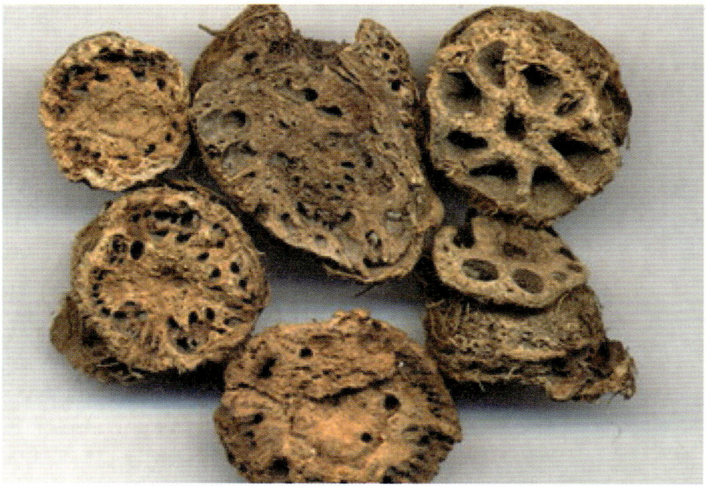

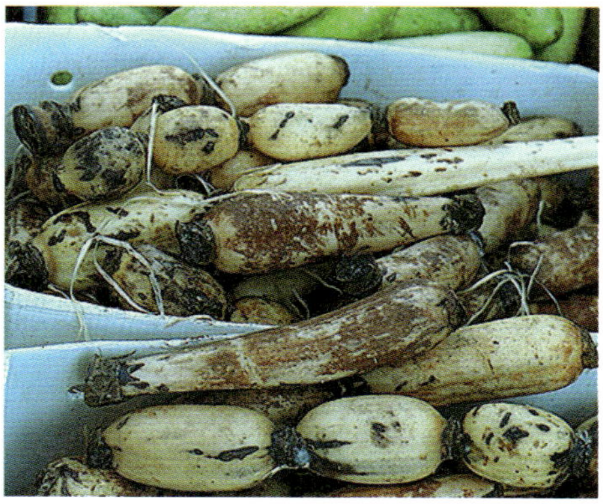

第2節　凉血止血藥

1. 大薊[1] (대계)

<table>
<tr><td colspan="2">국화과(菊花科)에 속한 다년생 숙근초본인 엉겅퀴의 全草</td><td rowspan="2">凉血止血 (양혈지혈)
祛瘀消腫 (거어소종)</td><td rowspan="2">衄血, 吐血, 尿血, 便血, 崩漏下血, 外傷出血, 癰腫瘡毒</td></tr>
<tr><td>凉, 苦甘</td><td>心, 肝</td></tr>
<tr><td colspan="4">· 性이 凉하여 心, 肝經의 血分에 들어가 凉血止血하므로 血熱妄行으로 인하여 나타나는 각종 출혈증에 효과가 크다.
· 炒炭하면 止血시키는 작용이 강해지고 凉血작용은 약해진다.
· 따라서 ① 熱證으로 인한 출혈에는 生用★하며 ② 收斂止血의 목적으로 응용할 경우에는 大薊炭★으로 응용 한다.

· 이 외에도 오늘날 임상에서는 이담작용과 이뇨작용이 있어 급, 만성간염이나 신염에 적용한다.
· 그리고 고혈압에도 효과적이다.
· 陶弘景은 大薊는 虎薊이고, 小薊는 猫薊라 하였다. 李時珍은 薊는 髻[2]와 같은데, 大薊꽃이 髻와 같기 때문이라 하였다.</td></tr>
</table>

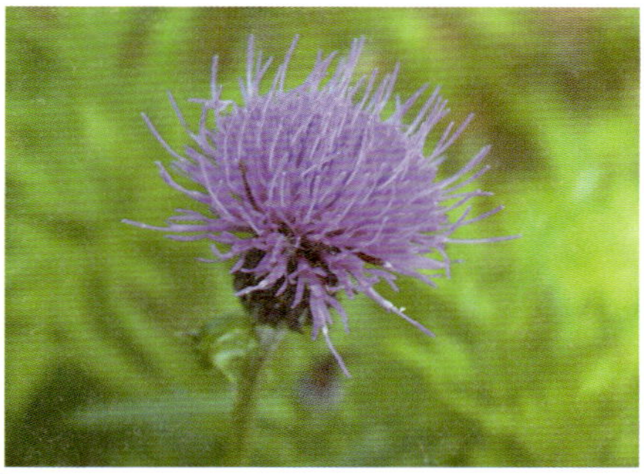

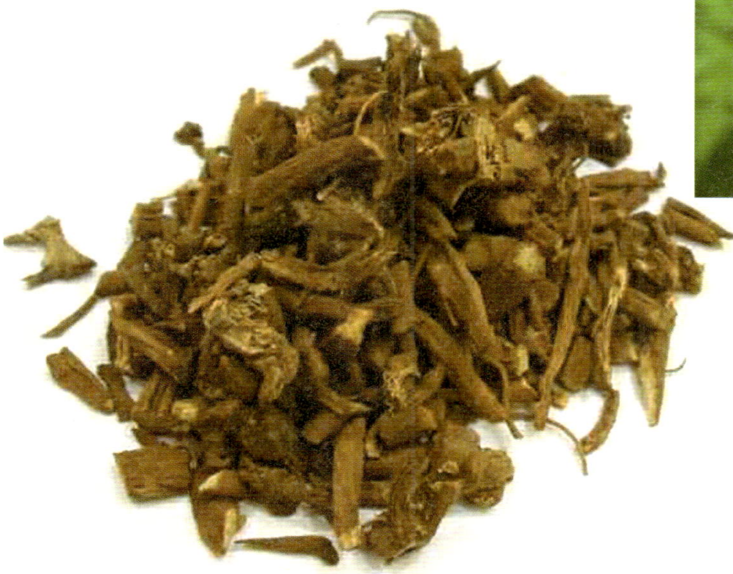

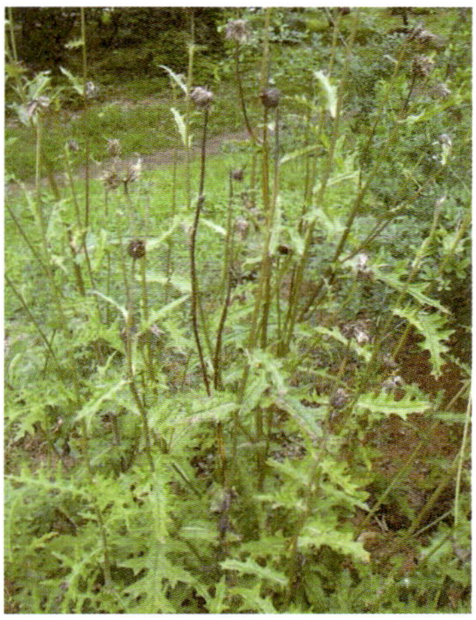

1) 薊 : 삽주 계

2) 髻 : 상투 계

2. 小薊 (소계)

<table>
<tr><td colspan="2">국화과(菊花科)에 속한 다년생 초본인 조뱅이의 全草</td><td rowspan="2">凉血止血 (양혈지혈)
祛瘀消腫 (거어소종)</td><td rowspan="2">衄血, 吐血, 尿血★, 便血, 血崩下血, 外傷出血, 癰腫瘡毒</td></tr>
<tr><td>凉, 甘苦</td><td>心, 肝</td></tr>
</table>

1) 凉血消腫

· 凉血泄熱시켜 止血하며 또한 利尿시키는 효능이 있어 血熱妄行으로 인한 咯血, 衄血, 吐血, 尿血 및 崩漏 등을 치료하여 그 효능이 大薊와 비슷해서 같이 배합한다.

2) 祛瘀消腫

· 또한 解毒消癰의 효능이 있어 熱毒으로 인한 癰瘡을 치료하는데 단독으로 내복하거나 생것을 찧어 붙인다.

▸ 大薊 vs. 小薊★

① 散瘀消腫 작용	大薊 > 小薊
② 破血通淋 작용	大薊 < 小薊 (∴ 小薊를 간염, 신염, 고혈압 등에 상용)

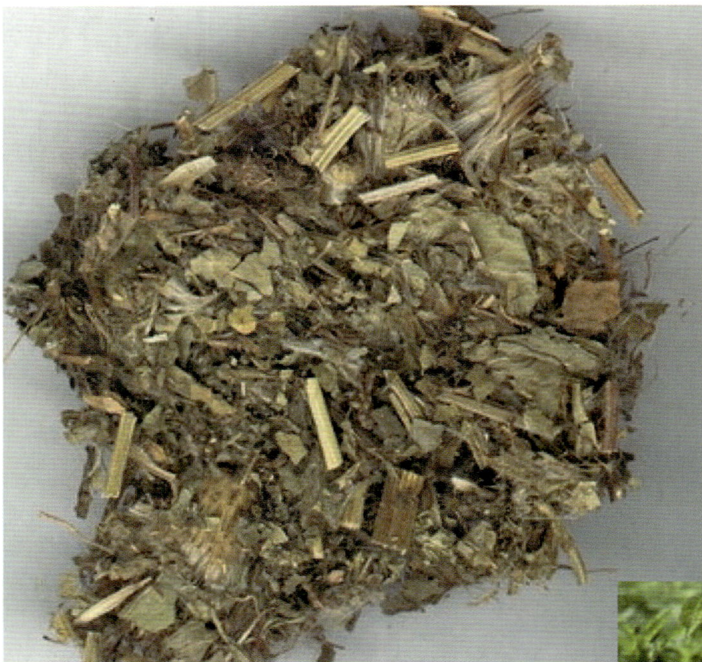

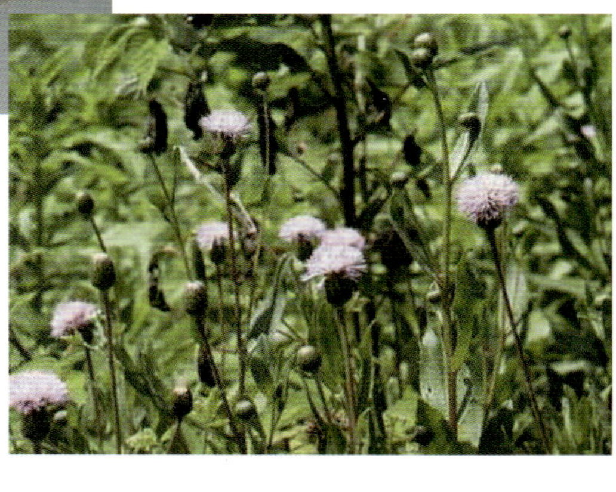

3. 地楡 (지유)

<table>
<tr><td colspan="2">장미과(薔薇科)에 속한 多年生 草本인 오이풀의 根</td><td rowspan="2">凉血止血 (양혈지혈)
解毒斂瘡 (해독염창)</td><td rowspan="2">便血★, 痔出血, 血痢, 崩漏, 水火燙傷, 癰腫瘡毒</td></tr>
<tr><td>微寒, 苦酸澀</td><td>肝, 大腸</td></tr>
</table>

1) 凉血止血

· 寒性은 凉血하고, 澀味는 收斂하므로 止血작용이 뛰어나며, 味苦는 下焦의 血分濕熱을 清熱燥濕시켜 便血과 痔瘡出血, 血痢 및 崩漏★등을 치료한다.

2) 解毒斂瘡

· 이 외에도 收斂止血하여 燙火傷을 치료★하는 要藥으로 상처에 바르거나 붙인다.
다만 상처부위가 넓으면 탄닌(tannin)등이 흡수되어 중독성 간염을 일으킬 수 있으므로 주의한다.

· 虛寒에 속한 병증에는 복용을 피한다★

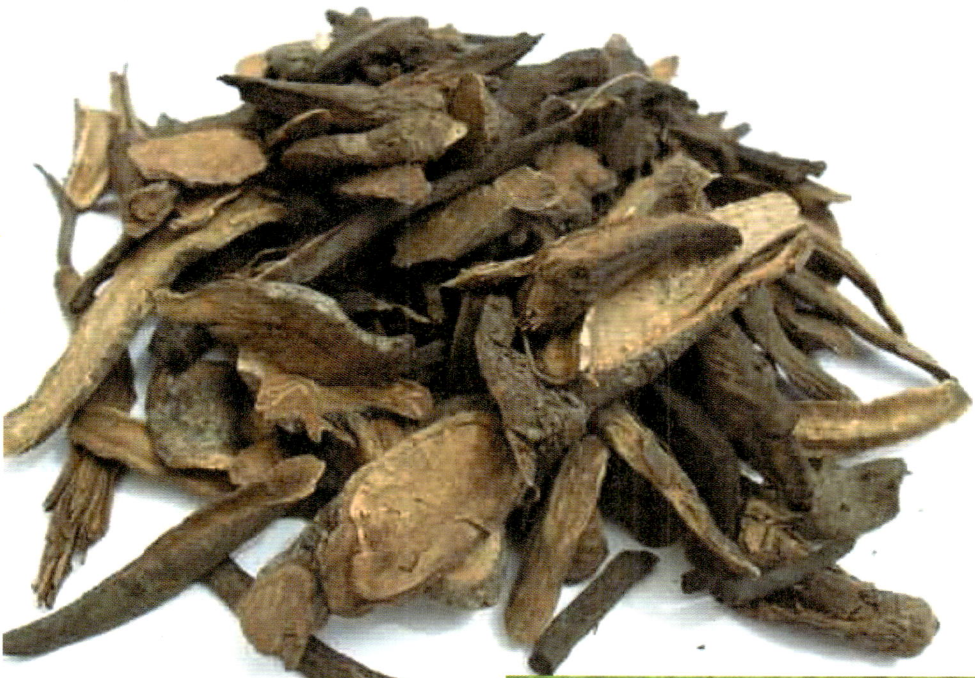

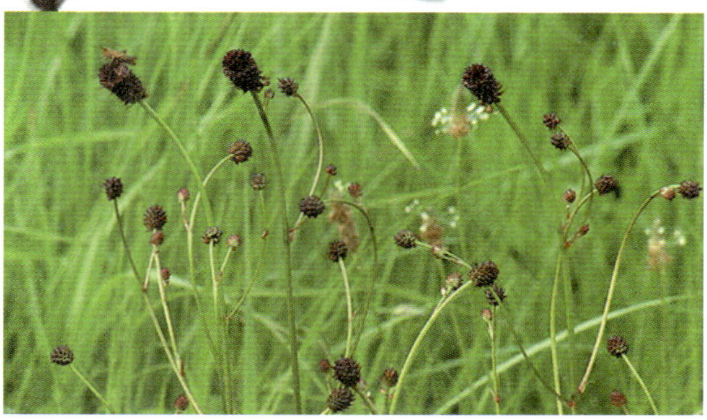

4. 槐花 (괴화)

<table>
<tr><td colspan="3">콩과(豆科)에 속한 낙엽 교목인 회화나무의 꽃봉오리
여름에 꽃이 피었을 때 딴 것을 槐花라 하고, 꽃봉오리를 딴 것을 槐米라 한다</td><td rowspan="2"><u>便血</u>★, <u>痔血</u>★, 血痢, 崩漏, 吐血, 衄血, 肝熱目赤, 頭痛眩暈</td></tr>
<tr><td>微寒, 苦</td><td>肝, 大腸</td><td>凉血止血 (양혈지혈)
淸肝瀉火 (청간사화)</td></tr>
<tr><td colspan="4">1) 凉血止血
· 性味가 苦寒하고 沈降에 편중되어 大腸을 淸熱시켜 凉血止血하므로 <u>하부의 출혈증</u>★에 많이 사용하고 또한 吐血과 衄血도 치료한다.
2) 淸肝瀉火
· 이 외에도 肝經의 淸熱시켜 頭暈, 頭痛, 目赤 등에도 효과가 있다.
· 연구결과에 의하면 <u>혈압강하작용</u>이 있어 <u>고혈압과 이로 인한 뇌출혈</u>을 방지한다.</td></tr>
</table>

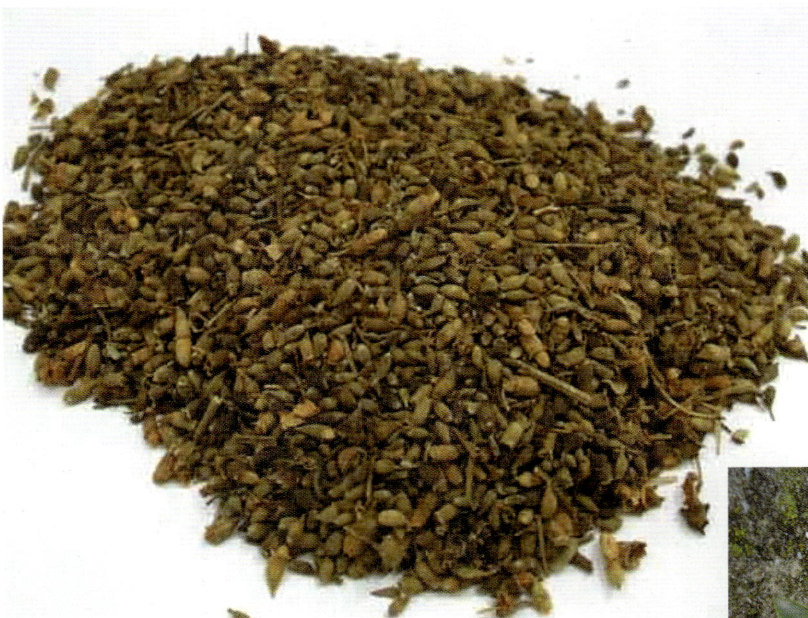

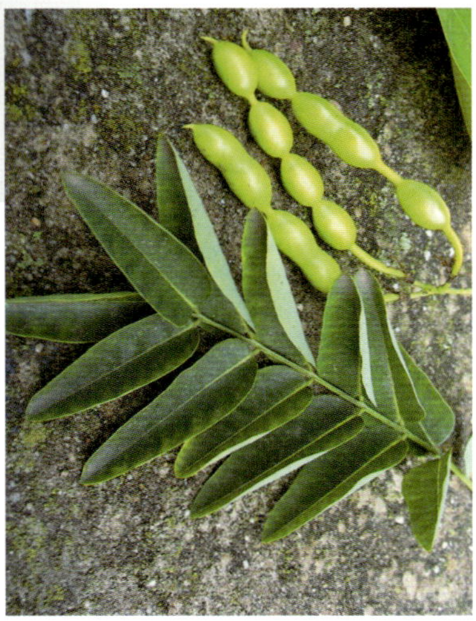

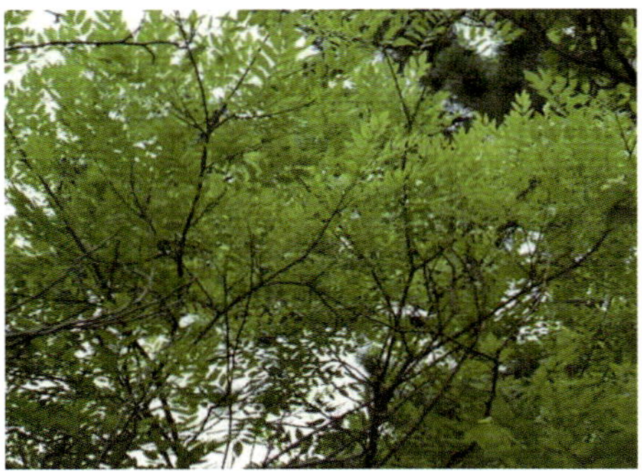

5. 側柏葉 (측백엽)

<table>
<tr><td colspan="2">측백나무과(側柏科)에 속한 상록교목인 측백나무의 嫩枝와 葉</td><td rowspan="2">凉血止血 (양혈지혈)
生發烏髮 (생발오발)</td><td rowspan="2">吐血, 衄血, 便血, 崩漏下血, 血熱脫髮, 鬚髮早白</td></tr>
<tr><td>寒, 苦澀</td><td>肺, 肝, 脾</td></tr>
</table>

1) 凉血止血

· 性味이 寒澀하여 凉血하면서 收斂止血하므로 모든 출혈증에 효과가 있고, 血熱로 인한 출혈증에는 더욱 효과가 있다.

2) 生發烏髮

· 임상에서는 血熱이나 血虛 및 병후탈모 또는 早白에 효과가 있고 노인들의 만성기관지염에 적용하여 祛痰止咳한다★

▸烏髮의 효능★ : 側柏葉, 何首烏, 女貞子

· 금기증★ : 眞陰이 虛한 경우, 大便燥結, 血證이 없는 경우

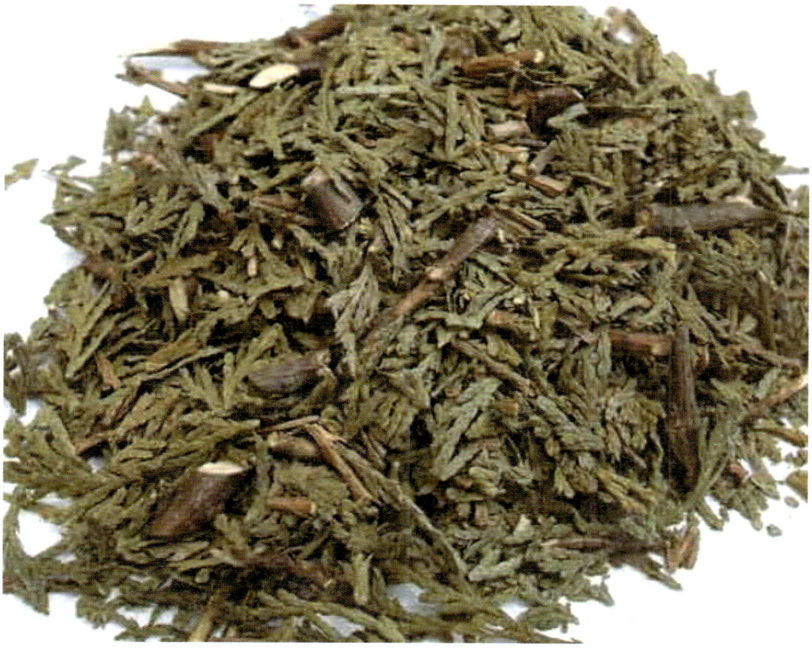

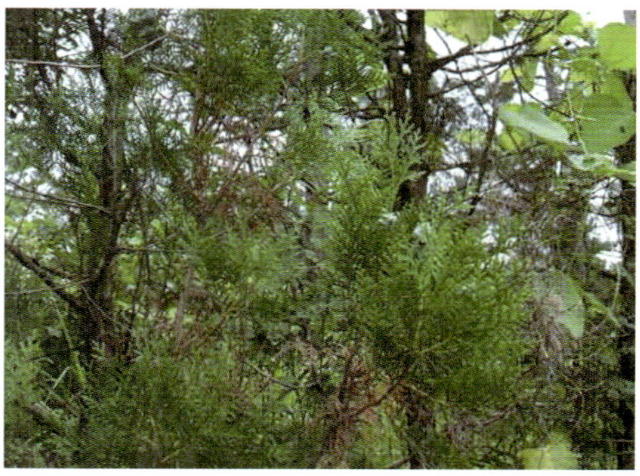

6. 白茅根 (백모근)

<table>
<tr><td colspan="2">벼과(禾本科)에 속한 다년생 초본인 띠의 鬚根 및 根莖에서 비늘모양 잎을 없앤 것</td><td rowspan="2">凉血止血 (양혈지혈)
清熱利尿 (청열이뇨)</td><td rowspan="2">血熱吐血, 衄血, 尿血, 熱病煩渴, 黃疸, 水腫, 熱淋澀痛, 急性腎炎水腫</td></tr>
<tr><td>寒, 甘</td><td>肺, 胃, 膀胱</td></tr>
</table>

- 性味가 甘寒하여 心, 肺, 胃經에 들어가 清熱시켜 凉血生津하고, 膀胱經에 들어가 利尿시키므로 熱을 아래로 끌어내려 병을 치료한다.
- 맛이 달아도 속을 더부룩하게 하지 않으며, 藥性은 차지만 胃氣를 손상시키지 않으며, 利尿시키되 傷陰하지 않으므로 熱證으로 인한 津液不足에 적용한다.
- 그러나 약효가 강하지 않으므로 많이 복용해야 하고, 生用하는 것이 좋다.

- 肺胃를 清熱시키는 효능은 蘆根과 비슷하여 胃熱嘔吐와 煩熱口渴 및 肺熱咳嗽 등에 적용

蘆根	氣分에 편중되어 清熱生津을 主
白茅根	血分에 편중되어 凉血止血을 主

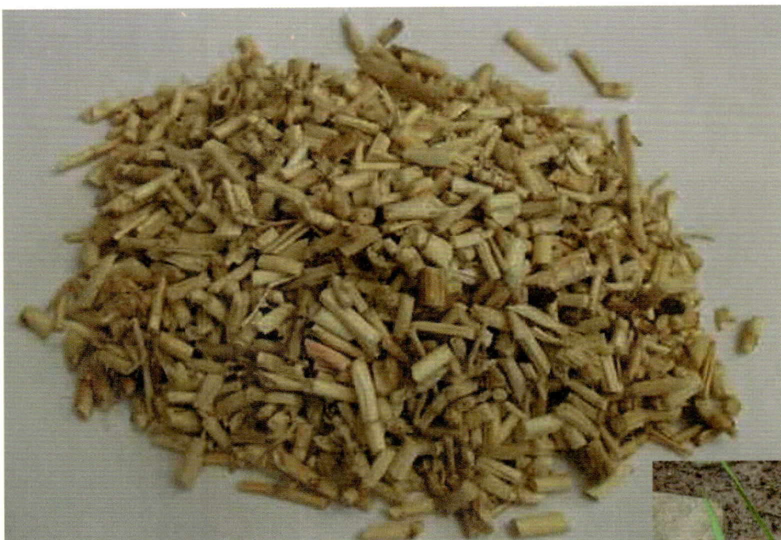

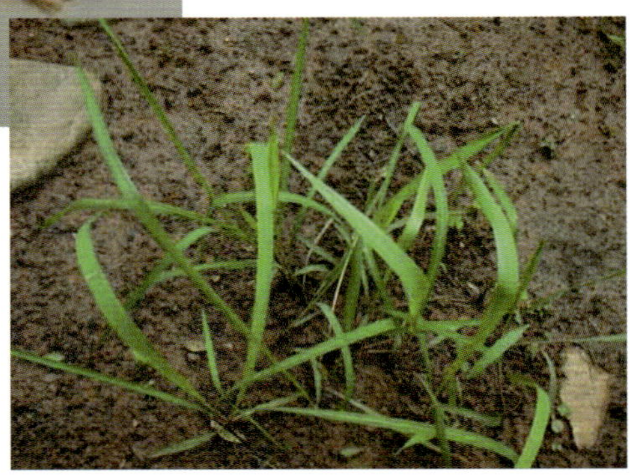

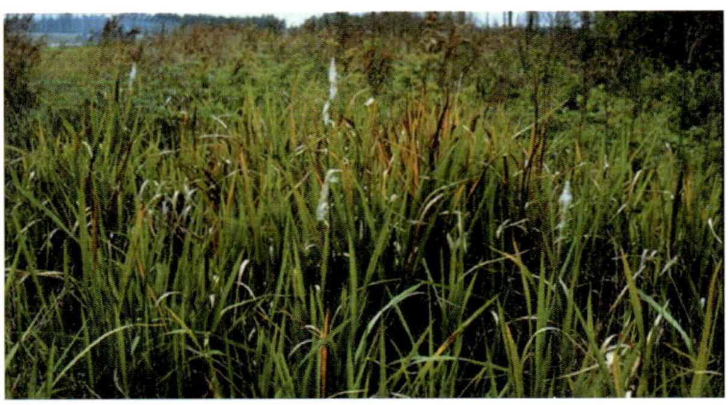

7. 羊蹄根 (양제근)

<table>
<tr><td colspan="2">마디풀과(蓼科)에 속한 다년생 초본인 참소리쟁이의 뿌리[3]</td><td rowspan="2">涼血止血 (양혈지혈)
殺蟲療癬 (살충요선)</td><td rowspan="2">衄血, 咯血, 便血, 崩漏, 疥瘡, 頑癬</td></tr>
<tr><td>寒, 苦
有小毒</td><td>心, 肝, 大腸</td></tr>
<tr><td colspan="4">1) 涼血止血
· 性味가 苦寒하여 涼血止血하므로 血熱로 인한 出血병증인 鼻衄, 咯血, 便血, 崩漏 등을 치료
2) 殺蟲療癬
· 驅蟲止痒하므로 疥癬과 頑癬에는 식초와 섞은 생즙을 붙인다.

· 緩下通便하므로 大便秘結을 치료한다.
· 최근 혈소판 감소성 자반(ITP)에 羊蹄根 15g과 大棗 30g을 복용하여 효과가 있다고 보고되었다.</td></tr>
</table>

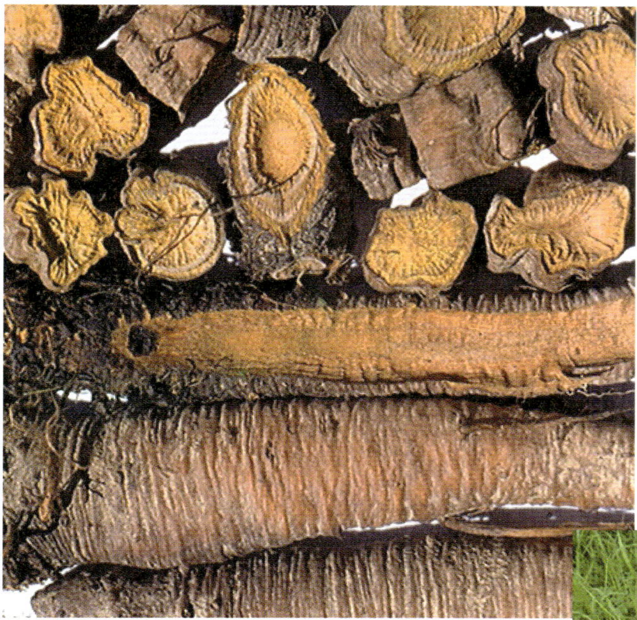

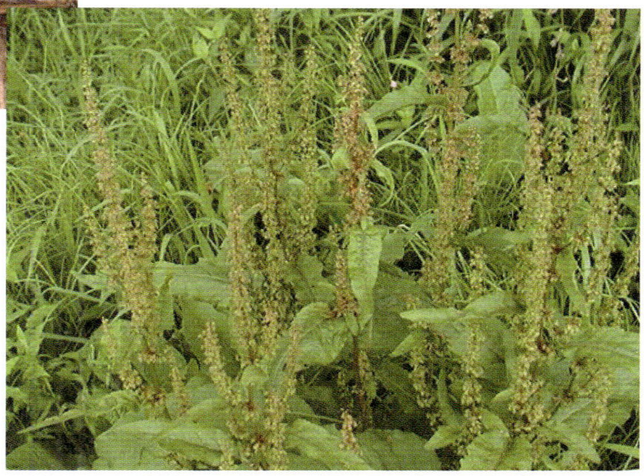

3) 蓼 : 여뀌 료

第3節 化瘀止血藥

1. 三七 (삼칠)

<table>
<tr><td colspan="2">오가과(五加科)에 속한 다년생 초본인 三七의 뿌리</td><td rowspan="2">散瘀止血 (산어지혈)
消腫定痛 (소종정통)</td><td rowspan="2">咯血, 吐血, 衄血, 便血, 崩漏, 外傷出血★, 胸腹刺痛, 跌撲腫痛</td></tr>
<tr><td>溫, 甘微苦</td><td>肝, 胃</td></tr>
</table>

1) 散瘀止血

· 性味가 甘苦하면서 溫하여 止血하고 活血化瘀하므로 止血하되 瘀血은 생기지 않게 止血藥으로 체내의 **각종 출혈증**에 내복 이나 외용하여 모두 효과★가 있다.

· 특히 出血에 瘀血을 겸한 경우에 가장 적합하고, 대량출혈과 출혈이 멎지 않을 때도 응용한다★

2) 消腫定痛

· 이 외에도 活血化瘀하여 消腫止痛하므로 外傷의 要藥이며, 타박상과 瘡瘍腫毒에 적용한다.

· 오늘날 임상에서는 관상동맥경화증에 치료효과가 좋은 것으로 보고 되었다.

· 금기증 : 陰虛로 인한 血虛吐血과 血熱妄行 및 出血에는 滋陰藥이나 凉血藥과 배합★하며 단독으로 사용할 수 있으나 無虛血과 孕婦는 복용을 피한다★.

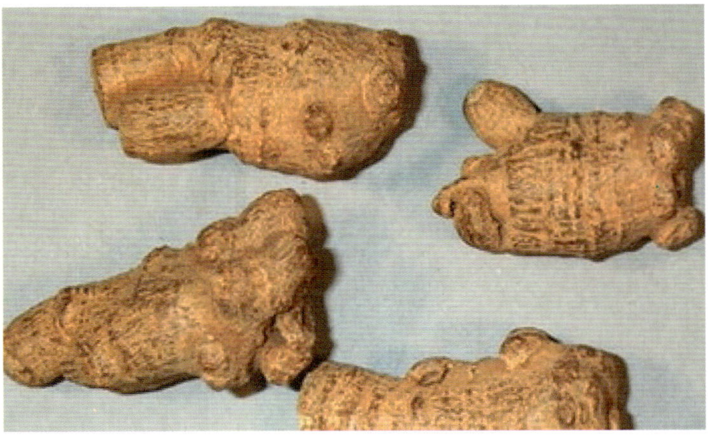

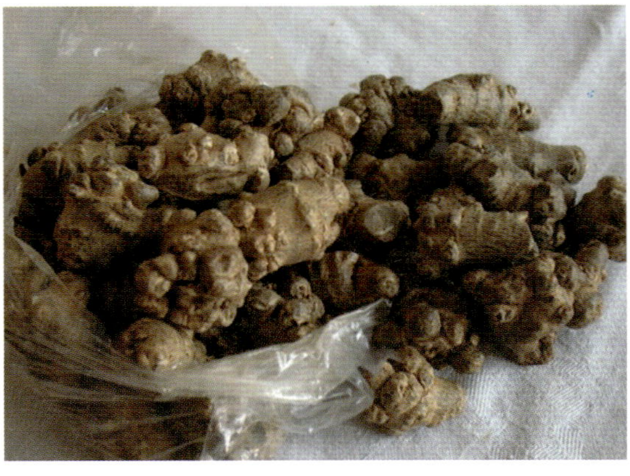

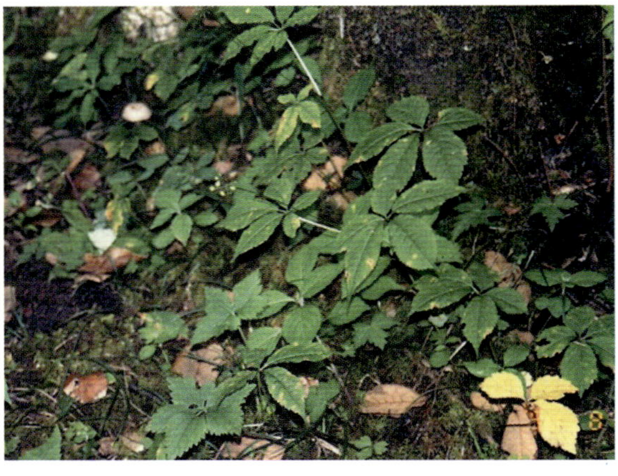

2. 蒲黃 (포황)

부들과(香蒲科)에 속한 다년생 초본인 부들의 꽃가루		止血 (지혈) 化瘀 (화어) 通淋 (통림)	吐血, 衄血, 咯血, 崩漏, 外傷出血, 經閉經痛, 脘腹刺痛, 跌撲腫痛, 血淋澀痛
平, 甘	肝, 心包		

· 性味가 甘緩平하여 寒熱에 치우침이 없어 肝, 心包經에 들어가 收澁止血하고 行血祛瘀한다.

生用	性이 滑하여 行血消瘀 효과가 뛰어나 瘀血을 치료
炒黑	性이 澁하여 收斂止血하므로 각종 출혈증을 치료

· 오늘날 임상경험에 의하면 生蒲黃은 止血하므로 달여 먹거나 가루로 먹거나 붙이는 것 등에 모두 응용되고, 利尿와 자궁수축작용을 겸하고 있어 血淋과 尿血 및 자궁출혈★에 적당하다.

· 性이 平緩하여 失血證에 虛實을 막논하고 배합★하여 응용하지만 임신중에는 조심★하여야 한다.

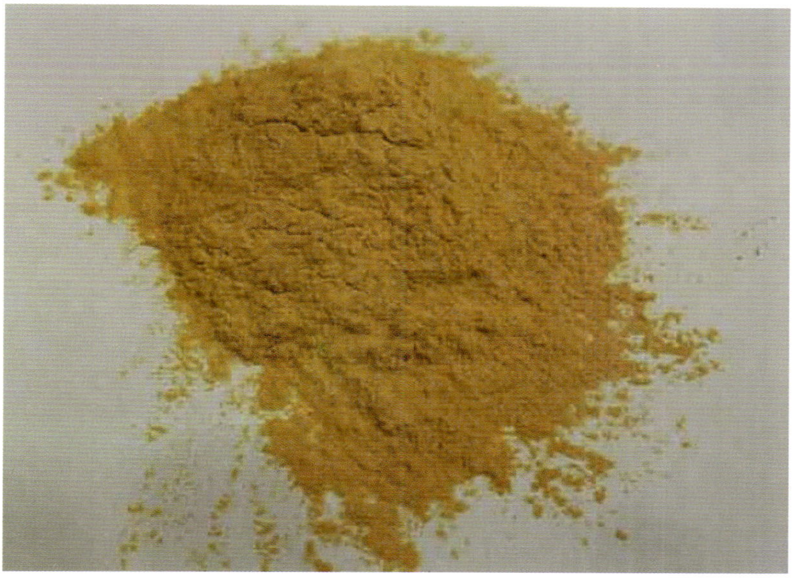

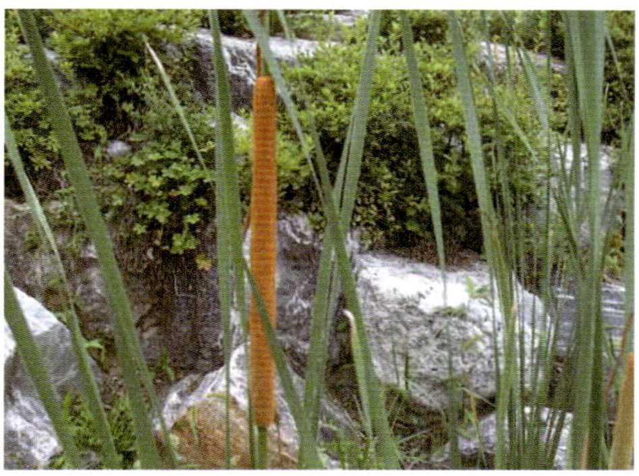

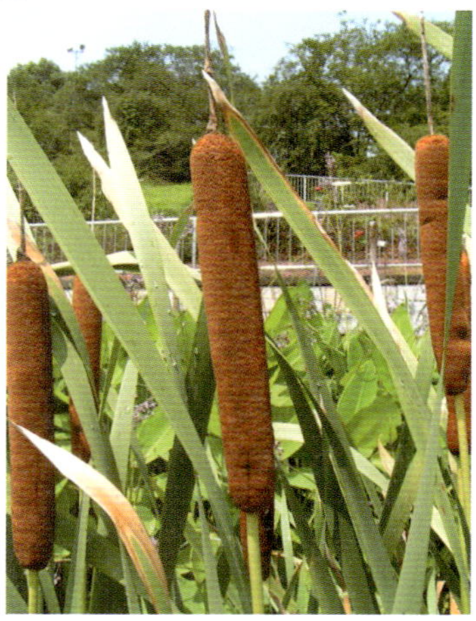

3. 茜草根 (천초근)z

<table>
<tr><td colspan="2">꼭두서니과(茜草科)에 속한 다년생 攀援草本인 꼭두서니의 根</td><td rowspan="2">凉血 (양혈)
止血 (지혈)
祛瘀 (거어)
通經 (통경)</td><td rowspan="2">吐血, 衄血, 崩漏下血, 外傷出血, 瘀阻經閉, 關節痺痛, 跌撲腫痛</td></tr>
<tr><td>寒, 苦</td><td>肝</td></tr>
<tr><td colspan="4">· 性味가 苦寒하고 肝經血分에 들어가 凉血止血하는 효능이 있어 血熱로 인한 出血證을 치료하고 活血祛瘀 작용이 있어 通經止痛의 효과가 있다★
· 性이 寒凉하여 지혈하면서 祛瘀작용이 있어 부인과의 要藥이 된다.
· 行血에는 生用하고, 止血에는 炒炭한다.</td></tr>
</table>

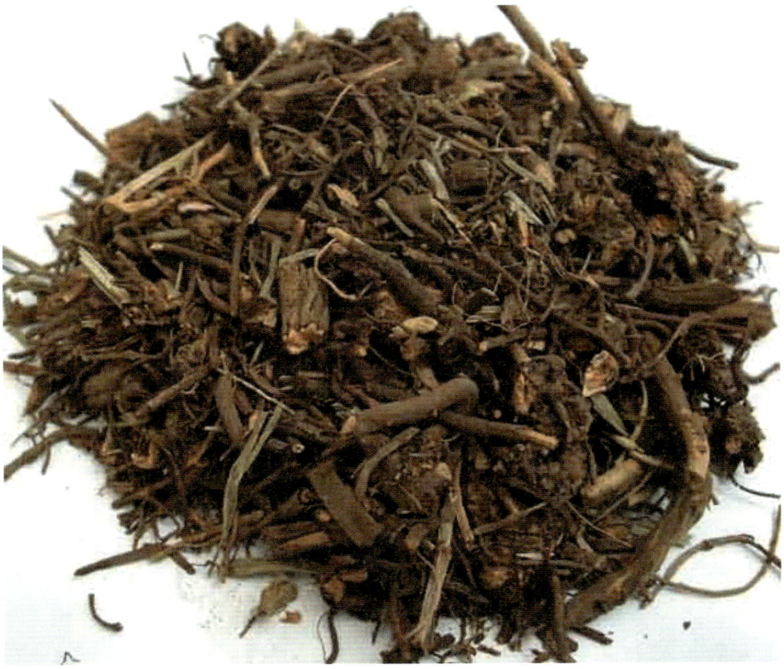

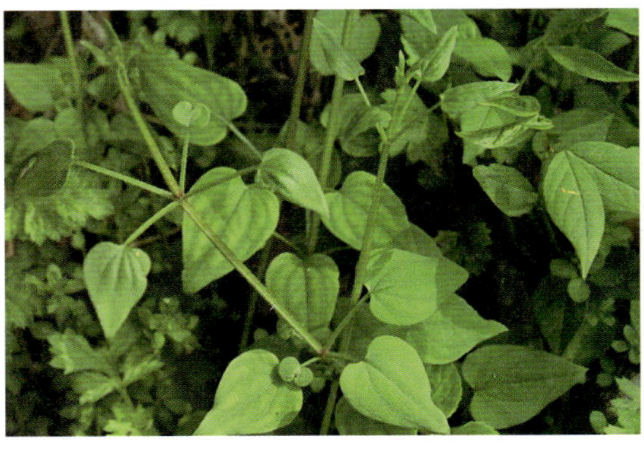

第4節 溫經止血藥

1. 艾葉 (애엽)

국화과(菊花科)에 속한 다년생 초본인 황해쑥, 쑥 또는 산쑥의 葉 및 어린줄기		散寒止痛 (산한지통) 溫經止血 (온경지혈)	少腹冷痛, 經寒不調, 子宮虛冷性不姙★, 吐血, 衄血, 崩漏經多, 姙娠下血 [外治] 虛寒性出血症 [醋艾炭] 溫經止血 治虛寒性出血症
溫, 辛苦 有小毒	肝, 脾, 腎		

· 苦味는 燥하게 하고 辛味는 散하고 芳香性은 溫하여 三陰經에서 氣血을 溫暖하게 하며 經脈을 溫하여 寒濕을 제거하므로 冷痛을 치료★한다.

· 그러므로 張仲景은 下血을 치료하는데 적용하였고, 李時珍은 經帶를 치료하는 良品으로 부인과의 要藥이 된다고 하였다.

· 종합하면 주로 下焦虛寒證인 腹中冷痛과 經寒不調, 子宮虛冷으로 인한 不姙 등을 치료★하는데 이는 모두 寒氣를 없애주기 때문이다.

· 炒炭하여 사용하면 止血시키는 효능이 높아지므로 虛寒性 출혈증을 치료★하여 婦女의 崩漏下血을 치료하는데 상용한다.

· 생것을 寒涼한 약과 배합하면 辛溫한 약성은 억제되고 寒性으로 傷陰하는 폐단도 없어지므로 血熱로 인한 吐衄을 치료한다.

· 이외에도 燥濕止痒하므로 濕疹疥癬을 비롯한 피부질환을 치료한다.

· 溫經止血하는 효능은 炮乾薑의 효능과 같으나

炮乾薑	中焦虛寒을 主
艾葉	下焦虛寒을 主

· 또한 下焦의 氣血을 溫暖하게 하는 것이 肉桂와 같으나

肉桂	辛甘大熱하여 行血하지단 止血은 하지 돗하며 墮胎한다.
艾葉	辛甘溫煦하여 氣血을 溫하게 하여 調經하고 止血安胎한다.

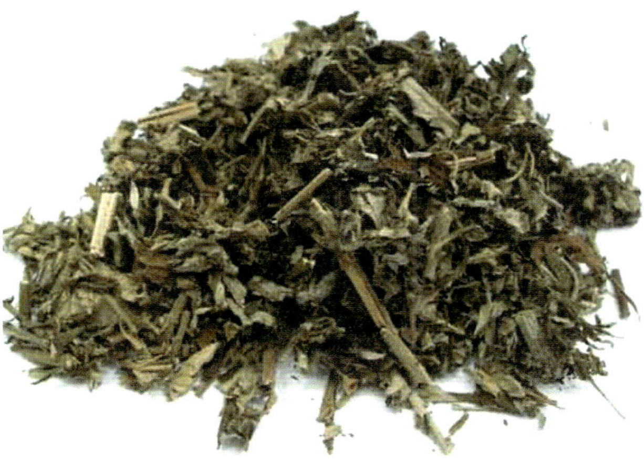

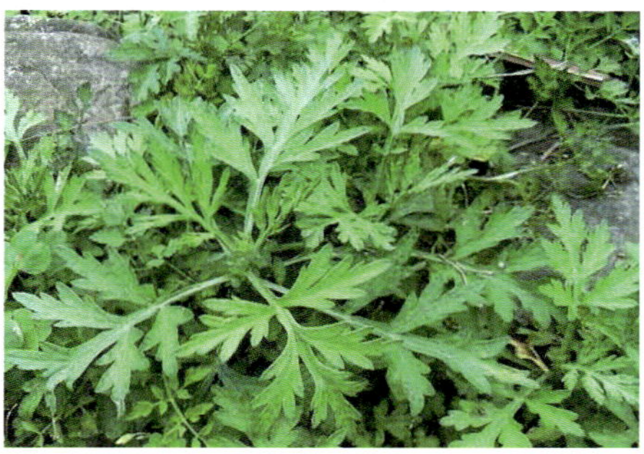

第12章
活血祛瘀藥

⑴ 종류

천궁(川芎), 유향(乳香), 몰약(沒藥), 현호색(玄胡索), 울금(鬱金), 강황(薑黃), 아출(莪朮), 삼릉(三棱), 단삼(丹參), 호장근(虎杖根), 익모초(益母草), 도인(桃仁). 홍화(紅花), 오령지(五靈脂), 우슬(牛膝), 천산갑(穿山甲), 자충(蟅蟲), 수질(水蛭), 맹충(虻蟲), 택란(澤蘭), 능소화(凌霄花), 자연동(自然銅), 왕불유행(王不留行), 소목(蘇木), 건칠(乾漆), 조각자(皂角刺), 혈갈(血竭), 충울자(茺蔚子), 권백(卷柏), 계혈등(鷄血藤)

⑵ 적응증상

① 血行을 촉진하고 瘀滯를 消散시켜 通經, 止痛, 散瘀, 消腫 등의 효과

② 血行이 不暢하거나 血分에 瘀血이 정체하여 된 여러 병증 (血滯經閉, 經痛, 産後血瘀腹痛, 癥瘕痞塊, 跌打損傷, 骨折, 瘀腫疼痛, 血行不暢으로 인한 痺症, 癰腫瘡毒)

③ 오늘날 冠心痛, 心絞痛에도 사용되며, 催産下胎의 작용이 있는 약도 있어 難産, 胎衣不下 등에 응용한다.

1. 川芎 (천궁)

<table>
<tr><td colspan="2">미나리과(繖形科)에 속한 多年生 草本인 천궁의 根莖</td><td rowspan="2">活血行氣 (활혈행기)
祛風止痛 (거풍지통)</td><td rowspan="2">月經不調★, 經閉痛經, 癥瘕腹痛, 胸脇刺痛★, 跌撲腫痛, 頭痛, 風濕痺痛</td></tr>
<tr><td>溫, 辛</td><td>肝, 膽, 心包</td></tr>
</table>

· 性味가 辛溫香竄[1]하여 走하되 守하지 않아 위로는 頭巓에 行하고[2] 아래로는 血海에 도달하며, 外로는 皮毛를 貫通하고, 옆으로는 四肢에 通行하므로 血中의 氣藥이 되어 活血行氣하고 祛風止痛의 효능이 있어 頭痛을 치료하는 要藥이 된다.
· 그러므로 風寒이나 風熱, 氣虛, 血虛 및 血瘀頭痛에 적당한 약물을 배합하여 고루 응용할 수 있다.
· 또한 婦女의 寒凝氣滯나 血行不暢으로 인한 經閉腹痛과 癥瘕★ 등에 상용하여 치료한다.
· 肝鬱氣滯로 인한 胸脇脹痛★과 氣血瘀阻로 인한 瘡瘍腫毒 및 風濕痺痛★등에 상용하여 疼痛을 치료 하는 主藥
· 疼痛의 발생은 대개 氣滯와 血瘀 및 風寒濕邪의 凝滯로 不通則痛하여 발생하므로 川芎을 사용하여 活血, 行氣, 祛風하게 함으로써 氣血이 凝滯한 병증에 양호한 치료효과가 있다.

·포제 : 去油한 후 生用★하거나 切片한 후 黃酒와 고루 섞어서 文火로 갈황색이 되도록 炒한다.
(去油하는 이유 : 두통방지)
·금기증★ : 陰虛火旺, 上盛下虛, 氣弱

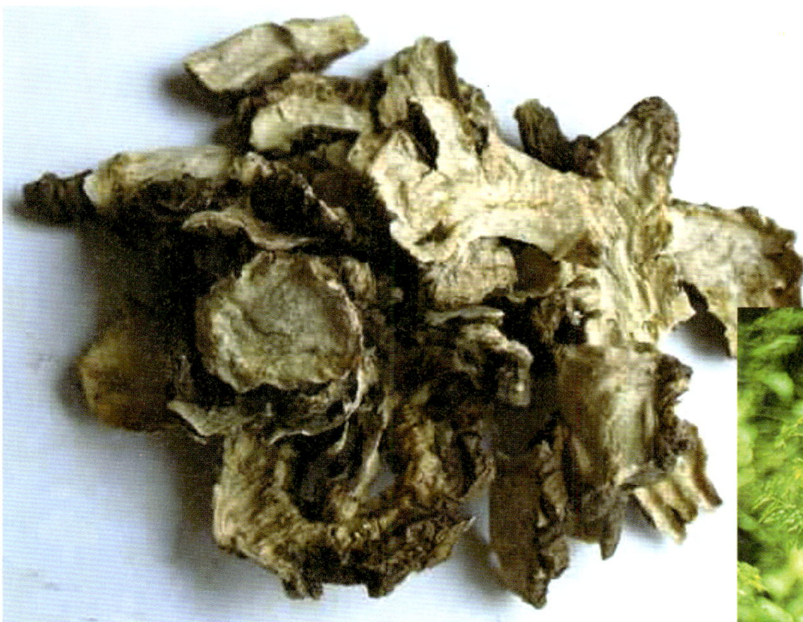

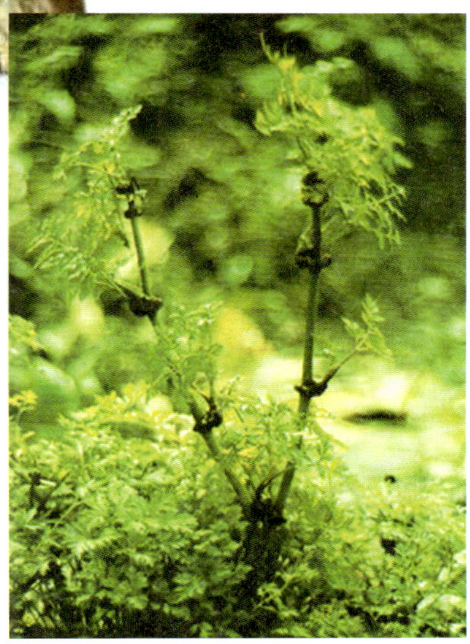

1) 竄 : 달아날 찬
2) 巓 : 산꼭대기 전

2. 乳香 (유향)

감람과(橄欖科)[3]에 속한 왜소 관목인 유향나무 또는 동속 근연식물의 幹皮에서 滲出한 樹脂		活血止痛 (활혈지통) 消腫生肌 (소종생기)	氣血凝滯, 心腹疼痛, 風濕痺痛, 癰瘡腫毒, 腸癰, 跌打損傷, 經閉痛經, 産後瘀血刺痛
溫, 辛苦	心, 肝, 脾		

· 性味가 辛苦溫하고 芳香이 있어 辛은 散하고, 苦는 泄하며, 溫性은 通하게 하고, 香은 走竄하게 하여 活血消瘀하고 經絡을 宣通 하는 효능이 있다.

· 消瘀活血하면 疼痛이 멈추고 筋攣이 이완 되며, 腫瘍이 消腫하게 되어 肌肉이 생겨나게 되므로 止痛伸筋, 消腫生肌의 효과가 있으며, 아울러 行氣시키는 효과도 겸하고 있다.

· 그러므로 瘀血阻滯로 인한 心腹諸痛과 痛經, 跌打瘀痛, 癰疽瘡瘍, 痺痛筋攣 및 瘡瘍久不收斂 등 證에 모두 적용하여 치료할 수 있다.

· 止痛시키는 힘이 강하므로 외과疾患과 傷科에 要藥★이 되며, 내복과 외용을 막론하고 양호한 효과가 있다.

· 금기증 : 癰疽已潰★, 膿多, 孕婦

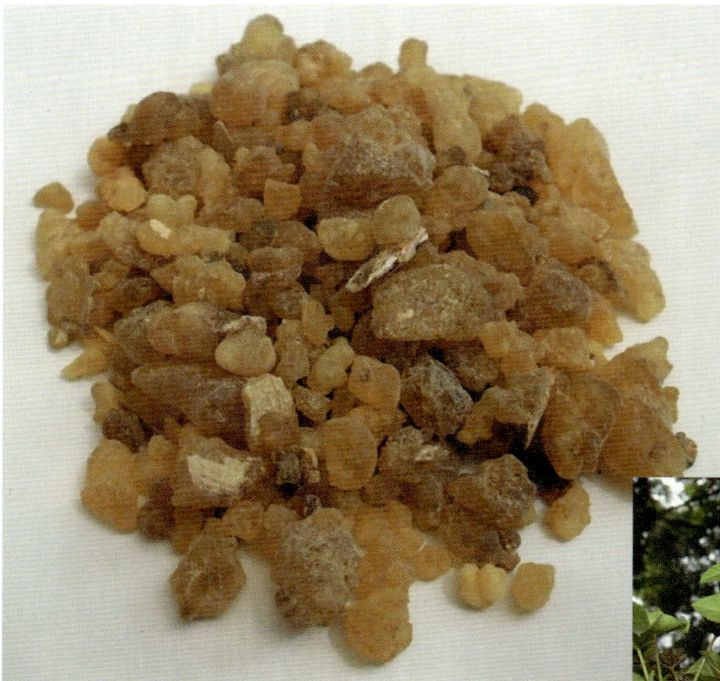

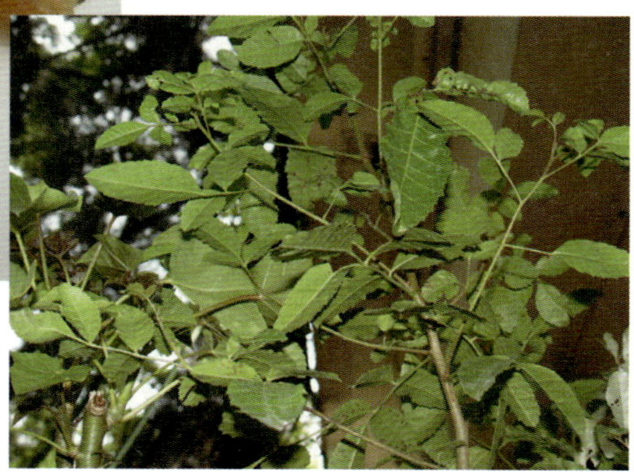

3) 橄欖 : 감람나무 감, 감람나무 람

3. 沒藥 (몰약)

<table>
<tr><td colspan="3">감람과(橄欖科)에 속한 低矮灌木 혹은 喬木인 몰약나무 또는 애륜모몰약나무 등 植物의 傷口로부터 流出하여 凝固한 樹脂</td><td rowspan="2">胸腹疼痛, 痛經, 癥瘕, 跌打損傷★, 癰腫瘡瘍, 腸癰, 目赤腫痛
風濕痺痛</td></tr>
<tr><td>平, 苦</td><td>肝, 脾</td><td>活血止痛 (활혈지통)
消腫生肌 (소종생기)</td></tr>
<tr><td colspan="4">1) 活血止痛
· 沒藥과 乳香은 모두 芳香이 있어 善行走竄하므로 活血散瘀하고 行氣通絡하여 疼痛이 자연히 멈추게되어 止痛의 良藥이 된다.
2) 消腫生肌
· 또한 消腫生肌시키는 효능이 있어 외과와 傷科의 要藥이 되며, 이는 黃芪의 補氣生肌와 金銀花의 解毒消腫작용과는 같지 않다.

· 임상에서 乳香과 沒藥을 동용하면 活血止痛작용이 증강되는데, 다만 乳香은 辛溫하여 舒筋活絡하고, 沒藥은 舒筋시키는 효능이 없다.</td></tr>
</table>

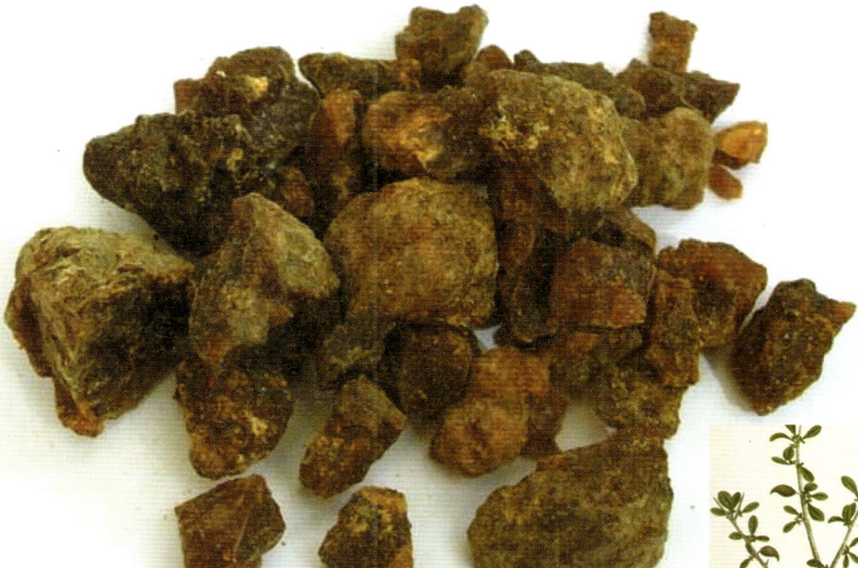

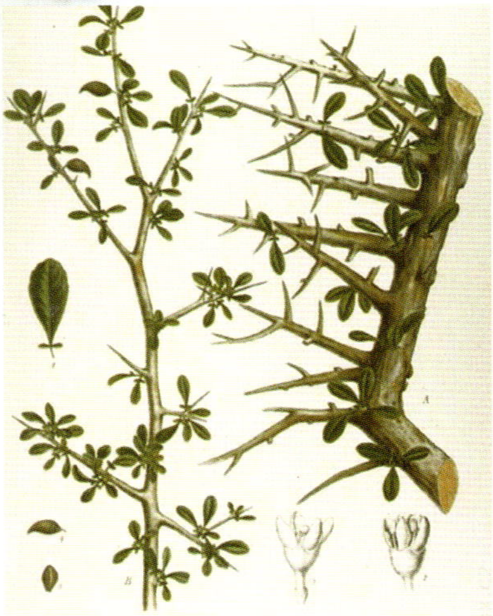

4. 玄胡索 (현호색)

<table>
<tr><td colspan="2">양귀비과(罌粟科)에 속한 다년생 초본인 현호색 및 동속 근연식물의 塊莖</td><td rowspan="2">活血散瘀 (활혈산어)
理氣止痛 (이기지통)</td><td rowspan="2">胸脇脘腹疼痛★, 經閉痛經, 産後瘀阻, 跌撲腫痛</td></tr>
<tr><td>溫, 辛苦</td><td>肝, 脾</td></tr>
</table>

· 性味가 辛散, 苦泄, 溫通하여 血分과 氣分에 들어가 血中氣滯를 行하게 하고, 氣中血滯를 行하게 하여 活血理氣의 要藥이 된다.

· 대개 氣가 鬱滯하면 痛하게 되고 血滯해도 痛하게 되므로 氣暢血行하여 通하게 되면 痛症이 사라지므로 止痛에 좋은 약이 된다.

· 그러므로 氣血이나 瘀血이 散하지 않고 停滯하고 不行하여 나타나는 전신의 上下諸痛에 고루 응용하며 胃脘作痛과 經行腹痛에 더욱 빠른 치료효과★가 있다.

· 玄胡索의 止痛작용은 乳香, 沒藥, 五靈脂보다 강하며, 醋炒하면 止痛의 효능이 더욱 강하여 진다.

· 금기증★ : 産後血虛, 經血不足으로 인한 經痛, 氣虛作痛, 孕婦

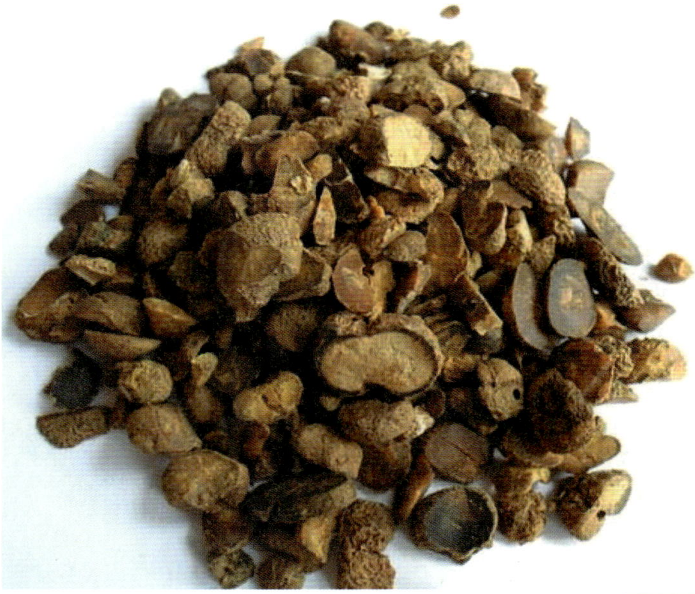

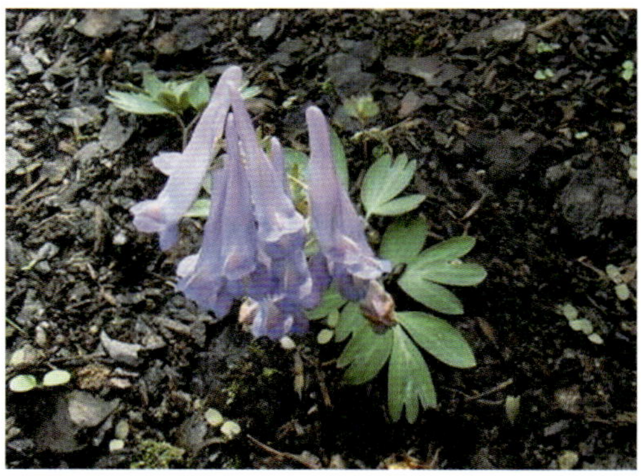

5. 鬱金 (울금)

<table>
<tr><td colspan="2">생강과(生薑科)에 속한 다년생 宿根草本인 鬱金의 塊根을 건조</td><td rowspan="2">活血止痛 (활혈지통)
行氣解鬱 (행기해울)
清心涼血 (청심양혈)
疏肝利膽 (소간이담)</td><td rowspan="2">胸腹脇肋諸痛, 婦人痛經, 經閉, 癥瘕結塊, 熱病神昏, 癲狂, 驚癇, 吐血, 衄血, 血淋, 砂淋, 黃疸★</td></tr>
<tr><td>寒, 辛苦</td><td>心, 肝, 膽</td></tr>
<tr><td colspan="4">· 辛散苦泄하고 性寒淸熱하여 心, 肝經에 들어가고 겸하여 肺, 膽經 氣分에 들어가 行氣解鬱하고 또한 血分에 들어가 涼血消瘀하므로 血中의 氣藥이 된다.
· 그러므로 氣血이 鬱滯된 모든 병과 血熱瘀滯로 인한 각종 出血證에 상용하며, 芳香은 宣達하고 또한 宣竅시켜 解鬱하므로 神昏, 癲狂등 痰濁이 心竅를 蒙弊한 證에 상용하여 치료한다.

· 금기증★ : 陰虛失血, 氣滯血瘀가 없는 경우, 孕婦</td></tr>
</table>

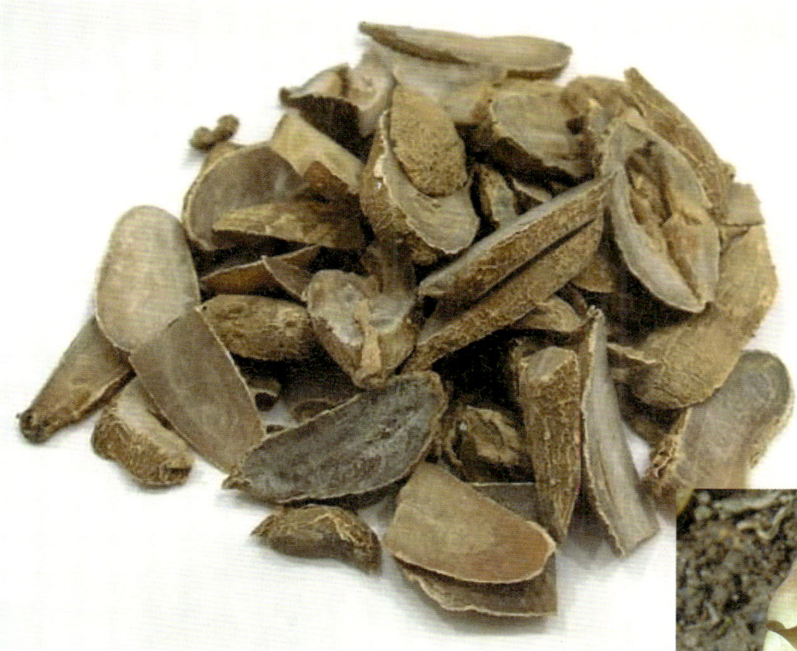

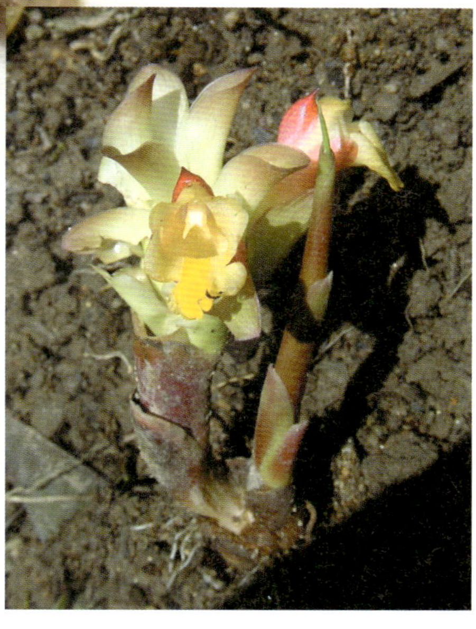

6. 강황 (薑黃)

<table>
<tr><td colspan="2">생강과(生薑科)에 속한 다년생 宿根草本인 薑黃의 根莖</td><td rowspan="2">破血行氣 (파혈행기)
通經止痛 (통경지통)</td><td rowspan="2">心腹痞滿脹痛, 經閉, 癥瘕, 風濕肩臂疼痛, 跌撲腫痛</td></tr>
<tr><td>溫, 辛苦</td><td>肝, 脾</td></tr>
<tr><td colspan="4">· 性味가 辛苦溫★하여 辛溫이 相合하여 밖으로는 風寒을 散하고 안으로는 氣血을 行하게 하며, 또한 苦溫이 相合하여 밖으로는 寒濕을 제거하고 안으로는 破瘀血하여★ 祛瘀, 行氣, 止痛, 活絡의 효능이 있어 氣滯血瘀로 인한 모든 통증에 다양하게 응용된다.
· 또한 風濕痺痛과 關節不利, 肩臂痠痛★ 등 증상에도 상용된다.

· 금기★ : 行氣活血力이 강하므로 疼痛이 邪實血瘀가 아니면 사용하지 않는다.</td></tr>
</table>

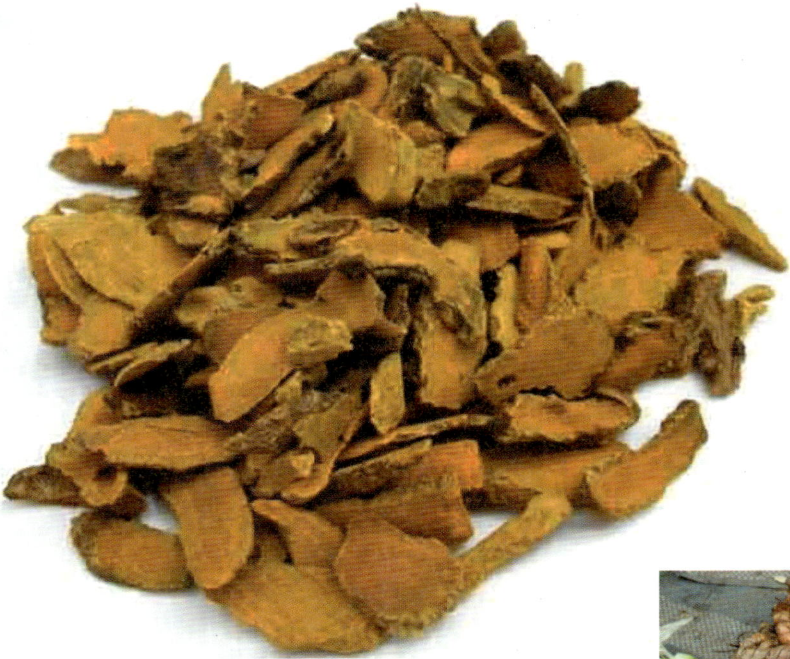

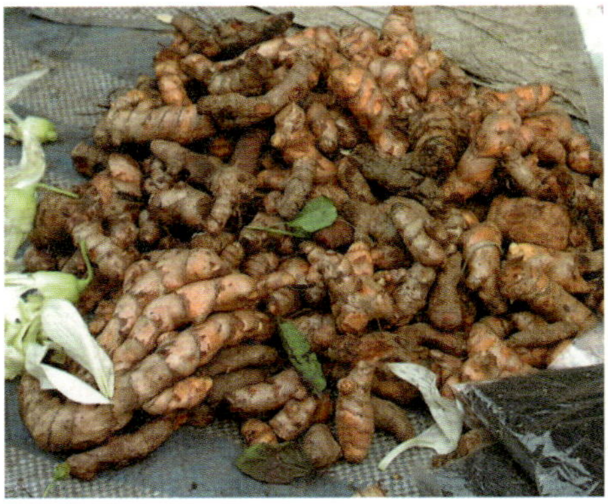

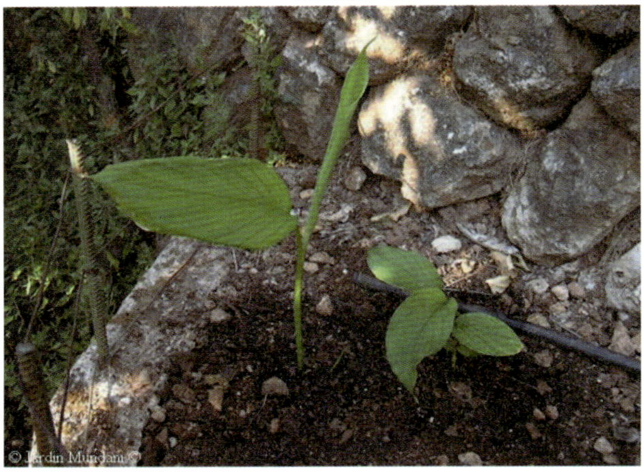

7. 莪朮 (아출)

생강과(生薑科)에 속한 다년생 宿根草本인 莪朮의 根莖 (蓬朮)		行氣破血 (행기파혈) 消積止痛 (소적지통)	血氣心痛, 飮食積滯, 脘腹脹痛, 血滯經閉, 通經, 癥瘕痞塊, 跌打損傷
溫, 辛苦	肝, 脾		

· 辛散苦泄하고 溫通行滯하여 破血祛瘀하며 또한 行氣止痛하므로 그 효능이 三稜과 비슷하여 癥瘕積聚를 破하는 要藥이다.

· 그러므로 血瘀로 인한 有形堅積의 證에 莪朮과 三稜을 常須하여 응용★하여 攻堅破積의 효능이 증가되게 한다.

· 다만 兩藥은 克伐시키는 약물이므로 正氣를 살피면서 적용하여야 할 병증에만 적용해야 좋은 치료 효과가 있다.

· 또한 行氣消積시키는 효력이 비교적 峻猛하고 능히 止痛시키므로 飮食不節이나 脾의 運化失常으로 나타나는 脘腹脹滿疼痛★에도 적용하여 치료한다.

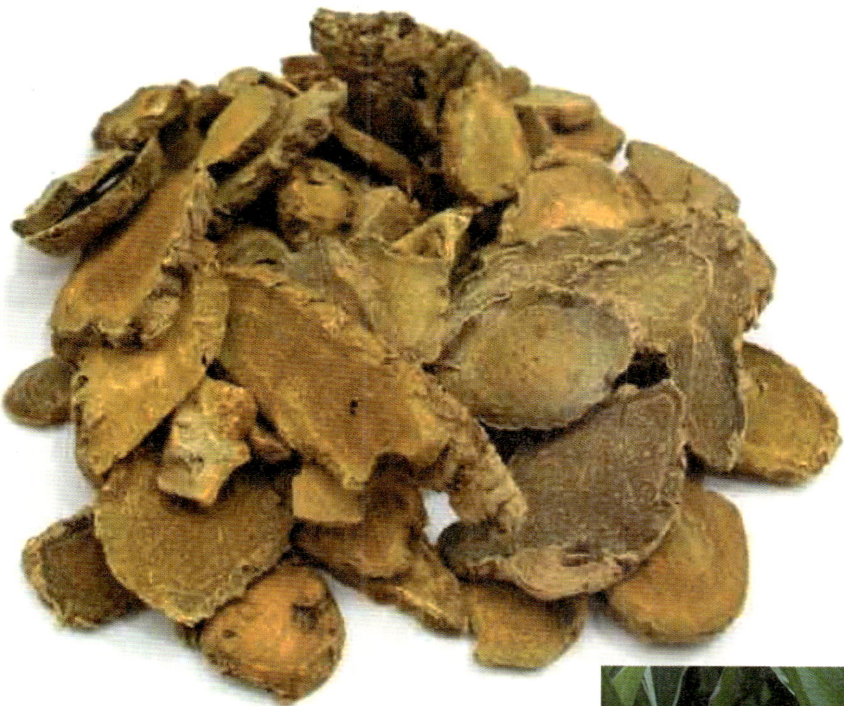

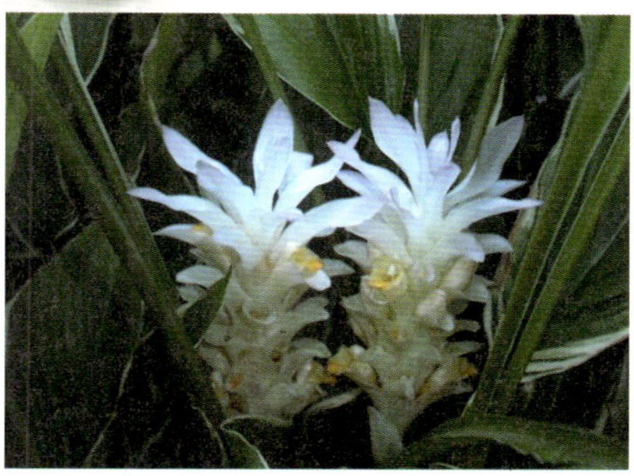

8. 三棱 (삼릉)

흑삼릉과(黑三棱科)에 속한 다년생 초본인 黑三棱과 사초과(莎草科)에 속한 다년생 초본인 매자기의 塊莖[4]		破血行氣 (파혈행기) 消積止痛 (소적지통)	癥瘕痞塊, 瘀滯經閉, 痛經, 食積脹痛, 跌打損傷
平, 辛苦	肝, 脾		

· 性味가 苦平하여 泄降하므로 肝, 脾 血分에 들어가고 性峻善削하여 血中의 瘀結을 破★한다.

· 또한 行氣止痛하며 消積하는 효능이 있어 血瘀氣滯와 停痰停積의 癥瘕結塊 및 經閉腹痛, 産後瘀滯, 食積不消로 인한 胸腹脹痛에 모두 응용하며, 血瘀로 인한 腹部腫塊에 많이 적용하여 치료한다.

· 그러나 攻堅破積시키는 약물로 正氣를 상하기 쉬우므로 허약한 환자에게는 扶正藥을 배합하여 응용하는 것이 마땅★하여 袪邪시키되 正氣를 상하지 않게 해야 치료 목적에 도달할 수 있다.

· 금기증 : 體虛, 血枯經閉, 月經過多, 孕婦

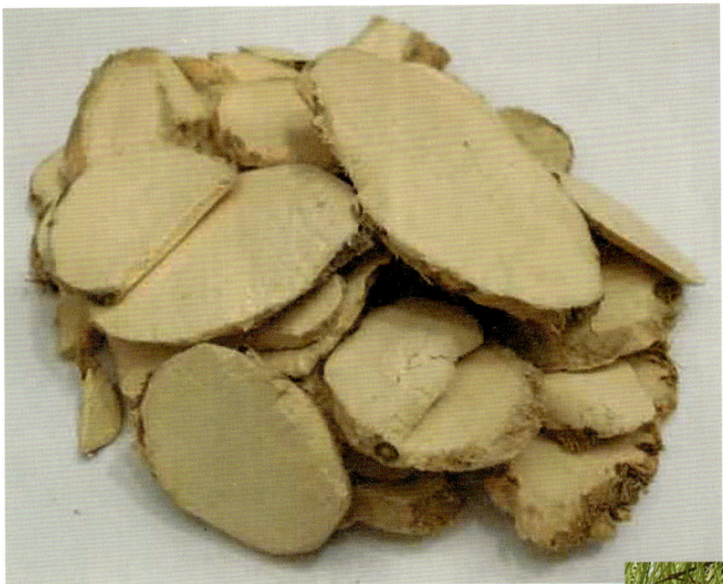

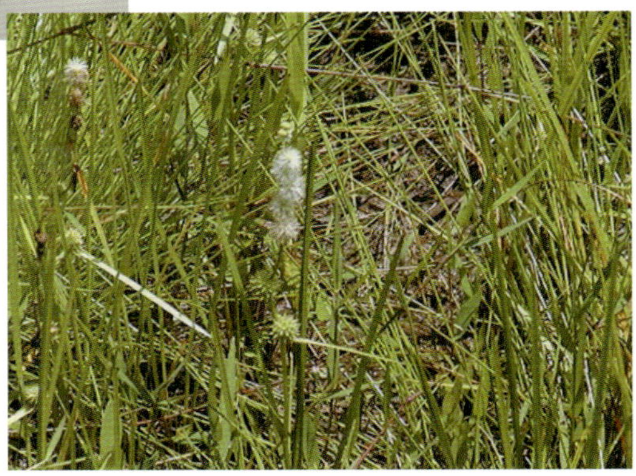

4) 莎 : 향부자 사

9. 丹參 (단삼)

<table>
<tr><td colspan="2">꿀풀과 (脣形科)에 속한 다년생 초본인 丹參의 뿌리와 根莖</td><td rowspan="2">活血祛瘀 (활혈거어)
調經止痛 (조경지통)
養血安神 (양혈안신)
凉血消癰 (양혈소옹)</td><td rowspan="2">月經不調, 痛經, 經閉, 産後瘀滯腹痛, 心腹疼痛, 癥瘕積聚, 熱痺腫痛, 跌打損傷, 熱入營血, 煩躁不安, 心煩失眠, 癰瘡腫毒</td></tr>
<tr><td>微寒, 苦</td><td>心, 肝</td></tr>
<tr><td colspan="4">· 苦味는 降泄하고 寒性은 除煩凉血하여 心, 肝二經의 血分에 들어가 活血祛瘀와 凉血消癰시키는 효능이 있어 비교적 넓게 응용된다.
· 더욱이 부인과에 많이 응용하는데 이는 그 효능이 祛瘀生新하여 活血시키므로 通經하게 되어 모든 血瘀의 證을 치료하기 때문이다.
· 그러므로 純虛無瘀者는 丹參을 응용하여서는 안된다★

· 최근에 와서는 간비종대와 관상동맥경화성 심장병과 고혈압 및 혈전폐색성 혈관염에 비교적 좋은 치료효과가 있다★</td></tr>
</table>

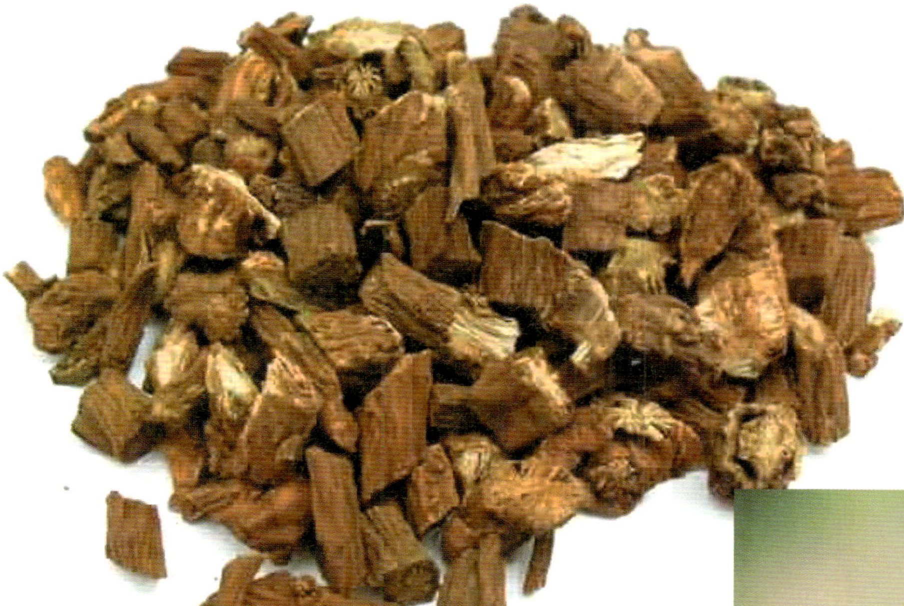

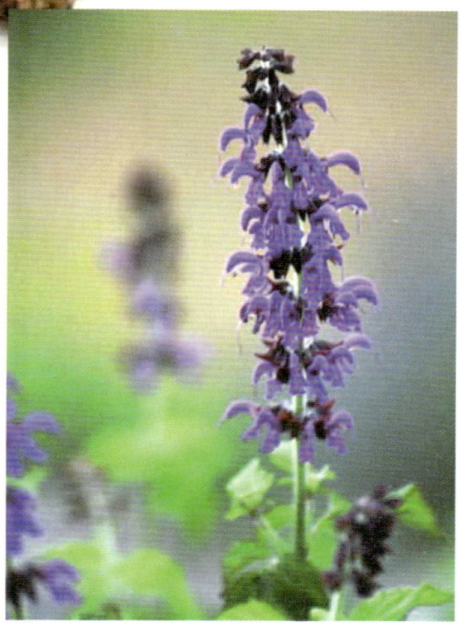

10. 虎杖根 (호장근)

<table>
<tr><td colspan="2">마디풀과(蓼科)에 속한 다년생 초본인 호장근 또는 왕호장근의 根莖과 根</td><td rowspan="2">祛風利濕 (거풍이습)
散瘀定痛 (산어정통)
止咳化痰 (지해화담)</td><td rowspan="2">關節痺痛, 濕熱黃疸, 經閉, 癥瘕, 咳嗽痰多, 水火燙傷, 跌打損傷, 癰腫瘡毒</td></tr>
<tr><td>微寒, 苦酸</td><td>肝, 膽, 肺</td></tr>
<tr><td colspan="4">· 活血祛瘀하여 通經하고 通絡定痛하여 瘀阻로 인한 經閉와 風濕痺痛 및 跌打損傷 등을 치료하고, 淸熱利濕시키는 효능이 있어 濕熱黃疸과 淋濁帶下를 치료하며,
· 淸熱解毒작용을 가지고 있어 水火燙傷이나 瘡癰腫毒, 毒蛇咬傷에 塗敷하여 치료한다.
· 또한 苦降泄熱하고 化痰止咳하므로 肺熱咳嗽를 치료한다.
· 이 외에도 瀉下通便시키는 작용이 있어 熱結便秘에 적용하여 치료한다.
· 최근 임상에서는 담석증과 요로결석에 金錢草와 배합하여 응용한다.</td></tr>
</table>

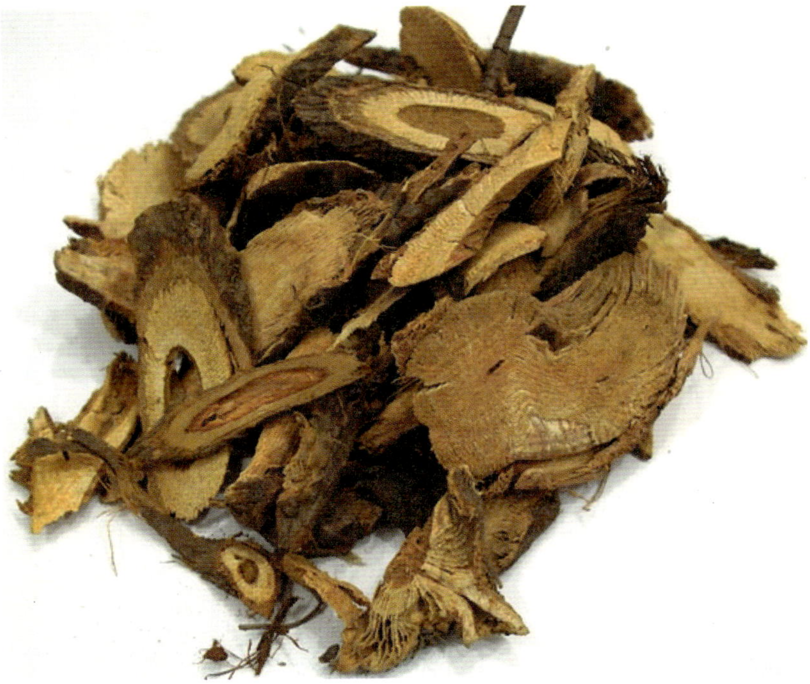

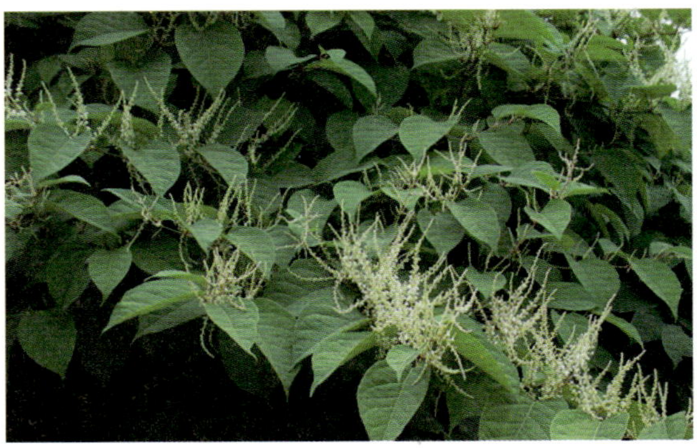

11. 益母草 (익모초)

<table>
<tr><td colspan="2">脣形科(꿀풀과)에 속한 일년생 또는 이년생 초본으로 익모초의 地上部位
(※ 익모초의 과실은 茺蔚子)</td><td rowspan="2">活血調經 (활혈조경)
利水消腫 (이수소종)</td><td rowspan="2">月經不調, 痛經, 經閉, 惡露不盡★, 水腫尿少</td></tr>
<tr><td>微寒, 苦辛</td><td>肝, 心包</td></tr>
</table>

1) 活血調經

· 辛開苦泄하고 寒凉淸熱하여 心, 肝 血分에 들어가 오직 活血調經하는 효능이 있어 婦科經産에 要藥이 되므로 益母草라고 하게 되었으며 婦女의 모든 瘀血證을 치료한다.

· 益母草가 崩漏下血을 치료하는 것은 祛瘀生新의 효능으로 瘀血이 제거되면 新血이 生하기 때문에 出血이 스스로 그치게 되며 실제로는 止血작용이 없다.

· 따라서 下血이 瘀滯병증으로 아닌 경우에는 사용하지 않으며 孕婦는 복용을 피하여야 한다.

2) 利水消腫

· 또한 利水시키는 효능이 있어 水腫을 치료★한다.

· 水腫의 원인은 매우 복잡한데 다만 血分과 일정한 관계가 있어 血이 不行하게 되면 化하여 水가 되며, 水가 不行하게 되면 전신피부에 넘쳐 水腫이 된다. 그러므로 이미 浮腫이 된 證에서 利尿시킨다. (活血祛瘀藥중에 利水消腫하는 효능 : 益母草, 澤蘭)

· 성질이 和平하고 單味로 응용하면 利尿시키는 힘이 약하므로 大劑로 사용해야 하며, 그렇지 않으면 다른 利尿藥과 같이 응용하여야 한다.

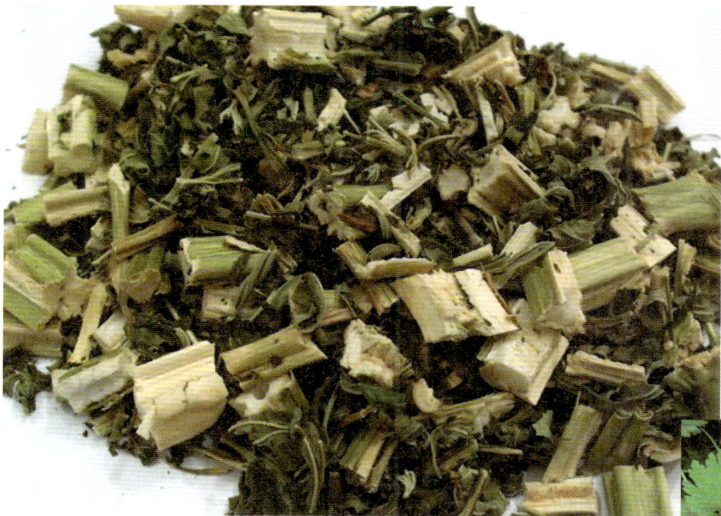

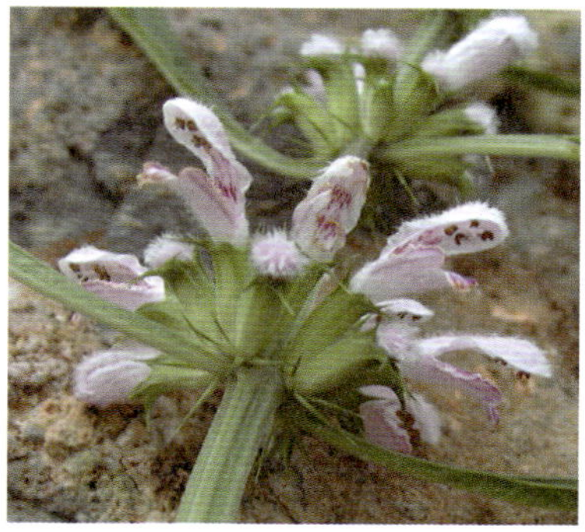

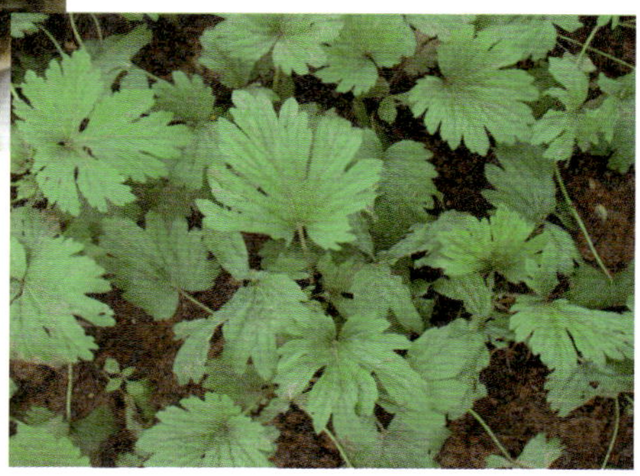

12. 桃仁 (도인)

<table>
<tr><td>장미과(薔薇科)에 속한 낙엽 소교목인 복사나무와 산복사의 성숙한 種子</td><td rowspan="2">活血祛瘀 (활혈거어)
潤腸通便 (윤장통변)</td><td rowspan="2">經閉, 痛經, 癥瘕痞塊, 跌撲損傷, 腸燥便秘★</td></tr>
<tr><td>平, 苦甘 | 心, 肝, 大腸</td></tr>
</table>

· 性味는 苦甘平하며 質潤하여 肝經血分에 들어가 破瘀行血에 상용하는 약물이 되며, 紅花와 동용하여 치료효과를 증가시킨다.
· 모든 瘀血阻滯로 인한 證에는 桃仁으로 치료★하며, 또한 腸癰이나 肺癰에 적용하면 活血消癰의 효과★가 있다.
· 味苦性降하여 降氣止咳하므로 止咳逆上氣의 효능이 있다.
· 임상에서 비교적 양호한 진해작용이 증명되었으므로 杏仁의 대체약으로 응용할 수도 있으나 다만 祛瘀藥이므로 더 연구해야 하며, 사용할 때에는 신중하게 응용하여야 한다.

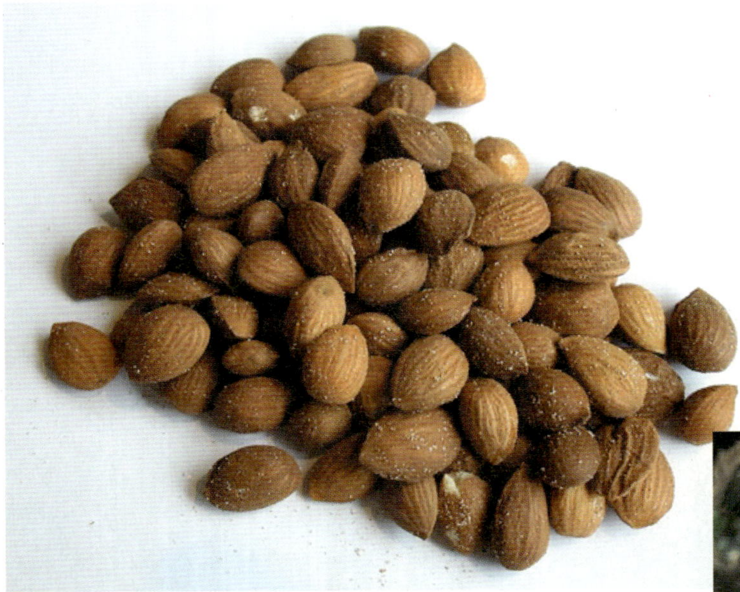

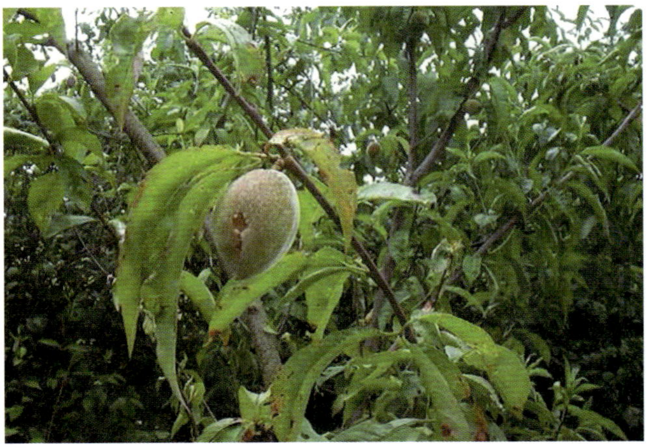

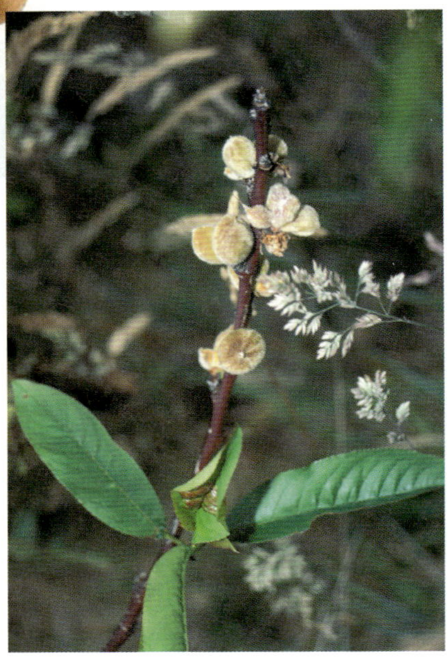

13. 紅花 (홍화)

<table>
<tr><td colspan="2">국화과(菊花科)에 속한 일년생 초본인 잇꽃의 花</td><td rowspan="2">活血通經 (활혈통경)
散瘀止痛 (산어지통)</td><td rowspan="2">經閉, 痛經, 惡露不行, 癥瘕痞塊, 跌撲損傷, 瘡瘍腫毒</td></tr>
<tr><td>溫, 辛</td><td>心, 肝</td></tr>
</table>

· 辛散溫通하여 心, 肝 血分에 들어가 活血通經시키고 祛瘀止痛시키는 장점이 있어 각종 瘀血阻滯로 인한 병증에 적용하며, 내과, 부인과, 외과, 傷科의 活血方 중에 상용하는 약물

· ① 소량을 사용하면 活血通經하고, ② 대량을 사용하면 破血逐瘀하고 催生下胎하며★[5], 桃仁과 동용하면 치료효과가 증가된다.

· 금기증★ : 瘀滯가 없는 경우, 孕婦 (活血通經의 효력이 비교적 강하므로)

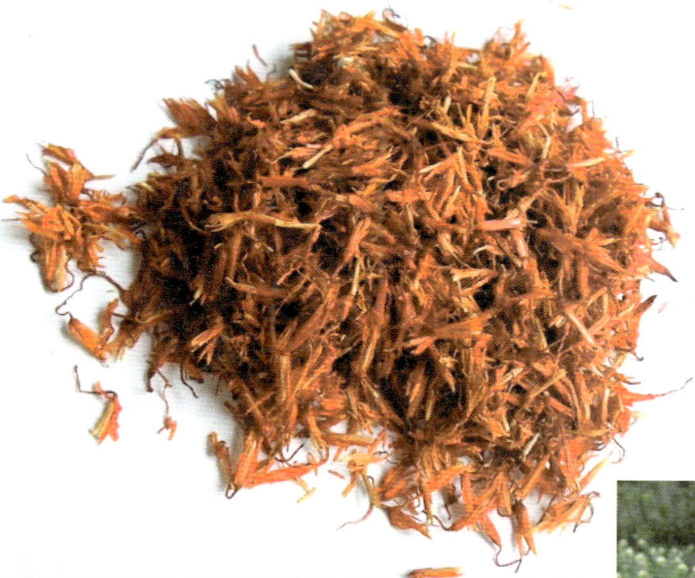

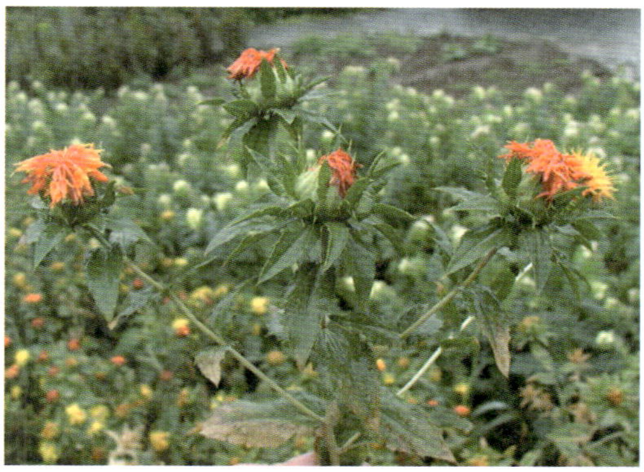

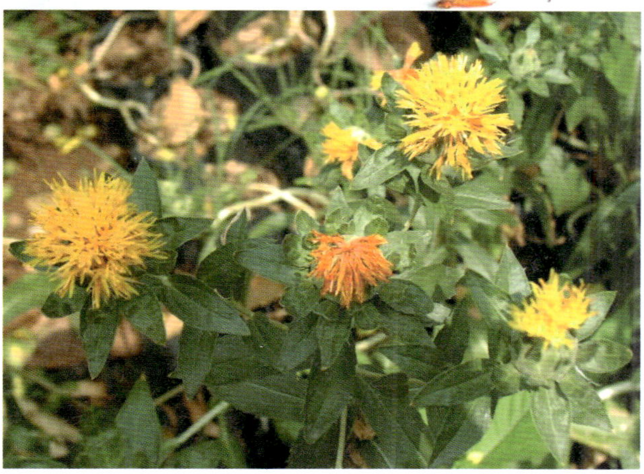

5) 催 : 재촉할 최

14. 五靈脂 (오령지)

날다람쥐과(鼯鼠科)에 속한 동물인 橙足鼯鼠와 飛鼠의 糞便[6]		活血止痛 (활혈지통) 化瘀止血 (화어지혈) 消積解毒 (소적해독)	胸脇脘腹刺痛, 痛經, 經閉, 産後血瘀疼痛, 跌撲腫痛, 蛇蟲咬傷
溫, 苦甘	心, 肝		

· 心, 肝二經의 血分에 들어가 血脈을 通利시켜 活血散瘀하여 양호한 止痛작용을 가지고 있다.
· 그 止痛 작용은 乳香, 沒藥과 비슷하여 모든 血瘀諸痛을 치료한다.
· 炒炭하면 祛瘀止血의 효능이 있어 婦女의 血崩과 月經過多가 瘀血로 인한 경우 止血시키는 효능
· 오늘날 임상에서 관상동맥경화로 인한 心絞痛과 늑간신경통 및 위,십이지장궤양의 出血疼痛에 일정한 치료효과가 있다.[7]

· 금기증 : 血虛無瘀滯, 孕婦

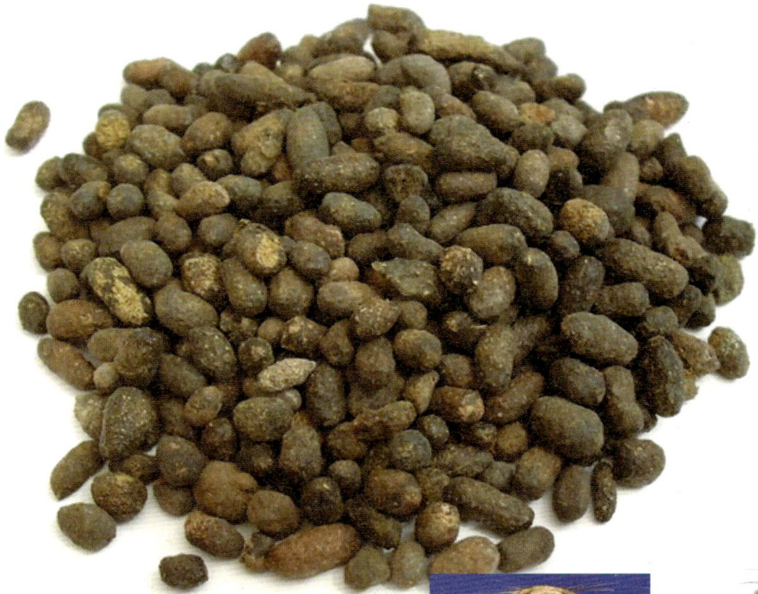

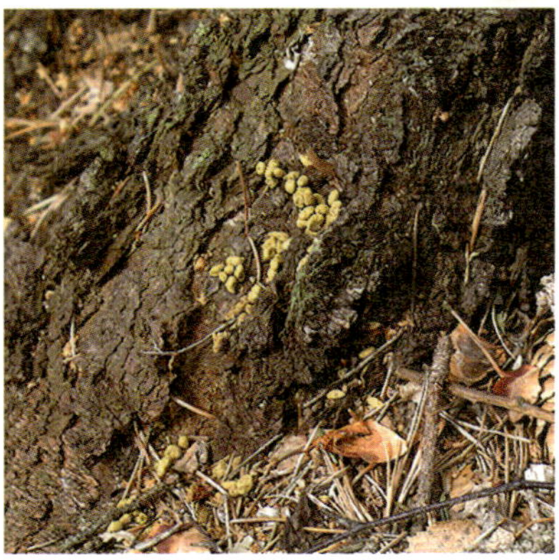

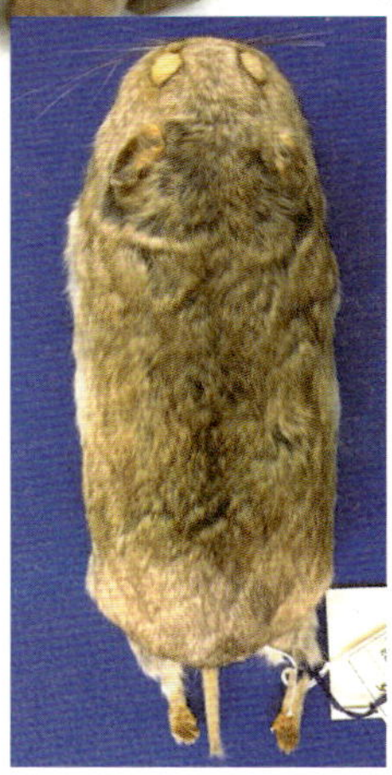

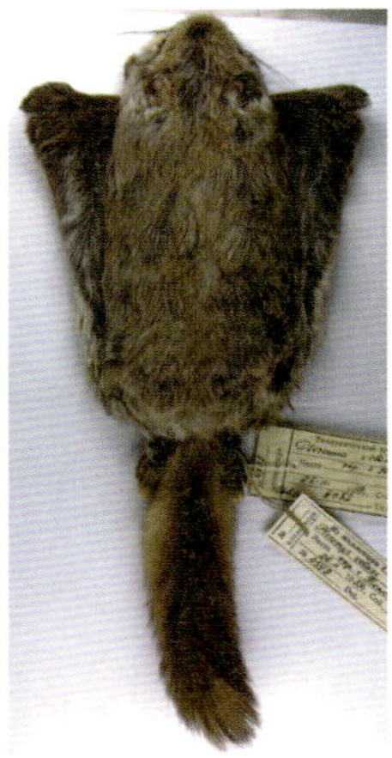

6) 鼯鼠 : 날다람쥐 오, 다람쥐 서
7) 絞 : 목맬 교

15. 牛膝 (우슬)

비름과(莧科)에 속한 다년생 초본인 牛膝(懷牛膝)과 麻牛膝, 甛牛膝(川牛膝)의 뿌리		[生用] 散瘀血 (산어혈) 消癰腫 (소옹종) [熟用] 補肝腎 (브간신) 强筋骨 (강근골)	[生用] 淋病尿血★, 經閉, 癥瘕, 難産, 胞衣不下, 産後血瘀腹痛★, 喉痺, 癰腫, 跌打損傷 [熟用] 腰膝骨痛, 四肢拘攣, 痿痺
平, 苦酸	肝, 腎		

· 苦味는 능히 泄降하므로 肝, 腎經에 들어가 活血祛瘀시키고 引血下行★하므로 부인과의 血瘀證에 상용하는 약물

· 活血작용은 關節을 通利시키며, 肝腎을 補養함으로써 筋骨을 강하게 하여 風濕性 關節痺痛과 肝腎不足으로 인한 腰膝痠痛과 筋骨이 무력한 증상에 응용하여 치료한다.

· 임상에서 血熱이 上炎하여 된 병증과 淋病尿血 및 尿道澁痛을 치료하는데 적용하는 것은 牛膝이 引血下行하게 하여 上炎된 火를 降下시켜줌으로 上溢된 血이 和平하게 되고 利尿通淋되어 그치게 되기 때문이다.

· 先導下行하는 효능이 주가 되고 肝腎을 補益하는 효능은 川續斷이나 杜仲보다 약하다.

· 또한 牛膝을 川牛膝과 懷牛膝로 분류하여 응용★[8]

川牛膝을 生用	活血祛瘀하야 관절을 通利
懷牛膝을 炒用	肝腎補益하야 근골을 强壯

· 이 외에 牛膝과 麻牛膝은 그 性味가 甘平하여 肝, 腎經에 들어가 祛風, 利濕, 活血, 通經시키는 효능이 있어 風濕으로 인한 腰膝疼痛과 脚痿筋攣, 血淋, 尿血, 婦女의 經閉와 癥瘕를 치료하는데 응용하여야 한다.

· 금기증★ : 孕婦, 月經過多

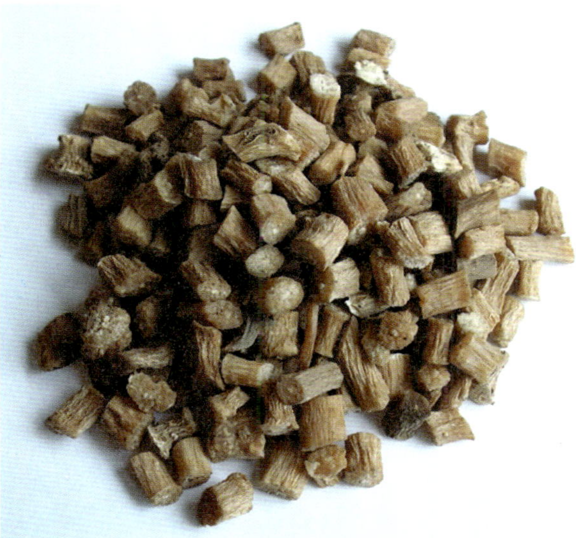

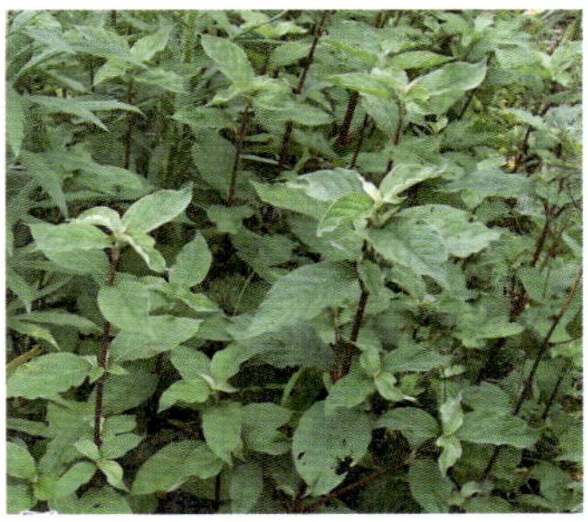

8) 懷 : 품을 회

16. 穿山甲 (천산갑)

천산갑과(穿山甲科)에 속한 동물인 穿山甲의 鱗甲[9]		活血通經 (활혈통경) 下乳 (하유) 消腫排膿 (소종배농) 搜風通絡 (수풍통락)[10]	經閉癥瘕, 乳汁不下, 風濕痺痛, 麻木拘攣, 癰腫瘡毒
微寒, 鹹	肝, 胃		

1) 活血通經

· 鹹味는 軟堅하고 性이 走□□[11]하여 그 효능이 오직 行하고 散하므로 經絡을 투과하여 병소에 直達하게 되어 通經下乳, 消腫排膿, 通絡祛風시키는 효능이 있어 모든 瘀血阻滯로 脈絡이 不通한 병증에 적용한다.

· 즉 經閉, 癥瘕, 瘰癧, 瘿瘤 등에 응용하여 活血通經시키고 攻堅散結시켜 치료한다.

2) 消腫排膿

· 또한 癰腫초기와 膿成不潰의 證에 적용하여 膿未成者는 消하고 膿已成者는 潰하며, 특히 化膿하고자하는 癰腫에 가장 적합하다. 그러므로 托毒排膿시켜 毒邪를 배출하므로 외과에 상용하는 要藥이 된다.

3) 下乳

· 이외에도 婦人의 乳脈不通으로 인한 乳汁不下에 적용하는데 이는 走竄하는 性이 脈絡을 疏通시켜 유즙을 분비하게 한다.

4) 搜風通絡

· 또한 風濕으로 인한 痺痛과 筋骨拘攣에 적용하여 치료하는데 이는 經絡을 宣通시켜 병소에 도달하게하여 活血除痺하기 때문이다.

· 금기증 : 行散力이 너무 강하므로 과량을 사용하여서는 안된다.
癰疽已潰나 膿汁이 清稀한 證, 孕婦

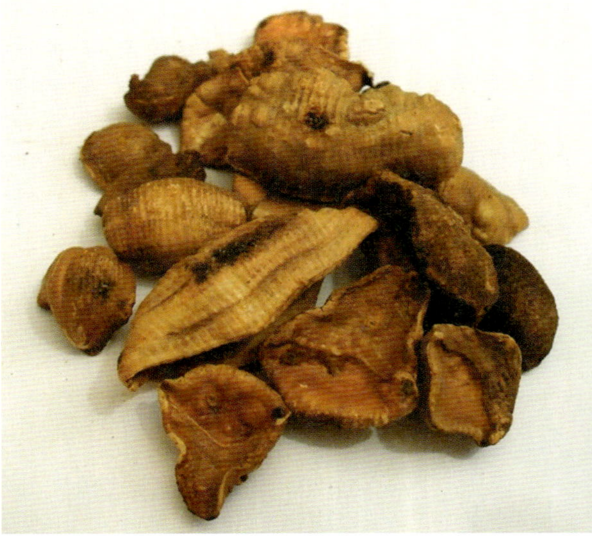

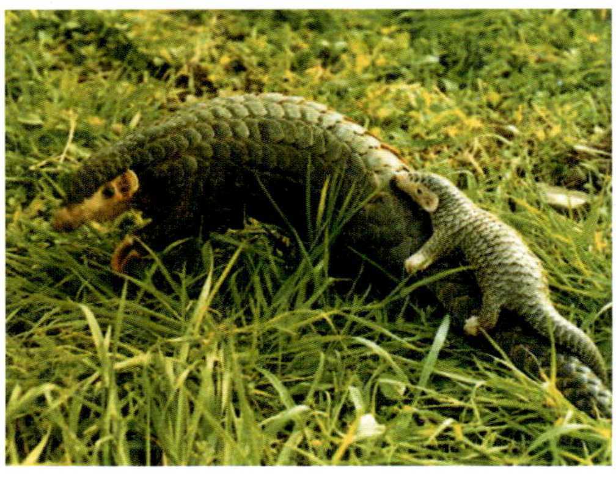

9) 鯪鯉 : 천산갑 능, 잉어 리
10) 搜 : 찾다, 가리다 수
11) 竄 : 달릴 찬

17. 蟅蟲 (자충)

<table>
<tr><td colspan="2">왕바퀴과(鱉蠊科)에 속한 곤충인 地鱉(흙바퀴) 또는 冀地鱉의 雌蟲의 건조체[12]</td><td rowspan="2">破血逐瘀 (파혈축어)
續筋接骨 (속근접골)</td><td rowspan="2">筋骨折傷, 瘀血經閉, 癥瘕痞塊</td></tr>
<tr><td>寒, 鹹
有小毒</td><td>肝</td></tr>
<tr><td colspan="4">· 鹹味는 血分에 들어가 軟堅, 破血逐瘀, 消癥散結시키는 강한 작용을 가진 약물로 筋骨折傷을 치료하는 良品이 되어 골절로 인한 瘀滯腫痛과 瘀血이 結聚되어 散血되지 않는 각종 질환을 치료
· 오늘날 임상에서는 자궁외임신으로 인한 복통과 복부包塊不消 및 만성간염으로 인한 간종대와 간경변, 간부위의 刺痛을 치료하는데 적용하고 있다.

· 금기증 : 孕婦 (破血逐瘀하는 효능이 있어 墮胎하기 쉬우므로)</td></tr>
</table>

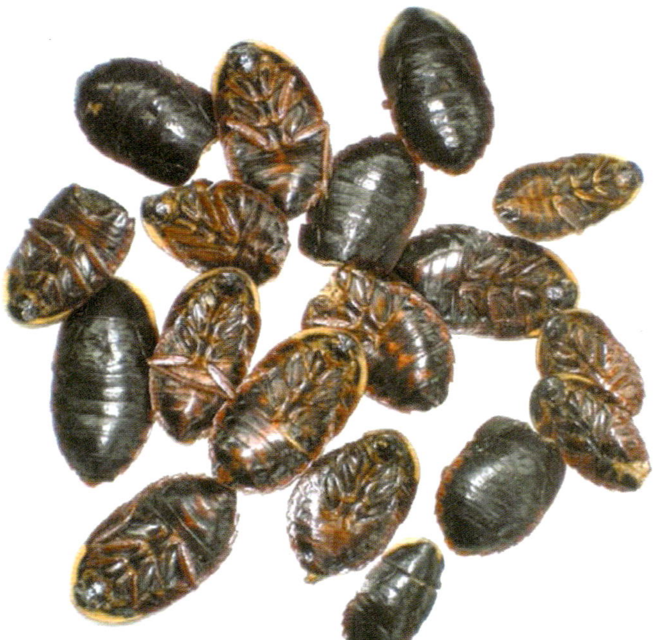

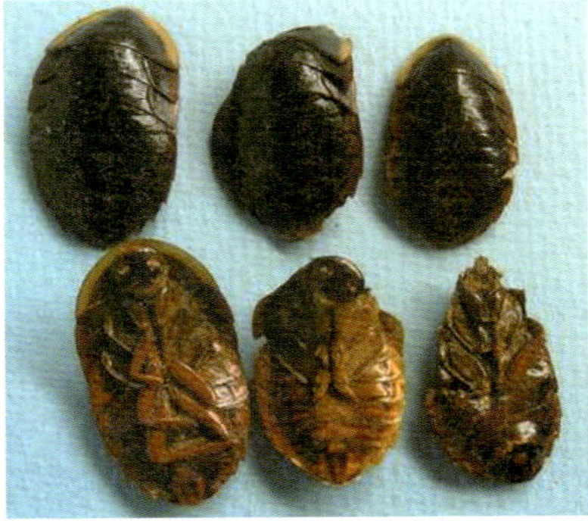

12) 鱉蠊 : 금궤 별, 바퀴 렴, 昆 : 형 곤

18. 水蛭 (수질)

<table>
<tr><td colspan="2">거머리과(水蛭科)에 속한 환절동물인 참거머리(水蛭)와 말거머리(螞蟥), 柳葉螞蟥[13]</td><td rowspan="2">破血 (파혈)
逐瘀 (축어)
通經 (통경)</td><td rowspan="2">癥瘕痞塊, 血瘀經閉, 跌打損傷</td></tr>
<tr><td>平, 鹹苦
有小毒</td><td>肝</td></tr>
<tr><td colspan="4">· 辛味는 散하고 苦味는 泄하여 肝經血分에 들어가 破血消癥하므로 血瘀로 인한 經閉와 癥瘕積聚, 蓄血發狂 및 跌撲損傷의 중증을 치료하는데 적용한다.

· 금기증 : 孕婦, 瘀血이 없는 경우 (破血逐瘀하고 通經消癥하는 효능이 강하므로)</td></tr>
</table>

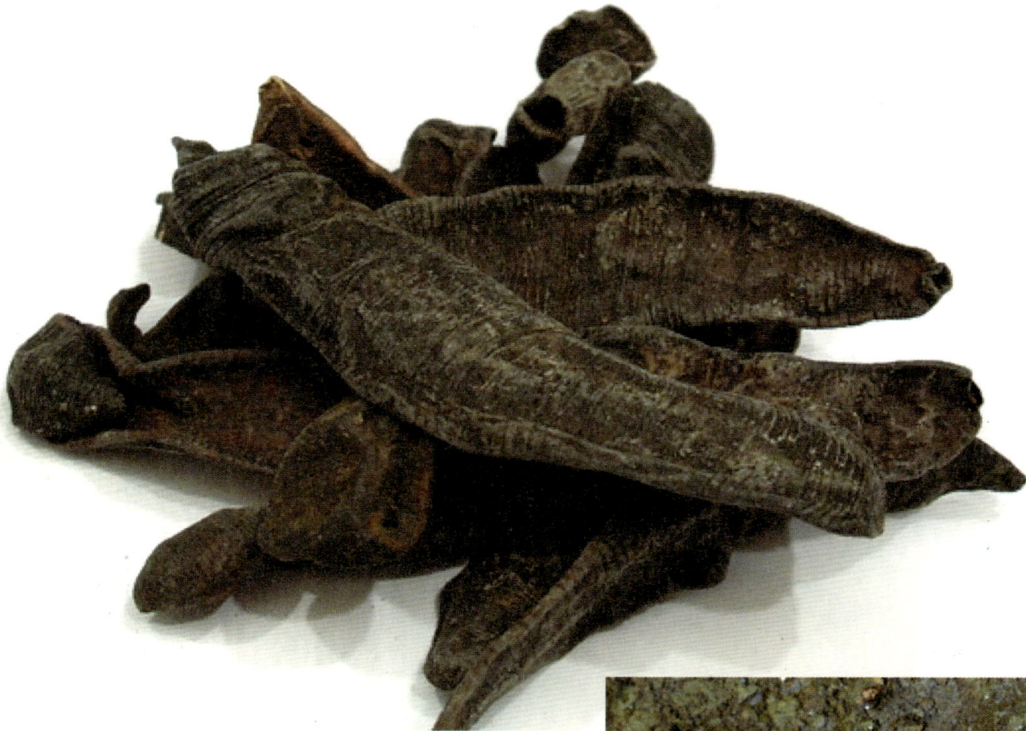

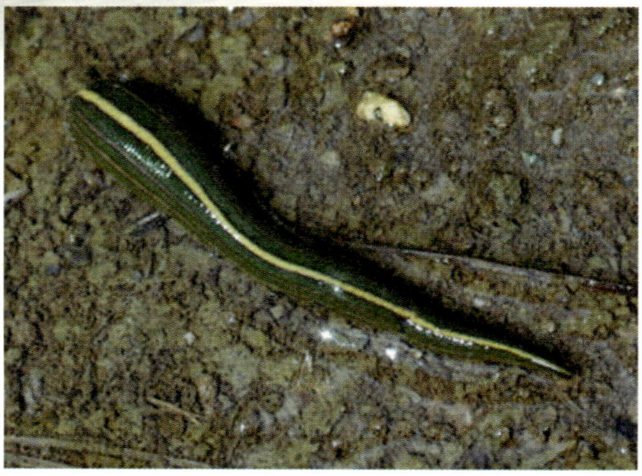

13) 蛭 : 거머리 질, 螞蝗 : 말거머리 마, 누리 황

19. 澤蘭 (택란)

꿀풀과(脣形科)에 속한 多年生 草本인 毛葉地瓜兒苗와 地瓜兒苗의 全草 우리나라에서는 애기쉽사리와 개쉽사리의 全草를 사용			月經不調, 經閉, 痛經, 産後瘀血腹痛★, 身面浮腫, 水腫★, 癰腫瘡毒, 跌撲損傷
微溫, 苦辛	肝, 脾	活血祛瘀 (활혈거어) 行水消腫 (행수소종)	

1) 活血祛瘀
- 味가 苦辛氣香하고 性溫通達하여 肝, 脾經의 鬱滯를 善舒하고 活血通經★시키는 효능이 있으며, 祛瘀하되 正氣를 손상시키지 않는 장점★이 있어 부인과에 상용하는 要藥이 된다.
- 모든 血脈瘀滯로 經行이 不利한 證★에 배합하여 응용한다.

2) 行水消腫
- 活血化瘀하므로 水腫에 瘀血을 동반하였다든가 혹은 血瘀로 인한 水腫을 치료한다★

- 금기증★ : 瘀血이 없는 경우, 血虛

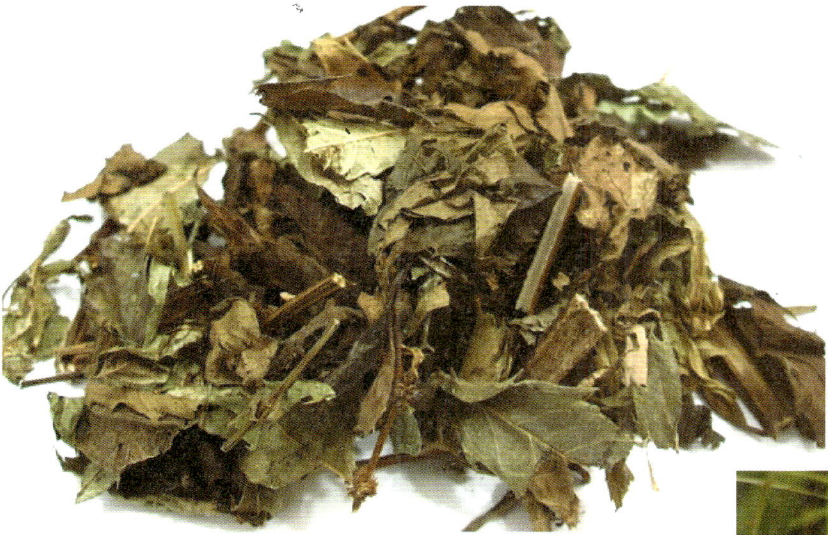

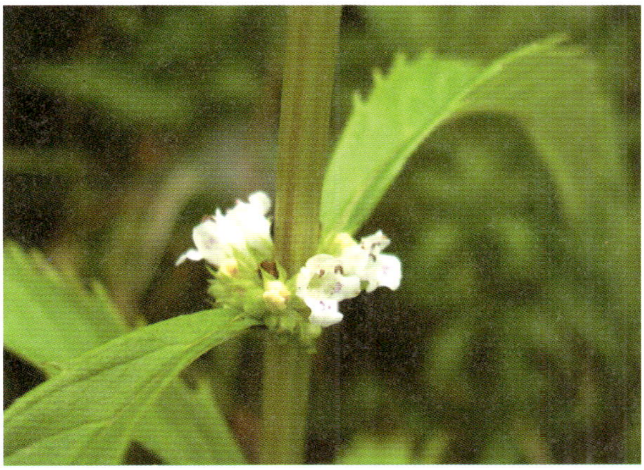

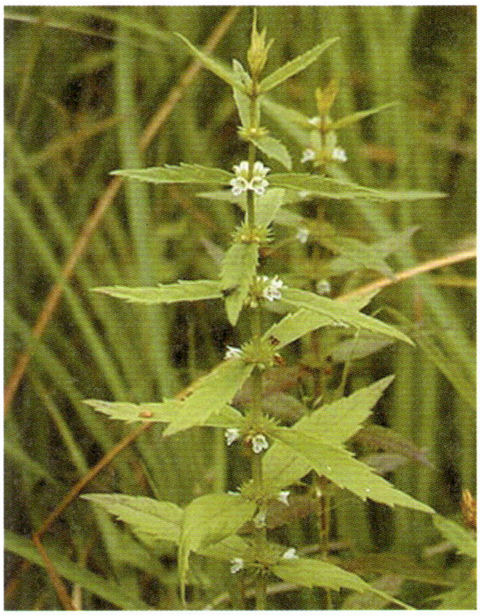

20. 凌霄花 (능소화)

능소화과(紫葳科)에 속한 落葉藤本인 능소화의 花[14]		淸熱凉血 (청열양혈) 化瘀散結 (화어산결) 祛風止痒 (거풍지양)	經閉癥瘕, 崩中漏下, 血熱風痒, 瘡疥隱疹, 酒皶鼻
寒, 甘酸	肝, 心包		

· 性味가 甘酸寒하여 肝經血分에 들어가 血中의 伏火를 없애 破血祛瘀 시키는 효능이 있어 血滯經閉와 癥瘕를 치료하며

· 또한 凉血祛風의 효능이 있어 血熱로 인한 風痒과 皮膚瘙痒 등을 치료하는데 다용한다.

· 黃宮綉[15]의 【本草求眞】에 血中 伏火로 인한 氣結血閉와 風痒, 崩帶, 癥瘕 및 모든 瘀血이나 血熱로 된 질환을 치료 한다고 하였으며, 또한 肺癰에도 君藥으로 다용한다고 하였다.

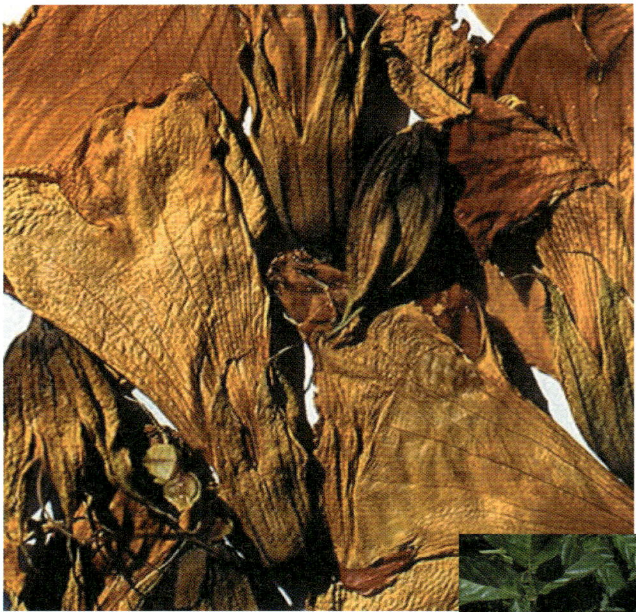

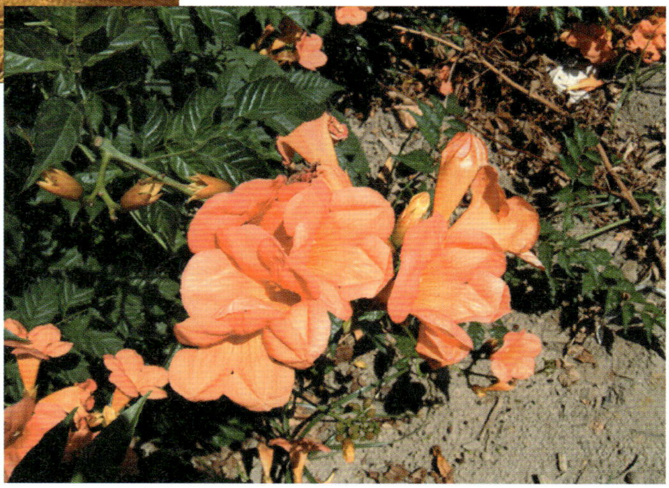

14) 葳 : 초목이 무성한 모양 위

15) 綉 : 수놓을 수

21. 自然銅 (자연동)

유화물류의 광물인 황철광족에 속한 황철광의 함류화철(FeS_2)광석		散瘀止痛 (산어지통) 接骨續筋 (접골속근)	跌打損傷, 筋斷骨折, 血瘀疼痛, 積聚, 癭瘤, 瘡瘍
平, 辛	肝		

· 味辛氣平하여 肝經 血分에 들어가 行血散瘀止痛하므로 傷科의 接骨 要藥이 되어 골절손상으로 瘀血腫痛을 치료하는데 적용한다.

· 이러한 효능은 散瘀消腫하므로 통증이 멈추고 손상이 치유되어 接骨續筋하게 된다.

· 그러나 性이 剛强하므로 오랜복용은 좋지 않으며 接骨후에는 活血行氣약물에 氣血을 補益시키는 약물을 배합하여 筋骨을 溫養시켜야 한다.

· 포제★ : 洗淨한 후 용기에 넣어 武火로 붉게 될 때까지 煅하여 醋淬[16]한다.
이것을 2~3회 반복하면 흑갈색으로 변하고 外表가 부스러져 쪼개지며 광택이 소실되고 질이 잘 부서질 정도까지 된 것을 땅속에 묻어 火毒을 제거한 다음 藥碾[17]으로 研碎[18]하고 水飛하여 건조한다.

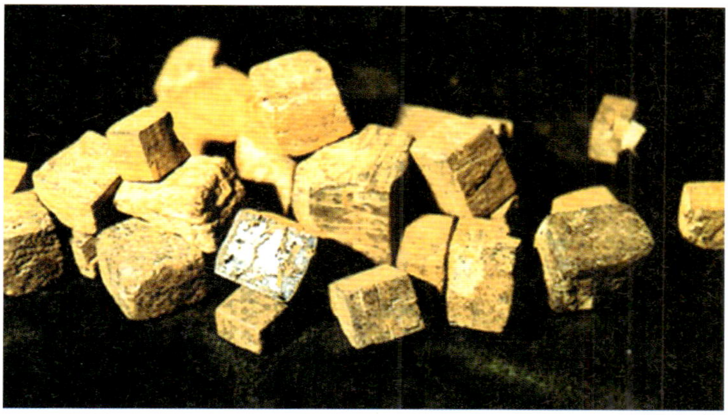

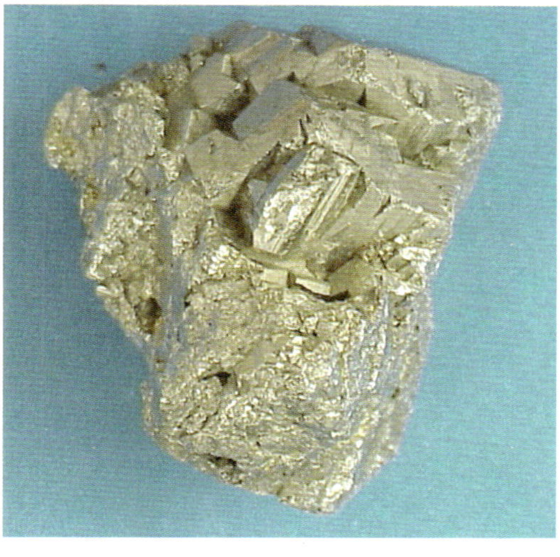

16) 淬 : 담금질 쉬
17) 碾 : 맷돌 년
18) 研碎 : 갈 연, 부술 쇄

22. 王不留行 (왕불유행)

<table>
<tr><td>석죽과(石竹科)에 속한 일년생 또는 이년생 초본인 麥藍菜의 성숙한 種子</td><td></td><td rowspan="2">活血通經 (활혈통경)
下乳消腫 (하유소종)</td><td rowspan="2">婦女經閉, 經痛, 乳汁不通★, 乳癰腫痛</td></tr>
<tr><td>平, 苦</td><td>肝, 胃</td></tr>
<tr><td colspan="4">· 味苦는 主泄하여 오직 血分에 들어가 通利시키므로 위로는 通乳시키고 아래로는 通經하며 그 특징이 行血하여 留滯하지 않게 하고 走泄하되 守하지 않아 血脈을 通利시켜 瘀血이 阻滯된 병증을 치료한다★
· 이 외에도 活血消腫시키는 효능이 있어 癰腫瘡毒을 치료하는데 응용되며, 乳癰에 상용하여 양호한 효과가 있다.</td></tr>
</table>

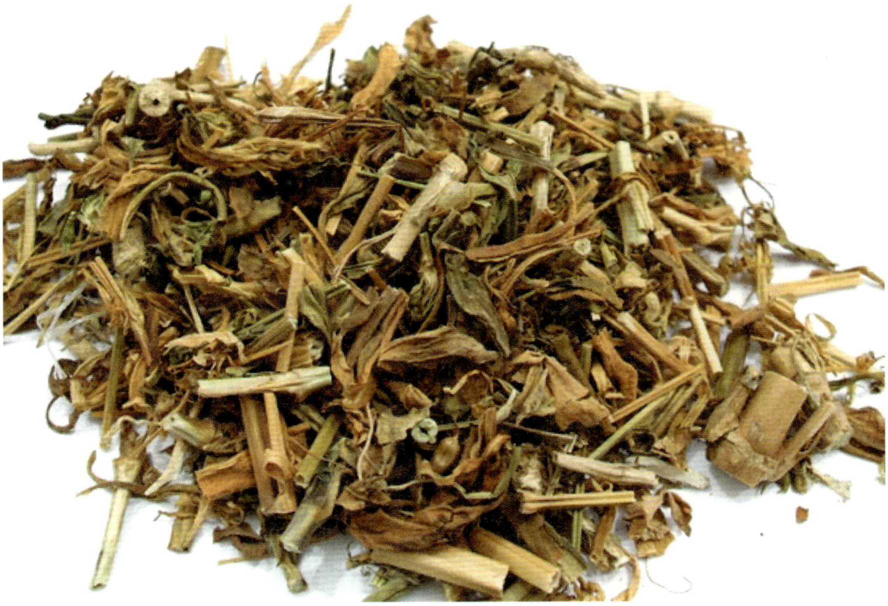

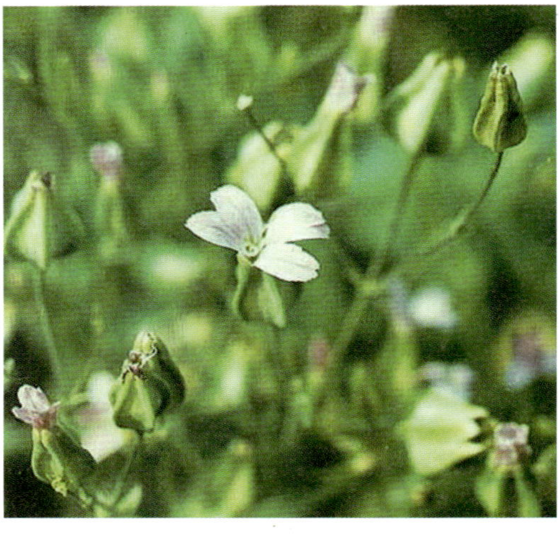

23. 蘇木 (소목)

<table>
<tr><td colspan="2">콩과(豆科)에 속한 낙엽소교목 혹은 灌木인 소목의 心材</td><td rowspan="2">活血破瘀 (활혈파어)
消腫止痛 (소종지통)</td><td rowspan="2">經閉痛經★, 産後瘀阻, 胸腹刺痛★, 外傷腫痛, 破傷風</td></tr>
<tr><td>平, 甘鹹</td><td>心, 肝, 脾</td></tr>
<tr><td colspan="4">· 辛味는 走散하여 心, 肝, 脾經의 血分에 들어가 活血祛瘀시켜 消腫止痛의 작용이 있어 외과의 要藥이 된다.
· 또한 婦女의 血瘀로 인한 병증에 적용하여 치료한다.

· 금기증★ : 血虛無瘀 (性이 走散動血하므로)</td></tr>
</table>

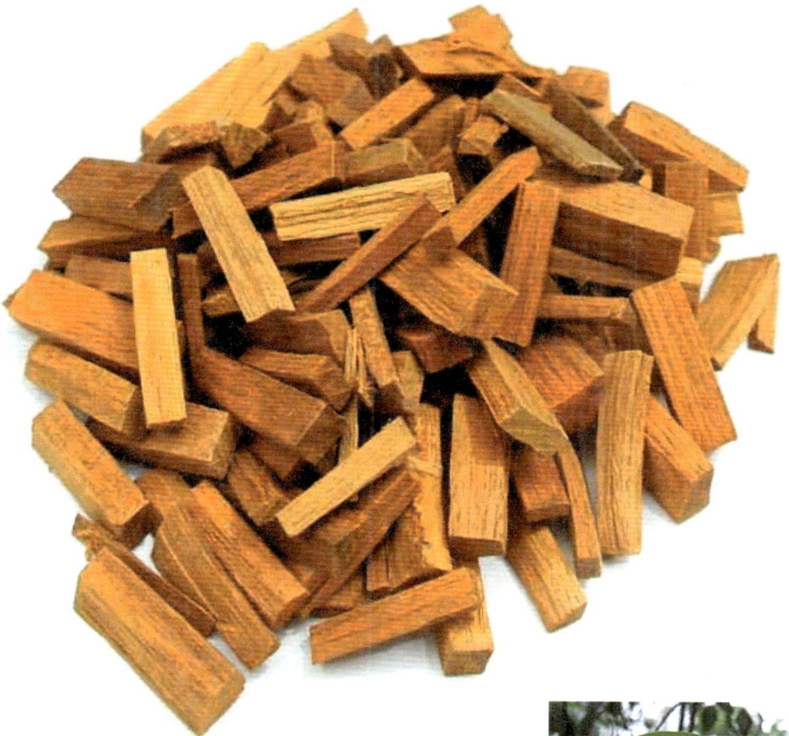

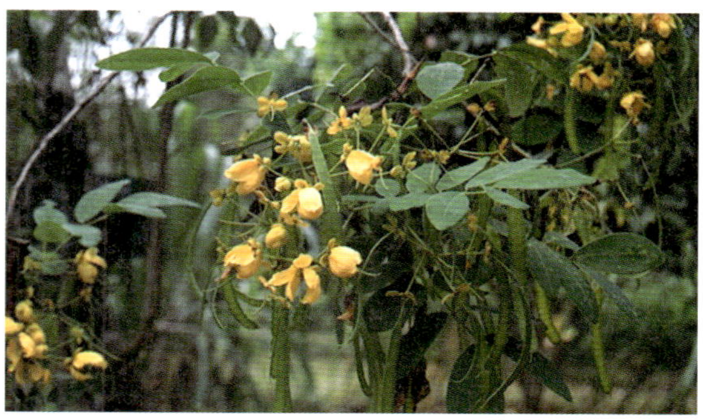

24. 乾漆 (건칠)

옻나무과(漆樹科)에 속한 낙엽교목인 옻나무의 樹脂		破血祛瘀 (파혈거어) 消積 (소적) 殺蟲 (살충)	婦女經閉, 癥瘕, 瘀血, 蟲積腹痛
溫, 辛苦 有小毒	肝, 胃		

1) 破血祛瘀, 消積

· 性味는 辛苦溫하여 辛散苦泄하고 溫通行滯하여 破血功堅하므로 瘀血이 阻滯되어 나타나는 經閉痛經과 癥瘕 등을 치료하는데 적용한다.

2) 殺蟲

· 또한 殺蟲의 효능이 있어 蟲積腹痛에 응용하나 오늘날 임상에서는 많이 쓰지 않는다.

· 毒性이 있으므로 수치를 하여 적용하며 煎劑에 넣는 것은 좋지 않다.

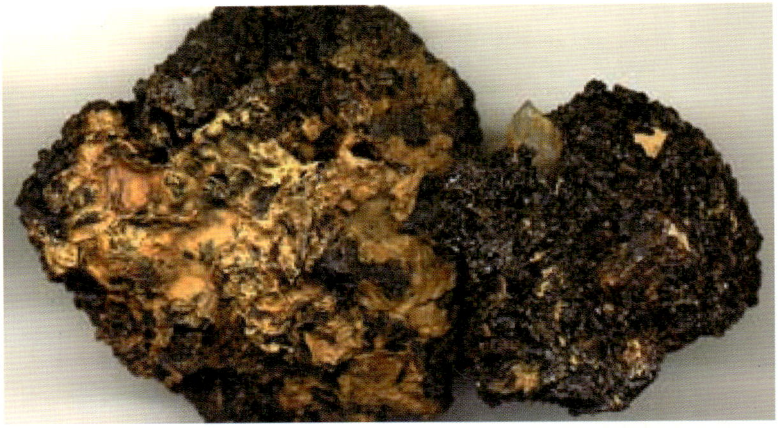

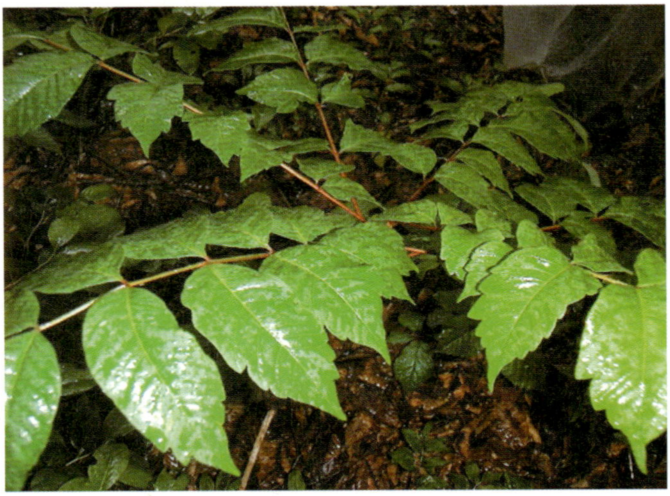

25. 皂角刺 (조각자)

콩과(豆科)에 속한 낙엽교목인 조각자나무, 쥐엄나무의 가시		消腫排膿 (소종배농) 祛風殺蟲 (거풍살충)	癰疽腫毒, 瘰癧, 産後缺乳, 胞衣不下 (外治) 疥癬麻風
溫, 辛	肝, 胃		

1) 消腫排膿

· 辛散溫通하고 그 性이 예리하여 병소에 直達하는 것이 穿山甲과 비슷하다.

· 消腫托毒排膿의 효능이 있어 癰疽腫毒이 未成된 것은 능히 消하고, 이미 潰瘍을 일으킨 것은 潰爛시켜 외과에 상용하는 要藥★이 된다.

· 이 외에도 痰核瘰癧과 癥瘕結塊에도 병증에 따라 사용할 수 있다.

2) 祛風殺蟲

·또한 祛風殺蟲의 효능이 있어 麻風이나 疥癬에도 배합하여 응용한다.

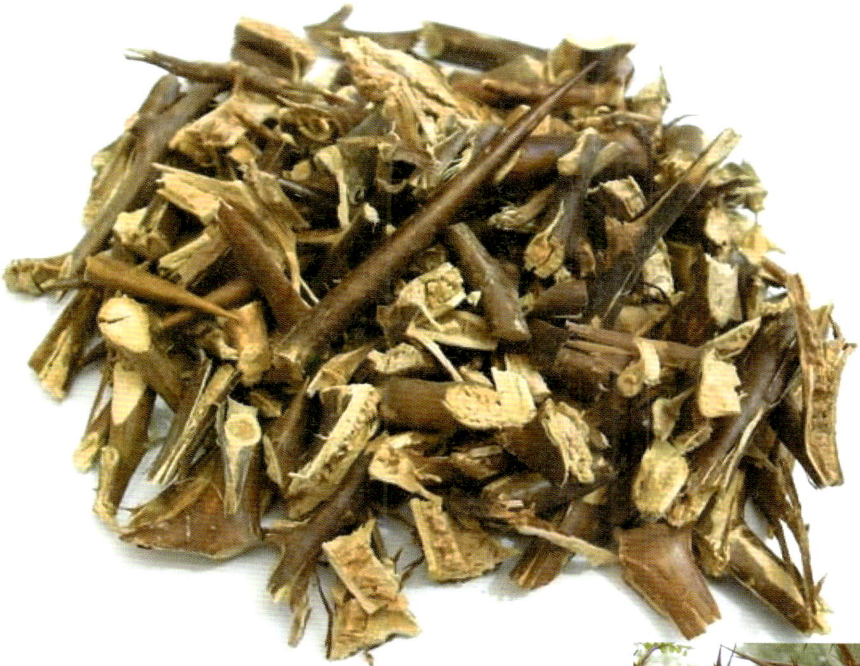

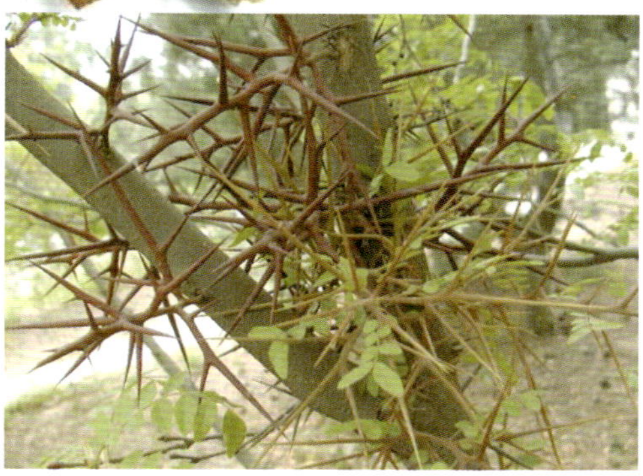

26. 血竭[19] (혈갈)

종려과(棕櫚科)에 속한 다년생 상록 등본인 麒麟竭의 果實과 樹幹에서 채취한 樹脂[20]		散瘀定痛 (산어정통) 止血生肌 (지혈생기)	跌打折損, 內傷瘀痛, 外傷出血不止, 瘰癧, 臁瘡潰久不合, 痔瘡
平, 甘鹹	心, 肝		

· 味가 甘鹹하여 心, 肝 血分에 들어간다.

① 외용 : 斂瘡生肌止血의 효능이 있어 瘡潰久不收口와 外傷出血 및 創口不斂한 증상에 적용하여 瘡傷面의 유합을 촉진한다.

② 내복 : 活血散瘀止痛의 효능이 있어 跌打損傷으로 인한 瘀腫作痛과 혹은 內傷으로 血聚하여 유발된 胸腹諸痛 및 婦女經閉, 産後瘀阻 등에 적용하여 치료한다.

· 금기증 : 瘀血證이 없는 경우, 孕婦 (散瘀시키는 효능이 강하므로)

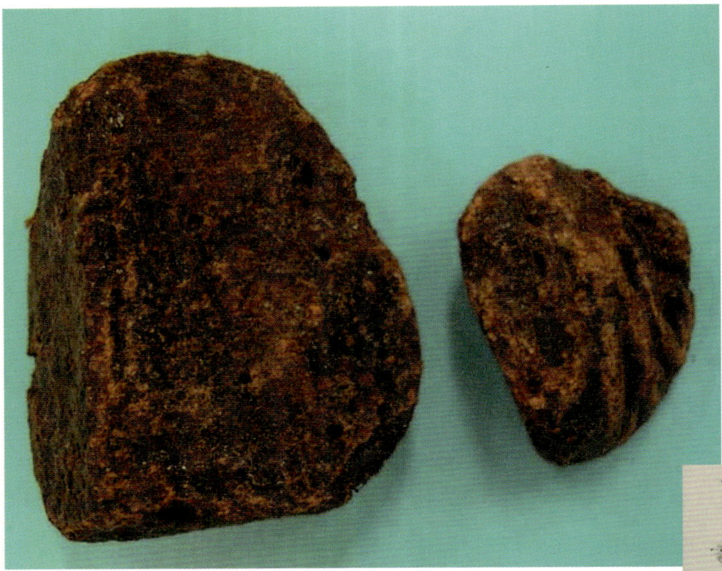

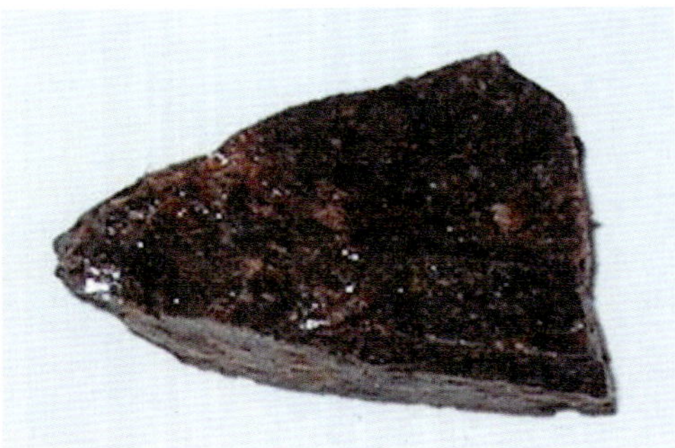

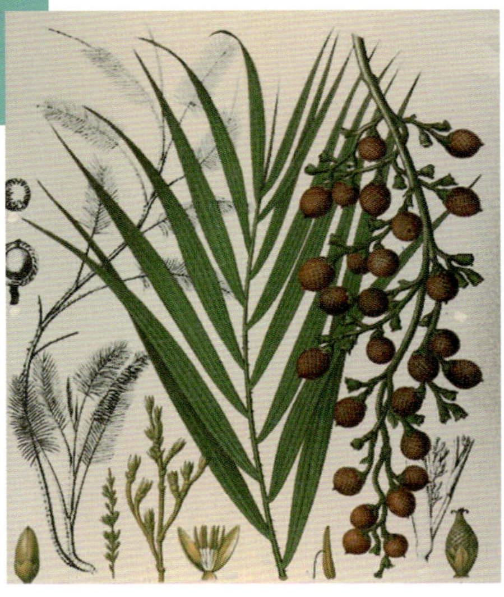

19) 竭 : 다할 갈

20) 麒麟 : 기린 기, 기린 린

27. 茺蔚子 (충울자)

<table>
<tr><td colspan="2">꿀풀과(脣形科)에 속한 일년생 초본인 익모초의 果實★</td><td rowspan="2">活血調經 (활혈조경)
淸肝明目 (청간명목)</td><td rowspan="2">婦女月經不調, 痛經, 閉經, 崩中帶下, 産後瘀血作痛,
肝熱頭痛, 頭暈, 目赤腫痛, 目生翳膜</td></tr>
<tr><td>微寒, 甘辛</td><td>心包, 肝</td></tr>
</table>

· 性味가 微寒無毒하고 甘辛하여 心包, 肝經에 들어가 活血調經, 涼肝明目시키는 효능

1) 活血調經

· 活血작용은 益母草와 비슷하여 婦女의 血脈阻滯로 인한 月經不調와 經行不暢, 小腹脹痛, 經閉, 産後瘀阻腹痛, 惡露不盡 및 跌打損傷으로 인한 瘀血作痛 등을 치료한다.

2) 淸肝明目

· 또한 肝熱로 인한 頭痛과 目赤腫痛 및 目生翳膜 등을 치료한다.

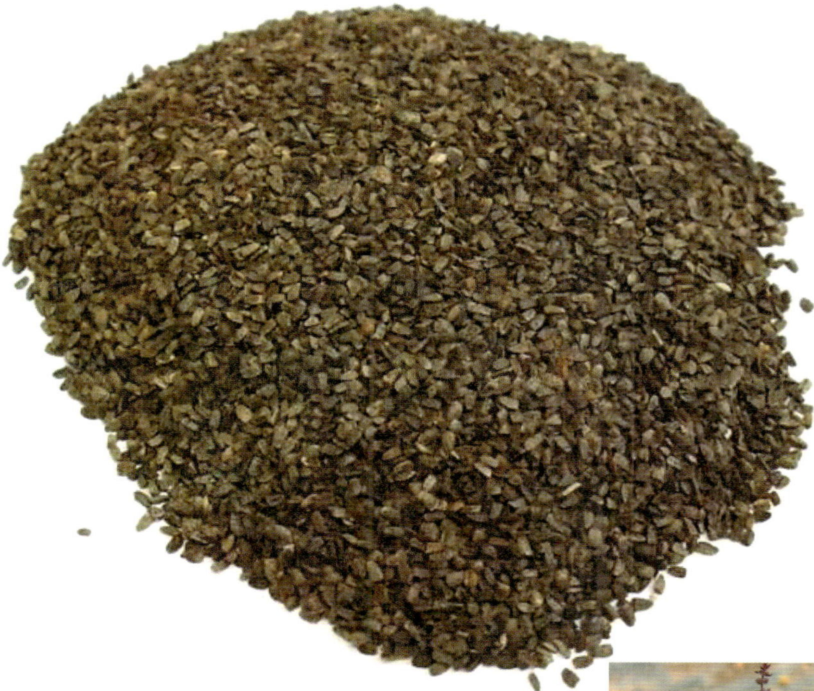

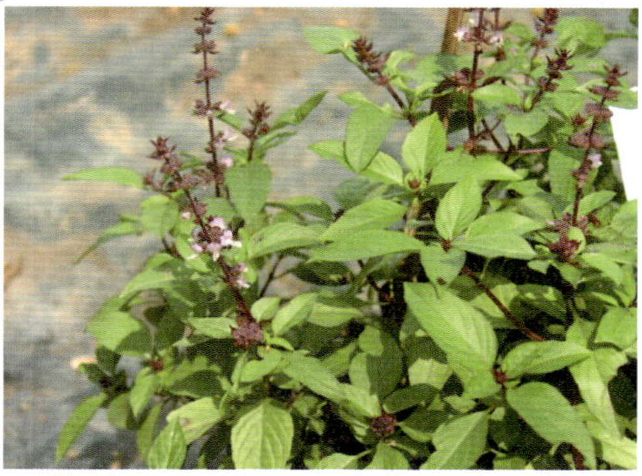

28. 卷柏 (권백)

부처손과(卷柏科)에 속한 다년생 상록초본인 부처손의 全草		生用 : 活血通經 (활혈통경) 炒用 : 化瘀止血 (화어지혈)	[生用] 經閉, 癥瘕, 跌打損傷 [炒炭] 吐血, 衄血, 便血, 尿血
平, 辛	肝, 心		

· 岩石上[21]에서 자라며 肝經 血分에 들어가 血病을 치료한다.

1) 活血通經

· 生用하면 그 性이 微寒하여 凉血시키는 효능이 있어 破血通經하므로 經閉癥瘕와 跌撲損傷을 치료

2) 化瘀止血

· 炒用하면 그 性이 辛溫하여 止血시키는 효능이 있어 吐血, 衄血, 尿血, 便血, 脫肛 등 증상을 치료

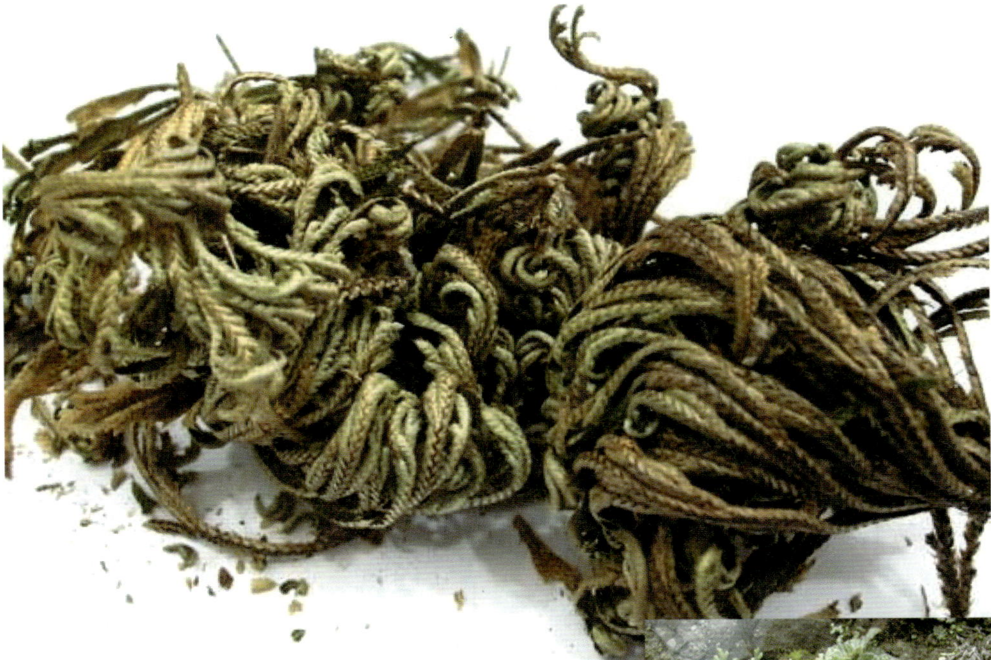

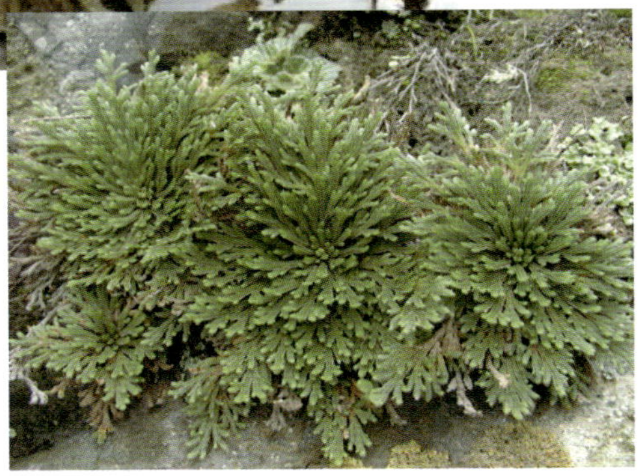

21) 岩 : 巖(바위 암)의 속자

29. 鷄血藤 (계혈등)

콩과(豆科)에 속한 낙엽 목질대등본인 密花豆의 藤莖		活血舒筋 (활혈서근) 養血調經 (양혈조경)	手足麻木, 月經不調, 痛經, 經閉, 肢體癱瘓, 風濕痺痛
溫, 苦微甘	肝 腎		

· 性味가 苦甘溫하여 苦味는 泄하고 溫性은 通하게 하며 또는 甘味를 겸하고 있어 行血하되 陰血을 상하지 않게 하고 補血하되 滯血하지 않게 하는 장점이 있다.

1) 養血調經

· 부녀의 月經不調와 痛經 및 經閉에 虛實에 관계없이 모두 응용하여 치료한다.

· 특히 虛에 滯를 겸한 경우에 좋으므로 四物湯에 배합하여 치료효과를 증강하게 한다.

2) 活血舒筋

· 이 외에도 舒筋活絡시키는 효능이 있어 風寒濕邪가 經絡에 阻滯한 경우 또는 노인이나 부녀가 血虛로 인하여 養筋하지 못하여 발생하는 肢體麻木, 筋脈拘攣, 關節疼痛 등을 치료

· 또한 방사선 치료로 백혈구가 감소하는 증상에도 일정한 효과가 있다.

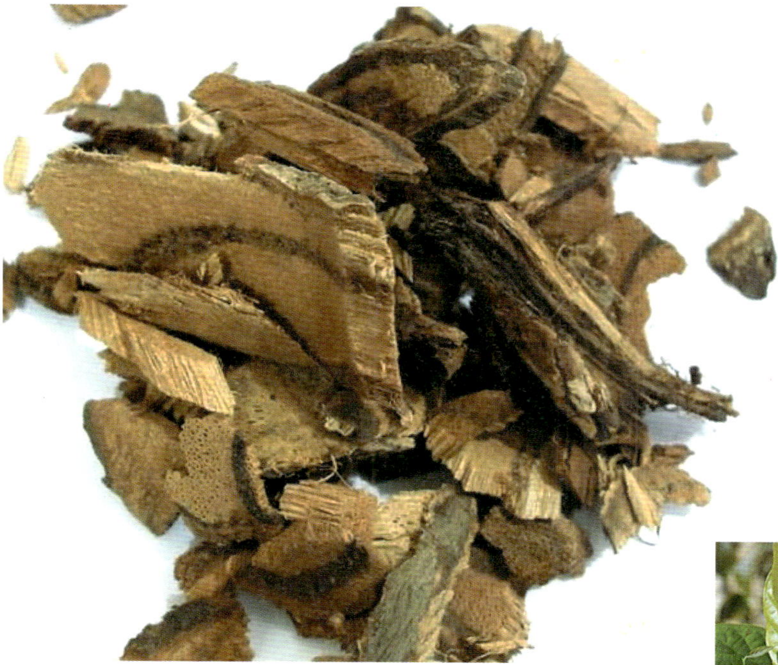

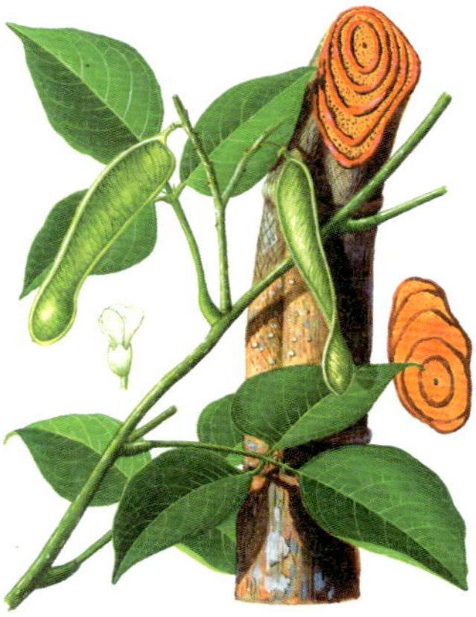

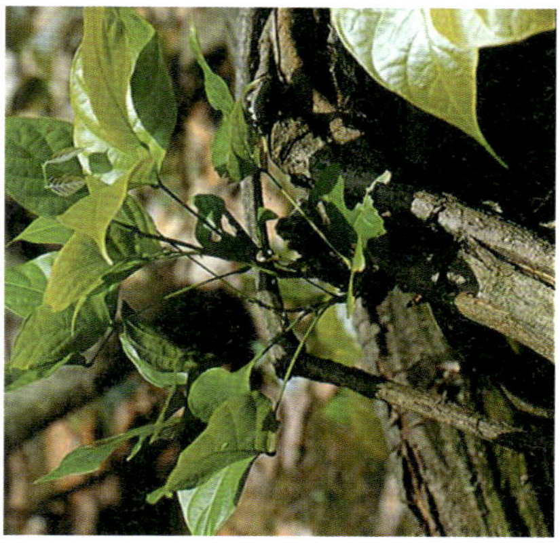

第13章
化痰止咳平喘藥

· 작용 : 祛痰 혹은 消痰시키는 약을 化痰藥이라 하며, 咳嗽, 喘息을 완화 또는 제지할 수 있는 약을 止咳平喘藥이라 한다. (대부분 둘을 겸하고 있다)

· 응용 : 痰多咳嗽, 痰飮氣喘, 喀痰不爽, 痰과 관련된 癲癎, 驚厥, 癭瘤, 瘰癧, 陰疽流注 등 증상에 사용

1) 溫化寒痰藥

⑴ 종류★

반하(半夏), 천남성(天南星), 백부자(白附子), 백개자(白芥子), 조협(皂莢), 선복화(旋覆花), 백전(白前)

⑵ 性味 : 溫燥

⑶ 적응증상

· 寒痰과 濕痰으로 인한 咳嗽氣喘과 痰多稀薄 등 증후와 濕痰이 經絡에 阻滯되어 일어난 肢節痠痛, 陰阻流注

2) 清化熱痰藥

⑴ 종류★

전호(前胡), 길경(桔梗), 과루(瓜蔞), 천패모(川貝母), 절패모(浙貝母), 천축황(天竺黃), 죽여(竹茹), 죽력(竹瀝), 청몽석(青礞石), 해조(海藻), 곤포(昆布), 반대해(胖大海), 비파엽(枇杷葉), 동과자(冬瓜子)

⑵ 性味 : 寒凉

⑶ 적응증상

① 痰熱이 鬱閉하여 일어난 咳喘胸悶과 痰液稠粘으로 인한 喀痰不爽 증 등

② 熱痰과 관계있는 癲癎, 驚厥, 中風, 瘰癧痰核, 癭瘤 등

3) 止咳平喘藥

⑴ 종류★

행인(杏仁), 백부근(百部根), 자완(紫菀), 관동화(款冬花), 소자(蘇子), 상백피(桑白皮), 정력자(葶藶子), 마두령(馬兜鈴), 백과(白果)

⑵ 적응증상

· 咳嗽喘息의 병증에 응용

第1節 溫化寒痰藥

1. 半夏 (반하)

<table>
<tr><td colspan="2">천남성과(天南星科)에 속한 다년생 초본인 끼무릇의 코르크층을 제거한 塊莖</td><td rowspan="2">化痰止嘔 (화담지구)
燥濕降逆 (조습강역)
消痞散結 (소비산결)
[薑半夏] 降逆止嘔
[法半夏] 燥濕化痰</td><td rowspan="2">痰多喘咳, 痰飮眩悸, 風痰眩暈, 痰厥頭痛, 嘔吐反胃, 胸脘痞悶, 梅核氣症
[生用 外治] 癰腫痰核</td></tr>
<tr><td>溫, 辛
有毒</td><td>脾, 胃, 肺</td></tr>
</table>

1) 化痰止嘔

· 化痰止嘔시키는 효능이 있어 脾, 胃經의 要藥이 된다.

脾臟은 喜燥而惡濕하여 脾濕이 化濕되지 않으면 結聚하여 痰이 되고, 痰濕이 肺에 침범하면 咳嗽痰多하게 된다.

2) 燥濕降逆

· 半夏는 性이 溫燥하여 燥濕化痰★시키는 主藥이 된다. 그러므로 痰濕飮邪의 질환에 모두 적용하며, 熱痰에 속한 證에는 淸肺시키는 약물을 배합하여 사용한다.

· 胃는 受納하는 臟器로 降함이 순조로워야 되는데 升하게 되면 逆이 되며, 痰濕이 胃에 停蓄하면 胃氣가 不和하여 上逆하게 되므로 嘔, 噦, 呃逆, 噫氣 등의 증상이 나타나게 된다[1]

이러한 證에 半夏는 燥濕化痰하여 痰濕이 제거되면 胃가 調和되어 嘔吐가 멈추게 되므로 降逆止嘔의 良藥★이 된다.

· 痰濕으로 인한 嘔吐에 많이 응용하는 외에도 補益藥과 배합하여 胃虛嘔吐를 치료하며 胃熱嘔吐에는 淸胃시키는 약물을 배합하여 적용하기도 한다.

3) 消痞散結

· 이 외에도 辛味는 散結消痞★하는 효능이 있어 胸中痞滿과 癭瘤瘰癧 및 梅核氣 등에도 적용하여 치료한다.

· 그러나 半夏는 溫燥한 약물로 陰液을 손상하기 쉬우므로 陰虛肺熱로 인한 燥痰咯血에는 복용하여서는 안된다.

淸半夏	燥濕化痰에 특장
薑汁炒한 半夏	降逆止嘔에 편중되게 작용
法半夏	和胃燥濕
半夏麯	化痰消食하는 주된 효능
生半夏	有毒하여 외용에 많이 응용하며 消腫散結의 효능★, 반드시 生薑과 같이 사용

· 근래에 와서는 生半夏를 내복하는 경우가 있는데, 반드시 生薑을 같이 사용★해야 한다.

1) 噦 : 새소리 홰

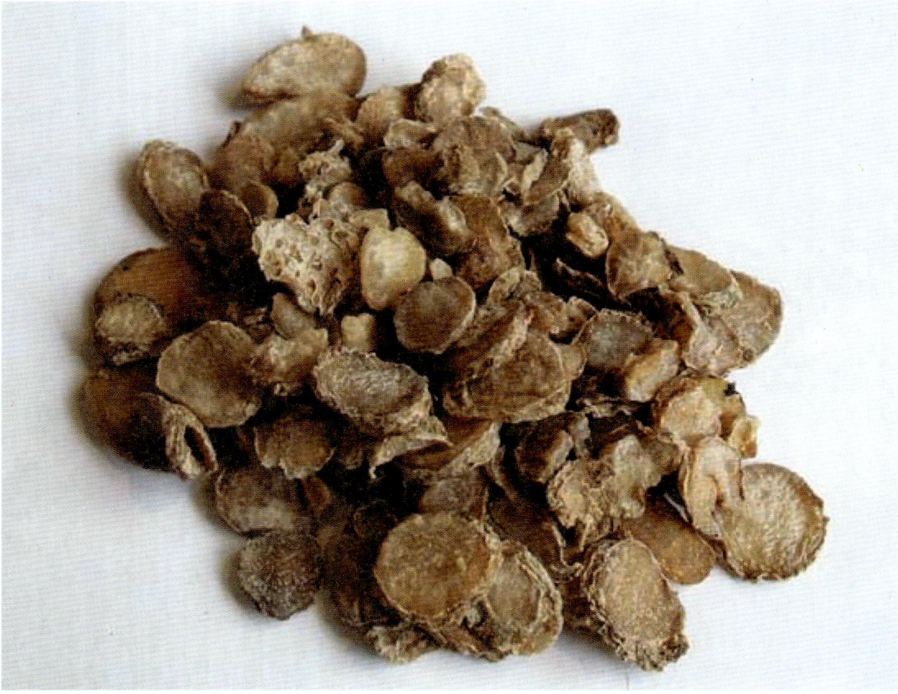

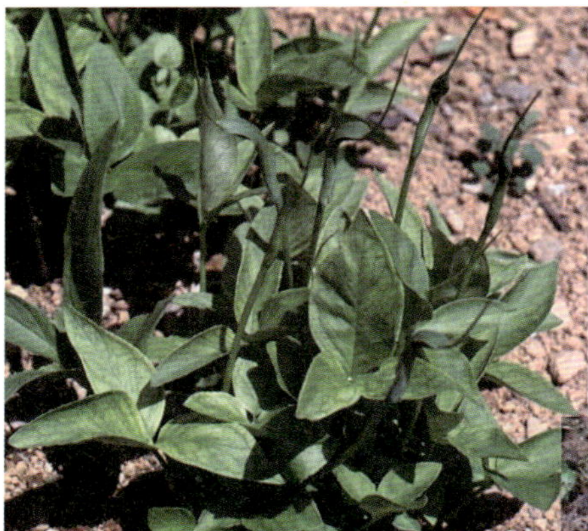

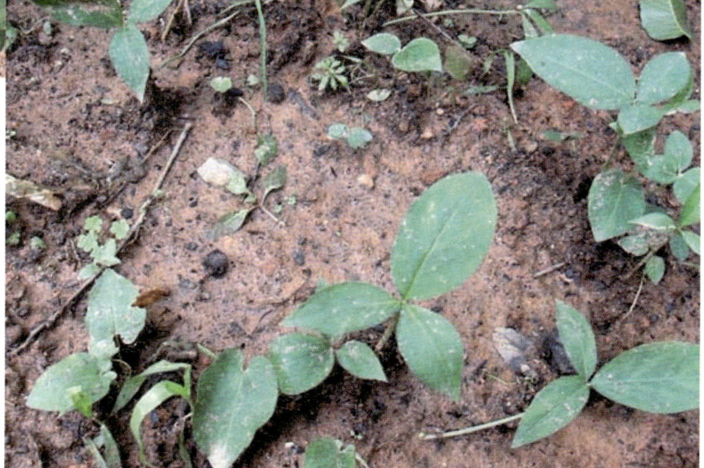

2. 天南星 (천남성)

천남성과(天南星科)에 속한 다년생 초본인 천남성과 東北天南星 및 異葉天南星의 코르크층을 벗긴 塊莖		燥濕化痰 (조습화담) 祛風止痙 (거풍지경) 散結消腫 (산결소종)	頑痰咳嗽, 風痰眩暈, 中風痰壅, 口眼喎斜, 半身不遂, 癲癇, 驚風, 破傷風 [生用 外治] 癰腫, 蛇蟲咬傷
溫, 苦辛 有毒	肝, 肺, 脾		

1) 燥濕化痰

· 性味는 辛苦溫燥하여 痰을 치료하는 효능이 半夏와 같은데, 燥烈한 性은 半夏보다 심하며 燥濕祛痰의 작용이 강하여 濕痰咳嗽와 胸隔滿悶★을 치료한다.

2) 祛風止痙

· 辛味는 開하고 走竄하는 효력이 강하여 肝經에 들어가 經絡의 風痰을 제거하는 장점★이 있어 風痰이 經絡에 阻滯되어 나타나는 中風, 口噤, 半身不遂, 口眼喎斜 및 破傷風 등을 치료하는데 양호한 효과가 있어 諸風口噤에는 南星을 사용하는 것이 좋다.

이와 같이 南星은 오직 風痰을 치료하는 要藥★이 된다.

3) 散結消腫

· 이 외에도 生南星의 辛味는 走竄하고 散하는 성질이 있어 祛風燥濕하고 散血消腫시키므로 癰腫과 瘰癧에 外敷하여 치료한다.

· 牛膽南星은 南星에 牛膽汁을 가하여 제조한 것으로 燥한 性은 감소되어 性味가 苦凉하여 淸熱化痰하고 息風定驚시키는 효능이 있어 痰熱로 인한 驚風抽搐證★을 치료한다.

· 금기증★ : 熱極生風, 血虛生風, 陰虛乾痰, 孕婦 (燥烈有毒하고 傷陰墮胎하므로)

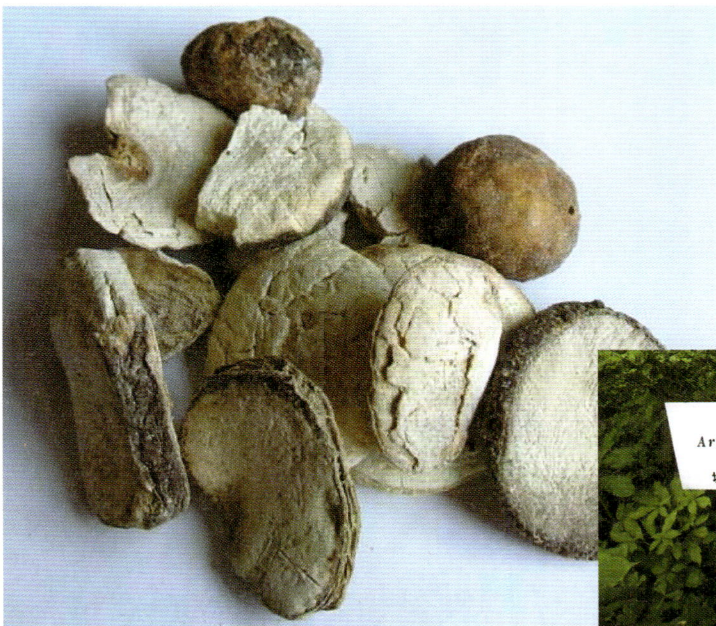

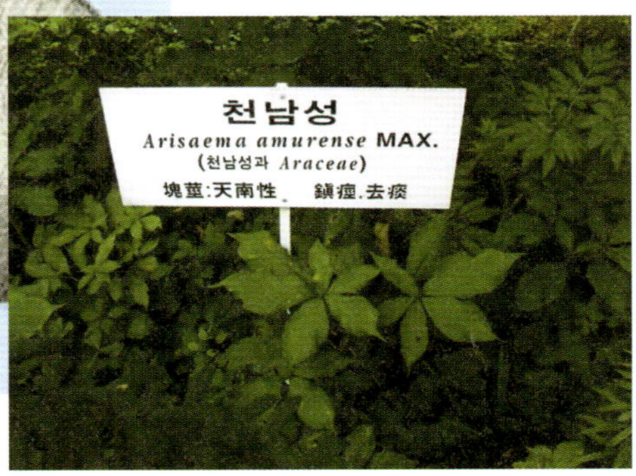

3. 白附子 (백부자)

<table>
<tr><td colspan="2">미나리아재비과(毛茛科)에 속한 다년생 초본인 白附子(關白附)의 塊根[2]</td><td rowspan="2">祛風痰 (거풍담)
定驚搐 (정경축)
解毒 (해독)
散結止痛 (산결지통)</td><td rowspan="2">中風痰壅, 口眼喎斜, 言語蹇澀, 痰厥頭痛, 偏正頭痛, 喉痺咽痛, 破傷風
[外治] 瘰癧痰核, 毒蛇咬傷</td></tr>
<tr><td>溫, 辛
有毒</td><td>脾, 胃</td></tr>
</table>

· 燥烈有毒하여 효능이 南星과 유사하고 風痰을 없애는 要藥이 되어 痰濕을 제거하여 化痰하고 風邪를 제거하여 止痙★시키는 효능이 있어 風痰으로 인한 諸證을 치료한다.

· 辛溫升散하는 효능은 상부로 들어가 頭面部의 질환을 치료한다.

· 그러나 燥烈한 性이 매우 강하여 傷陰시키기 쉬우므로 陰虛陽亢으로 인한 頭痛眩暈과 中風의 證에 응용하는 것은 마땅하지 않다.

· 白附子는 품종이 같지 않아 작용에 있어서 구별된다.

白附子(禹白附)	風痰이 經絡에 阻滯되어 나타나는 中風, 眩暈, 破傷風
關白附	風寒濕邪로 인한 頭面部의 모든 질환

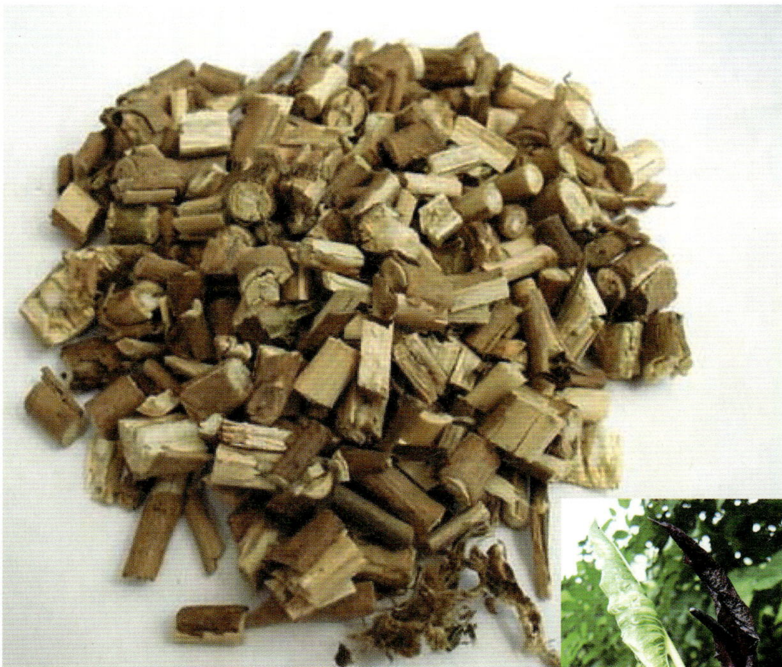

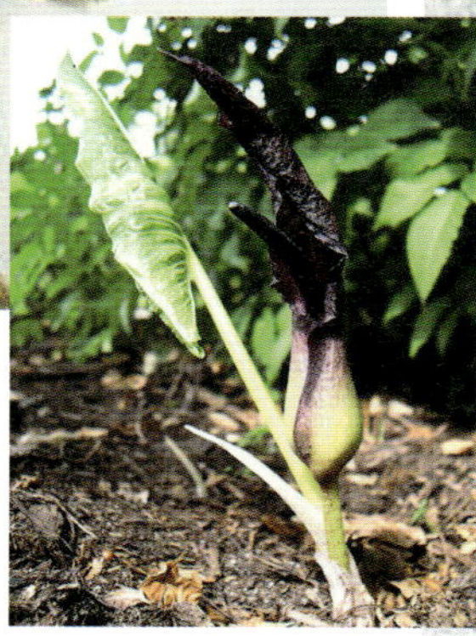

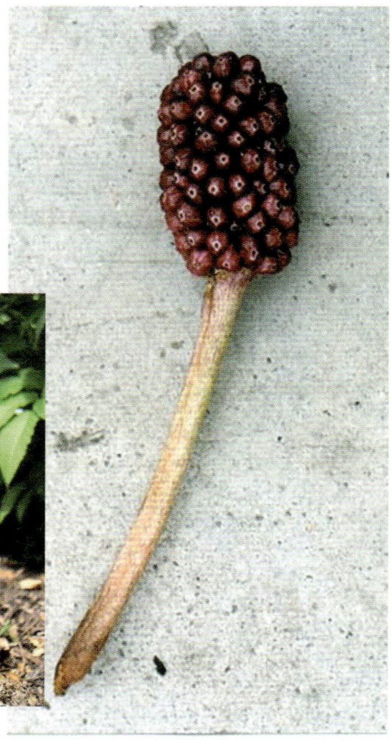

2) 茛 : 독초 이름 간

4. 白芥子 (백개자)

<table>
<tr><td colspan="2">십자화과(十字花科)에 속한 일년생 또는 이년생 초본인 白芥 또는 芥의 성숙한 種子</td><td rowspan="2">溫肺祛痰 (온폐거담)
利氣散結 (이기산결)
通絡止痛 (통락지통)</td><td rowspan="2">寒痰喘咳, 脇脹痛, 痰滯經絡關節麻木, 疼痛, 痰濕流注, 陰疽腫毒</td></tr>
<tr><td>溫, 辛</td><td>肺</td></tr>
</table>

· 寒痰이 위로 肺를 범하면 肺氣가 壅塞하여 咳嗽氣喘하고 胸脇이 滿痛하며, 관절과 經絡에 유주하여 阻遏不通하게 되면 관절이 疼痛하여 肢節이 不利하게 되며, 肌膚에 유주하여 瘀滯不散하게 되면 陰疽가 되어 漫腫하게 된다.

· 性味는 辛溫하여 肺經에 들어가 溫性은 肺氣를 宣通하여 寒濕이 凝聚되어 된 痰을 化痰★시키므로 豁痰利氣시키는 효능이 있고,

· 辛溫한 氣는 그 性이 走散하여 經絡을 透達하여 脇下와 皮裏膜外 및 筋骨間에 凝聚된 寒痰을 善搜[3]★하여 痰阻氣滯로 인한 咳逆脇痛과 痰이 經絡에 留滯되어 나타나는 肢體疼痛 등에 모두 응용하여 치료

· 이 외에도 辛散走竄하는 힘이 寒凝을 溫散시키는 효력이 되어 散結消腫하게 하여 陰疽漫腫에 필요★한 약물이 된다.

· 이와 같이 辛溫走散시키는 힘이 비교적 강하여 傷陰助火시키기 쉽다.

· 금기증★ : 肺虛久咳, 陰虛火旺

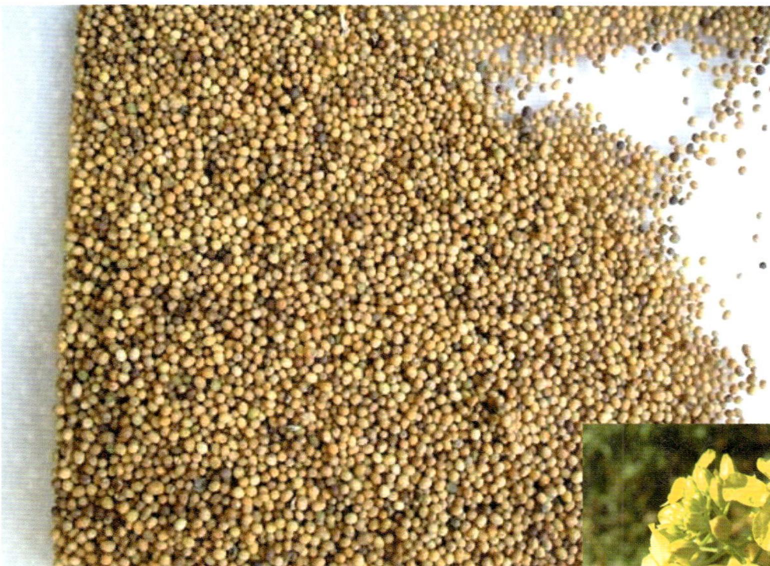

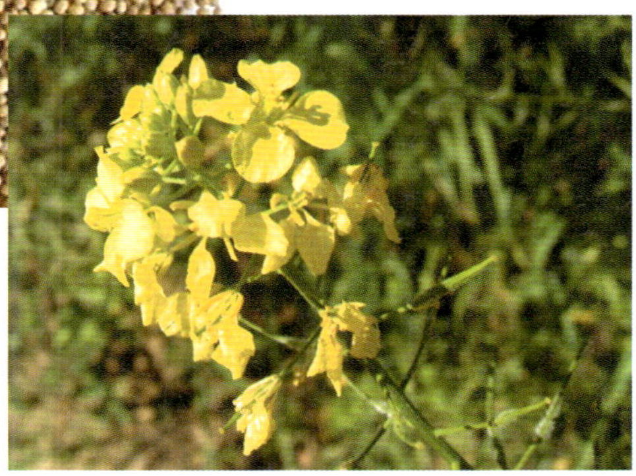

3) 搜 : 찾을 수

5. 皂莢 (조협)

<table>
<tr><td colspan="2">콩과(豆科)에 속한 낙엽교목인 조각자나무의 果實(皂莢) 혹은 不育한 果實(牙皂)</td><td rowspan="2">祛痰開竅 (거담개규)
散結消腫 (산결소종)</td><td rowspan="2">中風口噤, 昏迷不醒, 癲癎痰盛, 關竅不通, 喉痺痰阻, 頑痰喘咳4), 咯痰不爽, 大便燥結
[外治] 癰腫</td></tr>
<tr><td>溫, 辛
有小毒</td><td>肺, 大腸</td></tr>
</table>

1) 祛痰開竅

· 性味가 辛溫하고 小毒이 있어 肺, 大腸經에 들어가 祛痰開竅시키고 散結消腫시키는 효능이 있어 頑痰이 阻塞되어 胸悶喘咳하고 咯痰이 不爽한 증에 비교적 강한 祛痰작용★이 있고5),

· 또한 갑자기 昏迷하여 口噤不開하거나 혹은 癲癎에서 痰의 壅盛으로 關竅가 阻閉한 證과 腸燥便秘를 치료한다★

2) 散結消腫

· 散結消腫시키는 효능이 있어 瘡腫未潰에 熬膏로 만들어 환부에 塗敷하면 散結消腫되어 치료한다.

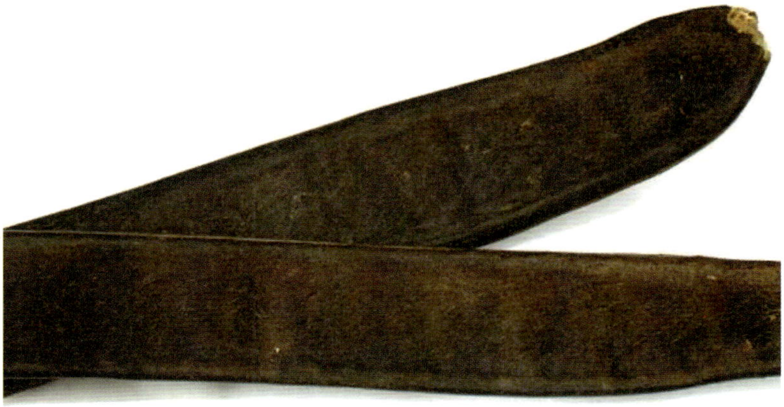

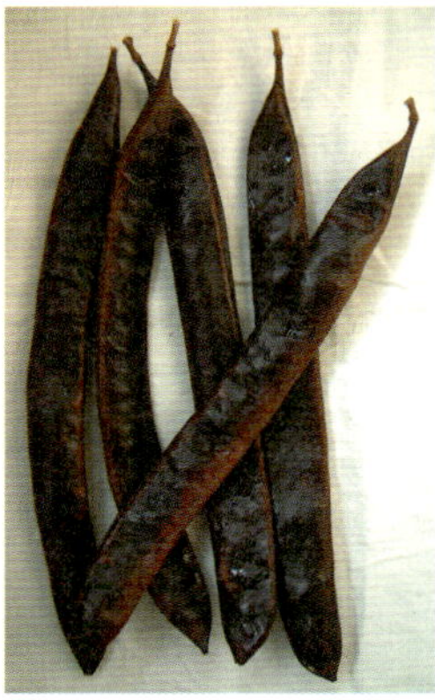

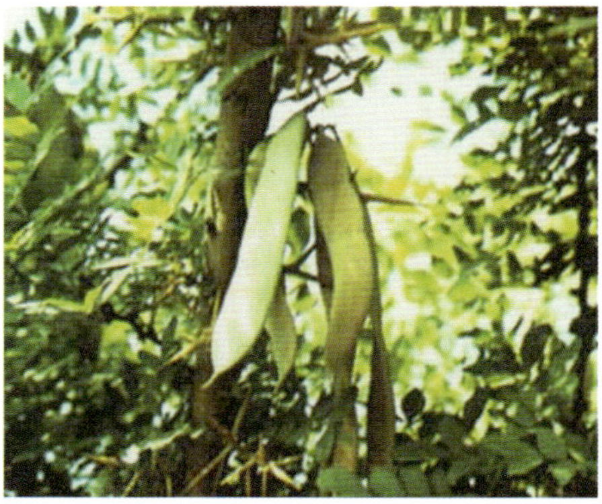

4) 頑 : 완고할 완

5) 爽 : 시원할 상

6. 旋覆花 (선복화)

국화과(菊花科)에 속한 다년생 초본인 금불초 및 동속 근연식물의 頭狀花序		消痰行水 (소담행수) 降氣止嘔 (강기지구)	風寒咳嗽, 痰飮蓄結, 胸膈痞滿, 喘咳痰多, 嘔吐噫氣, 心下痞硬
微溫, 苦辛鹹	肺, 脾, 胃, 大腸		

1) 消痰行水

· 肺에 痰濕의 邪氣가 없으면 肺는 宣降하게 되어 痰逆上氣하는 證이 없게 된다.

· 辛味는 肺에 들어가 肺氣를 宣通하게 하여 消痰行水하여 痰壅氣逆과 肺의 肅降이 失職하여 나타나는 痰多咳喘 등에 응용하여 치료한다.

2) 降氣止嘔

· 胃에 痰濕의 邪氣가 없으면 胃氣가 下降하여 嘔惡噫氣하는 證이 없게 된다.

· 溫性은 胃에 들어가 痰濕을 化하게 하여 降逆止噫하므로 痰濕이 內停하여 脾胃가 升降失調하여 나타나는 嘔吐噫氣 등에 응용하여 치료한다.

· 毛序가 많아 인후를 자극하여 瘙痒하게 하므로 湯劑에 넣을 때는 絹布로 싸서 煎湯하여야 한다[6]

· 금기증 : 性이 溫散에 편중되었기 때문에 陰虛咳嗽와 胃熱嘔噫에 적용하는 것은 좋지 않다.

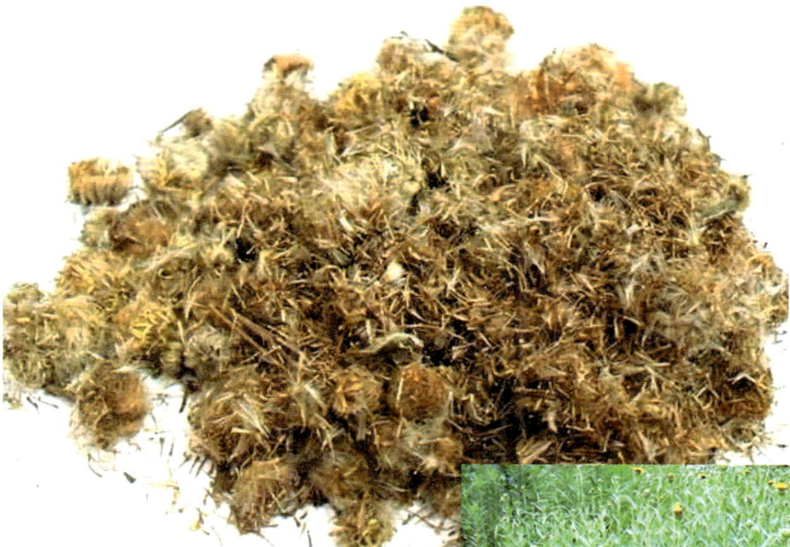

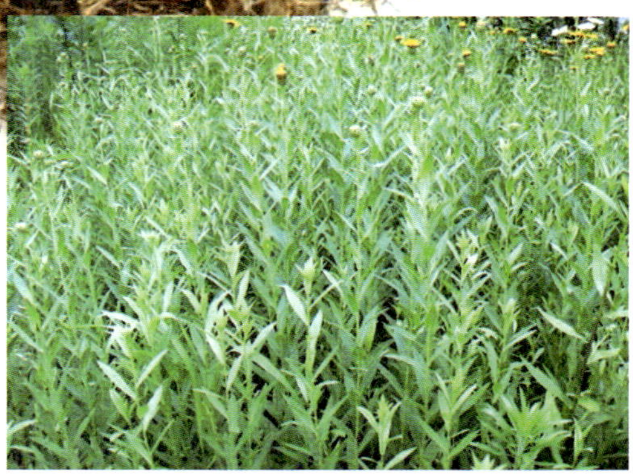

6) 絹 : 명주 견

7. 白前 (백전)

박주가리과 (蘿藦科)에 속한 다년생 초본인 柳葉白前 또는 芫花葉白前의 根莖과 根[7]		降氣祛痰 (강기거담) 止咳 (지해)	肺氣壅實, 咳嗽痰多, 胸悶氣逆, 喘息
微溫, 辛苦	肺		

1) 降氣祛痰
- 性味가 苦辛하고 微溫에 편중되어 溫하되 燥하지 않으며, 성질이 和平하므로 溫肺宣氣하여 祛痰한다.

2) 止咳
- 苦味는 肺氣를 下降하여 咳喘을 멈추게 하므로 肺氣壅實로 痰多咳嗽, 咯痰不暢, 胸膈이 逆滿한 증에 寒熱에 관계없이 모두 배합하여 사용한다.

- 금기증 : 氣虛咳嗽

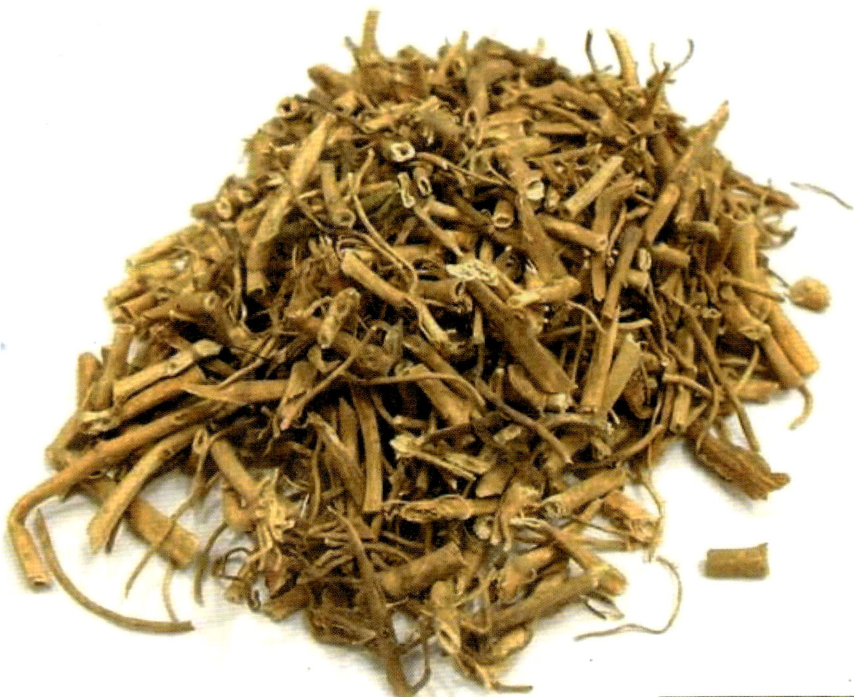

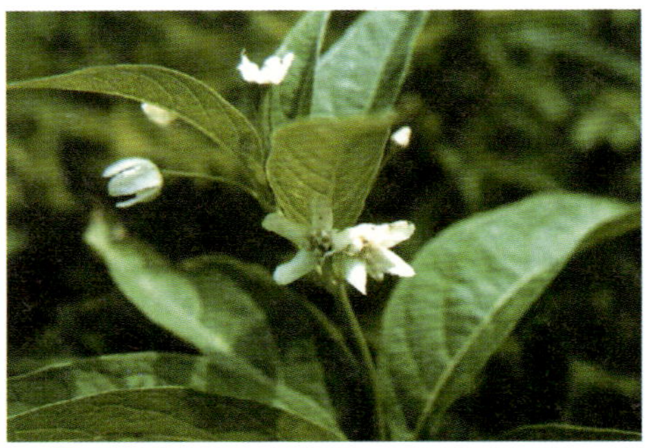

7) 蘿藦 : 소나무겨우살이 나, 새박 마

第2節 淸化熱痰藥

1. 前胡 (전호)

<table>
<tr><td colspan="2">미나리과(繖形科)에 속한 바디나물(紫花前胡)과 흰꽃바디나물(白花前胡)의 根</td><td rowspan="2">降氣祛痰 (강기거담)
宣散風熱 (선산풍열)</td><td rowspan="2">風熱咳嗽痰多*, 痰熱喘滿*, 咯痰黃稠</td></tr>
<tr><td>微寒, 苦辛</td><td>肺</td></tr>
</table>

· 性味가 辛散苦降하고 성질이 和平하여 祛痰하므로 肺氣의 壅塞을 제거하여 止咳하며 肺氣의 上逆을 멈추게하며, 微寒은 淸熱하면서 겸하여 肺經의 風熱을 宣散*하는 효능이 있어 肺氣의 不降으로 인한 痰熱咳嗽와 肺에 風熱이 鬱滯하여 나타나는 咳逆喘滿에 적용하여 치료한다.

· 임상에서는 外感 초기의 痰多咳嗽*에 表散化痰시키는 약과 배합하여 양호한 효과가 있다.

· 그러나 陰虛로 인한 火嗽나 寒飮咳嗽에는 좋지 않다.

· 前胡와 柴胡는 모두 風熱을 發散시키는 약에 상용하여 그 효능이 더욱 강하게 되나

前胡	肺經에 들어가 下降을 주로 한다.
柴胡	肝, 膽經에 들어가 上升을 주로 한다.

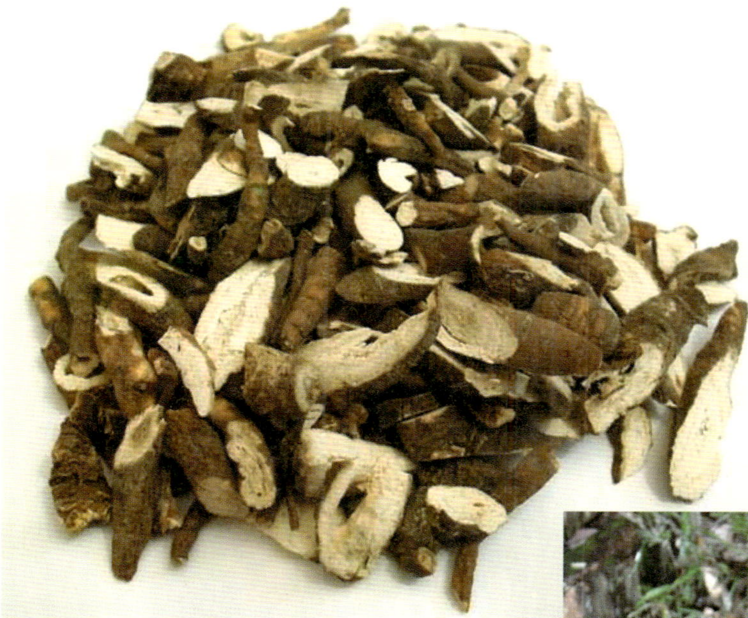

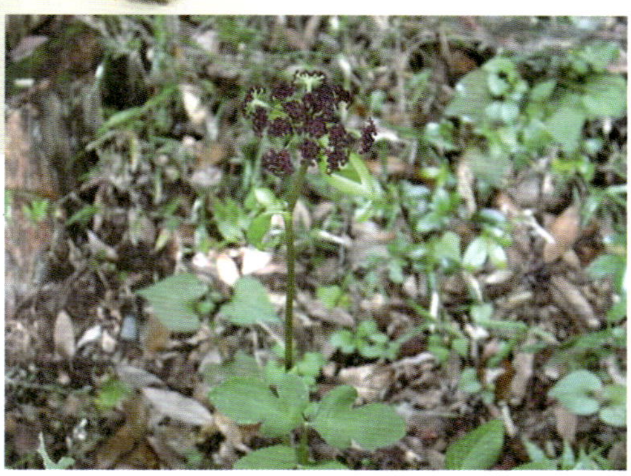

2. 桔梗 (길경)

초롱꽃과 (桔梗科)에 속한 다년생 초본인 도라지의 根		宣肺利咽 (선폐이인) 祛痰排膿 (거담배농)	咳嗽痰多, 胸悶不暢, 咽痛音啞, 肺癰吐膿, 瘡瘍膿成不潰
平, 苦辛	肺		

1) 宣肺利咽
- 味는 辛散苦泄하고 平한 性은 肺經에 들어가 上焦를 宣通하고 肺氣를 昇提하므로 昇浮上行하여 흉격과 인후를 利하게 하고 宣肺祛痰하는 양호한 효능이 있다.
- 外邪의 犯肺로 인하여 咳嗽痰多, 胸膈痞悶, 咽痛失音 등에 寒熱을 막론하고 응용하여 치료한다.

2) 祛痰排膿
- 또한 肺氣를 開泄하고 祛痰시키는 효능이 있어 肺中의 痰濁膿血을 체외로 배출시키므로 肺癰의 咳吐膿血★에 상용하여 치료한다.

- 이와 같이 外邪와 痰火鬱肺를 구분하지 않고 모두 치료하는데 이는 肺氣가 失宣한 證으로 肺經에 귀납된다. 그러므로 肺와 大腸은 서로 表裏가 되어 전신의 氣를 주관하게 되므로 능히 開提宣通하여 肺氣가 通暢하게 되어 간접적으로 ① 脾胃를 疏通하게 하며, ② 氣化하여 膀胱에 下輸되므로 小便이 自利하게 된다.
- 이러한 기전으로 痢疾에 있어서 後重증상과 小便癃閉 등에 적용하여 치료한다[8].
- 이 외에도 性味가 輕浮上升하고 載藥上行하여 병소에 直達시키는 효능을 가지고 있어 上焦를 치료하는 方劑 중에 다용한다.

- 금기증 : 陰虛로 인한 慢性咳嗽, 咳血증상 (開泄宣散하므로)

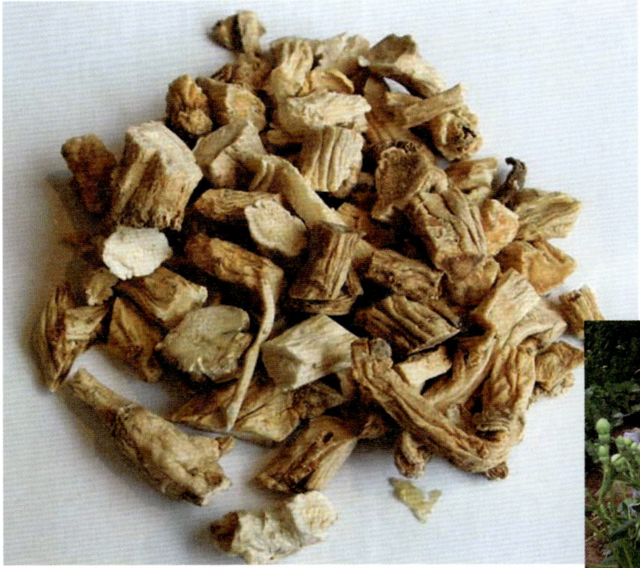

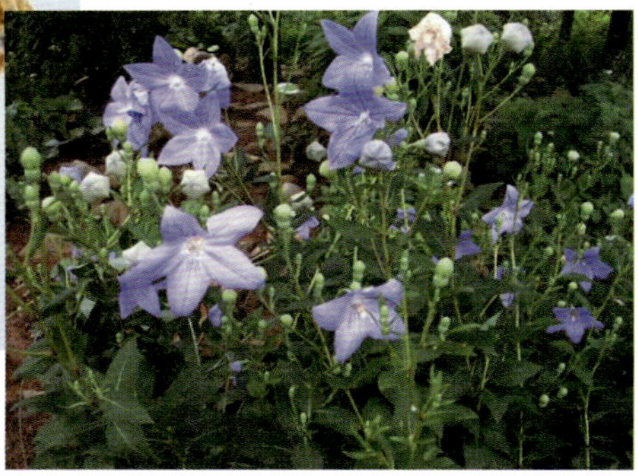

8) 癃 : 느른할 륭

3. 瓜蔞 (과루)

	박과(葫蘆科)에 속한 다년생 草質藤本인 하늘타리와 동속 근연식물의 성숙한 果實[9]			
瓜蔞	寒, 甘微苦	肺, 胃, 大腸	清熱滌痰 (청열척담) 寬胸散結 (관흉산결) 潤燥滑腸 (윤조활장)	肺熱咳嗽, 痰濁黃稠, 胸痺心痛, 結胸痞滿, 乳癰, 肺癰, 腸癰腫痛, 大便秘結
瓜蔞仁			潤肺化痰 (윤폐화담) 滑腸通便 (활장통변)	燥咳痰粘, 腸燥便秘
瓜蔞皮	寒, 甘	肺, 胃	清熱化痰 (청열화담) 利氣寬胸 (이기관흉)	痰熱咳嗽, 胸悶脇痛

· 性味는 甘寒하고 質이 潤하면서 滑하여 清潤시키는 효능이 있다.

1) 清熱滌痰

· 肺經에 들어가서 清熱潤肺시키므로 痰이 自化하여 능히 清熱化痰하게 하므로 痰熱內結로 인한 咳喘을 치료한다.

2) 寬胸散結

· 胃經에 들어가 清潤시켜 中焦의 痰滯를 自消하게 하여 寬胸散結하여 痰이 胸膈에 정체되어 일어나는 胸痺와 結胸을 치료한다.

3) 潤燥滑腸

· 大腸經에 들어가 清潤시켜 변비를 통하게 하므로 滑腸通便의 효능이 있어 津枯로 인한 腸燥便秘를 치료한다.

· 이 외에도 散結消癰시키는 효능이 있어 肺癰, 腸癰, 乳癰 등을 치료한다.

· 瓜蔞는 全瓜蔞, 瓜蔞皮, 瓜蔞仁으로 분류한다.

全瓜蔞	清熱化痰하고 寬胸散結시키며 또한 潤腸通便
瓜蔞皮	清肺化痰시키고 寬胸利氣시키는데 편중
瓜蔞仁	質潤多脂하여 潤燥化痰하고 滑腸通便시키는 작용에 편중

· 금기증 : 脾胃가 虛寒하여 大便이 不實한 경우, 寒痰, 濕痰★

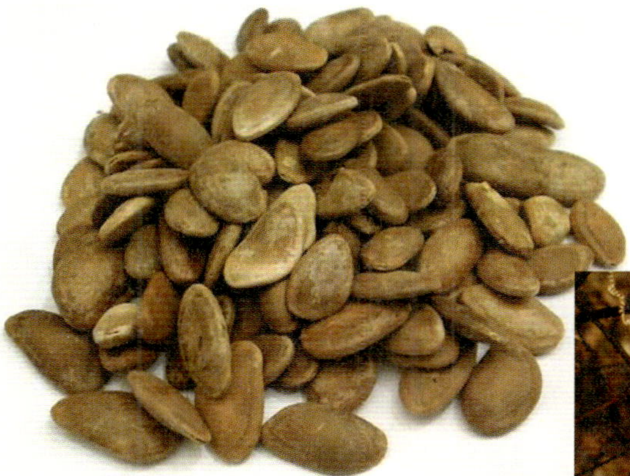

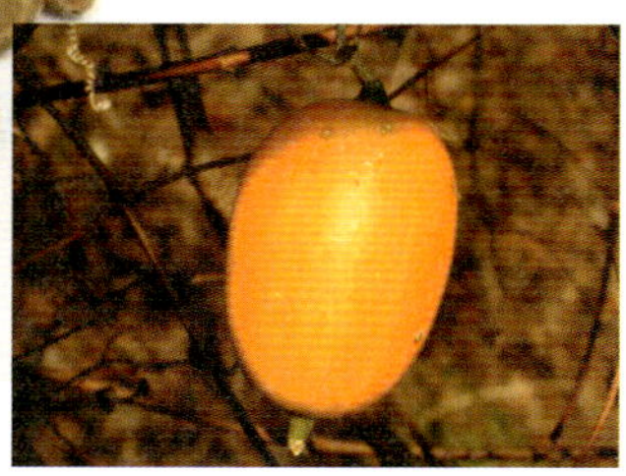

9) 葫蘆 : 마늘, 조롱박 호, 갈대 로

4. 川貝母 (천패모)

<table>
<tr><td>백합과(百合科)에 속한 다년생 초본인 川貝母, 暗紫貝母, 또는 棱砂貝母, 甘肅貝母의 鱗莖</td><td></td><td rowspan="2">清熱潤肺 (청열윤폐)
化痰止咳 (화담지해)</td><td rowspan="2">肺熱燥咳, 乾咳少痰, 陰虛勞嗽, 咯痰帶血</td></tr>
<tr><td>微寒, 苦甘</td><td>肺, 心</td></tr>
</table>

· 性味가 甘微寒하여 清肺化痰으로 止咳하므로 痰熱로 인한 咳嗽를 치료하며 滋潤性이 강하여 潤肺化痰시키는 특성을 겸하고 있어 肺熱燥咳와 肺虛勞嗽에 다용하여 치료한다.

· 따라서 川貝母는 虛證에 다용하고, 浙貝母는 實證에 다용한다★

· 貝母와 半夏는 止咳化痰에 상용하는 약물로 咳嗽痰多한 證을 치료하며,

半夏	· 燥하다 · 辛溫하여 燥濕化痰시키는 효능이 脾, 肺에 있다 · 寒痰과 濕痰에 적용
貝母	· 潤하다 · 苦凉하여 清肺化痰시켜 그 효능이 肺에만 있다 · 熱痰과 燥痰에 적용

· 금기증★: 寒痰과 濕痰으로 인한 痰多咳嗽

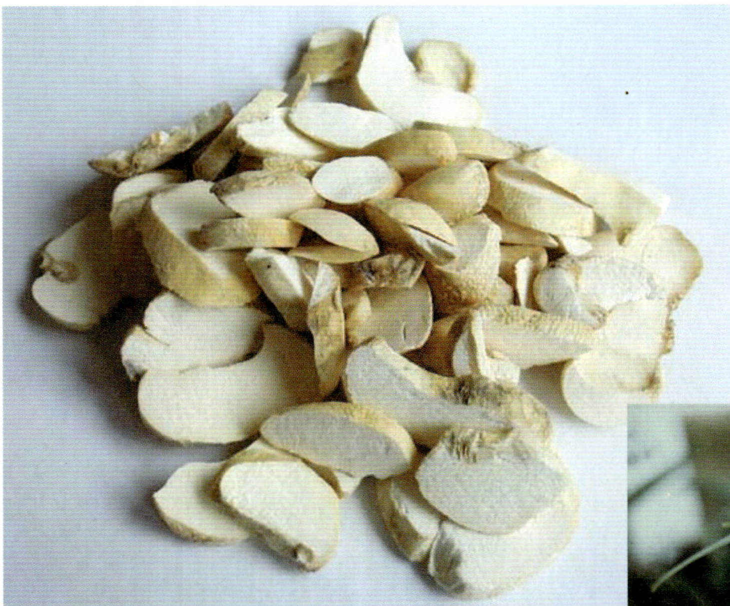

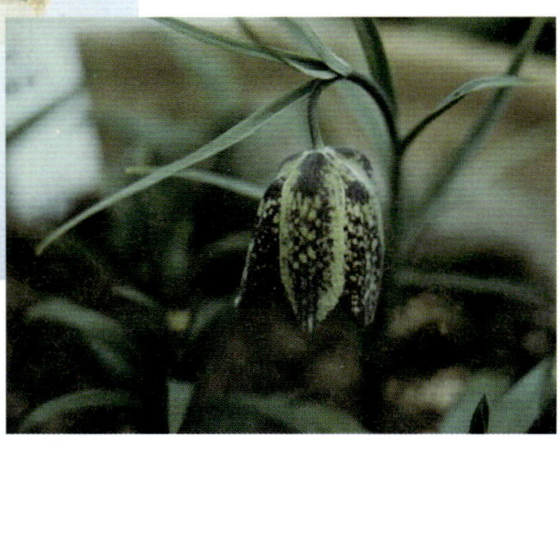

5. 浙貝母 (절패모)

백합과(百合科)에 속한 다년생 초본인 浙貝母의 鱗莖		淸熱散結 (청열산결) 化痰止咳 (화담지해)	風熱犯肺, 膽火咳嗽, 肺癰, 乳癰, 瘰癧, 瘡毒
寒, 苦	肺, 心		

· 性味는 苦寒하여 淸肺化痰시켜 止咳하므로 痰熱로 인한 咳嗽를 치료한다.

· 浙貝는 苦寒한 性味가 비교적 강하여 開泄시키는 작용과 淸火散結시키는 효능이 강하여 感風熱과 痰火의 鬱結로 인한 咳嗽와 瘰癧癰腫 등에 많이 응용하여 치료한다

川貝母	· 潤肺化痰止咳 · 陰虛, 肺燥咳嗽에 좋다
浙貝母	· 淸火散結 · 風熱, 痰火鬱結의 咳嗽에 좋다

· 금기증★ : 寒痰과 濕痰으로 인한 咳嗽, 烏頭類의 약제와 동용하면 안된다.

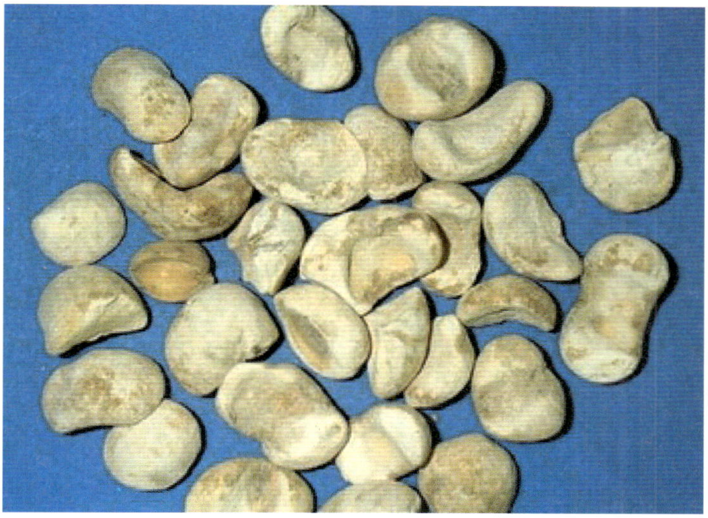

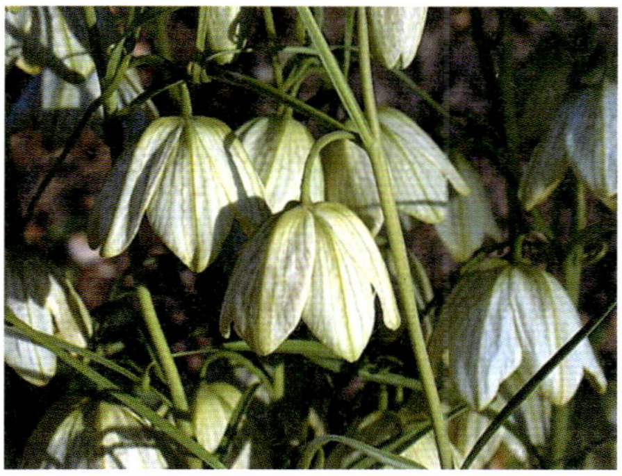

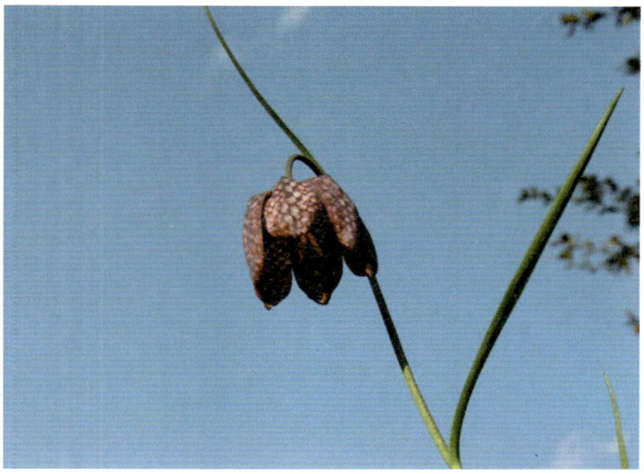

6. 天竺黃 (천축황)

대나무과(竹科)에 속한 다년생 상록교목인 青皮竹과 華思勞竹등에 기생하는 竹黃蜂이 咬傷한 후 竹節間에 분비액이 고여 응결한 塊狀의 물질[10]			熱病神昏, 中風痰迷, 小兒痰熱驚癎, 抽搐, 夜啼
寒, 甘	心, 肝	清熱豁痰 (청열활담) 清心定驚 (청심정경)	

· 性味가 甘寒하여 心, 肝經의 熱을 清熱시켜 心이 凉하게 되면 驚이 저절로 멈추며, 肝熱이 清하게 되면 風症 또한 저절로 멈추며, 割痰開竅하게 되어 熱痰을 清化하고 凉心定驚시키는 좋은약이 된다.

· 그러므로 熱病神昏과 中風不語 및 소아의 驚風抽搐 등이 痰熱에 속한 경우에 응용한다.

· 다만 性이 비교적 緩和하여 定驚시키는 장점이 있어 소아의 驚癎을 치료하는 처방 중에 다용

· 天竺黃은 그 효능이 竹瀝과 비슷하여 능히 清熱, 化痰定驚하는데,

天竺黃	微寒性緩하므로 定驚시키는 장점이 있어 소아의 驚風을 치료하는데 다용
竹瀝	性이 大寒하고 滑하여 滑痰利竅하고 通經透絡시키는 작용이 장점이 되어 痰이 心竅를 막아 나타나는 中風에 다용

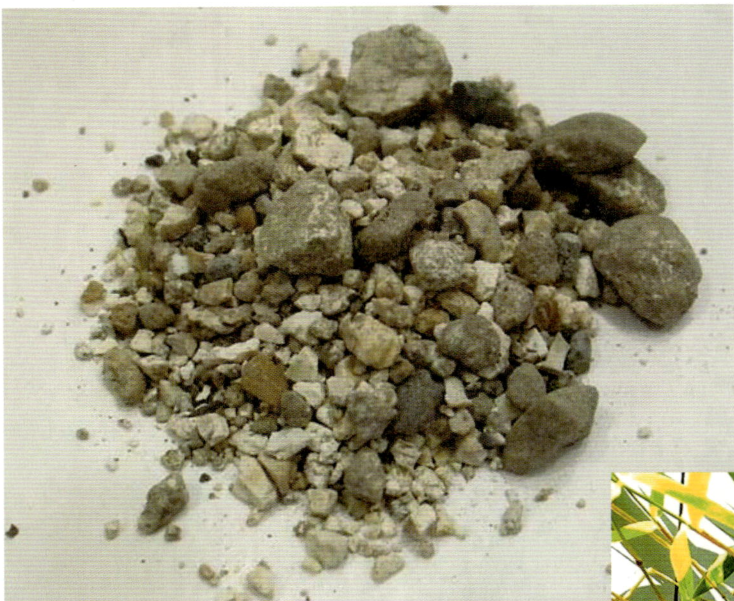

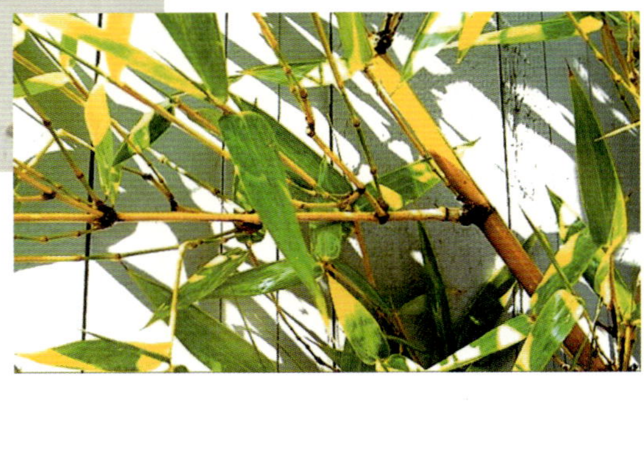

10) 蜂 : 벌 봉

7. 竹茹 (죽여)

<table>
<tr><td colspan="2">대나무과(竹科)에 속한 다년생 상록목본인 솜대의 줄기의 외피를 제거한 중간층</td><td rowspan="2">清熱化痰 (청열화담)
除煩止嘔 (제번지구)</td><td rowspan="2">痰熱咳嗽, 膽火挾痰煩熱嘔吐, 驚悸失眠, 中風痰迷, 舌强不語, 胃熱嘔吐, 妊娠惡阻, 胎動不安</td></tr>
<tr><td>微寒, 甘</td><td>肺, 胃</td></tr>
<tr><td colspan="4">· 味甘性寒하여 肺, 胃經에 들어가 ① 清肺化痰★시키고 ② 清胃止嘔시켜 胃熱嘔逆★을 치료하는 良藥이 되어 肺熱痰咳와 胃熱嘔穢 및 痰熱이 鬱結된 증에 모두 응용하여 치료한다.

· 또한 凉血安胎시키는 효능이 있어 胎動不安★을 치료한다.

· 금기증★ : 胃寒嘔吐</td></tr>
</table>

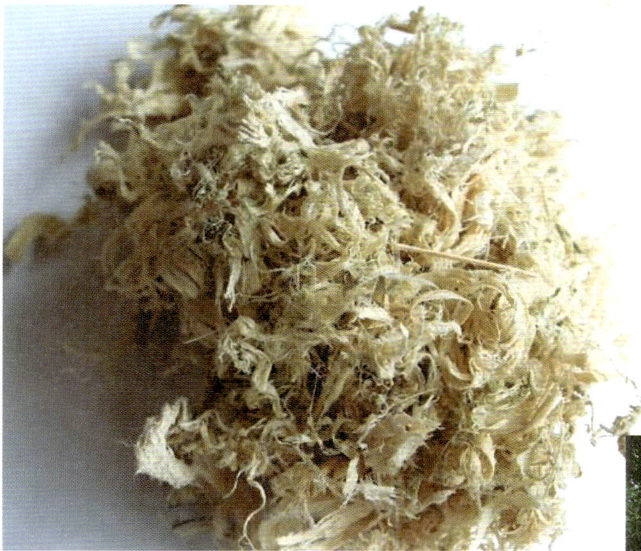

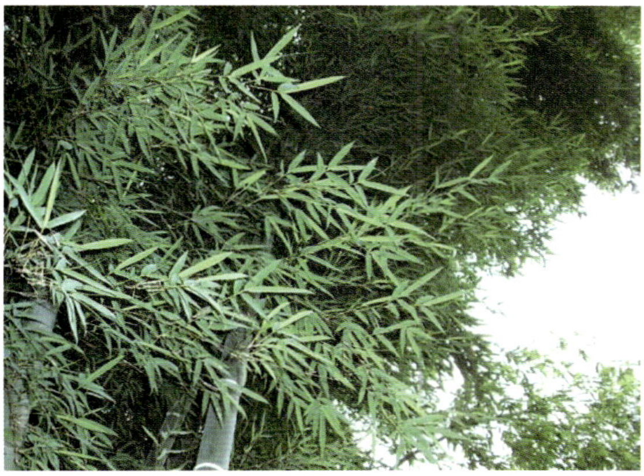

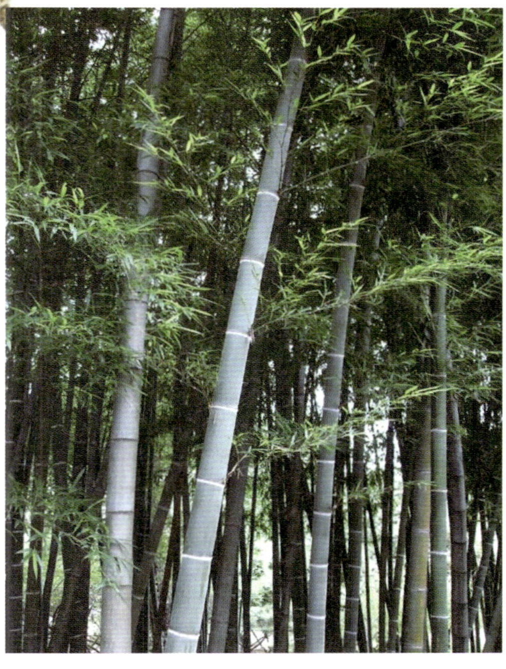

8. 竹瀝 (죽력)

대나무과(竹科)에 속한 솜대의 莖을 불에 구어서 흘러나온 液汁		清熱滑痰 (청열활담) 鎭痙通竅 (진경통규)	熱咳痰稠, 痰熱蒙弊清竅諸證, 中風痰迷, 驚癎癲狂
寒, 甘	心, 肺, 胃		

1) 清熱滑痰
· 甘寒滑潤하여 효능이 竹茹와 비슷하나 清熱化痰시키는 작용이 竹茹보다 우수하며 또한 經絡의 정체된 痰을 透達시켜 痰熱咳嗽를 치료

2) 鎭痙通竅
· 이외에 中風不語와 昏迷, 癲癎, 驚厥 등 痰涎이 壅塞된 경우에 生薑汁과 동용하여 치료하며, 痰이 經絡에 정체하여 肢體麻木하거나 拘急한 證에도 통용하여 치료한다.

· 금기증 : 寒嗽, 脾虛便溏 (性寒質潤하므로)

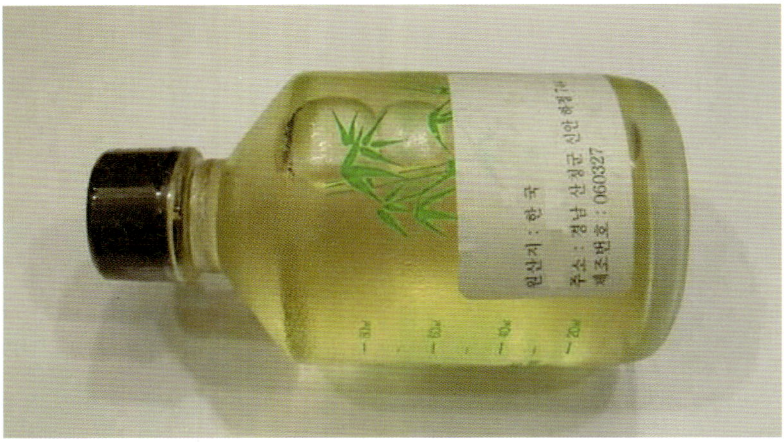

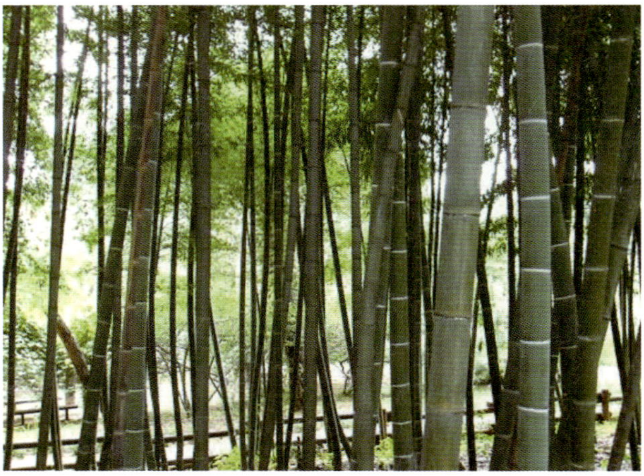

9. 靑礞石 (청몽석)

<table>
<tr><td colspan="2">變質岩類에 속한 黑雲母片岩 혹은 綠泥石化雲母炭酸鹽片岩</td><td rowspan="2">墮痰下氣 (타담하기)
平肝鎭驚 (평간진경)</td><td rowspan="2">頑痰膠結, 咳逆喘急, 癲癇發狂, 煩躁胸悶, 驚風抽搐</td></tr>
<tr><td>平, 甘鹹</td><td>肺, 心, 肝</td></tr>
</table>

· 質重沈降하여 鎭墜下行하게 하므로 下氣墮痰하고 平肝鎭驚시키는 효능이 있어 頑痰이 壅塞하여 나타나는 氣急喘咳와 驚風癲癇 등에 적용하여 치료한다.

· 최근에는 정신병과 癲癇 등의 병증이 신체가 壯實하고 實熱老痰에 속한 증상에 적용하여 일정한 치료효과가 있다고 한다.

· 重墜下泄의 약력이 峻烈하므로 痰積實證에 적용한다.

· 금기증 : 脾虛氣弱, 小兒慢驚, 孕婦

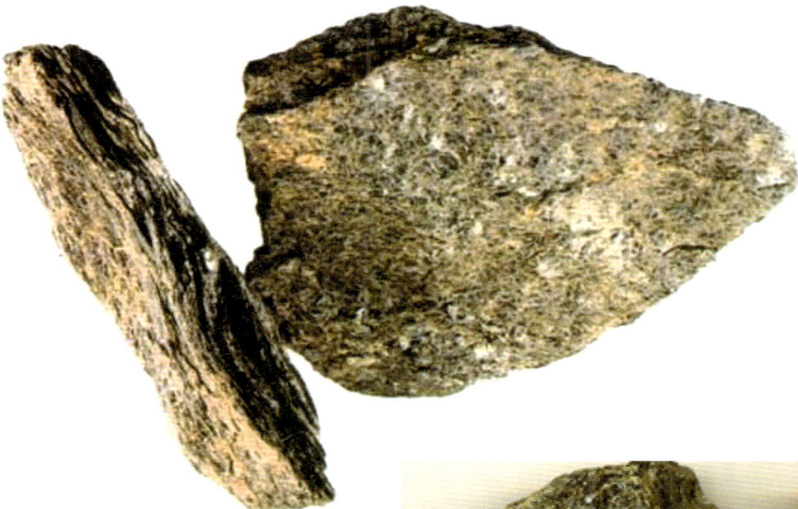

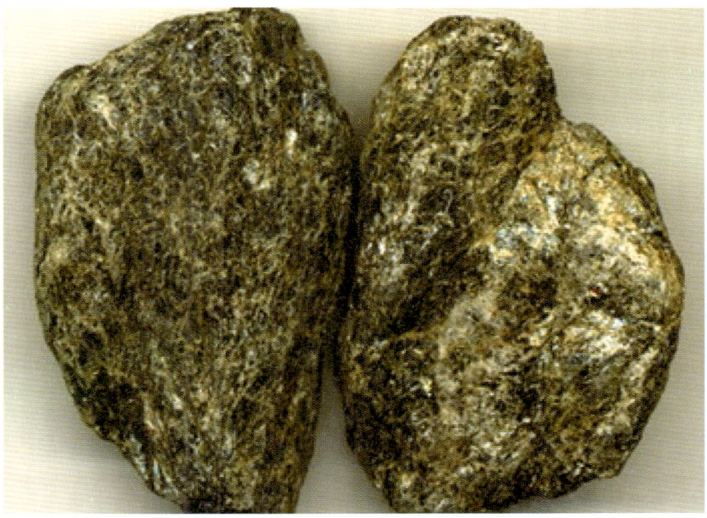

10. 海藻 (해조)

모자반과(馬尾藻科)에 속한 다년생 갈조식물인 海蒿子(大葉海藻) 또는 羊栖菜(小葉海藻)의 全草[11]		軟堅散結 (연견산결) 消痰 (소담) 利水 (행수)	瘿瘤, 瘰癧, 睾丸腫痛, 痰飮水腫★
寒, 苦鹹	肝, 胃, 腎		

- 대개 瘿瘤와 瘰癧은 痰火가 凝結하여 병이 된다.
- 苦味는 凝結하고 鹹味는 軟堅消痰하며, 寒性은 消熱瀉火하여 火가 제거되면 消痰되어 瘿瘤와 瘰癧이 스스로 낫게 된다★
- 또한 性이 苦降에 편중되어 軟堅散結하므로 睾丸腫痛에 적용하여 치료한다.
- 昆布와 배합하여 응용하면 치료효과가 증강★되며, 간비종대에도 동용하여 치료한다.

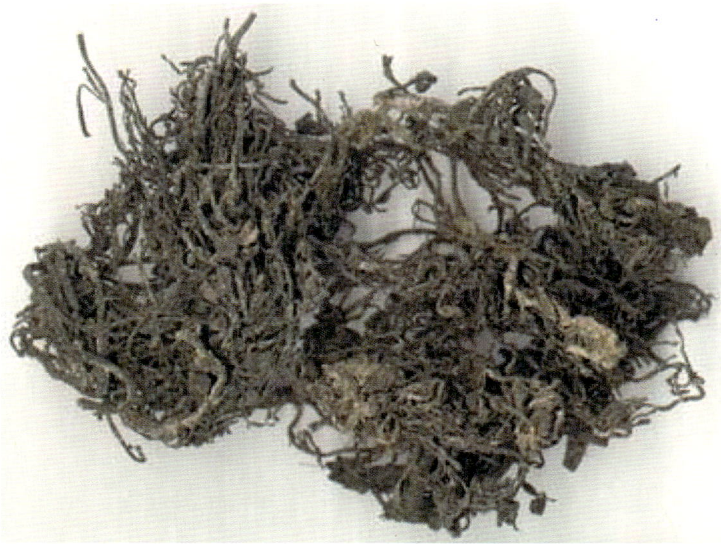

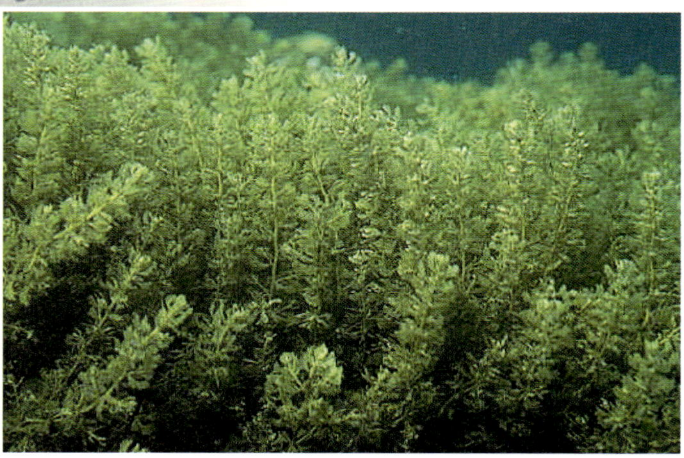

11) 藻 : 바닷말 조

11. 昆布 (곤포)

<table>
<tr><td colspan="2">다시마과(海帶科)에 속한 다년생 대형 갈조식물인 다시마(海帶)와 감태(昆布)의 葉狀體</td><td rowspan="2">軟堅散結 (연견산결)
消痰 (소담)
利水 (이수)</td><td rowspan="2">癭瘤, 瘰癧, 睾丸腫痛, 痰飮水腫</td></tr>
<tr><td>寒, 鹹</td><td>肝, 胃, 腎</td></tr>
</table>

1) 軟堅散結, 消痰

· 性味가 鹹寒하고 質이 滑하여 軟堅散結하고 淸熱化痰시키는 효능이 있어 癭瘤와 瘰癧을 치료하며 더욱이 癭을 치료하는 주약이 된다.

2) 利水

· 또한 性이 滑하여 潤下시키므로 利水消腫의 효능이 있어 水腫脹滿과 濕熱脚氣 등을 치료한다.

· 금기증 : 脾胃가 虛寒하여 蘊濕한 경우, 孕婦

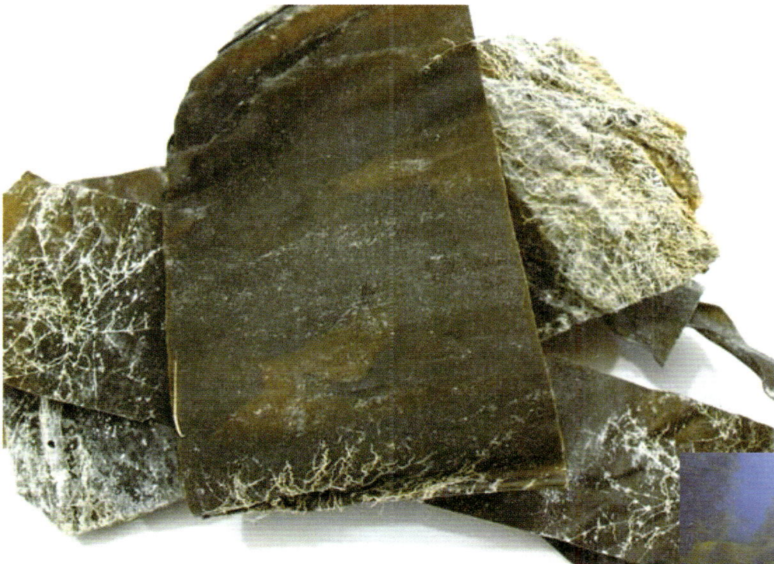

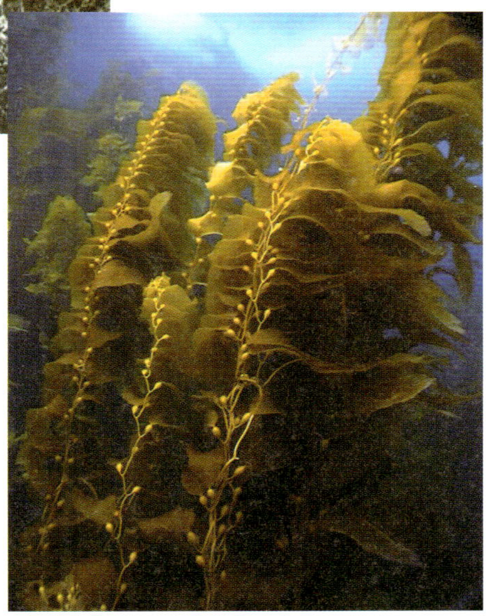

12. 胖大海 (반대해)

<table>
<tr><td colspan="2">벽오동과(梧桐科)에 속한 낙엽교목인 胖大海(安南子)와 新州子의 성숙한 種子</td><td rowspan="2">清熱潤肺 (청열윤폐)
利咽解毒 (이인해독)
潤腸通便 (윤장통변)</td><td rowspan="2">肺熱聲啞, 乾咳無痰, 咽喉乾痛, 熱結便秘, 頭痛目赤</td></tr>
<tr><td>寒, 甘</td><td>肺, 大腸</td></tr>
<tr><td colspan="4">1) 清熱潤肺, 利咽解毒
· 性味가 甘寒하여 肺經에 들어가 清熱潤肺, 利咽, 解毒시키는 要藥으로 熱痰을 化痰시켜 聲音을 開하고 感冒咳嗽로 인한 音啞와 咽喉腫痛을 치료한다.
2) 潤腸通便
· 이 외에도 淸腸通便시키는 효능이 있어 熱結便秘로 인한 頭痛과 目赤 및 경도의 發熱 등을 치료한다.</td></tr>
</table>

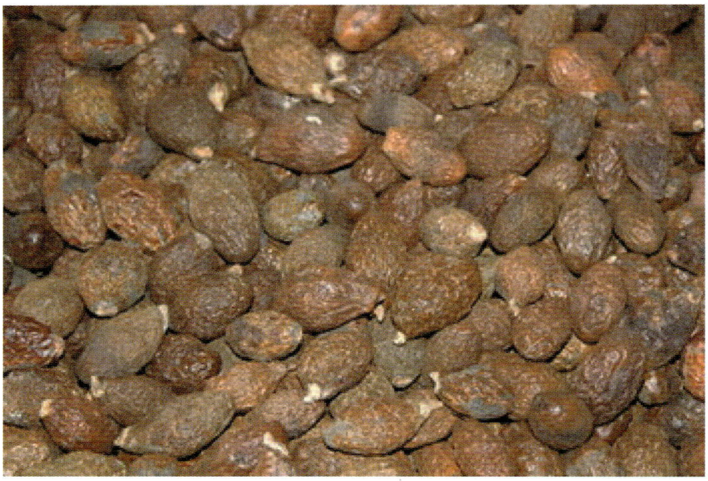

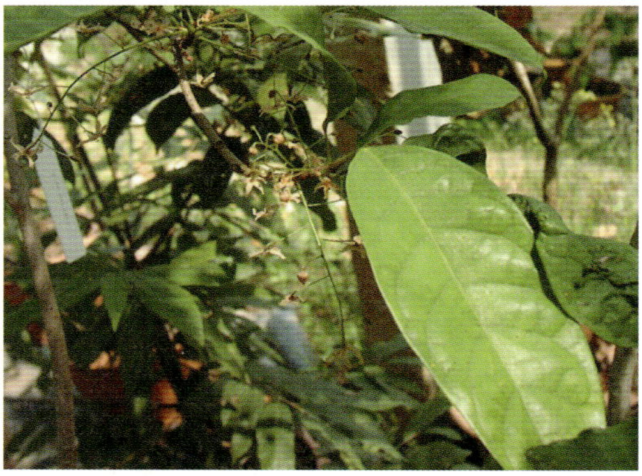

13. 枇杷葉 (비파엽)

장미과(薔薇科)에 속한 상록소교목인 비파나무의 잎		淸肺止咳 (청폐지해) 降逆止嘔 (강역지구)	肺熱咳嗽, 氣逆喘急, 胃熱嘔逆, 煩熱口渴
微寒, 苦	肺, 胃		

· 味苦하고 性이 微寒하여

① 肺經에 들어가 淸降시키는 효능으로 肺熱을 淸熱시켜 肺氣가 肅降하게 되므로 化痰止咳되고,

② 胃經에 들어가 胃熱을 淸熱시키므로 和胃降逆하게 되어 嘔噦을 멈추게 한다.

· 그러므로 寒嗽나 胃寒嘔噦에는 복용하여서는 안 된다.

· 약을 넣을 때는 背面의 융모를 씻어내야 인후를 자극시켜 나타나는 咳嗽를 방지할 수 있다.

· 포제 : 止咳化痰에는 蜜炙, 和胃降逆에는 生用한다

· 금기증★ : 胃寒嘔吐, 風寒咳嗽

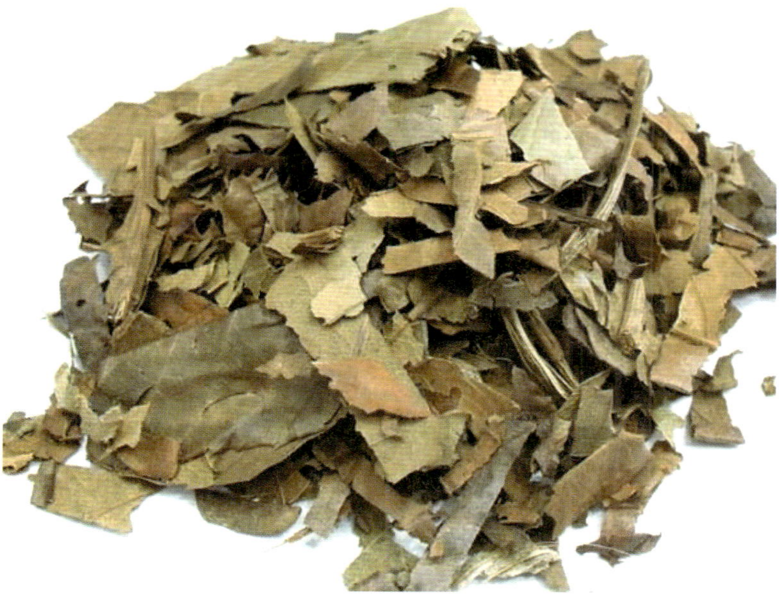

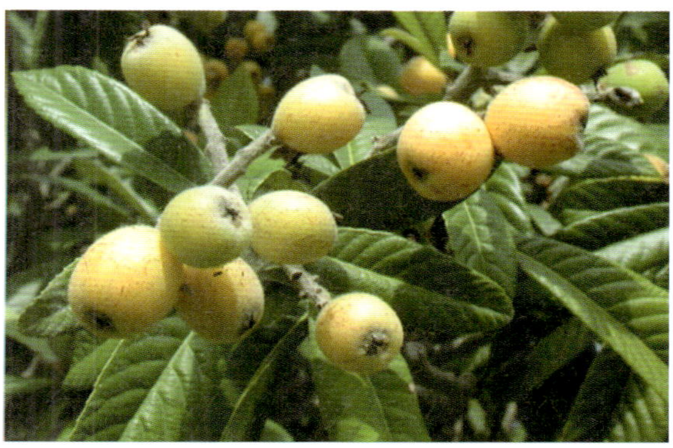

14. 冬瓜子 (동과자)

박과(葫盧科)에 속한 일년생 蔓性草木인 冬瓜의 성숙한 種子 (동과의 果皮는 利水退腫藥인 冬瓜皮)		清肺化痰 (청폐화담) 消癰排膿 (소옹배농) 利濕 (이습)	痰熱咳嗽, 肺癰, 腸癰, 淋病, 水腫, 脚氣, 痔瘡, 鼻面酒皶
凉, 甘	肺, 大腸		

- 性味가 冬瓜皮와 비슷하나 효능은 清肺化痰하고 利濕排膿하여 肺熱咳嗽와 肺癰, 腸癰, 白濁, 帶下등에 적용하여 치료한다★
- 이것은 冬瓜子의 性이 寒하고 滑利하여 위로는 肺의 蘊熱을 清熱하고, 아래로는 腸의 積垢[12]를 導下하여 祛痰排膿의 작용이 있기 때문이다.
- 따라서 濕熱이 內蘊하여 오래되어 膿을 형성한 肺癰, 腸癰에 상용하면 좋은 치료효과가 있다.

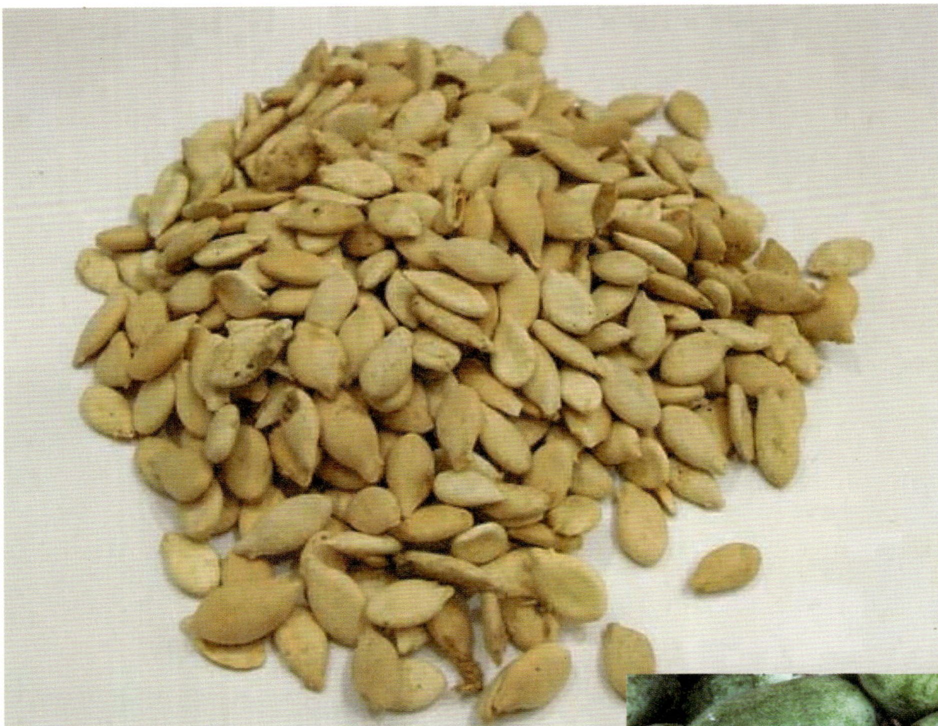

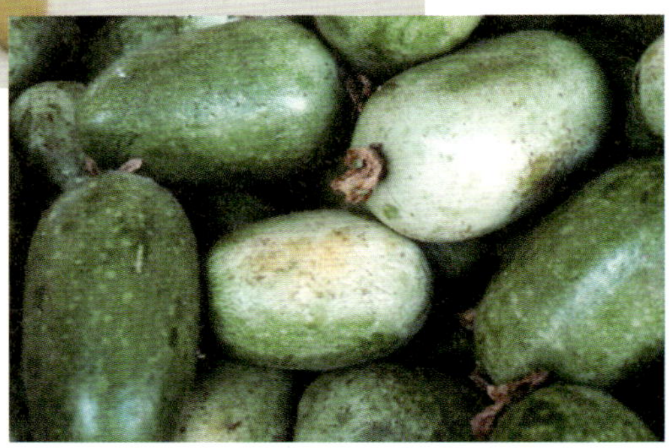

12) 垢 : 때 구

第3節　止咳平喘藥

1. 杏仁 (행인)

장미과(薔薇科)에 속한 낙엽교목인 살구, 시베리아살구나무 및 동속 근연식물의 성숙한 種子			咳嗽氣喘, 胸滿痰多, 血虛津枯, 腸燥便秘
微溫, 苦 有小毒	肺, 大腸	降氣止咳平喘 (강기지해평천) 潤腸通便 (윤장통변)	

1) 降氣止咳平喘

· 性味가 苦辛溫하여 苦味는 肺經에 들어가 肺氣를 降하게 하고, 辛味는 疏散하며 또한 宣肺除痰하므로 痰이 消하여 肺氣가 宣通하게 되어 咳喘이 스스로 平喘되므로 宣肺化痰하고 止喘平喘의 효능이 있어 咳喘證을 치료하는 要藥★이 된다.

· 喘咳證의 여러 원인에 따라 적용하는데, 熱이 있는 경우는 清熱藥을, 寒이 있는 경우는 溫化藥을, 表證을 겸한 경우는 解表藥을 배합하여야 한다. 다만 虛咳證에 응용하는 것은 좋지 않다.

2) 潤腸通便

· 이 외에도 油質을 함유하여 大腸經에 들어가 滑腸通便의 효능이 있어 腸燥便秘證에 적용★하여 치료하고 便溏者는 愼用하여야 한다.

· 杏仁은 苦甛의 2종류가 있어 性味가 같지 않아 적용할 때 구분하여 사용해야 하며, 潤腸通便의 효능은 서로 같다

苦杏仁	· 苦辛宣肺 · 性이 疏泄하여 外感으로 인한 肺實의 咳喘★에 다용
甛杏仁	· 甘平潤肺 · 性이 滋養하여 肺虛로 인한 勞嗽★에 다용

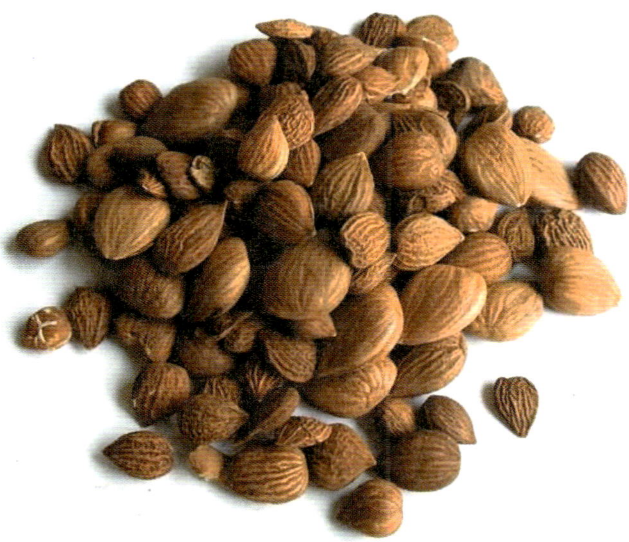

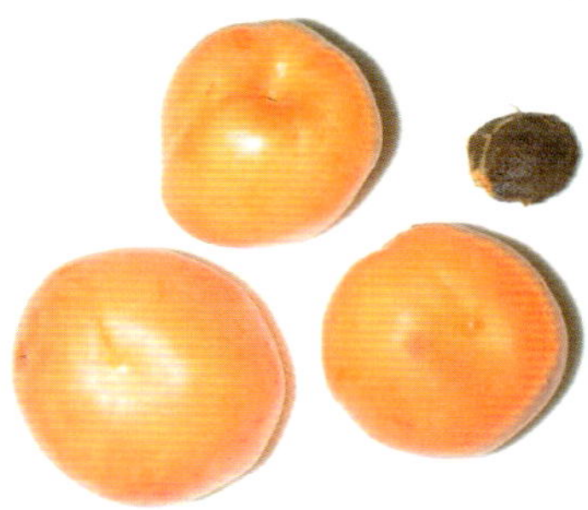

2. 百部根 (백부근)

	백부과(百部科)에 속한 다년생 纏繞草木인 直立百部, 蔓生百部 및 對葉百部의 塊根			新久咳嗽, 肺勞咳嗽, 百日咳 [외용] 頭虱, 體虱, 蟯蟲, 陰痒
百部根	微溫, 甘苦	肺	潤肺下氣止咳 (윤폐하기지해) 殺蟲 (살충)	
蜜百部			潤肺止咳 (윤폐지해)	陰虛勞嗽

1) 潤肺下氣止咳

· 性味가 甘潤苦降하고 性平不燥하여 비교적 양호한 潤肺止咳작용이 있어 肺勞咳嗽를 치료하는 要藥이 되어 新久咳嗽와 寒熱咳嗽 및 百日咳 등에 적용하여 치료하고, 특히 久咳를 치료하는데 좋다★

2) 殺蟲

· 殺蟲시키는 작용이 있어 인체의 頭虱, 體虱, 陰虱 및 蟯蟲 등에 비교적 강한 殺蟲작용이 있다.

· 포제 : 生用하면 살충력이 강하고, 蜜炙用하면 潤肺止咳시키는 효능이 증강된다[13)]

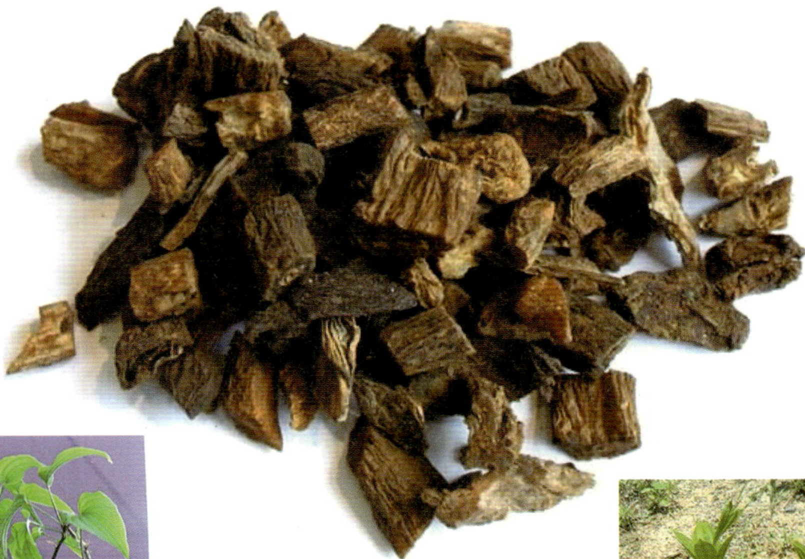

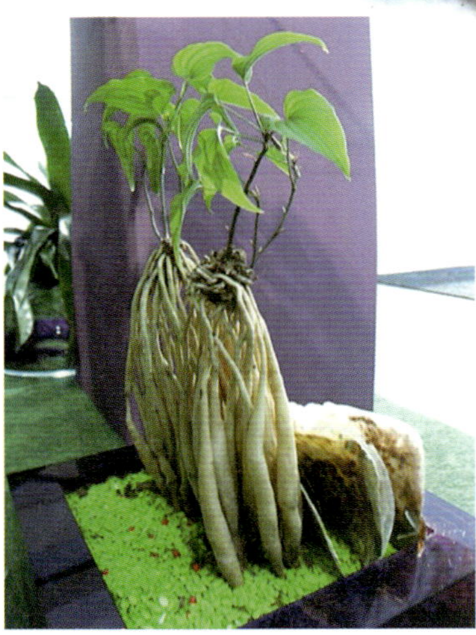

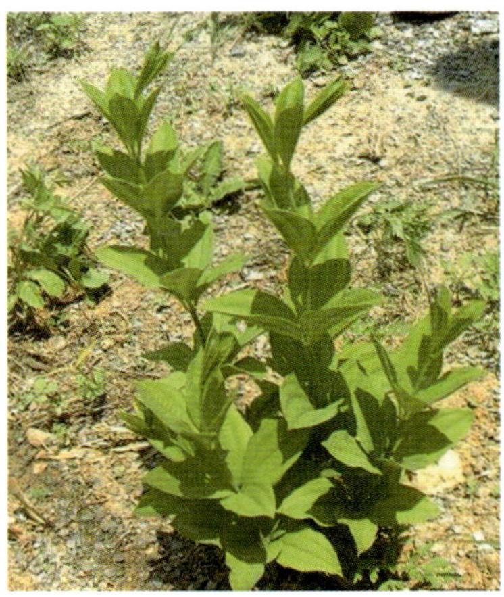

13) 虱 = 蝨 : 이 슬

3. 紫菀 (자완)

국화과(菊花科)에 속한 多年生 草本인 개미취의 根과 根莖		潤肺下氣 (윤폐하기) 化痰止咳 (화담지해)	痰多喘咳, 新久咳嗽, 勞嗽咳血
溫, 辛苦	肺		

· 性味가 苦溫하여 下氣하되 燥하지 않고 甘溫하여 潤肺시키되 膩滯하지 않아 化痰止咳의 要藥이 되어 咳嗽證의 寒熱과 外感內傷을 막론하고 咳嗽에 痰이 있어 咯吐不暢하는 경우★에 모두 배합하여 치료[14]

· 금기증 : 性溫한 약이므로 陰虛火旺이나 實熱燥咳 및 咯血 등에는 적당한 약물을 배합하며, 實熱咳嗽와 陰虛火旺으로 인한 咳血에는 복용을 피한다.

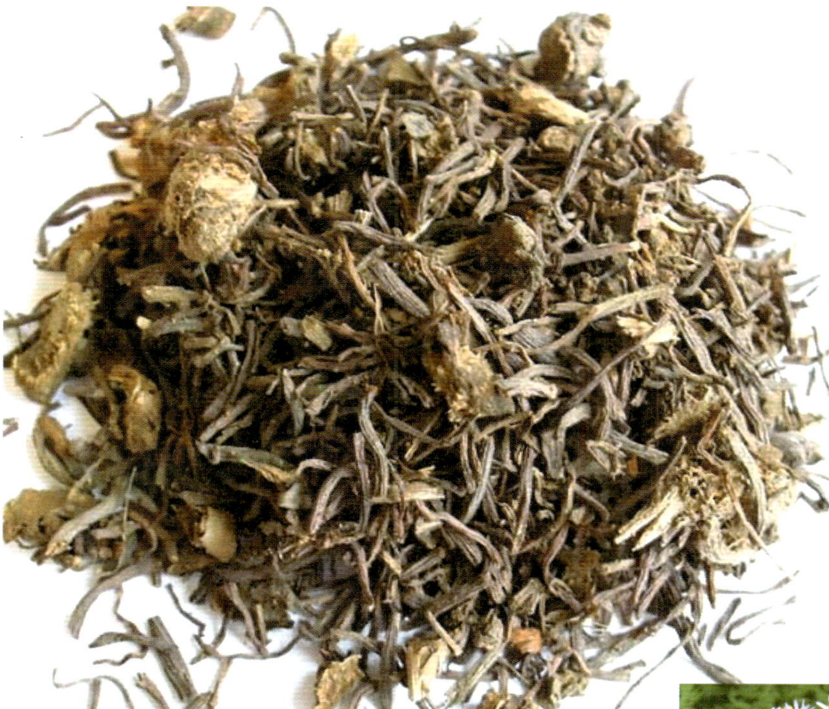

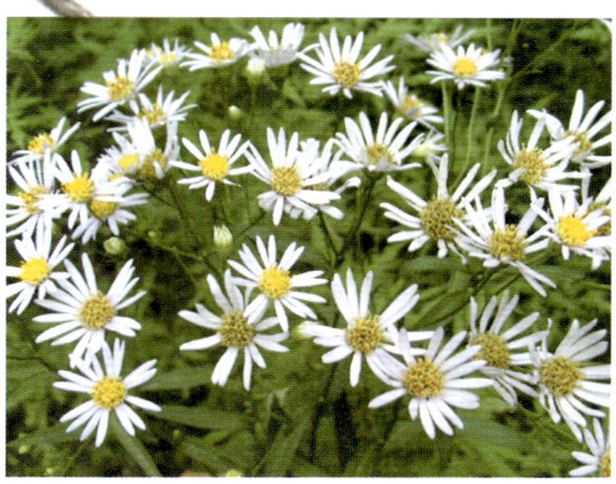

14) 暢 : 펼 창

4. 款冬花 (관동화)

<table>
<tr><td colspan="2">국화과(菊花科)에 속한 다년생 초본인 款冬의 花蕾</td><td rowspan="2">潤肺下氣 (윤폐하기)
止咳化痰 (지해화담)</td><td rowspan="2">新久咳嗽, 喘咳痰多, 勞嗽咳血</td></tr>
<tr><td>溫, 辛微甘</td><td>肺</td></tr>
<tr><td colspan="4">· 性味가 辛甘溫潤하여 肺經에 들어가 溫하되 熱하지 않고, 辛하되 燥하지 않으며, 甘하되 泥滯하지 않는 특장이 있어 潤肺化痰하여 止咳시키는 良藥이 되어 모든 咳嗽와 外感, 內傷, 寒熱虛實을 막론하고 모두 응용★한다.
· 다만 性이 甘溫하므로 肺虛久咳와 風寒痰多로 인한 咳嗽에 가장 좋다.

· 款冬花와 紫菀은 그 작용이 비슷하여 모두 潤肺化痰止咳하나
① 紫菀은 祛痰에 편중하였고, ② 款冬花는 止咳시키는 특장이 있어 止咳시키는 처방중에 같이 배합하여 치료효과를 증강한다.

· 포제★ : ① 生用 - 外感咳嗽, ② 炙用 - 內傷으로 인한 咳嗽</td></tr>
</table>

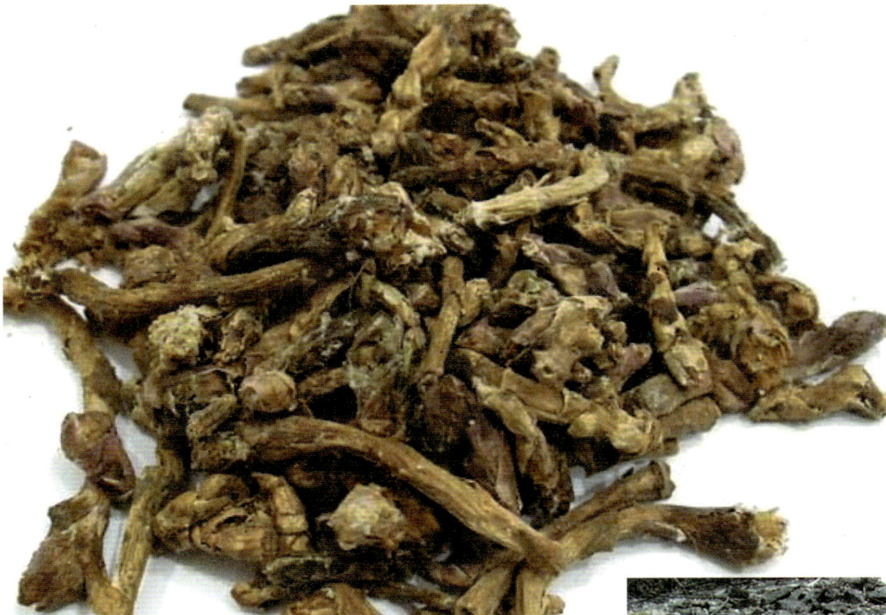

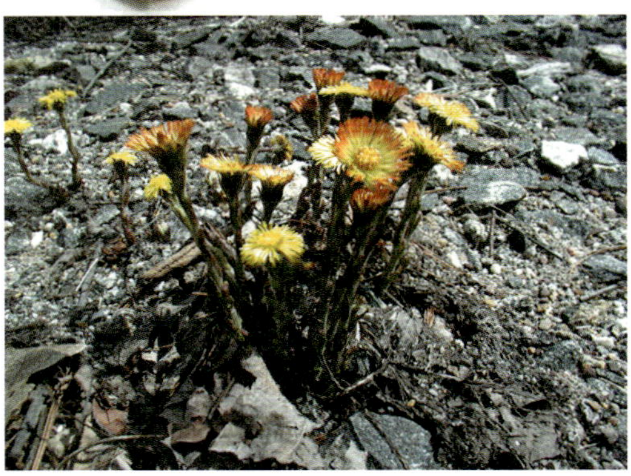

5. 蘇子 (소자)

脣形科(꿀풀과)에 속한 일년생 초본인 소엽의 성숙한 果實		降氣消痰 (강기소담) 平喘 (평천) 潤腸 (윤장)	痰壅氣逆, 咳嗽氣喘, 腸燥便秘
溫, 辛	肺		
1) 降氣消痰, 平喘 · 味辛性溫하여 肺經에 들어가 降氣消痰시키는 효능이 있어 痰壅으로 인한 氣逆과 咳嗽氣喘★을 치료 2) 潤腸 · 또한 降氣하면서 潤腸시키는 효능이 있어 腸燥便秘★를 치료한다.			

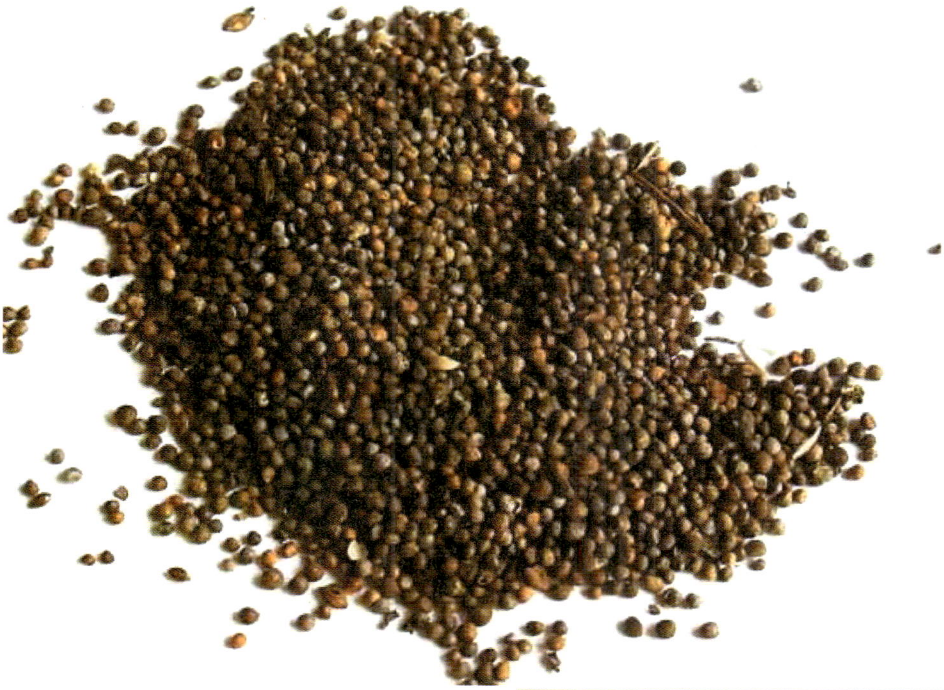

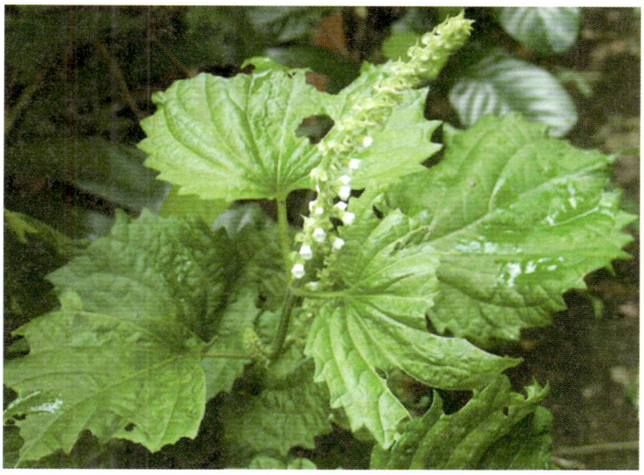

6. 桑白皮 (상백피)

<table>
<tr><td colspan="2">뽕나무과(桑科)에 속한 落葉喬木인 뽕나무 및 동속근연식물의 根皮★</td><td rowspan="2">瀉肺平喘 (사폐평천)
利水消腫 (이수소종)</td><td rowspan="2">肺熱咳喘, 水腫脹滿尿少, 面目肌膚浮腫</td></tr>
<tr><td>寒, 甘</td><td>肺</td></tr>
<tr><td colspan="4">· 味甘性寒하여 肺經에 들어가 瀉肺平喘하고 行水消腫★하는 효능이 있어 肺熱로 인한 咳喘을 치료하는데 다용하고, 水腫으로 小便이 不利하고 喘滿이 있는 證을 치료한다.

· 최근 임상에서는 강압효능이 있어 고혈압을 치료하는데 茶劑로 응용하기도 한다

· 금기증★ : 肺虛無火, 小便過多, 風寒咳嗽</td></tr>
</table>

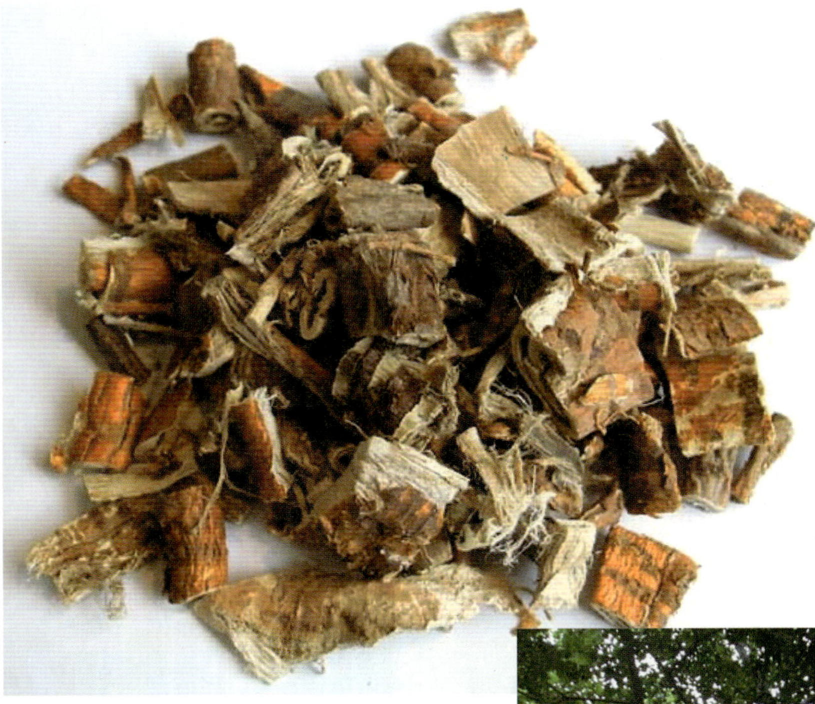

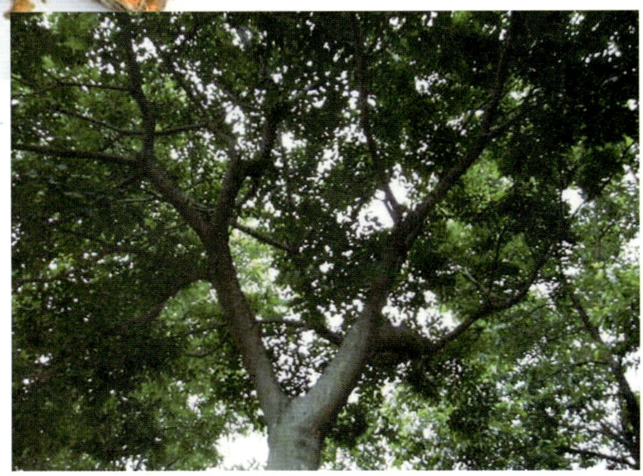

7. 葶藶子 (정력자)

심자화과(十字花科)에 속한 이년생 초본인 다닥냉이(獨行草) 혹은 재쑥(播娘蒿) 의 성숙한 種子		瀉肺平喘 (사폐평천) 利水消腫 (디수소종)	痰涎壅沛, 喘咳痰多, 胸脇脹滿, 不得平臥, 胸腹水腫, 小便不利
大寒, 辛苦	肺, 膀胱		

· 性味가 苦寒 沈降하여 肺經에 들어가 瀉肺시켜 降氣하게 하고 行水시켜 消痰하게 하며, 氣가 降하게 되므로 平喘되고, 水行하므로 痰이 消하게 되어 行水, 祛痰, 平喘의 효능이 있어 痰飮壅滯로 肺氣가 不降하여 나타나는 咳嗽氣喘의 증을 치료한다.

· 肺는 水의 上源이 되어 肺氣가 壅實하면 膀胱의 氣化가 不行하게 되는데, 葶藶子는 능히 肺氣의 閉塞을 瀉하여 肺氣가 宣通되어 水道가 利하게 되므로 利水消腫의 효능이 있게 되어 實證의 水腫과 胸腹積水 등을 치료하는 瀉肺行水의 要藥이 된다.

· 그러나 泄利의 작용이 正氣를 손상시키므로 體虛者는 반드시 補益藥과 같이 사용하여야 한다.

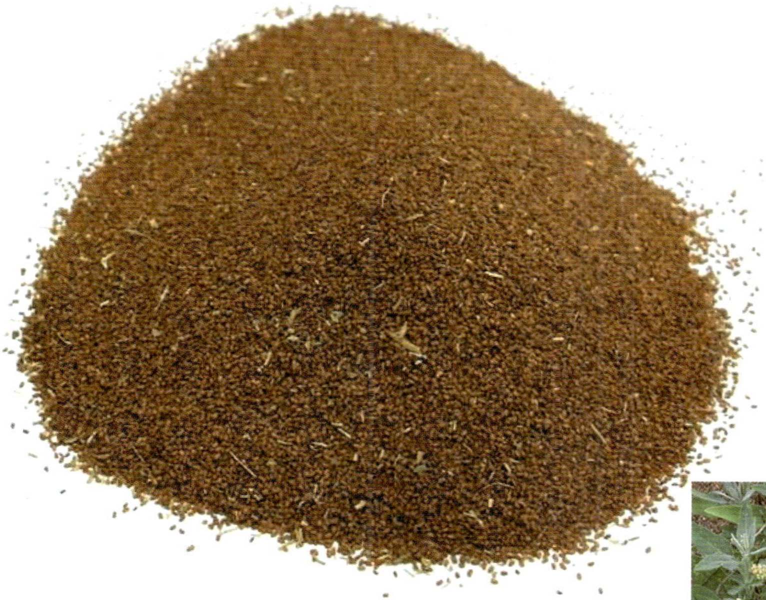

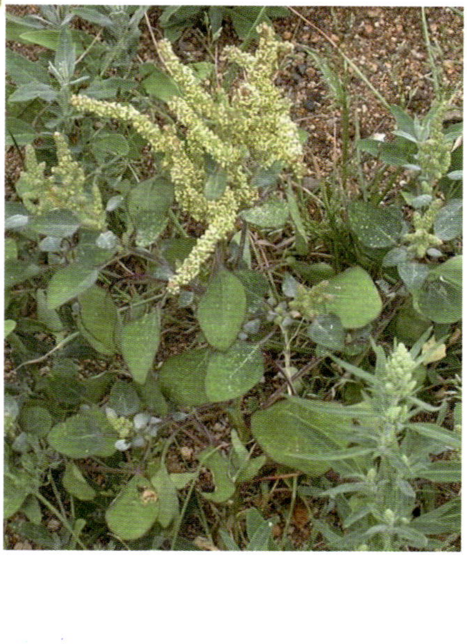

8. 馬兜鈴 (마두령)

쥐방울덩굴과(馬兜鈴科)에 속한 다년생 덩굴성 식물인 쥐방울덩굴(北馬兜鈴)과 馬兜鈴의 성숙한 果實		淸肺降氣 (청폐강기) 止咳平喘 (지해평천) 淸腸消痔 (청장소치)	肺熱喘咳, 痰中帶血, <u>腸熱痔血</u>, <u>痔瘡腫痛</u>
微寒, 苦	肺, 大腸		

1) 淸肺降氣, 止咳平喘

· 性味가 辛苦氣寒하여 辛寒한 性味는 肺熱을 散하고 苦寒한 藥性은 肺氣를 降氣淸肅시키면서 또한 開泄시키는 효능이 있어 淸肺降氣시키고 止咳平喘하게 된다.

· 그러므로 모든 <u>咳嗽痰喘이 肺熱에 속한 경우에 응용</u>한다.

2) 淸腸消痔

· 肺와 大腸은 서로 表裏가 되어 肺熱이 淸熱되면 腸熱이 같이 淸熱되어 <u>痔脹腫痛에 적용하여 치료</u>★

· 그러나 苦寒 下降하는 효능이 있는 약물이므로 虛寒咳喘과 感冒咳嗽에는 복용을 피해야 하며, 이 외에도 <u>涌吐시키는 弊</u>가 있으므로 孕婦나 胃氣虛弱에는 비록 熱痰으로 인한 咳嗽의 증이 있더라도 신중하게 응용하여야 한다[15]

· 馬兜鈴은 生用 또는 蜜炙用하는데, <u>蜜炙한 후에는 潤肺시키는 작용이 증강</u>되며 또한 <u>涌吐의 부작용을 완화</u>시키므로 일반적으로 炙用한다.

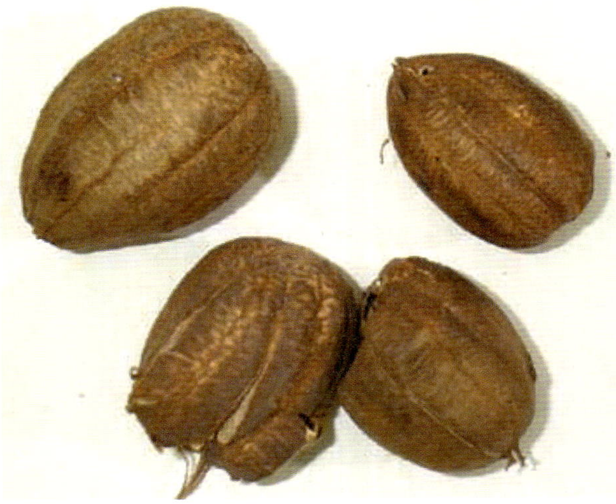

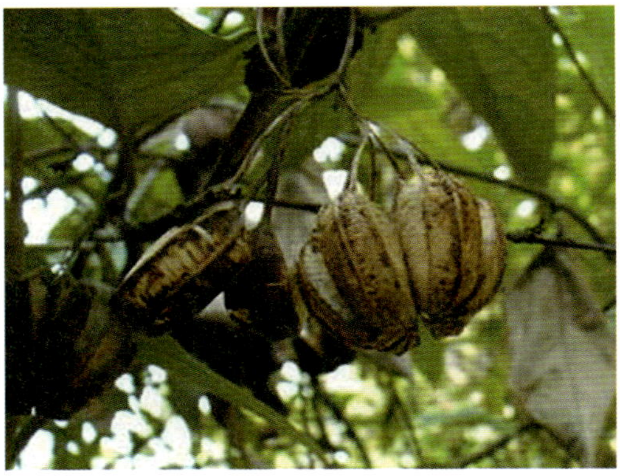

15) 弊 : 해질 폐

9. 白果 (백과)

은행나무과(銀杏科)에 속한 낙엽교목인 은행나무의 성숙한 종자★		斂肺平喘 (염폐평천) 收澀止帶濁 (수삽지대탁) 縮小便 (축소변)	痰多喘咳, 帶下白濁, 遺尿頻尿
平, 甘苦澀 有小毒	肺		

1) 斂肺平喘

· 性味가 甘澁하면서 苦降하여 肺氣를 收斂하고 定喘止咳하여 咳喘痰多를 치료하고,

2) 收澁止帶濁

· 苦澁한 性味는 除濕止帶하고 縮小便시키는 효능이 있어 帶下와 白濁, 小便頻數 등을 치료한다.

· 그러나 澀斂壅氣시키므로 感冒로 인한 咳嗽에는 복용을 피하고, 또한 毒이 있으므로 많이 먹어서는 안되며 소아에는 특히 주의★하여야 한다.

· 금기증★ : 대량이나 生用하면 중독을 일으키기 쉬우며, 咳嗽痰稠不利 및 實邪가 있는 咳嗽에는 복용을 피한다.

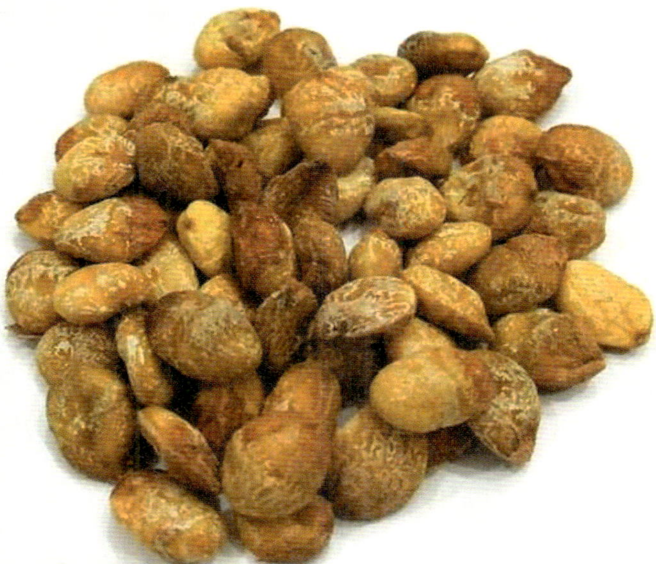

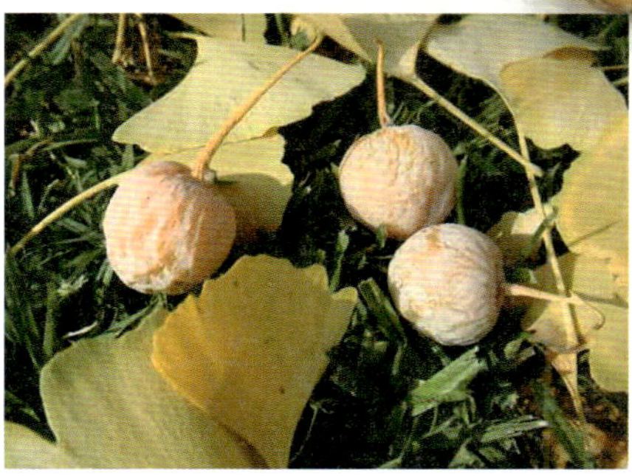

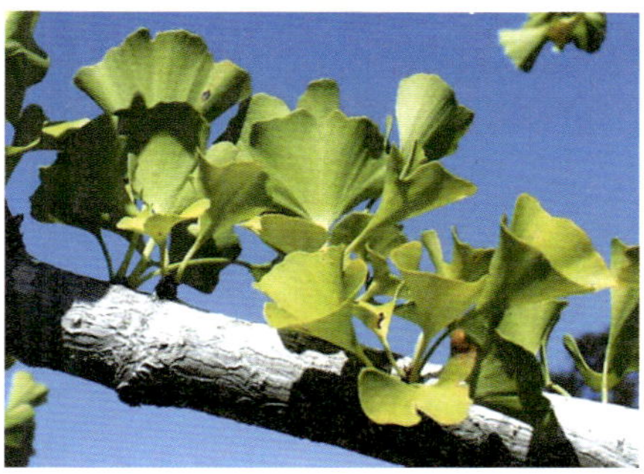

第14章

安神藥

(1) 종류

주사(朱砂), 자석(磁石), 용골(龍骨), 호박(琥珀), 산조인(酸棗仁), 백자인(柏子仁) 원지(遠志), 합환피(合歡皮), 영지(靈志), 야교등(夜交藤)

(2) 적응증상

① 重鎭安神藥 : 주사(朱砂), 자석(磁石), 용골(龍骨), 호박(琥珀)

· 火邪上炎, 心火亢盛으로 인한 驚悸多夢, 心煩失眠, 躁擾不寧, 驚狂, 舌紅, 脈弦數 등의 神志不安 병증을 치료

② 潛陽安神藥 : 산조인(酸棗仁), 백자인(柏子仁), 원지(遠志), 합환피(合歡皮) 영지(靈志), 야교등(夜交藤)

· 陰血不足, 心體失榮으로 인한 虛煩失眠, 驚悸怔忡, 眩暈健忘, 面色無華, 舌質淡, 脈細弱 등의 神志不安 병증을 치료

1. 朱砂 (주사)

硫化物類의 광물인 辰砂族에 속한 辰砂의 광석으로 황화수은 HgS 를 함유한 것		鎭心安神 (진심안신) 清熱解毒 (청열해독)	心悸易驚, 失眠多夢, 癲癇發狂, 小兒驚風, 視物昏花, 口瘡, 喉痺, 瘡瘍腫毒
微寒, 甘 有毒	心		

1) 鎭心安神
· 무거운 성질은 鎭怯하고, 寒性은 清熱시켜 心經에 들어가 心經의 邪熱을 鎭降시킨다.
· 邪熱이 제거되므로 心神이 안정되어 鎭心, 安神, 定驚의 主藥★이 되며, 心火가 亢盛하여 나타나는 心神不安과 驚悸失眠 및 癲狂 등에 응용★된다.

2) 清熱解毒
· 또한 내복이나 외용을 막론하고 清熱解毒의 효능이 있어서 瘡瘍腫毒, 咽喉腫痛, 口舌生瘡 등을 치료

· 朱砂에

龍骨, 茯苓 등을 배합하면	心氣를 養
當歸, 丹參 등과 배합하면	心血을 養
黃連, 生地黃과 배합하면	心火를 清하는 동시에 解毒의 효능이 있어 외과질환에 주로 사용

· 금기증★ : 오래 복용하거나 다량복용하는 것은 좋지 않다.
특히 이 약은 주성분이 중금속으로 축적작용이 있어 지속적으로 복용하게 되면 중독된다.
· 見火하면 수은이 석출되어 중독되기 쉽다.
▸ 安神藥중에 癰腫에 사용 : 朱砂, 遠志

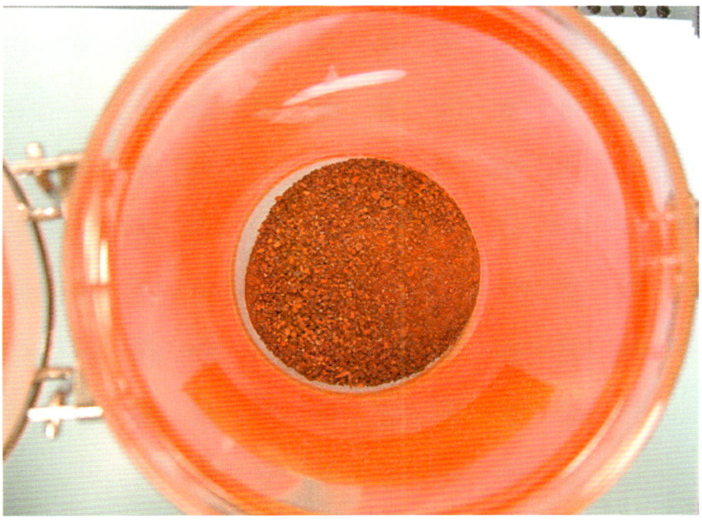

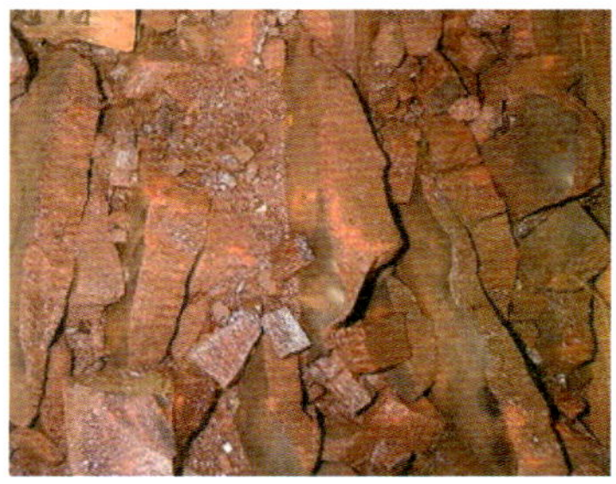

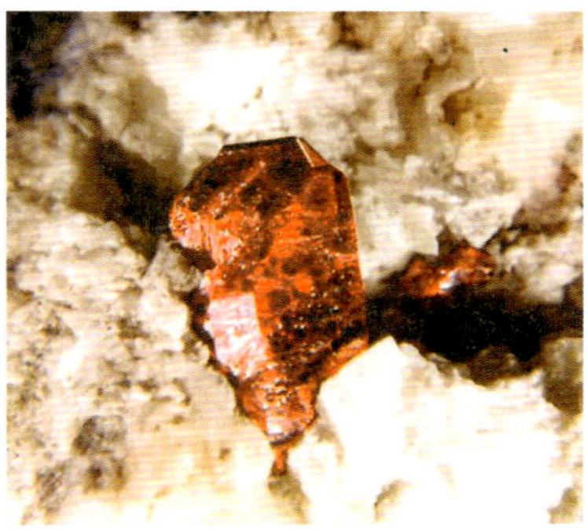

2. 磁石 (자석)

<table>
<tr><td colspan="2">산소화합물류의 광물인 尖晶石族에 속한 磁鐵鑛으로 사산소화삼철(Fe_3O_4)</td><td rowspan="2">安神定驚 (안신정경)
平肝潛陽 (평간잠양)
納氣平喘 (납기평천)</td><td rowspan="2">煩躁失眠, 驚悸, 癲癎, 頭暈目眩, 視物昏花, 耳鳴耳聾
腎虛氣喘</td></tr>
<tr><td>寒, 辛鹹</td><td>肝, 心, 腎</td></tr>
</table>

· 재질이 무거워 沈降하는 성질이 있어 心經으로 들어가 浮陽을 鎭潛시켜 安神시키고, 鹹味는 腎經으로 들어가 益腎하며 眞陰을 보호하고, 寒性은 淸熱瀉火하여 心肝의 火를 淸한다.
· 그러므로 腎氣를 攝納하며, 重鎭安神시키는데 뛰어난 효능이 있어 腎虛肝旺이나 心肝失養으로 肝火上炎하여 心神을 불안하게 하는 證이나 驚恐氣亂으로 神이 제자리를 찾지 못해 나타나는 心神不寧, 驚悸, 失眠 및 癲癎 등에 사용된다.

· 腎은 耳를 開竅시켜 腎虛하면 耳가 聰明하지 못하고, 肝은 目을 開竅시켜 肝虛하면 目이 不明하게 되며, 肝腎의 陰이 虛하게 되면 虛火가 上亢하게 되어 內로는 神明을 優亂하여 心神이 불안하고 驚悸失眠하게 되며, 腎虛하면 肺氣를 攝納하지 못하게 되므로 喘逆하게 된다.
· 이러한 병증에 磁石은 능히 益腎重鎭攝納시켜 상술한 모든 證을 치료한다.

· 금기증 : 금속물질로 傷氣시키고 運化를 방해하므로 久服은 좋지 않다[1]

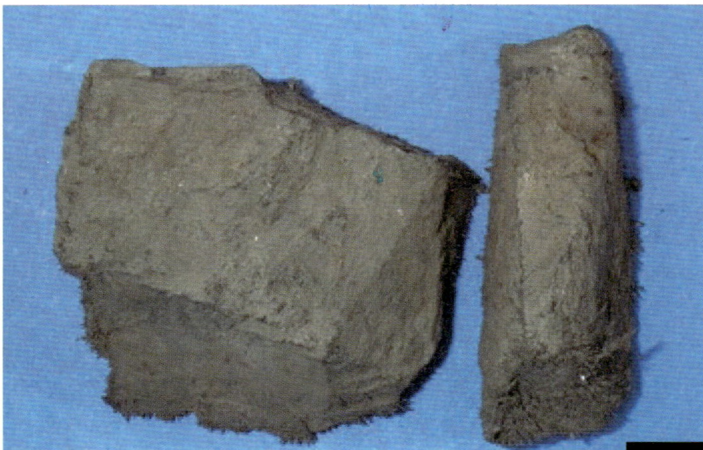

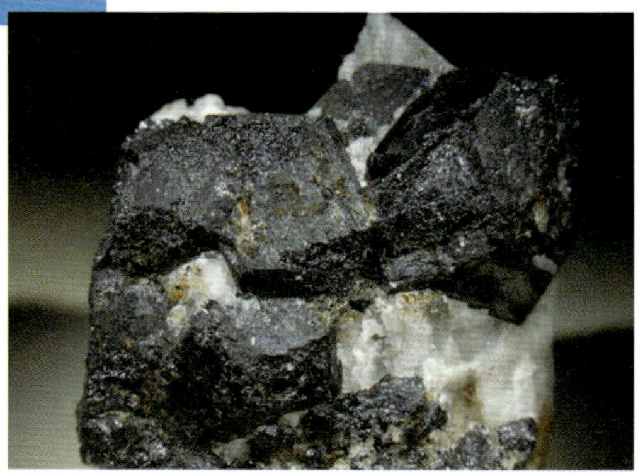

1) 妨 : 방해할 방, 碍 = 礙 : 거리낄 애

3. 龍骨 (용골)

<table>
<tr><td colspan="2">고대의 포유동물인 三趾馬(삼지마), Hipparionsp, 코뿔소류, 牛類, 꼬끼리류등의 유해가 지층에 매몰되어 骨格, 牙, 齒, 角 등이 화석화된 것</td><td rowspan="2">平肝潛陽 (평간잠양)
鎭驚安神 (진경안신)
斂汗固精 (염한고정)
止血澀腸 (지혈삽장)
生肌斂瘡 (생기염창)</td><td rowspan="2">驚癎癲狂, 怔忡健忘, 失眠多夢, 自汗盜汗, 遺精, 淋濁, 吐衄便血, 崩漏帶下, 瀉痢脫肛, 潰瘍久不收口</td></tr>
<tr><td>微寒, 甘澀</td><td>心, 肝</td></tr>
</table>

· 肝은 剛臟으로 體陰이나 用陽이므로 잘 動하는 성질이 있다. 肝陰不足하면 肝陽이 쉽게 항진되어 陽亢生風하게 된다.

1) 平肝潛陽, 鎭驚安神

· 龍骨은 平肝潛陽하여 肝陽上亢으로 인한 頭目眩暈 등을 치료★하며, 質重하여 鎭靜安神 작용이 있어 神志不安, 心悸怔忡, 健忘失眠, 驚癎, 癲狂 등을 치료★한다.

2) 斂汗固精, 止血澀腸

· 또한 味澁하므로 收斂固澁 작용이 있어 각종 體虛滑脫의 병증에 널리 사용하여 주로 盜汗, 遺精, 泄瀉, 崩漏帶下 등을 치료★한다.

3) 生肌斂瘡

· 또한 煆한 후 외용하여 生肌斂瘡에 응용★한다.

· ① 生用 : 鎭驚潛陽 ② 煆用 : 收斂固澁에는 하여야 한다★

· 금기증 : 收斂시키는 효능이 있어 濕熱 등 實邪가 있는 경우에는 피한다.

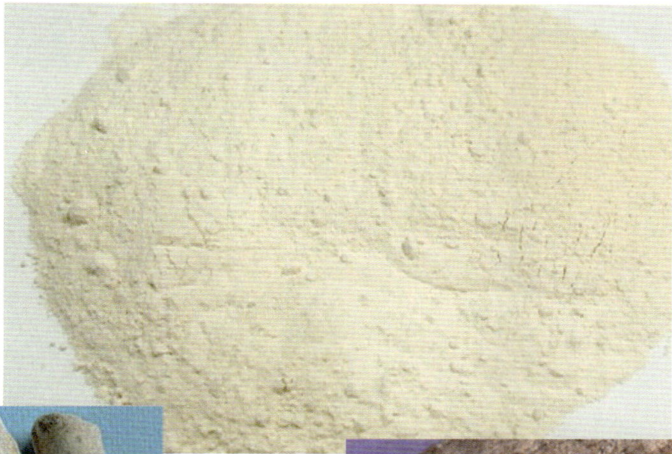

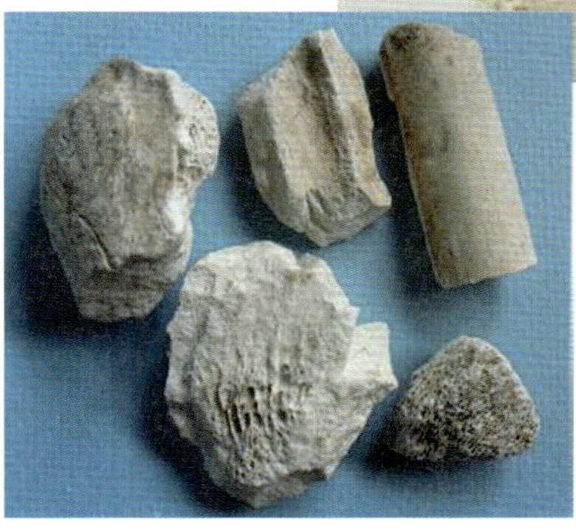

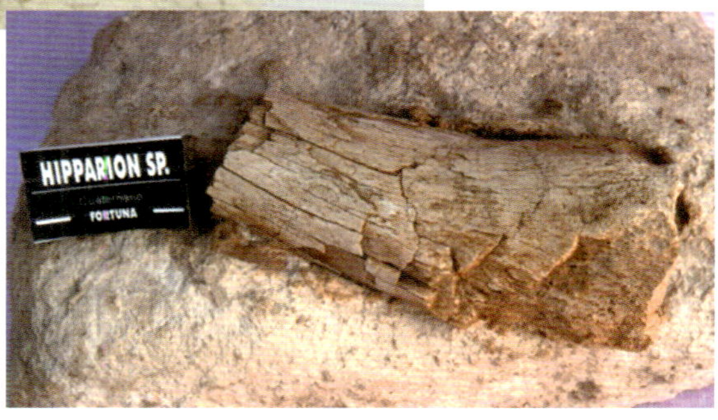

4. 琥珀 (호박)

<table>
<tr><td colspan="2">소나무과에 속한 소나무 식물의 樹脂가 지하에 매몰되어 오랫동안에 걸쳐 응결한 화석모양의 물질</td><td rowspan="2">鎭驚安神 (진경안신)
散瘀止血 (산어지혈)
利水通淋 (이수통림)</td><td rowspan="2">驚癎失眠, 驚風癲癎, 血淋血尿, 小便不通, 婦女經閉, 産後停瘀腹痛, 癰疽瘡毒, 跌打損傷</td></tr>
<tr><td>平, 甘</td><td>心, 肝, 膀胱</td></tr>
</table>

1) 鎭驚安神

· 質重하므로 心, 肝經에 들어가 누르는 작용이 있어 安神鎭驚하게 되므로 心神不安, 心悸失眠, 健忘 등을 치료★한다.

2) 利水通淋

· 甘淡한 味는 利水작용이 있고, 平한 성질은 心神不安과 驚悸失眠을 치료할 뿐 아니라 膀胱의 實熱로 인한 血淋과 熱淋에 상용★하는 요약이 된다.

3) 散瘀止血

· 아울러 心, 肝 血分에 들어가 活血化瘀하는 작용이 있어 血瘀經閉와 癥瘕를 치료★하며 또한 外傷으로 인한 瘀血과 陰囊血腫 및 婦女의 陰脣血腫 등에도 적용한다.

· 琥珀과 茯苓은 모두 安神利水의 효능이 있으나

琥珀	· 血分에 들어가 化瘀 · 心의 涵養함이 실조하여 나타나는 心悸不寧에 주로 사용[2]
茯苓	· 氣分에 들어가 利濕 · 水氣가 心을 凌辱하여 나타나는 心悸不寧에 주로 사용[3]

· 포제★ : 硏末하여 冲服한다.

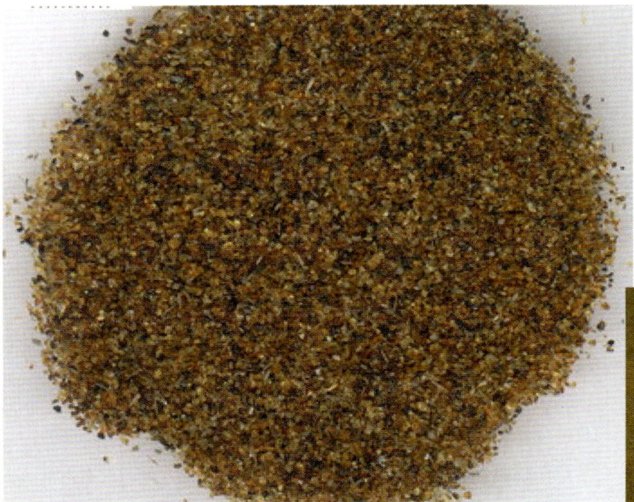

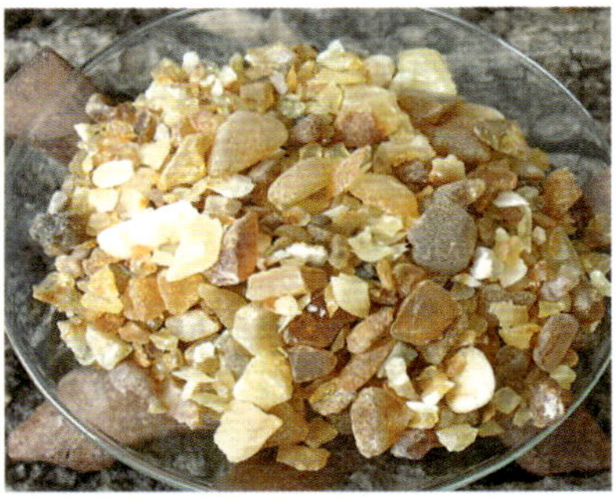

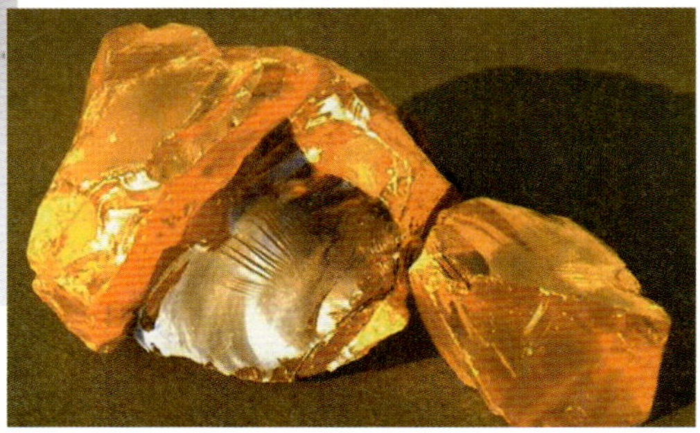

2) 涵 : 젖을 함

3) 凌 : 능가할 능

5. 酸棗仁 (산조인)

<table>
<tr><td colspan="2">갈매나무과(鼠李科)에 속한 낙엽관목인 묏대추(酸棗)의 성숙한 種子</td><td rowspan="2">養心安神 (양심안신)
斂汗 (염한)</td><td rowspan="2">虛煩不眠, 驚悸多夢, 體虛多汗, 津傷口渴★</td></tr>
<tr><td>平, 甘酸</td><td>心, 肝</td></tr>
<tr><td colspan="4">· 甘酸性平하여 甘味는 補하고 酸味는 收斂하며 營血을 補하여 安神하고 또한 斂陰하여 止汗시키므로 寧心, 安神, 斂汗의 좋은약★이 된다.
· 그러므로 陰血不足으로 心神을 失養하게 되고 虛火가 妄動하여 陰液이 外泄하므로 나타나는 虛煩失眠과 心悸汗多에 상용하는 要藥이 된다.

· "熟用治不眠, 生用治好眠"의 설이 있으나, 실제로 임상에서는 生用과 炒用에 관계없이 양호한 鎭靜과 催眠효과가 있는 것으로 알려져 있다.</td></tr>
</table>

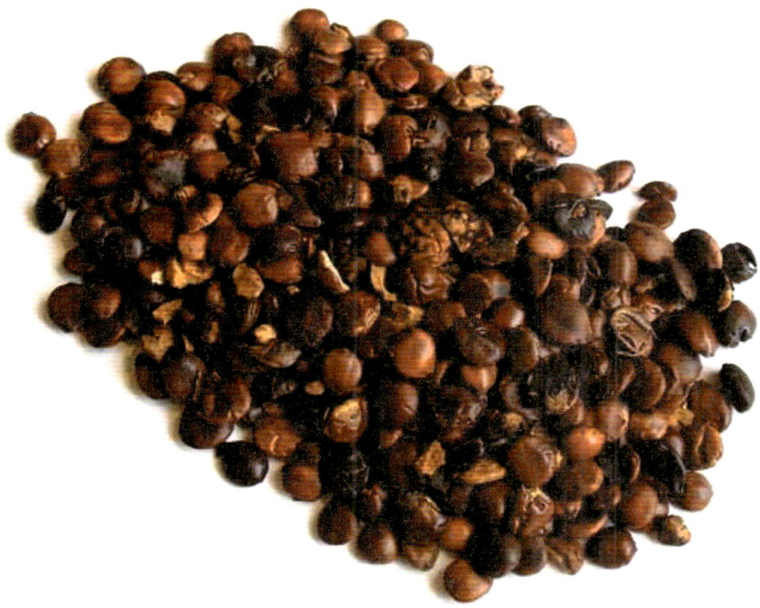

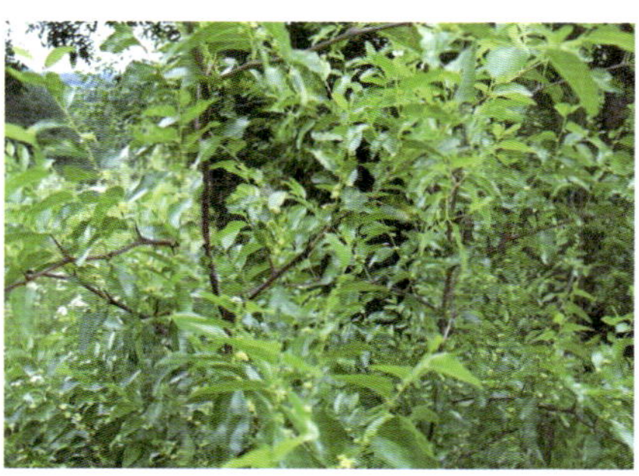

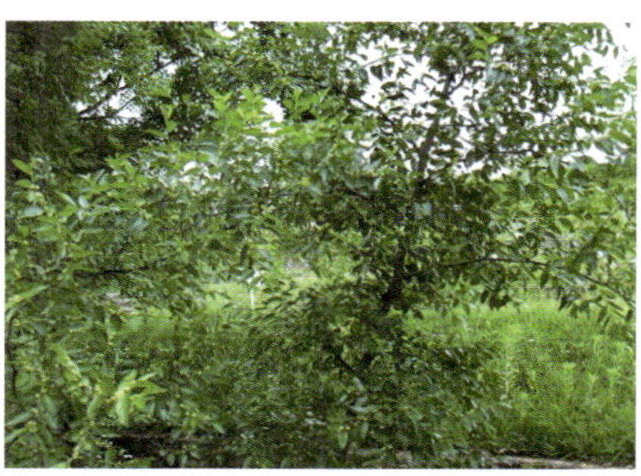

6. 柏子仁 (백자인)

<table>
<tr><td colspan="2">측백나무과(側柏科)에 속한 상록교목인 측백나무의 성숙한 種仁</td><td rowspan="2">養心安神 (양심안신)
潤腸通便 (윤장통변)</td><td rowspan="2"><u>虛煩失眠</u>, 心悸怔忡, 陰虛盜汗, <u>腸燥便秘</u></td></tr>
<tr><td>平, 甘</td><td>心, 腎, 大腸</td></tr>
</table>

· 味甘質潤하고 不寒不燥하여 성질이 和平하다.

1) 養心安神

· 주로 心經에 들어가 陰血을 滋養하여 養心安神시키고 止汗하는 효능이 있어 心血虛로 인한 虛煩不眠, 驚悸怔忡, 頭暈健忘 등을 치료하며 주로 酸棗仁을 배합한다.

2) 潤腸通便

· 재질이 滋潤하므로 潤腸通便의 효능이 있어 腸燥便秘를 치료한다[4]
(安神藥 중에 유일하게 潤腸通便의 효능)

· 柏子仁과 酸棗仁의 그 효능은 비슷하나

酸棗仁	肝膽을 滋養하여 安神시켜 肝膽陰不足으로 인한 失眠에 다용
柏子仁	心血을 滋養하여 安神시켜 心血不足으로 인한 失眠에 다용

· 그러나 心肝은 血과 관계가 있는 臟腑로 肝血이 부족하면 그 영향이 心에 미치고 또한 心血이 부족하면 그 영향이 肝에 미치게 되므로 <u>心肝兩虛의 驚悸失眠</u>에 두 가지 약물을 같이 배합된다.

· 포제 : 破碎하여 사용하거나 柏子仁霜을 만들어 사용한다

· 금기증 : 油質이 많으므로 腸滑, 痰飮이 많은 경우 및 陽道數擧, 腎家有熱은 복용을 피한다.

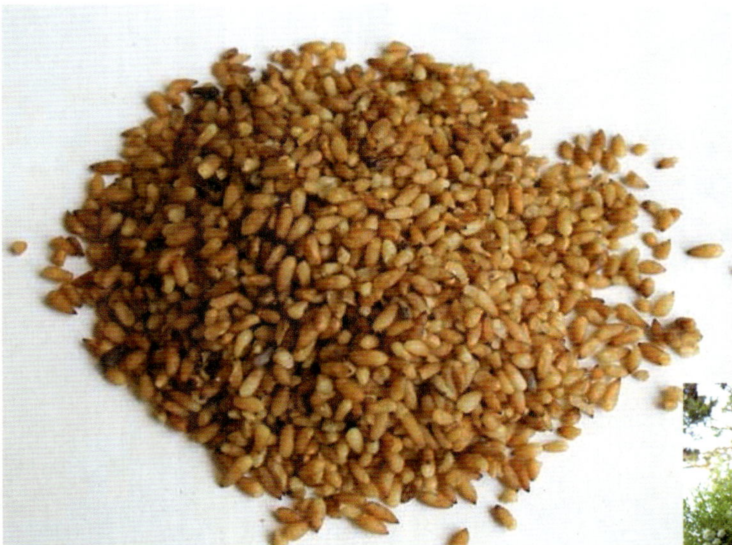

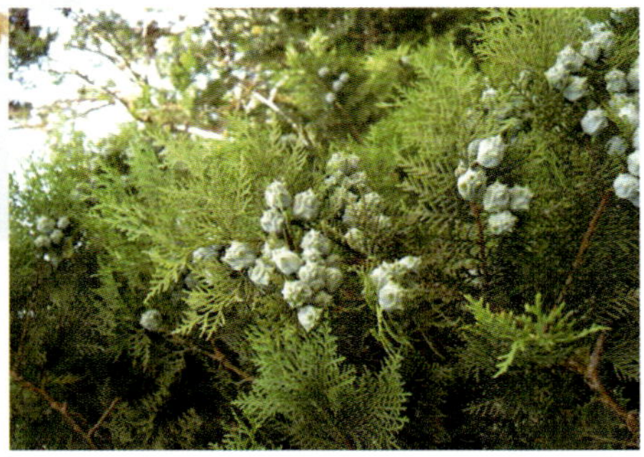

4) 安神藥 중 유일하게 潤腸通便의 효능

7. 遠志 (원지)

<table>
<tr><td colspan="2">원지과(遠志科)에 속한 다년생 초본인 遠志의 뿌리</td><td rowspan="2">寧心安神 (영심안신)
祛痰開竅 (거담개규)
消散癰腫 (소산옹종)</td><td rowspan="2">心神不安★, 失眠多夢, 健忘驚悸★, 神志恍惚, 咳痰不爽, 癲癎, 咳痰不爽, 瘡瘍腫毒★, 乳房腫痛</td></tr>
<tr><td>微溫, 苦辛</td><td>肺, 心, 腎</td></tr>
</table>

1) 寧心安神

· 苦辛性溫하여 苦泄辛散溫通의 효능이 있어 心陽을 보조하고, 痰濕을 제거하며, 心氣를 補益하여 腎氣로 하여금 상부의 心과 交通하게 하여 交通心腎, 安神益智의 효능이 있다.

· 그러므로 心腎不交로 나타나는 心神不安, 驚悸, 失眠, 遺精, 滑精, 健忘 등 증을 치료한다.

2) 祛痰開竅

· 祛痰작용으로 心竅를 通利하는 효능도 있어 痰阻心竅로 인한 精神錯亂, 神志恍惚, 驚癎 등을 치료한다.

3) 消散癰腫

· 苦泄溫通하여 氣血의 壅滯를 疏通하는 효능★이 있어 寒凝氣滯, 痰濕阻絡으로 인한 癰疽腫毒, 乳房腫痛 등을 치료한다.

· 포제★ : 製遠志를 사용하면 安神 , 祛痰의 효능이 높아지며, 독성이 줄어들고 성질이 완화되므로 胃氣虛弱한 사람에게 좋다.

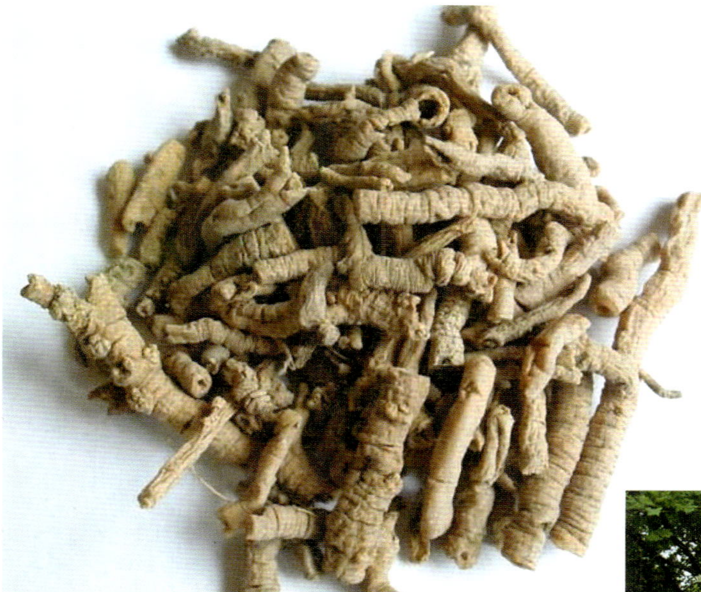

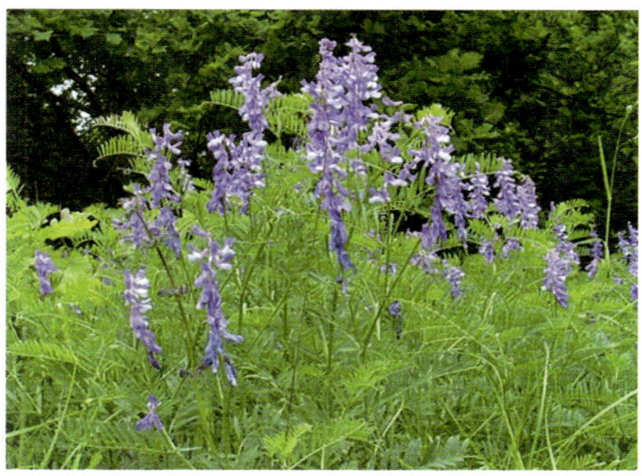

8. 合歡皮 (합환피)

콩과(豆科)에 속한 낙엽소교목인 자귀나무의 나무껍질		安神解鬱 (안신해울) 活血消腫 (활혈소종)	心神不安, 憂鬱失眠, 肺癰瘡腫, 跌打腫痛
平, 甘	心, 肝		

1) 安神解鬱

· 性味가 甘平하여 肝鬱을 풀고 安神하는 효능이 있어 情志所傷의 忿怒抑鬱, 虛煩不安, 健忘失眠 등을 치료한다.

2) 活血消腫

· 이외에도 活血消腫과 함께 生肌續骨의 효능이 있어 肺癰, 跌打骨折, 癰疽瘡腫 등에 사용되는 외과의 요약이 된다.

· 이 약은 氣味力薄하므로 용량을 많게 하여야 한다.

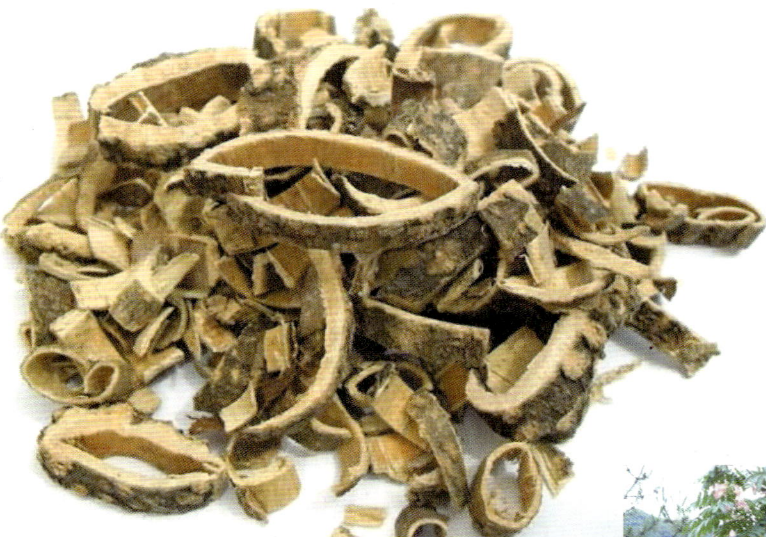

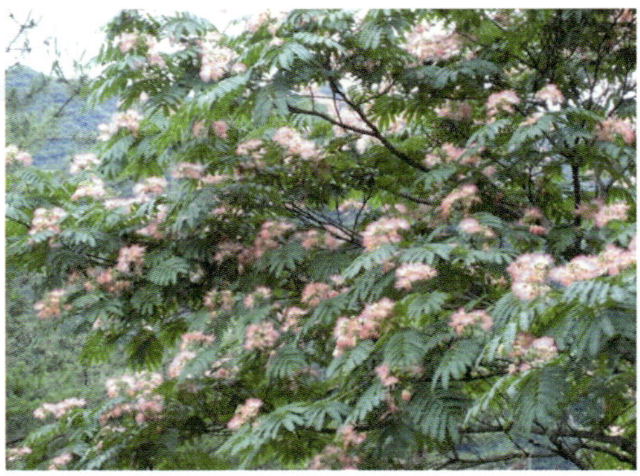

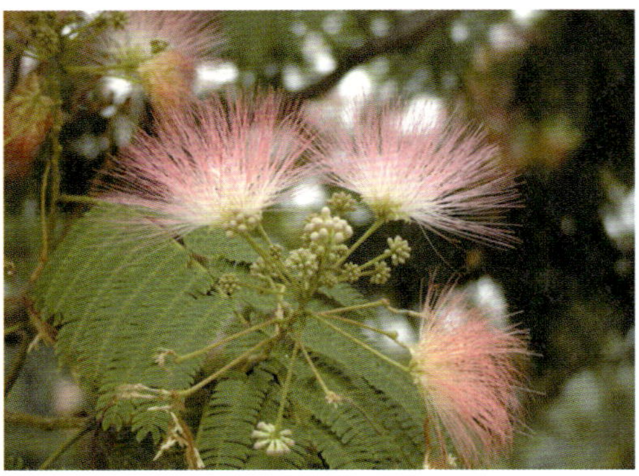

9. 靈志 (영지)

구멍쟁이버섯과(多孔菌科)에 속한 진균인 靈芝(赤芝)의 자실체		養心安神 (양심안신) 補氣益血 (보기익혈) 止咳平喘 (지해평천)	失眠多夢, 心悸怔忡, 健忘, 肺虛久咳, 咳喘
平, 甘微苦	心, 脾, 肺		

· 중국산은 甘淡하고 한국산은 子實體가 苦味를 가지고 있다.

1) 養心安神, 補氣益血

· 중국에서 생산되는 靈芝는 甘淡하고 溫하며 心, 脾經에 들어가 養心安神시키는 효능이 있어 心氣虛弱이나 心血不足으로 인한 失眠多夢과 心悸怔忡을 치료★한다.

2) 止咳平喘

· 또한 肺經에 들어가 止咳祛痰시키고 納氣, 斂肺, 平喘시키는 효능이 있어 肺虛로 인한 久咳와 肺腎兩虛로 인한 咳喘證★을 치료한다.

· 중국 중서의 결합에서는 고혈압, 고지혈증, 관상동맥질환, 간염 등을 치료하는데 單用 혹은 辨證配伍하여 응용한다.

· 靈芝는 역대 본초서 중에 强壯補氣의 약으로 알려져 왔으며 주로 氣血不足, 脾胃虛弱 등을 치료한다.

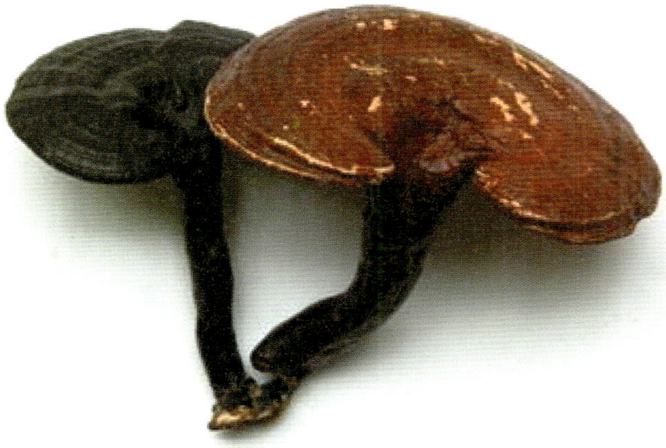

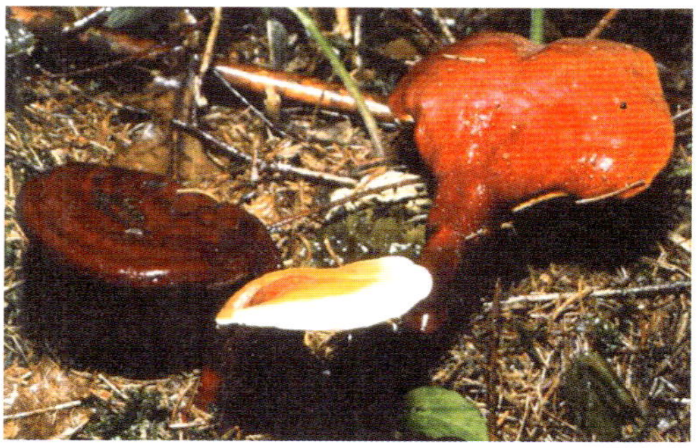

10. 夜交藤 (야교등)

마디풀과(蓼科)에 속한 다년생 纏繞草木인 何首烏의 蔓莖[5]		養心安神 (양심안신) 祛風通絡 (거풍통락)	失眠, 多汗, 血虛身痛, 癰疽, 瘰癧, 風瘡疥癬
平, 甘微苦	心, 肝		

1) 養心安神

· 性味가 甘平하여 心, 肝經에 들어가 養心安神하는 효능이 있어 陰虛血少로 인한 虛煩不眠과 多夢 등을 치료한다.

2) 祛風通絡

· 또한 祛風通絡하는 효능이 있어 風濕痺痛★을 치료한다.

· 이 외에도 煎湯하여 膚風瘡痒疹에 바르면 祛風止痒의 효과가 있으며, 정신병에는 대량을 사용한다.

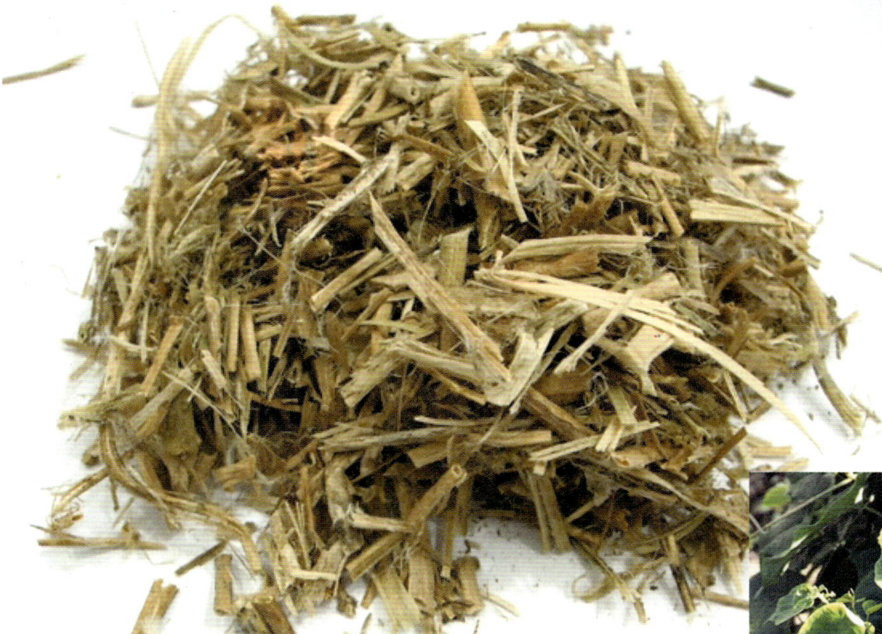

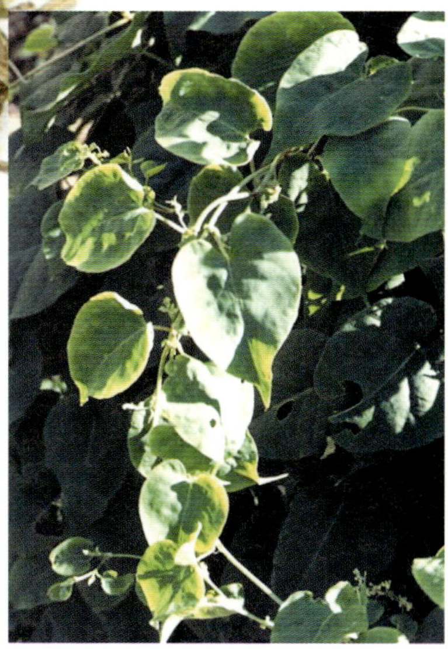

5) 纏繞 : 얽힐 전, 두를 요, 蔓 : 덩굴 만

第15章

平肝藥

· 작용 : 肝氣가 偏盛한 것을 조정함으로써 陽이나 風을 잠재우는 효능을 나타내는 약물
(陽亢 : 肝陽上亢, 風 : 肝風內動)

1) 平肝息風藥

(1) 종류

영양각(羚羊角), 조구등(釣鉤藤), 천마(天麻), 백강잠(白殭蠶), 전갈(全蝎), 오공(蜈蚣), 구인(蚯蚓), 결명자(決明子)

(2) 적응증상

① 肝風을 平息시켜 痙攣을 멈추게 하는 작용

② 溫熱病으로 熱이 熾盛하여 유발된 風動, 驚風, 癲癎, 中風, 破傷風 등 痙攣抽搐證

2) 平肝潛陽藥

(1) 종류

석결명(石決明), 모려(牡蠣), 진주(珍珠), 대자석(代赭石), 백질려(白蒺藜)

(2) 적응증상

① 肝陽을 억제하여 平肝시키는 작용

② 肝陽이 上亢되어서 된 眩暈, 頭痛 등 증에 적용되며 息風止痙藥이나 安神藥과 배합하여 肝風內動으로 痙攣抽搐이 일어나는 증상이나 浮陽上擾하여 煩躁不安 등 증에 응용

第1節 平肝息風藥

1. 羚羊角 (영양각)

소과에 속한 동물인 賽加羚羊의 뿔[1]		平肝息風 (평간식풍) 淸肝明目 (청간명목) 淸熱解毒 (청열해독)	高熱驚癎, 神昏痙厥, 子癎抽搐, 癲癎發狂, 頭痛眩暈, 目赤翳障, 溫毒發斑, 癰腫瘡毒
寒, 鹹	肝, 心		

1) 平肝熄風

· 鹹寒하고 肝, 心經으로 들어가 주로 肝火를 瀉하여 平肝熄風의 要藥이 된다.

· 熄風止痙의 효능이 뛰어나 주로 肝風內動, 驚癎抽搐 등을 치료하며, 平肝熄風의 효능뿐만 아니라 平肝潛陽의 효능도 가지고 있어 肝陽上亢으로 인한 頭目眩暈을 치료한다.

2) 淸肝明目

· 鹹은 瀉下하고 寒은 淸熱하므로 淸肝火明目하므로 肝火熾暈으로 인한 頭痛, 眩暈, 目赤澀痛, 翳障 등을 치료한다.

3) 淸熱解毒

· 淸熱解毒의 효능도 강하여 溫熱病 후에 邪熱이 熾盛하여 생긴 高熱煩躁, 神昏譫語 등과 驚厥抽搐 등에 淸熱解毒, 鎭痙安神한다.

· 熱性病에서 熱이 營血로 들어가 생긴 熱盛動血로 인한 斑疹紫黑 등에도 淸熱凉血, 解毒化斑★한다.

· 羚羊角과 犀角은 모두 鹹寒한 약물이 되어 溫熱病을 치료하는데 같이 배합하여 응용하나

羚羊角	주로 肝經에 들어가 肝火를 淸하여 息風止痙
犀角	주로 心經에 들어가 心火를 瀉하여 凉血解毒

그러므로 神昏者에게는 犀角을 많이 쓰고, 神昏에 驚厥을 겸한 경우에는 羚羊角과 犀角을 같이 사용하여야 한다.

· 羚羊角은 山羊角으로 대체하여 응용할 수 있으나 그 작용이 약하므로 병의 상태에 따라 용량을 높여 사용★하여야 한다.

· 포제★ : 磨汁이나 鎊 또는 薄片으로 하여 羚羊角鎊片, 羚羊角粉으로 사용

· 금기증★ : 火熱이 뚜렷하지 않은 경우 (鹹寒降泄시키는 약물이므로)

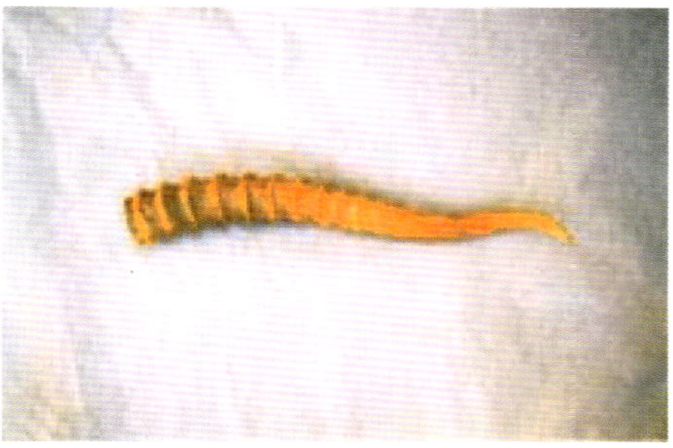

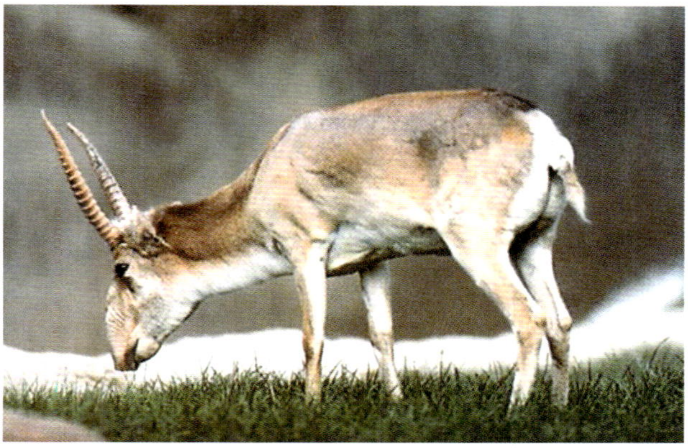

1) 賽 : 굿할 새

2. 釣鉤藤 (조구등)

꼭두서니과(茜草科)에 속하는 華鉤藤 및 동속 근연식물의 가시가 달린 가지		息風止痙 (식풍지경) 淸熱平肝 (청열평간)	頭痛眩暈★, 驚癇抽搐★, 妊娠子癎, 高血壓症
微寒(凉), 甘	肝, 心包		

1) 息風止痙
- 性味는 甘凉하여 肝과 心包經에 들어가는데, 肝은 風을 주관하고 心包는 火를 주관한다.
- 心包의 火를 淸하고 肝經의 熱을 泄함으로써 熄風定驚止搐하기 때문에 주로 熱盛動風, 驚癇抽搐, 小兒夜啼, 妊娠子癎, 小兒驚風, 破傷風 등 각종 抽搐疾患을 치료★한다.

2) 淸熱平肝
- 그리고 甘, 微寒하고 肝經으로 들어가 肝熱을 淸하고 肝陽을 平하므로 주로 肝經有熱이나 肝陽上亢으로 인한 頭暈目眩, 頭脹頭痛, 風熱頭痛, 高血壓, 疹出不暢 등을 치료★한다.

- 淸熱시키는 효력은 羚羊角보다 약하고, 息風止痙의 작용은 全蝎보다 약하여 소아의 驚風 초기의 경증에는 마땅하나, 고열로 인한 驚風抽搐에는 羚羊角, 全蝎 등을 배합하여 치료★하여야 한다.
- 최근 이 약물이 혈압을 강하시키는 효능이 있는 것으로 보고 되었는데 특히 肝熱上亢이 원인이 된 고혈압에 좋다.

- 금기증★ : 體虛, 風熱이나 實熱 등 火가 없는 환자

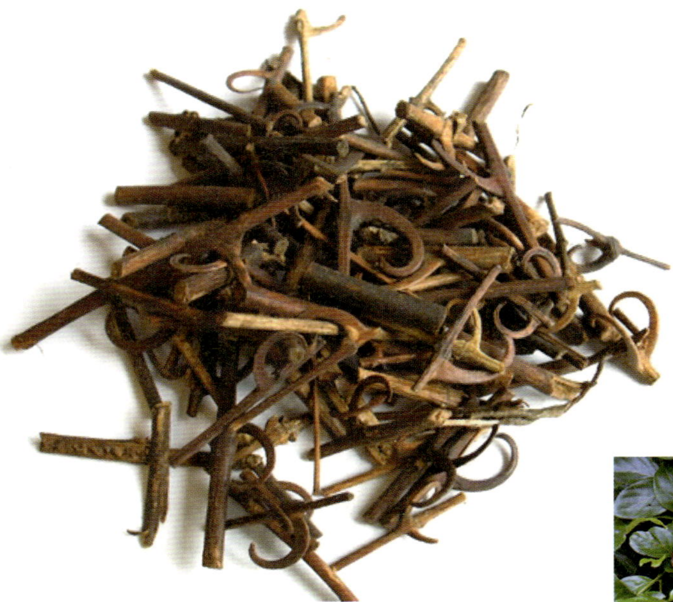

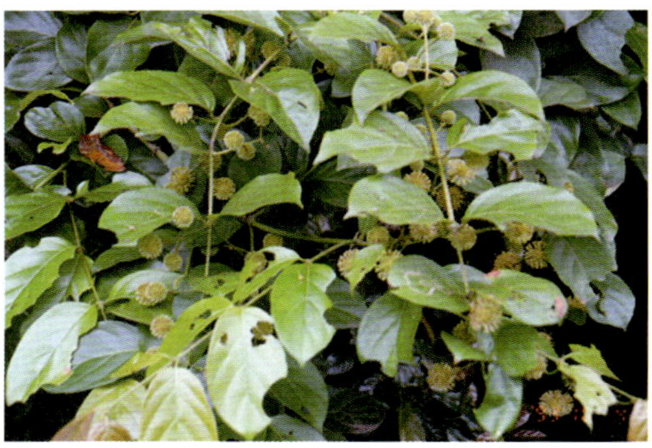

3. 天麻 (천마)

<table>
<tr><td colspan="2">난초과(蘭科)에 속한 천마의 塊莖</td><td rowspan="2">平肝息風 (평간식풍)
熄風止痙 (식풍지경)</td><td rowspan="2">頭痛眩暈★, 肢體麻木, 小兒驚風★, 癲癇抽搐, 破傷風症★</td></tr>
<tr><td>平, 甘</td><td>肝</td></tr>
<tr><td colspan="4">· 甘平質潤하여 오직 肝經에 들어가 平肝, 息風, 止痙시키는 효능이 있어 肝風內動으로 인한 眩暈頭痛과 痙攣抽搐 및 肢體麻木, 手足不遂 등 일체의 風證에 寒熱에 관계없이 모두 적용★한다.
· 특히 頭痛과 眩暈에 양호한 효능이 있는데 이는 天麻가 平肝潛陽시키는 효능이 있기 때문이다.
· 그러나 甘潤性平하여 약력이 緩하여 單用하면 그 효과가 뚜렷하지 않으므로 寒熱虛實을 辨證하고 적당한 약물을 배합하여 치료하여야 한다
· 【藥性本草】에서 '定風草'라고 칭할 정도로 風을 치료하는 神藥이다. 주로 이 효능으로 驚癎抽搐, 破傷風 등을 치료한다.</td></tr>
</table>

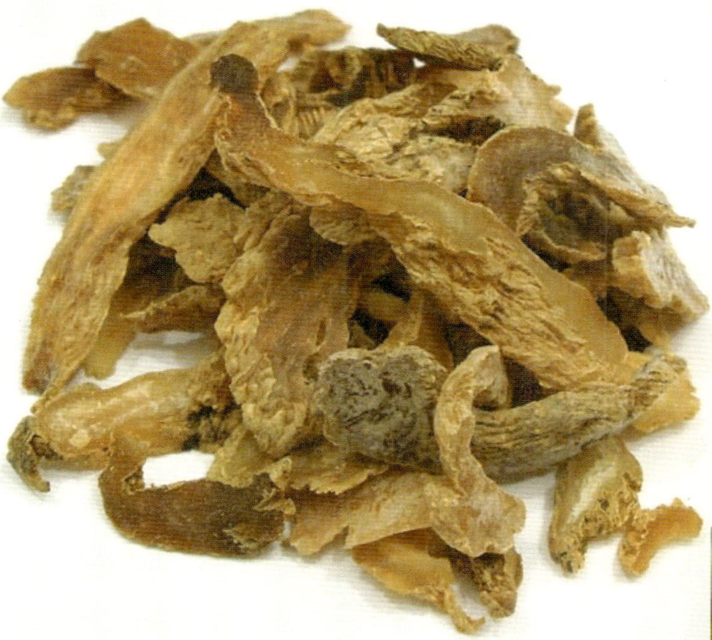

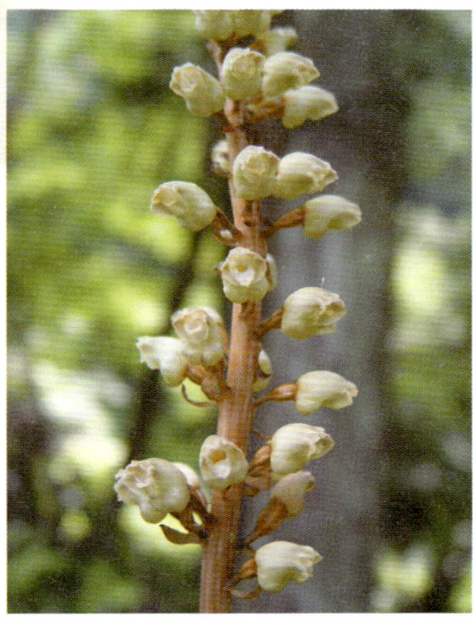

4. 白殭蠶 (백강잠)

<table>
<tr><td colspan="2">누에과(蠶蛾科)에 속한 곤충인 누에의 유충이 백강병균의 감염에 의하여 백강병으로 경직사한 蟲體[2]</td><td rowspan="2">息風止痙 (식풍지경)
疏散風熱 (소산풍열)
化痰散結 (화담산결)
清熱解毒 (청열해독)
清熱燥濕 (청열조습)</td><td rowspan="2">中風失音, 驚癎, 頭風, 喉風, 喉痺, 瘰癧結核, 風瘡癮疹, 丹毒, 無名腫毒, 男子陰痒, 女子帶下</td></tr>
<tr><td>平, 鹹辛</td><td>肝, 肺, 胃</td></tr>
</table>

1) 息風止痙, 疏散風熱

· 辛鹹하고 性平한데 辛味는 發散, 祛風, 行氣行血하는 작용이 있으므로 風氣로 발생한 각종 병증을 치료한다.

· 주로 肝經에 들어가 內風을 息風시켜 解痙하고 또한 外風을 제거하여 泄熱하므로 소아의 驚風과 風熱頭痛, 中風口喎 등을 치료한다★

2) 化痰散結

· 또한 味辛하여 行氣, 祛痰, 通絡하고 味鹹하여 軟堅散結하므로 각종 痰濁鬱閉, 陰邪凝結로 생긴 각종 질병에 사용하는데 주로 瘰癧痰核, 梅核氣, 胸痺 등에 사용★된다.

3) 清熱解毒, 清熱燥濕

· 味가 辛鹹하고 性은 平하여 清熱解毒, 瀉火, 燥濕의 효능이 있어 療瘡止痒하고 咽喉腫痛, 乳癰, 丹毒, 無名腫毒 등을 치료한다.

· 금기증★ : 中風口噤, 心虛로 神魂이 不寧한 소아의 驚癎夜啼, 血虛로 經絡이 勁急하여 된 병증

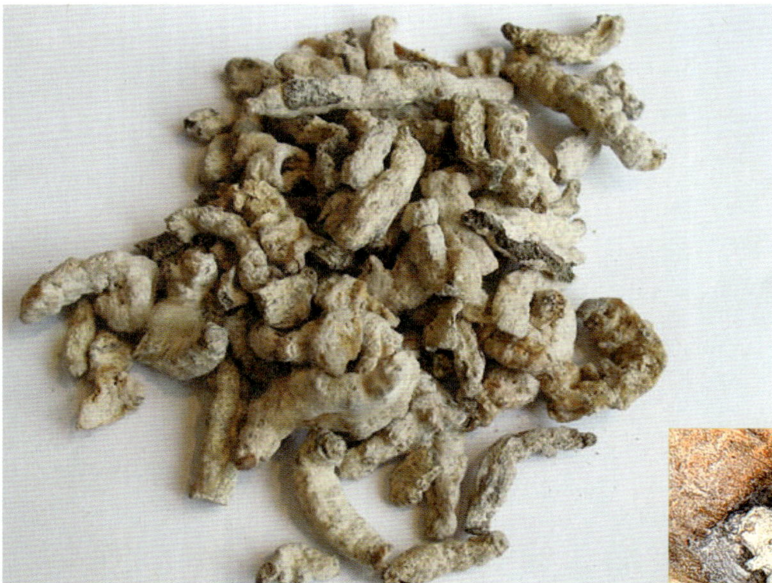

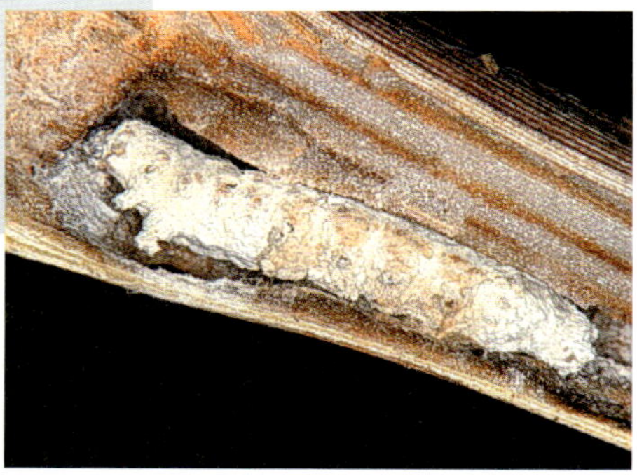

2) 蛾 : 나방 아

5. 全蝎 (전갈)

<table>
<tr><td colspan="2">鉗蝎科(전갈과)에 속한 곤충인 全蝎(鉗蝎)[3]</td><td rowspan="2">息風止痙 (식풍지경)
通絡止痛 (통락지통)
解毒散結 (해독산결)</td><td rowspan="2">小兒驚風, 抽搐痙攣, 中風口喎, 半身不遂, 破傷風,
風濕頑痺, 偏正頭痛, 瘡瘍, 瘰癧</td></tr>
<tr><td>平, 辛
有毒</td><td>肝</td></tr>
</table>

1) 息風止痙

· 辛味는 行散하는데 全蝎은 충류이기 때문에 더욱 走竄하는 성질이 있으며 肝經으로 들어가 搜風祛邪[4]함으로써 息風止痙한다.

· 이 효능으로 風邪가 經脈에 침입해 經脈이 不通하고 筋肉이 失養되어 나타나는 急慢驚風, 中風面癱, 破傷風 등을 치료한다.

2) 解毒散結

· 辛味의 走竄하는 작용과 平性 및 유독함 때문에 攻毒散結, 消腫止痛하는 효능도 가지고 있다.

· 따라서 風熱毒邪가 內侵하거나 風痰濕邪가 經脈에 阻滯되어 나타나는 瘡瘍腫毒, 瘰癧結核 등을 치료하며, 외용하면 解毒祛邪하고 散結消腫止痛한다.

3) 通絡止痛

· 走竄하는 성질 때문에 通經絡, 行氣血함으로써 止痛의 효능이 있다.

· 風, 寒, 濕 등의 邪가 經絡에 침습하여 經脈이 阻滯되고 脈度가 不通하거나 氣血이 不通하면 통증이 생기는데, 이 약은 經脈의 風濕之邪로 氣血凝滯하여 通하지 않아 발생하는 통증을 제거

· 그러므로 風寒濕邪로 생긴 偏正頭痛, 風濕痺痛을 치료하는 것이다.

· 과거에는 蝎尾의 약효가 더 좋은 것으로 되어 있으나 오늘날에는 일반적으로 全蝎을 다용하며 효과에 있어서도 뚜렷한 차이는 없다.

· 白殭蠶과 全蝎은 모두 충류의 약물로서 모두 祛風解痙하여 中風, 口眼喎斜, 破傷風 등에 상용

· 다만 全蝎은 止痙작용이 白殭蠶보다 강하고 유독하여 攻毒散結한다. 白殭蠶의 味는 鹹하고 肺經으로 들어가 祛風化痰하고 無毒하여 化痰散結消腫의 효능이 있다.

· 금기증 : 血虛生風 (辛散有毒하므로)

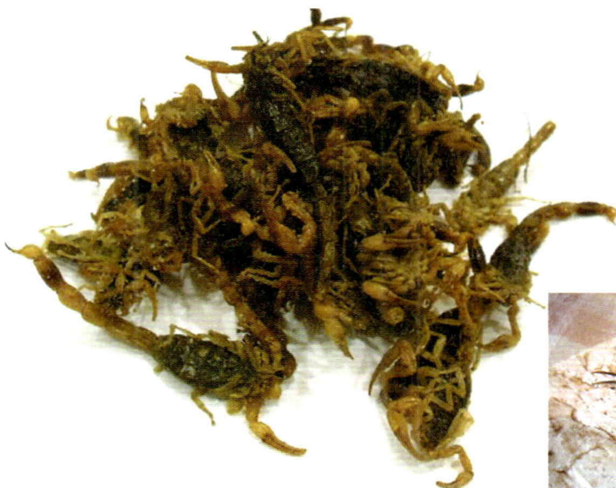

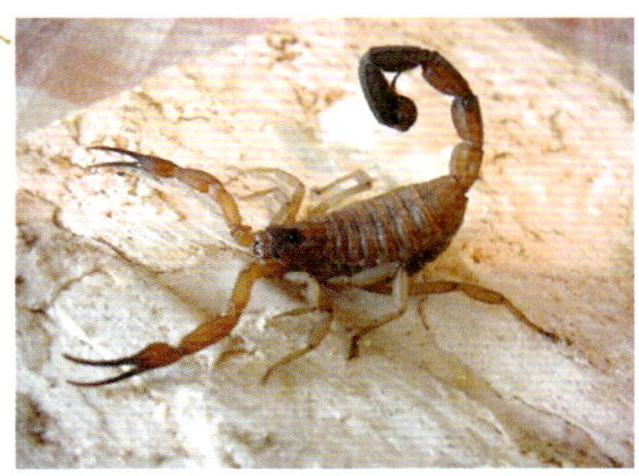

3) 鉗蝎 : 칼 겸, 마른좀 갈

4) 搜 : 찾다, 고르다 수

6. 蜈蚣[5] (오공)

<table>
<tr><td colspan="2">왕지네과(蜈蚣科)에 속한 동물인 왕지네</td><td rowspan="2">息風止痙 (식풍지경)
解毒散結 (해독산결)
通絡止痛 (통락지통)</td><td rowspan="2">小兒驚風, 抽搐痙攣, 中風口喎, 半身不遂, 破傷風,
風濕頑痺, 瘡瘍, 瘰癧, 毒蛇咬傷</td></tr>
<tr><td>溫, 辛
有毒</td><td>肝</td></tr>
</table>

1) 息風止痙

· 辛溫하여 行散하고 肝經으로 들어가 肝風을 잘 疏散시키기 때문에 急慢驚風, 破傷風, 痙攣抽搐, 中風, 驚癎 등을 치료한다.

2) 解毒散結

· 역시 辛溫하여 行散하므로 消腫攻毒하기 때문에 瘡瘍腫毒, 瘰癧惡瘡, 毒蛇咬傷 등을 치료하는데 이때는 내복하거나 외용한다.

3) 通絡止痛

· 蜈蚣은 그 성질이 走竄하여 빠르고 通絡하는 힘이 강하여 완고성 두통, 風濕痺痛, 驚風抽搐, 半身不遂, 破傷風을 치료한다.

· 蜈蚣을 酒製하면 走하는 힘이 감소되고 散하는 효능이 증가되며 비린내가 없어지고 주로 瘰癧結核, 癥瘕結塊 등 症을 치료한다.

· 蜈蚣과 全蝎은 모두 祛風止痙의 상용약이다. (강도 : 蜈蚣 > 全蝎 > 蚯蚓)

蜈蚣	힘이 맹렬하고 性이 燥하여 角弓反張, 痙攣强直에 사용
全蝎	힘이 약하고 性이 潤하여 手足震顫, 頭部動搖에 사용

· 금기증 : 유독한 약물로 용량을 너무 많이 쓰면 正氣를 손상시키고 墮胎시키므로 血虛發痙과 임산부는 복용을 삼가는 것이 좋다.

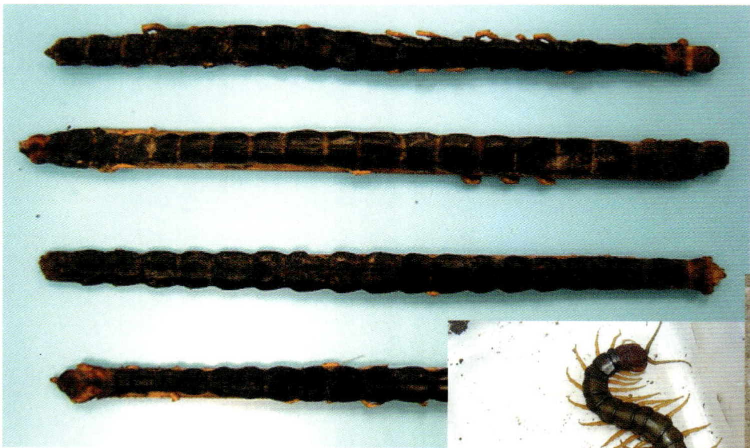

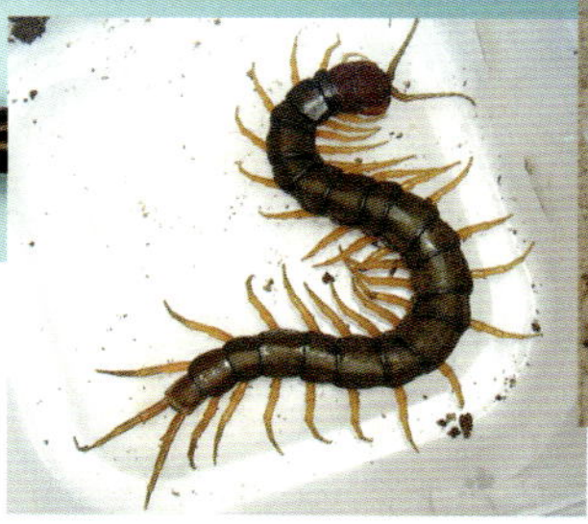

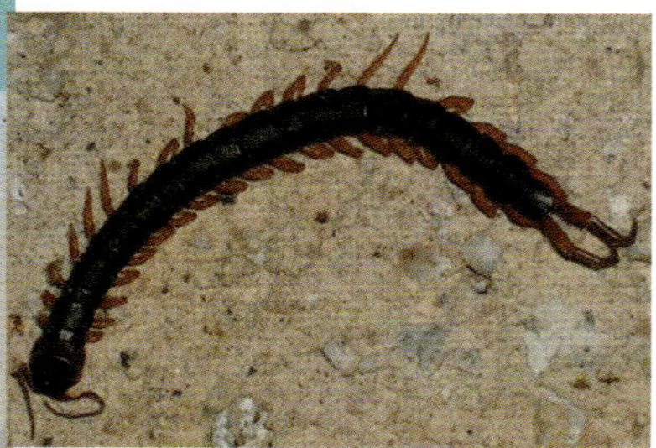

5) 蜈蚣 : 지네 오, 지네 공

7. 蚯蚓[6] (구인)

지렁이과(巨蚓科)에 속한 환절동물인 參環毛蚓(廣地龍)과 正蚓科 縞蚯蚓(土地龍)		清熱定驚 (청열정경) 通絡 (통락) 平喘 (평천) 利尿 (이뇨)	高熱神昏, 驚癎抽搐, 關節痺痛, 肢體麻木, 半身不遂, 肺熱喘咳, 尿少水腫, 高血壓
寒, 鹹	肝, 脾, 肺		

1) 清熱定驚

· 鹹寒降泄하여 下行走竄하므로 肝熱을 淸하고 息風止痙시키는 효능이 있어 熱盛으로 인한 動風證을 치료한다.

2) 通絡

· 또한 通絡시키는 작용이 있어 痺證으로 肢體屈伸이 不利한 半身不遂를 치료하며,

3) 平喘, 利尿

· 平喘, 利尿의 효능이 있어 肺熱로 인한 喘咳와 熱結로 인한 尿閉 등을 치료하는데 좋은 효과가 있다.

· 최근 들어 고혈압과 風疹瘙痒 및 腮腺炎, 하지궤양 등의 치료에 사용된다.

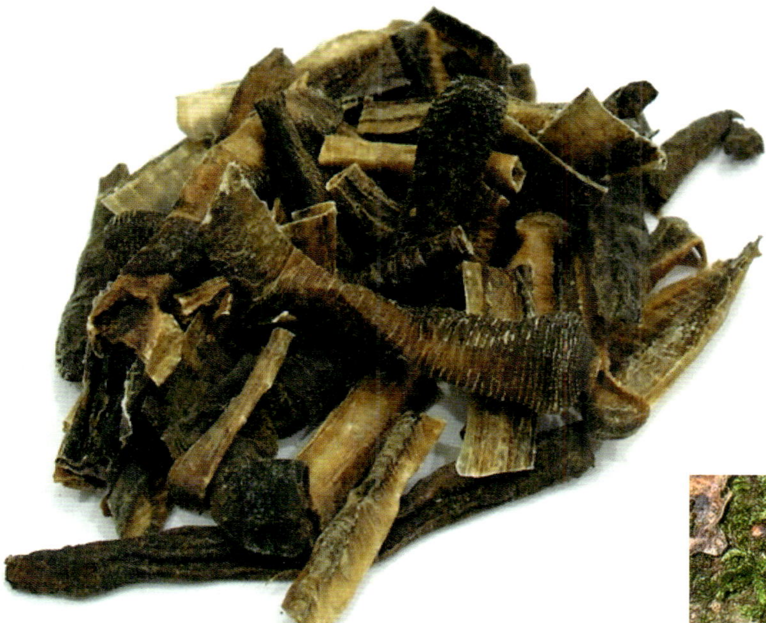

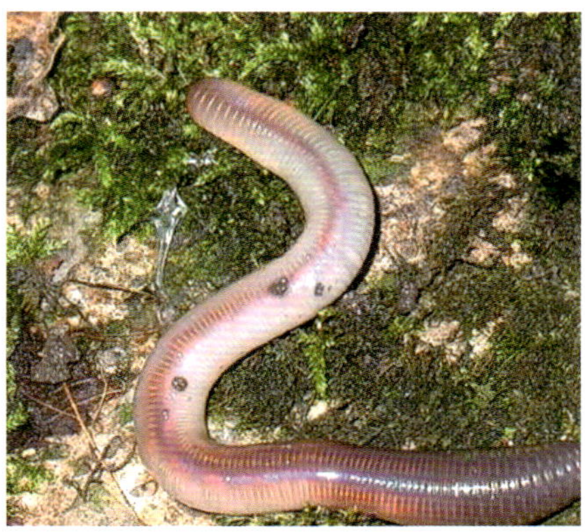

6) 蚯蚓 : 지렁이 구, 지렁이 인

8. 決明子 (결명자)

콩과(豆科)에 속한 일년생 본초인 決明, 긴강남차의 성숙한 종자		淸肝明目 (청간명목) 平肝潛陽 (평간잠양) 潤腸通便 (윤장통변)	目赤澀痛, 羞明多泪, 頭痛眩暈, 目暗不明, 大便秘結[7]
微寒, 甘苦鹹	肝, 大腸		

· 性味가 甘苦寒하여 甘은 補益하며, 苦는 降泄하고, 寒은 淸熱한다.

1) 淸肝明目

· 甘寒하고 質潤하며 가벼워 氣浮하므로 肝經으로 들어가 風熱邪氣를 散하고 肝火를 淸한다.

· 주로 肝熱이나 風熱로 인한 目赤腫痛이나 靑盲內障, 雀目을 치료한다.

2) 平肝潛陽

· 또한 肝陽을 억제하는 작용이 있어 肝陽上亢으로 인한 頭目眩暈 등을 치료한다.

3) 潤腸通便

· 甘鹹은 質潤하며 苦寒은 降泄하여 大腸經으로 들어가 潤腸通便의 효능을 나타내어 熱結便秘나 腸燥便秘를 치료한다.

· 決明子, 靑葙子, 密蒙花, 穀精草, 木賊은 모두 淸肝明目의 작용이 있어 風熱과 肝火로 인한 目赤腫痛 등에 이용된다.

決明子	升降을 모두 할 수 있으며 淸하고 또 補하며 아울러 潤腸通便하므로 目暗, 靑盲, 便秘에 사용된다.
靑葙子	肝經의 實火를 淸하고 降泄하므로 火熱의 증상에 많이 이용된다.
密蒙花	益肝과 潤肝의 작용으로 肝腎不足으로 인한 多淚, 靑盲翳障 등에 이용된다.
穀精草	疏散에 장점이 있어 風熱肝熱의 目疾, 頭痛, 牙痛을 치료한다.
木賊	表에 있는 風熱을 散하는데 발산력이 좋아 感冒를 주로 치료하며 目赤 등에 효능이 있다.

· 수치★ : 炒하여 사용하면 平肝潛陽, 明目의 효능이 높아진다.

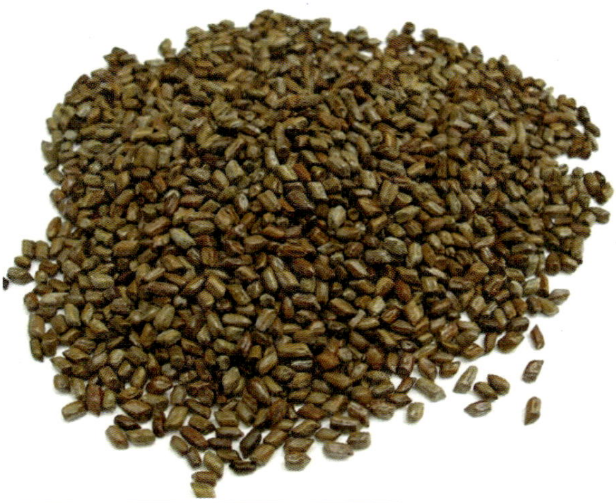

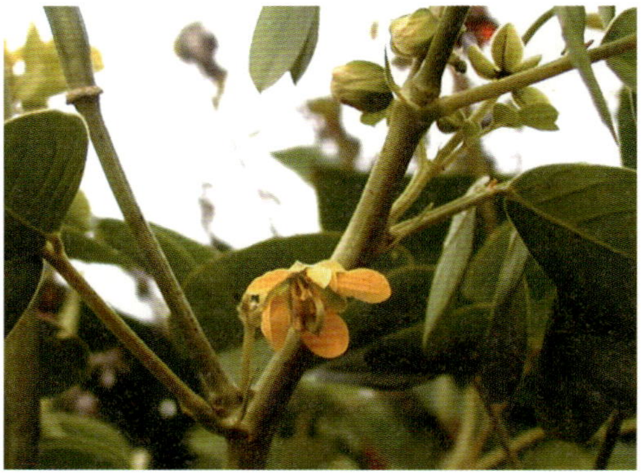

7) 羞 : 바칠 수

第2節 平肝潛陽藥

1. 石決明 (석결명)

<table>
<tr><td colspan="2">전복과(鮑科)에 속한 동물인 말전복 및 동속 근연동물의 貝殼[8)]</td><td rowspan="2">平肝潛陽 (평간잠양)
清肝明目 (청간명목)</td><td rowspan="2">頭痛眩暈, 目赤翳障, 視物昏花, 青盲雀目</td></tr>
<tr><td>寒, 鹹</td><td>肝</td></tr>
<tr><td colspan="4">1) 平肝潛陽
· 性味가 鹹寒하여 肝經에 들어가고, 質重하여 鎭潛하므로 肝火를 淸하고 浮陽을 鎭潛하여 平肝潛陽 시키는 중요한 약이다.
2) 淸肝明目
· 肝은 目으로 開竅하는데 目疾치료하는데 응용한 것은 凉肝시키는 효능 때문이며, 浮陽上擾의 證을 치료하는데 적용한 것은 重鎭平肝의 효능이 있기 때문이다.

· 포제 : 破碎하여 生用하거나 煅用한다. 煅石決明은 寒凉한 性이 감소하여 收澁작용이 증가되어 平肝斂肝의 효능이 높아져 骨蒸癆熱, 青盲內障, 外傷出血에 응용 된다.
· 금기증 : 鹹寒한 약물들은 脾胃를 손상시키기 쉬우므로 脾胃가 虛寒한 경우는 복용을 삼가야 한다. 陽虛한 경우에도 삼가야 하는데 사용할 때에는 養血藥과 함께 사용하는 것이 좋다.</td></tr>
</table>

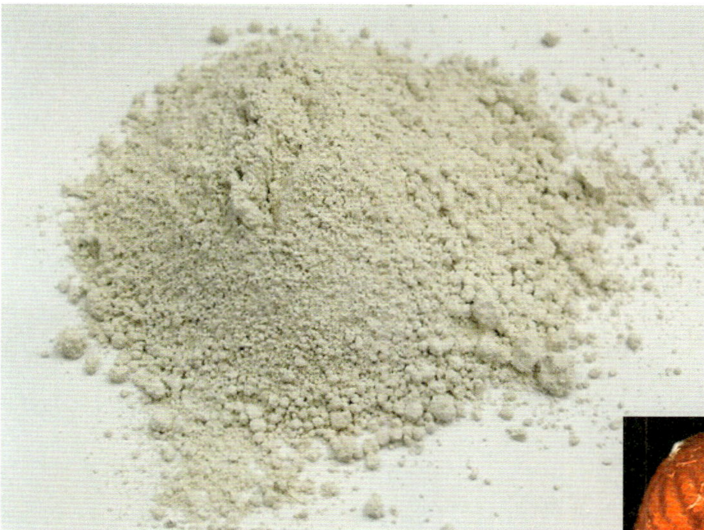

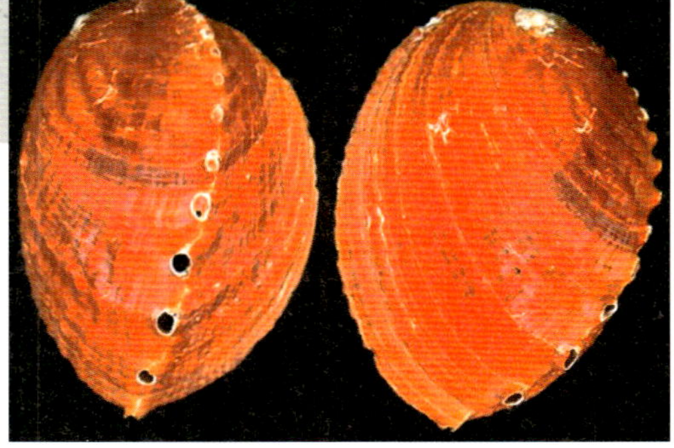

8) 鮑 : 절인 어물 포

2. 牡蠣 (모려)

<table>
<tr><td colspan="2">굴과(牡蠣科)에 속한 연체동물인 굴(長牡蠣)의 貝殼</td><td rowspan="2">平肝潛陽 (평간잠양)
重鎭安神 (중진안신)
軟堅散結 (연견산결)
收斂固澀 (수렴고삽)
制酸止痛 (제산지통)</td><td rowspan="2">驚悸失眠, 煩躁不安, 眩暈耳鳴, 瘰癧痰核, 癥瘕痞塊, 自汗盜汗, 遺精崩帶, 胃痛泛酸</td></tr>
<tr><td>微寒, 鹹</td><td>肝, 膽, 腎</td></tr>
</table>

1) 平肝潛陽, 重鎭安神

· 性寒質重하여 平肝潛陽, 重鎭安神시키는 효능이 있어 陰虛不足으로 肝陽上亢하여 나타나는 頭目眩暈, 心悸失眠, 煩燥不安, 耳鳴 등과 肝風內動의 抽搐驚癎 등에 사용한다.

2) 軟堅散結

· 또한 鹹味는 軟堅散結시키는 효능이 있어 痰火鬱結로 인한 瘰癧結核, 간비종대를 치료하며,

3) 收斂固澀

· 煅用하면 收斂固澀시키는 작용이 강해져 自汗, 盜汗, 遺精, 帶下, 崩漏 등의 滑脫症에 사용

4) 制酸止痛

· 이 외에도 制酸작용이 있어 위산과다로 인한 위궤양에 우수한 치료효과가 있다.

· 牡蠣와 龍骨은 효능이 비슷하여 相須하여 응용하는데 陽亢眩暈, 驚悸狂躁, 心煩不眠 등 각종 虛弱滑脫證을 치료한다.

龍骨	心에 들어가 鎭心安神이 뛰어나다
牡蠣	鹹하여 軟堅散結하여 瘰癧痰核, 脇下痞硬 등의 특장이 있다

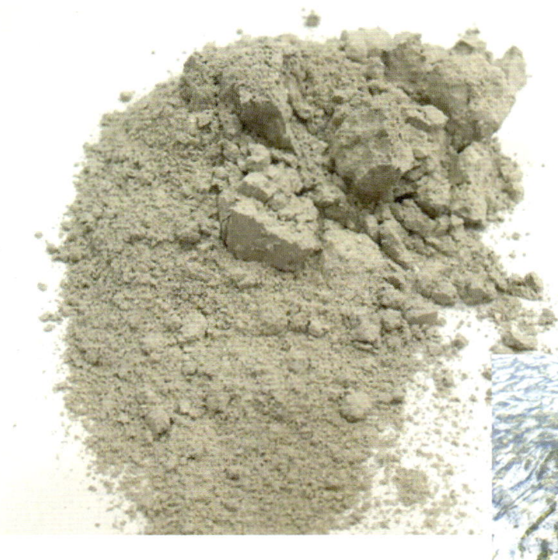

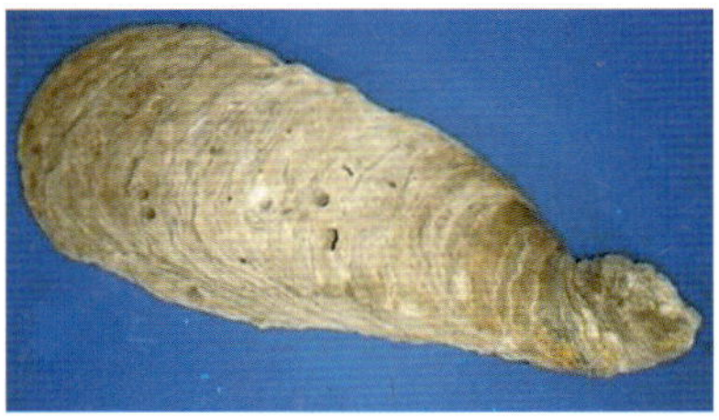

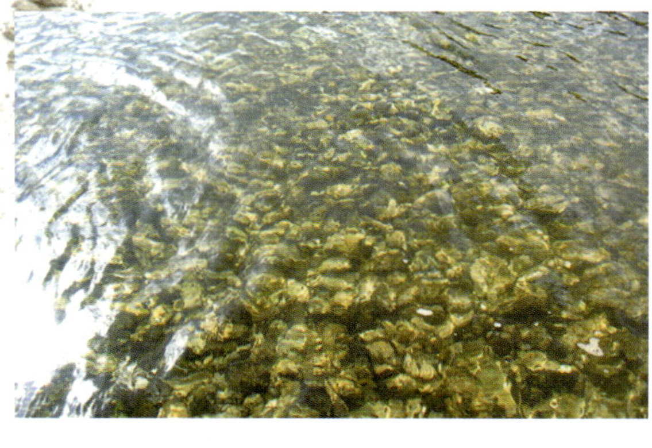

3. 珍珠 (진주)

<table>
<tr><td colspan="2">진주조개과(珍珠貝科)에 속한 연체동물인 진주조개 및 동속 근연동물이 자극을 받아 형성된 珍珠</td><td rowspan="2">安神定驚 (안신정경)
淸肝明目 (청간명목)
解毒生肌 (해독생기)</td><td rowspan="2">驚悸失眠, 驚風癲癎, 目生雲翳, 瘡瘍不斂</td></tr>
<tr><td>寒, 甘鹹</td><td>心, 肝</td></tr>
</table>

1) 安神定驚

· 性味가 甘鹹寒하여 心, 肝經에 들어가 心, 肝經의 熱을 淸熱시켜 鎭心定驚시키는 효능이 있어 驚悸, 癲癎, 驚風 등을 치료하고,

2) 淸肝明目

· 또한 淸肝시켜 明目去翳의 효능이 있어 目赤腫痛과 翳障胬肉 등 眼病을 치료한다.

3) 解毒生肌

· 이 외에도 외용하면 生肌斂瘡시키는 효능이 있어 瘡面이 오래도록 유합하지 않는다거나 또는 潰瘍, 咽喉腐爛, 口瘡 등 증상에 좋은 치료효과가 있다.

· 丸散劑에 넣어 응용하고 煎劑에 넣어서는 안 된다.

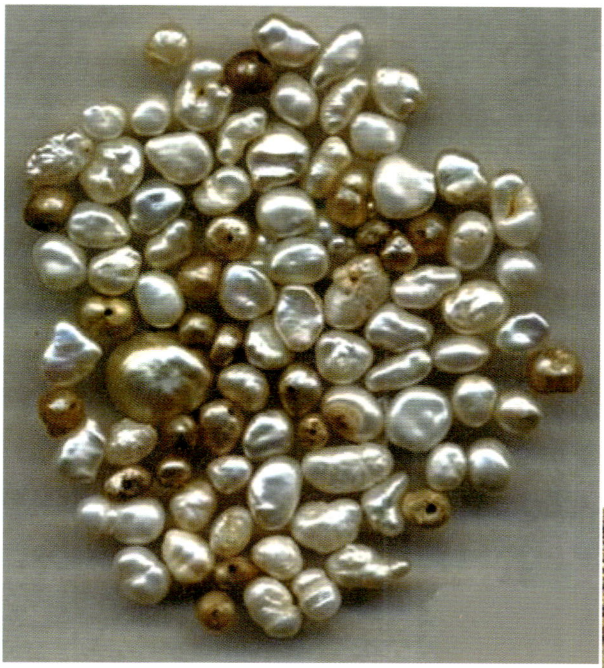

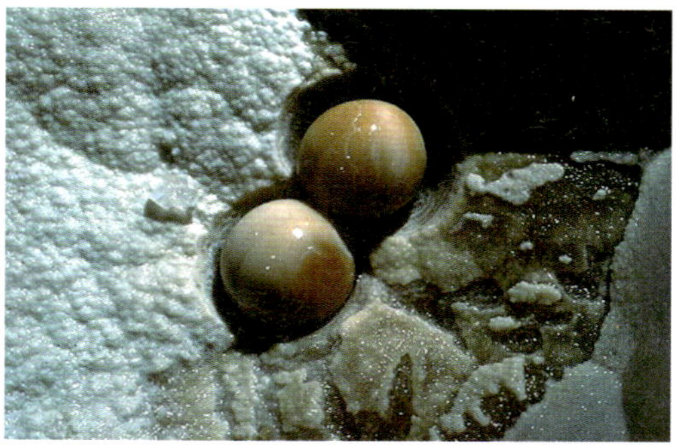

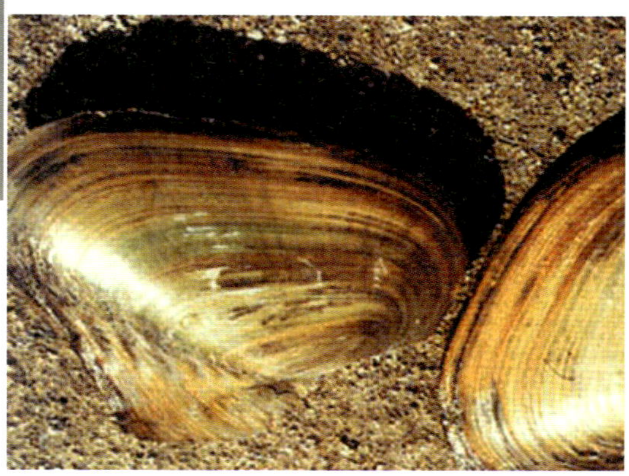

4. 代赭石 (대자석)

三方晶系에 속한 赤鐵鑛인 삼산화제이철(Fe_2O_3) 광석		平肝潛陽 (평간잠양) 重鎭降逆 (중진강역) 凉血止血 (양혈지혈)	頭痛眩暈, 噯氣, 呃逆, 嘔吐, 吐血, 衄血, 崩漏
寒, 苦	肝, 心		

· 性味는 苦寒하고 質重한데 寒性은 瀉熱하고 質이 重한 것은 鎭降시켜 肝, 心經에 들어가 平肝潛陽시키고 淸熱降火, 重鎭降逆, 凉血止血시키는 효능이 있다.

1) 平肝潛陽, 重鎭降逆

· 肝陽上亢으로 인한 眩暈, 頭痛, 耳鳴을 치료하며, 氣逆不降으로 인한 嘔吐, 噫氣, 呃逆, 痰喘氣急 등 症을 치료한다.

2) 凉血止血

· 血分의 熱로 나타나는 吐血과 衄血 등에 적용하여 좋은 치료효과가 있다.

· 금기증 : 虛寒證, 孕婦 (質重性墮하고 苦寒한 약물이므로)

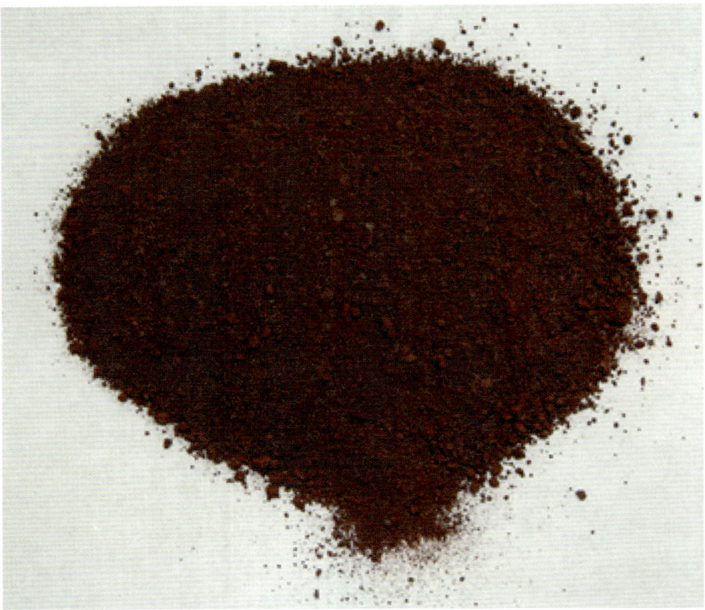

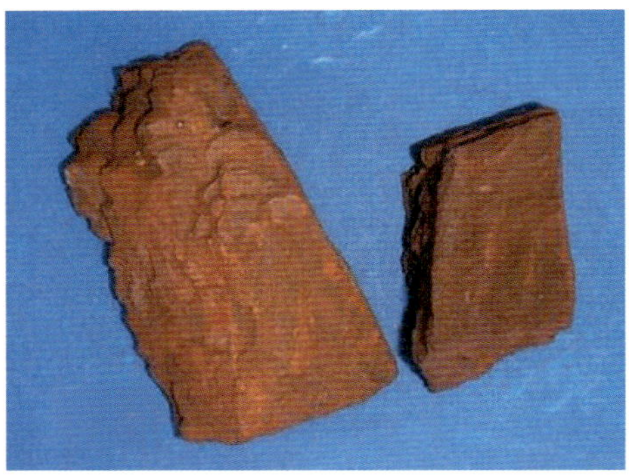

5. 白蒺藜 (백질려)

<table>
<tr><td colspan="2">남가새과(蒺藜科)에 속한 일년생 또는 다년생 본초인 남가새의 성숙한 果實</td><td rowspan="2">平肝潛陽 (평간잠양)
疏肝解鬱 (소간해울)
祛風明目 (거풍명목)
止痒 (지양)</td><td rowspan="2">頭痛眩暈, 胸脇脹痛, 乳閉乳癰, 目赤翳障, 風疹瘙痒</td></tr>
<tr><td>平, 辛苦
有小毒</td><td>肝</td></tr>
</table>

1) 平肝潛陽, 疏肝解鬱
- 性味가 辛苦平하여 辛味는 發散하고 苦味는 降泄하여 肝經에 들어가 能升能降하고 能疏能利하므로 平肝하고 解鬱하여 祛風明目하게 되어 肝陽上亢하여 나타나는 頭痛眩暈과 肝氣鬱滯로 胸脇이 舒暢되지 못하여 나타나는 胸脇脹痛과 乳汁不下를 치료한다.

2) 祛風明目
- 또한 苦泄輕淸하여 疏風明目하므로 안과의 상용약이 된다. 주로 風熱로 인한 目赤多淚을 치료한다.

3) 止痒
- 이 외에도 祛風止痒시키는 효능이 있어 風疹瘙痒證에도 응용된다.

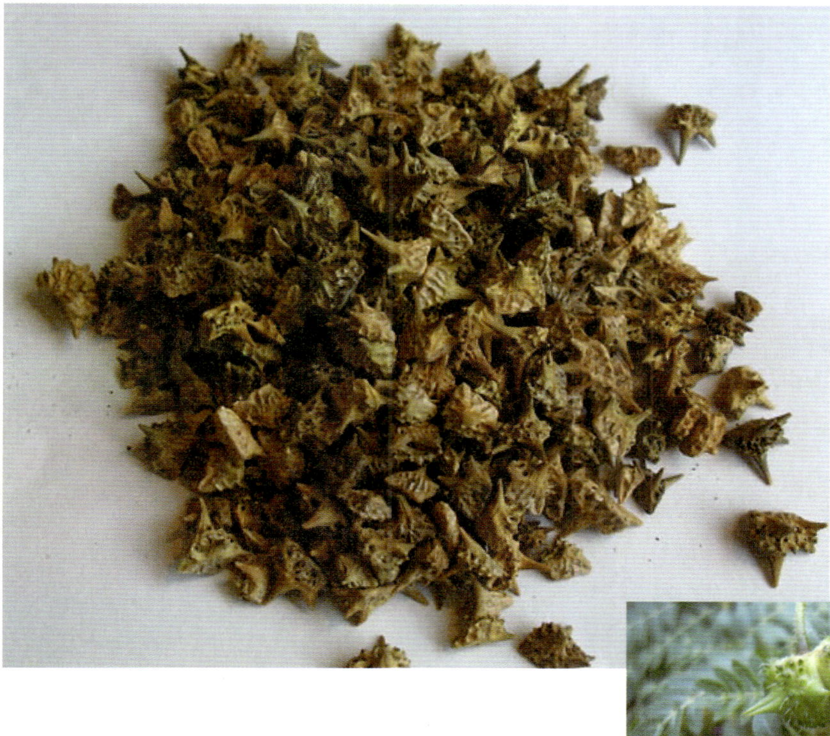

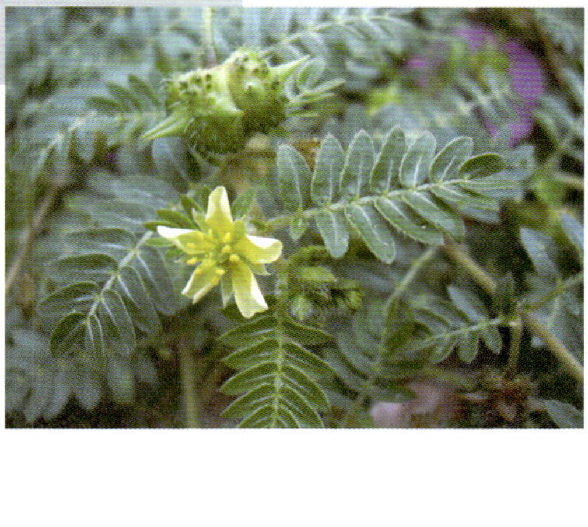

第16章
開竅藥

(1) 종류

사향(麝香), 빙편(冰片), 석창포(石菖蒲), 소합향(蘇合香), 안식향(安息香), 섬수(蟾酥), 장뇌(樟腦)

(2) 性味 : 辛香

(3) 적응증상

① 체내를 빠르게 走竄하는 성질이 있어 開竅시켜 정신이 혼미한 상태를 깨게 하는 효능

② 대개 중주신경 흥분 또는 억제, 消炎, 抗菌, 抗狭心症 작용 등이 있다.

1. 麝香 (사향)

사슴과(鹿科)에 속한 동물인 사향노루 또는 기타 근연동물의 수컷의 香囊 중에 분비물을 건조한것[1]		開竅醒神 (개규성신) 活血祛瘀 (활혈거어) 消腫散結 (소종산결) 催産下胎 (최산하태)	熱病神昏, 中風痰厥, 氣鬱暴厥, 中惡昏迷, 經閉, 癥瘕, 難産死胎, 心腹暴痛, 癰腫瘰癧, 咽喉腫痛, 跌撲傷痛, 痺痛麻木
溫, 辛	心, 脾		

1) 開竅醒神

· 性味가 辛溫하여 辛味는 散하고, 溫性은 通竅시키며, 芳香은 走竄하는 작용이 있어 開竅醒神한다. 특히 開竅시키는 효력이 강하므로 邪氣가 心竅를 蒙閉하여 된 神志昏迷를 치료하는 要藥이 되어 開竅의 방제 중에 이 약물을 많이 응용★한다.[2]

· 비록 溫性에 속하지만 淸熱藥과 배합하면 凉開劑가 되고, 祛寒藥과 배합하면 溫開劑가 되며 구급약으로서 각종 급성열병의 神昏과 中風으로 昏迷된 증을 치료★한다.

2) 活血祛瘀, 消腫散結

· 성질이 走竄하기 때문에 經絡壅閉를 疏通시켜 活血散瘀, 消腫, 止痛시키는 효능으로 瘡瘍腫毒이나 跌撲損傷에 내복 또는 외용하면 효과★가 있으며 癥瘕, 經閉 등에 사용된다.

3) 催産下胎

· 그리고 辛香走竄하여 活血祛瘀하기 때문에 催産下胎 효능도 가지고 있어 胞衣不下, 死胎腹中 등에도 사용된다.

· 麝香과 牛黃은 다같이 開竅시키는 要藥으로

牛黃	· 性이 凉하여 淸心豁痰 · 淸熱解毒의 효능 · 豁痰定驚에 다용
麝香	· 性이 溫하여 通經散結 · 活血消腫의 효능이 있어 瘀血凝滯에는 麝香을 사용하고 牛黃을 사용하여서는 안된다 · 開竅醒神에 다용

· 熱病으로 인한 神昏抽搐과 中風으로 인한 痰迷驚厥에는 두 가지 약물을 배합하여 사용한다.

1) 麝 : 사향노루 사
2) 蒙 : 입을, 덮을 몽

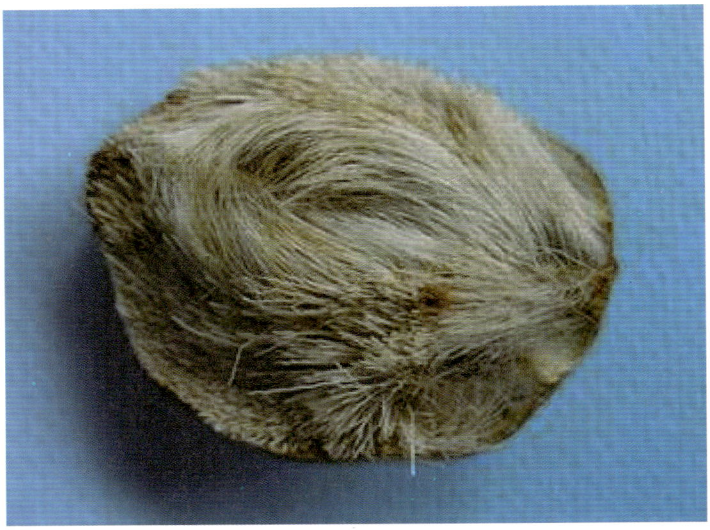

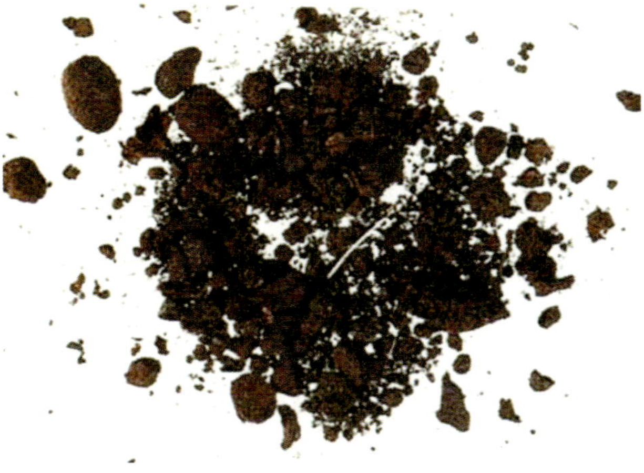

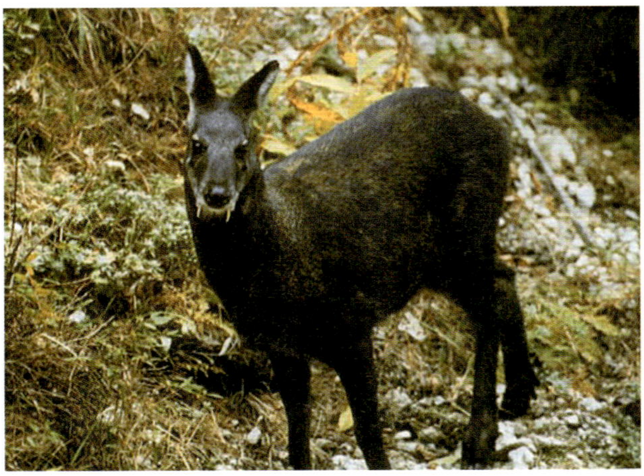

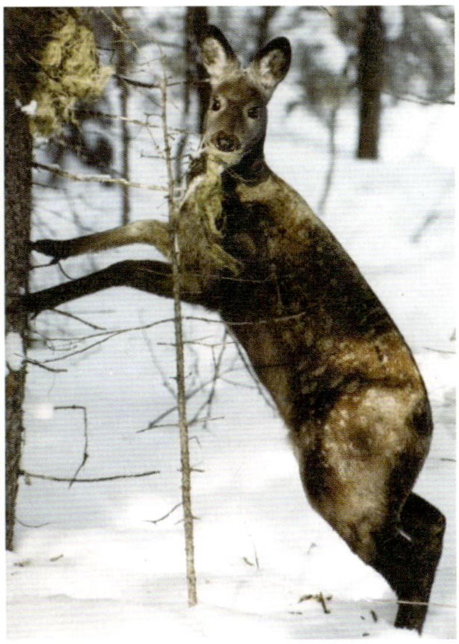

2. 冰片 (빙편)

<table>
<tr><td colspan="2">용뇌향과(龍腦香科)에 속한 상록교목인 龍腦香樹의 樹脂 혹은 樹幹과 가지를 썰어 수증기증류하여 얻은 백색의 결정체</td><td rowspan="2">開竅醒神 (개규성신)
清熱止痛 (청열지통)</td><td rowspan="2">熱病神昏, 痙厥, 中風痰厥, 氣鬱暴厥, 中惡昏迷, 目赤, 口瘡, 咽喉腫痛, 耳道流膿</td></tr>
<tr><td>凉, 辛苦</td><td>心, 脾, 肺</td></tr>
<tr><td colspan="4">· 味가 辛苦한데 辛味는 散하고 苦味는 泄하며, 방향성은 走竄하므로 諸竅를 잘 통하게 한다.
· 開竅醒神의 효능이 麝香과 비슷하지만 그 효력이 훨씬 약하므로 竅閉로 인한 神昏證을 치료할 때는 이 두 가지 약을 배합하여 응용한다.
· 또한 鬱火를 散하고 消腫止痛, 防腐, 止痒의 효능이 있어 咽喉腫痛과 口瘡, 目疾 및 瘡瘍을 치료하는데 외용한다.

· 금기증 : 陰虛陽亢, 氣血虛弱, 孕婦</td></tr>
</table>

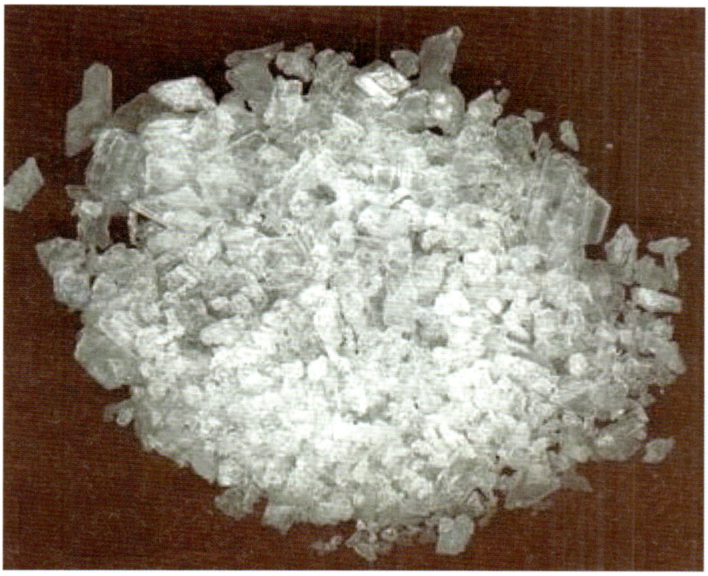

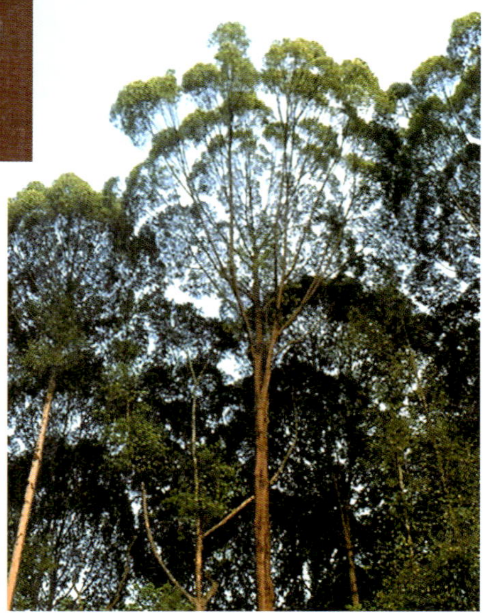

3. 石菖蒲 (석창포)

<table>
<tr><td colspan="2">천남성과(天南星科)에 속한 다년생 초본인 석창포의 뿌리줄기</td><td rowspan="2">化痰開竅 (화담개규)
化濕行氣 (화습행기)
祛風利痺 (거풍이비)
消腫止痛 (소종지통)</td><td rowspan="2">熱病神昏, 痰厥, 健忘★, 耳鳴, 耳聾★, 腹部脹痛, 噤口利, 風濕痺痛, 跌打損傷, 癰疽疥癬</td></tr>
<tr><td>溫, 辛苦</td><td>心, 胃</td></tr>
</table>

· 辛溫하지만 방향성이 있어 그 性이 走竄하고 濕濁의 邪를 化하여 豁痰宣壅하고 開竅通閉의 효능이 있다.

· 淸陽의 氣를 振暢시키므로 耳目을 聰明하게 하여 醒神健腦하고, 和中開胃하므로

① 痰濕이 蒙閉하였거나 淸陽의 氣가 不升하여 나타나는 神識昏迷와 耳聾不聰, 頭目不淸, 精神遲鈍, 記憶模糊[3], 癲狂, 痴呆와

② 濕濁이 中阻하여 나타나는 脘痞不飢와 噤口下痢 등에 상용하는 要藥이 된다.

· 금기증★ : 陰虧血虛, 陰虛陽亢으로 煩燥, 咳嗽, 吐血, 滑精, 多汗 (性이 燥散하므로)

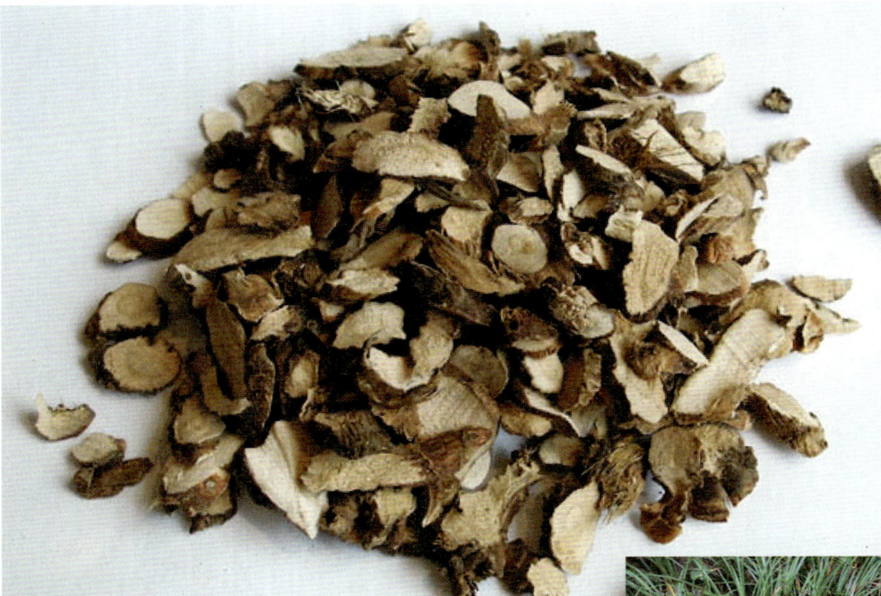

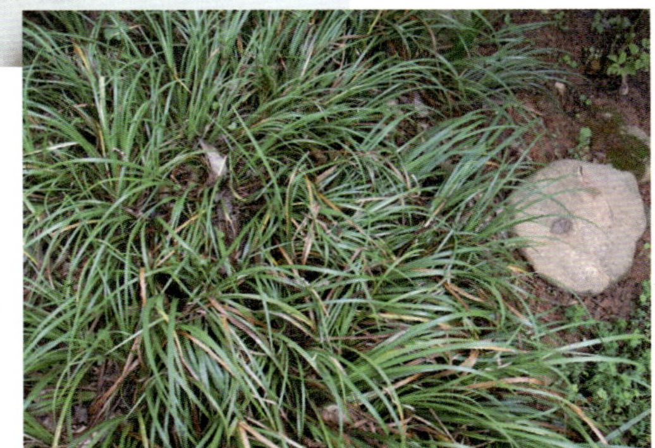

3) 模糊 : 법 모, 풀 호

4. 蘇合香 (소합향)

<table>
<tr><td colspan="2">조롱나무과 (金縷梅科)에 속한 낙엽교목인 蘇合香樹의 樹脂[4]</td><td rowspan="2">開竅醒神 (개규성신)
辟穢 (벽예)
止痛 (지통)</td><td rowspan="2">卒然昏倒, 痰壅氣厥, 驚癇, 溫瘧, 心腹急痛, 疥癬, 凍瘡</td></tr>
<tr><td>溫, 辛</td><td>心, 脾</td></tr>
<tr><td colspan="4">· 性味가 辛溫하고 香이 많기 때문에 諸竅臟腑를 통하게 하고 血行을 촉진하며 祛痰시키고 山嵐, 瘴瘧의 氣를 善治하여 理氣辟邪의 좋은 약이 된다[5]
· 일반적인 昏迷不醒, 痰壅氣阻, 蟲毒, 癲癇 등 증상에 사용하여 解鬱, 化痰理氣, 神志恢復[6]의 효능
· 抗毒, 滅菌, 防腐 작용이 있어서 외용으로 疥癬, 潰瘍, 陰虱 등 기생충으로 인한 피부질환과 凍瘡 등 증상에 술에 녹인 다음 도포하여 치료한다.</td></tr>
</table>

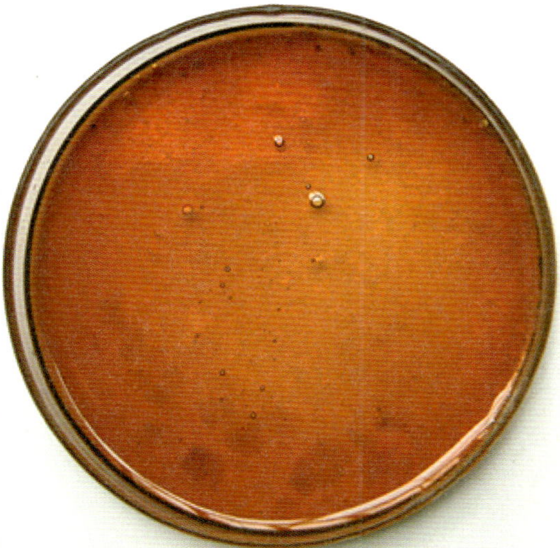

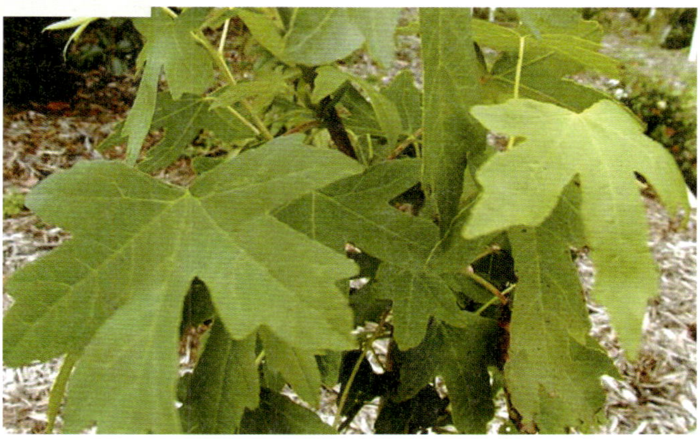

4) 縷 : 실 루

5) 嵐 : 남기 람, 瘴 : 풍토병 장

6) 恢 : 넓을 회

5. 安息香 (안식향)

때죽나무과(安息香科)에 속한 安息香樹와 越南安息香樹 및 동속 근연식물의 樹脂		開竅淸神 (개규청신) 豁痰開竅 (활담개규) 行氣活血 (행기활혈) 止痛 (지통)	中風痰厥, 氣鬱暴厥, 中惡昏迷, 心腹疼痛, 産後血暈, 小兒驚風
平, 辛苦	心, 脾		

1) 開竅淸神, 豁痰開竅

· 性味가 辛苦平하여 心, 脾經에 들어가 開竅回蘇시키고 祛痰시키는 효능이 있어 熱病으로 神志가 昏迷하고 痰涎이 壅盛하여 된 閉證과 中風痰厥 등 증을 치료하고,

2) 行氣活血, 止痛

· 또한 行氣活血의 작용이 있어 氣滯로 心腹이 疼痛한 증을 치료하는데 적용한다.

· 이 외에도 潰瘍瘡面에 外敷하여 유합을 촉진시키는 효능도 있다.

· 蘇合香과 安息香은 모두 溫開藥으로 開竅醒神의 효능이 있어 閉證神昏에 사용한다.

蘇合香	· 性溫하고 氣香이 맹렬하여 開竅力이 安息香보다 뛰어나 辟穢化濁의 효능으로 中風痰厥, 氣鬱暴厥, 中惡昏迷의 寒閉證을 치료한다. · 溫通行氣, 散寒止痛의 효능이 있어 胸腹滿悶이나 관상동맥질환에 사용한다.
安息香	· 性平하고 溫에 치우쳐 있으며 行氣는 약하므로 氣滯血瘀로 인한 心腹疼痛이나 婦女 産後血暈 등을 치료한다.

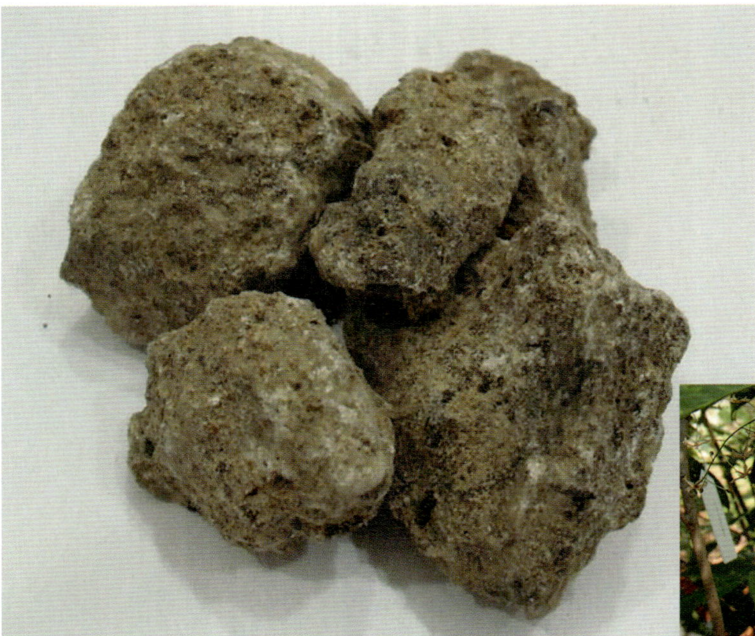

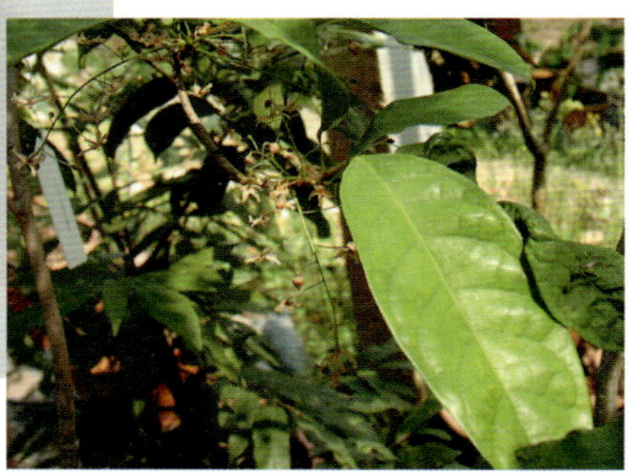

6. 蟾酥[7] (섬수)

두꺼비과(蟾蜍科)에 속한 동물인 중국두꺼비(中華大蟾蜍) 또는 동속 근연 동물의 독선의 분비물		解毒消腫 (해독소종) 開竅辟穢 (개규벽예) 消積 (소적)	疔瘡, 癰疽, 發背, 瘰癧, 慢性骨髓炎, 咽喉腫痛, 小兒疳積, 心衰, 風蟲牙痛
溫, 甘辛 有毒	心, 胃		

· 甘하여 緩急하고 辛하여 發散하며 유독하여 독으로 해독하는 효능이 있어 癰疽腫痛, 咽喉腫痛, 癌腫, 瘰癧, 齲齒腫痛 등을 치료한다.[8]

· 甘하여 緩急止痛의 작용으로 각종 疼痛을 치료하는데 麻醉止痛의 작용도 가지고 있다.

· 외과에 상용하는 要藥으로 내복과 외용 모두 강한 攻毒消腫과 止痛작용이 있다.

· 또 辛溫走竄하므로 開竅醒神, 辟穢 등의 효능이 있어 暑濕穢惡로 인한 吐瀉腹痛과 神志昏迷의 證에 醒神回蘇[9]의 효과가 있다.

· 금기증 : 久服, 孕婦 (辛散大毒하므로)

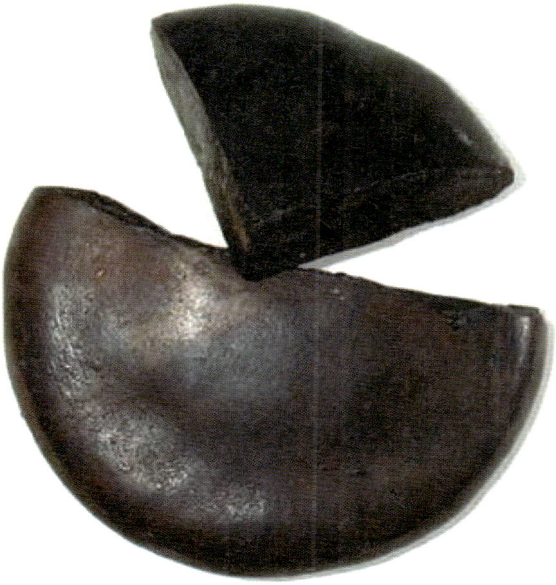

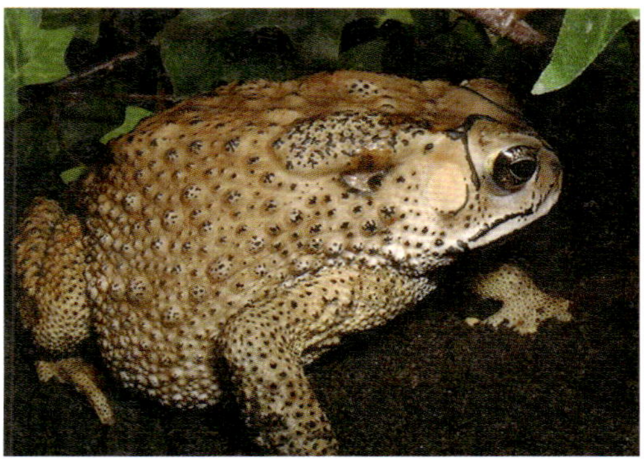

7) 蟾酥 : 두꺼비 섬, 연유 수

8) 齲 : 충치 우

9) 蘇 : 차조기, 소생할 소

7. 樟腦 (장뇌)

<table>
<tr><td colspan="3">녹나무과(樟科)에 속한 落葉大型喬木인 녹나무의 根, 幹, 枝. 葉을 증류정제하여 얻은 과립결정체</td><td rowspan="2">痧脹, 吐瀉腹痛, 中惡, 卒然昏倒, 熱病神識昏迷, 疥癬瘙痒, 打撲損傷, 寒濕脚氣[10]</td></tr>
<tr><td>熱, 辛
有毒</td><td>心, 脾</td><td>開竅辟穢 (개규벽예)
除濕殺蟲 (제습살충)
消腫止痛 (소종지통)</td></tr>
</table>

1) 開竅辟穢

· 性味가 辛熱하고 芳香이 강하여 芳香開竅와 辟穢化濁 작용이 있고, 溫性은 또한 溫散止痛하므로 여름과 가을에 風寒暑濕의 邪氣에 感受되거나 疫癘나 穢濁의 기운에 感受되어 나타나는 痧脹, 吐瀉腹痛, 中惡, 神志昏迷 등 증상에 내복하면 효능이 있다.

2) 除濕殺蟲, 消腫止痛

· 除濕殺蟲止痒하고 消腫止痛시키는 효능이 있어 疥癬瘙痒과 損傷腫痛 및 寒濕痺痛 등에 외용하여 양호한 치료효과가 있다.

· 0.5g 정도까지 복용할 수 있으나 0.5~1.0g을 내복하면 현훈, 두통, 온열감, 흥분, 섬망 등 증상을 나타내고, 20g 이상 복용하면 일시적인 진정상태 후에 대뇌피질에 흥분을 일으켜 간질상 경련을 일으키며 최후에는 호흡이 소실되어 사망에 이르게 된다. 내복 7~15g, 근육주사 4g이면 치명적이다.

· 금기증 : 氣虛, 孕婦 (辛熱有毒하므로 과량을 복용하면 중독되기 쉽다)

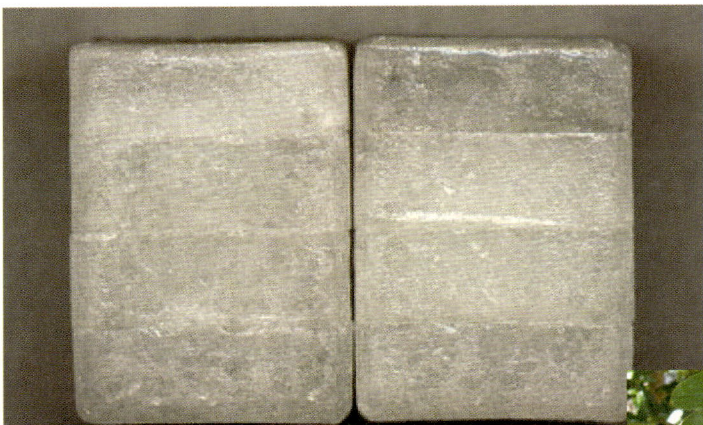

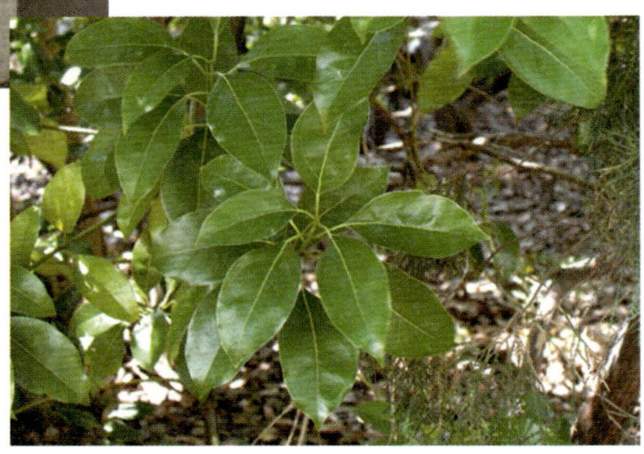

10) 痧 : 쥐통, 괴질, 홍역 사

第17章
補益藥

· 작용 : 正氣를 補益하고 虛弱을 보충하여 虛證을 치료한다.

⑴ 機能的 補 : 신체활동능력감퇴, 조직 기관 장기의 기능쇠약 (약효가 바로 발현)

- 補氣 : 기운의 쇠약을 개선
- 補陽 : 성적 스테미너를 항진

⑵ 機質的 補 : 정혈, 진액의 모손 (약효가 서서히 발현)

- 補血 : 혈액의 보충
- 補陰 : 혈액을 제외한 진액의 보충

1) 補氣藥

⑴ 종류

인삼(人蔘), 당삼(黨參), 황기(黃芪), 백출(白朮), 산약(山藥), 백편두(白扁豆), 감초(甘草), 대조(大棗), 봉밀(蜂蜜)

⑵ 적응증상

① 脾氣虛 : 食欲不振, 四肢無力, 全身倦怠感, 胸腹脹滿, 腹鳴腹瀉, 泥狀便, 泄瀉, 肌肉消瘦, 脫肛脫陰, 臟器下垂

② 肺氣虛 : 短氣, 少氣, 喘乏, 聲音低微, 面色淡白, 易出虛汗

③ 心氣虛 : 心悸, 脈微, 虛弱無力

2) 補陽藥

⑴ 종류

녹용(鹿茸), 녹각(鹿角), 녹각교(鹿角膠), 녹각상(鹿角霜), 파극천(巴戟天), 육종용(肉蓯蓉), 선모(仙茅), 음양곽(淫羊藿), 호로파(胡蘆巴), 두충(杜仲), 속단(續斷), 보골지(補骨脂), 구척(狗脊), 익지인(益智仁), 골쇄보(骨碎補), 동충하초(冬蟲夏草), 합개(蛤蚧), 호도인(胡桃仁), 자하거(紫何車), 토사자(菟絲子), 사원질려(沙苑蒺藜), 쇄양(鎖陽), 구자(韭子), 양기석(陽起石), 해구신(海狗腎), 해마(海馬), 사상자(蛇床子)

⑵ 적응증상

① 陽虛證은 心陽虛, 脾陽虛, 腎陽虛 등을 포괄하나 腎은 元陽이므로 陽虛諸證은 腎陽虛와 밀접한 관계가 있어 補陽藥은 주로 腎陽을 補하는 약이 된다.

② 腎陽溫補, 益精髓, 健筋骨하므로 腎陽虛로 인한 神疲肢冷, 腰膝痠軟, 尿頻遺尿, 陽痿遺精, 舌淡脈沈 등 證 외에 精髓不足, 頭暈耳鳴, 不孕不育, 筋骨不健, 手足痿軟, 小兒行遲, 齒遲 등의 병증에 응용

3) 補血藥

(1) 종류

당귀(當歸), 숙지황(熟地黃), 백작약(白芍藥), 하수오(何首烏), 아교(阿膠), 용안육(龍眼肉)

(2) 적응증상

① 血虛한 증후를 개선 또는 제거하는 약물

② 血虛證候 : 面色萎黃, 面色蒼白, 脣甲蒼白, 眩暈, 耳鳴, 目昏, 心悸, 失眠, 健忘, 月經遲延, 量少, 色淡, 심하면 經閉

4) 補陰藥

(1) 종류

사삼(沙參), 맥문동(麥門冬), 천문동(天門冬), 석곡(石斛), 옥죽(玉竹), 황정(黃精) 백합(百合), 구기자(枸杞子), 상심자(桑椹子), 한련초(旱蓮草), 여정자(女貞子), 귀판(龜板), 별갑(鱉甲), 흑지마(黑芝麻), 저실자(楮實子)

(2) 적응증상 (주된 것은 腎陰虛)

① 肺陰虛 : 乾咳痰少, 口渴, 口燥咽乾, 皮膚乾燥, 때로 泡沫狀 혹은 膿性의 喀痰

② 胃陰虛 : 飮食不振, 心熱煩渴, 口舌乾燥, 便秘

③ 肝陰虛

- 肝血虛 : 視力減退, 頭暈, 耳鳴, 爪裂, 舌質淡, 脈數
- 肝陽上亢 : 眩暈, 耳鳴, 口燥, 睡眠不足, 舌質紅, 脈細數

④ 腎陰虛 : 眩暈耳鳴, 腰膝痠軟, 小便短赤, 舌紅少津, 脈細無力

第1節 補氣藥

1. 人蔘 (인삼)

두릅나무과(五加科)에 속한 다년생 초본인 인삼의 뿌리		大補元氣 (대보원기) 固脫生津 (고탈생진) 安神 (안신)	勞傷虛損, 食少, 倦怠, 反胃吐食, 大便滑泄, 虛咳喘促, 自汗暴脫, 驚悸, 健忘, 眩暈頭痛, 陽痿, 頻尿, 消渴, 婦女崩漏, 小兒慢驚, 久虛不複, 一切氣血津液不足
微溫, 甘微苦	脾, 肺, 心		

· 性味가 甘微苦하고 溫하여 脾, 肺, 心經에 들어가 補脾肺心의 要藥이 된다.
· 귀경의 근간은 脾肺臟으로서, 脾臟은 生化의 근원이 되고 肺는 一身의 氣를 주관하여, 補元氣, 生津止渴, 安神益智 심지어 補虛救急등의 氣虛 증상에 유효하게 적용될 수 있다.
· 傷寒論 113方中 17方에 들어있는 人蔘의 경우에도 그 대부분이 誤治로 인하여 체내 津液이 손상된 경우나 虛證으로 빠진 경우에 응용되었음을 볼 수 있다.
· 이와 같이 모든 氣虛證과 脾胃氣虛, 肺氣不足, 心神不安등에 양호한 효과를 볼 수 있으며, 대량의 出血이나 吐瀉로 인한 虛脫證에 응용되어질 수 있다 (예 : 獨蔘湯)

· 체질상 少陽人의 경우에 人參 복용후 頭痛, 怔忡, 項强, 面赤, 不眠, 혈압상승(소량↑, 대량↓)등의 부작용이 발생하므로 愼用하여야 한다. 또한 부작용이 나타났을 경우에 竹葉石膏湯이나 竹茹 등을 투여하여 清熱解毒시키도록 하여야 한다.
· 人蔘의 사용시에 부작용이 염려되면 蔓參으로 대체하거나 麥門冬 혹은 天門冬을 배합하여 복용시킴으로써 上熱感에 대처하도록 한다 (예 : 生脈散)
· 보통 임상에서는 沙蔘으로 대체하는 방법을 쓰고 있는데, 이는 沙蔘이 補五臟之陰하고 人蔘이 補五臟之陽한다는 취지에서 위에 언급한 벙법보다는 덜 효율적이라고 볼 수 있다.
· 또한 출산부중 특히 少陽人의 경우 退乳작용이 있으므로 海蔘으로 대체하여 응용되었다 (예 : 加味八珍湯)

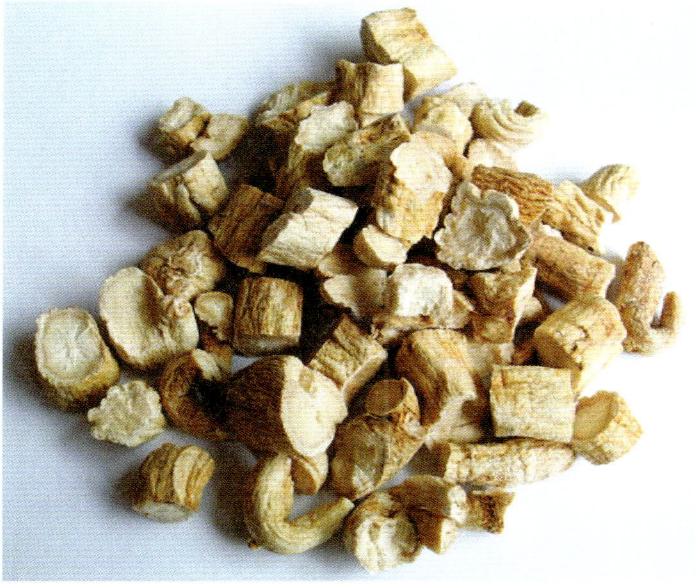

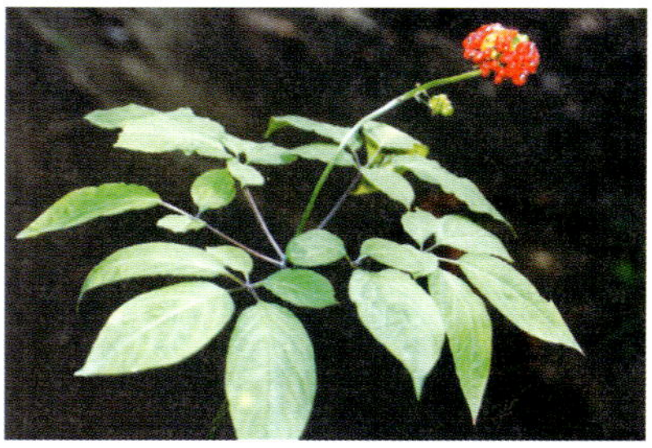

2. 黨參 (당삼)

초롱꽃과(桔梗科)에 속한 다년생 초본인 만삼의 뿌리		補中益氣 (보중익기) 健脾益肺 (건비익폐)	脾胃虛弱, 氣血兩虧, 體倦無力, 食少, 口渴, 久瀉, 脫肛, 虛喘咳嗽
平, 甘	脾, 肺		

· 補氣力은 人蔘에 미치지 못하나 不燥不膩하고 그 性이 緩和하여, 補氣하는 가운데 養血의 효능이 있어 氣虛血虛에 응용될 수 있다.

· 특히 補氣효능은 人蔘과 기본적으로 비슷하여 일반적으로 補益劑 중 人蔘이 체질에 맞지 않는 경우 등에 응용이 가능하다.

· 즉 人蔘의 熱性을 대체할 수 있는 약물이다. 보통 임상에서 이러한 경우에 沙蔘이 응용되나, 蔓參(黨參)의 대용이 이론적으로 더 옳다★
그러나 風寒證의 경우에는 蔓參(黨參)의 淸肺작용이 沙參의 苦寒으로 肺氣를 泄함보다는 못하므로, 人蔘대용으로 沙蔘이 적합하다

· 아울러 補益劑중 人蔘 대신 응용하는 경우가 많으나 虛脫증후가 심할때에는 人蔘으로 쓰는 것이 마땅하다. 특히 平補의 약으로서 여성에게 효과가 양호하다.

沙蔘	補陰藥에 속하며 淸肺기능 강화를 목적
黨參	補氣藥에 속하며 이론적으로는 人蔘 대용품으로 더욱 적합

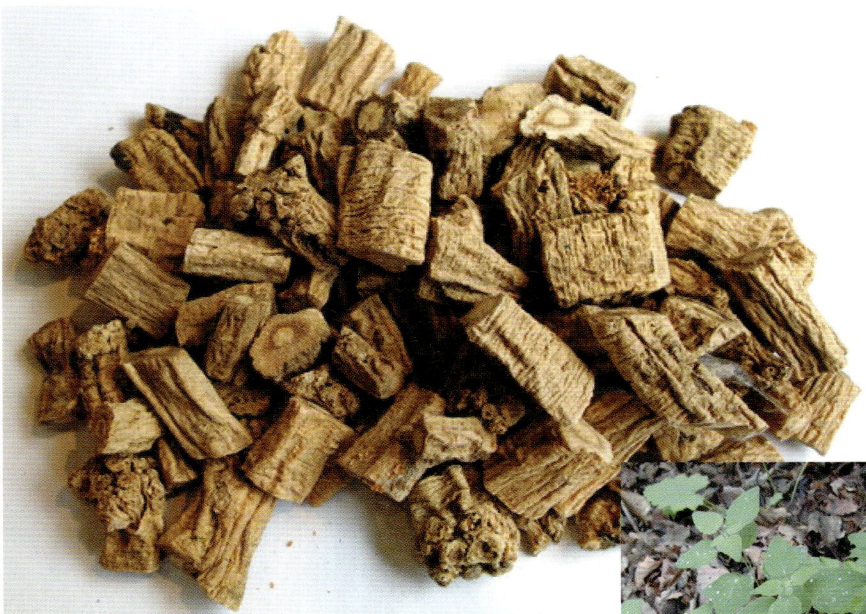

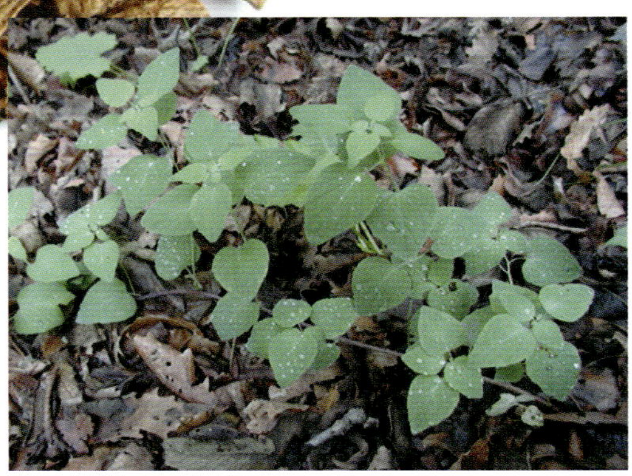

3. 黃芪 (황기)

콩과(豆科)에 속한 다년생 초본인 황기의 周皮를 거의 벗긴 뿌리		生用	益衛固表 (익위고표) 利水消腫 (이수소종) 托毒 (탁독) 生肌 (생기)	自汗★, 盜汗, 血痺, 浮腫, 癰疽不潰, 潰久不斂
溫, 甘	肺, 脾	炒用	補中益氣 (보중익기)	內傷勞倦, 脾虛泄瀉, 脫肛, 氣虛血脫, 崩帶, 一切氣衰血虛之證

· 性味가 甘溫하고 脾肺經에 작용

生用	· 補氣固表하는 효능이 있어 止汗하고, 陽氣를 溫運하게 하여 利水消腫하는 효능을 나타내며 아울러 正氣를 고무시켜 托毒生肌시킨다. · 表虛不固로 인한 自汗盜汗, 氣虛失運으로 인한 小便不利와 皮膚水腫, 氣血不足으로 인한 瘡癰內陷, 膿成不潰 혹은 潰久不斂에 좋은 효과
炒用	· 補脾益氣하면서 陽氣를 昇擧시키고 肌表에 작용하여 補氣升陽하므로 元氣가 下陷한 것을 昇擧하게 하고 補氣함으로써 生血한다 · 脾肺氣虛로 인한 小氣懶言[1] 食小便溏, 中氣下陷으로 인한 久瀉脫肛, 子宮下垂 氣가 攝血 하지 못하여 나타나는 崩漏便血 등 氣虛로 인한 血虛와 津液虧損證에 응용★

· 黃芪, 人蔘, 黨參은 모두 補氣하는데

人蔘	補氣작용이 강하고, 또한 능히 生津과 安神시키는 효능
黨參	甘平性緩하여 오로지 脾肺를 補하여 益氣
黃芪	補氣작용이 비록 人蔘보다는 부족하나 補氣升陽시키고 固表托毒 및 利水消腫의 작용은 人蔘과 黨參보다 우수★

· 즉, 黃芪는 대표적인 補氣固表劑이며 收斂性 强壯藥으로서 瘡口不斂의 要藥, 水腫의 要藥, 脾虛泄瀉의 要藥, 補散兼施의 要藥등으로 이를 설명하고 있다.

· 또한 黃芪는 다른 補氣藥에 비교할 때 차이점을 가지고 있다.

① 益氣補虛 부문

人蔘과 배합되면 補氣작용증가, 附子와 배합되면 溫中助陽, 白朮과 배합되면 補氣健脾, 當歸와 배합되면 益氣生血

② 扶正祛邪 부문

防風과 배합되면 補散兼施, 金銀花와 배합되면 內補托毒, 活血祛瘀通絡藥과 배합되면 中風偏枯半身不遂 등에 응용

1) 懶 : 게으를 라

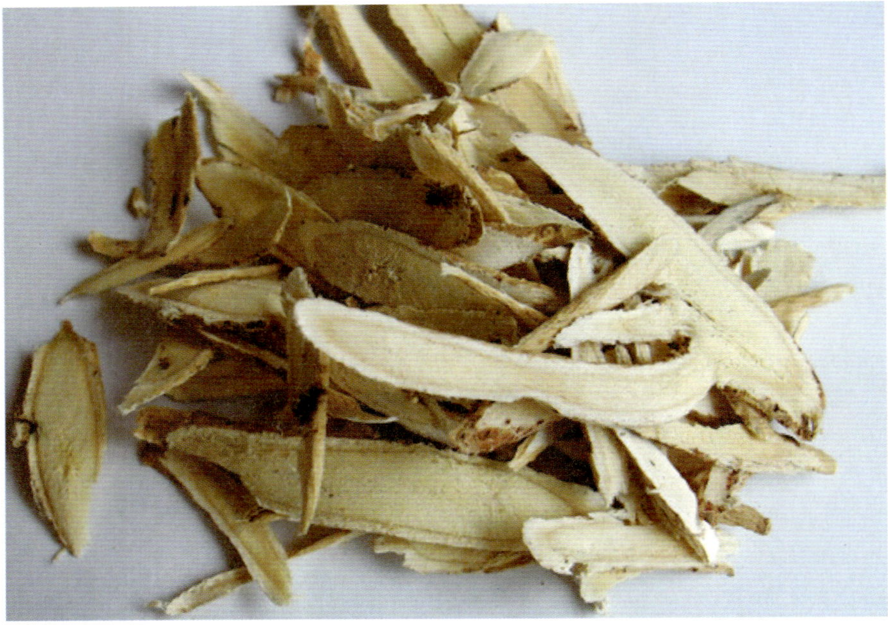

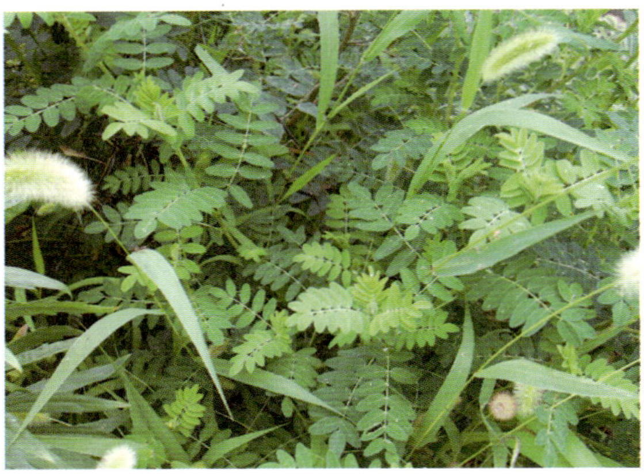

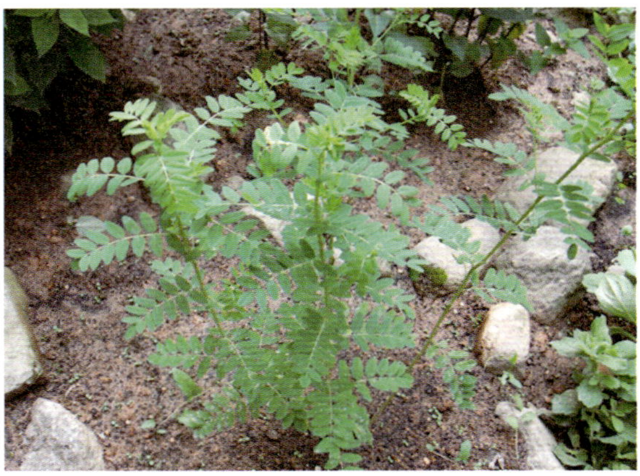

4. 白朮 (백출)

국화과에 속한 다년생 초본인 삽주 또는 당백출의 뿌리줄기★		健脾益氣 (건비익기) 燥濕利水 (조습이수) 止汗安胎 (지한안태)	脾虛食少, 腹脹泄瀉, 痰飮眩暈, 水腫, 自汗★, 胎動不安
溫, 苦甘	脾, 胃		

1) 健脾益氣
· 性味가 甘苦溫하여 甘溫은 補中하고, 苦溫은 燥濕하므로 中焦에 들어가 脾胃를 補益하는 要藥★이 되고 비록 補氣작용은 비교적 약하나 溫燥의 性이 강하여 능히 脾陽을 補하여 준다.

2) 燥濕利水, 止汗
· 또한 脾氣가 健運하게 되면 水濕의 化濕대사를 촉진할 수 있으므로 肌表가 견고하게 되어 固表止汗의 효능이 있다.

3) 安胎
· 姙娠 중에 足腫이나 胎動不安★의 증상에도 응용되는 安胎要藥인데 이는 健脾시켜 補氣의 효능을 이용한 것이다.

· 포제★

生用	燥濕利水 (蒼朮을 사용해도 가능) ① 炒用 : 補氣健脾 (補脾 강화) ② 炒焦 : 健脾止瀉 (止瀉 강화)
米泔浸	潤燥, 補脾 (燥性 감약) ① 黃土炒 : 健脾 (白朮 500g당 黃土 125g) ② 麩炒 : 消脹 (白朮 500g당 麩皮 185g)

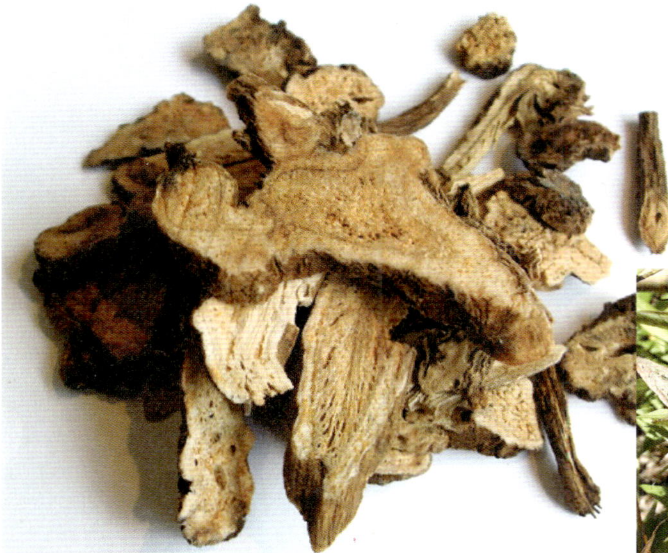

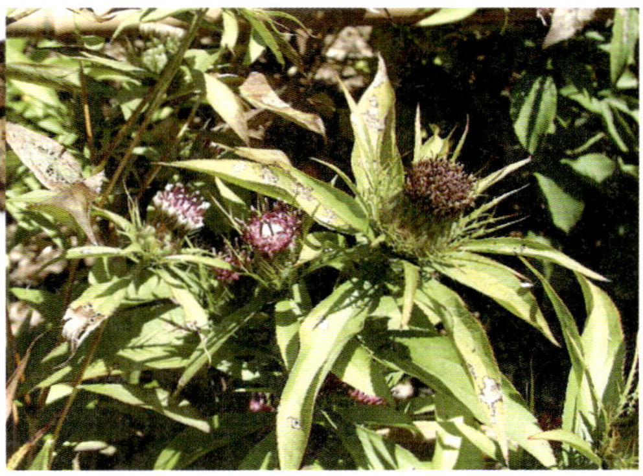

5. 山藥 (산약)

<table>
<tr><td colspan="2">마과(薯蕷科)에 속한 다년생 纏繞草本인 마와 참마의 周皮를 제거한 根莖[2]
(異名 : 薯蕷)</td><td rowspan="2">補脾養胃 (보비양위)
生津益肺 (생진익폐)
補腎澀精 (보신삽정)</td><td rowspan="2">脾虛食少, 久痢不止, 肺虛喘咳, 腎虛遺精★, 帶下, 尿頻, 虛熱消渴★</td></tr>
<tr><td>平, 甘</td><td>脾, 肺, 腎</td></tr>
</table>

1) 補脾養胃

· 味甘性平하여 補而不滯하고 不熱不燥하는 성질의 平和한 약물로서 補脾氣하고 益胃陰하며 補肺益胃의 작용을 가지고 있으며 주로 보조약으로 사용된다.

· 기본적으로 補脾藥의 작용으로 脾陽이 虛하거나 脾陰이 약한 경우에 平補의 작용으로 응용된다.

2) 生津益肺, 補腎澀精

· 또한 肺腎을 補益하고 收澀하는 효능이 있어, 固腎澀精하므로 脾虛泄瀉와 肺虛喘咳, 腎虛遺精, 帶下, 尿頻 및 消渴 등에 응용된다.

· 이를 "味甘歸脾 色白入肺 液濃益腎"이나 "補土로 能生金 能生水"라고 설명하고 있다.

· 性이 비교적 和平하므로 용량을 많이 사용해야 하며, 적게 사용하면 효과를 보지 못한다.

· 포제★ : 補陰에는 生用, 健脾止瀉에는 麥麩炒 또는 土炒, 炒黃한다. 저장을 목적으로 蒸하기도 한다.

· 금기증★ : 濕盛中滿, 積滯가 있는 환자

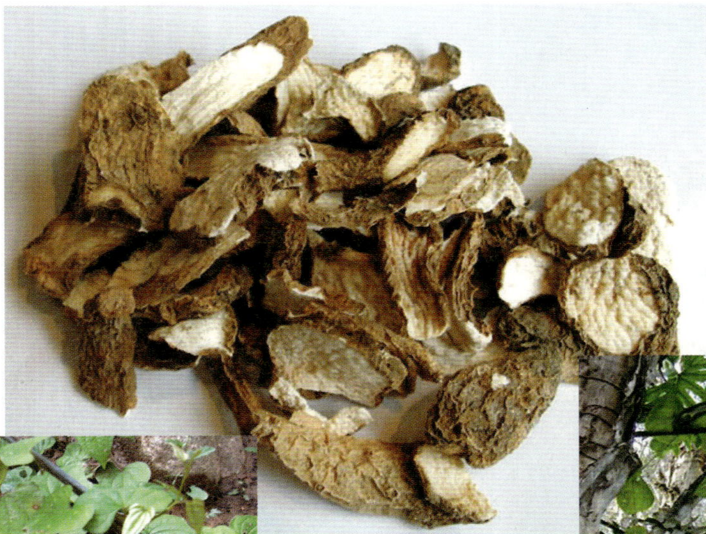

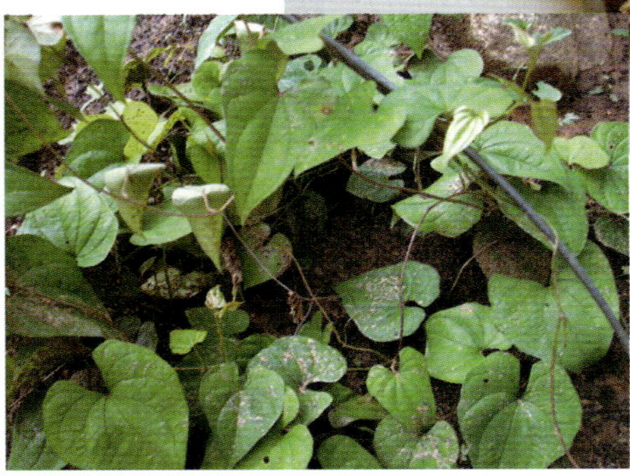

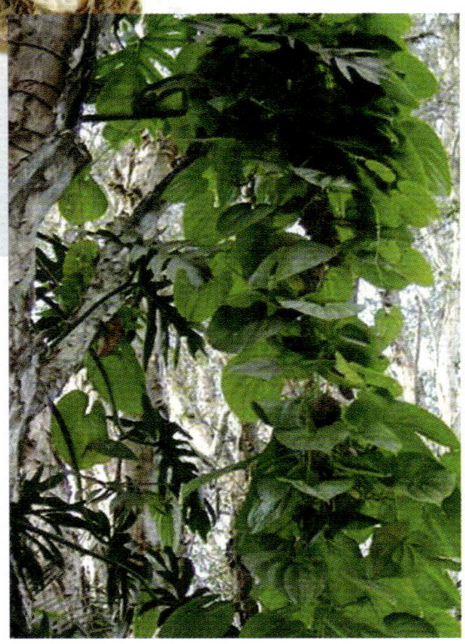

2) 薯蕷 : 참마 서, 참마 여, 纏繞 : 얽힐 전, 두를 요

6. 白扁豆 (백편두)

콩과(豆科)에 속한 일년생 纏繞草質藤本인 편두(까치콩)의 종자		健脾和中 (건비화중) 消暑化濕 (소서화습)	脾胃虛弱, 暑濕吐瀉, 脾虛嘔逆, 食少久泄, 水停消渴, 赤白帶下, 小兒疳積
微溫, 甘	脾, 胃		

· 性味가 甘溫하여 補脾하고, 芳香化濕작용이 있어 健脾除濕이 주된 작용이다

· 임상에서는 脾虛有濕, 食少, 便溏, 帶下 혹은 暑濕吐瀉, 煩渴 등에 消暑和中의 좋은 약으로 응용되며 아울러 解毒작용을 가지고 있다

· 補脾하되 滋膩하지 않고 芳香化濕하되 燥烈하지 않아(補脾而不滋膩 化濕而不燥熱) 補脾化濕解暑의 좋은 약으로서 健脾鎭靜劑이다.

· 脾虛로 濕邪가 停滯되어 일어나는 泄瀉나 혹은 婦女의 帶下 및 暑濕이 內壅되어 나타나는 吐瀉 등에 모두 응용한다.

· 또한 大病후에 처음 補劑를 투여할 경우 먼저 白扁豆를 응용하여 正氣를 調養시켜 壅滯가 되지 않게 한다. (예 : 蔘苓白朮散)

· 아울러 解毒劑로서 魚毒과 酒毒을 없애기 위하여 對金飮子나 葛花解毒湯 등에 加味하여 응용되기도 한다.

· 포제★ : 生用 - 解暑, 炒 - 建脾胃

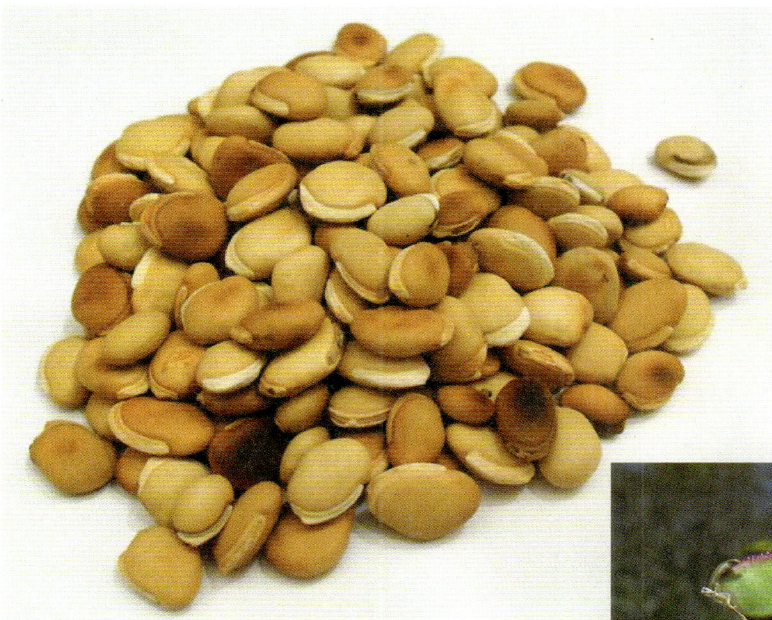

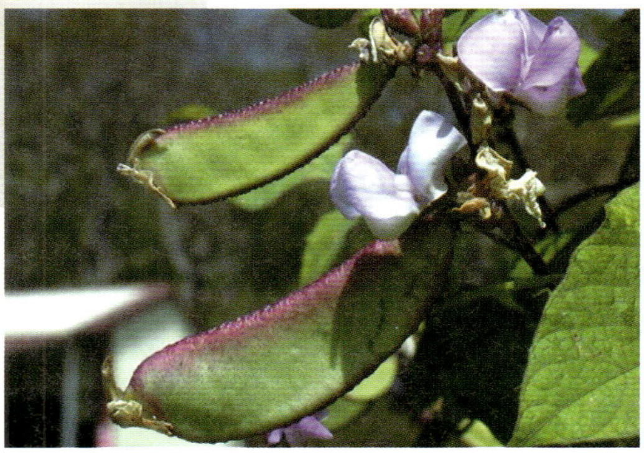

7. 甘草 (감초)

콩과(豆科)에 속한 다년생 초본인 光果甘草(유럽감초), 甘草(만주감초) 의 根 및 根莖		和中緩急 (화중완급) 潤肺 (윤폐) 解毒 (해독) 調和諸藥 (조화제약)	[炙用] 脾胃虛弱, 食少, 腹痛便溏, 勞倦發熱, 肺痿咳嗽, 心悸, 驚癎 [生用] 咽喉腫痛, 消化性潰瘍, 癰疽瘡瘍, 解藥毒, 食物中毒
平, 甘	心, 肺 脾, 胃		

生用	· 性이 甘平하여 解毒★하는 효능이 있어 瘡瘍腫毒과 咽喉腫痛을 치료 · 甘緩한 性味는 또한 緩急止痛하는 효능이 있어 脘腹이나 四肢攣急作痛을 치료 · 또한 諸藥을 調和하는 효능★이 있어 熱藥과 같이 사용하면 그 熱性을 緩和하고, 寒藥과 같이 쓰면 그 寒性을 緩和하며, 補性을 急하게 이르지 않게 하고, 瀉性을 急하게 이르지 않게 한다.
蜜炙	性이 微溫하여 甘溫은 補脾益氣하고 潤肺止咳★하여 脾胃虛弱과 肺虛喘咳의 병증을 치료

· 응용범위가 매우 넓어 通行十二經하는 약물로 지칭되고 있다. 이를 隨氣藥入氣하고 隨血藥入血하여 無住不可한다고 하였으니, 甘草의 대표적인 異名인 '國老'도 이러한 이유에서 명명된 것이다.
· 그러나 일반적으로 方劑에서 補助의 약물로 응용되어지고 있는 方劑의 補助劑이며 矯味劑이고 諸藥을 조화하여 偏勝된 것을 완화시키는 緩和劑이다.
· 甘草反 甘遂, 大戟, 芫花, 海藻★

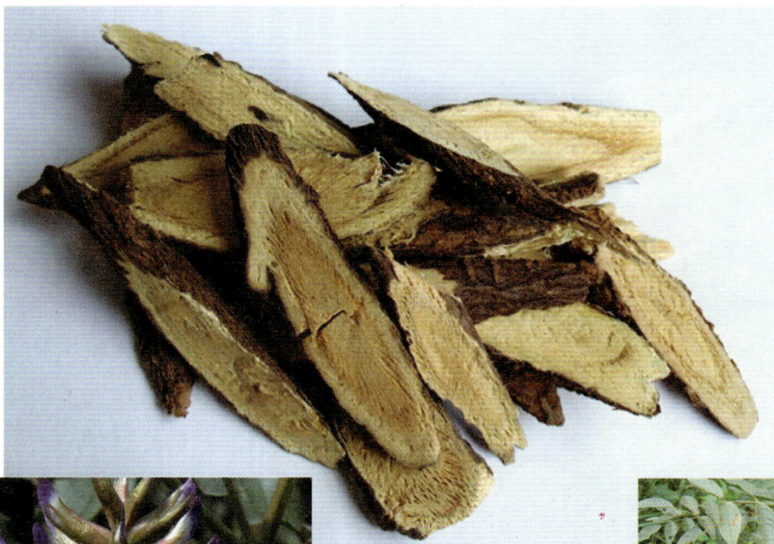

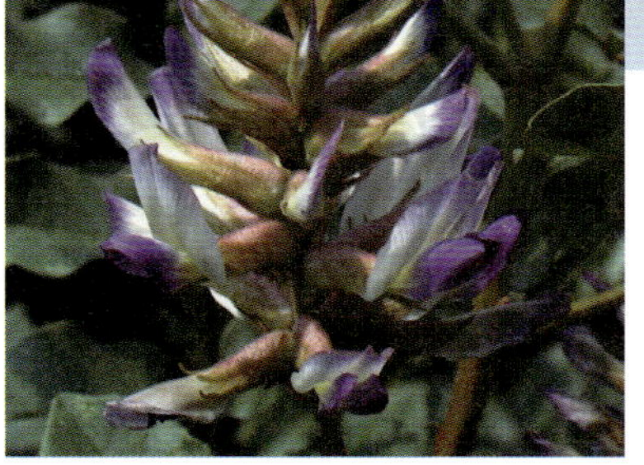

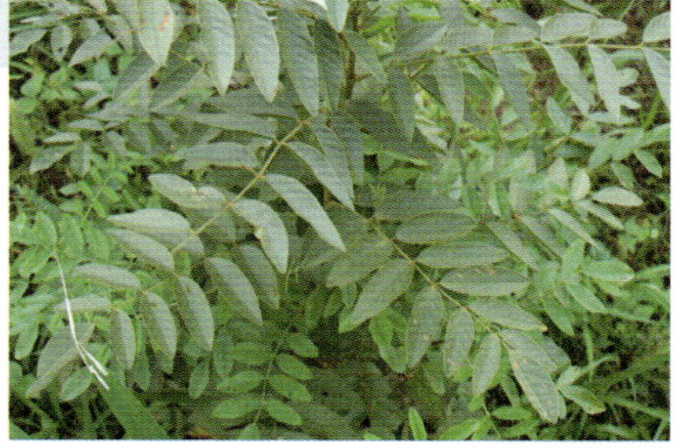

8. 大棗 (대조)

갈매나무과(鼠李科)에 속한 낙엽관목인 대추의 성숙한 果實		補脾和胃 (보비화위) 益氣生津 (익기생진) 調營衛 (조영위) 解藥毒 (해약독)	胃虛食少, 脾弱便溏, 氣血津液不足, 營衛不和, 心悸怔忡, 婦人臟躁
溫, 甘	脾, 胃		

1) 補脾和胃, 益氣生津

· 甘潤하고 和平하여 능히 補脾生血하고 益氣生津하며 養心安神하므로 脾胃가 허약하고 營血이 부족한 臟躁證에 쓰이는 약물이다.

2) 調營衛

· 대개가 生薑과 배합되는데, 이는 生薑이 大棗를 得하면 그 자극성이 완화되고, 大棗가 生薑을 得하면 氣壅을 방지하여 脹滿되는 것을 방지하여 주기 때문이다

· 이와 같이 大棗의 甘味와 生薑의 辛味가 적절히 배합됨으로써 營衛를 조화하여 줌을 나타내는 것이다

3) 解藥毒

· 아울러 大棗는 補益藥 등과 배합되어 汗多로 인한 傷營됨을 방지하고, 攻下藥 등과 배합되어 해당약물의 峻烈한 성질을 완화시켜 줌으로써 邪氣를 攻下함에 있어 正氣가 손상되지 않도록 하는 등의 역할을 한다

· 大棗는 한약물 중 대표적인 보조약품중의 하나로서 임상에서의 다양한 활용 (強壯緩和劑, 生津止渴劑, 和胃 등)을 가지고 있으나 대개가 緩和藥性에 근간을 두고 있다고 설명되어질 수 있다

· 대표적으로 임상에서 대부분의 補益藥에 中氣를 補益하는 작용을 나타낼 때 배합되어지는 것을 볼 수 있다. (生薑 3片 大棗 2枚[3])

· 아울러 辛味나 苦味의 약물의 경우에도 藥味를 교정하는데 응용되어지기도 한다.

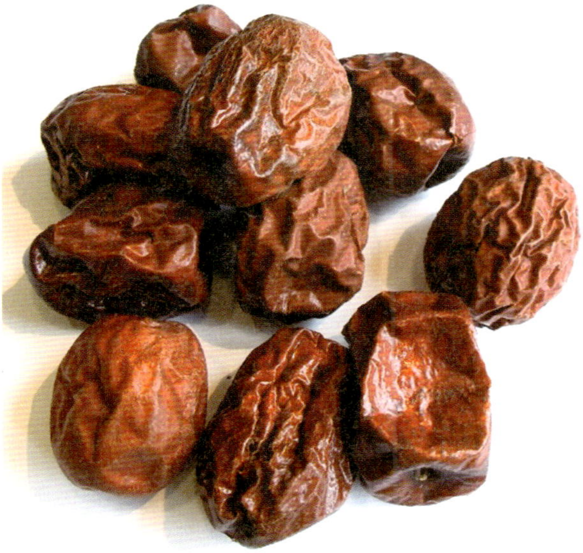

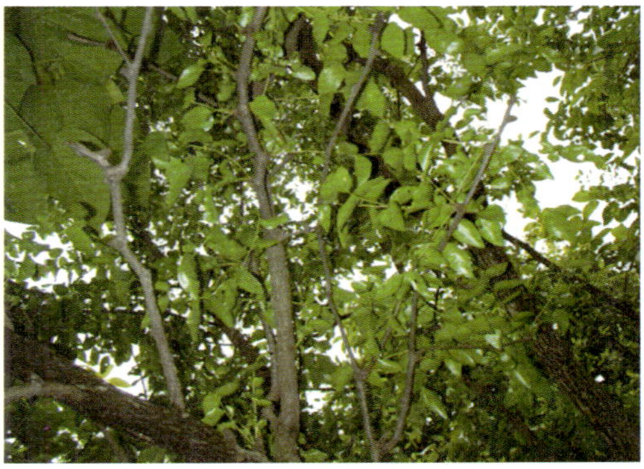

3) 枚 : 줄기 매

9. 蜂蜜 (봉밀)

<table>
<tr><td colspan="2">꿀벌과(蜜蜂科)에 속한 昆蟲인 양꿀벌 또는 동양꿀벌이 벌집에 모은 甘美物</td><td rowspan="2">補中 (보중) 潤燥 (윤조)
止痛 (지통) 解毒 (해독)</td><td rowspan="2">肺燥咳嗽, <u>腸燥便秘</u>, 胃脘疼痛, 鼻淵, <u>外治口瘡</u>, 湯火燙傷, <u>解烏頭毒</u></td></tr>
<tr><td>平, 甘</td><td>肺, 脾, 大腸</td></tr>
</table>

· 性味가 甘平 하여 滋養緩和시키는 功效가 있어 清熱, 補中, 生津, 潤燥, 止痛, 止渴, 解毒의 효능이 있다.

· 또한 緩은 急을 없애므로 心腹肌肉瘡瘍의 통증을 멈추고, 甘和는 解毒하고 潤燥하며 <u>百藥을 調和</u>하는 효능이 甘草와 비슷하다

生蜜	性凉하여 清熱하므로 止痛解毒의 목적으로 사용
熟蜜	性溫하여 補中하므로 補中潤燥의 목적으로 사용

· 또한 補中潤肺작용으로 滋補의 丸藥이나 膏劑 등의 경우에 賦形劑로서도 응용되고 있다.

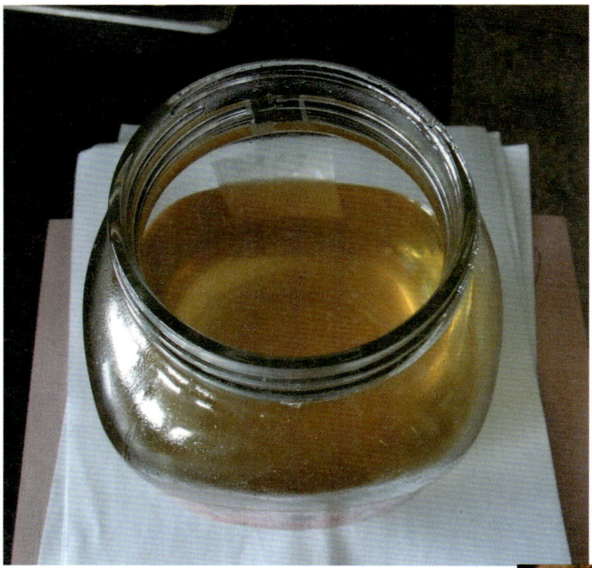

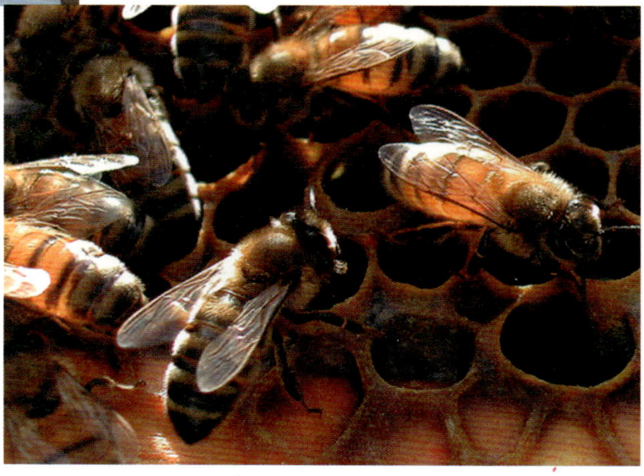

第2節 補陽藥

1. 鹿茸 (녹용)

사슴과(鹿科)에 속한 梅花鹿, 馬鹿, 大鹿의 숫사슴의 털이 밀생하고 아직 골질화되지 않았거나 약간 골질화된 어린 뿔을 잘라 말린 것		補腎陽 (보신양) 益精血 (익정혈) 强筋骨 (강근골) 調衝任 (조충임) 托瘡毒 (탁창독)	陽痿滑精, 宮冷不孕, 羸瘦[4], 精疲, 畏寒眩暈耳鳴耳聾, 腰脊冷痛, 筋骨痿軟目暗, 腰膝痠痛, 崩漏帶下, 陰疽不斂
溫, 甘鹹	腎, 肝		

· 性味가 甘鹹, 溫하며 肝, 腎經을 峻補하는 要藥이 된다.

1) 補腎陽, 益精血

· 腎陽과 精血이 부족하게 되면 陽痿, 遺精, 滑泄, 腰膝痠軟, 筋骨無力, 頭眩耳鳴 및 精神不振 등의 증상이 나타난다.

· 鹿茸은 補腎陽, 益精血, 充腦髓 및 壯精神의 효능이 있으므로 위의 병증이 나타날 경우에 사용하면 그 체력을 회복하여 병증을 개선할 수 있다.

· 精血은 同源이어서 血虧한 것이 오래되어 회복되지 못하면 반드시 腎精에 손상을 주게 된다. 鹿茸은 補腎陽, 益精血의 효능이 있으므로, 血虛의 重證에 陽氣衰微하고 消瘦羸弱한 경우에 사용할 수 있다.

2) 調衝任

· 陰虛火衰, 衝任不固하게 되면 帶下淸稀, 崩漏不止 및 不孕 등의 증상이 나타난다.

· 鹿茸은 溫腎煖宮의 작용이 있어 調經 및 助孕하도록 하며 또한 자궁을 수축시켜 止血하므로 固崩의 효능도 가지고 있다

3) 强筋骨

· 인체 臟腑 생리에서 腎藏精, 腎主骨, 肝藏血, 肝主筋의 작용이 있으므로 精血이 부족하게 되면 筋骨이 무력하게 된다.

· 만약 소아의 발육이 불량하면 筋骨軟弱, 行遲, 齒遲, 龜背鷄胸하게 되고 顖門不合의 증상이 나타나게 된다.

· 鹿茸은 補精血, 壯筋骨하여 생장 발육을 촉진시킬 수 있으므로 단일 약제를 사용하여도 효과가 나타 날 수 있다

· 금기증★ : 純陽의 약물로 腎虛로 인해 火가 있는 경우는 적당치 않으며, 上焦에 痰熱이 있는 경우, 胃에 火가 있는 경우, 陰虛火熾으로 인한 吐血 및 下血에는 모두 복용해서는 안 된다.

4) 羸 : 여윌 리

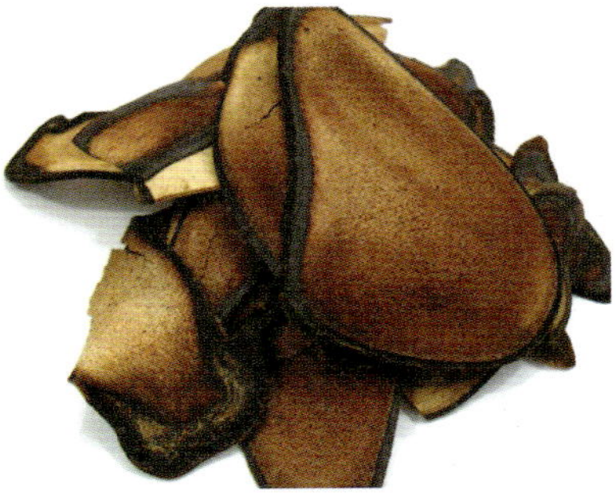

뉴자 분골

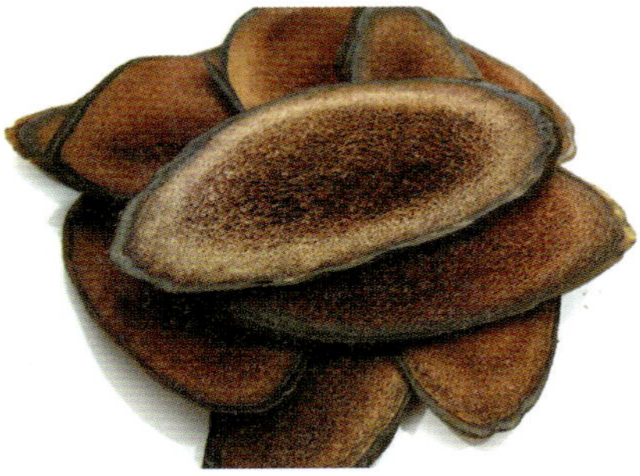

뉴자 상대

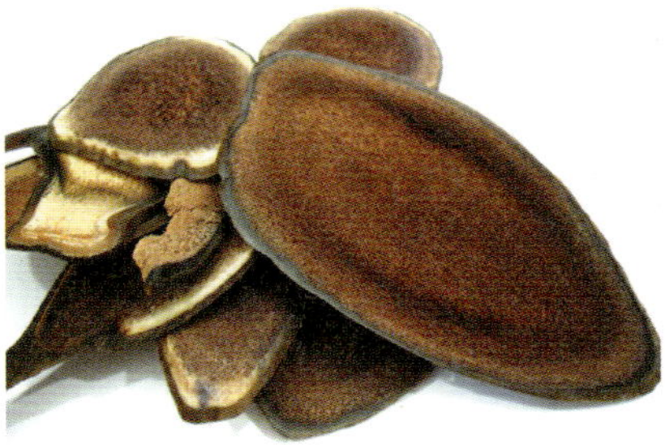

뉴자 중대

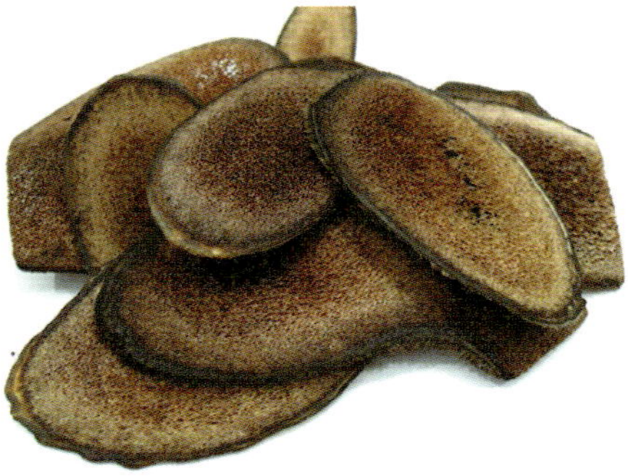

원용 상대

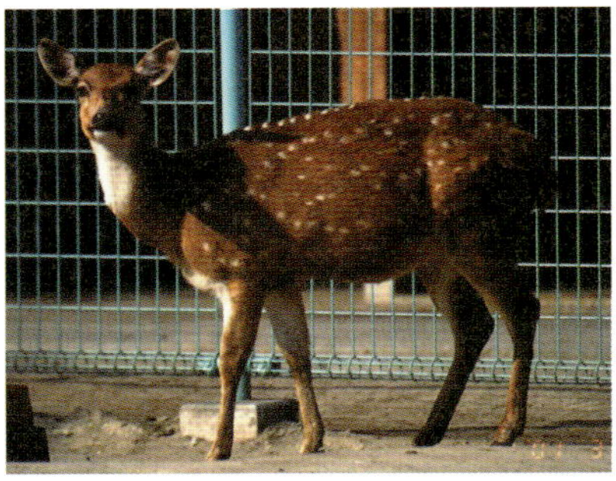

매화록

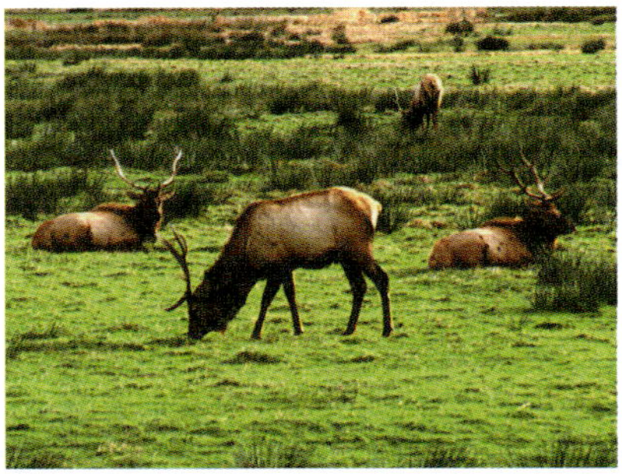

대록

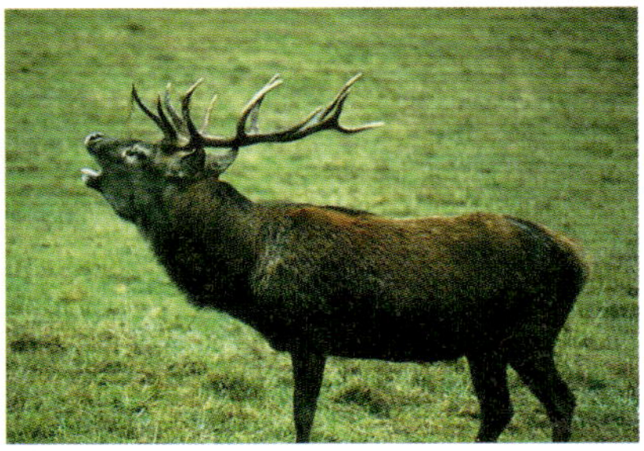

마록

2. 鹿角 (녹각)

<table>
<tr><td colspan="2">사슴과(鹿科)에 속한 梅花鹿, 馬鹿, 大鹿 또는 동속 근연동물의 이미 골질화된 뿔★</td><td rowspan="2">溫腎陽 (온신양)
强筋骨 (강근골)
行血消腫 (행혈소종)</td><td rowspan="2">陽痿遺精, 腰脊冷痛, 陰疽瘡瘍, 乳癰초기, 瘀血腫痛</td></tr>
<tr><td>溫, 鹹</td><td>肝, 腎</td></tr>
</table>

1) 溫腎陽, 强筋骨

· 이미 골화된 雄鹿의 뿔로 煎湯으로 熟用하면 능히 腎陽을 補하여 筋骨을 强壯하므로 鹿茸의 대용품으로 응용할 수 있으나 그 효력이 약하다.

2) 强筋骨

· 硏末로 生用하면 活血消腫하는 효능이 있어 瘡瘍腫毒을 치료하며 내복 또는 외용한다. 다만 이러한 병증이 虛證일 때 마땅하다

· 따라서 ① 生用은 주로 助陽活血, 散瘀消腫의 효능이 있으며 ② 灸熟하여 사용하면 肝腎을 溫補하며 精血을 滋養하는 작용이 있다★

鹿茸	· 肝腎을 峻補하는 약물로 응용 · 補하는 힘이 鹿角보다 우수
鹿角	· 補肝腎하는 효능이 비록 緩弱하지만 活血, 散瘀, 消腫하는 작용이 鹿茸보다 우수

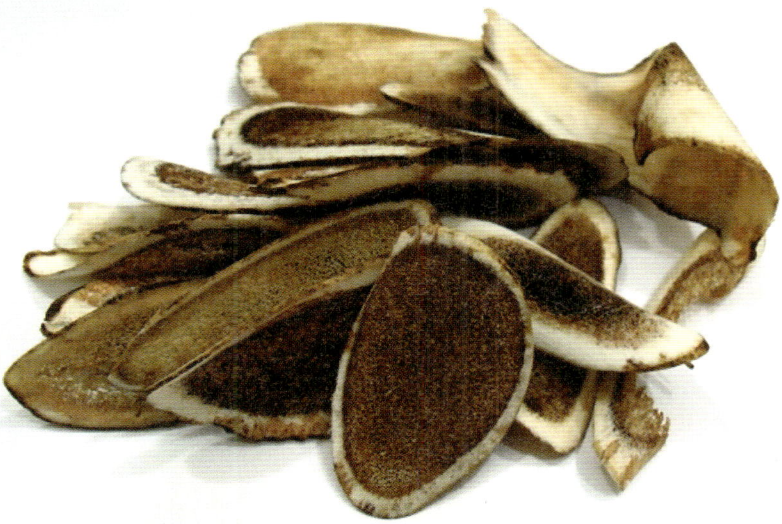

3. 鹿角膠 (녹각교)

鹿角을 절단하여 물로 끓여서 농축하여 만든 고체상의 아교질 덩어리		補血 (보혈) 益精 (익정)	腎氣不足, 虛勞羸瘦, 腰痛, 陰疽, 男子陽痿, 滑精, 婦女子宮虛冷崩帶, 帶下
溫, 甘鹹	肝, 腎		

· 鹿角을 고아 농축하여 膠狀으로 만든 것으로 그 작용이 鹿茸과 대체로 비슷한데, 補하는 힘이 약하여 오래 복용해야 효과를 나타낸다.
· 그 효과가 다만 鹿角에 비하여 좋을 뿐이며 아울러 비교적 좋은 止血작용★을 가지고 있어 陽虛精虧, 體弱消瘦, 吐衄崩漏 및 陰疽內陷 등에 응용한다
· ① 鹿角은 活血消腫하는 힘이 鹿角膠보다, ② 鹿角膠는 滋補止血하는 힘이 鹿角보다 우수하다

鹿角膠	· 補肝腎之陽, 補腎助陽해서 精을 생성하게하고 强筋骨한다 · 腎陽不足, 虛寒崩漏를 치료
龜板膠	· 益肝腎之陰, 滋養筋骨해서 精을 생성하게하고 强筋骨한다 · 陰虛發熱, 血熱崩漏를 치료

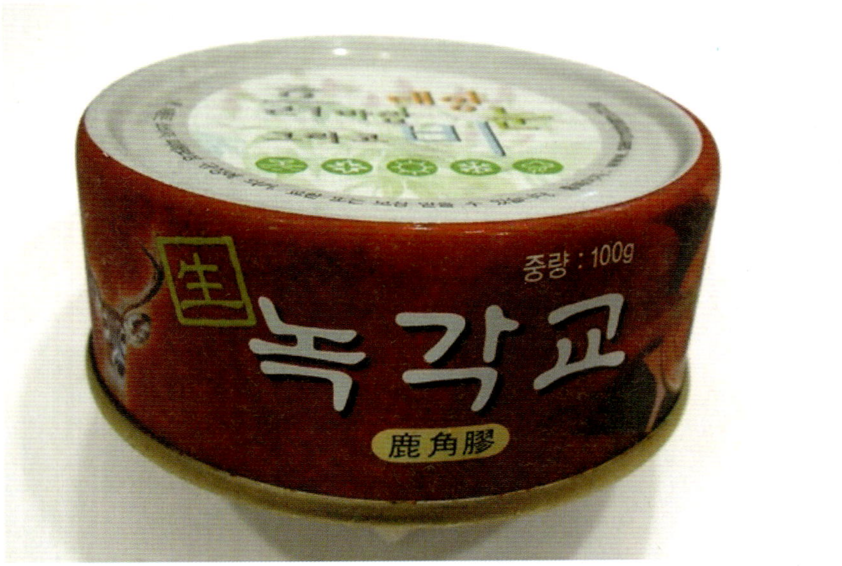

4. 鹿角霜 (녹각상)

<table>
<tr><td colspan="2">鹿角을 고아서 교질을 뺀 骨質을 건조</td><td rowspan="2">溫腎助陽 (온신조양)
收斂止血 (수렴지혈)</td><td rowspan="2">脾腎陽虛, 食少吐瀉, 白帶, 遺尿頻尿, 崩漏帶下,
癰疽痰核</td></tr>
<tr><td>溫, 鹹</td><td>肝, 腎</td></tr>
</table>

1) 溫腎助陽

· 鹿角을 고아서 교질을 뺀 후 남은 찌꺼기를 가리키는 것으로 溫補하는 힘이 鹿角이나 鹿角膠 보다 약하다.

· 脾胃虛寒, 食少便溏 등의 병증에 鹿角 혹은 鹿角膠의 대용품으로 응용할 수 있으나 용량은 두가지 약물보다 더 늘여서 사용하여야 한다.

2) 收斂止血

· 收斂시키는 작용이 있어 澀精, 止血, 斂瘡의 효능이 있다.

· 그러므로 ① 내복하면 崩漏遺精을 치료하고, ② 외용하면 創傷出血을 멈추고 瘡瘍이 오래도록 유합하지 않은 병증을 치료

· 금기★ : 陰虛火旺

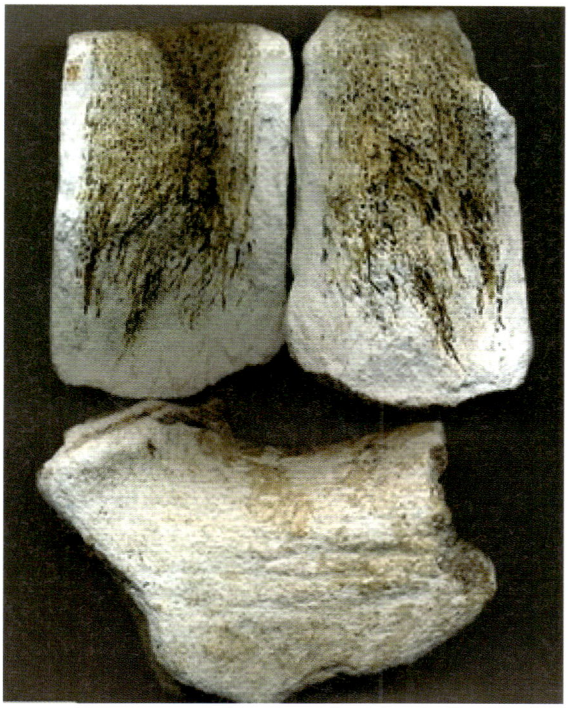

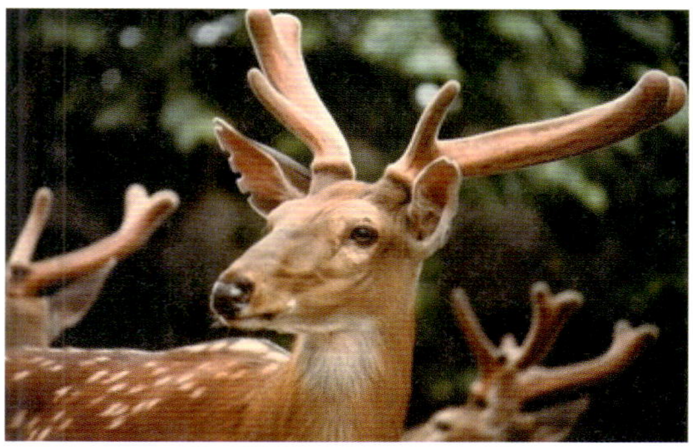

5. 巴戟天 (파극천)

<table>
<tr><td colspan="2">꼭두서니과(茜草科)에 속한 상록의 덩굴성 식물인 파극천의 뿌리★</td><td rowspan="2">補腎陽 (보신양)
強筋骨 (강근골)
祛風濕 (거풍습)</td><td rowspan="2">陽痿遺精, 宮冷不孕, 小腹冷痛, 小便不禁, 風濕痺痛, 腰膝酸痛</td></tr>
<tr><td>微溫, 甘辛</td><td>肝, 腎</td></tr>
</table>

· 甘溫은 補하고, 辛溫은 散하는 특징이 있으므로 巴戟天의 性味가 辛甘溫함으로 인해 腎經에 들어가 腎陽을 溫補하고 筋骨을 強壯시키며 겸하여 風濕을 제거하는 효능을 가지고 있다.

· 그 성질은 비교적 溫潤하여 溫하되 燥하지 않고 補하되 滯하지 않은 장점이 있다.

1) 補腎陽

· 腎陽이 부족해지면 남자의 경우 腎冷陽痿, 遺溺失精이, 여자에게는 經寒血滯, 少腹冷痛, 宮冷不孕 등의 증상이 나타나게 된다. 巴戟天은 甘溫한 성질로 인해 補腎助陽, 益精血의 효능이 뛰어나 위와 같은 증상을 치료할 수 있다

2) 強筋骨, 祛風濕

· 肝腎虛寒으로 나타나는 小腹冷痛, 寒疝, 腰骶部의 痠痛 등의 병증에 응용하기도 하며, 補腎助陽, 強筋健骨, 祛風濕의 효능이 있으므로 腎虛와 風濕痺痛이 겸해서 나타날 때 이용할 수 있다[5]

<table>
<tr><td>巴戟天</td><td rowspan="2">溫補腎陽, 祛風濕
陽痿早泄치료</td><td>· 溫肝腎으로 肝腎虛寒을 치료하고 小腹冷痛, 腰骶冷痛을 치료
· 補腎陽하고 腎經 血分에 치우쳐 들어가고 腎陽이 이미 虧虛한 것을 다스린다</td></tr>
<tr><td>淫羊藿</td><td>· 溫腎納氣의 효능으로 虛喘을 다스린다
· 補腎陽하고 腎經 氣分에 치우쳐서 들어가고 辛香한 성질로 인해 腎陽虛로 風濕痺痛한 증상에 사용하여 麻木不仁, 腰膝無力을 다스린다</td></tr>
</table>

· 風濕제거 : 巴戟天, 淫羊藿, 狗脊 / 寒濕제거 : 胡蘆巴, 仙茅

· 금기증★ : 陰虛火旺, 濕熱

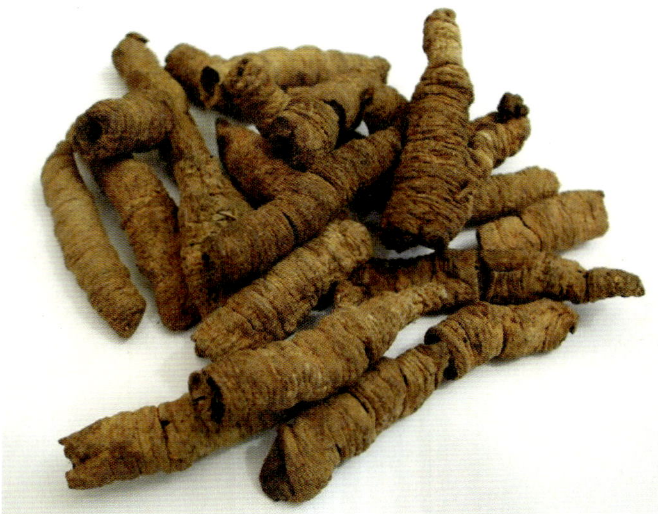

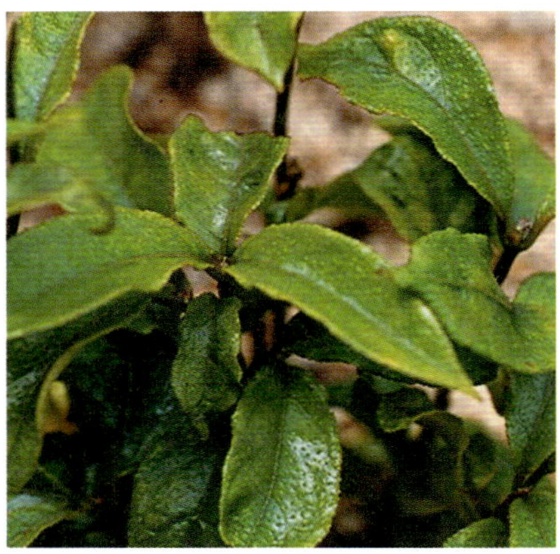

5) 骶 : 궁둥이 저

6. 肉蓯蓉 (육종용)

<table>
<tr><td colspan="2">열당과(列當科)에 속한 다년생 육질의 기생초본인 육종용 및 종용의 鱗片을 띤 肉質莖</td><td rowspan="2">補腎陽 (보신양)
益精血 (익정혈)
潤腸通便 (윤장통변)</td><td rowspan="2">陽痿, 不孕, 腰膝酸軟, 筋骨無力, 腸燥便秘★</td></tr>
<tr><td>溫, 甘鹹</td><td>腎, 大腸</td></tr>
</table>

· 주로 腎陽을 補하는 약물로서 甘鹹하면서 溫한 性味를 가진 약물로 甘味는 능히 補하고, 溫性은 補陽하며, 鹹味는 腎臟에 들어가 補腎壯陽의 要藥이 되어 精血을 補益하는 효능이 있다.

1) 補腎陽

· 일반적으로 補陽藥은 대개가 燥性을 가지고 있으며 滋陰藥은 滋膩한데, 肉蓯蓉은 溫하되 燥하지 않고 滋膩하되 膩滯하지 않는 성질★을 가지고 있어 補陽하며 또한 補陰하며, 補하되 峻하지 않아 약력이 비교적 緩和한 특징이 있어 '蓯蓉'이란 명칭이 붙게 되었다.

2) 益精血

· 補腎壯陽, 滋養精血의 효능으로 腎虛陽痿와 精血不足으로 인한 不孕에 상용될 수 있다.

3) 潤腸通便

· 甘溫質潤한 성질★로 인해 燥烈하지 않으므로 溫養精血, 潤燥滑腸의 효능이 있어 노인 또는 허약자의 津枯便秘에 陽虛를 겸했을때 사용할 수 있다.

<table>
<tr><td>肉蓯蓉</td><td rowspan="2">補腎壯陽益精
潤腸通便</td><td>溫腎補陽하여 淫羊藿과 배합하여 陽萎 치료의 主藥</td></tr>
<tr><td>鎖陽</td><td>益精固腎하여 金櫻子와 배합하여 遺精, 寒泄 치료의 主藥</td></tr>
</table>

· 소량을 사용하면 효과가 없으므로 다량 투여해야 한다.

· 금기증 : 陰虛火旺, 大便泄瀉, 腸胃에 實熱이 있어 大便燥結한 경우

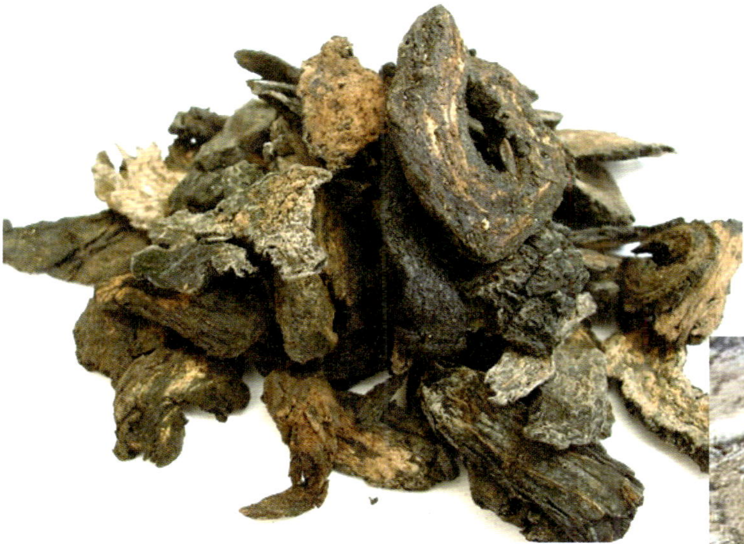

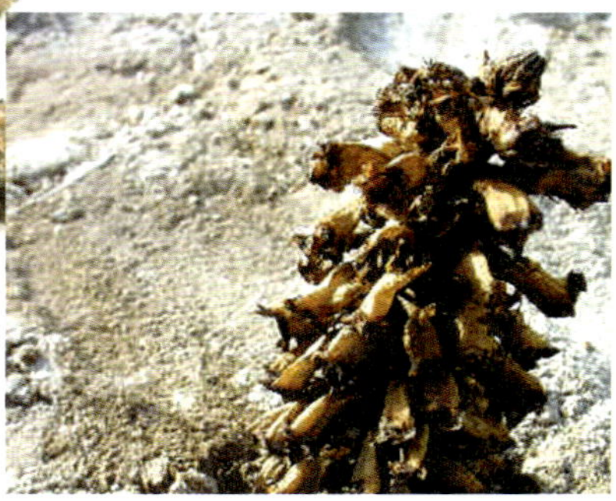

7. 仙茅 (선모)

수선화과(石蒜科)에 속한 다년생 宿根草本인 선모의 根莖		補腎陽 (보신양) 强筋骨 (강근골) 祛寒濕 (거한습)	陽痿精冷, 筋骨痿軟, 腰膝冷痺, 陽虛冷瀉
溫, 辛 有小毒	腎, 肝, 脾		

· 性味가 辛熱하고 性猛하여 腎經에 들어가 오직 腎陽을 補하는 要藥이 되어 命門을 補하며 陽道를 發興하게 하고 寒濕을 제거하여 腰膝을 溫暖 한다.

· 그러므로 腎虛陽痿와 火衰精寒 및 腰膝冷痺 등 병증을 치료하는데 다용하는 약물이 된다.

· 그러나 비록 壯陽하여 陽痿를 치료하는데 효과가 있는 약물이나 辛熱하고 유독하므로 단기간내에 사용해야하며 장기간 복용해서는 안되며, 만약 陰虛火盛이나 腎火易動에 적용하는 것은 좋지 않다.

仙茅	· 腎陽虛를 다스리고 命門火衰를 補한다 (仙茅의 補腎助陽하는 작용은 淫羊藿에 비해 크다) · 溫腎暖腎하며 胃寒疼痛, 嘔吐, 食欲不振에 사용
淫羊藿	· 腎陽을 補하고 陽痿早泄과 風濕痺痛을 치료 · 溫腎納氣하며 虛喘氣短에 사용

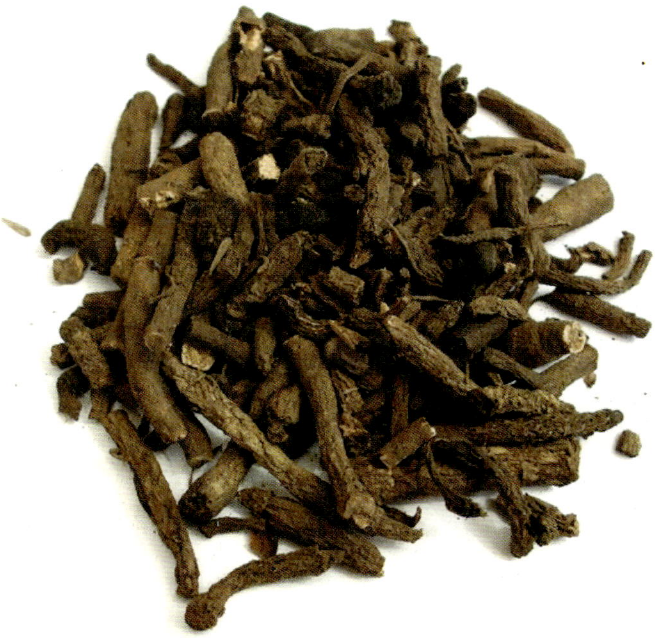

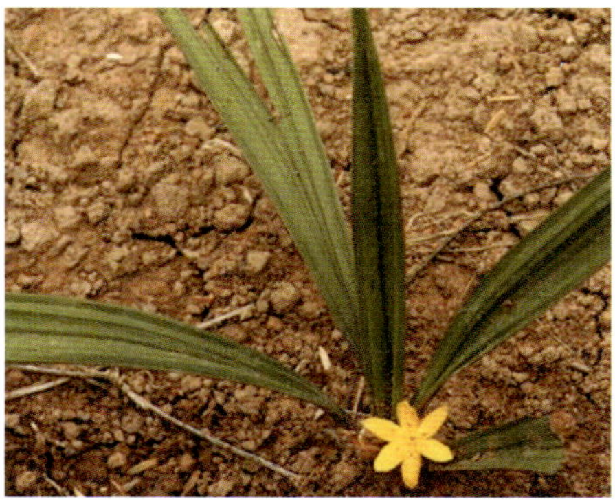

8. 淫羊藿 (음양곽)

小蘗科(매자나무과)에 속한 다년생 초본인 淫羊藿, 箭葉淫羊藿 및 삼지구엽초의 全草6)		補腎壯陽 (보신장양) 祛風除濕 (거풍제습)	陽痿不擧, 小便淋瀝★, 筋骨攣急, 半身不遂, 腰膝無力, 風濕痺痛, 四肢不仁, 更年期高血壓症
溫, 辛甘	肝, 腎		

- 腎陽을 峻補하는 흥분성 기능이 있어 陽痿를 치료하는데 많이 이용된다.
- 性味가 辛甘하고 溫하여 甘溫은 溫腎壯陽하고 辛溫은 祛風除濕하므로,
  ① 안으로는 腎陽을 强壯하여 强筋健骨하며, ② 밖으로는 風濕의 邪를 散邪하여 通痺止痛시키는 효능이 있다★
- 溫腎壯陽의 효능이 비교적 강하여 腎陽不足으로 인한 남성 陽痿와 여성 자궁발육부전 및 風寒痺痛 등에 많이 응용하며, 효과 또한 비교적 좋다.

- 최근에 와서 부녀의 갱년기에 나타나는 고혈압과 소아마비의 급성기를 치료하는데 좋은 효과가 있다.
- 금기증 : 性이 燥烈하여 陰液을 손상시키고 虛火를 돕기 쉬우므로 陰虛火旺으로 인한 夢精, 遺精 및 陽强易擧한 경우에는 복용을 피한다.

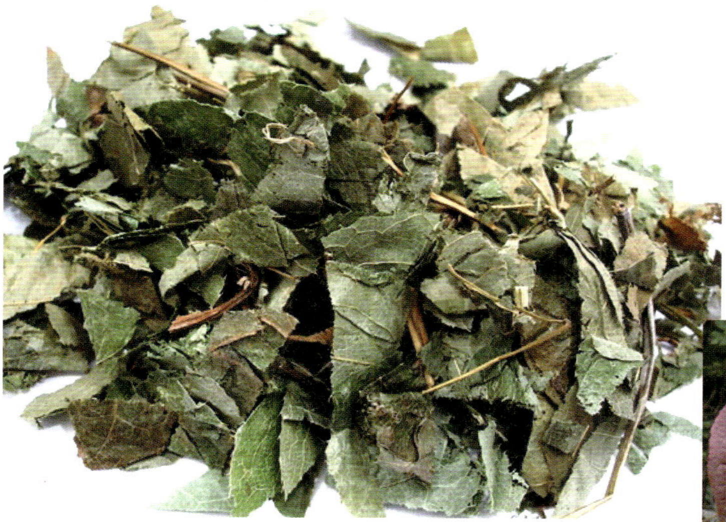

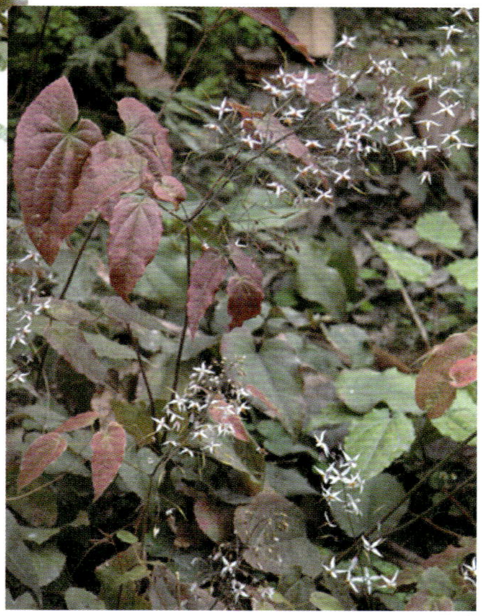

6) 蘗, 箭 : 황경나무 벽, 화살 전

9. 胡蘆巴 (호로파)

콩과(豆科)에 속한 일년생 초본인 胡蘆巴의 성숙한 果實		補腎陽 (보신양) 祛寒濕 (거한습)	寒疝, 腹脇脹滿, 寒濕脚氣, 腎虛腰痠, 陽痿
溫, 苦	腎, 肝		

· 性味가 溫熱하고 苦하여 오직 腎經에 들어가 腎陽을 溫하게 하고 寒濕을 몰아내며 止痛시키는 작용이 있어 疝氣偏墜와 少腹冷痛의 병증을 치료한다.

· 그러므로 『本草綱目』에도 胡蘆巴는 右腎命門의 약으로 元陽이 부족하여 冷氣가 잠복하여 歸元하지 못하는 경우에 좋다고 하였다.

· 性이 溫熱한데 치우쳐 있어 疝氣寒痛을 치료하는데 가장 많이 응용된다. 또한 腸胃가 寒冷한 기운에 침습되어 痙攣疼痛하는 경우 溫熱한 성질이 있는 다른 약물들과 함께 배합하여 사용하면 양호한 치료효과를 얻을 수 있다.

· 금기증 : 陰虛火旺, 濕熱이 있는 환자

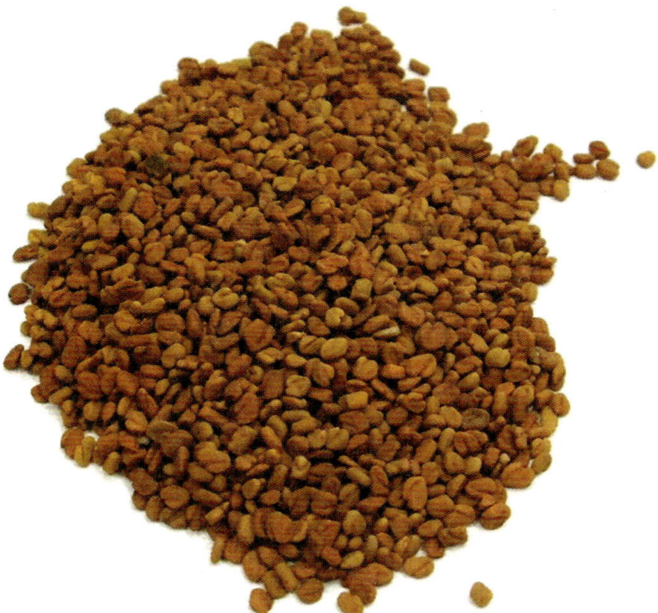

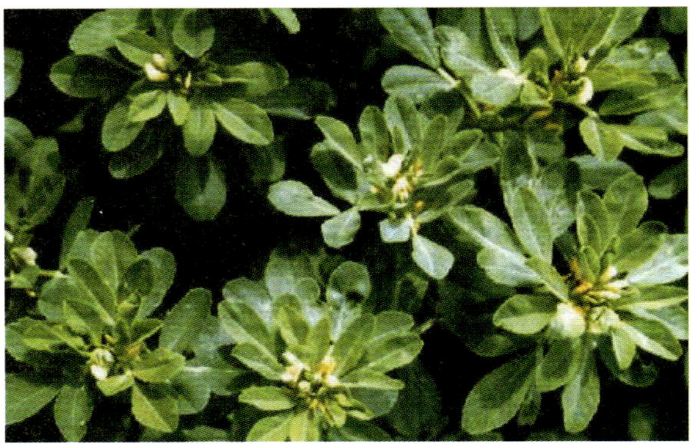

10. 杜仲 (두충)

두충과에 속한 落葉喬木인 두충나무의 樹皮		補肝腎 (보간신) 强筋骨 (강근골) 安胎 (안태)	腰脊酸疼, 足膝痿弱, 小便餘瀝★, 姙娠漏血, 胎動不安, 高血壓
溫, 甘微辛	肝, 腎		

· 性味가 甘微辛溫하여 肝, 腎經을 補益하는 要藥으로 補肝腎, 强筋骨, 益腰膝, 安胎의 작용

1) 補肝腎, 强筋骨

· 肝主筋하고 腎主骨하여 肝이 强健하면 筋이 强健하게 되며, 腎이 강하면 骨이 강하게 되어 肝腎不足으로 인한 腰膝痠痛과 筋骨無力을 치료하는 要藥★이 된다.

2) 安胎

· 또한 肝腎의 기능이 충족하게 됨으로써 胎元이 스스로 堅固하게 되어 安胎의 효능이 있어 腎虛로 인한 腰痠胎動★의 증상을 치료하며, 이 외에도 腎虛陽衰로 인한 陽痿와 尿意頻數을 치료★한다.

· 근대에 와서는 많은 연구가 진행되어 혈압강하의 작용이 입증되어 고혈압에 腎虛병증이 나타나는 경우에 적용

· 금기증★ : 오직 溫補시키는 약물이므로 陰虛火旺한 환자에게 적용하는 것은 좋지 않다

· 杜仲은 補肝腎, 壯筋骨, 安胎의 효과가 있고 鹽水炒 杜仲은 補腎작용이 증가한다

杜仲	· 補肝腎, 强筋骨의 효과가 있어 肝腎不足, 腰脊痠痛에 사용하고 또 능히 補腎安胎의 기능
牛膝	· 補肝腎, 强筋骨하고 또 능히 行血散瘀하므로 肝腎不足, 腰膝瘀痛에 사용 · 따라서 下行에 작용이 있고, 安胎에는 사용할 수 없다

杜仲	· 補肝腎하며 腰膝痠軟無力, 痿弱癱軟을 치료 · 補腎하여 小便餘瀝, 小便夜遺를 치료
狗脊	· 補肝腎, 祛風濕 작용이 있어 肝腎不足, 風濕痺痛에 많이 사용 · 補腎하여 小便過多, 老年尿多를 치료

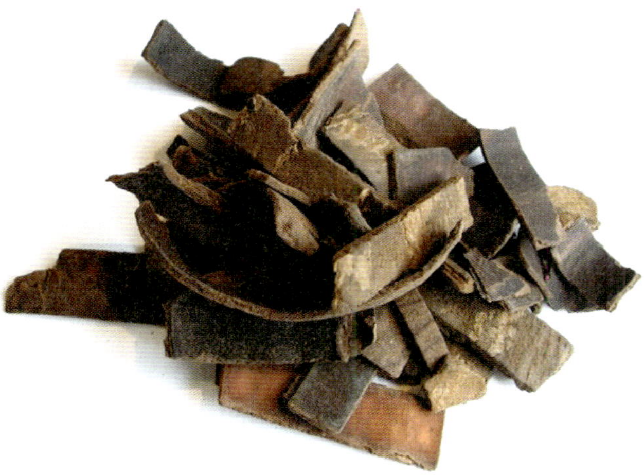

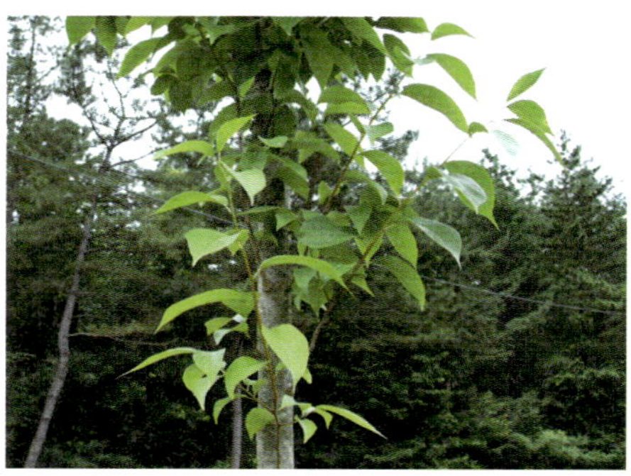

11. 續斷 (속단)

산토끼꽃과(續斷科)에 속한 다년생 초본인 천속단 및 산토끼꽃의 뿌리		補肝腎 (보간신) 續筋骨 (속근골) 調血脈 (조혈맥)	腰背酸痛, <u>足膝無力</u>, 胎漏, <u>崩漏</u>, <u>帶下</u>, 遺精, <u>跌打損傷</u>, <u>金瘡</u>, 痔漏, 癰疽瘡腫
微溫, 苦辛	肝, 腎		

· 性味가 苦溫하여 肝腎을 補益하는 성질을 가지고 있으며 아울러 血脈을 通行시켜 續骨療傷하는 효능

· 또한 補하는 효능은 있으나 滯하지 않고, 行氣시키나 瀉하지 않으며, 溫하되 燥하지 않는 특징을 지니고 있다

· 이와 같이 肝腎의 기능이 부족하여 나타나는 腰膝酸痛과 崩漏胎動 및 외상으로 인한 筋骨의 손상 또는 關節不利 등의 병증에 대하여 좋은 치료 효과가 있다.

續斷	· 모두 肝腎을 補하고 筋骨을 튼튼히 하는 효능이 있어 肝腎不足으로 인한 腰膝酸痛의 要藥 · 아울러 安胎시키는 효능	· 苦溫하여 血脈을 通利하여 筋骨의 손상을 치료하는 傷科의 要藥 · 溫補肝腎하고 血脈筋絡을 通利하여 腎虛와 血瘀가 함께 원인이 된 腰膝疼痛을 치료하고 補腎和血 작용이 있어 胎動漏血, 崩漏를 치료
杜仲		· 甘溫하여 오직 腎臟을 補하는 효능이 강하여 腎虛腰痛에 가장 좋은 효과가 있으며, 또한 혈압강하의 효능 · 溫하며 補肝腎, 强筋骨의 효능으로 腎虛腰痛, 拘攣, 膝軟弱 등의 병증을 치료하며, 자궁의 기능을 원활히 하여 安胎氣, 補腎暖한다

· 續斷은 補肝腎, 强筋骨의 효능이 있으며 또 崩漏를 치료하는데 비해
① 鹽水炒 續斷은 오로지 下行하여 肝腎으로 歸經하고
② 酒炒續斷은 活血하고 强筋壯骨의 효과를 증강시킨다.

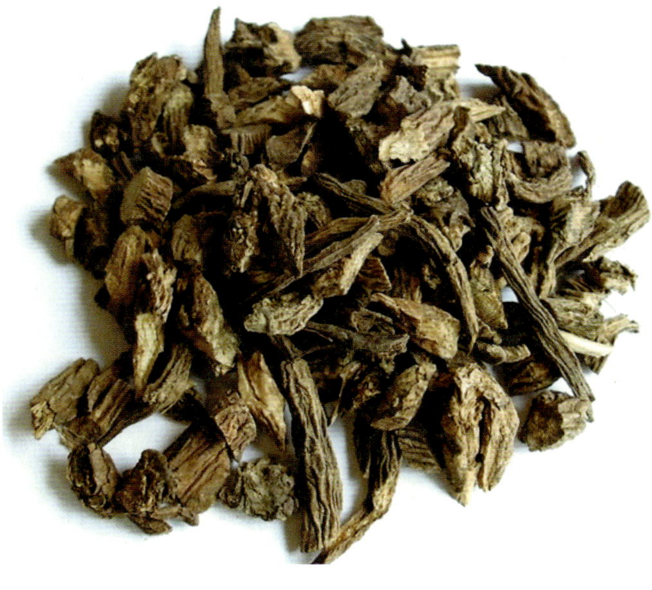

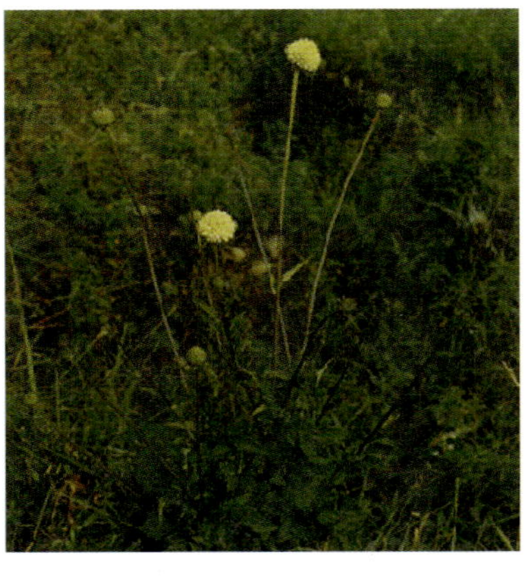

12. 補骨脂 (보골지)

콩과(豆科)에 속한 일년생의 덩굴성 초본인 補骨脂의 성숙한 果實 (破故紙)		溫腎助陽 (온신조양) 納氣 (납기) 止瀉 (지사)	陽痿遺精, 遺尿頻, 腰膝冷痛, 腎虛作喘, 五更泄瀉 [外用] 白癜風★, 圓形脫毛症7)
溫, 辛苦	腎, 脾		

1) 溫腎助陽
· 性味가 辛苦하고 大溫하여 오직 腎經에 들어가 補腎壯陽의 主藥이 된다.
2) 止瀉
· 능히 壯陽하여 陰寒의 증상을 개선하고 補腎하그로 下元을 堅固하게 하며 命門火를 補하여 溫脾止瀉 한다.
3) 納氣
腎氣를 補하여 納氣平喘하는 효능이 있어 腎陽不足으로 인한 下元不固와 脾腎陽虛의 증상에 상용하는 약물이 된다

· 그러나 性이 溫燥하여 陰液을 쉽게 손상시키므로 주의해서 사용해야 한다

補骨脂	溫補腎陽	肉蓯蓉에 비해 助陽작용이 크고 腎陽虛虧, 命門火衰, 下元不固하여 腎陽未虧의 陽萎, 遺泄 등에 많이 사용
肉蓯蓉		溫하되 不燥하고 補하여 不散하고 補腎陽, 益精血 등으로 腎陽旣虧, 精血不足의 陽萎. 遺泄, 筋骨痿軟에 사용
補骨脂	溫暖固澀	
益智仁		溫補脾陽의 효능으로 脾陽不進, 運化失常, 腹痛泄瀉를 치료하고 腎陽虛虧, 命門火의 遺泄, 腎不納氣의 虛喘에도 이용
補骨脂	溫腎陽	溫腎陽, 腎陽虛虧, 下元不固의 陽萎遺泄에 사용되고 溫腎納氣平喘의 효능
胡蘆巴		溫腎陽하여 寒疝, 睾丸偏墜를 치료하고, 溫腎陽하여 逐寒濕, 命門火衰, 寒濕脚氣에 사용

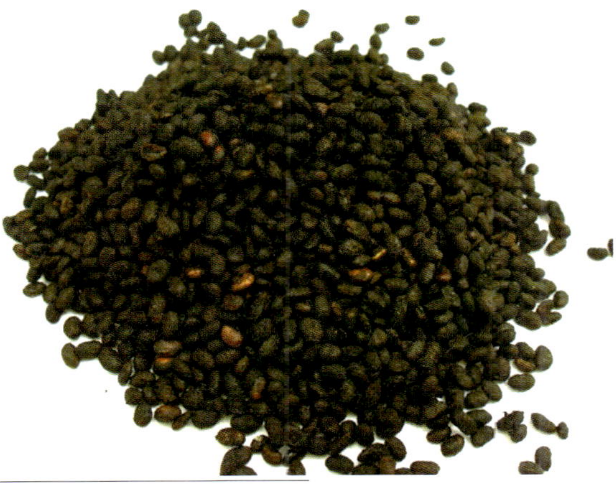

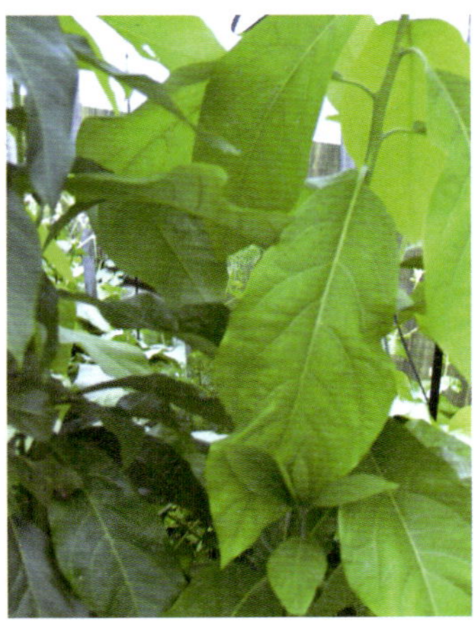

7) 癜 : 어우러기 전

13. 狗脊 (구척)

<table>
<tr><td colspan="2">방각궐과(蚌殼蕨科)에 속한 多年生 常綠草本 중 대형고사리 종류인 金毛狗脊의 根莖[8]</td><td rowspan="2">補肝腎 (보간신)
除風濕 (제풍습)
健腰脚 (건요각)
利關節 (이관절)</td><td rowspan="2">腰背酸疼, 膝痛脚弱, 寒濕周痺, 失溺尿頻, 遺精, 白帶</td></tr>
<tr><td>溫, 苦甘</td><td>肝, 腎</td></tr>
</table>

1) 補肝腎

· 甘苦溫한 氣味를 가지고 있는데, 甘味는 肝, 腎經에 들어가 능히 肝腎을 補하여 筋骨을 强健★하게 하는 효능이 있어 腰脊의 酸痛을 치료하는데 그 효능이 杜仲과 비슷하다.

2) 除風濕, 健腰脚, 利關節

· 苦溫한 性味는 風濕을 제거하여 關節을 通利하는 효능이 있어 風濕痺痛을 치료★하며 그 효능이 巴戟天과 비슷하다

· 다만 杜仲은 肝腎을 補益하는 작용이 강하고 겸하여 安胎시키고, 巴戟天은 質潤不燥하고 風濕을 溫散시키는 작용이 강하지 않고 補腎壯陽의 효능이 더욱 좋다

· 그러므로 ① 腰膝痠痛이 肝腎不足에 속하고 겸하여 風濕이 많은 경우에는 狗脊을 다용하고,
② 그렇지 않고 다만 腎虛에는 杜仲을 적용하는 것이 좋으며,
③ 腎虛陽痿나 腰膝無力한 경우에는 巴戟天을 다용한다

· 이 외에도 狗脊의 根莖上에 茸毛는 外傷出血에 外敷하여 止血시키고 生肌시키는데 응용한다

<table>
<tr><td>狗脊</td><td colspan="2">補肝腎하나 腰膝痿軟에는 효능이 부족한 편이고 軟無力에 사용될 수 있다
능히 祛風濕의 효능으로 肝腎不足과 肝風濕으로 인한 腰背疼痛을 치료</td></tr>
<tr><td>骨碎補</td><td colspan="2">補腎으로써 堅骨하고 活血化瘀의 효능으로 골절손상, 筋骨疼痛을 치료하는데 사용</td></tr>
<tr><td>狗脊</td><td rowspan="2">補肝腎, 强腰膝</td><td>督脈으로 들어가 腰脊强痛을 치료
溫散風濕으로 利痺하며 肝腎不足의 腰背風濕痺痛에 사용</td></tr>
<tr><td>續斷</td><td>活血, 接續筋骨하며 가히 腰膝疼痛, 筋骨不舒에 사용</td></tr>
</table>

· 금기증★ : 腎虛有熱로 소변이 不利하거나 短澁하고 口苦舌乾한 병증

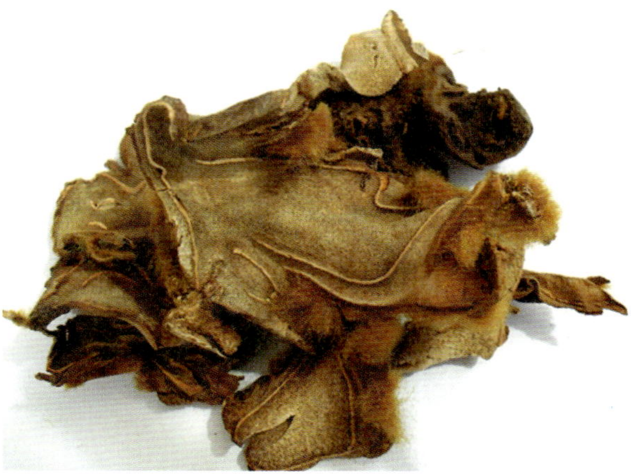

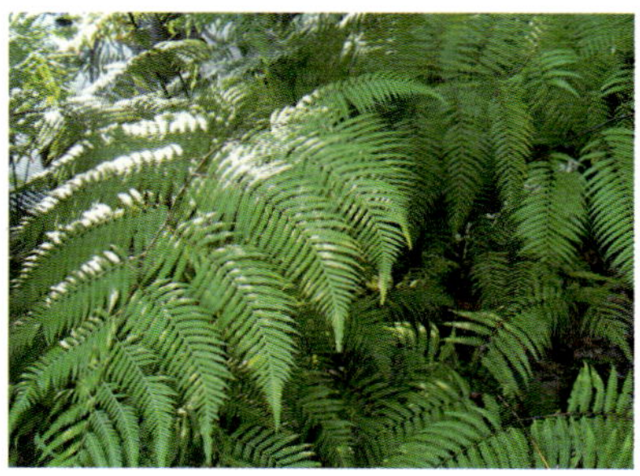

8) 蚌 : 방합 방, 蕨 : 고사리 궐

14. 益智仁 (익지인)

생강과에 속한 다년생 초본인 익지의 성숙한 果實		溫脾 (온비) 暖腎 (난신) 固氣 (고기) 澀精 (삽정)	冷氣腹痛★, 中寒吐瀉, 多唾, 遺精, 小便餘瀝, 夜多小便★
溫, 辛	脾, 腎		

· 辛溫氣香하고 澁味를 겸하고 있어 脾胃를 溫暖하게 하여 和中하고 腎陽을 暖하게 하고 또한 固下케 하므로 脾腎虛寒의 병증을 치료하는데 응용하는데, 그 이유는 溫熱固澁의 효능이 있기 때문이다.

① 脾虛로 固澁하지 못하는 涎多自流를 치료하며

② 腎虛로 固澁하지 못하는 遺尿와 尿頻을 치료하는 것은 暖腎하므로 固下하게 되기 때문이다.

· 포제 : 腎에 들어가거나 溫脾止瀉하고자 하면 鹽水炒하여 鹽益智仁으로 가공하여 사용

· 금기증 : 병증이 溫熱에 속한 경우 (溫燥한 약이므로)

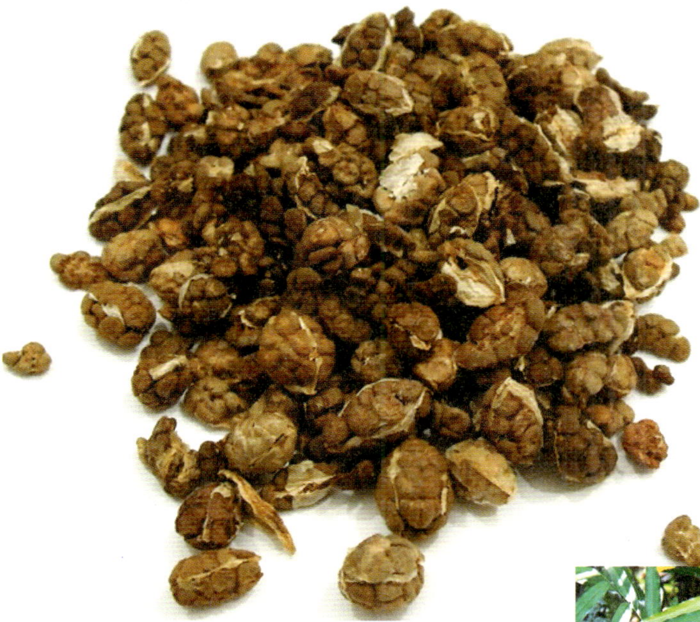

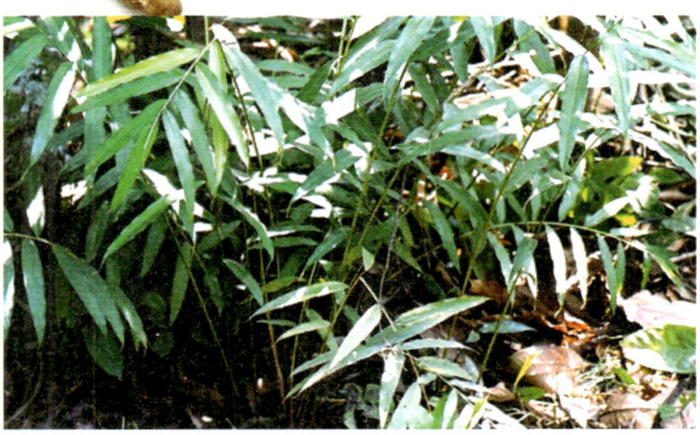

15. 骨碎補 (골쇄보)

고란초과(水龍骨科)에 속한 다년생 초본인 곡궐(槲蕨) 또는 중화곡궐(中華槲蕨)의 根莖		補腎 (보신) 活血 (활혈) 止血 (지혈)	腎虛久瀉, 腰痛, 風濕痺痛, 齒痛, 耳鳴, 跌打閃挫, 骨傷 [外用] 斑禿, 白癜風
溫, 苦	肝, 腎		

· 性味가 苦溫性降하여 腎을 補하여 浮陽된 것을 수렴하는 효능이 있어 腎虛로 陽이 浮하여 된 牙痛과 耳鳴을 치료★

· 또한 腎臟을 補하면 骨이 强健하게 되고 活血하게 되어 骨의 손상을 치료하므로 傷科에 要藥

· 이 외에도 溫腎시키는 효능이 있어 腎虛로 인한 久瀉★를 치료하기도 한다.

骨碎補	補腎, 活血, 續傷 작용	補腎堅骨하며 骨傷을 위주로 치료
續斷		補腎, 益肝으로 接骨, 强筋의 효능

· 포제★ : 외용에는 生用(鮮品)하며 내복으로는 蜜蒸하여 사용
약재의 鱗片을 긁어내고 자른 후 꿀을 섞어 스며들면 1일간 찐 후 볕에 말린다.

· 금기증 : 陰虛火旺 (性味가 苦溫하므로)

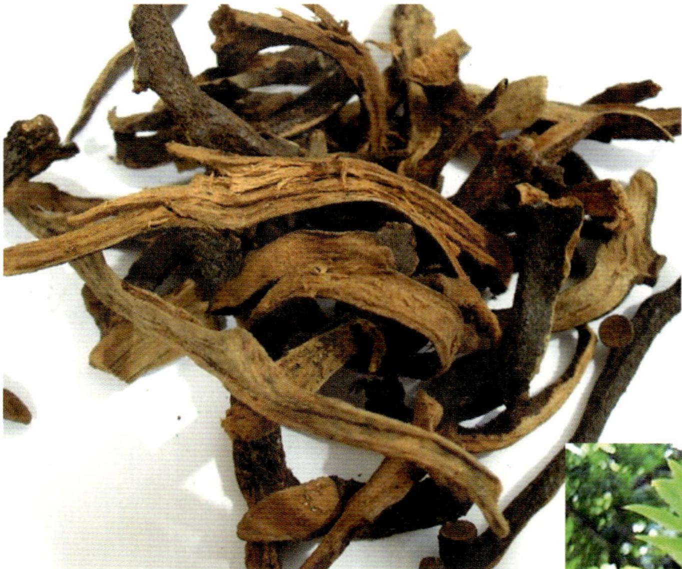

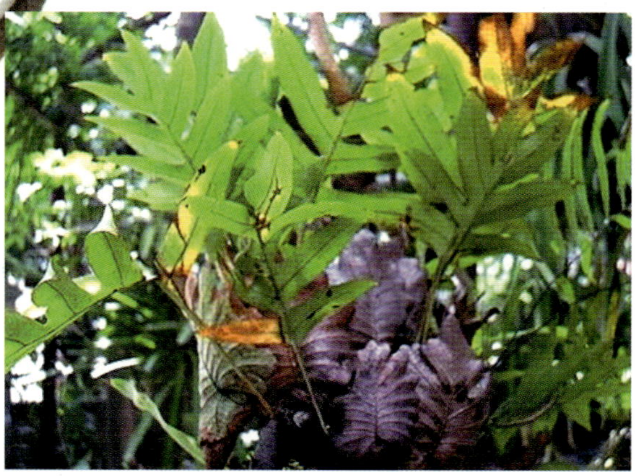

16. 冬蟲夏草 (동충하초)

<table>
<tr><td colspan="2">맥각균과(麥角菌科)에 속한 진균인 동충하초균이 박쥐나방과 곤충의 유충에서 기생하여 자란 자실체와 유충의 몸체</td><td rowspan="2">補虛損 (보허손)
益精氣 (으 정기)
止咳化痰 (지해화담)</td><td rowspan="2">痰飮喘嗽, 虛喘, 癆嗽[9], 咯血, 自汗盜汗, 陽痿遺精, 腰膝酸痛, 病後久虛不復</td></tr>
<tr><td>溫, 甘</td><td>肺, 腎</td></tr>
</table>

· 性味가 甘溫하여 甘味는 補하고 溫性은 助陽시키는 효능이 있어 肺, 腎經에 들어가 肺陰을 養하고, 또한 腎陽을 補하여 陰陽을 平補시키는 良品이 된다.

· 그러므로 陰虛陽衰의 虛勞咳血과 陽痿遺精 등 병증에 응용된다.

冬蟲夏草	虛喘치료	補腎氣, 養肺陰의 효능으로 虛勞咳喘의 병증에 사용
蛤蚧		益腎氣, 納氣하고 腎으로 歸經하며 腎虛, 腎不納氣의 喘急에 많이 사용
冬蟲夏草	肺虛咳嗽치료	補腎陽, 滋肺陰의 효능으로 腎氣不足, 肺虛虧虛 등으로 인한 虛勞咳喘에 사용
百合		淸肺, 潤肺, 止咳작용이 있어 肺陰不足, 肺에 燥熱이 있는 경우, 乾咳小痰에 사용

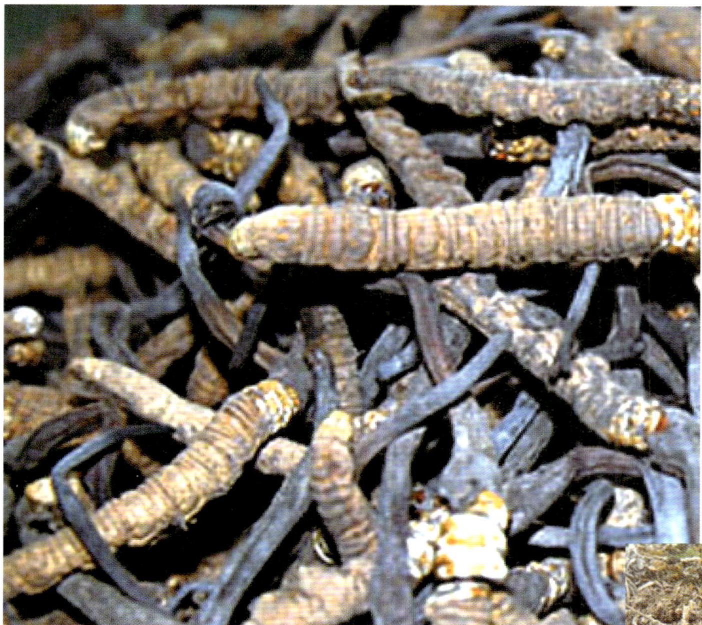

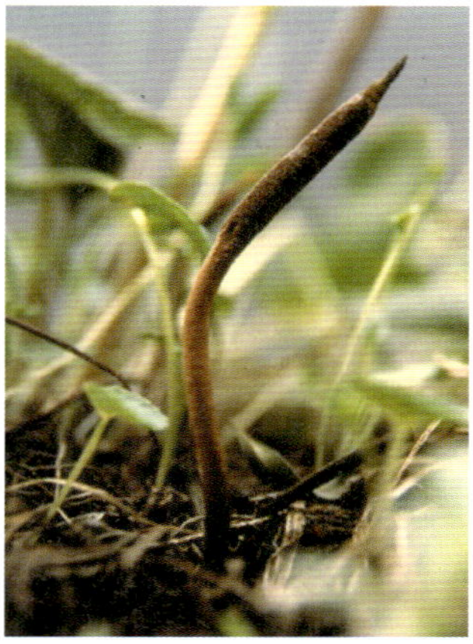

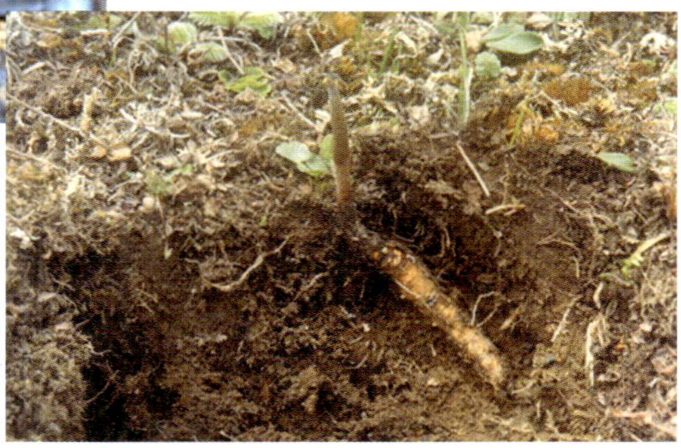

9) 癆 : 중독, 결핵 로

17. 蛤蚧 (합개)

<table>
<tr><td colspan="2">합개과(壁虎科)에 속한 동물인 합개의 내장을 제거하고 저온에서 건조한 몸체[10)]</td><td rowspan="2">補肺益腎 (보폐익신)
納氣定喘 (납기정천)
助陽益精 (조양익정)</td><td rowspan="2">虛喘氣促, 勞嗽咳血, 陽痿遺精</td></tr>
<tr><td>平(溫), 鹹
小毒</td><td>肺, 腎</td></tr>
</table>

1) 補肺益腎, 納氣定喘
- 補肺益腎하고 더욱이 腎氣를 攝納하여 定喘시키는 작용을 가지고 있어 肺腎虛喘을 치료하는 要藥

2) 助陽益精
- 또한 溫腎助陽의 작용이 있어 腎虛陽痿의 증상을 치료하는데 응용한다.

- 일반적으로 蛤蚧는 尾部에 약력이 좋아 尾部가 온전한 것이 좋으며 尾部가 불완전한 것은 효력이 미약하다.
- 오늘날 임상에서는 기관지哮喘과 심장성喘息 및 폐기종, 폐결핵 등 證이 肺腎兩虛로 된 경우에 다용하며 咳喘이 外感으로 인한 증상에는 복용을 피한다.

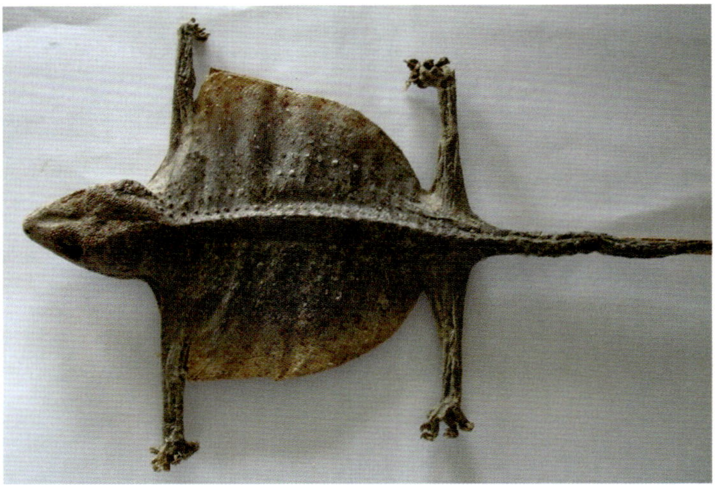

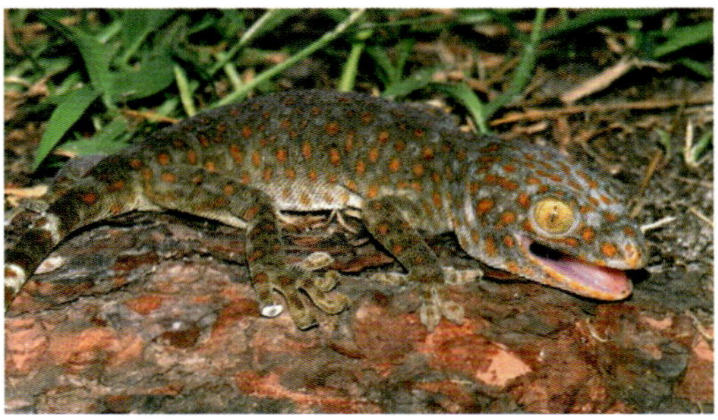

10) 蛤蚧 : 대합조개, 두꺼비, 도마뱀 합 계

18. 胡桃仁 (호도인)

<table>
<tr><td colspan="2">가래나무과(胡桃科)에 속한 낙엽교목인 호두나무의 성숙한 果實</td><td rowspan="2">補腎固精 (보신고정)
溫肺定喘 (온폐정천)
潤腸 (윤장)</td><td rowspan="2">腎虛喘嗽, 腰痛脚弱, 陽痿, 遺精, 小便頻數, 大便燥結</td></tr>
<tr><td>溫, 甘</td><td>腎, 肺</td></tr>
<tr><td colspan="4">· 性味가 甘溫하면서 質이 潤하여 腎臟을 補하여 腰膝을 强健하게 하고 補腎納氣하여 定喘 시키는 효능이 있어 腎虛腰痛이나 肺腎虛喘을 치료한다.

· 다만 그 性이 緩和하여 보조약을 배합하여 응용하여야 하며 質이 油潤하여 潤燥滑腸시키는 효능이 있으므로 腸滑便溏한 경우에는 복용을 피한다.</td></tr>
</table>

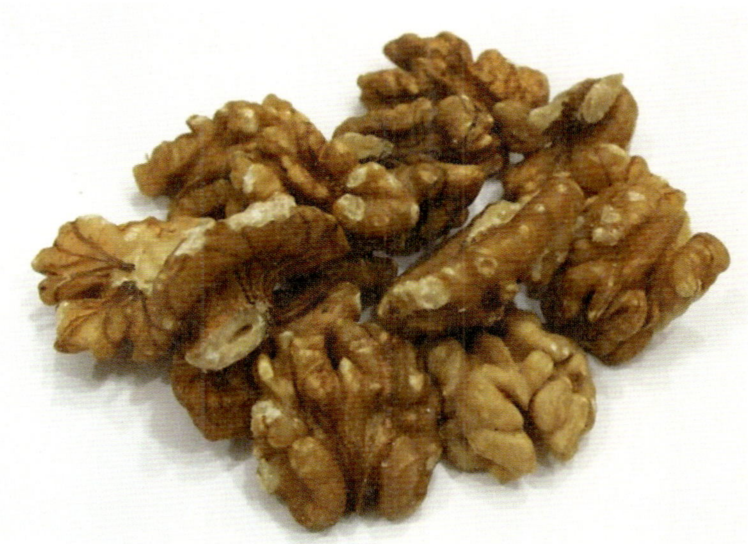

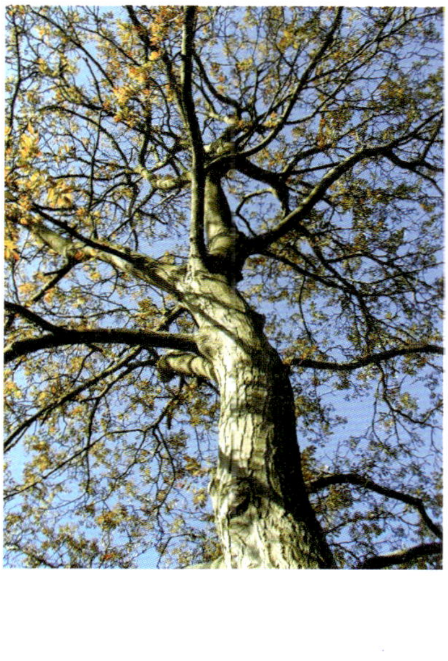

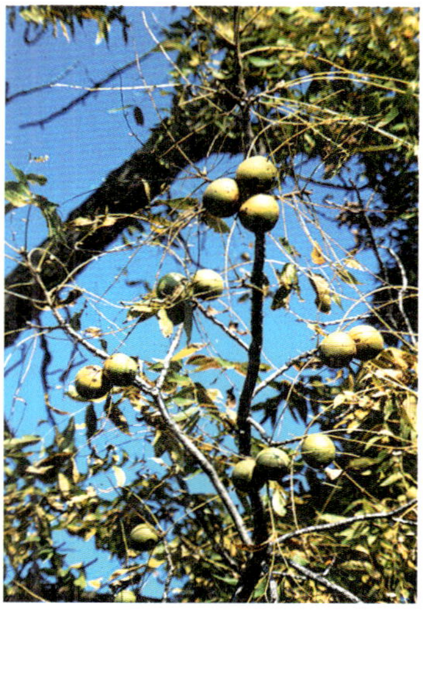

19. 紫何車 (자하거)

<table>
<tr><td colspan="2">건강한 産婦의 태반</td><td rowspan="2">補氣 (보기)
養血 (양혈)
益精 (익정)</td><td rowspan="2">虛損羸瘦[11], 勞熱骨蒸, 咳喘, 咯血, 盜汗, 遺精, 陽痿,
婦女血氣不足, 不孕 혹은 乳少</td></tr>
<tr><td>溫, 甘鹹</td><td>肺, 肝, 腎</td></tr>
</table>

· 甘味에 鹹味를 겸하고, 性이 溫하되 燥하지 않아 肺, 肝, 腎經에 들어가 氣血을 크게 補하고 腎精을 補益시킨다.
· 久病으로 인한 신체허약이나 혹은 체질허약과 氣血不足 및 腎虛精虧 등의 병증을 치료하는데 單味 또는 複方에 배합하여 응용하면 좋은 효과가 있다.

· 오늘날 임상에서는 강장약으로 인체의 저항력(抗病能)을 증강시켜 폐결핵, 신경쇠약, 빈혈, 기관지喘哮 등 만성질환에 응용하고 있다.
· 그러나 반드시 장기간 복용해야 치료 효과를 나타낼 수 있다.

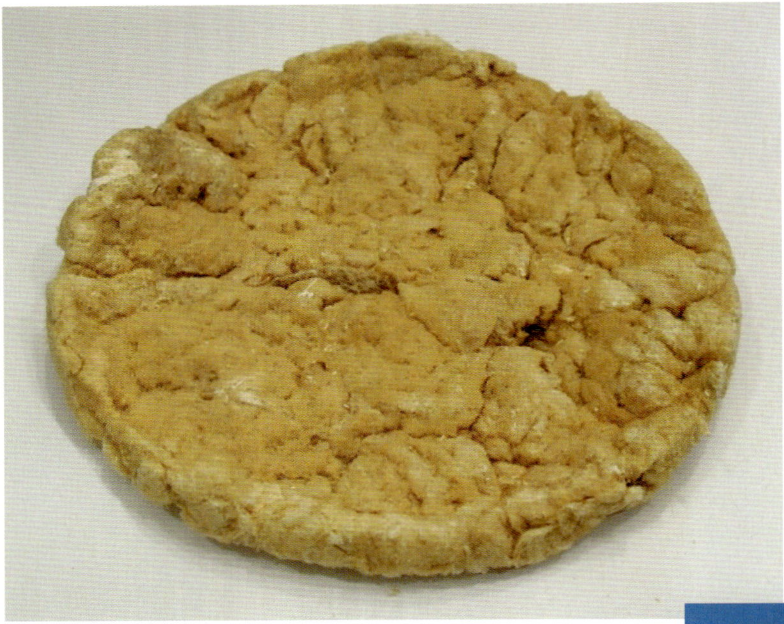

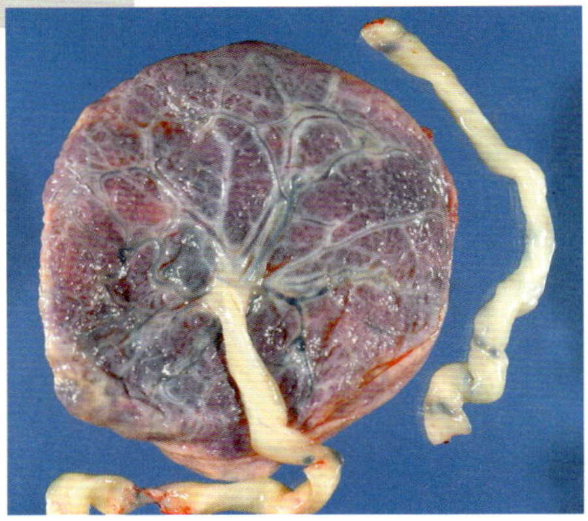

11) 羸 : 여윌 리

20. 菟絲子 (토사자)

메꽃과(旋花科)에 속한 일년생 기생초본인 갯실새삼(菟絲子)의 성숙한 종자		補肝腎 (보간신) 益精髓 (익정수) 明目 (명목) 止瀉 (지사)	腰膝酸痛, 遺精, 消渴, 尿有餘瀝, 脾虛泄瀉, 目暗
溫, 辛甘	肝, 腎, 脾		

1) 補肝腎

· 性溫質潤하여 不溫不燥하고 滋膩하여 補陽하고 또한 益陰시키는 효능이 있어 肝腎을 平補시키는 良藥이 된다.

2) 益精髓, 明目, 止瀉

· 아울러 固精, 明目, 止瀉의 효능이 있어 腎虛로 인한 陽痿와 遺精頻尿 및 肝腎不足으로 인한 兩目昏糊[12)]와 脾腎兩虛로 인한 便溏 등 병증을 치료하는데 상용한다.

· 비록 陰虛와 陽虛로 인한 병증에 모두 응용할 수 있으나 補陽시키는데 편중하였으므로 腎陽不足으로 인한 병증에 다용한다

菟絲子	溫益精, 溫腎하는데 燥하지 않으므로 補腎陽하며 益腎陰도 할 수 있다
蛇床子	溫腎壯陽하는데 性이 燥에 치우치므로 腎陽이 虛한 陽痿, 女子不孕 등의 증상이 나타나되 腎陰이 아직 虧虛하지 않은 것을 치료

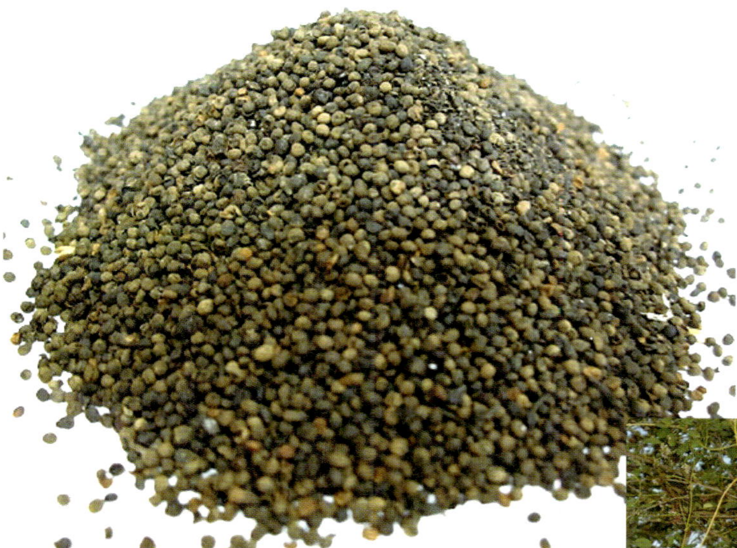

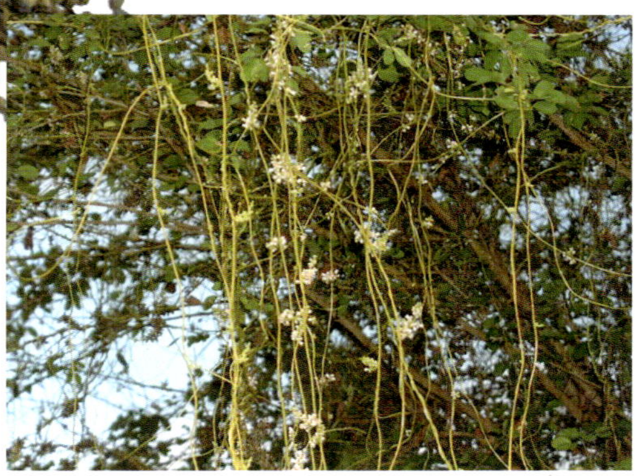

12) 糊 : 풀 호

21. 沙苑蒺藜 (사원질려)

<table>
<tr><td colspan="2">콩과(豆科)에 속한 다년생 초본인 扁莖黃芪 또는 기타 동속 근연식물의 성숙한 果實
(沙苑子)</td><td rowspan="2">補肝 (보간) 益腎 (익신)
明目 (명목) 固精 (고정)</td><td rowspan="2">肝腎不足, 腰膝酸痛, 目昏, 遺精早泄, 小便頻數, 遺尿, 尿血, 白帶</td></tr>
<tr><td>溫, 甘</td><td>肝, 腎</td></tr>
</table>

· 味甘性溫하고 澀하여 肝腎을 補益하고 固精縮尿하는 효능이 있고 또한 明目작용이 있어 그 효능이 菟絲子와 비슷하며 주치하는 병증이 서로 유사하여 肝腎을 平補시키는 要藥이 된다.

· 沙苑蒺藜은 白蒺藜와 다른 약물로서 그 형태가 다르며 효능 또한 큰 차이가 있다.

· 白蒺藜는 가시(刺)가 있어 일명 '刺蒺藜'라 하며 疏肝開鬱시키는 효능이 있어 祛風明目시킬 뿐 補益시키는 작용은 없다. 따라서 위의 두 약물을 혼용하여서는 안된다

<table>
<tr><td>沙苑蒺藜</td><td rowspan="2">補腎益精, 養肝明目</td><td>溫하여 補腎陽하며 助陽작용이 비교적 강하며 柔潤의 성질은 菟絲子에 미치지 못한다</td></tr>
<tr><td>菟絲子</td><td>약간 溫하고 燥하지 않으며 補腎陽, 益精하고 腎陽이 이미 虛한 경우와 陰虛精少에 사용</td></tr>
</table>

· 금기증 : 陰虛火旺, 小便不利 (溫補固澀 시키므로)

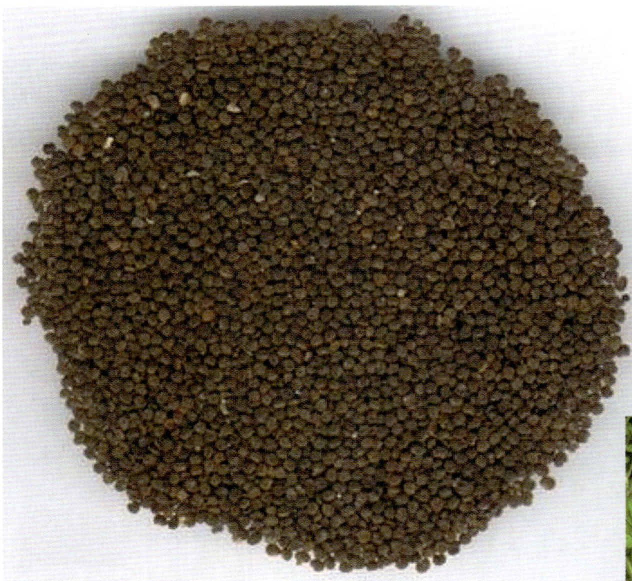

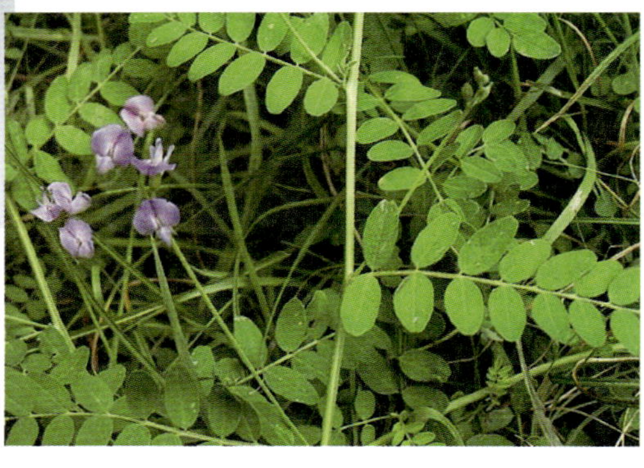

22. 鎖陽 (쇄양)

鎖陽科에 속한 다년생 육질기생 초본인 鎖陽의 肉質莖		補腎陽 (보신양) 益精血 (익정혈) 潤腸通便 (윤장통변)	腰膝痿軟, 陽痿滑精, 腸燥便秘
溫, 甘	脾, 腎, 大腸		

· 그 효능이 肉蓯蓉과 같아 補腎壯陽하고 潤腸通便시키는 효능이 있다

肉蓯蓉	溫하되 燥하지 않고 補하되 峻하지 않는다
鎖陽	溫燥하여 助陽시키는 효력이 크고 潤腸시키는 효력은 肉從容보다는 작다

· 그러므로 鎖陽은 補腎潤燥하고 養筋起痿하므로 肝腎不足으로 筋骨이 痿弱하여 보행이 어려운 병증에 더욱 많이 응용한다.

· 이상과 같은 효능이 있어 오늘날 임상에서는 각종의 癱瘓證에 다용하고 있다.

· 금기증 : 陰虛火盛

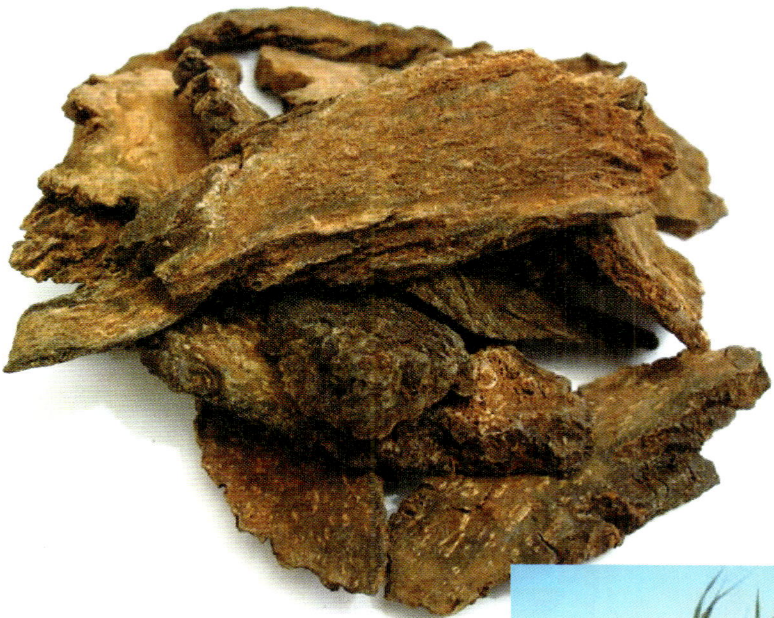

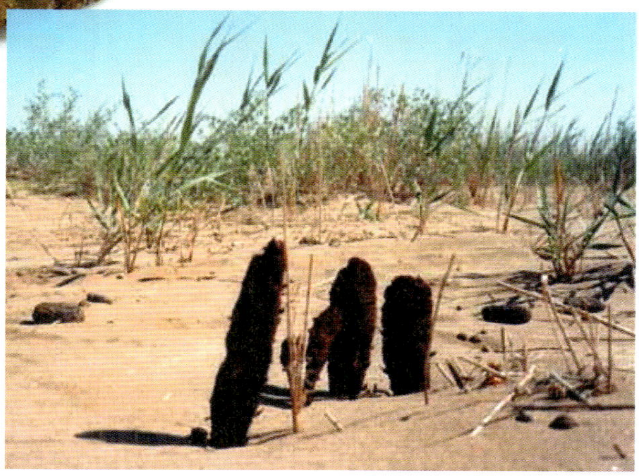

23. 韭子 (구자)

백합과(百合科)에 속한 다년생 초본인 부추의 성숙한 種子		補肝腎 (보간신) 壯陽固精 (장양고정) 暖腰膝 (난요슬)	陽痿夢遺, 小便頻數, 遺尿, 腰膝酸軟冷痛, 白濁帶下
溫, 辛甘	肝, 腎		

· 性味가 辛甘溫하여 行氣散血하고 補肝固腎하는 효능이 있어 肝腎不足으로 인한 병증에 양호한 치료 효과가 있다.
· 韭子의 辛溫은 壯火하여 腎陽虛衰와 肝腎不足으로 인한 陽痿와 腰膝痠軟冷痛★에 적용하여 肝腎을 補하고 腰膝을 溫暖케 하며, 壯陽의 효능이 있고,
· 또한 腎氣不固로 인한 遺精과 尿意頻數 및 婦女의 白帶過多★ 등의 병증에 응용하여 肝腎을 補하고 固精시키는 효능이 있다.
· 그러므로 오직 腎氣過勞로 인하여 收攝하지 못하는 병증에 적합하므로 陰虛火旺한 경우 오용하면 抱薪救焚★[13]하게 된다.

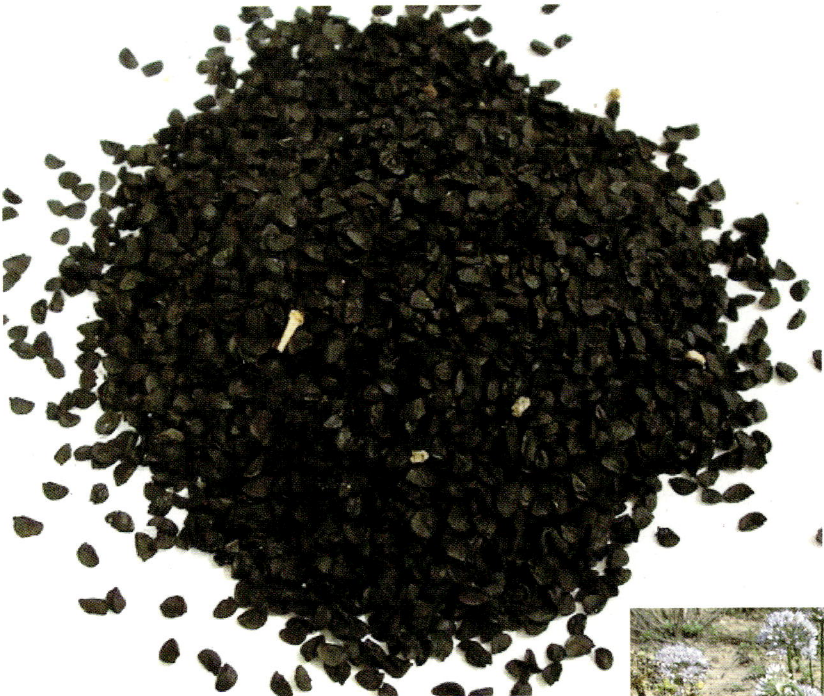

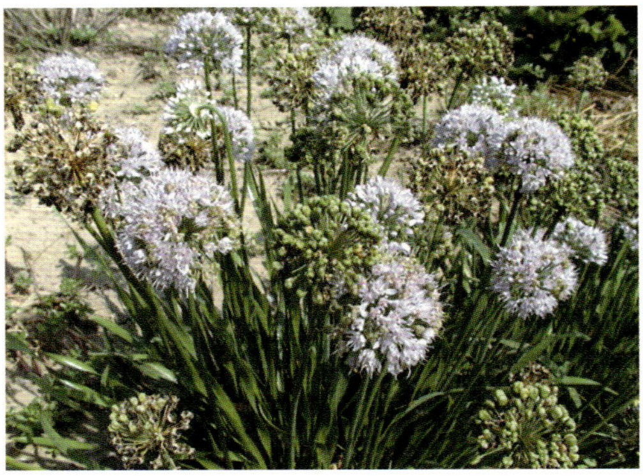

13) 焚 : 불사를 분

24. 陽起石 (양기석)

硅酸鹽類에 속한 광물인 양기석과 陽起石石綿의 광석		溫補命門 (온보명문)	下焦虛寒, 腰膝冷痹, 男子陽痿, 女子宮冷, 癥瘕崩漏
微溫, 鹹	腎		

· 性味가 鹹溫하여 鹹味는 腎經에 들어가고 溫性은 助陽하므로 補腎壯陽의 良品이 된다.
· 주로 腎陽不足으로 인한 陽痿早泄과 子宮虛寒으로 인한 不孕 등의 병증에 적용한다.
· 虛寒證이 아닌 경우에 응용하는 것은 좋지 않으며, 또한 單用이나 久服은 좋지 않다.

藥名	공통	차이
陽起石	溫腎壯陽하여 陽痿를 치료하고 下元을 固攝하여 遺精早泄을 치료	壯陽작용이 韮子보다 우수
韮子		下元固攝하여 遺泄을 치료하는 작용이 陽起石보다 우수

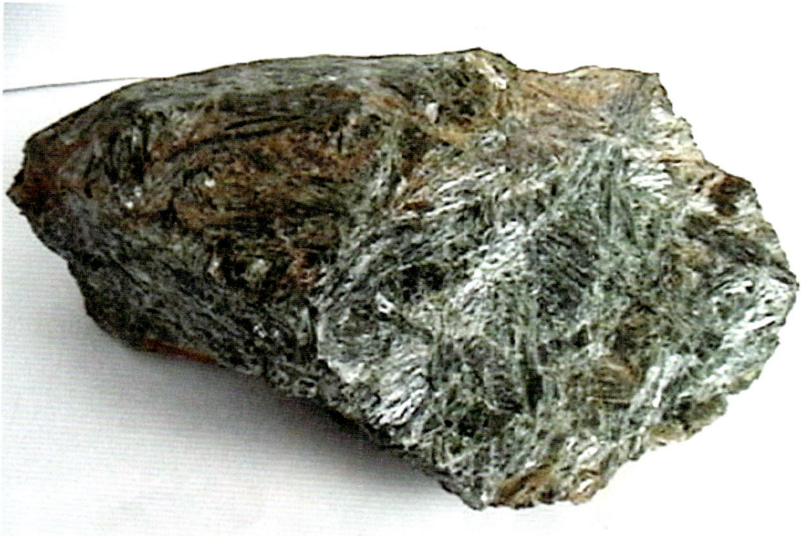

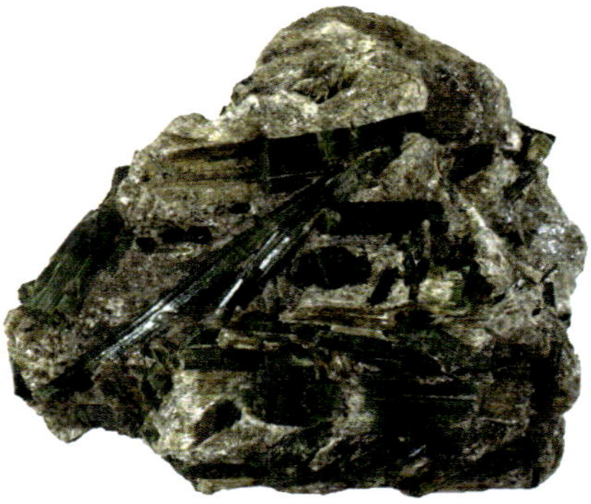

25. 海狗腎 (해구신)

물개과(海豹科)에 속한 동물인 물개의 음경과 고환[14]		暖腎壯陽 (난신장양) 益精補髓 (익정보수)	虛損勞傷, 陽痿精衰, 腰膝痿弱
熱, 鹹	肝, 腎		

· 性味가 鹹熱하여 腎經에 들어가 暖腎壯陽하고 精髓를 補하는 要藥이다.
· 虛損勞傷으로 인한 모든 증상과 陽痿精衰와 肝腎俱虛로 인한 腰膝無力을 치료한다★

· 대용품으로 黃狗腎을 사용하는데 性味가 鹹溫하여 補腎壯陽시키는 효능이 있어 腎虛陽衰로 인한 남성의 陽痿와 陰冷 및 畏寒肢冷, 腰痠尿頻 등 증상을 치료하는데 사용된다.

· 수치★ : 砂炒하여 研末粉하거나 滑石粉炒하여 사용한다.

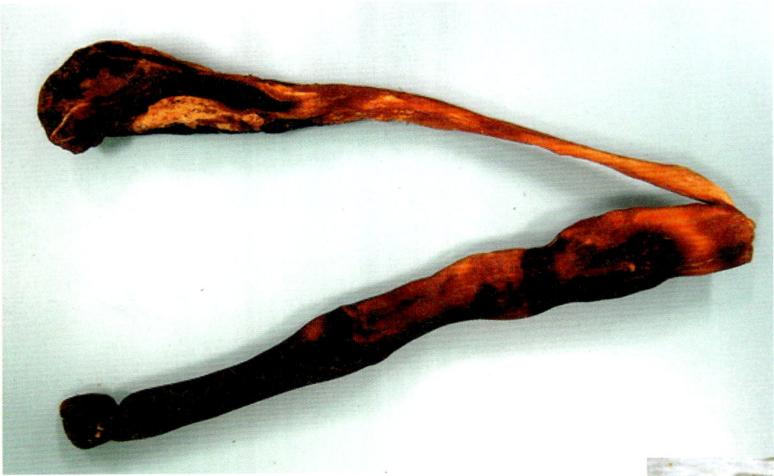

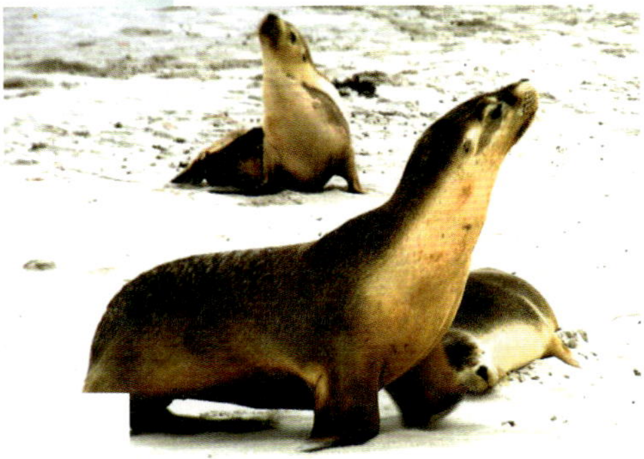

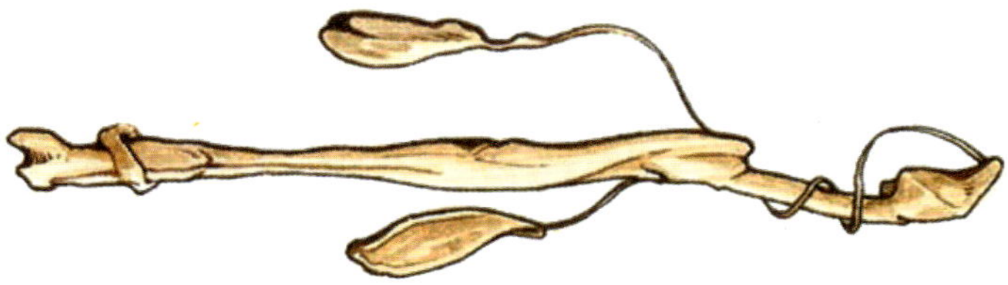

14) 豹 : 표범 표

26. 海馬 (해마)

<table>
<tr><td colspan="2">실고기과(海龍科)에 속한 동물인 克氏海馬와 刺海馬, 大海馬, 斑海馬 및 日本海馬</td><td rowspan="2">補腎壯陽 (보신장양)
調氣活血 (조기활혈)</td><td rowspan="2">陽痿, 遺尿, 虛喘, 難産, 癥瘕積聚, 疔瘡腫毒</td></tr>
<tr><td>溫, 甘</td><td>肝, 腎</td></tr>
<tr><td colspan="4">1) 補腎壯陽
· 性味가 甘溫하여 오직 腎經에 들어가 元陽을 補助하는 要藥으로 腎氣의 심한 衰弱으로 精寒痿弱을 치료한다.
2) 調氣活血
· 調氣活血시키는 효과가 있어 氣血不行으로 인한 癥瘕와 難産 및 疔瘡을 치료

· 性이 溫暖하여 성욕을 촉진하고 陽虛로 인한 陰痿를 치료하여 그 효능이 蛤蚧보다 강하고 蛇床子와 淫羊藿보다는 약하다.
· 또한 노인과 허약자의 정신쇠약과 腹痛을 치료하고 부인의 출산에 있어서 진통미약을 촉진하여 催生의 효능이 있다.</td></tr>
</table>

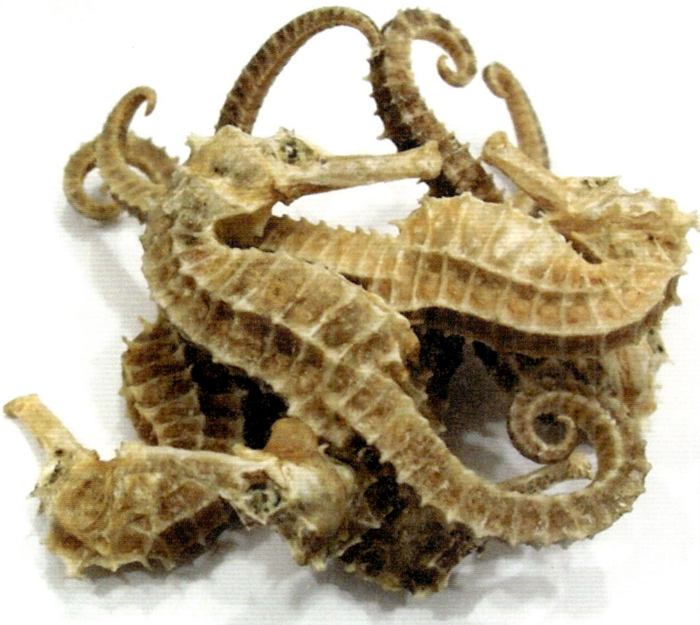

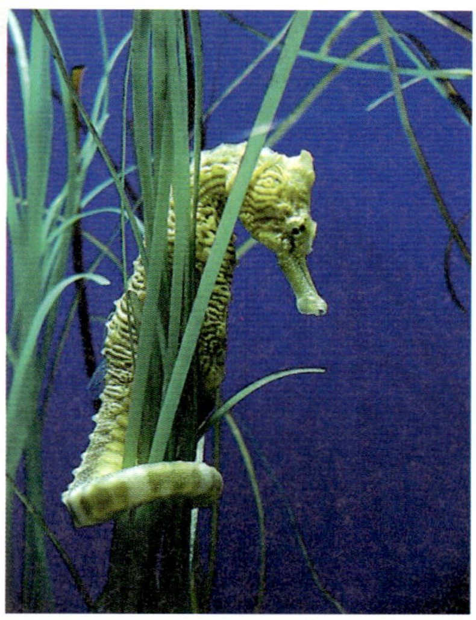

27. 蛇床子 (사상자)

미나리과(繖形科)에 속한 一年生 草本인 벌사상자의 성숙한 果實		溫腎助陽 (온신조양) 祛風燥濕 (거풍조습) 殺蟲 (살충)	男子陽痿★, 陰囊濕痒, 女子帶下陰痒, 子宮寒冷不孕, 風濕痹痛★, 疥癬濕瘡★
溫, 辛苦	腎, 脾		

1) 溫腎助陽, 祛風燥濕

· 性味가 辛溫하여 散寒하고 助陽하며, 苦燥하여 除濕시키므로 止痒시키는 효능이 있고, 내복하면 溫腎助陽시키는 효능이 있어 陽痿와 宮冷의 병증을 치료★하고,

2) 殺蟲

· 외용하면 燥濕殺蟲시키는 효능이 있어 陰痒帶下를 치료한다.

· 포제★ : 내복에는 酒妙하고, 외용에는 生用한다.

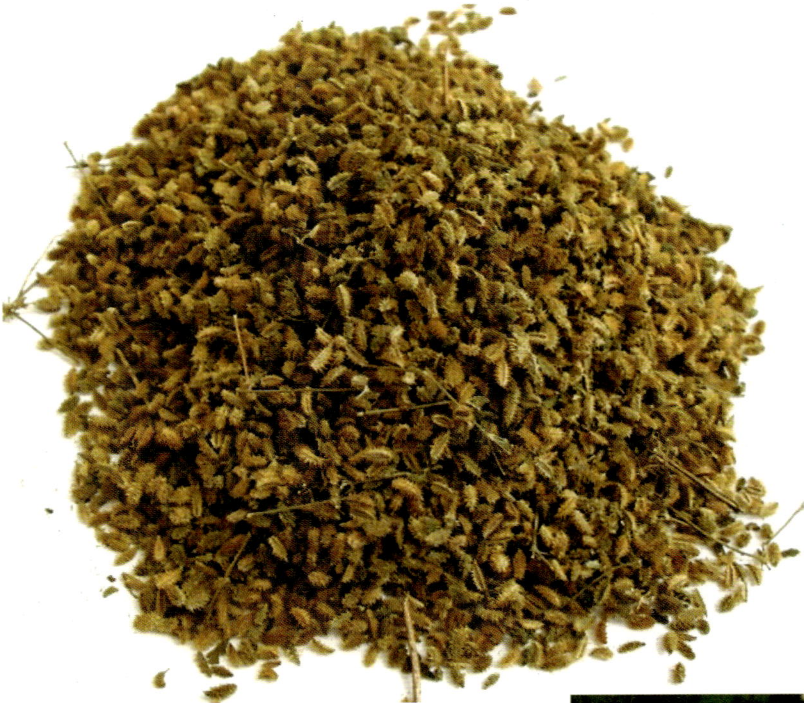

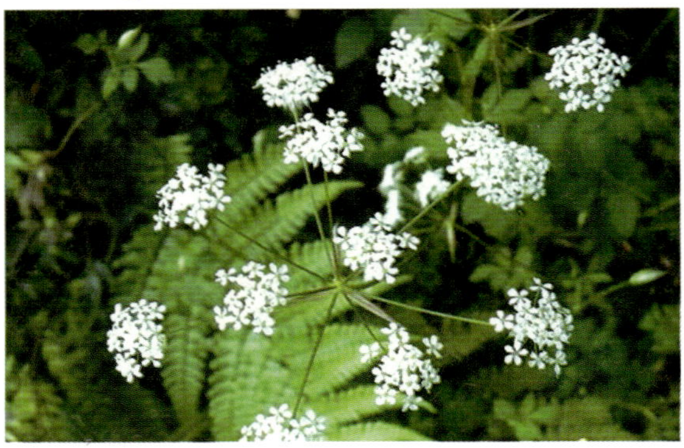

第3節 補血藥

1. 當歸 (당귀)

<table>
<tr><td colspan="2">미나리과(繖形科)에 속한 다년생 초본인 당귀, 참당귀의 뿌리</td><td rowspan="2">補血和血 (보혈화혈)
調經止痛 (조경지통)
潤燥滑腸 (윤조활장)</td><td rowspan="2">月經不調★, 經閉腹痛★, 癥瘕結聚, 崩漏, 血虛頭痛, 眩暈, 痿痺, 腸燥便難★, 癰疽瘡瘍★, 跌打損傷★</td></tr>
<tr><td>溫, 甘辛</td><td>心, 肝, 脾</td></tr>
</table>

1) 補血和血, 調經止痛

· 甘味는 補하고, 辛味는 散하며, 苦味는 泄하고, 溫性은 通氣케 하여 補血活血하며 行氣止痛하는 효능 이 있어 心, 肝, 脾經에 작용한다

· 心은 血을 主하고 肝은 血을 藏하며, 脾는 血을 統括하므로 모든 血證을 치료하며 血病에 要藥이되어 調經에 양호한 효과★가 있어 부인과에서 더욱 중요하게 응용된다

· 그러므로 婦女의 月經不調, 經閉, 經痛 및 胎産諸證과 血虛, 血瘀, 血寒, 氣滯 등에 모두 응용하며, 외과와 傷科에도 다용한다

· 외과에 있어서는 종양기의 散瘀消腫과 궤양기의 排膿生肌 및 外傷의 瘀腫疼痛★에 고루 유효하게 작용한다

2) 潤燥滑腸

· 甘溫하면서 潤하고 辛香善走하여 理氣藥과 배합하여 血瘀氣滯證을 치료하고,
祛風濕藥과 배합하여 風濕痺痛을 치료하며, 潤腸藥과 배합하면 血虛로 인한 腸燥便秘를 치료한다

· 이상과 같이 血虛, 血滯로 인하여 생기는 모든 병증에 사용되며, 血分에 寒邪가 있는 경우 더욱 좋다.

· 그러나 능히 行血하는 작용이 있어 崩漏나 月經過多가 純虛하고 瘀滯가 없는 환자에게는 愼用하여야 하며, 濕邪가 中州에 阻滯하며 中滿하고 大便이 溏泄한 경우에는 응용하여서는 안 된다.

· 임상 응용에 있어 일반적으르 當歸身은 補血하고, 尾은 活血去瘀하며, 全當歸는 補血和血한다고 하였으며, 酒炒하면 活血작용을 증강한다★

<table>
<tr><td>當歸</td><td rowspan="2">補血작용</td><td>·溫陽補血의 효능이 있고 血虛로 인한 여러 증상에 적당하다
· 補血하고 또한 益肝陽한다</td></tr>
<tr><td>白芍藥</td><td>· 養陰補血에 좋고 성질은 靜하고 微寒하므로 收斂하는 성질이 있다
· 補血하며 柔肝하고 肝陰不足, 肝陽上亢을 치료</td></tr>
</table>

· 포제 : ① 炒用하면 補血, 調經, 潤腸通便하고, ② 酒炙하면 活血散瘀의 효능이 증강되어 血瘀經閉와 痛經, 産後瘀滯腹痛, 打撲損傷 및 風濕痺痛을 치료하고, ③ 土炒하면 血虛로 인한 便溏을 치료하고, ④ 炒炭하면 止血한다.

· 금기증★ : 濕盛中滿, 大便泄瀉

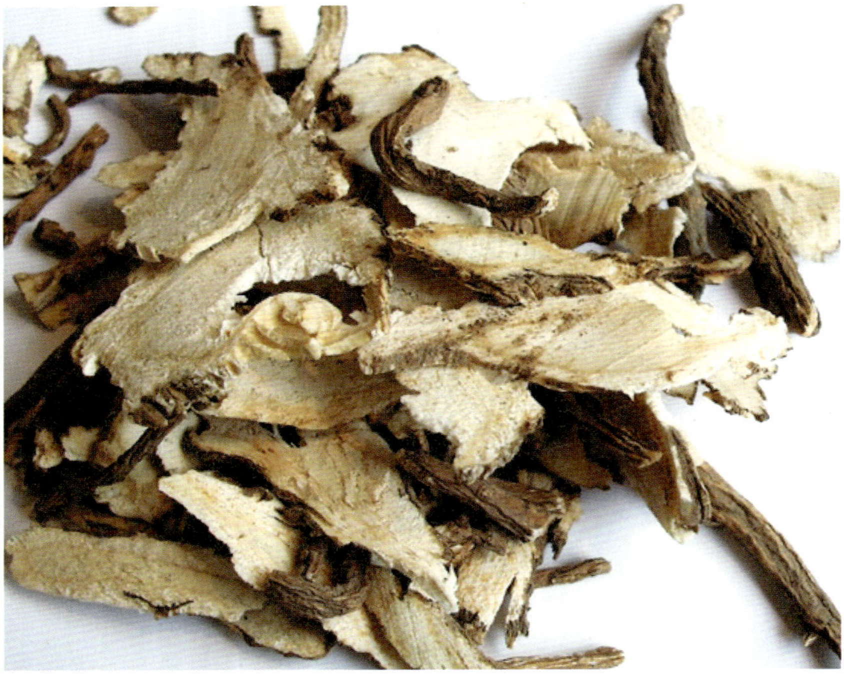

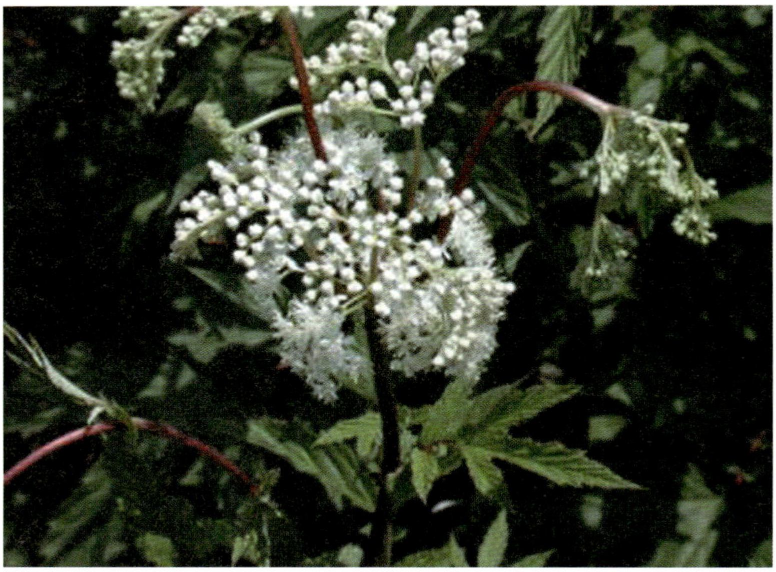

2. 熟地黃 (숙지황)

현삼과(玄參科)에 속한 다년생 초본인 지황 또는 地黃 및 懷慶地黃의 根★		滋陰補血 (자음보혈) 益精塡髓 (익정전수)[15]	肝腎陰虛, 腰膝酸軟, 骨蒸潮熱, 盜汗遺精, 內熱消渴, 血虛萎黃, 心悸怔忡, 月經不調, 崩漏下血, 眩暈, 耳鳴, 鬚髮早白
微溫, 甘	肝, 腎		

· 性味가 甘溫味厚하고 質潤多液하여 補血하고 滋潤하며 生精益髓시키는 효능★이 있어 肝, 腎經을 補益시키는 要藥이 되어 腎陰不足과 心肝血虛諸證에 상용★하는 좋은 약이 된다.

· 그러나 性이 粘膩하여 위에 장애를 주어 濕邪停滯★하기 쉬우므로 처방을 구성할 때는 砂仁을 배합하여 응용하면 그 粘膩性이 경감되어 위장장애를 면할 수 있다.

· 다만 脾胃에 濕邪가 있어 腹滿便溏한 경우에는 복용을 피해야 한다★

· 금기증★ : 氣滯痰多, 脘腹이 脹痛하고 食少便溏 (성질이 粘膩하여 소화장애를 주므로)

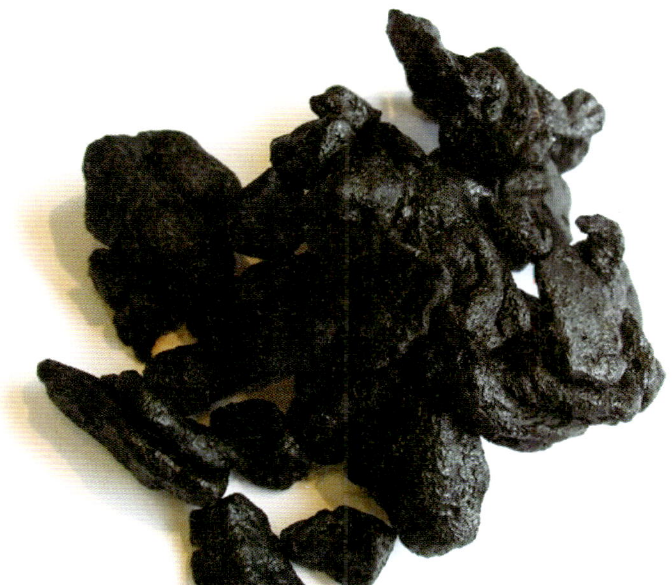

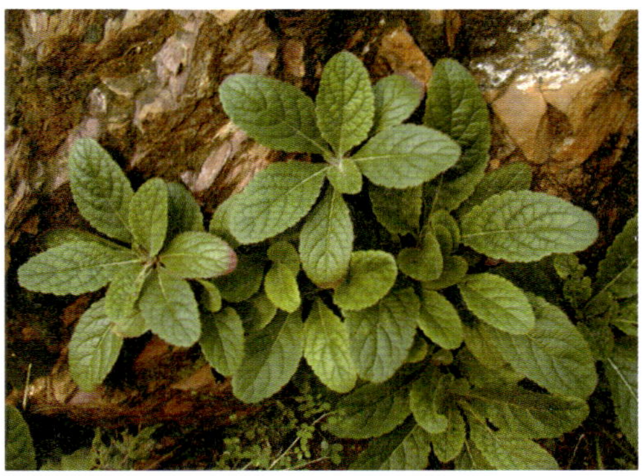

15) 塡 : 메울 전

3. 白芍藥 (백작약)

미나리아재비과(毛莨科)에 속한 다년생 초본인 작약의 뿌리		養血柔肝 (양혈유간) 緩中止痛 (완중지통) 斂陰收汗 (염음수한)	胸腹脇肋疼痛★, 瀉痢腹痛★, 自汗盜汗★, 陰虛發熱, 月經不調, 崩漏, 帶下
微寒, 苦酸	肝, 脾		

· 性味가 苦酸微寒하고 肝, 脾經의 血分에 들어가 酸味는 收斂하고 苦涼은 泄熱하여 養血斂陰하고 柔肝止痛하며 平肝抑陽하는 효능이 있어 諸痛을 치료한다

· 그러므로 ① 血虛로 인한 月經不調와 經痛 ② 營陰不固로 인한 自汗, 盜汗과 肝鬱不舒 ③ 肝脾不和로 인한 胸脇脘腹疼痛과 四肢攣急疼痛 및 ④ 肝陰不足이나 肝陽上亢으로 인한 頭痛眩暈등의 병증에 모두 응용한다★

· 藜蘆를 反하고 平肝에는 生用하고 養血斂陰에는 妙用한다★

白芍藥	· 養血平肝하며 斂陰하는 장점 · 補血養血과 止痛시키고자 하는 方劑에는 白芍을 다용
赤芍藥	· 凉血活血하여 散瘀하는 장점 · 淸熱凉血하고 活血消腫시키고자 하는 方劑에는 赤芍藥을 응용

그러나 실험적으로는 많은 문제를 내포하고 있다.

· 금기증★ : 虛寒腹痛泄瀉

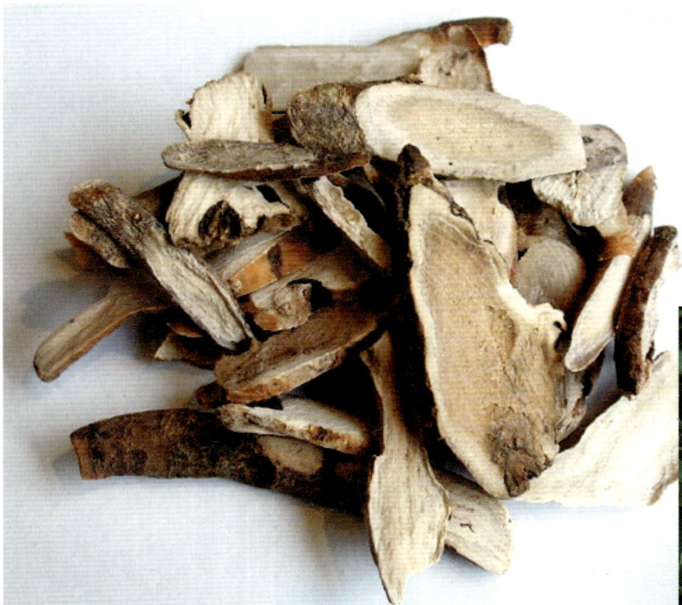

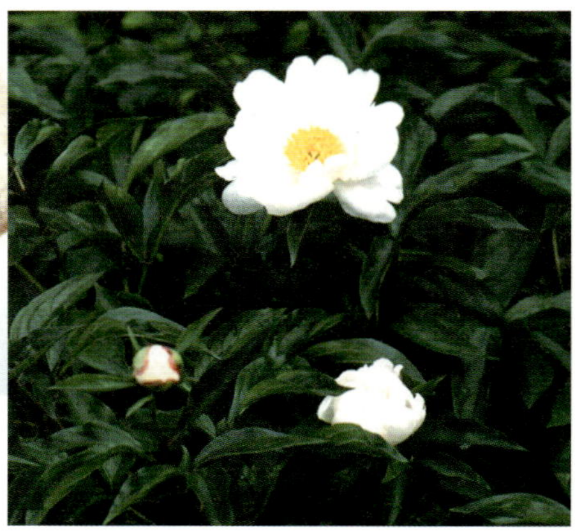

4. 何首烏 (하수오)

<table>
<tr><td>마디풀과(蓼科)에 속한 다년생 纏繞草本인 하수오의 塊根16)</td><td></td><td rowspan="2">補肝 (보간) 益腎 (익신)
養血 (양혈) 祛風 (거풍)</td><td rowspan="2">肝腎陰虧, <u>鬚髮早白</u>★, <u>血虛頭暈</u>★, 腰膝軟弱, 筋骨酸痛, 遺精, 崩帶, 久瘧, 久痢, 慢性肝炎, 癰腫, 瘰癧, <u>腸風</u>★, 痔疾</td></tr>
<tr><td>溫, 苦甘澀</td><td>肝, 心, 腎</td></tr>
</table>

· 性味는 苦澀微溫한데 製熟하면 味가 甘하여 補를 주로 하며, 肝, 腎經에 들어가 腎精과 肝血을 補益한다.

· 髮은 血之餘가 되고 腎의 榮이 되므로 능히 鬚髮을 검게 하고 아울러 精氣를 收斂하는 효능

· 그 효능이 <u>熟地黃</u>과 비슷하여 <u>肝腎의 精血이 부족한 병증에 두 약물을 相須하여 응용</u>한다.

熟地黃	· 味厚滋膩하여 滋陰작용이 비교적 강하다
何首烏	· 性質이 溫和하고 不寒不燥하여 肝經에 들어가 養血하고, 腎經에 들어가 精을 補하며, 補하되 膩滯하지 않고 虛證에 대하여 補하지 않는 것이 없어 더욱 용이하게 응용

· <u>生用하면 補益과 收斂시키는 효능이 약해져</u> 임상에서 다용하지 않는다.

· 금기증 : <u>大便溏泄</u>, <u>濕痰</u>

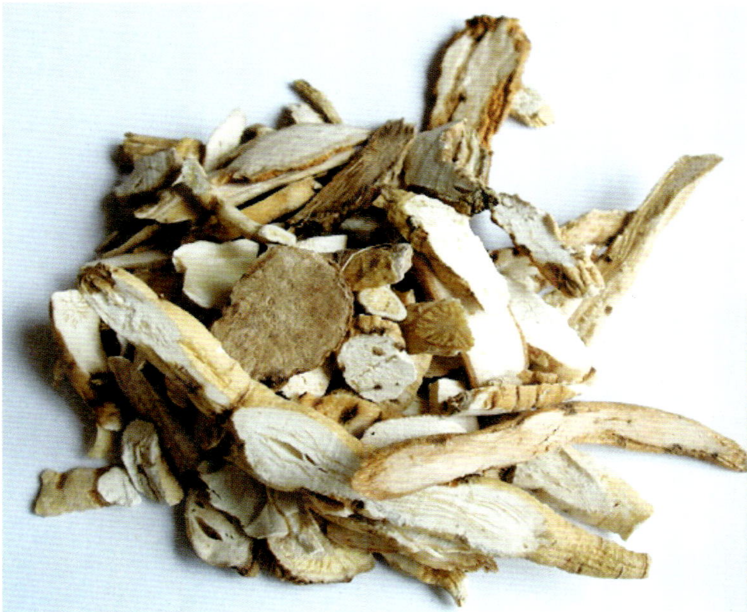

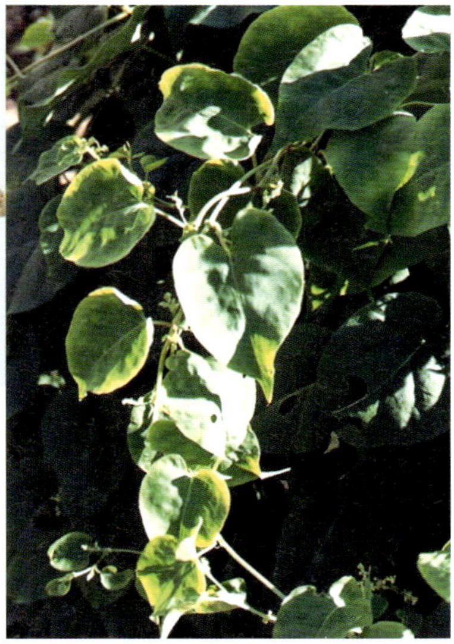

16) 蓼 : 여뀌 료

5. 阿膠 (아교)

말과(馬科)에 속한 동물인 당나귀의 껍질를 고아서 건조시킨 膠塊		補血滋陰 (보혈자음) 潤燥 (윤조) 止血 (지혈)	血虛萎黃, 眩暈心悸, 肌痿無力, 心煩不眠, 虛風內動, 肺燥咳嗽, <u>勞嗽喀血</u>★, <u>吐血尿血</u>★, 便血崩漏, 姙娠胎漏
平, 甘	肺, 肝, 腎		

1) 補血滋陰, 潤燥

· 性味가 甘平하고 質이 稠粘하여 肝經에 들어가 補血하고, 腎經에 들어가 滋陰하므로 <u>肝血을 補하고, 腎陰을 滋陰</u>하며, <u>肺燥를 潤肺</u>시키는 효능이 있다★

· 그러므로 <u>血虛陰虧로 인한 虛煩失眠</u>과 모든 <u>失血症</u>을 치료★하는데 상용하는 良品이 되고, 肺燥를 潤하게 하여 虛勞喀血에 더욱 적합하다.

2) 止血

· 또한 滋補시키고 粘膩한 性으로 능히 血絡을 응고하게 하므로 <u>止血의 효능이 현저</u>★하다

· 다만 性質이 粘膩하므로 <u>內에 瘀滯가 있으면 마땅하지 않으며</u>★ 만약 응용하면 瘀血이 留滯하는 부작용을 가져온다

· 금기증 : 脾胃가 허약하여 소화불량, 表證이 있는 경우

· 포제★ : ① 蒲黃炒 - 止血작용 증강 ② 蛤粉炒 - 淸肺작용(去痰) 증강

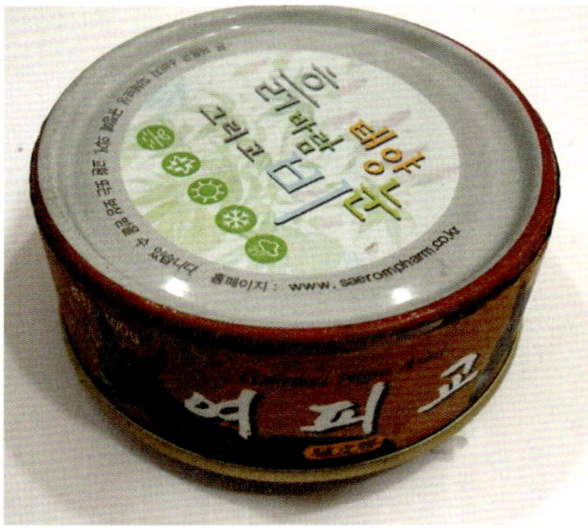

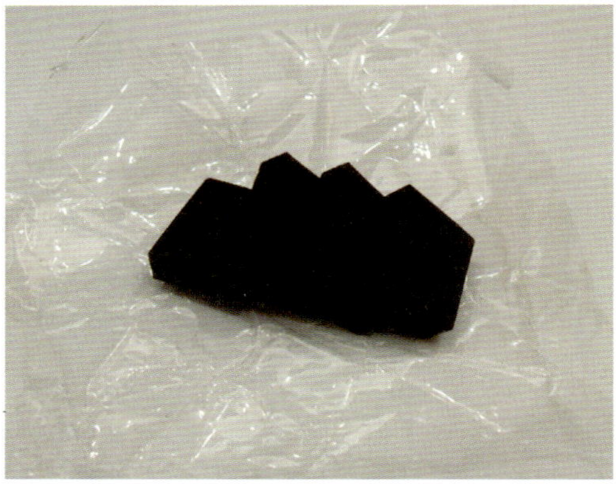

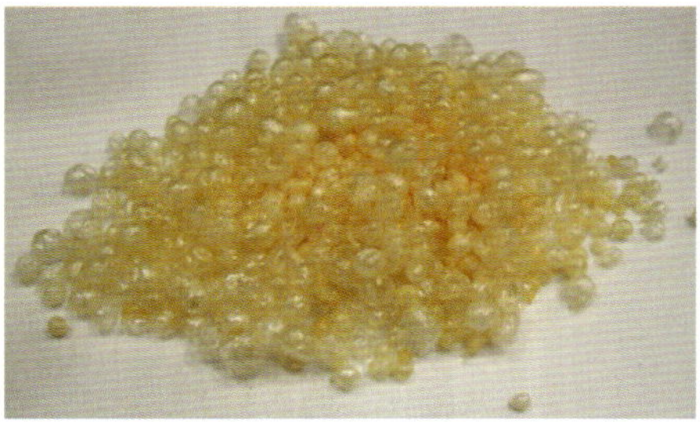

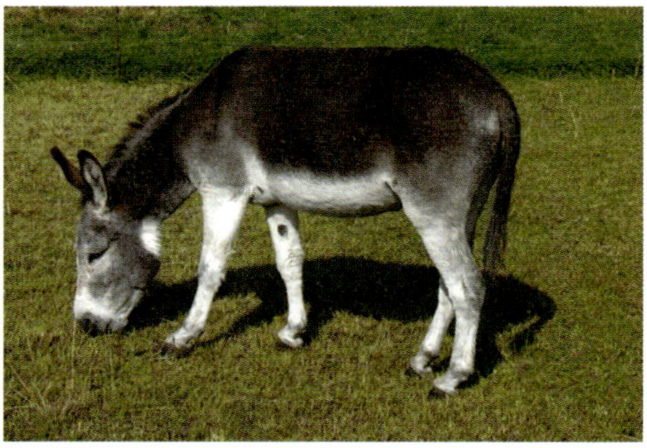

6. 龍眼肉 (용안육)

<table>
<tr><td colspan="2">무환자나무과(無患子科)에 속한 상록교목인 용안나무의 假種皮</td><td rowspan="2">補益心脾 (보익심비)
養血安神 (양혈안신)</td><td rowspan="2">氣血不足★, 心悸怔忡★, 健忘失眠★, 血虛萎黃★</td></tr>
<tr><td>溫, 甘</td><td>心, 脾</td></tr>
<tr><td colspan="4">· 性味가 甘溫質潤하여 心, 脾經에 들어가 補益하고 營血을 滋養하므로서 양호한 安神작용★을 가지고 있어 心脾血虛의 병증을 치료하는 효과가 있다
· 또한 大棗와 같이 煎服하면 신경성 심계항진증을 치료한다.

· 금기증★ : 濕邪가 阻滯하여 中滿된 증상 또는 停飮, 痰, 火가 있는 경우</td></tr>
</table>

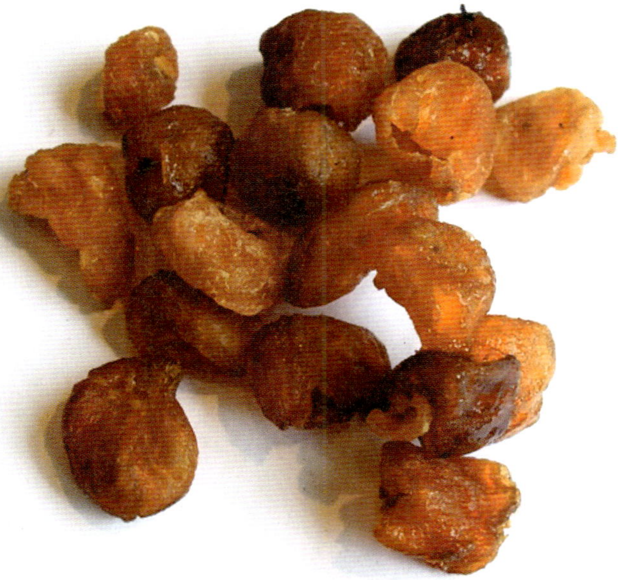

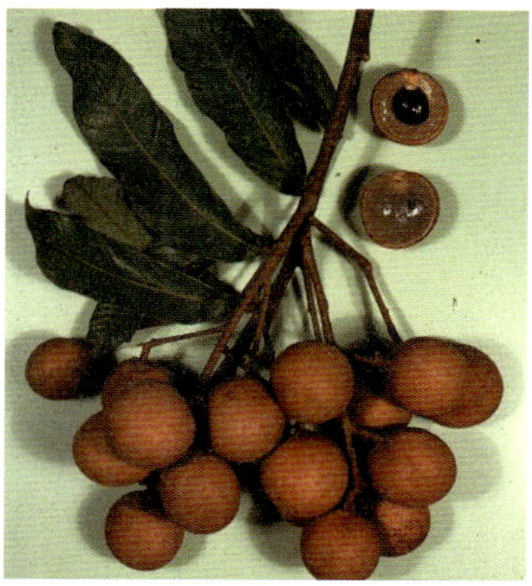

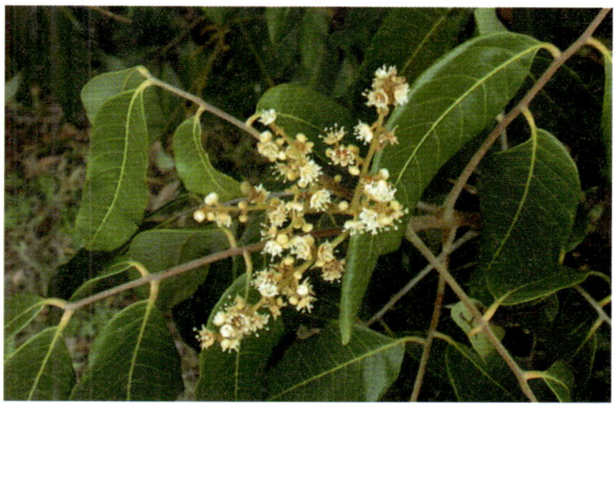

第4節 補陰藥

1. 사삼 (沙參)

초롱꽃과(桔梗科)에 속한 다년생 초본인 잔대 및 동속근연 식물의 뿌리		養陰淸肺 (양음청폐) 祛痰止咳 (거담지해)	肺熱燥咳★, 虛勞久咳, 乾咳稠痰, 陰氣不足, 煩熱口乾, 傷陰咽乾喉痛
微寒, 甘	肺, 胃		

· 性味가 甘微寒한데, 甘味는 養陰하고, 寒性은 淸熱하며, 甘寒이 相合되어 養陰淸熱시키는데 좋은 효과

· 肺, 胃經에 들어가 肺陰不足을 養陰하여 肺燥乾咳와 肺陰不足에 사용되며, 胃陰不足에 養陰하여 生津液하고, 熱病傷陰으로 인한 胃燥咽乾口渴에 사용★된다.

· 즉 肺胃陰虛로 인하여 熱이 있는 환자★에게 좋은 약물이다

· 人蔘과 沙參은 전통적으로 동일한 수준에서 응용을 고려하여 왔다.

沙參	補五臟之陰, 補陰而制陽
人蔘	補五臟之陽, 補陽而生陰

· 임상에서 더덕(羊乳根, 四葉參)이 사삼으로 잘 못 유통되고 있다.

沙參(잔대)	· 氣味가 甘微苦하여 肺陰虛證에 사용
羊乳根(더덕)	· 苦味가 강하여 肺實證에 사용될 수 있다 · 咳嗽喘息등에 응용되어지는 부분에서도(補肺止咳, 淸熱解毒) 羊乳根은 沙參보다는 상대적으로 효력이 약하다 · 반면에 羊乳根은 催乳작용이 있어 豬蹄, 木通, 王不留行, 穿山甲 등과 같은 催乳劑와 배합될 수 있는 약물이다

· 금기증★ : 虛寒에 속한 證 (實熱의 경우에만 사용)

羊乳	초롱꽃과(桔梗科)에 속하는 多年生 蔓生草本인 더덕의 根		養陰潤肺 (양음윤폐) 祛痰排膿 (거담배농) 淸熱解毒 (청열해독) 催乳 (최유)	乾咳, 肺癰, 乳癰, 腸癰, 瘡瘍腫毒, 乳汁不足, 毒蛇咬傷 (우리나라에서 沙參으로 유통되어지는 것은 이것으로 誤用되어지는 경우이다)
	平, 甘辛	肺, 肝, 大腸		
北沙蔘	미나리과(繖形科)에 속한 多年生草本인 갯방풍의 根		養陰淸肺 (양음청폐) 益胃生津 (익위생진)	肺熱燥咳, 陰虛勞嗽, 脾胃氣虛, 熱病傷津
	微寒, 甘微苦	肺, 胃		
薺苨	미나리과(繖形科)에 속한 多年生草本인 모시대의 뿌리		淸熱 (청열) 解百藥毒 (해백약독) 祛痰 (거담)	燥咳, 咽痛, 消渴, 疔毒, 咽喉炎, 급성기관지염
	寒, 甘	肺, 脾		

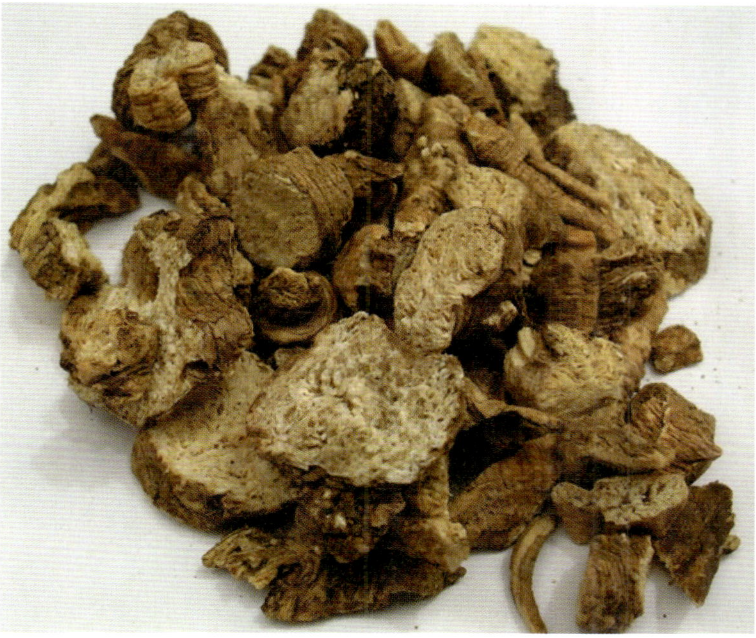

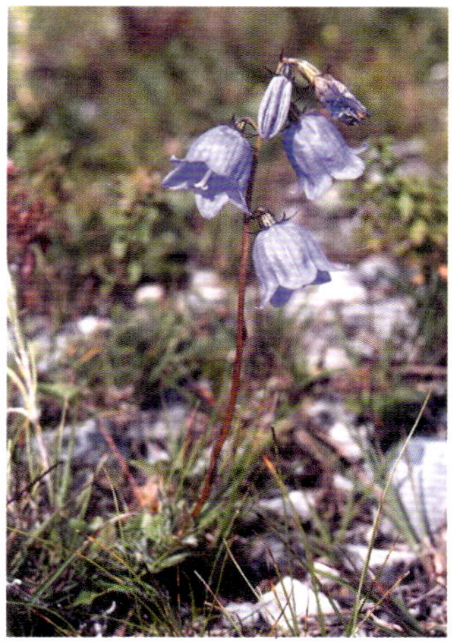

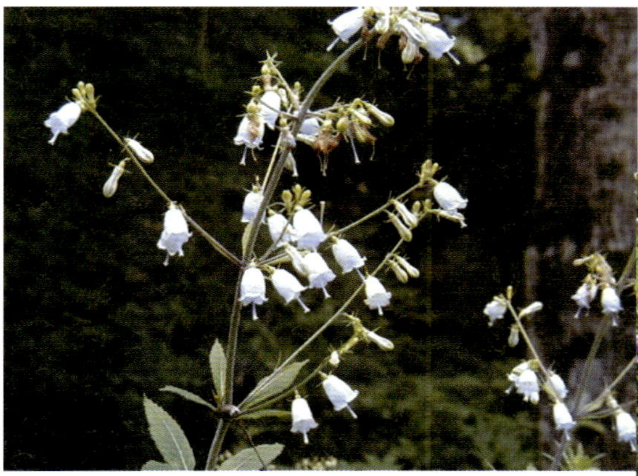

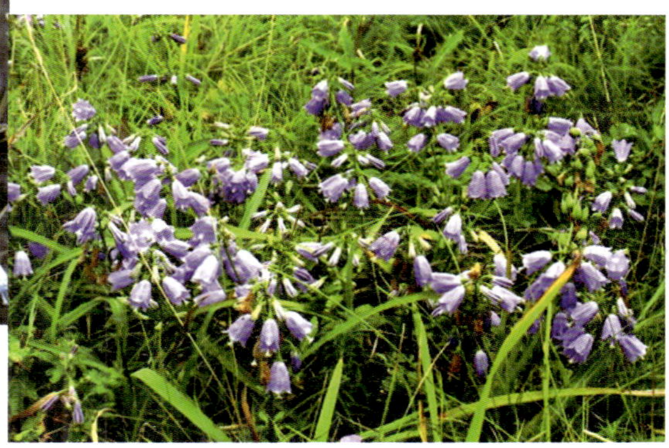

2. 麥門冬 (맥문동)

백합과에 속한 다년생 초본인 맥문동 또는 소엽맥문동의 塊根		養陰潤肺 (양음윤폐) 清心除煩 (청심제번) 益胃生津 (익위생진)	肺燥乾咳★, 陰虛勞嗽, 心煩失眠, 吐血, 咯血, 肺痿, 肺癰, 虛勞煩熱★, 消渴, 熱病傷津, 咽乾口燥, 便秘
微寒, 甘微苦	肺, 胃, 心		

· 甘寒하고 質潤하여 養陰生津, 潤燥하고, 苦寒한 性味는 清熱시키는 효능이 있으며 陰柔한 性을 가지고 있어 滋陰而不滋膩하고 清熱而不傷胃한다

· 肺, 心, 胃經에 들어가 肺胃의 陰不足을 清養하여 生津潤燥하며, 清心除煩하므로 虛勞咳血, 乾咳稠痰, 心煩口渴 및 腸燥便秘 등을 치료★하는데 상용한다.

麥門冬	· 潤肺로 養胃清心 · 즉 麥門冬이 入하는 心肺는 相克관계로서 火를 직접 꺼줌으로써 肺疾患을 치료 (火克金) · 예를 들면 하절기에 陰液이 손상된 肺疾患에 응용 · 滋陰潤燥力이 상대적으로 약하며, 清心除煩, 益胃生津할 수 있다	모두 甘寒清潤의 약물이며, 相須관계로서 상호 배합되는데 예를 들면 肺燥症에 熱이 발생하여 寒熱往來를 나타낼 때, 高熱은 麥門冬이 담당한다면, 潮熱은 天門冬이 담당한다고 해석할 수 있다
天門冬	· 潤肺로 益腎滋腎 · 天門冬이 入하는 肺腎은 相生관계로서 水氣를 직접 生하여 肺疾患을 치료 (水生金) · 久咳나 소모성질환등으로 陰液不足이 심할 때 응용 · 滋陰潤燥力이 강하여 腎陰으로 滋補할 수 있다	

· 去心해서 사용해야 하며 去心하지 않으면 心煩을 유발한다. (不去心令人心煩)

· 포제 : 生用하나 清養肺胃陰에는 去心하고 朱砂拌(麥門冬 500g 당 朱砂 9g)하며, 滋養補血의 목적으로는 酒浸후 炒하여 사용한다

· 금기증 : 性이 寒하고 質이 潤하므로 虛寒泄瀉에서는 복용을 피하고, 外感咳嗽나 外感表邪가 아직 풀리지 않는 경우에는 좋지 않다.

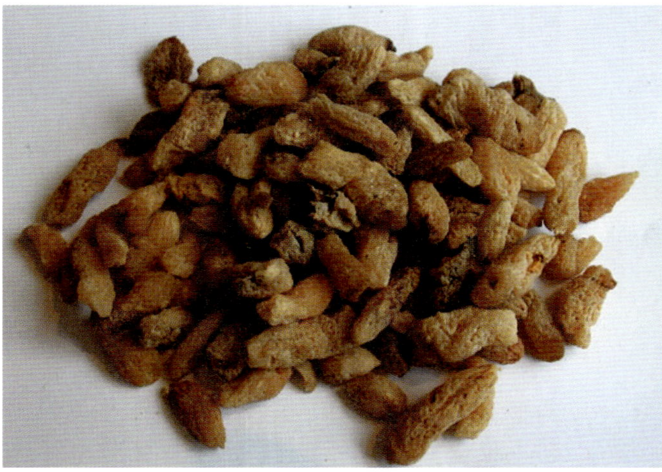
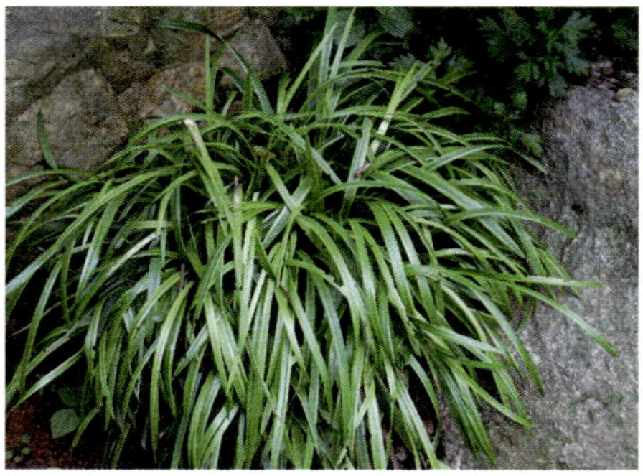

3. 天門冬 (천문동)

백합과에 속한 攀援狀의 다년생 초본인 천문동의 塊根[17]		滋陰潤燥 (자음윤조) 淸肺生津 (청폐생진)	陰虛發熱★, 肺燥乾咳, 咳嗽吐血, 肺痿, 肺癰, 咽喉腫痛★, 消渴★, 腸燥便秘★
寒, 甘苦	肺, 腎		

· 性味가 甘寒淸潤하여 肺腎陰虛로 熱이 있는 證을 치료하는 要藥이 된다.
주로 肺熱傷陰으로 燥咳咯血이나 陰虛內熱로 津液이 손상되어 생긴 消渴, 腸燥便秘등에 응용되는데 이는 肺腎同治 肺腎相生의 원리에 따른 것이다.

· 일반적으로 强壯祛痰藥이라고 말할 수 있다.
즉 ① 强壯의 효능은 燥한 것을 윤택하게 하여 潤肺止渴하는 것을 말하며 (예:生血潤膚飮등에 加味), ② 祛痰의 효능은 熱病으로 폐와 기관지가 힘없이 늘어졌을 때나(肺無力症), 기관지확장과 肺癰 등에 응용되는 경우를 예를 들 수 있다. (예:人蔘百合湯 등에 加味)

· 임상에서 麥門冬보다는 상대적으로 활용도가 낮다.

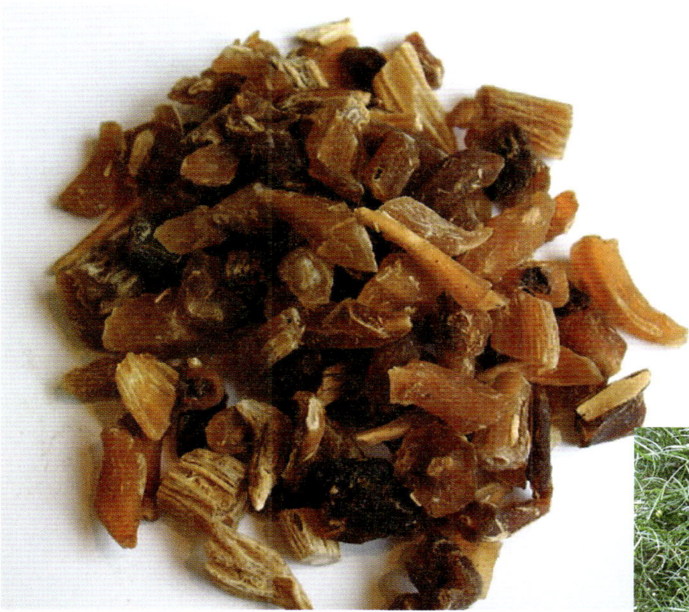

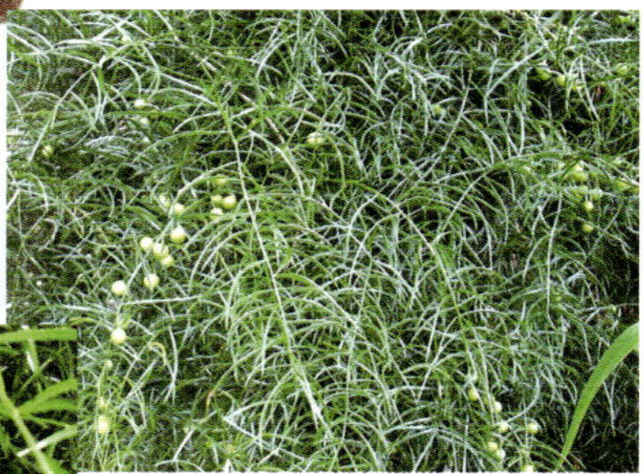

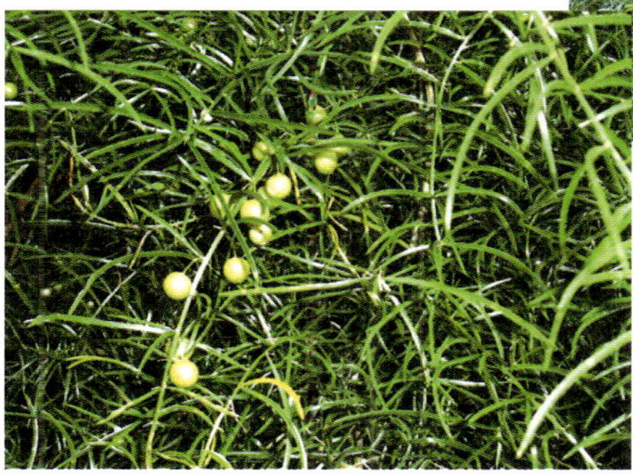

17) 攀援 : 더위잡을 반, 당길 원

4. 石斛 (석곡)

<table>
<tr><td colspan="2">난초과(蘭科)에 속한 다년생 부생초본인 金釵石斛 또는 기타 동속 근연식물의 지상부 (개화전에 채취한 것으로 여름이후에 채취★)</td><td rowspan="2">益胃生津 (익위생진)
滋陰清熱 (자음청열)</td><td rowspan="2">熱病傷津★, 口乾煩渴★, 病後虛熱★, 目暗不明</td></tr>
<tr><td>微寒, 甘</td><td>胃, 腎</td></tr>
</table>

- 甘寒하여 주로 胃中虛熱을 없애주고 煩渴을 그치게 하며, 아울러 腎中에 浮火를 맑게 해주어 虛熱을 없애준다
- 이는 補中有清 혹은 清中有補라고 설명할 수 있으며, 이를 근거로 주로 熱病후기에 津傷口渴, 夜熱早涼, 舌絳少津 등의 증상을 치료하는 要藥으로 사용된다
- 石斛의 효능은 비교적 단순하여 주로 養胃陰, 清虛熱★한다고 말할 수 있다.

- 石斛의 養胃生津작용은 麥門冬에 비해서 우수하나, 潤肺止咳, 清心除煩의 효능이 없다. 이런 면에서 임상에서 麥門冬을 대체하여 응용하기도 한다.
- 麥門冬은 肺水를 보충해주면서 胃陰을 보충하여 주는 金生水의 원리이며, 石斛은 腎水를 보충해주면서 胃陰을 보충해주는 원리이다.

鮮石斛	· 清熱生津작용이 강하다 · 熱病傷津, 舌絳燥渴에 응용
霍石斛	· 滋陰生津작용이 강하다 · 병후에 陰虛津虧하여 虛熱이 不退하는 證에 응용

- 아울러 强壯劑로서의 石斛은 益精. 補精작용을 하며, 治風劑로서의 石斛은 風痺를 치료하므로 中風半身不遂, 神經障碍 등에 응용할 수 있다.

- 금기증★ : 燥하지 않은 溫熱病(濕溫症), 陰虛로 熱象이 있을때(虛而無火者), 脾胃虛寒 (戀邪燥濕하므로)

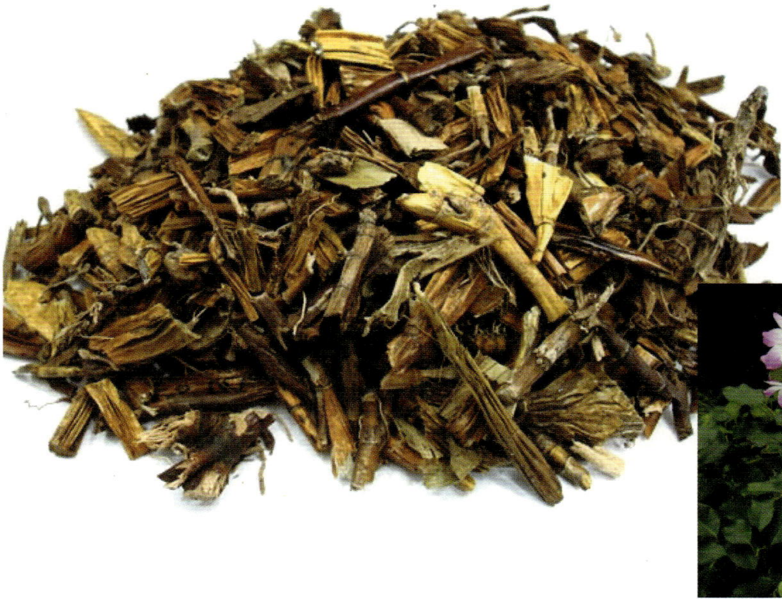

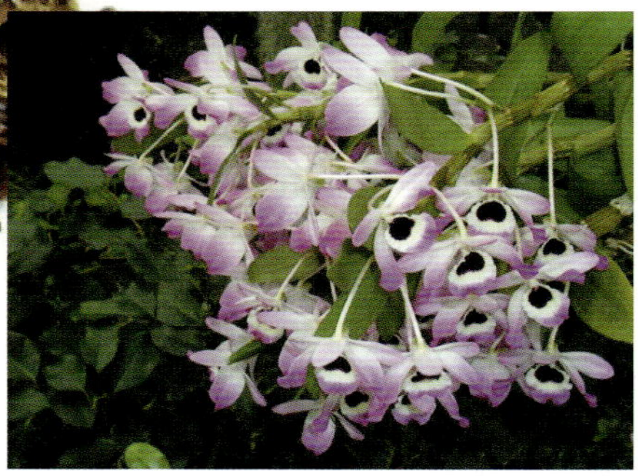

5. 玉竹 (옥죽)

<table>
<tr><td colspan="2">백합과에 속한 다년생 초본인 둥굴레 또는 동속근연식물의 根莖</td><td rowspan="2">養陰潤燥 (양음윤조)
生津止渴 (생진지갈)</td><td rowspan="2">肺胃陰傷, 熱病陰傷, 咳嗽煩渴, 虛勞發熱, 咽乾口渴, 消穀易飢, 小便頻數</td></tr>
<tr><td>微寒, 甘</td><td>肺, 胃</td></tr>
</table>

· 味甘多液하고 質이 柔하면서 潤하여 養陰시키는 특징이 있어 補하되 膩滯하지 않고 補養하되 戀邪하지 않는 특징을 가지고 있다.
· 따라서 肺胃의 燥熱證을 치료하는데, 肺燥로 인한 乾咳稠痰과 胃熱傷律으로 인한 煩渴易飢를 치료★하는데 적용
· 아울러 陰虛한 상태에서 外感에 상한 發熱, 咳嗽症★에도 사용된다.

· 그러나 문헌에 보면 '人蔘의 대용으로 한다', '人蔘, 黃芪의 대용으로 한다' 등이 있으나
玉竹의 滋補능력을 과대평가해서는 안된다.
실제로는 滋補능력은 黃精보다 못하며, 潤燥능력은 麥門冬보다 못하다.
따라서 충분한 효력을 나타내기 위해서는 대량을 사용해야 한다

· 玉竹의 養陰潤肺의 효능은 天門冬, 麥門冬과 비슷하다. 단지 ① 天門冬은 滋腎작용이 뚜렷하며 ② 麥門冬은 淸心작용이 뚜렷하고 ③ 玉竹은 肺胃燥熱을 주로 치료함이 다르다
· 玉竹과 같은 補陰藥인 黃精, 天門冬, 麥門冬에 비하여 補陰力이 상대적으로 약하나, 소화에 큰 지장을 주지 않는 장점★을 가지고 있어 상기 약물의 보조약 혹은 대체약으로서의 위치를 차지하고 있다.

· 포제★ : ① 淸熱養陰에는 生月 ② 滋補養陰에는 蒸熟하거나 炒用

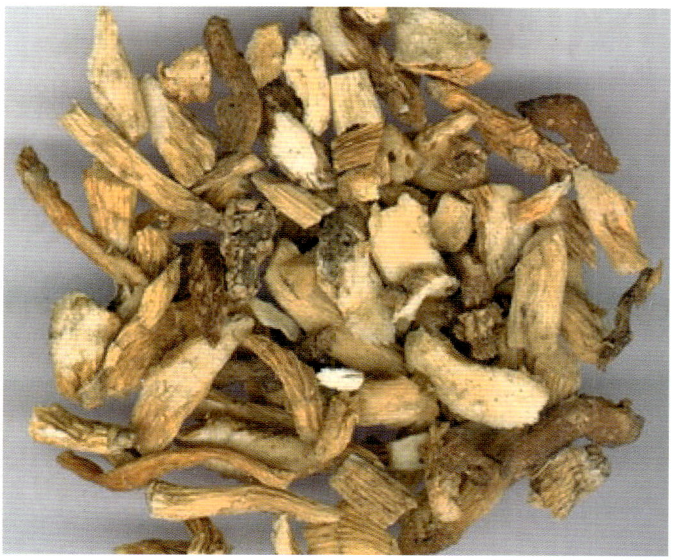

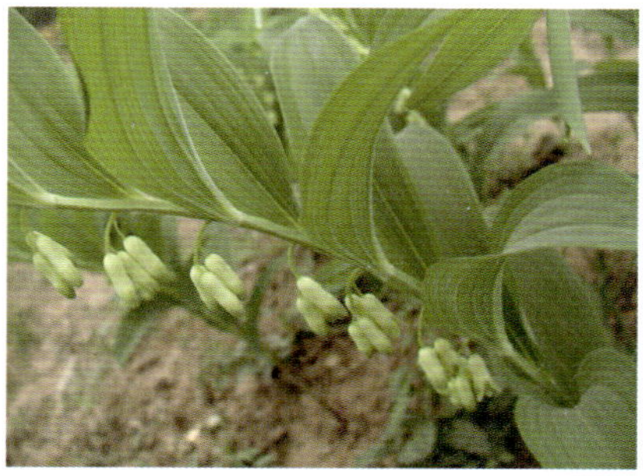

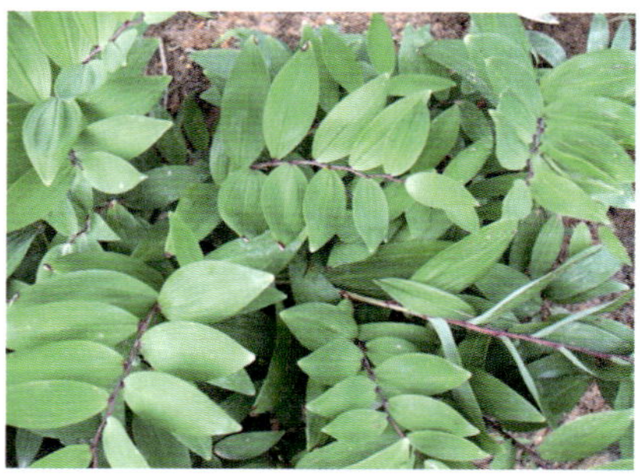

6. 黃精 (황정)

<table>
<tr><td colspan="2">백합과에 속한 다년생 초본인 층층갈고리둥굴레, 진황정 또는 滇黃精의 根莖★18)</td><td rowspan="2">補氣養陰 (보기양음)
健脾 (건비)
潤肺益腎 (윤폐익신)</td><td rowspan="2">脾胃虛弱, 虛損寒熱★, 肺虛燥咳, 産後體弱食少, 精血不足, 筋骨軟弱★</td></tr>
<tr><td>平, 甘</td><td>脾, 肺, 腎</td></tr>
</table>

· 性味가 甘平하고 質이 潤한 滋養强壯劑로서 味厚滋膩하여 熟地黃과 비슷하다

熟地黃	· 補腎陰, 益精血
黃精	· 補脾潤肺, 補腎益精하므로 滋陰潤燥의 良藥으로서 久服할 수 있는 滋補藥

· 그러므로 溫熱病의 후기에 邪熱이 이미 제거되었는데도 氣와 陰이 아직 회복되지 않은 상태에 가장 적합하다

<table>
<tr><td>黃精</td><td>· 補中氣益腎精★하는데, 藥性이 滋膩하여 濕邪를 조장할 수 있는 폐단이 있다
· 玉竹에 비하여 補陰力이 강하다</td><td rowspan="2">모두 百合科의 식물로서 根莖이 약용되며, 養陰潤燥의 효능이 있어 肺胃傷陰으로 인한 병증에 응용되는 공통점을 갖는다</td></tr>
<tr><td>玉竹</td><td>· 滋陰生津작용이 있으나 邪氣를 留滯시키지 않는다
· 補陰力은 黃精에 비하여 약하나 위장에 부담을 덜 준다</td></tr>
</table>

· 금기증★ : 痰濕壅滯, 脾虛有濕, 中寒便溏 (愼用滋膩하기 때문에)

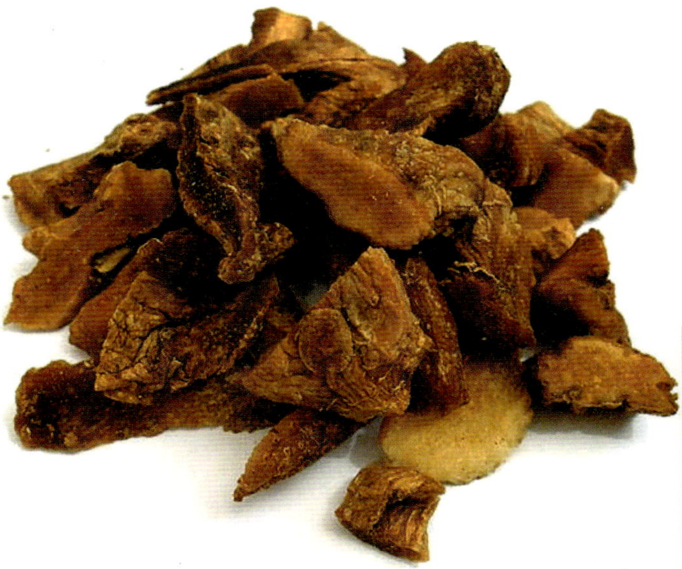

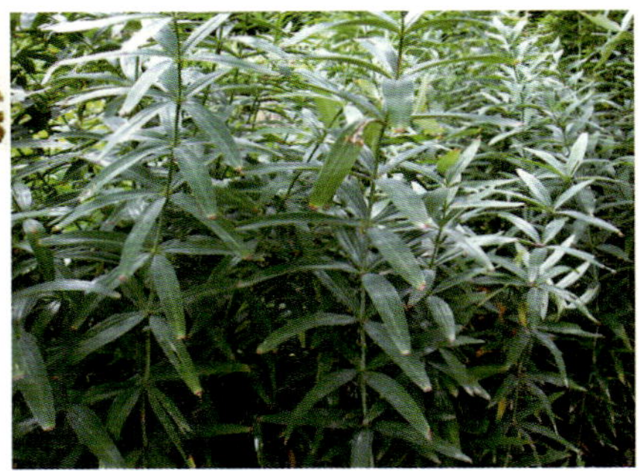

18) 滇 : 성할 전

7. 百合 (백합)

<table>
<tr><td colspan="2">백합과에 속한 多年生 草本인 참나리(卷丹)의 肉質鱗片</td><td rowspan="2">養陰潤肺 (양음윤폐)
清心安神 (청심안신)</td><td rowspan="2">陰虛久咳, 咳唾痰血, 虛煩驚悸, 失眠多夢, 精神恍惚</td></tr>
<tr><td>寒, 甘</td><td>心, 肺</td></tr>
<tr><td colspan="4">· 甘潤하여 補하고 苦寒하여 清熱하므로 心, 肺經에 들어가 潤肺止咳, 清心安神의 효능을 나타내어 肺燥乾咳와 癆嗽吐血 및 熱病後期에 虛煩驚悸하고 失眠多夢하여 정신이 불안한 證★에 응용한다

· 포제★ : 生用 - 清心安神, 蜜炙用 - 潤肺止咳
· 금기증★ : 中寒便滑, 風寒痰嗽</td></tr>
</table>

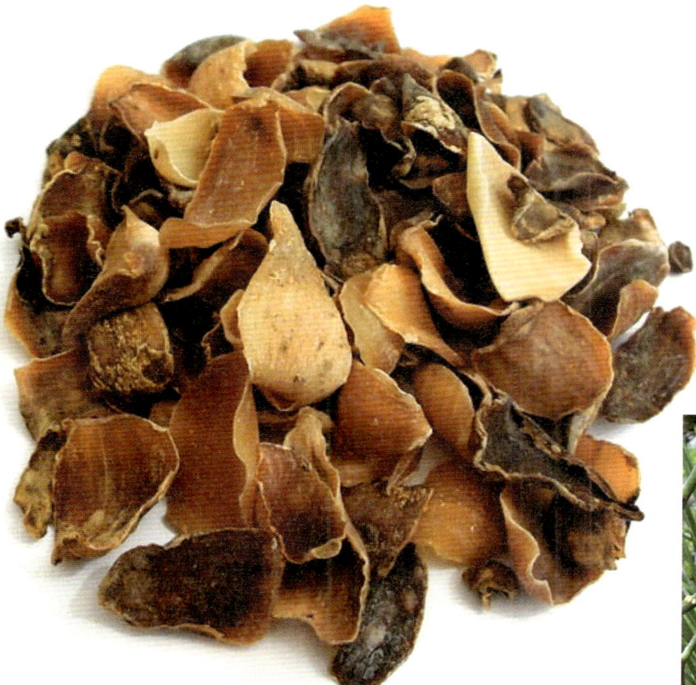

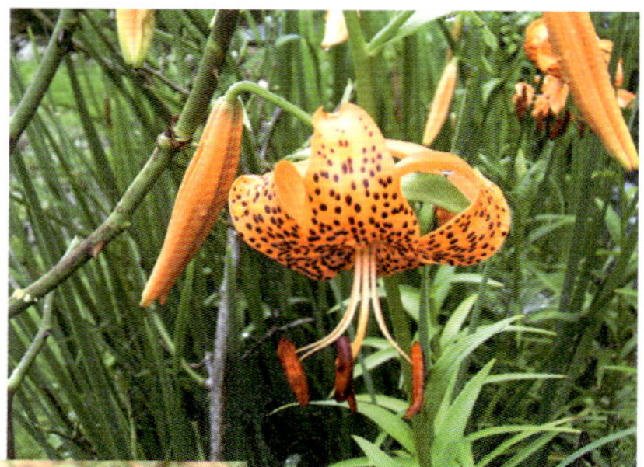

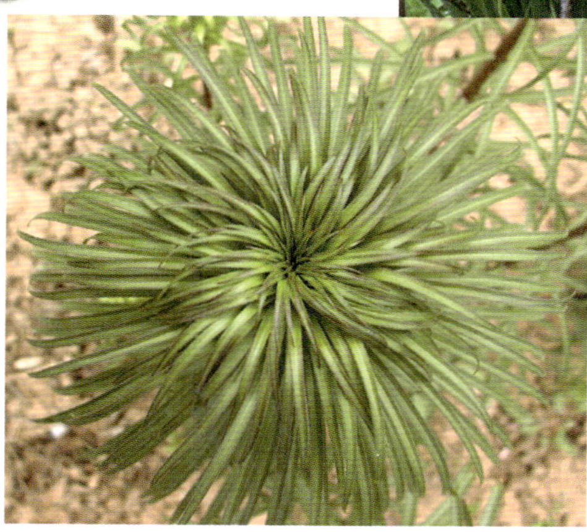

8. 枸杞子 (구기자)

가지과(茄科)에 속한 蔓生灌木인 구기자나무의 성숙한 果實		滋補肝腎 (자보간신) 益精明目 (익정명목)	肝腎陰虧, 腰膝酸軟★, 頭暈, 目眩★, 目昏多淚★, 虛勞咳嗽★, 消渴, 遺精
平, 甘	肝, 腎		

· 性味는 甘寒하고 質이 潤하여 肝, 腎經에 들어가 腎을 補하여 生精하고, 또한 肝血을 養하여 明目하는 補益肝腎의 要藥이다

· 문헌에서는 寒性도 熱性도 아니어서 陰虛, 陽虛에 모두 응용★할 수 있다고 하였으나, 주로 陰虛에 사용 빈도가 높았음을 알 수 있다. 緩和潤下劑로서 補益補精滋潤의 약물이다.

· 菟絲子, 潼蒺藜 등과 같이 陰陽을 平補하여 虛勞를 보하고 强筋骨하며, 補血과 補益에도 비슷한 효능을 나타낸다고 되어 있으나 아래와 같은 차이를 가지고 있다[19]

枸杞子	· 모두 肝經에 歸經 · 五子에서 배합이 가능하며, 補養肝腎한다	· 補陰藥으로 肝藏血, 腎藏精한다. · 滋陰의 효력이 강하다
菟絲子, 潼蒺藜		· 補陽藥으로 助陽작용을 가지고 있으며, 肝主筋, 腎主骨한다. · 助陽의 효력이 강하다

· 枸杞子, 桑椹子, 女貞子는 五子중의 하나로서 모두 補肝腎陰의 약물이다.
이중 枸杞子는 平補의 약물로서 陰虛, 陽虛에 모두 응용할 수 있으며, 桑椹子는 補血에 장점을 가지고 있고, 女貞子 역시 平補의 약물로서 주로 보조적인 효능을 나타낸다는 차이점을 가지고 있다.

· 目眩, 眼花, 視力減退 등의 증상에는 菊花를 반드시 배합하여 明目의 효과를 높인다.
· 枸杞子는 養肝明目하여 肝虛熱을 치료하며, 靑葙子는 淸肝明目하여 肝實熱을 치료하고, 密蒙花는 除穢消腫하므로 배합에 따라 虛實에 모두 응용할 수 있다.

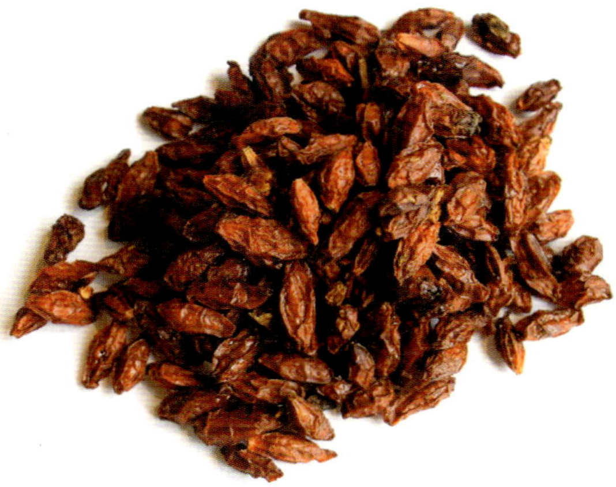

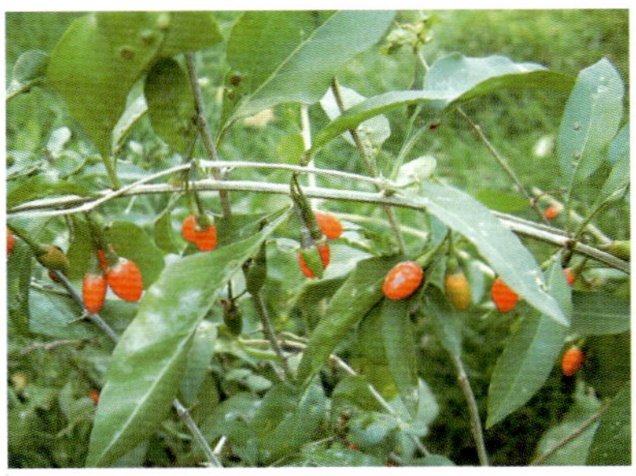

19) 潼 : 강이름 동

9. 桑椹子 (상심자)

<table>
<tr><td colspan="2">뽕나무과(桑科)에 속한 낙엽 교목인 뽕나무 및 동속 근연 식물의 열매</td><td rowspan="2">補血滋陰 (보혈자음)
生津潤燥 (생진윤조)</td><td rowspan="2">眩暈耳鳴, 心悸失眠, 鬚髮早白, 津傷口渴, 內熱消渴, 血虛便秘</td></tr>
<tr><td>寒, 甘酸</td><td>心, 肝, 腎</td></tr>
<tr><td colspan="4">· 性味가 甘寒하여 益血除熱하므로 凉血補血益陰의 要藥이다
· 消渴과 津液不足으로 인한 關節不利 등에도 응용되었으며, 肝腎을 補益하고 陰血을 滋養시켜 최근에 들어 何首烏의 효능과 비슷하다하여 노인성 변비에 다용되고 있다.

· 금기증 : 脾虛便溏, 消化不良</td></tr>
</table>

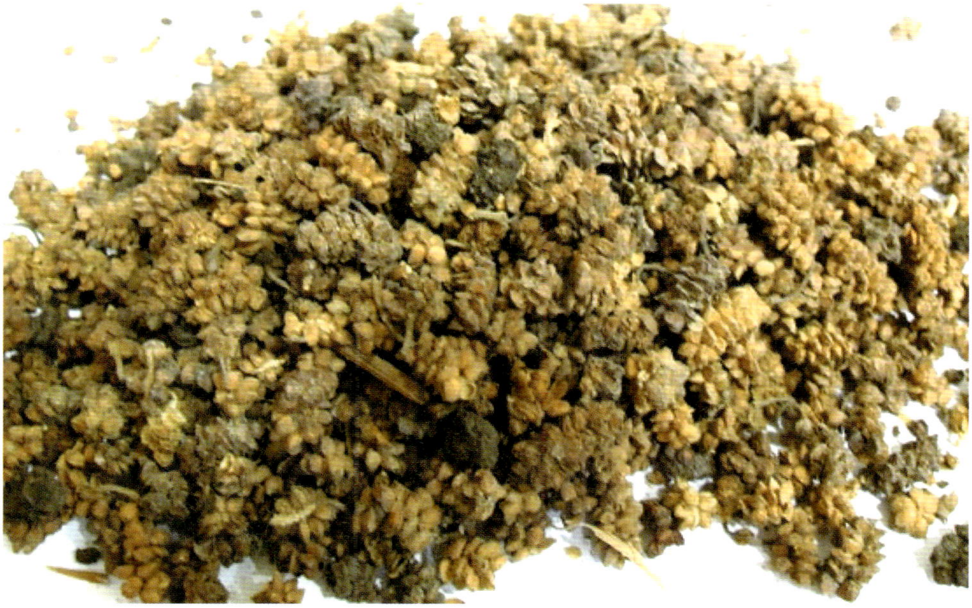

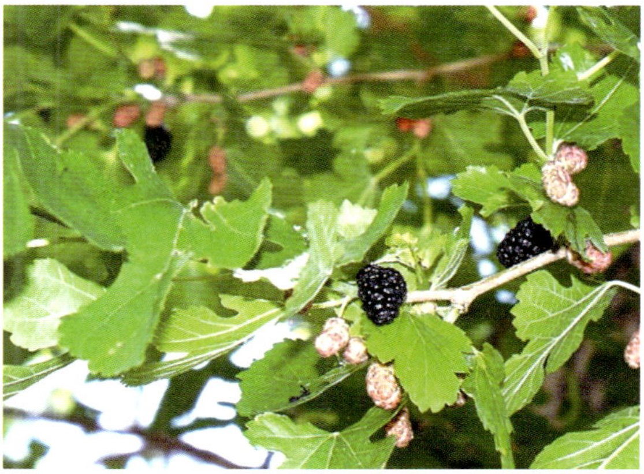

10. 旱蓮草[20] (한련초)

국화과에 속한 일년생 초본인 한련초의 全草		補腎益陰 (보신익음) 凉血止血 (양혈지혈)	牙齒鬆動[21], 鬚髮早白, 眩暈耳鳴, 腰膝酸軟, 陰虛血熱, 吐血, 衄血, 尿血, 血痢, 崩漏下血, 外傷出血
寒, 甘酸	腎, 肝		

· 性味가 甘酸寒한데 甘味는 補하고, 酸味는 收하며, 寒性은 淸熱하여 肝, 腎經에 들어가 補腎益陰하고 養肝凉血하여 양호한 止血효과를 나타내어 내복과 외용에 활용되는 수렴성 强壯藥이다

· 肝腎陰虛로 인한 頭暈目眩과 鬚髮早白 및 陰虛血熱로 인한 각종 出血證에 내복 혹은 외용하여 효과가 있으며, 주로 肝火旺으로 인한 出血 등과 같은 肝腎陰虛證에 응용된다.

·黑旱蓮, 鱧腸草[22]라는 異名이 있는데, 이는 그 鮮草를 채집하여 莖葉을 문지르면 黑汁이 나오기 때문에 붙여진 이름이다.

· 凉血藥으로서의 내용을 정리한 문장을 살펴보면 "鬚髮白者血熱也 凉血益血則鬚髮變黑, 齒不固者腎虛有熱者 凉血則齒固"가 있다. 이는 補腎陰力을 설명한 내용으로 旱蓮草를 收斂性强壯藥이라 할 수 있다.

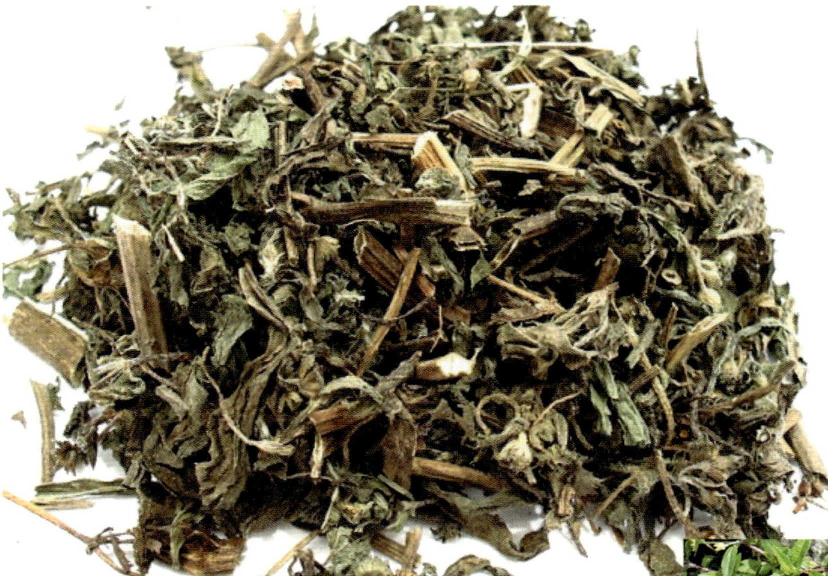

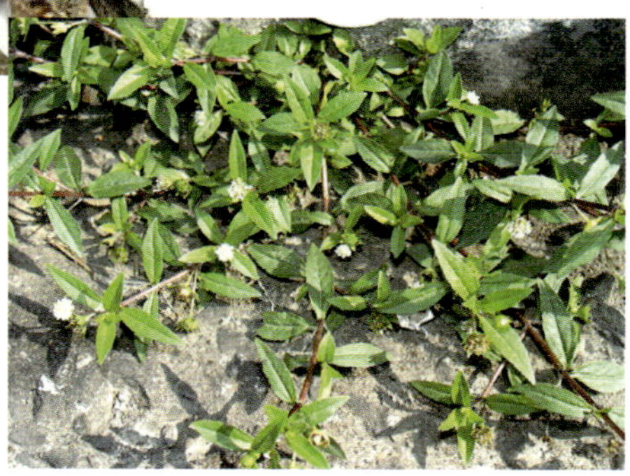

20) 旱 : 가물 한
21) 鬆 : 더벅머리 송
22) 鱧 : 가물치 례

11. 女貞子 (여정자)

물푸레나무과(木犀科)에 속한 상록 소교목인 제주광나무의 성숙한 果實 (겨울철에 채취하여 黃酒에 蒸熟하여 曬乾★)		滋補肝腎 (자보간신) 明目烏髮 (명목오발)	眩暈耳鳴, 腰膝酸軟, 鬚髮早白, 目暗不明
凉, 甘苦	肝, 腎		

1) 滋補肝腎
· 性味가 甘苦凉하여 淸補의 효능을 나타내어 肝腎의 陰을 滋養하므로, 肝腎陰虛로 인한 모든 증상을 치료한다.

2) 明目烏髮
· 鬚髮을 검게하고 明目시키며 頭暈, 耳鳴, 兩目昏糊, 腰膝酸軟, 鬚髮早白 및 骨蒸勞熱 등을 치료하는데 상용하는 약물이 된다 (淸凉性 滋養强壯劑)

· 최근에 들어 노인성백내장에 탁월한 효능을 나타내어 안과에서 주로 응용되어지고 있다.
· 補하면서 不膩하여 비록 熟地黃보다 補陰力은 약하나 대용할 수 있다.
· 또한 枸杞子, 桑椹子 등과 같이 滋養肝腎 하지만

枸杞子	陰陽을 平補할 수 있어 肝腎陰虛와 陽虛에 모두 응용
桑椹子	肝腎陰虛를 補하면서 補血
女貞子	滋陰작용은 있으나 助陽하지 못하고 補血작용도 없다 (枸杞子, 桑椹子보다는 효력이 상대적으로 약하다)

· 性이 和平하고 작용이 비교적 완만하여 오랜 복용을 해야 효능이 나타난다.

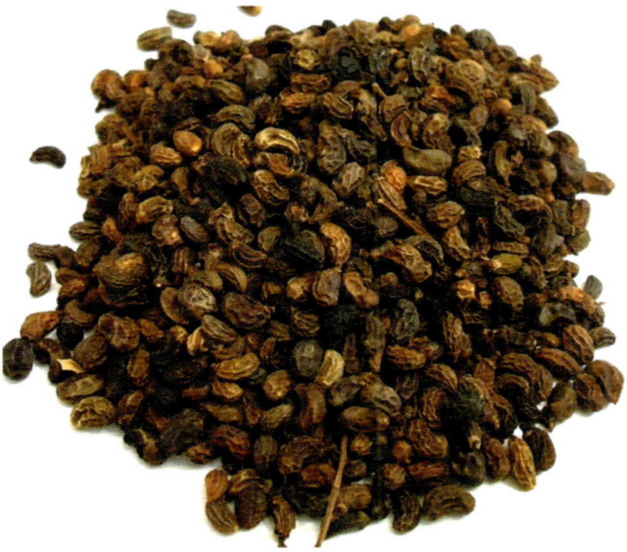

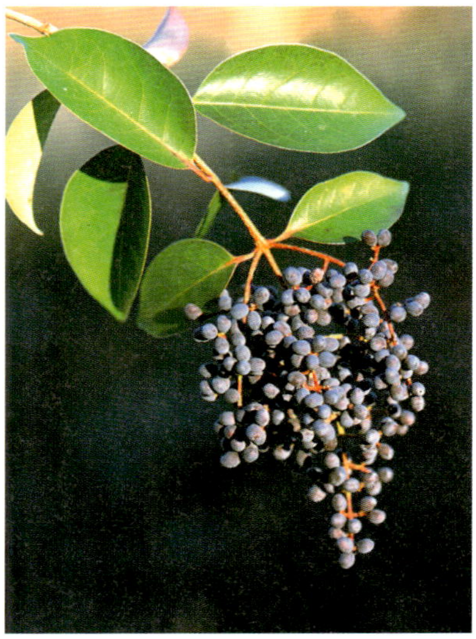

12. 龜板 (귀판)

남생이과(龜科)에 속한 脊椎動物인 남생이의 腹甲 또는 背甲		滋陰潛陽 (자음잠양) 益腎健骨 (익신건골) 養血補心 (양혈보심)	腎陰不足, 骨蒸勞熱, 頭眩目眩, 腰痛, 骨痿, 陰虛風動, 久痢, 久瘧, 吐血, 衄血, 久咳, 遺精, 崩漏, 帶下, 小兒囟門不合[23]
微寒, 鹹甘	肝, 腎, 心		

1) 滋陰潛陽

· 甘鹹하여 腎經에 들어가 滋陰益腎하는데, 質重하여 浮陽을 潛斂시켜 腎陰不足으로 인한 骨蒸勞熱과 盜汗 그리고 陰虛陽亢으로 인한 眩暈耳鳴과 陰虛風動으로 인한 手足瘈瘲[24] 등에 상용된다

2) 益腎健骨

· 腎陰虧虛로 인한 腰膝軟弱, 筋骨軟弱, 小兒顖門不闔[25] 등과 陰虛血熱로 인한 崩漏에도 응용

· 龜板과 鹿茸은 모두 益腎而健骨하여 治筋骨痿弱하지만

龜板	補陰하며 通任脈而益腎陰하여 滋陰潛陽, 補血止血의 작용으로 血熱로 인한 崩漏 등에 응용
鹿茸	補陽하며 補督脈而助腎陽하여 溫腎助陽, 生精補髓의 작용으로 虛寒으로 인한 崩漏 등에 응용

陰陽이 모두 虛할 때에는 배합하여 응용할 수 있다.

· 龜板을 煎熬하여 농축한 것을 龜板膠 혹은 龜膠라고 부르는데 효능은 龜板과 같다.
다만 滋陰力이 상대적으로 강하다고 보며, 아울러 강한 止血작용을 가지고 있다

· 甲類약재는 약재가 쉽게 용출되지 않으므로 통상적으로 膠를 만들어 사용하여 왔다 (예:鹿角膠 등)

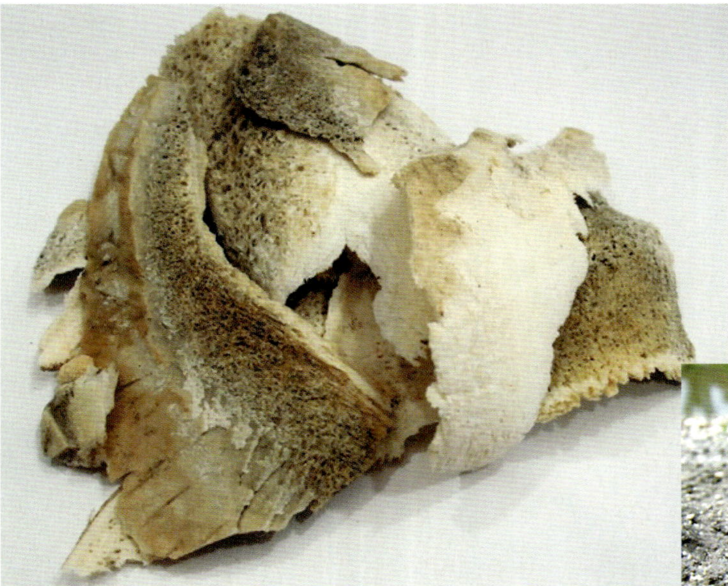

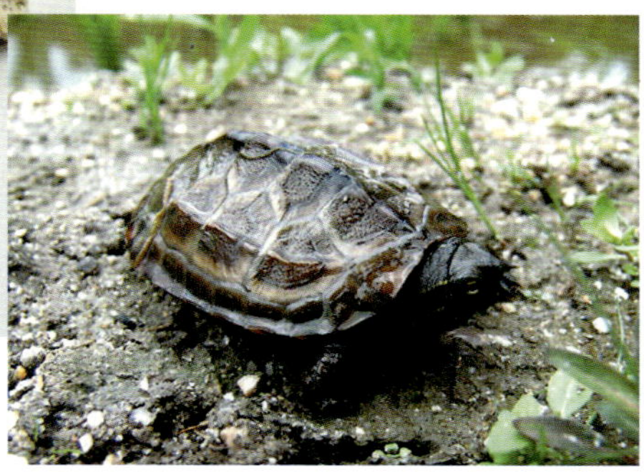

23) 囟 : 정수리 신
24) 瘈瘲 : 미칠 계, 경풍 종
25) 顖 : 숫구멍 신

13. 鱉甲 (별갑)

자라과(鱉科)에 속한 동물인 자라의 背甲		滋陰潛陽 (자음잠양) 軟堅散結 (연견산결) 退熱除蒸 (퇴열제증)	陰虛發熱, 勞熱骨蒸, 虛風內動, 經閉, 癥瘕, 久瘧瘧母
微寒, 鹹	肝, 腎		

1) 滋陰潛陽
- 性味가 鹹寒하여 腎陰을 滋陰시켜 潛陽시키고 退熱한다.
- 陰虛發熱과 骨蒸盜汗 및 陰虛陽亢으로 인한 動風의 證을 치료하고,

2) 軟堅散結
- 肝脾血分에 들어가 血脈을 통하게 하여 散結消癥의 효능이 있어 간비종대와 腹中의 瘀塊 및 婦女의 血瘀經閉 등을 치료한다.
- 補陰시키면서 祛痰의 효능을 가지고 있어 비장종대로 發熱이 있을 때나, 補肺작용을 이용하여 治瘧에 元氣를 補하여 치료한다.

3) 退熱除蒸
- 특히 發熱질환의 후기에 탈수하여 餘熱이 잔존하고 潮熱이 발생하여 夜熱早凉하고 口脣이 炸爛하여 齒燥 등의 증상이 나타날 때와 眩暈, 四肢의 근육경련 등의 증상에 응용된다.

- 임상에서 소아질환중 脾瘧(일경 자라배)이라 하여 배가 더부룩하며 푸른 대변과 거품 대변을 주 증상으로 하는 질환에 응용된다. 이는 태생기 때 脾에서 혈액의 저장기능이 肝으로 이동되면서 나타나는 면역저하현상으로 설명되어지고 있다.
- 鼈甲膠를 만들어 쓰는데, 별갑을 오랬동안 고아서 만든 농축액으로 상온에서는 고체상이다. 補腎滋陰의 효능이 강하므로 腎陰虛虧에 응용되며 용량은 1~3錢이고 藥汁에 녹여서 복용한다[26)]

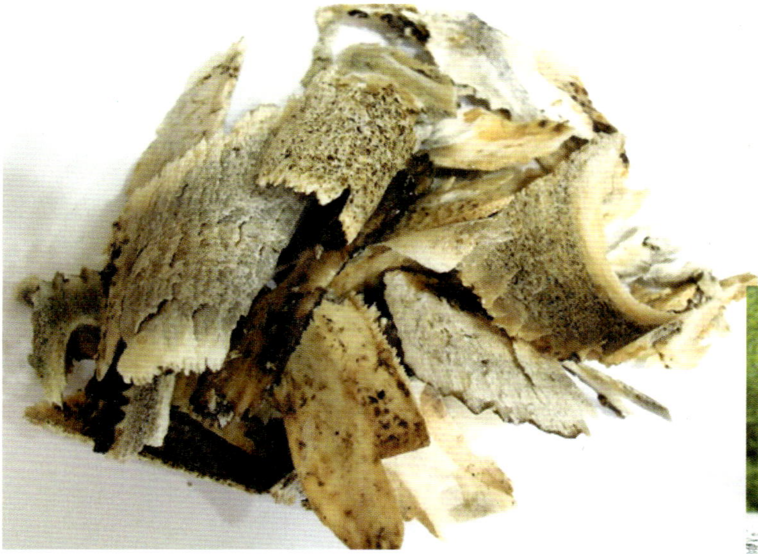

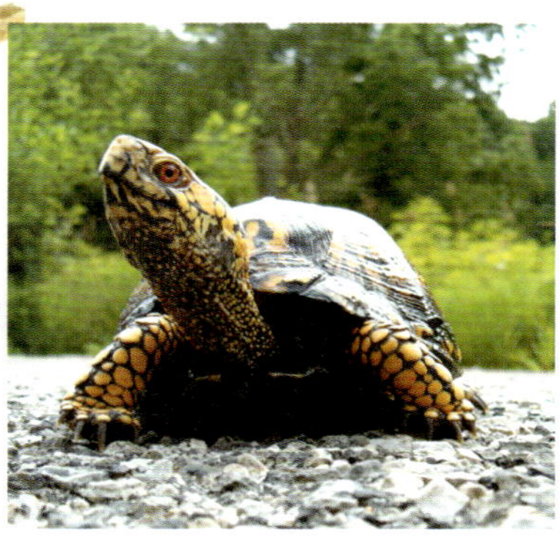

26) 鼈 : 자라 별

14. 黑芝麻 (흑지마)

참깨과에 속한 일년생 초본인 참깨의 黑色種子		補肝腎 (보간신) 益精血 (익정혈) 潤腸燥 (윤장조)	頭暈眼花, 耳鳴耳聾, 鬚髮早白, 病後脫髮, 腸燥便秘
平, 甘	肝, 腎, 大腸		

· 性味는 甘寒하고 質潤하여 肝, 腎, 大腸經에 들어가 補肝腎하고 益精血하며 腸燥症을 潤腸시키는 효능이 있어 頭暈眼花와 耳鳴耳聾을 치료하고

· 또한 精血不足으로 인한 鬚髮早白과 熱病 또는 久病으로 모발이 탈락하는 것을 방지하며, 津液不足으로 인한 便秘를 치료하는 潤燥滑腸强壯藥이다.

· 黑芝麻의 기름은 향유, 마유, 지마유, 흑지마유, 호마유 등의 이름으로 불리우며, 민간처방에서 머리를 검게 한다는 면에서 응용이 많은 식품이자 약품이 된다 (黑芝麻, 何首烏, 黑豆)

· 한편 黑芝麻는 解毒藥으로서, 실제적으로 한방에서 나타나는 여러 중독증에 사용된 처방을 보면 甘豆湯, 香油, 地漿水, 太乙紫金錠, 解毒丹 등을 들 수 있는데, 이 중 香油가 많은 부분에서 중요한 역할을 하였음을 볼 수 있다[27]

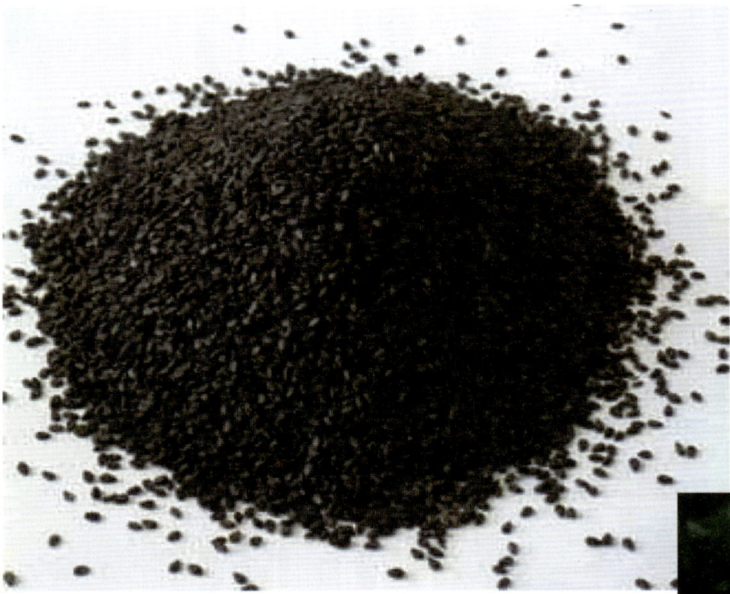

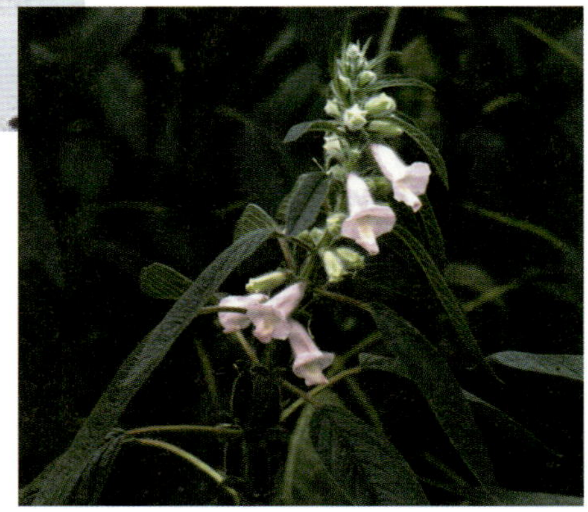

27) 錠 : 제기 이름 정

15. 楮實子 (저실자)

<table>
<tr><td colspan="2">뽕나무과에 속한 낙엽교목인 닥나무 또는 꾸지나무의 果實</td><td rowspan="2">補腎淸肝 (보신청간)
明目 (명목)
利尿 (이뇨)</td><td rowspan="2">腰膝酸軟, 虛勞骨蒸, 頭暈目昏, 目生翳膜, 水腫脹滿</td></tr>
<tr><td>寒, 甘</td><td>肝, 腎</td></tr>
<tr><td colspan="4">· 性味가 甘寒하고 肝, 脾, 腎, 足三陰經에 歸經한다.
· 肝腎을 補하여 筋骨을 튼튼하게 하며 陽痿와 腰膝酸軟을 치료하며 明目하고 血虛頭暈과 目眩 등을 치료한다.
· 脾를 補하여 滲濕利尿시켜 水腫을 치료한다.</td></tr>
</table>

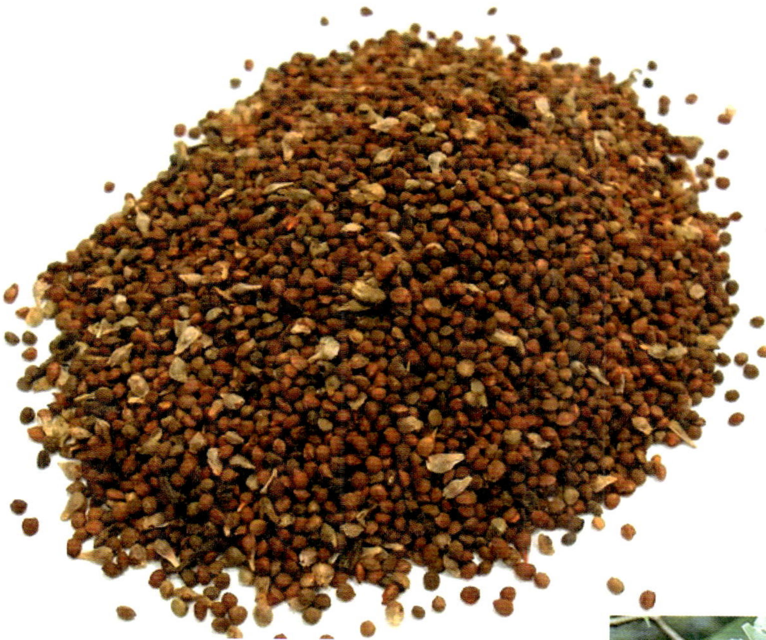

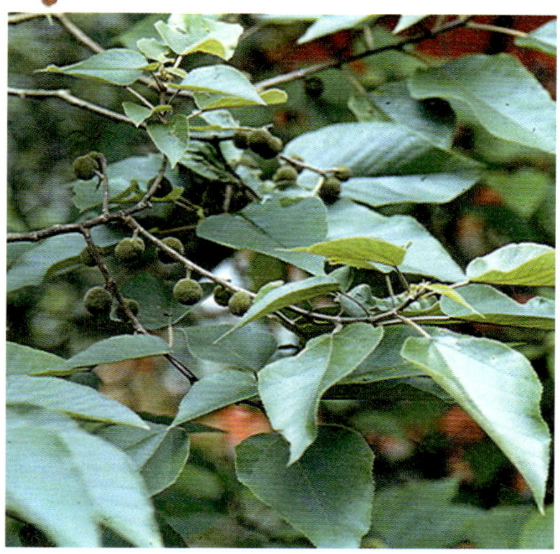

第18章

收澁藥

· 작용 : 收斂固澁시키는 작요응로 각종 滑脫不禁한 증후를 치료

· 酸澁한 性味로 斂汗, 止瀉, 固精, 縮尿, 止帶, 止血, 止嗽 등의 작용을 하며, 久病體虛, 元氣不足으로 인한 自汗, 盜汗, 瀉痢, 脫肛, 遺精, 早泄, 帶下日久, 失血崩漏, 久嗽不止 등 기능이 실조하여 나타나는 증상에 적용

1) 止汗藥

(1) 종류

부소맥(浮小麥), 마황근(麻黃根), 나도근(糯稻根)

(2) 적응증상

周身肌表에 行하고, 外로는 衛分에 작용하여 腠理를 固密하게 하며 自汗, 盜汗 등 腠理가 固密하지 않는 증에 적용한다.

2) 止瀉藥

(1) 종류

가자(訶子), 육두구(肉豆蔲), 적석지(赤石脂), 오매(烏梅), 앵속각(罌粟殼), 우여량(禹餘糧), 석류피(石榴皮), 춘피(椿皮), 오배자(五倍子)

(2) 性味 : 酸澁

(3) 적응증상

收澁藥 중에 비교적 澁腸止瀉의 작용이 특히 강하여 久瀉와 久痢不止에 상용한다.

3) 澀精縮尿止帶藥

(1) 종류

오미자(五味子), 연자육(蓮子肉), 검실(芡實), 산수유(山茱萸), 금앵자(金櫻子) 상표초(桑螵蛸), 복분자(覆盆子), 해표초(海螵蛸), 백반(白礬)

(2) 性味 : 甘澁

(3) 적응증상

① 收澁藥 중 精氣를 固하고 小便을 攝하며 白帶를 감소하는 등의 작용

② 肝腎에 작용하여 下焦를 固澁 : 遺精, 滑精, 小便頻數. 遺尿, 小便白濁, 帶下諸證

第1節 止汗藥

1. 浮小麥 (부소맥)

<table>
<tr><td colspan="2">벼과(禾本科)에 속한 일년생 또는 이년상 초본인 밀(小麥)의 익지 않아 물에 뜨는 種子★</td><td rowspan="2">益氣 (익기)
除熱 (제열)
止汗 (지한)</td><td rowspan="2">自汗盜汗, 骨蒸勞熱</td></tr>
<tr><td>凉, 甘鹹</td><td>心</td></tr>
<tr><td colspan="4">· 甘味는 益氣시키고 凉性은 除熱하므로 止汗시키는 효능이 있어 陽虛自汗과 陰虛盜汗을 모두 치료★
· 또한 益氣, 除熱, 止汗작용이 있어 骨蒸勞熱의 병증에 적용한다.</td></tr>
</table>

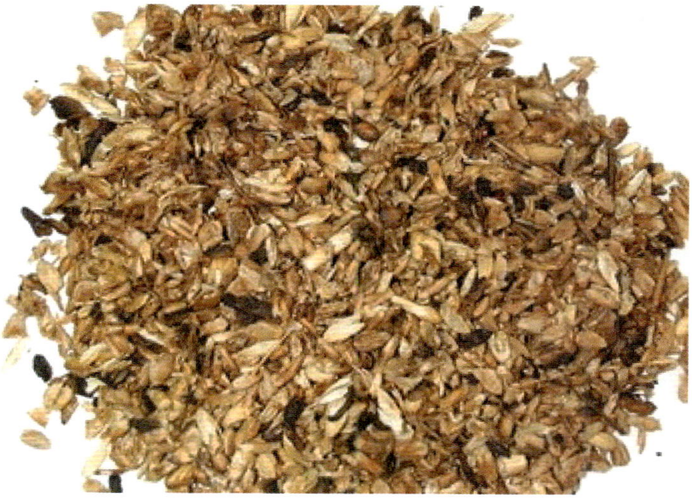

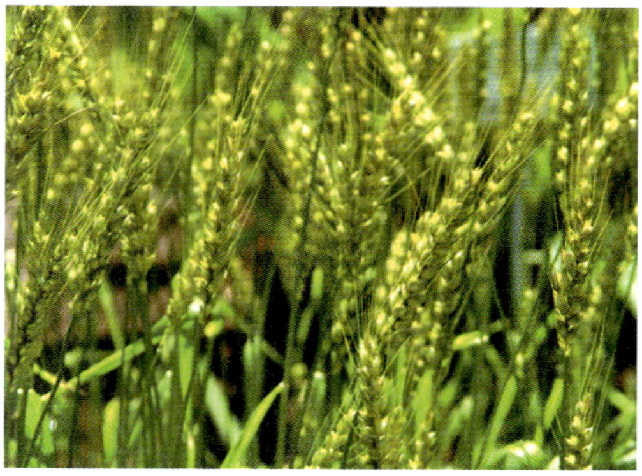

2. 麻黃根 (마황근)

<table>
<tr><td colspan="2">마황과(麻黃科)에 속한 다년생 本草狀의 소관목인 草麻黃과 中麻黃의 뿌리</td><td rowspan="2">收斂 (수렴)
止汗 (지한)</td><td rowspan="2">自汗★, 盜汗</td></tr>
<tr><td>平, 甘</td><td>心, 肺</td></tr>
<tr><td colspan="4">· 味甘하여 收斂止汗의 효능이 있어 複方中에 배합하여 陽虛自汗과 陰虛盜汗을 치료하는데 적용한다.
· 이 외에도 發汗이 너무 과다하여 다른 병증을 유발할 경우 병인을 자세히 살펴 治標藥인 麻黃根을 응용하여야 한다.</td></tr>
</table>

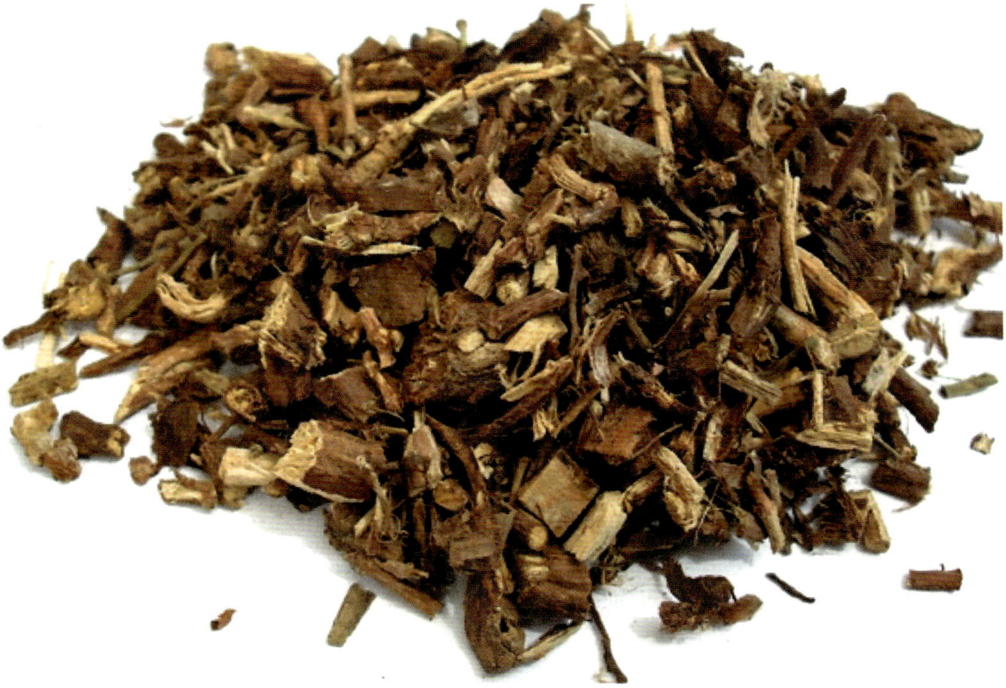

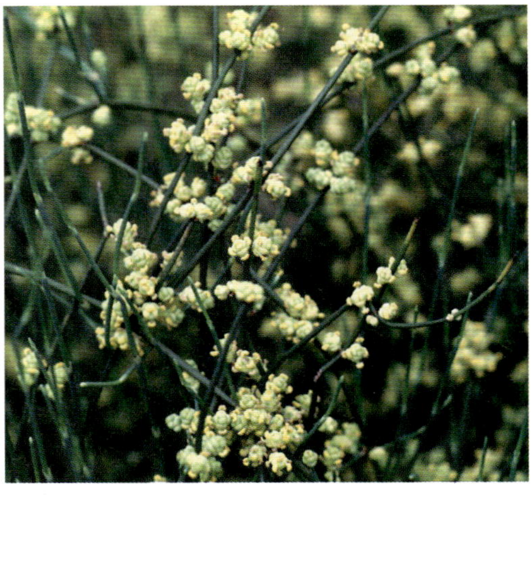

3. 糯稻根 (나도근)

<table>
<tr><td colspan="2">벼과(禾本科)에 속한 일년생 草本인 찰벼의 뿌리줄기와 뿌리</td><td rowspan="2">益胃生津 (익위생진)
止汗退熱 (지한퇴열)</td><td rowspan="2">自汗盜汗, 退虛熱</td></tr>
<tr><td>平, 甘</td><td>心, 肝</td></tr>
<tr><td colspan="4">· 味가 甘하여 益胃生津시키고 止汗시키는 효능이 있어 氣虛自汗이나 陰虛盜汗을 치료하는데, 가벼운 口渴이 있는 자에게 더욱 좋은 효과가 있으며, 虛熱이 물러나지 않는 병증에 적용하여 虛熱不退를 치료한다.
· 신선한 것이 더욱 좋다.</td></tr>
</table>

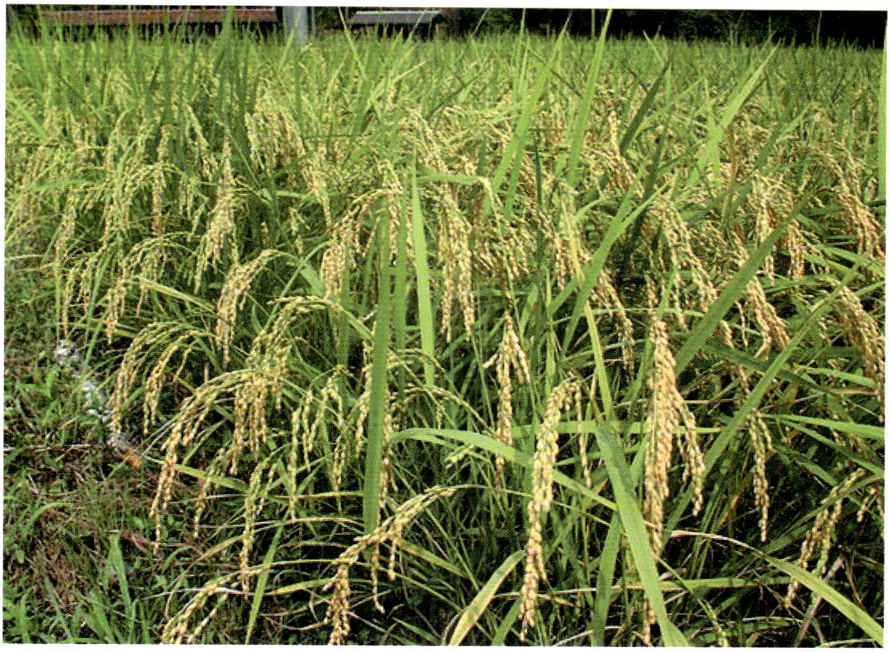

第2節 止瀉藥

1. 訶子 (가자)

사군자과(使君子科)에 속한 낙엽 교목인 訶子 또는 絨毛訶子의 성숙한 果實		斂肺 (염폐) 澀腸 (삽장) 降火利咽 (강화이인)	久咳失音★, 久瀉, 脫肛, 便血, 崩漏, 帶下, 遺精, 尿頻數
平, 苦酸澀	肺, 大腸		

· 味는 酸苦하여 酸味는 收斂하고 苦味는 降氣하여 肺와 大腸經에 들어가 澀腸止瀉하고 또한 斂肺止咳하며 下氣降火의 효능이 있다.
· 泄瀉痢疾 등 邪가 이미 쇠진하여 시간이 지나도 설사가 멈추지 않는 증상 또는 久瀉로 인하여 일어나는 脫肛과 肺虛咳嗽에 적용하며, 痰火가 肺에 鬱滯되어 나타나는 久嗽失音 등 증상에 적용하여 치료한다.

· 포제★ : 生用 - 久咳失音, 熟用 - 止瀉
· 금기증 : 痰嗽나 瀉痢 초기에 實邪가 오히려 盛한 증상 (收澀시키는 작용이 강하므로)

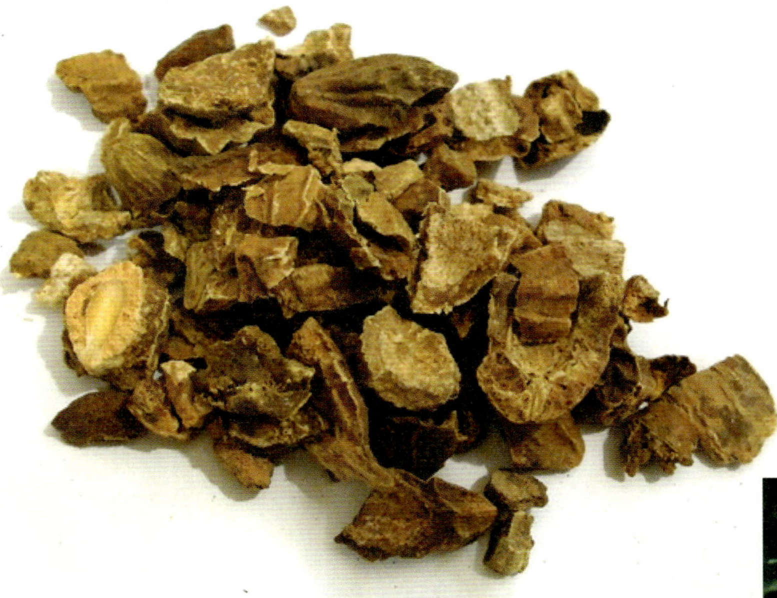

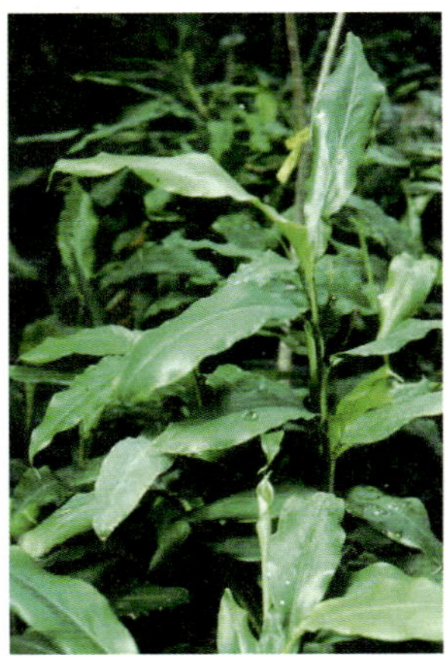

2. 肉豆蔻 (육두구)

<table>
<tr><td colspan="2">육두구과(肉豆蔻科)에 속한 상록 교목인 肉豆蔻樹의 성숙한 果實</td><td rowspan="2">溫中行氣 (온중행기)
澀腸止瀉 (삽장지사)</td><td rowspan="2">心腹脹痛, 虛瀉冷痢★, 嘔吐★, 宿食不消★</td></tr>
<tr><td>溫, 辛</td><td>脾, 胃, 大腸</td></tr>
<tr><td colspan="4">· 性味가 辛溫하며 芳香이 있고 조금 깔깔하며, 辛味는 行氣시켜 脾胃를 溫暖케 하고 澀味는 固腸시키므로 溫脾開胃시키고 澀腸止瀉시키는 효능이 있어 脾胃虛寒으로 氣가 정체되어 脘腹이 脹滿★하고 滑脫不固한 久瀉久痢★ 등을 치료하는 要藥이 된다.

· 금기증 : 澀腸助火시키므로 瀉痢 초기와 濕滯積熱
· 포제 : 煨用하면 辛散의 性이 감소하게 되어 固澀시키는 효능이 증강되므로 瀉痢不止를 치료하는 데는 煨用한다.</td></tr>
</table>

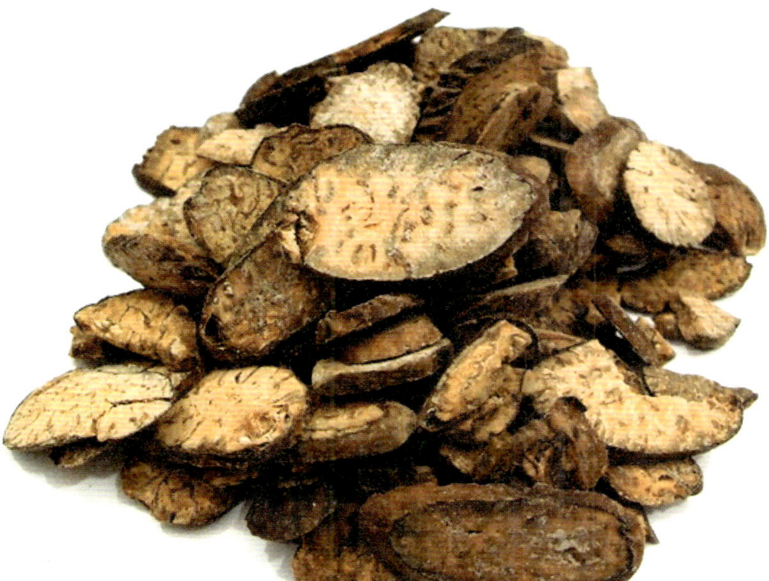

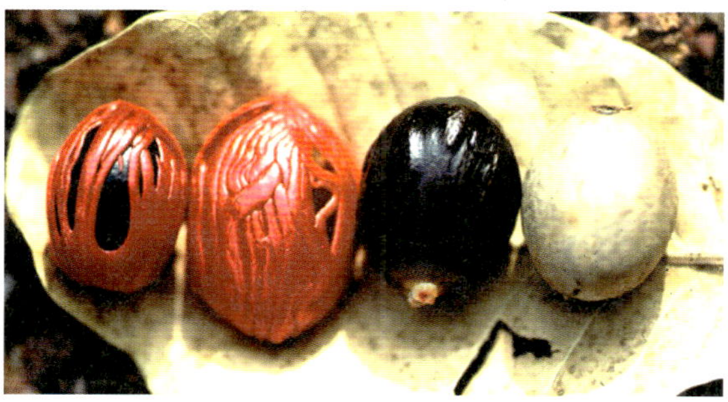

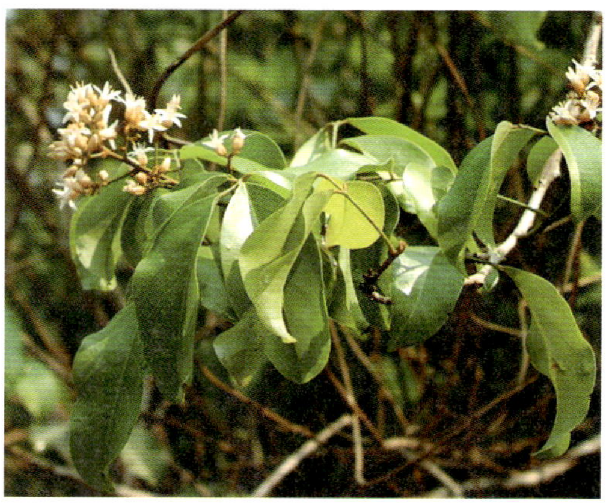

3. 赤石脂 (적석지)

三斜晶系에 속한 규산염류광물인 多水高嶺土로 함수규산알루미늄을 함유한 일종의 홍색塊狀體		澀腸 (삽장) 止血 (지혈) 生肌斂瘡 (생기염창)	久瀉久痢, 大便出血, 崩漏帶下, 潰瘍不斂
溫, 甘酸澀	脾, 胃, 大腸		

· 質重하고 性이 降하며, 甘溫은 補하는 작용을 겸하고, 酸澀은 收斂하는 효능이 있다.
· 胃와 大腸經에 들어가 固下시키고 澀腸止瀉止血★시키는 약이 되어, 氣虛로 收斂하지 못하고, 下焦가 虛脫하여 固臟하지 못하는 병증★에 적용하여 치료한다.

· 이러한 효능은 赤石脂가 흡수하는 작용★이 있어 내복하면 소화기관내에 독성물질인 인, 수은, 세균독소 및 음식물의 이상발효로 인하여 생기는 물질 등을 흡수하며, 동시에 충혈되고 염증이 생긴 위장점막을 보호하고, 한편으로는 이물질의 자극을 감소시키며, 한편으로는 염증으로 삼출되는 물질을 흡수하여 염증이 완화되고 止瀉시키는 작용을 도와 주기 때문이다.
그러므로 위장출혈에 적용하여 止血시키는 작용이 있게 된다[1)]

· 포제 : 生用 - 收濕生肌, 煆 - 收斂작용 증강

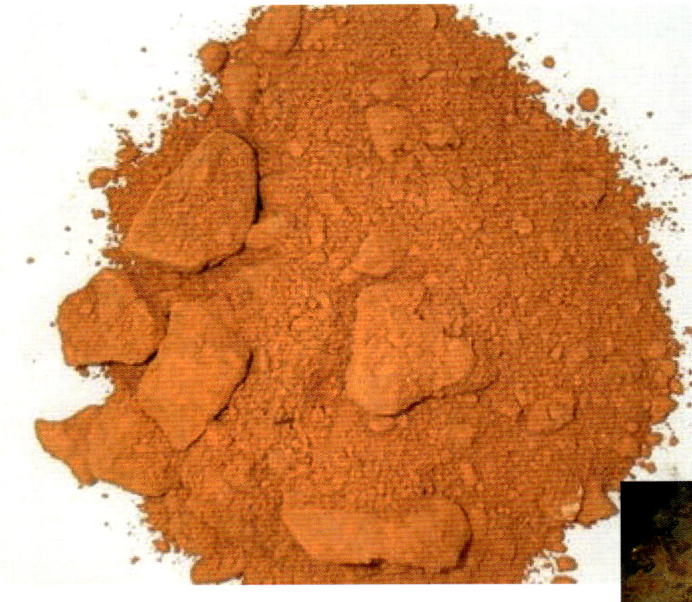

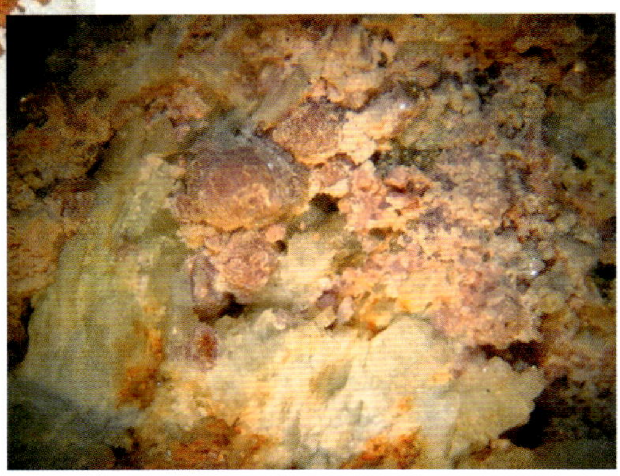

1) 燐 : 도깨비불 린

4. 烏梅 (오매)

장미과(薔薇科)에 속한 낙엽소교목인 매화나무의 미성숙한 果實		斂肺 (염폐) 澀腸 (삽장) 生津 (생진) 安蛔 (안회)	肺虛久咳★, 虛熱消渴★, 蛔厥嘔吐腹痛★, 久痢滑腸★, 膽道蛔蟲症
平, 酸澀	肝, 脾 肺, 大腸		

1) 斂肺澀腸

· 味가 酸澀하고 性이 溫하여 酸澀은 斂肺止咳하고 澀腸止瀉의 효능이 있어 肺虛久咳와 久瀉不止한 증상에 적용한다.

2) 生津

· 甘寒한 약물과 동용하면 酸甘한 味가 化陰시키는 작용을 일으켜 生津止渴하므로 消渴을 치료한다.

3) 安蛔

· 味가 매우 酸하여 회충이 酸味를 得하면 伏蟲하므로 安蛔의 良藥이 되어 회충으로 인한 嘔吐와 腹痛이 일어나는 증상을 치료한다.

· 근래에는 담도회충증으로 인한 膽疝痛과 위산결핍으로 인한 식욕부진 및 소화불량 등에 비교적 좋은 치료효과가 있다.

· 금기증 : 外感咳嗽와 瀉痢 초기에 實邪가 있는 경우 (酸斂의 性이 강하므로)

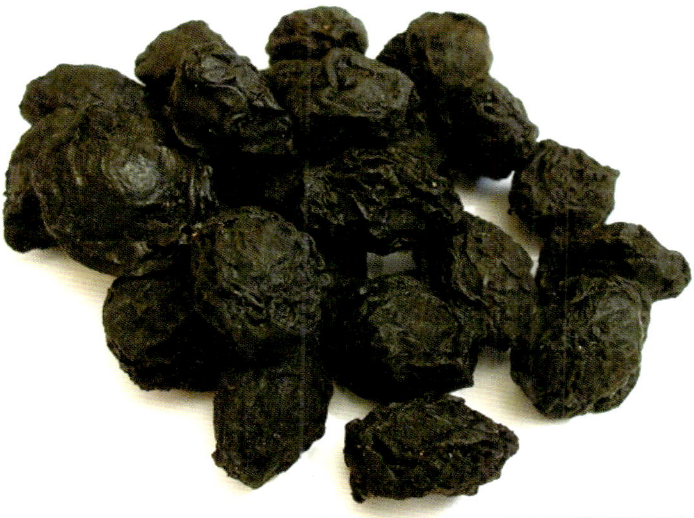

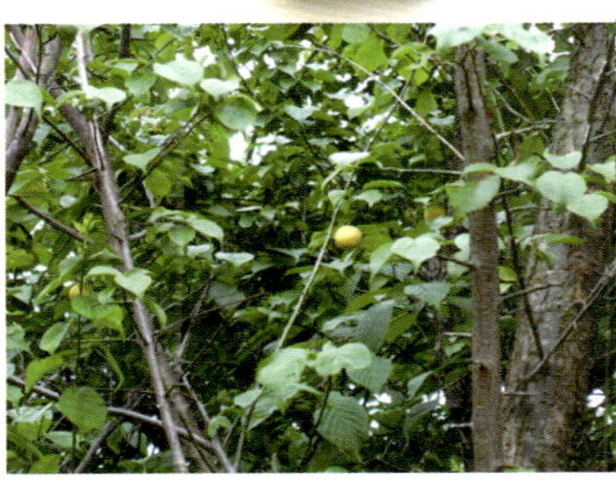

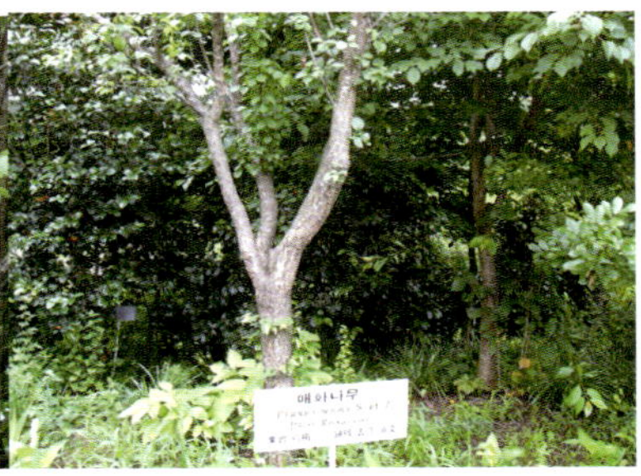

5. 罌粟殼 (앵속각)

<table>
<tr><td colspan="2">양귀비과(罌粟科)에 속한 일년생 또는 이년생 초본인 양귀비의 果實[2]</td><td rowspan="2">斂肺止咳 (염폐지해)
澀腸 (삽장)
止痛 (지통)</td><td rowspan="2">久咳, 久瀉, 久痢, 脫肛, 便血, 心腹筋骨諸痛, 滑精, 多尿, 白帶</td></tr>
<tr><td>平, 酸澀</td><td>肺, 大腸, 腎</td></tr>
</table>

1) 斂肺止咳, 澀腸

· 味가 酸澁하고 肺, 大腸, 腎經에 들어가 수렴시키고 斂肺止咳시키며 澀腸止瀉시키는 효능이 있어 肺虛로 인한 久嗽와 久瀉久痢 등 證을 치료한다.

2) 止痛

· 또한 止痛시키는 효능이 현저하여 脘腹疼痛을 치료하는데 매우 좋은 효과가 있다.

· 다만 收斂固澀시키는 효능이 있어 治標의 약물이 되므로 瀉痢와 咳嗽 초기에는 복용을 피하며, 久瀉, 久咳의 證을 치료하는데 적용하지만 多服이나 久服은 마땅하지 않다.

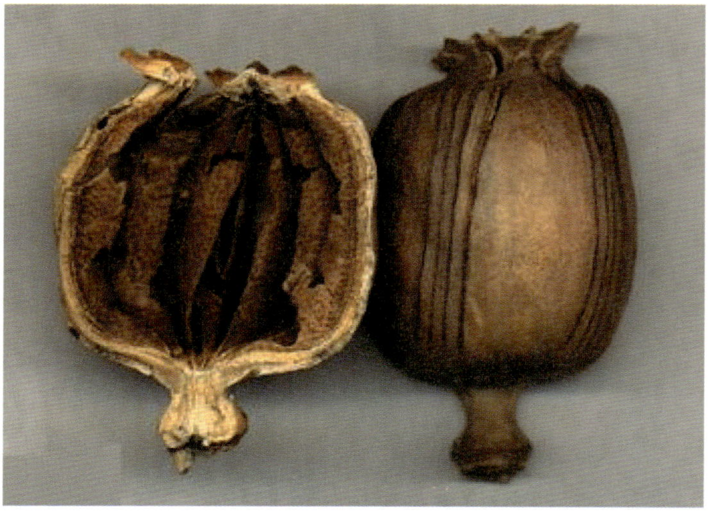

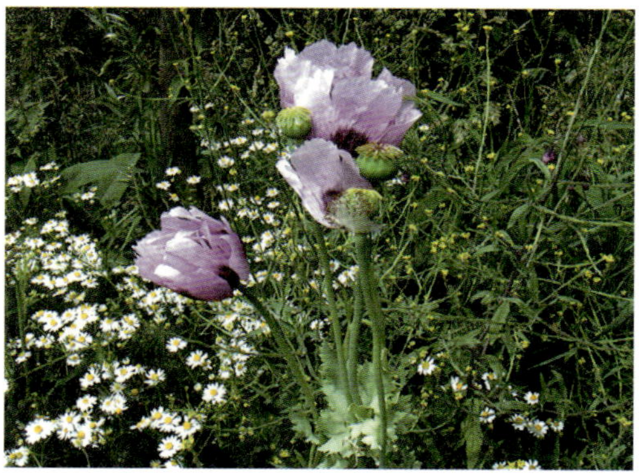

2) 罌 : 앵병 앵

6. 禹餘糧 (우여량)

<table>
<tr><td colspan="2">褐鐵鑛의 일종인 광석내에 水酸化第二鐵</td><td rowspan="2">澀腸止瀉 (삽장지사)
收斂止血 (수렴지혈)</td><td rowspan="2">久瀉久痢, 婦女崩漏帶下, 痔漏</td></tr>
<tr><td>平(微寒), 甘澀</td><td>胃, 大腸</td></tr>
</table>

1) 澁腸止瀉

· 味가 甘澀하고 質重하여 下焦를 固澁시키는 良品이 되어 澀腸止瀉시키고 그 작용이 赤石脂와 비슷하여 서로 배합함으로써 치료효과를 증강시킨다.

2) 收斂止血

· 또한 固澀시키는 성질에 止血시키는 효능이 있어 신체허약으로 인한 부녀의 崩漏帶下 등 증상을 치료한다.

· 금기증 : 虛證이 아니고 實邪가 있는 證 (收澀시키는 작용이 강하므로)

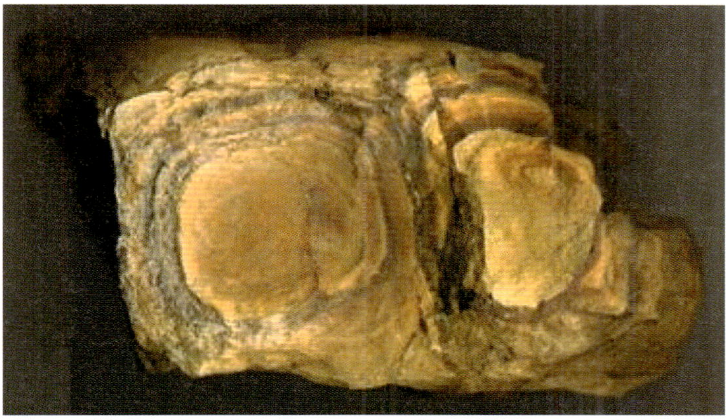

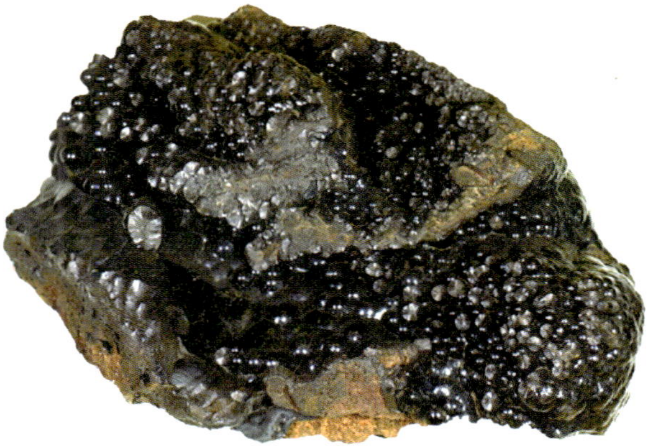

7. 石榴皮 (석류피)

<table>
<tr><td colspan="2">석류과(石榴科)에 속한 낙엽 소교목인 석류나무의 성숙한 果實</td><td rowspan="2">澀腸止瀉 (삽장지사)
止血 (지혈)
驅蟲 (구충)</td><td rowspan="2">久瀉, 久痢, 便血, 脫肛, 崩漏, 白帶, 蟲積腹痛</td></tr>
<tr><td>溫, 酸澀</td><td>大腸</td></tr>
<tr><td colspan="4">· 오직 收斂澁腸시키는 효능이 있어 久瀉久痢에 적용한다.
· 石榴根皮는 性味와 효능이 石榴皮와 같으나 단 살충시키는 효과가 비교적 강하여 조충과 회충을 驅蟲하며 한번만 사용하여도 좋은 효과가 있다.</td></tr>
</table>

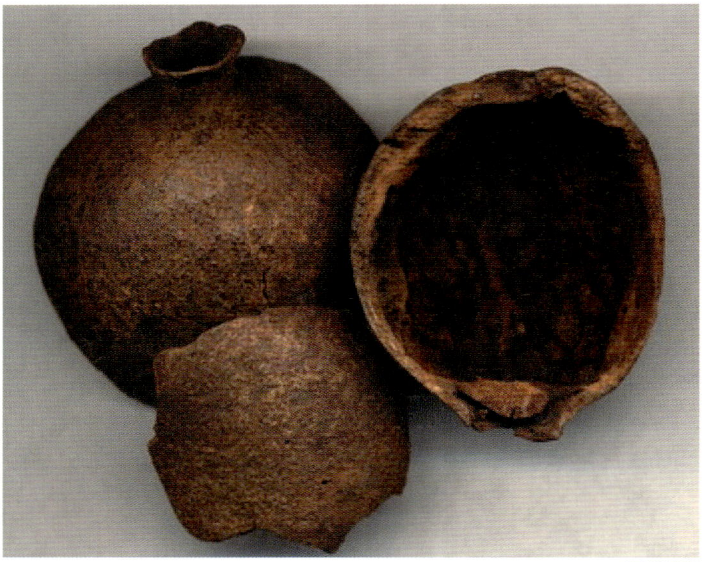

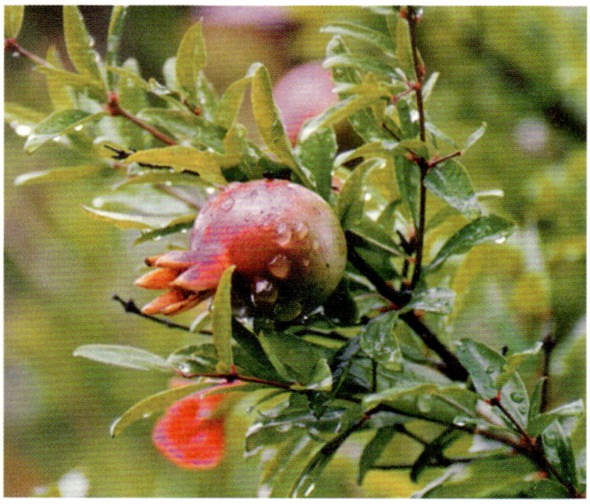

8. 椿皮 (춘피)

<table>
<tr><td colspan="2">소태나무과(苦木科)에 속한 낙엽교목인 가죽나무의 根皮나 樹幹皮</td><td rowspan="2">淸熱燥濕 (청열조습)
收澀止帶 (수삽지대)
止瀉 (지사) 止血 (지혈)</td><td rowspan="2">赤白帶下, 濕熱瀉痢, 久瀉久痢, 便血崩漏</td></tr>
<tr><td>寒, 苦澀</td><td>大腸, 胃, 肝</td></tr>
<tr><td colspan="4">· 性味가 苦寒하여 淸熱燥濕하고, 澀味는 收斂固澁하여 止帶, 止瀉, 止血의 효능이 있어 赤白帶下와 月經過多, 久瀉久痢 및 便血 등 증상에 고루 응용되며,
· 외용으로는 疥癬濕瘡을 치료하는데 이는 燥濕淸熱시키는 효능이 있기 때문이다.</td></tr>
</table>

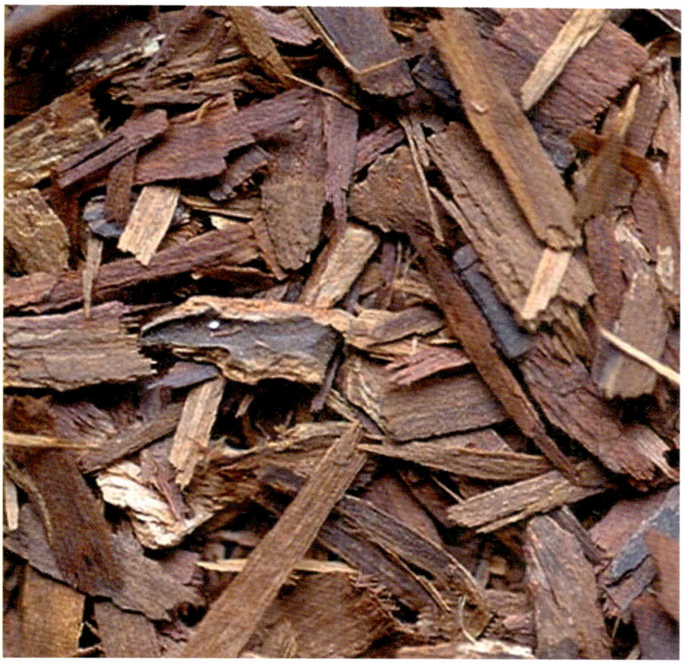

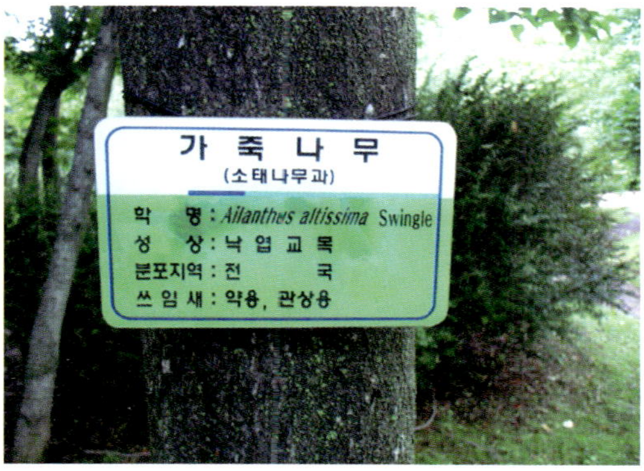
가 죽 나 무
(소태나무과)
학 명 : Ailanthes altissima Swingle
성 상 : 낙 엽 교 목
분포지역 : 전 국
쓰 임 새 : 약용, 관상용

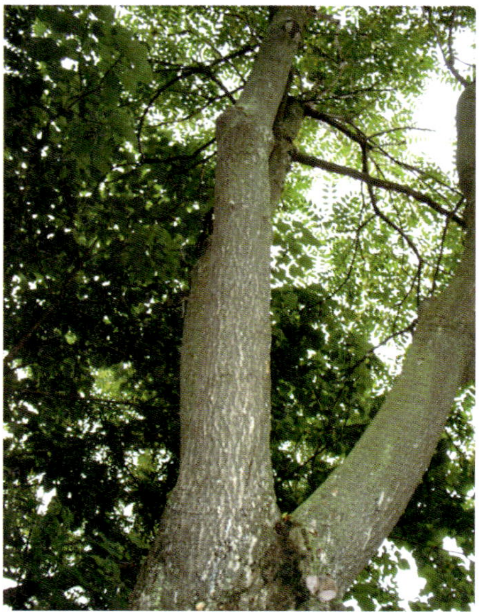

9. 五倍子 (오배자)

<table>
<tr><td colspan="4">옻나무과(漆樹科)에 속한 낙엽 소교목인 붉나무의 잎날개에 오배자진드기가 寄生하여 만들어진 蟲癭 또는 青麩楊 의 小葉背上에 倍蛋蚜의 기생 혹은 紅麩楊의 小葉背上에 蛋鐵倍蚜가 기생하여 만들어진 蟲癭[3]</td></tr>
<tr><td>寒, 酸澀</td><td>肺, 大腸, 腎</td><td>斂肺降火 (염폐강화)
澀腸止瀉 (삽장지사)
斂汗止血 (염한지혈)
收濕斂瘡 (수습렴창)</td><td>肺虛久咳★, 久痢★, 久瀉★, 脫肛, 自汗, 盜汗, 遺精, 便血★, 衄血, 崩漏, 外傷出血, 皮膚濕爛</td></tr>
<tr><td colspan="4">· 味가 酸澀하여 收斂시키는 효능이 있어
① 肺虛로 인한 久咳와 久瀉로 발생한 滑脫證과
② 酸收固澀의 효능이 있어 汗多, 便血, 遺精, 遺尿 등 증상에 내복하고,
③ 濕熱로 인한 瘡癬과 潰爛이 유합되지 않은 證에 외용하여 치료한다.

· 이러한 기전은 tannin이 조직중의 단백질과 결합하여 불용성물질을 발생시켜 수렴작용을 나타내어 혈관을 수축하고 감각을 마비시켜 止血작용을 나타내기 때문이며, 또한 위장의 이상발효에 대하여 효소억제작용을 하여 세균을 살충시키며 장관에서는 장벽조직에 들어가 근의 수축성물질에 작용하여 장의 운동을 억제하여 止瀉작용을 나타낸다.
· 금기증 : 外感으로 인한 咳嗽, 濕熱積滯로 인한 瀉痢</td></tr>
</table>

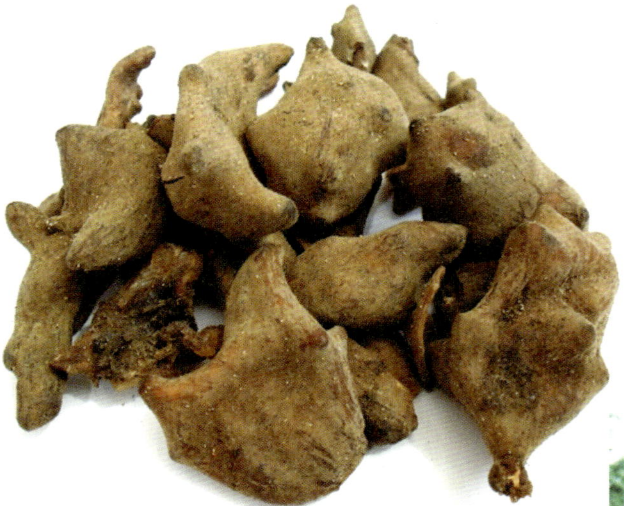

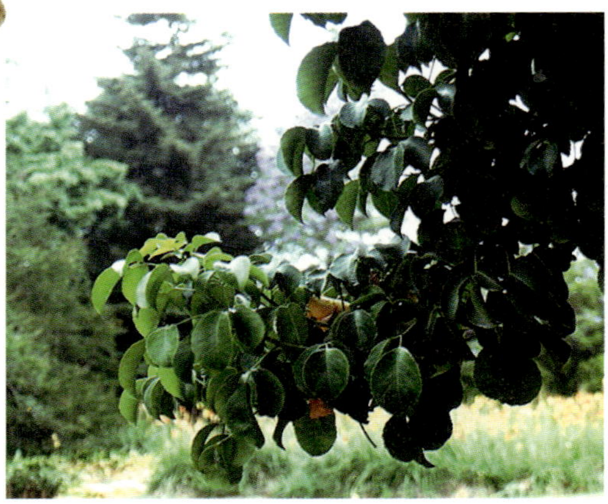

3) 麩 : 밀기울 부, 蛋 : 새알 단, 蚜 : 진딧물 아

第3節 澁精縮尿止帶藥

1. 五味子 (오미자)

목련과(木蘭科)에 속한 落葉木質藤本인 오미자(北五味子) 또는 華中五味子(南五味子)의 완숙한 果實		收斂固澁 (수렴고삽) 益氣生津 (익기생진) 補腎寧心 (보신영심)	肺虛喘咳, 口乾作渴, 自汗, 盜汗, 勞傷羸瘦, 夢遺, 滑精, 久瀉久痢
溫, 酸甘	肺, 心, 腎		

· 五味를 가지고 있으나 酸味가 主가 되고 그 性이 溫하되 燥하지 않아 肺, 心, 腎經에 들어가 위로는 肺氣를 斂하고, 아래로는 腎陰을 滋하며 아울러 澀精止瀉, 生津, 止汗 등의 작용을 가지고 있다.

· 그러므로 ① 肺虛喘咳를 收斂하여 止咳平喘★하고
② 腎虛로 인한 遺精滑精을 收斂하여 固澀止遺의 효능★이 있으며,
③ 신체허약으로 인한 陽虛自汗이나 陰虛盜汗 막론하고 自汗證을 치료★하며
④ 久瀉不止, 津枯口渴 등 證★ 과
⑤ 肺腎兩虛로 精氣가 耗散하거나 氣精이 모두 傷한 證에 응용한다.

· 금기증 : 表邪가 未解한 경우, 實熱이 있는 환자 (酸澁收斂하므로)

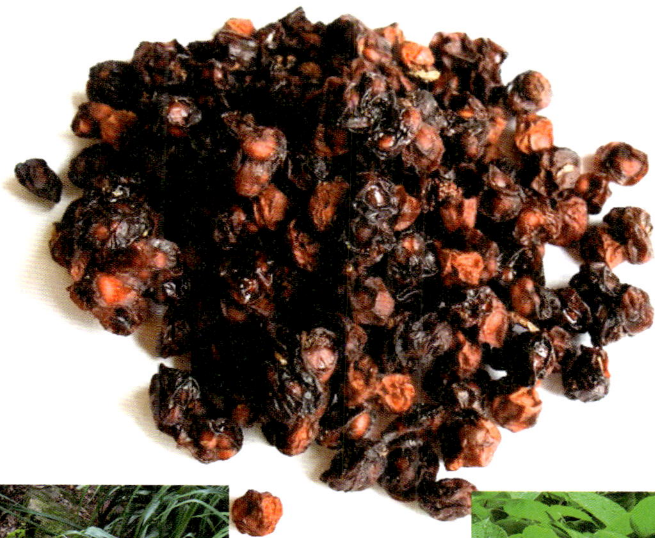

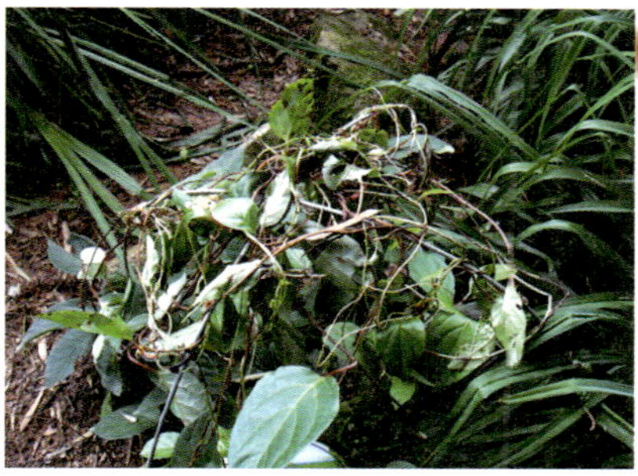

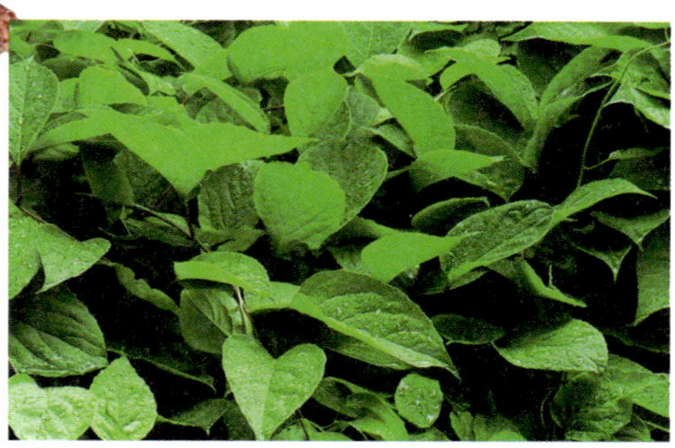

2. 蓮子肉 (연자육)

<table>
<tr><td colspan="2">수련과(睡蓮科)에 속한 다년생 水生草本인 연꽃의 성숙한 種子</td><td rowspan="2">補脾止瀉 (보비지사)
益腎澀精 (익신삽정)
養心安神 (양심안신)</td><td rowspan="2">脾虛久瀉★, 遺精帶下★, 心悸失眠★</td></tr>
<tr><td>平, 甘澀</td><td>脾, 腎, 心</td></tr>
</table>

· 性味가 甘澁하고 平無毒하여
① 脾經에 들어가 補脾止瀉하여 脾氣虛로 인한 久瀉를 치료
② 腎經에 들어가 益腎固精하여 腎臟이 虧損되어 나타나는 遺精帶下를 치료
③ 心經에 들어가 養心安神하여 心悸失眠을 치료한다.

蓮心	· 蓮子의 배아 · 性味가 苦寒하여 清心除煩★하는 효능이 있어 心火亢盛으로 인한 煩躁不安을 치료
蓮鬚	· 연꽃의 꽃술 · 性味는 平無毒하고, 甘澀하여 清心固腎하고 澁精止血시키는 효능이 있어 腎虛滑精과 遺精, 尿意頻數, 遺尿 및 吐血, 崩漏 등을 치료

· 금기증★ : 中滿痞脹, 大便燥結

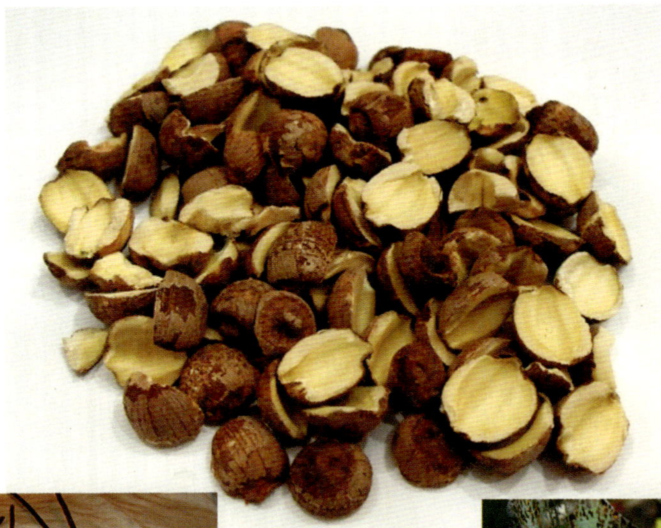

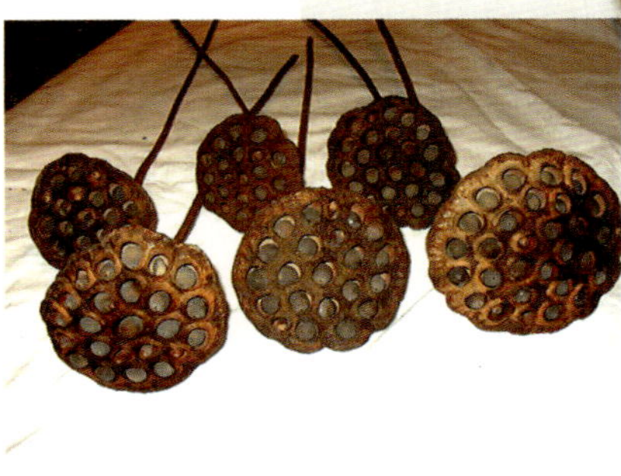

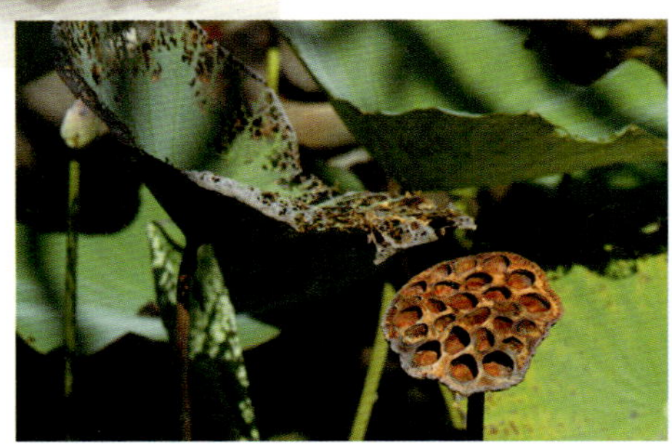

3. 芡實[4] (검실)

수련과(睡蓮科)에 속한 일년생 水生草本인 가시연꽃의 성숙한 種仁		益腎固精 (익신고정) 補脾止瀉 (보비지사) 祛濕止帶 (거습지대)	夢遺滑精, 遺尿尿頻, 脾虛久瀉, 白濁, 帶下
平, 甘澀	脾, 腎		

1) 補脾止瀉, 祛濕止帶
- 味가 甘澀하여 健脾시켜 濕邪를 제거하고 또한 收斂시켜 固澀하므로 脾虛로 濕邪가 정체되어 나타나는 泄瀉와 帶下에 적용하여 치료한다.
- 이는 脾는 運化를 주관하는데 脾虛하면 運化의 기능이 실조하여 水濕이 下注하여 泄瀉와 帶下증상이 생기게 된다.

2) 益腎固精
- 脾臟을 補하는 외에 益腎시켜 固精縮尿시키는 효능이 있어 精關不固로 인한 夢遺滑精, 膀胱失約으로 인한 小便失禁 등을 치료한다.
- 腎은 閉藏을 主司하는데 腎虛로 閉藏시키는 기능이 失職되면 下元이 不固하게 되어 遺精早泄 및 小便頻數 등 證이 발생하게 된다.

- 이상과 같은 효능이 山藥과 비슷하고 성질이 和平하여 不燥不膩하므로 두 가지 약물을 배합하여 응용하면 상술한 證을 치료한다.

山藥	· 補益力이 강하다 · 肺를 補
芡實	· 收散固澀시키는 효능이 우수 · 脾腎을 補

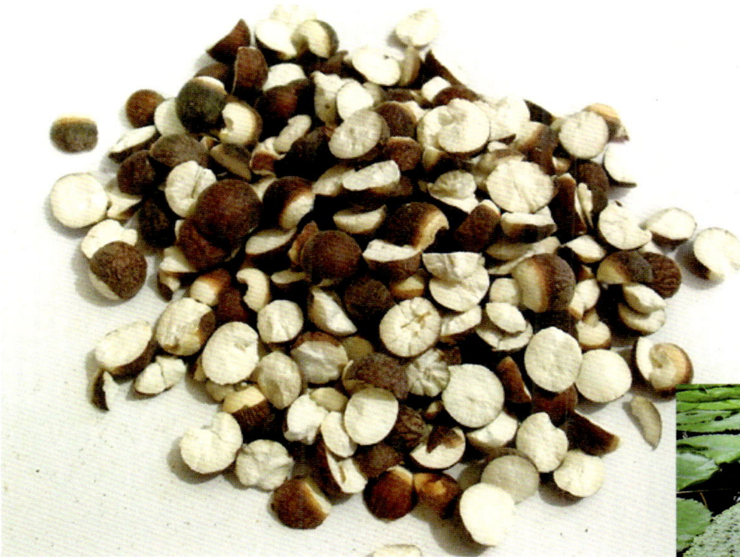

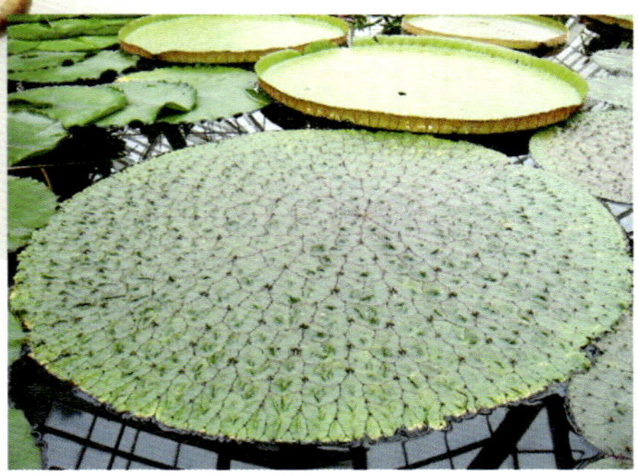

4) 芡 : 가시연 검

4. 山茱萸 (산수유)

층층나무과(茱萸科)에 속한 낙엽소교목인 산수유나무의 성숙한 果實		補益肝腎 (보익간신) 澀精固脫 (삽정고탈)	眩暈耳鳴, 腰膝酸痛, 陽痿遺精★, 遺尿, 尿意頻數, 崩漏 帶下, 大汗虛脫, 內熱消渴
微溫, 酸澀	肝, 腎		

· 性味가 酸澀하고 微溫無毒하며 質潤하여 肝, 腎經에 들어가 酸澀은 收斂을 主하고 溫潤은 補하여 肝腎을 補益하므로 澀精止汗★하게 된다.

· 腎臟은 閉臟으로 秘塞하여 滑泄하지 않게 하여야 하는데

① 腎虛하게 되면 閉臟의 기능이 失職하게 되어 遺精滑泄, 尿意頻數, 汗出 및 月經過多, 漏下不止 등의 증상이 나타나고,

② 腎은 骨을 주관하고, 肝은 筋을 주관하는데 肝腎의 기능이 부족하게 되면 筋骨이 養榮함을 잃어 遺精泄瀉, 肢體無力하게 되며, 肝竅는 目이 되어 血虛하면 밝게 되지 못하며, 腎竅는 耳가 되어 水가 부족하면 총명하지 못하게 되는데, 肝腎陰虛하면 耳目을 滋養하지 못하여 視物昏花, 頭眩目眩, 耳鳴耳聾하게 된다.

· 이러한 肝腎의 기능부족으로 인한 병증에 山茱萸는 肝腎을 補益하고 酸斂시키는 효능★이 있어 상술한 모든 證을 치료하게 된다.

· 山茱萸는 補陽시키면서 滋陰시켜 肝腎을 平補시키는 약물이 되어 陽虛나 陰虛를 막론하고 고루 배합하여 응용할 수 있는 점★이 특징이다.

· 그러므로 甘寒滋潤한 약물과 배합하여 陰血을 補하고, 甘溫辛熱한 약물을 배합하여 陽氣를 補益한다.

· 금기증★ : 命門火熾로 陽强不痿, 평소에 濕熱이 있어 小便이 不利한 환자

· 포제★ : ① 酒蒸 - 補腎澀精작용 증강 ② 生用 - 斂陰止汗작용 증강

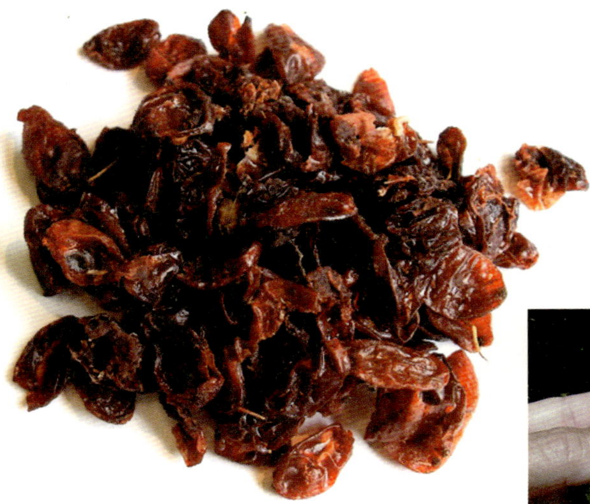

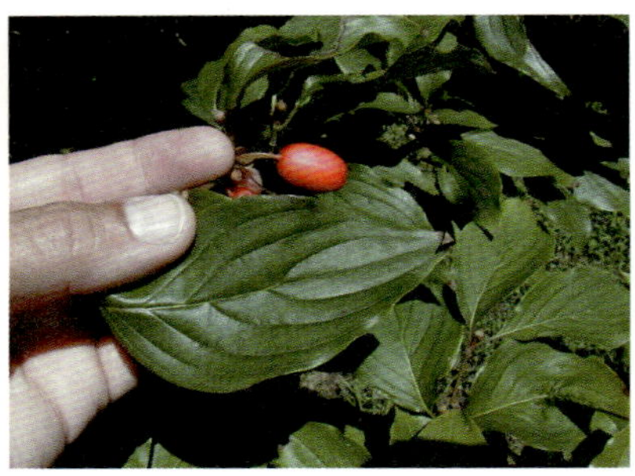

5. 金櫻子 (금앵자)

장미과(薔薇科)에 속한 常綠攀援灌木인 금앵자나무의 성숙한 果實		固精縮尿 (고정축요) 澀陽止瀉 (삽장지사)	遺精滑精, 遺尿, 尿意頻數, 崩漏帶下, 久瀉久痢
平, 酸甘澀	腎, 膀胱, 大腸		

1) 固精縮尿

· 性味가 平하고 酸澀하여 그 효능이 오직 收斂하는 작용이 있어 腎, 膀胱經에 들어가 固精, 縮尿, 止帶★하므로 腎虛로 精關이 不固하여 나타나는 遺精과 膀胱의 괄약근이 약하여 나타나는 遺尿와 尿意頻數 및 婦女의 帶下 등을 치료한다.

2) 澁腸止瀉

· 또한 大腸經에 작용하여 收澀固腸止瀉시키는 효능이 있어 脾虛久瀉를 치료한다.

· 금기증 : 實火와 實邪가 있는 병증 (收澀시키는 약물이므로)

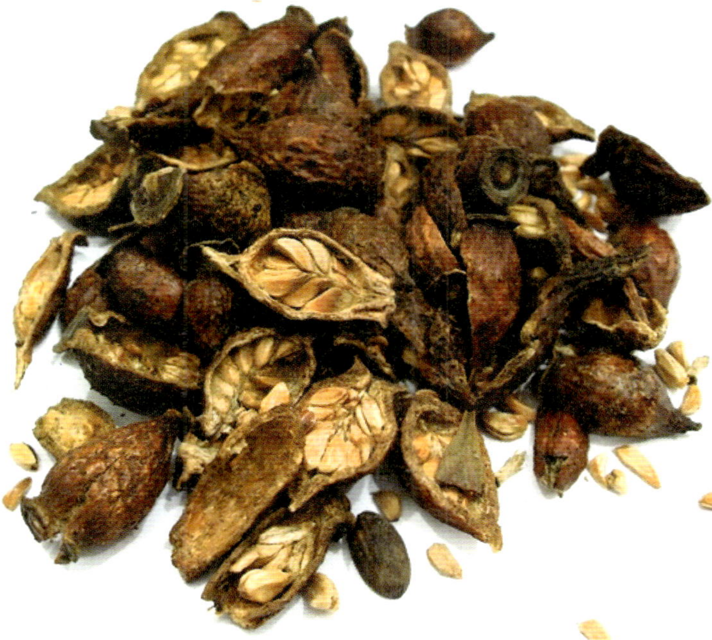

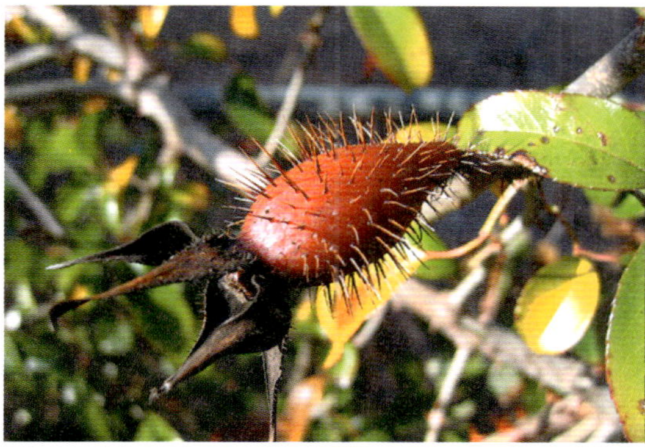

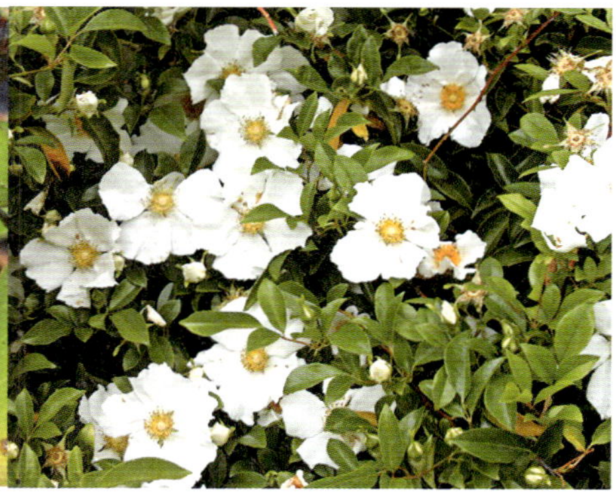

6. 桑螵蛸 (상표초)

사마귀과(螳螂科)에 속한 곤충인 사마귀, 좀사마귀 및 넓은배사마귀의 卵鞘[5]		益腎固精 (익신고정) 縮尿 (축요) 止濁 (지탁)	遺精滑精, 遺尿, 尿意頻數, 小便白濁
平, 甘鹹	肝, 腎		

· 味甘은 補하고 鹹味는 腎臟에 들어가며 澀味는 收斂하여 補腎助陽시키며 固下시키는 要藥★이 된다.
· 腎과 膀胱은 表裏가 되어 腎臟이 滋養하게 되면 膀胱이 스스로 固堅하게 되어 腎陽不足으로 인한 遺尿와 尿頻數★에 현저한 효능이 있으며,
· 補腎固澀의 효능이 있어 腎陽이 衰微하여 精關이 不固하게 되어 나타나는 陽痿早泄 치료에 적용한다. 그러나 補腎助陽시키고 收斂固澀시키는 약물을 배합하여야 한다.

· 陰虛火旺이나 內에 濕熱이 있어서 발생하는 遺精이나 尿意頻數에 적용함은 좋지 않다★

· 포제★ : 洗淨한 후 蒸製용기에 넣어 武火로 약 한시간 蒸하여 꺼내 曬乾한다 (蒸 안하면 설사)

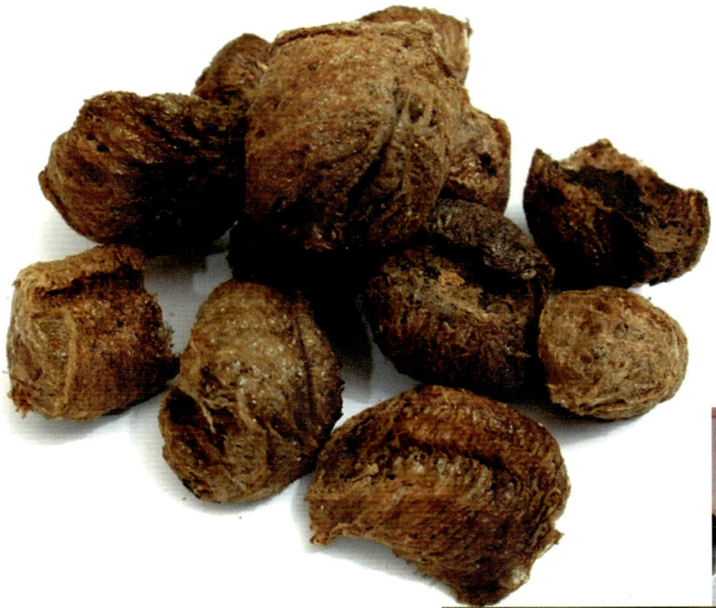

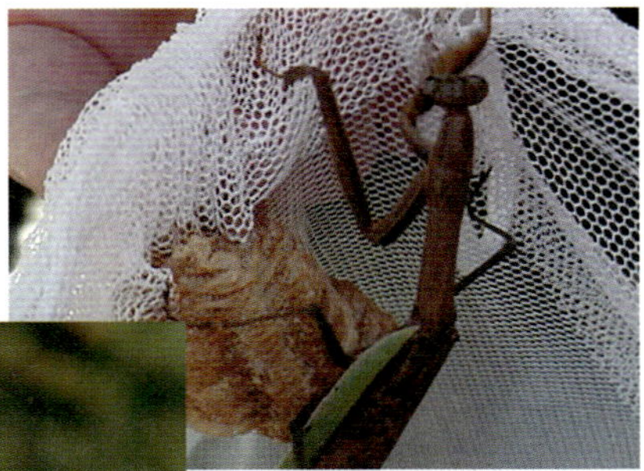

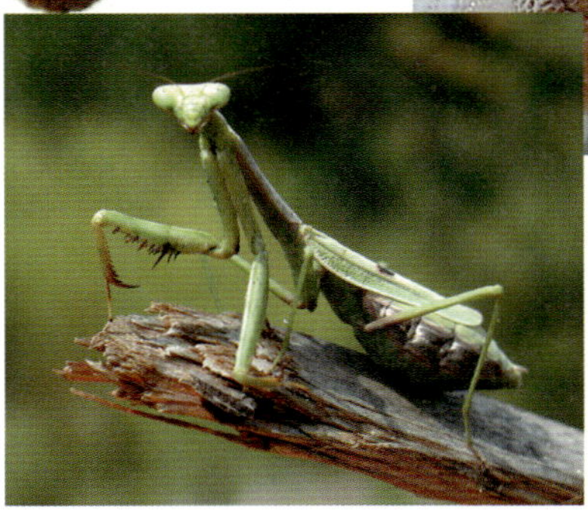

5) 螳 : 사마귀 당, 螂 = 蜋 : 사마귀 랑, 鞘 : 칼집 초

7. 覆盆子 (복분자)

<table>
<tr><td colspan="2">장미과(薔薇科)에 속한 낙엽관목인 華東覆盆子의 果實 (미성숙과실)</td><td rowspan="2">益腎 (익신)
固精 (고정)
縮尿 (축요)</td><td rowspan="2">腎虛遺尿★, 小便頻數, 陽痿早泄, 遺精滑精</td></tr>
<tr><td>溫, 甘酸</td><td>腎, 膀胱</td></tr>
<tr><td colspan="4">· 甘味는 補益하고 酸味는 收斂하며 性이 溫하되 燥熱하지 않아 그 효능이 腎陽을 補하면서 傷陰시키는 弊가 없다.
· 固脫하되 凝滯하지 않아 補하며 固하여 益下封藏의 효능이 있어 腎虛로 인한 下焦不固★의 證을 치료하는 좋은 약이다.</td></tr>
</table>

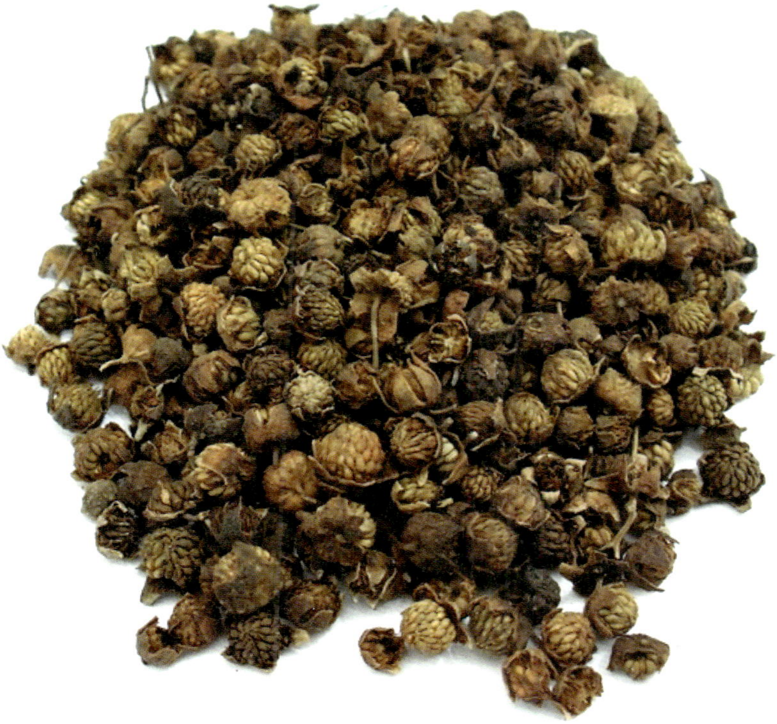

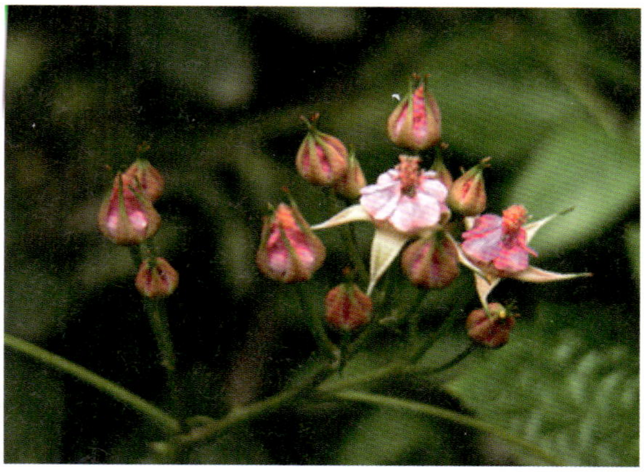

8. 海螵蛸 (해표초)

오징어과(烏鰂科)에 속한 동물인 無鍼烏賊와 갑오징어의 內殼		收斂止血 (수렴지혈) 澀精止帶 (삽정지대) 制酸 (제산) 斂瘡 (염창)	潰瘍病, 胃酸過多, 吐血衄血, 崩漏便血, 遺精滑精, 赤白帶下, 胃痛呑酸 [外治] 損傷出血, 瘡多膿汁
溫, 鹹澀	脾, 腎		

1) 收斂止血, 澀精止帶

· 收斂하여 止血시키며 止帶固精시키는 작용이 있어 부녀의 肝腎不足으로 衝任脈이 不固하여 나타나는 崩漏와 帶下를 치료하므로 부인과의 要藥이 되며,

· 아울러 男子의 遺精과 滑精을 치료하는 보조약물이 된다.

2) 制酸, 斂瘡

· 또한 收斂止血의 효능이 있어 肺胃出血과 便血 및 外傷出血에 효과가 있으며, 制酸止痛과 收澀生肌의 효능이 있어 위, 십이지장 궤양에서 나타나는 胃痛, 泛吐酸水, 潰瘍出血을 치료하고,

· 외용으로는 皮膚濕疹과 慢性潰瘍이 오랫동안 유합되지 않는 증상에도 현저한 효과가 있다.

· 다만 性이 溫燥하여 傷陰助熱하므로 陰虛有熱에는 좋지 않으며, 多服 또는 久服하면 변비의 부작용을 일으키므로 潤腸藥을 적당히 배합하여 사용하면 부작용을 줄일 수 있다.

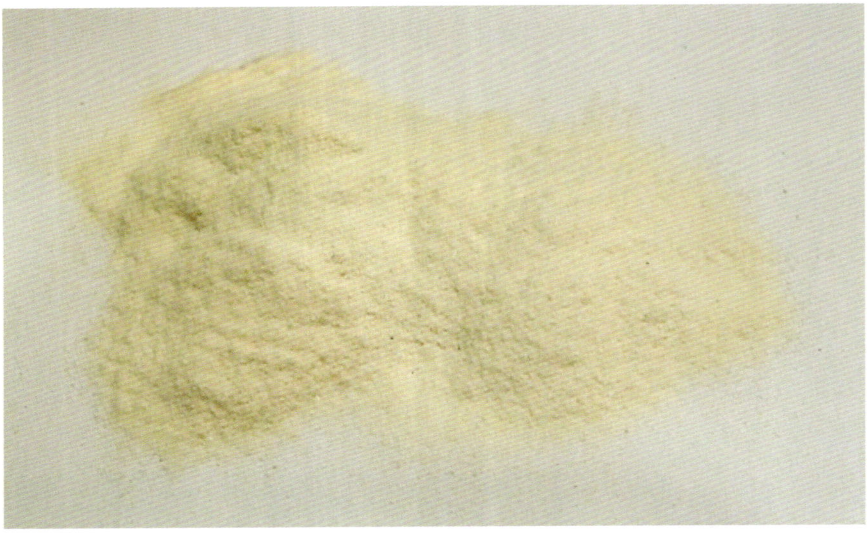

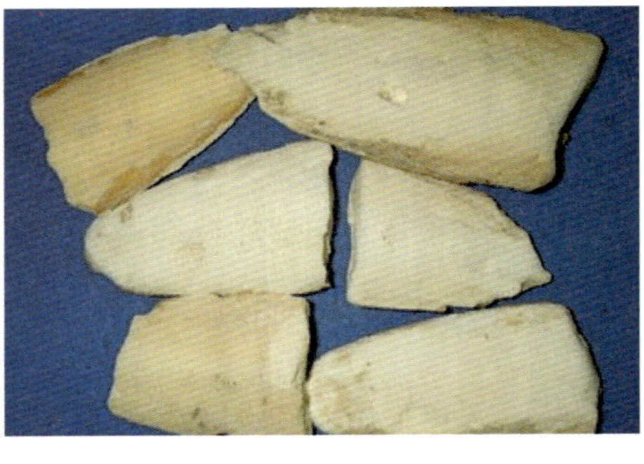

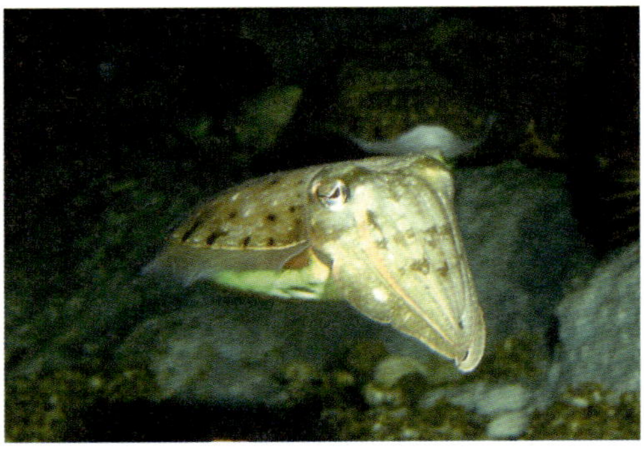

9. 白礬 (백반)

<table>
<tr><td rowspan="2">白礬</td><td colspan="2" rowspan="2">硫酸鹽類鑛物인 明礬石 Alunitum을 煎煉하여 만든 것으로 황산알루미늄 칼륨을 함유[6)]</td><td>외용</td><td>解毒殺蟲 (해독살충)
燥濕止痒 (조습지양)</td><td rowspan="2">[외용] <u>濕疹</u>, <u>疥癬</u>, 聤耳流膿
[내복] <u>久瀉不止</u>, <u>便血</u>, <u>崩漏</u>, <u>癲癎發狂</u></td></tr>
<tr><td>내복</td><td>止血止瀉 (지혈지사)
祛除風痰 (거제풍담)</td></tr>
<tr><td>枯礬</td><td>寒, 酸澀</td><td>肺, 脾,
肝, 大腸</td><td colspan="2">收濕斂瘡 (수습염창)
止血化腐 (지혈화부)</td><td>濕疹濕瘡, 聤耳流膿, 陰痒帶下, 鼻衄齒衄, 鼻瘜肉</td></tr>
<tr><td></td><td colspan="5">· 味酸氣寒하고 性이 收澀하여
① 내복 : 止瀉, 上血, 祛痰의 효능이 있어 久瀉, 便血, 崩漏 및 風痰으로 인한 癲癎을 치료
② 외용 : 燥濕止痒시키는 효능이 있어 濕疹疥癬과 口耳諸疾을 치료한다.
· 다만 酸澀收斂하고 澄淸蕩濁의 작용을 이용하여 내복에는 生用하고, 외용에 煆하여 枯白礬을 만들어 응용한다[7)]</td></tr>
</table>

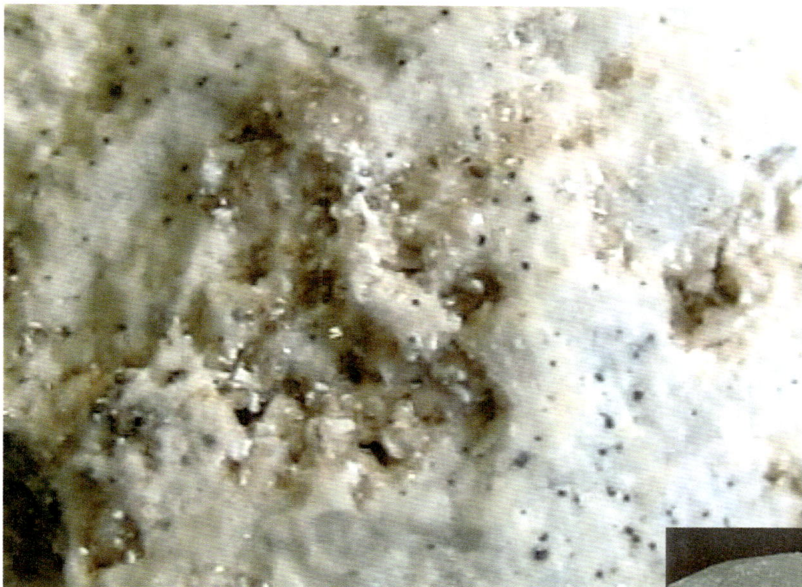

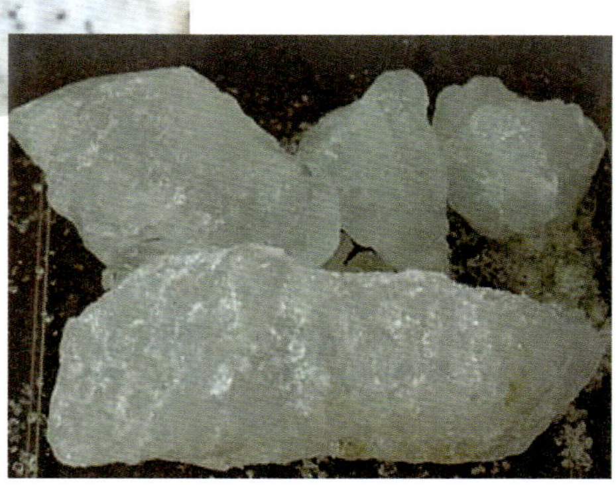

6) 煉 : 불릴 연

7) 澄 : 맑을 징, 蕩 : 쓸어버릴 탕

第19章

涌吐藥

⑴ 종류

과체(瓜蒂), 상산(常山), 담반(膽礬), 여로(藜蘆)

⑵ 작용

구토를 촉진하는 주요작용을 하는 약물

⑶ 적응증상

① 毒物을 잘못 먹었을때 아직 毒物이 위장안에 머물러 소화가 안될때

② 宿食이 정체하여 아직 장에 들어가지 않아 脘部가 脹痛

③ 痰涎壅盛으로 호흡장애를 나타내는 癲癎이나 狂症

1. 瓜蒂 (과체)

박과(葫蘆科)에 속한 일년생 草質藤本인 참외의 덜 익은 果實의 꼭지		吐風痰宿食 (토풍담숙식)[1] 瀉水濕停飮 (사수습정음)	痰涎宿食, 壅塞上脘, 胸中痞硬, 風痰癲癎, 濕熱黃疸, 四肢浮腫, 鼻塞, 喉痺
寒, 苦 有毒	脾, 胃		

· 性味가 苦寒하고 유독하나 내복으로 응용한다.

1) 吐風痰宿食

· 熱痰을 涌吐★하게 하는데 痰涎宿食이 上脘에 壅塞하여 胸中이 痞鞭한 것이나 風痰이 壅塞하여 된 癲癎을 涌吐★시키기 위해 응용한다.

2) 瀉水濕停飮

· 기타 독물의 誤飮이나 다량의 痰이 막힌 뇌졸중에 간혹 사용할 수 있다. 예를 들면 瓜蒂 1.5g을 온수로 沖服하든가, 瓜蒂散을 복용하고 면봉으로 인후부를 자극하거나 소량의 설탕을 투여하여 吐하게한다. (부드럽게 하기위함)

· 단 氣虛한 자는 사용하지 않는 것이 좋다.

· 硏末하여 코속에 불어넣으면 濕熱을 없애는 작용이 있어, 전통적으로 濕熱黃疸에 많이 응용★되었다. 이는 治標하는 방법으로 신체가 허약하거나 심장질환 등이 있을 경우에는 사용해서는 안 된다. 현재는 그다지 사용하지 않는다.

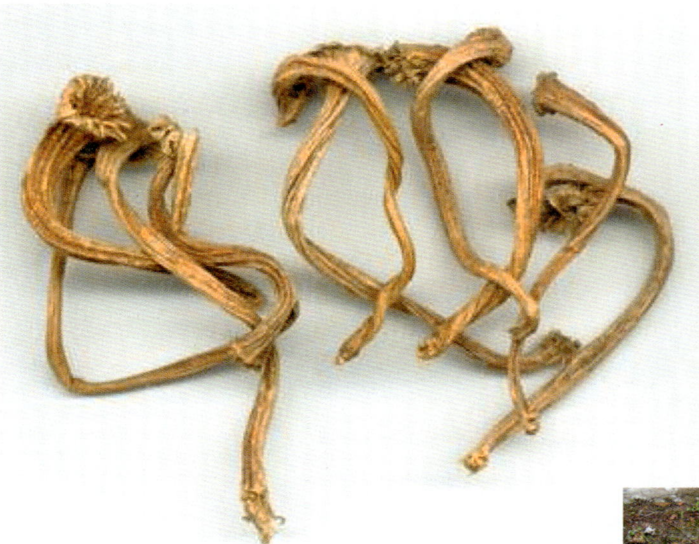

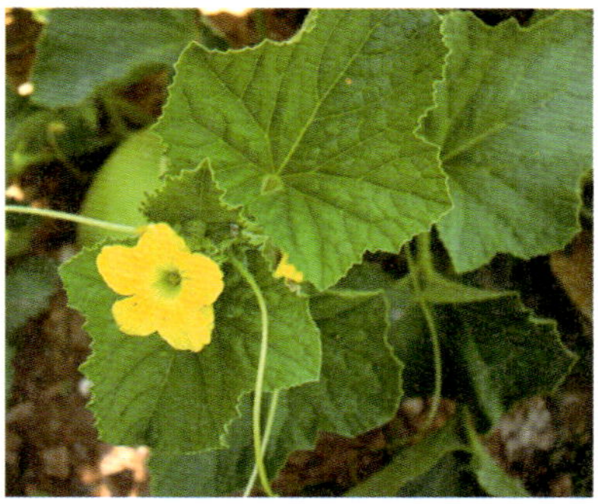

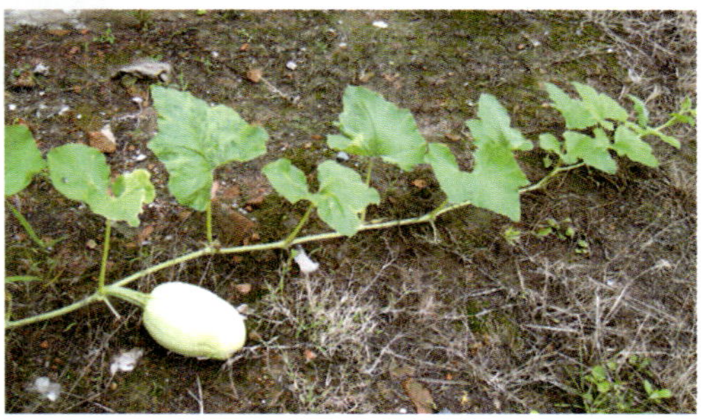

1) 宿 : 묵을 숙

2. 常山 (상산)

<table>
<tr><td colspan="2">범의귀과(虎耳草科)에 속한 낙엽관목인 黃常山의 根</td><td rowspan="2">涌吐痰飮 (용토담음)
截瘧 (절학)</td><td rowspan="2">胸中痰飮, 瘧疾</td></tr>
<tr><td>寒, 苦辛
有毒</td><td>肺, 肝, 心</td></tr>
</table>

· 辛開苦泄하여 胸中의 痰水를 涌吐하고 또한 脇下의 痰飮을 行痰하게 하여 祛痰截瘧의 효능을 나타내는 截瘧藥으로서 오랫동안 각종 瘧疾을 치료하는데 적용하였다.

1) 涌吐痰飮

· 보통 복용후 惡心嘔吐의 증상이 나타나는 것은 痰의 배출경로가 催吐를 이용한 것이기 때문이다.

· 내복약으로 흡수 후에 효과를 보고자 할 경우에는 보통 半夏, 陳皮 혹은 草果, 檳榔, 烏梅 등과 배합하면 주된 부작용인 嘔吐를 감소시킨다.

· 반면에 실제로 痰이나 독물을 吐하게 할때는 甘草를 배합하여 溫服시켜 응용되기도 한다.

· 즉 복용후에 常山이 가지는 특성으로 惡心嘔吐의 반응을 나타내는데, 이를 이용하여 胸中의 痰飮積聚 등에 催吐藥으로 이용되기도 하였는데 주로 甘草와 배합하여 溫服하였다.

2) 截瘧

· 현재에는 吐法으로 상용되지 않으며 일반적으로 瘧疾치료를 위해서는 기타 약물(草果, 檳榔)을 배합하여 惡心嘔吐를 발생시키지 않으면서 瘧疾을 치료하는 것이 대부분이다.

· 기타 常山은 양호한 退熱작용도 가지고 있었음이 여러 문헌에 기록되어 있다.

· 포제 : 生用하면 催吐작용이 있으며, 醋炒[2)]하면 더욱 심한 催吐작용을 나타내고, 酒蒸이나 酒炙는 催吐작용을 감약시키며 檳榔汁製하면 催吐작용이 없어진다. 보통 瘧疾을 치료함에 있어서는 酒製하여 응용하는데 이때는 소량을 사용하여 嘔吐가 발생하지 않게 하고 처방에 檳榔과 草果를 배합하는 방식을 선택한다.

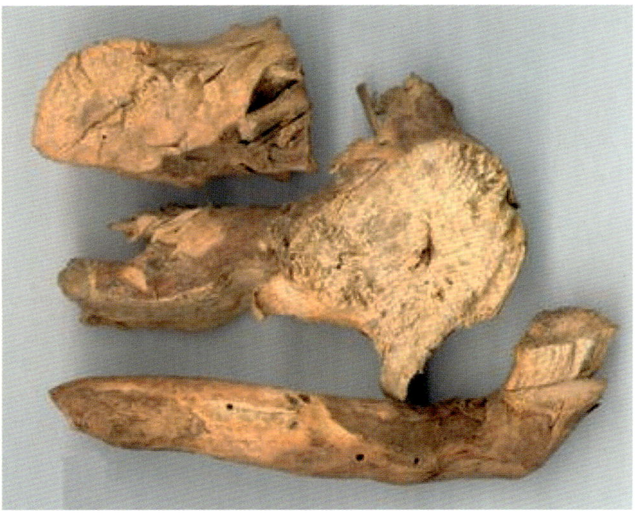

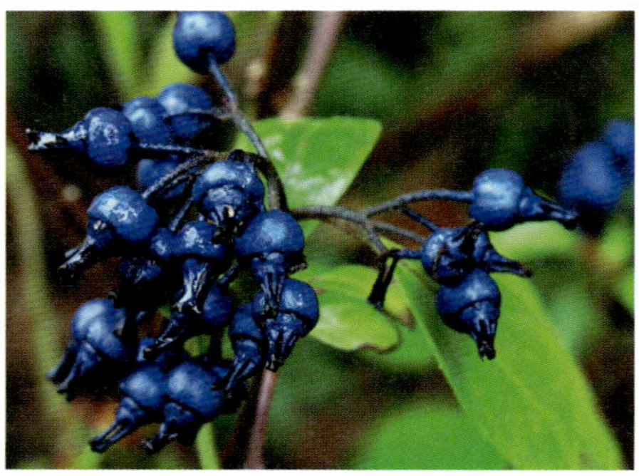

2) 醋炒 : 식초 초, 구울 초

3. 膽礬 (담반)

硫酸鹽類의 鑛物인 膽礬의 결정체 또는 인공적으로 제조한 含水硫酸銅		催吐 (최토) 祛腐 (거부) 解毒 (해독)	風痰壅塞, 喉痺, 癲癇, 牙疳, 口瘡, 爛弦風眼, 痔瘡, 腫毒
寒, 酸辛 有毒	肝, 膽		

1) 催吐

· 性味가 酸辛寒하고 有毒하여 내복하면 風痰과 독물을 강력하게 涌吐시키는 작용을 가지고 있어 風痰壅塞으로 인한 喉痺와 癲癇 및 독물의 誤食 등에 응용된다.

2) 祛腐, 解毒

· 외용하면 解毒收濕하고 蝕瘡祛腐하는 효능이 있어 風眼赤爛과 口瘡(구내염), 牙疳(치조농루) 등 증상에 소량을 사용한다.[3)]

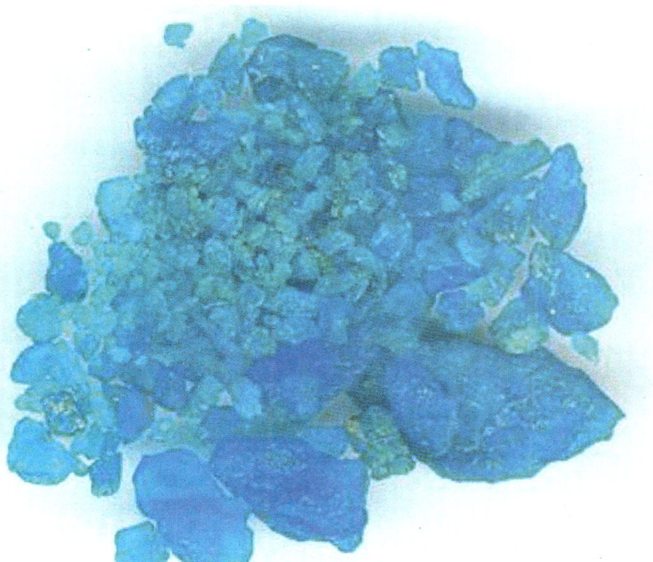

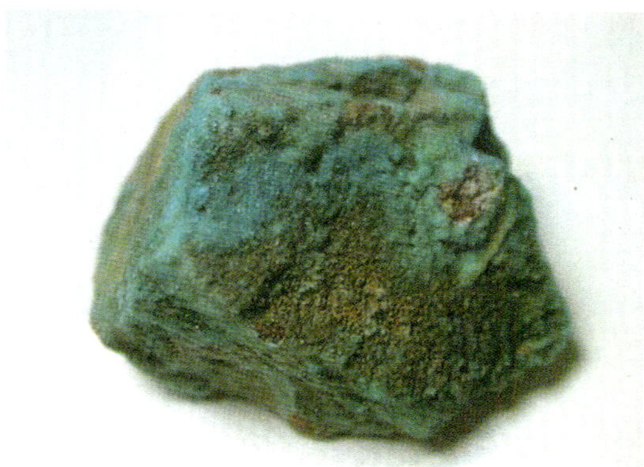

3) 蝕 : 좀먹을 식, 腐 : 군살 노

4. 藜蘆 (여로)

<table>
<tr><td colspan="2">백합과(百合科)에 속한 다년생 초본인 참여로의 根莖</td><td rowspan="2">涌吐風痰 (용토풍담)
殺蟲 (살충)</td><td rowspan="2">中風痰涌, 風癲癇疾, 黃疸, 久瘧, 泄痢, 頭痛, 喉痺, 鼻瘜, 疥癬, 惡瘡</td></tr>
<tr><td>寒, 苦辛
有毒</td><td>肺, 胃, 肝</td></tr>
</table>

1) 涌吐風痰
- 性味가 辛苦寒하고 有毒하여 내복으로는 風痰을 吐하게 하는 작용을 가지고 있어 痰壅으로 인한 中風癲癇喉痺 등을 치료한다.

2) 殺蟲
- 외용으로는 殺蟲止痒의 효능이 있어 疥癬禿瘡에 응용된다.[4]

- 그러나 이 약물은 독성이 강하므로 내복에는 신중해야 한다.
- 藜蘆反★ 五参 (人蔘, 沙蔘, 苦蔘, 玄蔘, 丹蔘), 細辛, 芍藥

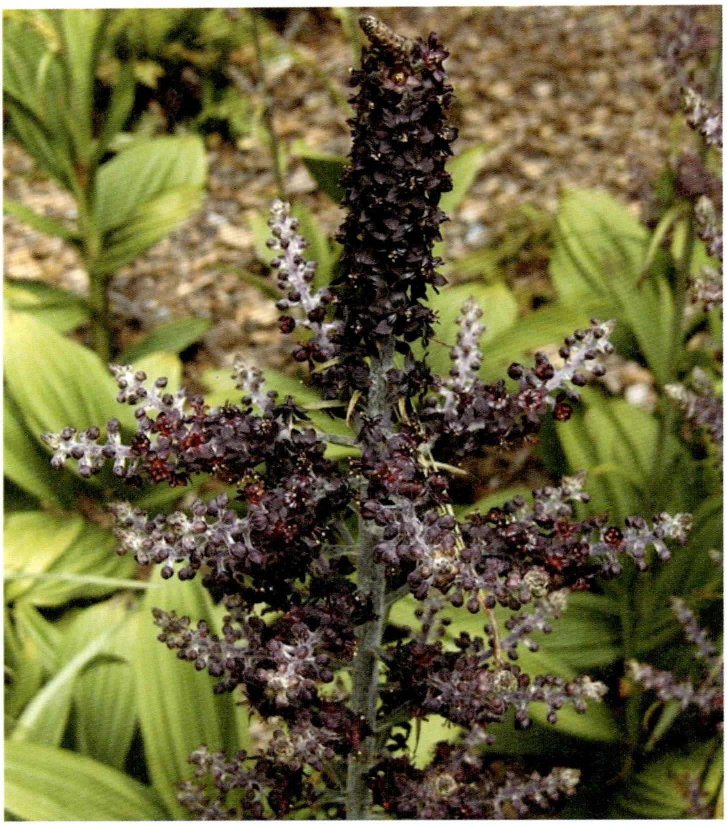

4) 禿 : 대머리 독

第20章
外用藥

⑴ 종류

유황(硫黃), 비석(砒石), 웅황(雄黃), 경분(輕粉), 연단(鉛丹), 노감석(爐甘石), 붕사(硼砂) 반모(斑蝥), 노봉방(露蜂房), 대풍자(大風子), 목근피(木槿皮)

⑵ 작용

外用을 주로 하는 약물로 解毒消腫, 化腐排膿, 生肌斂瘡, 殺蟲止痒 등의 효능

⑶ 적응증상

癰疽瘡瘍, 疥癬, 外傷, 蛇蟲咬傷, 五官疾患

1. 硫黃 (유황)

硫黃鑛이나 硫化鑛物을 채취하여 가열융해한 다음 상층의 액상유황을 취하여 냉각한 것[1]		[外用] 解毒殺蟲 (해독살충) 療瘡 (료창) [內服] 補火助陽 (보화조양) 通便 (통변)	[外治] 疥癬, 禿瘡, 陰阻惡瘡 [內服] 陽痿足冷, 虛喘冷哮, 虛寒便秘
溫, 酸 有毒	腎, 大腸		

1) 外用 - 解毒殺蟲, 療瘡
· 性味가 酸溫有毒하여 외용제로 많이 응용하는데 이는 毒으로 毒을 攻驅하는 작용을 이용함이며 또한 살충력이 강하여 疥癬瘙痒 등 피부병을 치료하는데 양호한 효과가 있다.
2) 內服 - 補火助陽, 通便
· 내복하면 補火助陽시키고 祛寒通便시키는 효능이 있어 陽衰陰寒에 응용하여 치료한다.

· 그러나 性이 溫하고 毒이 있어 내복에는 마땅히 愼用하여야 하며 陰虛陽亢의 병증이나 孕婦는 복용을 피해야 한다.

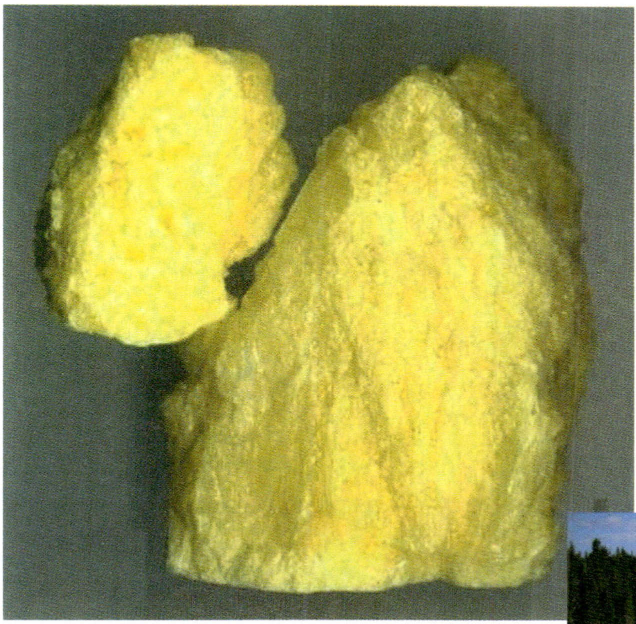

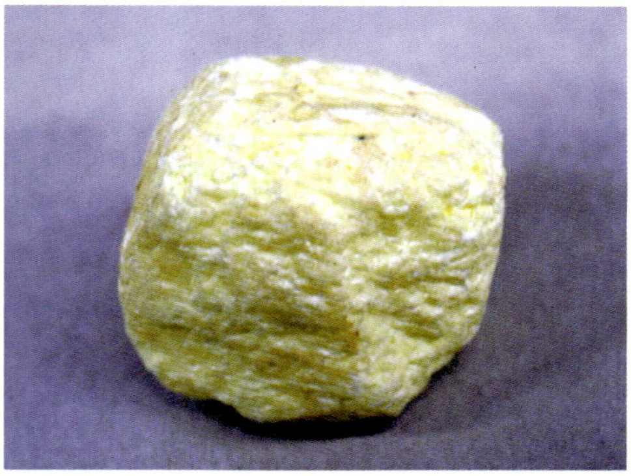

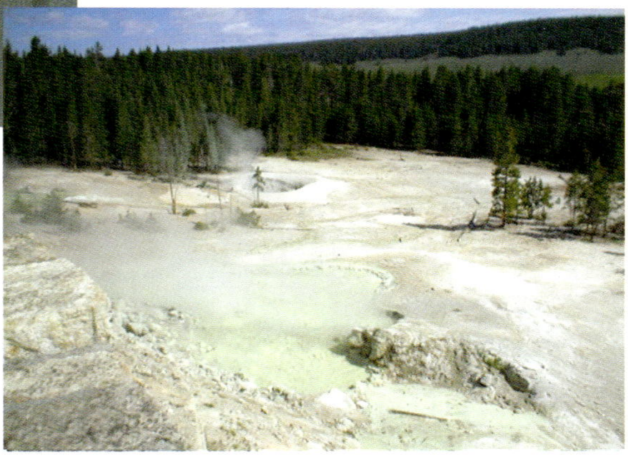

1) 融 : 화할, 녹일 융

2. 砒石 (비석)

<table>
<tr><td colspan="2">酸化物類의 鑛物인 砒華鑛物인데 현재는 대개가 硫砒鐵鑛와 鷄冠石등에 함유된 砒鑛石을 가공 (AS_2O_3)</td><td rowspan="2">祛痰截瘧 (거담절학)
殺蟲 (살충)
蝕惡肉[2] (식악육)</td><td rowspan="2">寒痰哮喘, 瘧疾, 休息痢, 痔瘡, 瘰癧, 走馬牙疳, 癬瘡, 潰瘍腐肉不脫</td></tr>
<tr><td>熱, 辛酸
有毒</td><td>肺, 腸, 胃</td></tr>
<tr><td colspan="4">1) 殺蟲, 蝕惡肉
· 大熱大毒한 약물로 그 효능이 신속하고 양을 초과하거나 誤服하면 생명에 위험이 있다.
· 외용하면 강렬한 腐蝕작용이 있어 痔瘡이나 痔瘻 및 走馬牙疳 등에 毒이 毒을 攻毒하는 효능이 있어 치료된다.[3]
2) 祛痰截瘧
· 또한 내복하여 寒痰을 제거하는 작용이 있어 平喘시키므로 寒性哮喘에 痰多淸稀한 證을 치료하며 또한 截瘧에도 응용한다.

· 다만 大毒이 있는 약물이므로 내복할 때는 綠豆나 豆腐와 같이 煮한 후 응용하며, 丸劑에는 극소량을 넣어 응용하며 병이 치료되면 즉시 중지하여야 되고, 계속해서 久服해서는 안되며 孕婦는 복용을 금한다.[4]</td></tr>
</table>

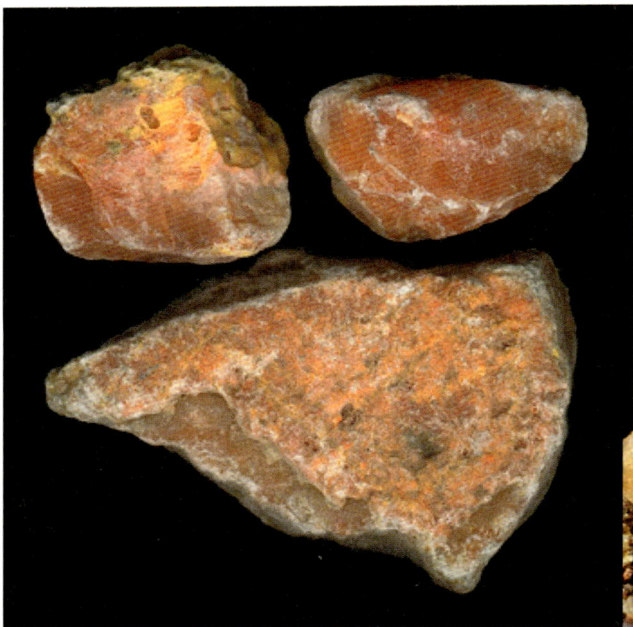

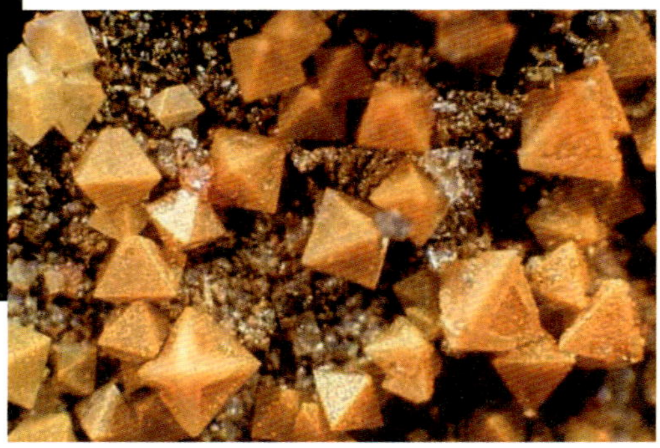

2) 蝕 : 좀먹을 식
3) 瘻 : 부스럼 루
4) 煮 : 삶은 자

3. 雄黃 (웅황)

硫化物類의 광물인 雄黃族의 雄黃 (AsS)		解毒殺蟲 (해독살충) 燥濕祛痰 (조습거담) 截瘧 (절학)	疥癬, 禿瘡, 癰疳, 走馬牙疳, 破傷風, 蛇蟲螯傷, 蟲積腹痛
溫, 辛 有毒	肝, 大腸		

- 辛溫有毒하고 해독작용이 비교적 강하여 피부의 疥癬蟲을 살충시키므로 痔瘡腫毒과 濕疹疥癬, 蛇蟲咬傷 등 증상에 다용하므로 외과의 要藥이 된다.
- 내복하면 그 독성이 회충을 驅殺하여 蟲積腹痛을 치료할 수 있으나 그 性이 溫, 有毒하므로 내복은 삼가야 하며, 계속 복용하여서는 안된다.

- 孕婦나 血虛者는 禁하며, 내복에는 火로 포제하여서는 안되며, 만약 經火하면 그 毒이 殺人한다.
- 雄黃을 雄黃精, 腰黃, 雄黃, 雌黃으로 분류하나 모두 硫化砒素의 광석으로 雌黃Orpiment As_2S_3이다.
- 성상은 비교적 비슷하나 雌黃은 전체가 황색이고 雄黃는 홍색 또는 등홍색으로 차이가 있다. 일반적으로 雄黃精이 가장 품질이 좋고 雌黃은 次品이며 雄資은 下品에 속한다.
- 포제 후 독성이 증가한다★

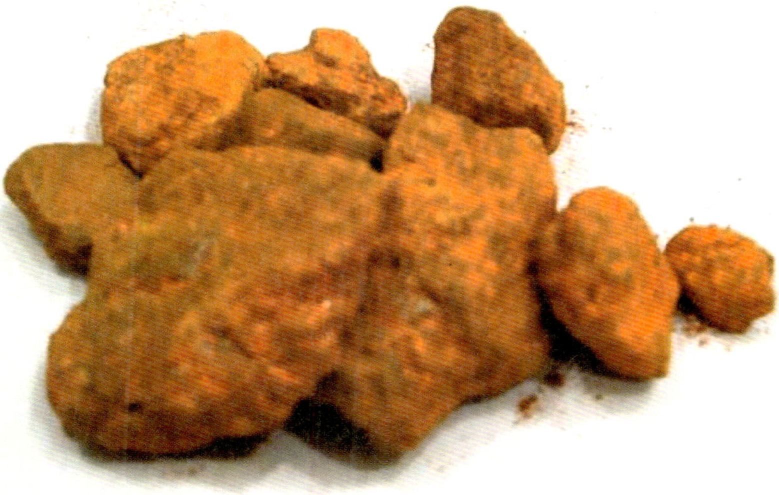

4. 輕粉 (경분)

<table>
<tr><td colspan="2">水銀과 기타 물질(膽礬, 食鹽, 紅土)을 혼합하여 가공제조한 염화제일수은의 결정체 (Hg_2Cl_2)</td><td>外用</td><td>殺蟲 (살충)
攻毒 (공독)
斂瘡 (염창)</td><td rowspan="2">[外治] 疥瘡, 頑癬, 臁瘡, 梅毒, 瘡瘍, 濕疹
[內治] 痰涎積滯, 水腫膨脹, 二便不利</td></tr>
<tr><td>寒, 辛
有毒</td><td>大腸, 小腸</td><td>內服</td><td>祛痰消積 (거담소적)
逐水通便 (축수통변)</td></tr>
</table>

1) 외용 - 殺蟲, 攻毒, 斂瘡
- 攻毒殺蟲의 효능이 비교적 강하고 아울러 止痒★시키는 효능이 있어 외과의 要藥이 되어 疥癬과 梅毒★을 치료한다.

2) 내복 - 祛痰消積, 逐水通便
- 내복하면 二便을 通하게 하고 水腫을 逐水케 하므로 水腫膨脹과 二便이 秘結한 證을 치료한다.

- 다만 그 毒性이 강열하므로 주로 외용에 많이 적용하고 내복에는 愼用하여야 하며 과량이나 久服해서는 안되고 孕婦는 복용을 피한다.

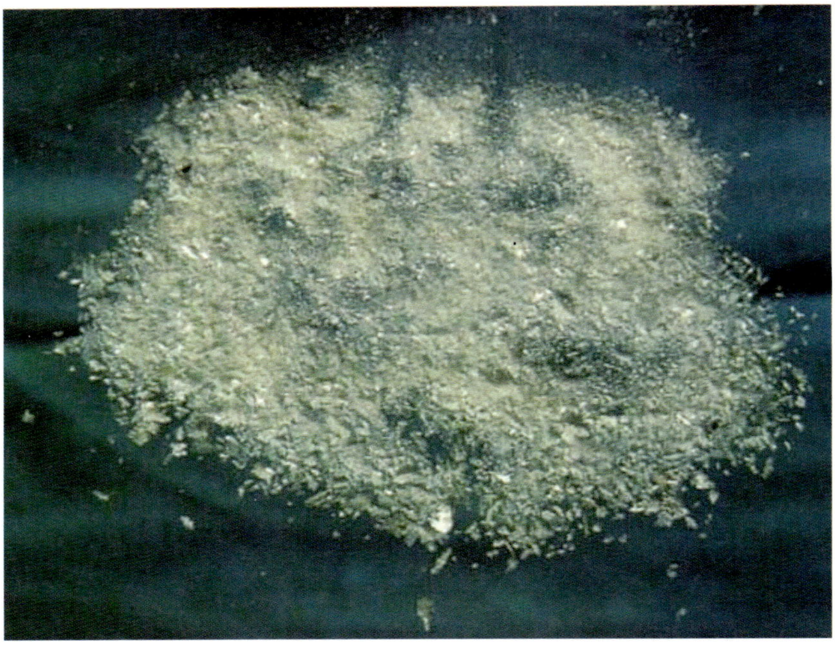

5. 鉛丹 (연단)

순수한 鉛을 가공하여 제조한 사산화삼연★ (Pb_3O_4)		解毒 (해독) 生肌 (생기) 墮痰鎭驚 (타담진경)	癰疽潰瘍, 金瘡出血, 口瘡, 目翳, 湯火灼傷, 驚癎癲狂, 瘧疾, 痢疾, 吐逆反胃
寒, 辛鹹 有毒	心, 脾, 肝		

1) 解毒, 生肌

· 性味가 辛寒有毒하고 질이 重하여 산제나 고약에 넣어 외과질환에 적용하는 주요한 약물이다.

· 식물성유로 조화하여 고약으로 만들어 外貼하면 拔毒, 收斂, 生肌의 작용이 비교적 양호★한데, 瘡瘍腫毒이 未潰하였을 때는 膿潰消腫하고 이미 膿潰하였을 때는 拔毒生肌하므로 외과에 상용하는 약물이 된다.

2) 墮痰鎭驚

· 또한 내복하면 墮痰鎭驚의 효능이 있으나 그 性이 寒하고 有毒하므로 임상응용에는 극히 드물며 적용할 때는 鉛중독에 세심한 주의를 하여야 한다★

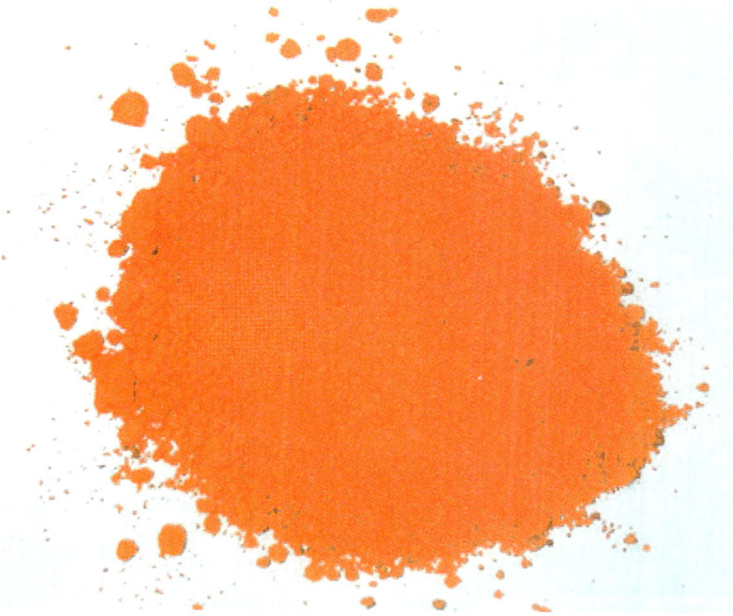

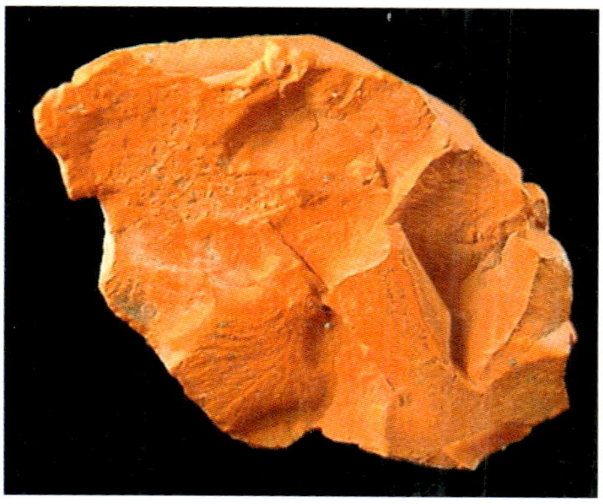

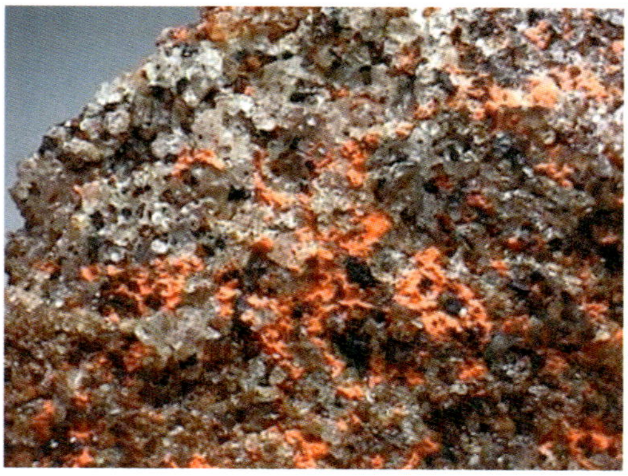

6. 爐甘石 (노감석)

炭酸鹽類鑛物인 方解石族의 菱鋅鑛5) (탄산아연($ZnCO_3$))		解毒明目退翳 (해독명목퇴예) 收濕止痒斂瘡 (수습지양염창)	目赤腫痛, 眼緣赤爛, 翳膜胬肉, 潰瘍不斂, 膿水淋漓, 濕瘡, 皮膚瘙痒
平, 甘	胃		

1) 解毒明目退翳
- 오직 외용약으로 明目退翳시키는 효능이 있어 目疾을 치료하는데 상용하며,

2) 收濕止痒斂瘡
- 또한 收濕生肌시키고 防腐斂瘡시키는 효능이 있어 潰瘍不斂과 濕瘡瘙痒에 치료효과가 있다.

- 포제★ : 煆하여 붉게되면 꺼내어 물속에서 담그어 현탁액을 취한다,

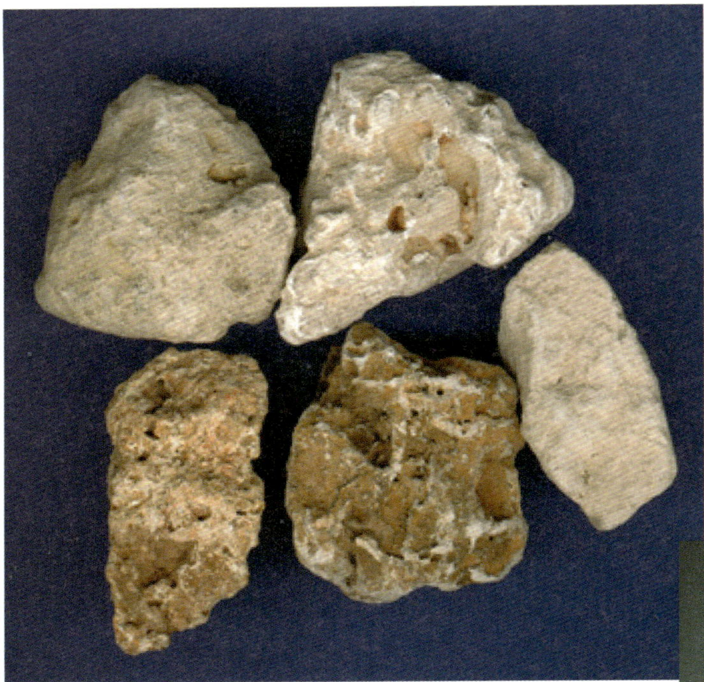

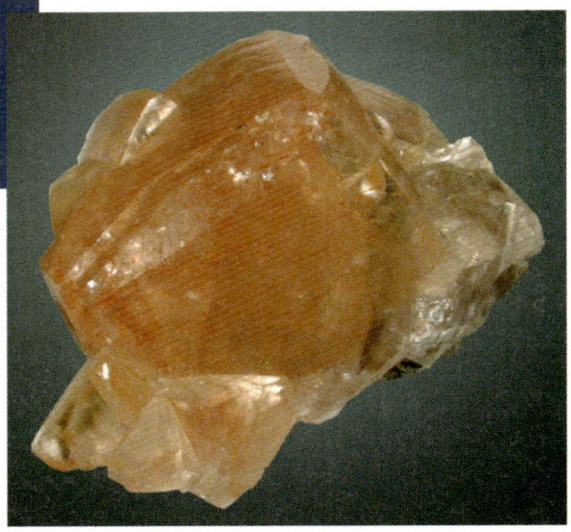

5) 菱 = 蔆 : 마름 릉, 鋅 : 굳을, 아연 자

7. 硼砂 (붕사)

單斜晶系의 鑛物인 硼砂		淸熱消痰 (청열소담) 解毒防腐 (해독방부)	咽喉腫痛, 口舌生瘡★, 目赤翳障, 骨哽, 噎隔, 咳嗽痰稠
凉, 甘鹹	肺, 胃		

· 性味가 甘凉하여 淸熱시키고 解毒, 消腫, 防腐작용이 있으며, 鹹味는 軟堅시키고 消痰시키는 효능★이 있다.

· ① 외용으로는 咽喉腫爛과 口舌生瘡 및 目赤腫痛을 치료하고, ② 내복하면 痰熱壅滯의 證을 치료★ 그러나 임상에서는 많이 응용하지 않는다.

· 포제★ : 硏末하거나 煅(炒)하여 사용한다.

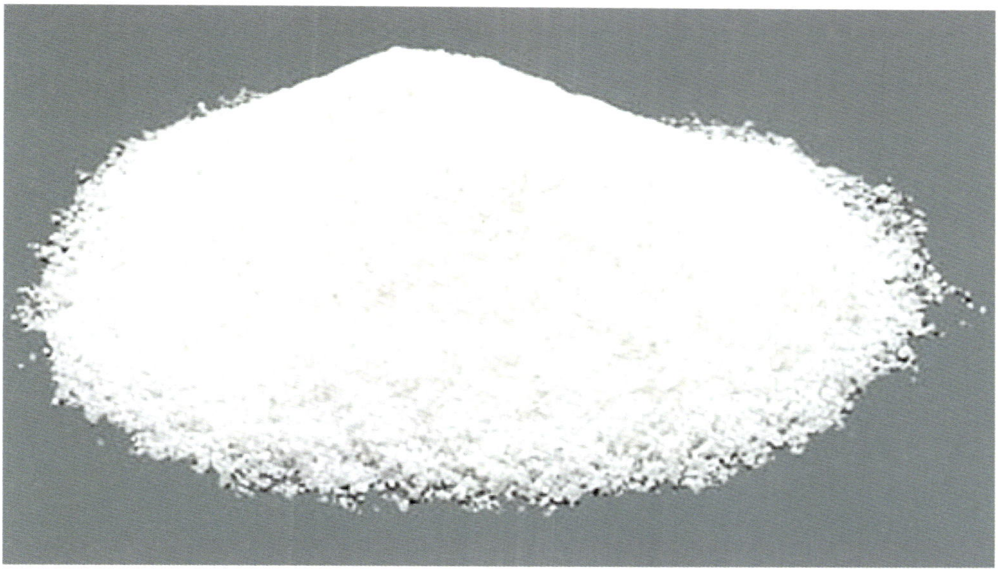

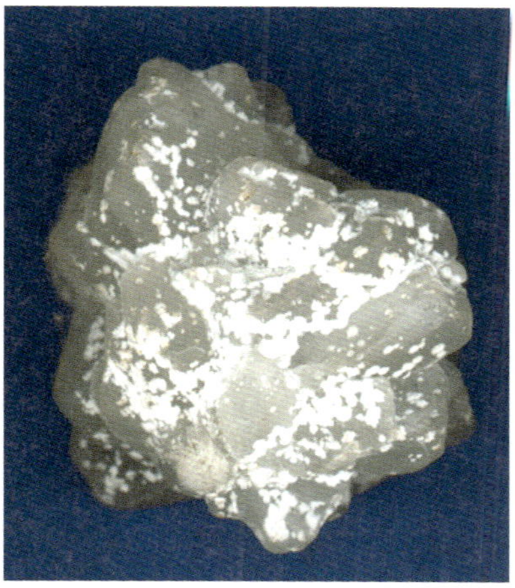

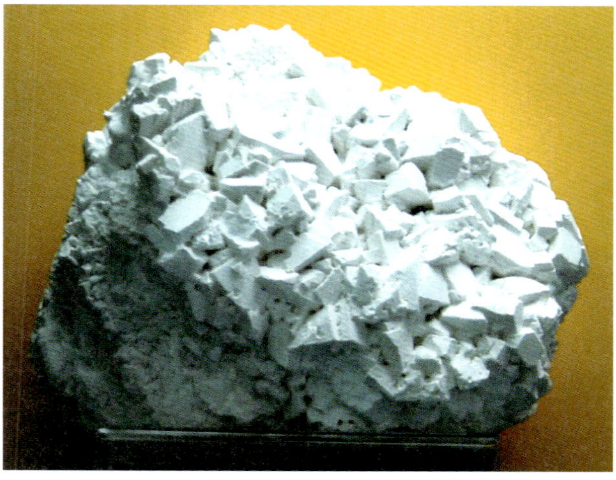

8. 斑蝥 (반모)

<table>
<tr><td colspan="2">가뢰과(芫青科)에 속한 곤충인 南方大斑蝥 또는 黃黑小斑蝥의 건조체</td><td rowspan="2">破血散結 (파혈산결)
攻毒蝕瘡 (공독식창)</td><td rowspan="2">[외용] 惡瘡, 頑癬, 口眼喎斜, 喉蛾, 狂犬咬傷
[내복] 經閉, 癥瘕</td></tr>
<tr><td>熱, 辛
有大毒</td><td>肝, 胃, 腎</td></tr>
<tr><td colspan="4">1) 攻毒蝕瘡
· 性味가 辛熱大毒하여 攻毒하므로 惡瘡과 頑癬, 口眼喎斜, 狂犬咬傷에 外敷하여 치료하고,
2) 破血散結
· 내복하면 破血散結시키는 효능이 있어 瘀血로 인한 經閉와 癥瘕를 치료한다.

· 다만 독성이 크므로 내복에는 세심한 주의가 필요하며, 외용인 경우에는 붙이는 면적이 넓어서는 안 된다. (독성 : 嘔逆이 그치지 않는다)★
· 포제★ : 머리, 다리, 날개를 제거하고 米 또는 糯米炒하여 사용</td></tr>
</table>

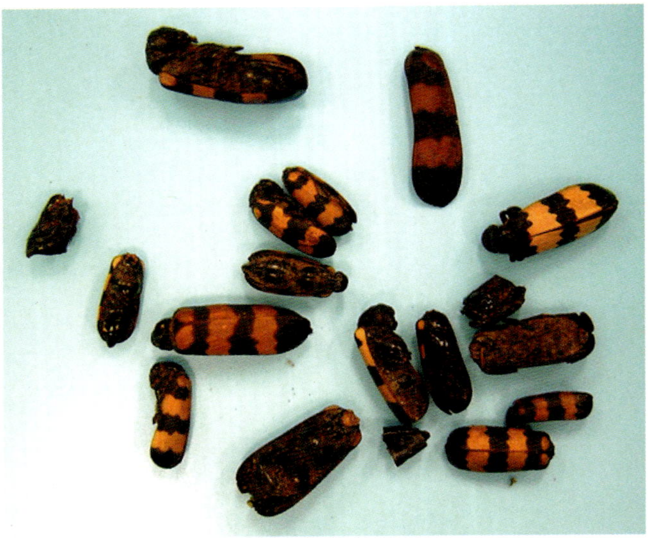

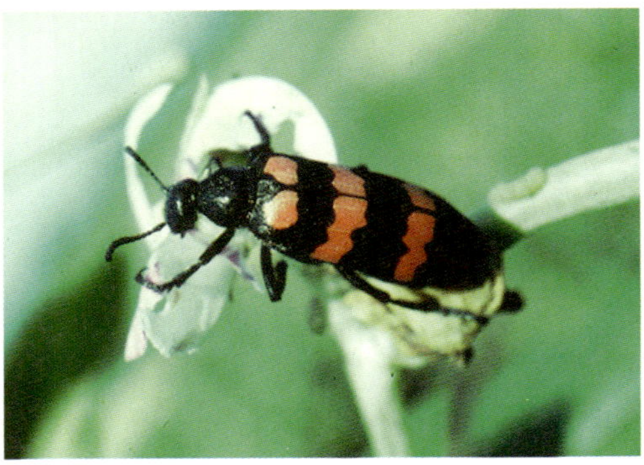

9. 露蜂房 (노봉방)

말벌과(胡蜂科)에 속한 곤충인 果馬蜂, 日本長脚胡蜂 혹은 異腹胡蜂의 벌집		祛風 (거풍) 攻毒 (공독) 殺蟲 (살충) 止痛 (지통)	齲齒牙痛, 瘡瘍腫毒, 乳癰, 瘰癧, 皮膚頑癬, 鵝掌風
平, 甘 有毒	胃		

· 甘平有毒하여 그 毒을 취하여 攻毒시키는 효능이 있어 癰瘡證을 치료하고,
· 祛風止痛시키는 효능은 風濕痺痛을 치료하므로 내복 또는 외용하여 양호한 치료효과가 있다.

· 포제★ : 洗淨하고 蒸透하여 작은 덩어리로 잘라 曬乾하거나 미황색이 되도록 炒하여 사용한다.

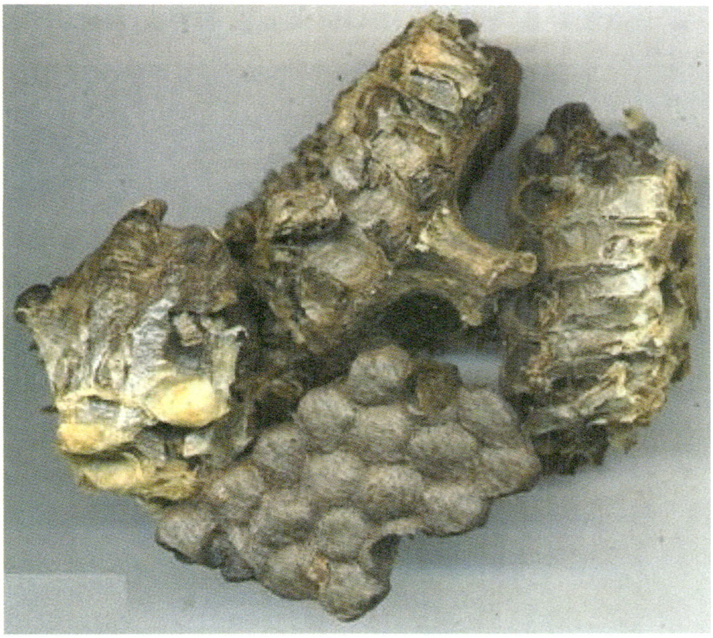

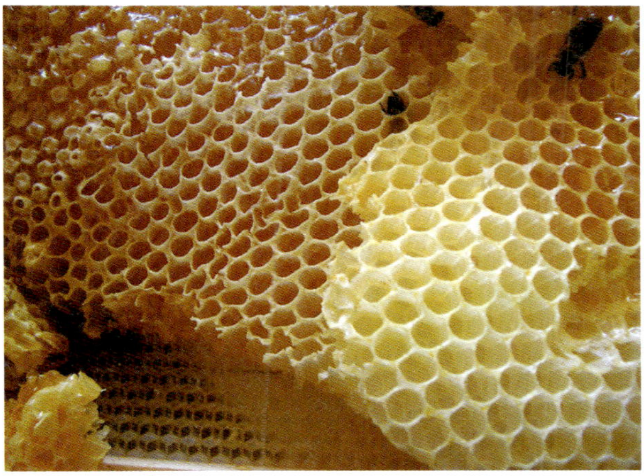

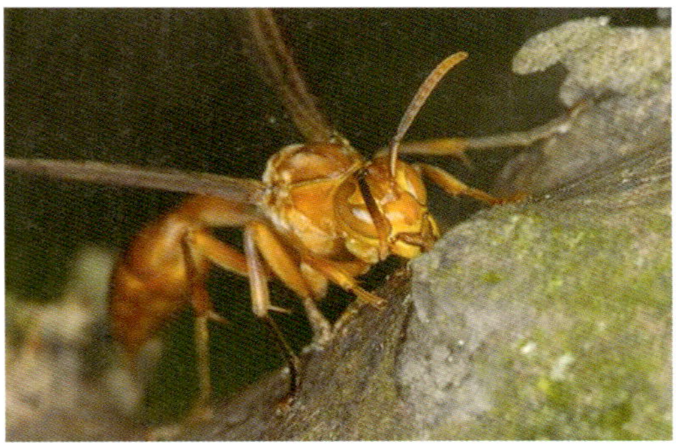

10. 大風子 (대풍자)

<table>
<tr><td colspan="2">대풍자과(大風子科)에 속한 상록교목인 大風子樹의 성숙한 종자</td><td rowspan="2">祛風燥濕 (거풍조습)
攻毒殺蟲 (공독살충)</td><td rowspan="2">痲風, 疥癬, 楊梅瘡</td></tr>
<tr><td>熱, 辛
有毒</td><td>肝, 脾, 腎</td></tr>
<tr><td colspan="4">1) 攻毒殺蟲
· 性味가 辛熱하고 毒이 있어 祛風燥濕하고, 毒性이 攻毒하여 攻毒殺蟲시키는 효능이 있다.
2) 祛風燥濕
· 외용하여 痲風과 疥癬을 치료하고, 내복하여 痲風을 치료하나 주의하여야 하며 과량을 사용하여서는 안된다.

· 만약 과량을 복용하면 嘔吐, 惡心 및 胸腹疼痛 등 반응이 나타나며 심하면 肝腎을 손상시키는 부작용이 나타나므로 多服久服은 마땅하지 않다.

· 포제★ : 외용에는 研末하여 도포하거나 炒炭하여 독성이 조금 남아 있을 정도로 研末하며, 大風子油로 만들어 사용한다.</td></tr>
</table>

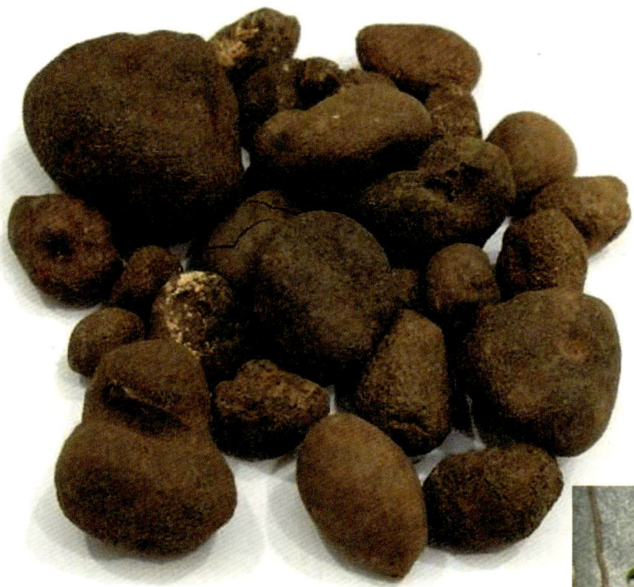

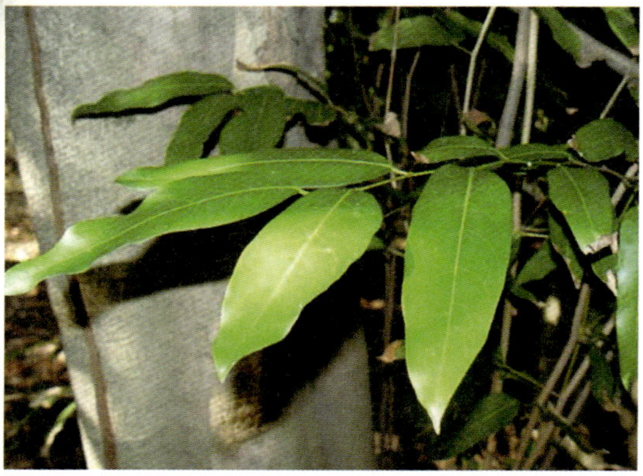

11. 木槿皮 (목근피)

아욱과(錦葵科)에 속한 落葉灌木인 무궁화의 莖皮와 根皮[6]		清熱 (청열) 利濕 (이습) 解毒 (해독) 止痒 (지양)	腸風瀉血, 痢疾, 脫肛, 白帶, 疥癬, 痔瘡
凉, 甘苦	大腸, 肝, 脾		

1) 清熱利濕
- 性味가 甘苦凉하여 내복하면 清熱利濕하는 효능이 있어 濕熱로 인한 腸風下血과 痢疾, 脫肛을 치료한다.

2) 解毒止痒
- 解毒止痒의 효능이 있어 疥癬과 痔瘡에 塗敷 또는 湯洗하여 치료한다.

- 포제★ : 洗淨하고 절편하여 사용한다.

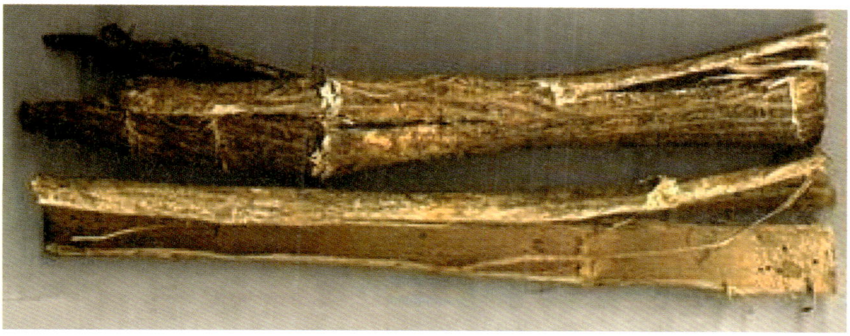

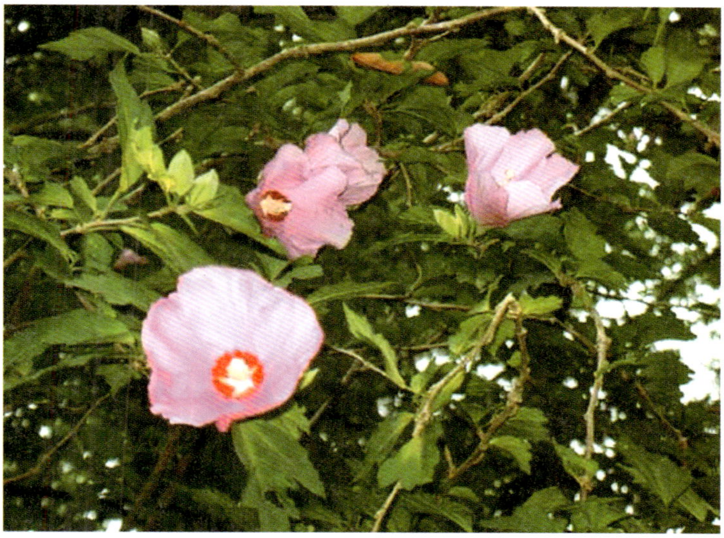

6) 錦 : 비단 금

찾아보기

《ㄱ》

《ㄴ》

《ㄷ》

《ㅁ》

《ㅂ》

《ㅇ》

《ㅈ》

《ㅊ》

《ㅌ》

《ㅍ》

《ㅎ》

사진촬영협찬

- 숲에온 한의원
- 대전 신농본초 한약국
- 식품의약품안전청 산하 옥천 약용식물재배장
- 전주 수목원
- 허준 박물관